· 四川大学精品立项教材 ·

消毒学检验

XIAODUXUE JIANYAN

主编　陈昭斌

四川大学出版社

特约编辑:龚娇梅
责任编辑:王天舒
责任校对:周　艳
封面设计:墨创文化
责任印制:王　炜

图书在版编目(CIP)数据

消毒学检验 / 陈昭斌主编. —成都：四川大学出
版社，2017.1
ISBN 978-7-5690-0360-4

Ⅰ.①消… Ⅱ.①陈… Ⅲ.①消毒-检验
Ⅳ.①R187

中国版本图书馆 CIP 数据核字（2017）第 020035 号

书名	消毒学检验
主　　编	陈昭斌
出　　版	四川大学出版社
地　　址	成都市一环路南一段 24 号 (610065)
发　　行	四川大学出版社
书　　号	ISBN 978-7-5690-0360-4
印　　刷	郫县犀浦印刷厂
成品尺寸	185 mm×260 mm
印　　张	39.25
字　　数	947 千字
版　　次	2017 年 12 月第 1 版
印　　次	2017 年 12 月第 1 次印刷
定　　价	108.00 元

◆读者邮购本书,请与本社发行科联系。
　电话:(028)85408408/(028)85401670/
　(028)85408023　邮政编码:610065
◆本社图书如有印装质量问题,请
　寄回出版社调换。
◆网址:http://www.scupress.net

版权所有◆侵权必究

编辑委员会

审稿委员会

主　审　张朝武

特邀审稿人　张立实

审　委（以姓氏笔画为序）

　　王国庆　（四川大学医学博士；副教授、硕士生导师；四川大学）

　　王晓辉　（华中科技大学医学博士；主任技师；深圳市疾控中心）

　　左浩江　（四川大学医学博士；讲师；四川大学）

　　刘　祥　（四川大学医学博士；正高级工程师、硕士生导师；天津市食品安全检测技术研究院）

　　李子尧　（山东大学医学博士；主管技师；山东省疾控中心）

　　吴艳霞　（美国东北大学生物学博士、新加坡国立大学化学与环境工程博士；副教授；四川大学）

　　邹晓莉　（四川大学医学博士；副教授、硕士生导师；四川大学）

　　汪　川　（四川大学医学博士；教授、硕士生导师；四川大学）

　　张立实　（四川大学教授、博士导师、华西公共卫生学院前副院长）

　　张朝武　（四川大学教授、博士导师、华西公共卫生学院前院长）

　　陈昭斌　（四川大学医学博士、北京大学管理学硕士；教授、主任技师、硕士生导师；四川大学）

　　周　颖　（四川大学医学博士；副教授、硕士生导师；复旦大学）

　　曾红燕　（四川大学医学博士；副教授、硕士生导师；四川大学）

　　廖如燕　（南方医科大学医学博士；主任医师；广州出入境检验检疫局）

　　魏秋华　（军事医学科学院医学博士；副研究员、硕士生导师；军事医学科学院）

　　魏雪涛　（北京大学医学博士；副教授、硕士生导师；北京大学）

主编简介

陈昭斌，男，汉族，1963
年生，四川人。党员。博士研
究生毕业，医学博士。三级主
任技师，教授。四川大学、北
京大学、中山大学硕士生导师。

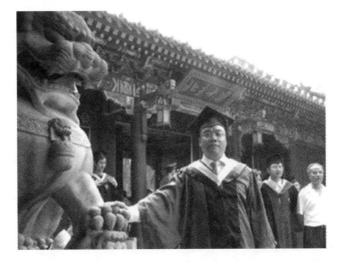

教育背景：曾就读于华西
医科大学、北京大学和四川大
学，获得医学硕士、管理学硕
士和医学博士学位。师从著名
消毒学家和卫生检验学家、四
川大学华西公共卫生学院博士
生导师张朝武教授和著名的战略管理学和管理学家、北京大学光华管理学院战略研究所
所长刘学教授。

职称职务：四川大学兼职教授、硕士生导师，四川大学华西公共卫生学院与深圳市
南山区疾病预防控制中心共建"消毒学研究实验室"负责人，深圳市南山区疾病预防控
制中心党总支书记、重点实验室学科带头人。

研究方向：消毒学与微生物检验学、化妆品检验学、战略管理学。

学术成就：中华预防医学会消毒分会委员、青年委员会副主任委员、消毒药械与新
技术学组副组长；中华预防医学会转化医学会委员、《中国消毒学杂志》杂志审稿专家。
成果2项；著作9部；论文100余篇；培养硕士生15人。获深圳市科技三等奖1项；
中华预防医学会优秀论文奖6篇；四川大学优秀指导教师一等奖。

主要著作：《现代卫生检验》（副主编，2005）、《消毒学与医院感染学英汉·汉英词
典》（主编，2010）、《DISINFECTION GVIDE FOR INFECTLOUS DISEASE》（参编，
2014）、《化妆品检验与安全性评价》（编者，2015）（国家规划卫生检验与检疫本科教
材）、《医学消毒学最新进展》（参编，2015）、《卫生检验学英汉·汉英词典》（主编，
2016）、《中华医学百科全书·卫生检验学》（参编，2017）。

前　言

编写本书缘于我们观察到的三个事实：

其一，我国消毒相关产品和消毒监测检验评价活动近年来急剧增加。一是消毒相关产品的检验在持续增加，产品数量不断增多。如 2003—2013 年，新申报国产消毒剂和消毒器械共 3069 个，进口消毒剂和消毒器械共 189 个。二是国家卫生和计划生育委员会发布的《消毒相关产品卫生安全评价规定》中，消毒剂检验项目共有 11 个，消毒器检验项目共有 7 个，消毒指示物检验项目共 10 个，带有灭菌标识的灭菌物品包装物检验项目共 9 个，抗（抑）菌制剂检验项目共 6 个，有的一个检验项目中，又包含若干个检验分项目。三是消毒活动的监测检验在持续增加。就医疗卫生机构而言，截至 2015 年 4 月底，我国的医疗卫生机构总数多达 98.5 万个，其中医院 2.6 万个，基层医疗卫生机构 92.1 万个，专业公共卫生机构 3.5 万个，其他机构 0.3 万个。医疗机构是消毒相关产品和消毒活动最集中的场所，其消毒与灭菌监测检验工作任务重、项目多，如《医院消毒卫生标准》规定了医院空气、物体表面微生物污染检验铜绿假单胞菌等 16 项消毒学检验内容。《医疗机构消毒卫生规范》规定了清洗与清洁效果、灭菌效果、紫外线消毒效果、手和皮肤消毒效果、空气消毒效果、使用中灭菌剂和消毒剂，以及致病菌等 9 大类消毒学监测检验内容。此外，食品、药品、化妆品、生活饮用水和公共场所、托幼机构、学校、口岸、疫源地等大量产品和场所都需要消毒学检验。因此，要完成好这些任务，就需要大量经过高等教育的消毒学检验专门人才。

其二，我国高等院校卫生检验与检疫专业现有的 18 本本科规划教材中没有《消毒学检验》所涉及的完整的、系统的基本理论、基本知识和基本技能。

其三，我国开办卫生检验与检疫专业的高等院校近年不断增多，已由 1974 年的 1 所高校增至 2016 年的 20 多所。

基于上述事实，根据"三基""五性""三特定"的原则，我们组织了四川大学、北京大学、复旦大学和军事医学科学院等单位的专家教授编写了此书，希望它能对我国卫生检验学和卫生检验与检疫专业，以及消毒学检验事业的发展有所裨益。

陈昭斌

2016 年 10 月 31 日

目　录

第一章　绪　论

第一节　消毒学检验的定义及范畴

一、消毒与消毒学的定义

（一）消毒

消毒（disinfection）指用消毒因子杀灭、去除和抑制外环境中的目标微生物使其达到无害化的措施。消毒（disinfection）实际是消毒法的简略说法。

消毒因子（disinfection agents），包括物理因子、化学因子和生物因子，或其组合而成的复合因子。外环境，指人体外环境，包括人体的体表、创口、与外界相通的腔道等，人体所处的周围环境和场所，如空气、水体、土壤、物体表面等，人体食用、使用和享用的物品，如食品、药品、化妆品、饮用水等，以及医疗器械、卫生用品、餐饮具、衣物、书籍、字画、古董等。目标微生物（target microorganism），指消毒因子要杀灭、去除和抑制的微生物，这些微生物存在于消毒作用对象的里或表，包括对人、动物和植物致病的病原微生物，对人体具有卫生学意义的卫生微生物，对环境和物品有害的微生物，以及其他特定的微生物。无害化（harmless），指通过消毒处理，使目标微生物的数量减少，或达到灭菌的水平，或达到消毒的水平，或达到抗菌、抑菌水平，或达到防腐保存的水平，从而达到消毒作用对象的目标微生物不至于对人体或物体和物品产生危害的目的。消毒作用的表象是可感知的作用对象，而消毒作用的实质是肉眼无法看见的目标微生物。若消毒的目的是消毒作用后，作用对象的里或表的目标微生物达到了对人体无害的标准，则为医学消毒。

广义而言，消毒措施包括采用灭菌剂（sterilant）、消毒剂（disinfectant）、抗毒剂（抗毒药）（antiseptic）、抗菌剂（antibacterial）、抑菌剂（bacteriostat）和防保剂（防腐保存剂，preservative）等各种化学因子，热力（heat）、电离辐射（ionizing radiation）、紫外线照射（ultraviolet irradiation）、微波（microwave）、超声波（ultrasonic wave）、等离子体（plasma）和过滤介质（filtration media）等各种物理因子，以及植物提取物（plant extracts）、动物提取物（animal extracts）、生物酶（enzyme）、抗菌肽（antimicrobial peptides）和噬菌体（bacteriophage）等各种生物因子，处理目标微生物，达到所需消毒效果的所有措施。因此，除另有所指外，本书所指

"消毒"是一个广义的概念。

按消毒因子作用于目标微生物的种类，可将消毒法分为物理消毒法（physical disinfection）、化学消毒法（chemical disinfection）和生物消毒法（biological disinfection）。

按消毒因子作用于目标微生物的结果，可将消毒法分为灭菌法（sterilization）、消毒法（disinfection）、抗毒法（antisepsis）、抗菌法（antibacteria）、抑菌法（bacteriostasis）和防保法（防腐保存法，preservation）。

按消毒因子作用于目标微生物的强度，可将消毒法分为：低水平消毒法（low level disinfection）、中水平消毒法（middle level disinfection）、高水平消毒法（high level disinfection）和灭菌法（sterilization）。

（二）消毒学

消毒学（science of disinfection）是预防医学下的一门学科。消毒学是研究消毒因子杀灭、去除和抑制外环境中目标微生物的理论、药械、方法和技术的科学。因此，消毒学是研究人类抵抗环境微生物的一门学科。简而言之，消毒学就是研究消毒的学问。

二、消毒学检验的定义

消毒学检验（disinfection testing）有消毒检验学和消毒学检验工作两方面的含义。

（一）消毒检验学

从学科来说，消毒学检验称为消毒检验学（science of disinfection testing），是以预防医学、分析化学、微生物学、卫生检验学和消毒学理论为基础，应用最新的物理学、化学、毒理学、仪器分析学和分子生物学等的技术手段，研究消毒相关产品消毒性能和相关环境消毒效果的理论、方法和检验技术的科学。消毒检验学是卫生检验学的亚学科，是卫生检验学的重要组成部分；同时，消毒检验学也是消毒学的亚学科，是消毒学的重要分支。

（二）消毒学检验工作

从日常工作来说，消毒学检验称为消毒学检验工作（work of disinfection testing），消毒学检验工作是对各种消毒相关产品的消毒性能指标和各种消毒相关活动的消毒效果的检验。各种消毒活动所涉及的人体外环境，包括空气、土壤、水体、物体表面、手和皮肤表面等，根据消毒学检验结果，经数理统计分析和判断，得出检验结论，并出具检验报告。消毒学检验工作为日常消毒活动的监管提供依据。消毒学检验工作是卫生检验的重要组成部分。

三、消毒学检验的学科范畴

消毒学检验是一门交叉学科，涉及很多其他学科的理论知识和技术，既涉及消毒学的基本理论和知识，也涉及预防医学、分析化学、医学微生物学和卫生检验学等的理论和知识，更涉及物理学、化学、毒理学、仪器分析学和分子生物学等技术与消毒学技术的融合，具有其独特性。

消毒学检验的学科范畴很广，主要研究范围包括消毒学和消毒学检验的历史，消毒学检验基本要求，消毒因子及其消毒机制，消毒目标微生物，消毒效果评价指示微生物，消毒相关产品样品的采集、保存和处理，消毒相关产品感官和一般理化检验，消毒剂无机有效成分含量测定，消毒剂有机有效成分含量测定，消毒剂生物活性成分含量测定，消毒器主要物理化学杀菌因子强度测定，消毒品污染重金属含量测定，消毒相关产品标签标识和包装计量检验，消毒品消毒效果影响因素检验，消毒剂杀灭微生物效果检验，消毒剂模拟现场和现场消毒效果检验，抗（抑）菌品的抗（抑）菌效果检验，消毒相关产品消毒效果检验，消毒剂的稳定性评价，消毒剂对金属腐蚀性测定，消毒剂毒理学检验与安全性评价，食品消毒检验，药品消毒检验，化妆品消毒检验，生活饮用水消毒检验，医疗卫生机构消毒检验，托幼机构和学校消毒检验，公共场所消毒检验，口岸消毒检验，疫源地消毒检验等。

四、消毒学检验的工作范围

消毒学检验的工作范围包括消毒相关产品的性能指标的检验和消毒活动，即消毒品应用于不同环境、物体和人体等对象后的消毒效果监测检验。

（一）消毒相关产品的定义

1．消毒相关产品（disinfection related product）：与消毒密切相关的产品，包括消毒品、消毒指示品、消毒包装品、消毒后产品等。

2．消毒品（disinfection product）：指能产生各种消毒因子，且能用于消毒处理的产品，包括灭菌剂、消毒剂、抗毒药、抗菌剂、抑菌剂、防保剂和各种消毒器等。消毒品是消毒产品的简称。

3．消毒指示品（disinfection indicator product）：能指示消毒品消毒效果、消毒因子强度和消毒剂浓度，以及消毒活动的消毒效果的产品，包括物理指示品、化学指示品和生物指示品等。

4．消毒包装品（disinfection packaging material product）：用于消毒灭菌物品包装的材料产品，包括灭菌医疗用品包装材料等。

5．消毒后产品（disinfected product）：经过消毒因子处理后的产品，包括一次性使用的医疗和卫生用品、食品、药品、化妆品、饮用水等。消毒后产品也称已消毒产品。

（二）消毒相关产品管理

按照消毒相关产品用途、使用对象的风险程度实行分类管理。第一类具有较高风险，需要严格管理，包括用于医疗器械的高水平消毒剂和消毒器械、灭菌剂和灭菌器械、皮肤黏膜消毒剂、生物指示品、灭菌效果化学指示品。第二类具有中度风险，需要加强管理，包括除第一类产品外的消毒剂、消毒器械、化学指示品，以及带有灭菌标识的灭菌物品包装物、抗（抑）菌制剂。第三类风险程度较低，实行常规管理，包括除抗（抑）菌制剂外的卫生用品。当一个消毒相关产品涉及不同类别时，应当以较高风险类别进行管理。

（三）消毒相关产品检验

1. 消毒剂感官和一般理化检验。

消毒剂感官和一般理化检验包括消毒剂的感官检验、pH 值测定、稳定性测定和对金属腐蚀性的测定。

2. 消毒剂有效成分含量的测定。

消毒剂有效成分指具有杀菌作用的成分。所有化学消毒剂均应进行本项检测。复方化学消毒剂应测定其杀菌主要成分的含量。植物消毒剂和用其提取物配制的消毒剂可不测定有效成分。消毒剂有效成分含量的测定主要分为有机有效成分、无机有效成分和生物有效活性成分的测定。

3. 消毒品重金属污染含量测定。

消毒剂或消毒器产生的重金属污染的测定，主要包括铅、砷、汞等的测定。

4. 消毒效果影响因素检验。

消毒效果影响因素检验包括影响消毒相关产品消毒效果因素测定、连续消毒对消毒剂杀菌作用影响检验（能量试验）和残留消毒剂去除试验（中和剂鉴定试验）。

5. 消毒剂对微生物的杀灭试验。

所有消毒剂均应进行本项检测。试验之前，需要选择合适的代表微生物进行本试验，如手消毒剂必须进行金黄色葡萄球菌、大肠埃希菌、白假丝酵母杀灭试验。消毒剂对微生物的杀灭试验包括定性杀菌效果的测定、杀灭细菌繁殖体效果检验、杀灭分枝杆菌效果检验、杀灭细菌芽胞效果检验、杀灭真菌繁殖体效果检验、杀灭真菌孢子效果检验、灭活肠道病毒效果检验、灭活血液传播病毒效果检验、灭活呼吸道传播病毒效果检验。

6. 消毒剂模拟现场试验与现场试验。

根据不同消毒对象选择模拟现场或现场试验。如用于空气消毒的消毒剂须进行现场试验，用于餐（饮）具、医疗器械和用品消毒的消毒剂进行模拟现场试验，其中医疗器械的模拟现场试验应区分消毒或灭菌。

7. 抗（抑）菌品的抗（抑）菌效果检验。

消毒相关产品抗（抑）菌品的抗（抑）菌效果检验包括抑菌环试验、最小抑制浓度的测定、最小杀菌浓度的测定、滞留抑菌效果测定、洗衣粉抗菌效果测定、振荡烧瓶试验、浸渍试验和奎因试验。

8. 消毒相关产品的消毒效果检验。

物质或物品经消毒或灭菌处理之后，应检测其微生物污染情况，包括空气和水的消毒效果鉴定试验、灭菌与消毒器械消毒功效鉴定试验、灭菌与消毒指示物（器材）鉴定试验、灭菌医疗用品包装材料鉴定试验、一次性使用医疗用品细菌和真菌污染的检测、一次性使用卫生用品鉴定试验、隐形眼镜护理液鉴定试验和无菌检验。

9. 毒理学检验与安全性评价。

消毒相关产品毒理学检验包括急性经口毒性试验、急性吸入毒性试验、皮肤刺激试验、急性眼刺激试验、阴道黏膜刺激试验、皮肤变态反应试验、亚急性毒性试验、致突变试验、亚慢性毒性试验、致畸胎试验、慢性毒性试验、致癌试验及毒理学试验结果的最终判定。

10. 消毒相关产品的标签标识和包装计量检验。

根据《消毒产品标签说明书管理规范》，对在中国境内生产、经营和使用的进口和国产消毒相关产品的标签和说明书进行规范化管理。这部分的内容与实验操作可能关系不大，却是极其重要的一部分。它包括了消毒相关产品标签标识管理、消毒相关产品标签和说明必须标注的内容、消毒相关产品标签和说明禁止标注的内容。消毒相关产品包装计量检验包括消毒相关产品包装外观要求、包装检验和计量检验。

（四）消毒相关产品应用于不同对象后的监测检验

1. 食品消毒检验。

民以食为天，食品安全问题受到社会各界广泛关注，食品生产中卫生要求更加严格，因此，必须采取各种有效的消毒措施，确保食品卫生安全。所以，食品消毒检验非常重要。食品消毒检验主要包括食品消毒剂和防保剂检验、食品消毒效果检验、商业无菌检验和食（饮）具消毒效果检验。

2. 药品消毒检验。

药品生产不仅需要符合 GMP 认证的清洁场所，要防止微生物的污染，保证药品在有效期内不变质，还需要加入防保剂，因此药品的消毒检验十分重要。其主要包括药品防保剂检验、药品微生物检验和药品无菌检验。

3. 化妆品消毒检验。

化妆品是人们日常生活中不可缺少的东西，鉴于化妆品原料和化妆品本身就是有利于微生物生长的生境，且要保存一段时间，所以，化妆品中基本都添加有一定量的防保剂。化妆品的消毒检验也很重要，其主要包括化妆品防保剂检验和化妆品微生物检验。

4. 生活饮用水消毒检验。

水是最容易滋生微生物的媒介之一，日常生活离不开饮用水，所以需要对饮用水进行消毒处理，以杀灭其中的病原微生物，使其达到卫生标准。相关的消毒检验工作包括微生物指标检验、消毒剂指标检验、消毒副产物指标检验和总体性能试验。

5. 医疗卫生机构消毒检验。

医疗卫生机构是使用消毒相关产品和实践消毒活动的主要场所，所以医疗卫生机构消毒检验极其重要，其主要包括空气微生物污染检查、物体表面微生物污染检查、医务人员手卫生检查、医疗器材检查、消毒剂检查、治疗用水检查、紫外线灯检查、消毒器械检查、医院污水检查及疫点（区）消毒效果检测评价等。

6. 托幼机构和学校消毒检验。

托幼机构和学校是幼儿和青少年集中学习、生活和活动的场所，容易产生传染病的暴发疫情，因此，需要加强这些场所、物品和人员的消毒监测检验，其主要包括室内空气、物体表面、工作人员手、食（饮）具和游泳池、戏水池等的消毒检验。

7. 公共场所消毒检验。

公共场所多是人员聚集的地方，一旦传染病在公共场所发生传播，后果十分严重。公共场所中病原微生物主要是通过空气传播、物品接触传播，所以公共场所内各种卫生用品和物品必须进行消毒处理，其消毒检验是疾病预防控制的重要工作，主要包括：集中空调通风系统清洗消毒效果检验；公共场所中各种卫生用品，如理发工具、毛巾、床单等，以及需要进行消毒效果检验的物品的消毒效果检验。

8. 口岸消毒检验。

口岸是人、物流动性较大的场所，对于口岸的消毒及其检验工作尤其需要得到重视。这些检验主要包括检疫传染病消毒检验，出入境货物消毒检验，出入境交通工具、集装箱消毒检验，出入境物品、行李、邮件消毒检验，以及口岸公共场所消毒检验。

9. 疫源地消毒检验。

疫源地是传染源排出的病原体所能波及的范围，包括空气、水、衣物和土壤等。为了控制传染病的传播，消毒是最好的"武器"。对疫源地消毒必须根据各类传染病疫源地消毒处理原则进行，并须对其消毒效果进行检验评价。

第二节　消毒学与消毒学检验历史回顾

从全球来看，消毒的实践活动最早起源于何时何地目前尚无法考证。在远古人类懂得用水来清洁自己的身体时，消毒活动实际上就已经开始了。尤其在人类掌握了火的使用，有目的地将其用于烧烤渔猎而来的鱼和动物而食时，通过热力消毒处理食物的实践活动就真正开始了。因此，远在微生物发现之前，消毒学的实践活动就已经进行了很长一段时间，但真正意义上的消毒学的快速发展却是在发现微生物以后，尤其是 19 世纪开始，消毒学才进入突飞猛进的发展期。

要消毒就要讲消毒效果，消毒效果究竟如何是需要检验来验证和评价的，这样消毒学检验就随之产生了。消毒学检验是和消毒学相伴而生的，消毒学检验的发展也推动了消毒学的发展。所以，消毒学的发展史也涵盖了消毒学检验的发展史。下面分四个时期简单介绍一下消毒学与消毒学检验的发展史。本书的纪年除特别指明为"公元前"多少年之外，均指"公元"多少年，除特殊情况外，一般省去"公元"二字。

一、中国古代时期（1840 年以前）

（一）中国原始社会时期（旧石器时代、新石器时代、约 170 万年前—公元前 2070 年）

约 170 万年前的旧石器时代，中国云南的元谋人开始用火。

约 50 万年前的旧石器时代，中国的北京人食用用火烧烤后的猎物，这是已知人类最早的直接利用热力来进行的消毒实践活动。火焰形式的干热热力是已知人类最早掌握使用的物理消毒因子。用火来烧烤猎物而食，使远古人类茹毛饮血成为历史。猎物的肉经过烧烤，一则肉香味美，二则烧掉了皮毛和羽毛，同时，也烧掉了皮毛上的寄生虫和微生物，烤死了肉中寄生虫，既延长了肉的保质期，也阻断了人畜共患病的传播。

约 19000 年前的旧石器时代晚期，中国的燧人氏在河南商丘钻燧取火，以化腥臊，教人熟食。燧人氏是人类有文字记录的第一位人工取火者。

约 12000 年前的新石器时代，中国发明制作了陶釜，如广西桂林甑皮岩洞穴遗址的夹砂陶釜，是目前考古发现的中国最早的煮食炊器。用陶釜中加热煮沸的水来烹煮食物，是湿热应用的肇始。从消毒学的观点来看，与火焰形式的干热相比，湿热作用的温度低、时间短，而杀灭微生物的能力强、效果好；从烹饪的角度来看，水煮时间短、效果好，且加工处理过程中食物没有损耗。用陶釜是人类使用热力形式的第一次质变。陶釜水煮食物是比火烤食物更高级的利用热力来为人类服务的形式，是热力消毒发展史上的第一次飞跃。

约 8700 年前的新石器时代，中国发明制作了陶鼎，如河南裴李岗文化乳钉纹红陶鼎。

约 6200 年前的新石器时代，中国发明了陶甑，如浙江河姆渡文化遗址出土的陶甑。陶甑的发明使用，表明中国已经采用"蒸法"，即采用流通蒸汽这种更高级的热力方式来烹煮食物。流通蒸汽比沸腾的水温度更高，其冷凝释放出潜热并形成局部负压，所以它穿透力更强、加工食物更快、消毒效果更好。流通蒸汽的使用是人类利用热力形式的又一次进步。陶甑水蒸气加工食物的应用，是热力消毒发展史上的第二次飞跃。

（二）中国奴隶社会时期（夏、商、周朝）

公元前 2070 年—公元前 476 年，约为古埃及时期（公元前 3500 年—公元前 600 年）。

约 3400 年前，中国商朝时期（约公元前 1675 年—公元前 1029 年）利用干热和湿热的实践活动已经上升为文化层次，如中国的甲骨文中已有"火""鼎""鬲""甑"等字。

约 3100 年前，埃及新王国时期（公元前 1553 年—公元前 1085 年），埃及人制作木乃伊的尸体防保技术趋于成熟。

约 2816 年前，希腊的诗人荷马（Homer）在其著作《奥德赛》中报道了目前已知的人类使用的第一个消毒剂硫磺（sulfur），估计其使用时间大概为公元前 800 年前。

（三）中国封建社会时期（秦朝至清朝晚期）

公元前 475 年—公元 1840 年（世界古代史时期：封建社会（公元 476 年—公元 1640 年））。

约 2350 年前（约公元前 334 年，相当于中国的战国中期），古希腊的亚里士多德（Aristotle）懂得了预防疾病，因此指导其学生欧洲东南部的马其顿王国的亚历山大大帝（Alexander the Great），要求其军队煮沸饮用水和掩埋粪便。亚历山大也懂得防腐保存法，他下令在用于建桥的木材上覆盖橄榄油以防止其腐败。后来罗马皇帝都使用这种处理方法来处理暴露在严重潮湿条件下的所有木质建筑。

2202 年前（公元前 186 年），中国的西汉已使用硫化汞作为防腐保存剂处理保存尸体及采用烟熏法对室内空气进行消毒处理。如 1972 年湖南长沙马王堆一号墓出土的软侯利苍夫人辛追的遗体保存得非常好，其棺液的沉淀物中以硫化汞最多；又如该墓出土的西汉彩绘陶熏炉（香炉），出土时熏炉炉盘内还盛有茅香、高粱姜、辛夷和藁本等香草，可见，那时人们就常以焚香木、香草来烟熏居室消毒空气，以达到祛除臭秽、清新空气、洁净环境、防病治病以及陶冶性情的作用。

2150 年前（公元前 134 年），中国东汉出现了"消毒"一词。宋代赵令畤编著的《侯鲭录》（卷一）中提道："董仲舒曰：'太平之世则风不鸣条，开甲散萌而已⋯⋯雪不封陵，弭害消毒而已。'"不过，此处的消毒，指的是消除毒害社会的那些因素，这与近代学者把西医中的"disinfect"翻译成"消毒"完全不同，后者也许是借用而来。

1808 年前（208 年），中国东汉末年的著名医学家华佗认识到了结核病的传染性。如华佗的《中藏经·传尸》描述为"或因酒食而遇，或问病吊丧而得，⋯⋯中此病死之气，染而为疾，故曰传尸也"。

约 1516 年前（约 500 年），印度医生苏斯鲁塔（Susruta）指导外科医生在所有手术前后都清洁和烟熏手术室。

1483 年前（533 年），中国北魏使用中药茱萸消毒井水。如北魏贾思勰的《齐名要术》曰："井上宜种茱萸，茱萸叶落井中，饮此水者，无温病。"又曰："悬茱萸子于屋内，鬼畏不入也。"

1264 年前（752 年），中国唐朝的著名医学家王焘提出结核病是由微小生物"肺虫"引起。如王焘的《外台密要·卷十六》指出"肺痨热，损肺生虫，⋯⋯生肺虫，在肺为病"，提出"肺虫"致病说。这是目前查阅到的有文字记载的传染病是由致病的微小生物"虫"引起的最早记录。

653 年前（1363 年），法国的肖利亚克（Guy de Chauliac）将白兰地酒用于军队敷料消毒。

578 年前（1438 年），意大利的威尼斯市创设健康指导局（Magistry of Health）来负责烟熏消毒船上的货物，因为他们观察到感染性疾病（infectious diseases）沿贸易路线传播。邮件路线与贸易路线恰巧吻合，因此，他们也怀疑这些疾病可以通过邮件传播，所以从 15 世纪至 20 世纪早期，邮件要用烟熏或香薰来清洁和消毒。

470 年前（1546 年），意大利的弗拉卡斯托罗（Girolamo Fracastoro）提出传染病的发生与能够自我增殖的"微小生物体（minute bodies）"在人与人之间的传播有关，他将传染病与肉、牛奶等食品腐败进行了区别，发现了传染病传播的三种途径，包括单独接触、通过媒介物（fomites）和通过空气，并首次提出了通过媒介物传播的观点。

426 年前（1590 年），中国明朝的李时珍编辑的《本草纲目》（卷三十八）记载："天行瘟疫。取初病人衣服，于甑上蒸过，则一家不染。"这是中国医学史上记载"（流通）蒸汽消毒法"防止传染病传播的最早文献。

343 年前（1673 年），荷兰的列文虎克（Antony van Leeuwenhoek）用显微镜观察到各种"微动物（animalcules）"，即微生物，并将其仔细描绘出来，公开发表。这是人类第一次通过显微镜看到了微生物。

340 年前（1676 年），荷兰的列文虎克通过显微镜发现，胡椒粉可以迅速杀死"小动物（little animals）"，即微生物。酒和醋与微生物接触后，也立即杀死了微生物。这是人类第一次直接观察到化学物质有杀死微生物的作用。可以说，列文虎克是消毒学检验的第一位实践者和开拓者。

323 年前（1693 年），英国的埃德蒙·金（Edmund King）研究了硫酸、酒石酸钠、盐、糖、酒、血液和墨水对微生物的影响，包括死亡率、动力和形态，发现除用盐处理后的微生物可以在吸收水后恢复外，其他物质均会杀死微生物。

266 年前（1750 年），英国的普林格尔（John Pringle）比较了不同物质对腐败的抵抗力，并首次将那些物质称为"抗毒剂（antiseptics）"。他用普通的海盐作为标准，设立了一系列盐系数，150 年后英国的睿迪安（Rideal）和沃克（Walker）设立的酚系数与其相似。

259 年前（1757 年），英国的林德（James Lind）建议皇家海军用沙和木炭过滤海水，船上的病房要保持通风和清洁，以及外科医生需要穿特定服装。

242 年前（1774 年），瑞典的化学家舍勒（Scheele）发现氯（chlorine）。

240 年前（1776 年），意大利的斯帕兰让尼（Lazzaro Spallanzani）通过实验反驳了疾病的自然发生说，指出热力能杀死培养基中的微生物。

238 年前（1778 年），美国海军的官方药典中收录了"酸化水（acidulated water）"，它是由酒或者苹果醋、酒石酸氢钾和水制成的，作为当时一种常用的防保剂。

227 年前（1789 年），法国的贝尔托莱（Berthollet）发现了次氯酸盐具有抵消有害臭味（noxious odors）的显著特性和预防腐败的作用。

224 年前（1792 年），中国清朝乾隆年间的师道南在《天愚集·鼠死行篇》中，指出了鼠、鼠疫和人之间的密切关系。

206 年前（1810 年），法国的阿佩尔（Nicolas Appert）创造了食品煮沸后密封保存的罐藏法（canning）。

191 年前（1825 年），法国的拉巴腊克（Labarraque）报道使用次氯酸钙卫生处理太平间、下水道、厕所、马厩、医院病房、船舱和监狱等环境；他还报道巴黎的外科医生用浸有 1：8 的次氯酸盐水溶液的敷料覆盖伤口，成功治愈痈、医院性坏疽（hospital gangrene）、溃疡和烧伤的患者。

189 年前（1827 年），英国的阿尔科克（Alcock）推荐用氯来净化饮用水。用漂白粉作为除臭味剂（deodorant）和消毒剂。

187 年前（1829 年），法国的卢戈（Lugol）用碘/碘化物来处理瘰疬性皮肤结核造成的皮肤损伤。

186 年前（1830 年），美国药典收录碘酊。

180 年前（1836 年），意大利的巴希（Agostino Bassi）第一次清楚阐述动物疾病的微生物起源，发展了传染病源于"活的寄生生物（living parasites）"的理论，建议使用酒精、酸、碱、氯、硫磺等杀菌剂。

179 年前（1837 年），德国的施万（Theodore Schwann）通过实验证实发酵和腐败源于微生物。他还通过实验证了发酵和腐败的自然发生说（spontaneous generation）。

二、中国近代史时期（清朝晚期至民国时期）

1840 年—1949 年［世界近代史时期：资本主义制度的建立和发展（1640 年—1917 年）］。

173 年前（1843 年），美国的霍尔姆斯（Oliver Wendell Holmes）首次提出产褥热是通过医生、护士的手和衣物在病人之间传播的，医生用次氯酸钙洗手后再接触病人可以避免产褥热的发生。

169 年前（1847 年），奥地利的塞麦尔维斯（Ignaz Semmelweis）得出了与美国的霍尔姆斯相同的结论，他在维也纳医院使用漂白粉消毒来减少和控制产褥热的发生，取得了惊人的成效。

161 年前（1855 年），英国的南丁格尔（Florence Nightingale）通过建立医院管理制度，加强护理，做好清洁卫生，隔离传染病患者，病房通风等措施，极大地降低战争伤员的死亡率（从 42% 降至 2%）。她开启了护士负责医院感染监测工作的先河。

158 年前（1858 年），英国的医生理查德森（B. W. Richardson）发现过氧化氢具有中和恶臭的能力，建议将其用作一种消毒剂。

156 年前（1860 年），德国的屈兴迈斯特（Kuchenmeister）用纯苯酚溶液作伤口涂剂。

154 年前（1862 年），美国内战时期碘酊成功地用于处理战伤。

151 年前（1865 年），英国的李斯特（Sir Joseph Lister）采用石炭酸消毒防止手术后感染，大大降低了复合骨折的病死率。他开创了"抗毒（菌）外科学（antiseptic surgery）"。

141 年前（1875 年），德国的布克霍尔茨（Buchholtz）首次对酒精的抗微生物作用做了科学分析。

140 年前（1876 年），英国的丁达尔（John Tyndall）证明了过滤产生无菌状态，发现了间歇灭菌法（分段灭菌法或丁达尔灭菌法）的益处。

139 年前（1877 年），德国的伯格曼（Bergmann）用升汞（氯化汞）进行消毒。

138 年前（1878 年），英国的李斯特推荐 150 ℉（66 ℃）加热 2 h 灭菌玻璃器材。法国巴斯德（Louis Pasteur）运用无菌技术预防手术感染。

137 年前（1879 年），法国的张伯伦（Chamberland）发明压力蒸汽灭菌器。

135 年前（1881 年），德国的科赫（Robert Koch）发表论文《论消毒》（"On Disinfection"），他研究了超过 70 种化学物质在不同浓度、不同溶剂、不同温度下，杀灭炭疽杆菌芽胞的能力，发现杀灭效果最好的是氯、溴、碘、氯化汞、高锰酸钾、锇酸，其次是盐酸、氯化铁、砷、次氯酸钙、硫化铵、甲酸、氯化苦、奎宁、松节油，3% 以上浓度的苯酚才能够杀死芽胞。郭霍还发布了热作为灭菌因子时，热空气和水蒸气的相对值。法国的巴斯德（Louis Pasteur）发现过热蒸汽的灭菌效果。

132 年前（1884 年），法国生产出用于液体过滤的巴斯德－张伯伦（Pasteur-Chamberland）牌陶瓷细菌滤器。

130 年前（1886 年），美国公共卫生协会（APHA）发布报告，赞成将次氯酸盐用作消毒剂。

129 年前（1887），法国的张伯伦（Chamberland）对精油抗菌性进行了研究。

127 年前（1889 年），美国的威廉·史都华·豪斯泰德（William Stewart Halsted）把灭菌后的橡胶手套引入外科手术中让医生和护士使用。

125 年前（1891 年），英国产出伯克菲尔德牌硅藻土过滤器（Berkefeld candle）。

123 年前（1893 年），英国的沃德（H. Marshall Ward）在实验中使用了不同颜色的光，发现昏暗的蓝色光杀菌效果比更明亮的橘黄色光强得多。

121 年前（1895 年），德国的伦琴（Roentgen）发现 X 射线。

120 年前（1896 年），英国的汉金（Ernest Hankin）观察到了印度的河水中一种未知物有杀灭霍乱细菌的活性，20 年后这种有抗菌活性的未知物被法裔加拿大人代列耳（Félix d'Herelle）证明是噬菌体（bacteriophage）。

119 年前（1897 年），英国的克罗尼克（Kronig）和保罗（Paul）研究发现细菌杀灭速率与消毒剂的浓度、作用的温度有关。即消毒剂处理的细菌数量相同；一定数量的细菌仅仅与消毒剂接触，无其他有机物质的干扰；消毒剂作用一段时间后必须终止反应；将反应结束后剩余的细菌置于适宜的培养基和温度下培养，最后平板计数。在这样的实验条件下，可以准确比较消毒剂的效果。

114 年前（1902 年），美国的弗里尔（Freer）和诺维（Novy）报道了过氧乙酸的杀菌性能，指出它可以作为杀菌剂和冷灭菌剂。

113 年前（1903 年），英国的睿迪安（Rideal）和沃克（Walker）应用克罗尼克（Kronig）和保罗（Paul）研究发现的细菌杀灭速率与消毒剂的浓度、作用的温度有关而建立的准则，研究出了酚系数法检测消毒剂。他们严格标准化了所有实验条件、液体培养基的成分、实验细菌的种类与数量，用苯酚作为标准。美国的哈灵顿（Harrington）和沃克（Walker）发现 60%～70% 的酒精消毒效果最好，但是没有合适浓度的酒精能够杀死芽胞。

110 年前（1906 年），德国的比奇荷尔德（Bechhold）和埃尔利希（Ehrlich）研制出了 β-萘酚和多卤化酚，可用作酚类消毒剂。

108 年前（1908 年），英国的奇克（Chick）和马丁（Martin）改进了英国的睿迪安和沃克建立的酚系数法检测消毒剂的方法，他们在消毒液中加入有机干扰物来更加严格地模拟实际使用环境。他们两人的方法为后来消毒剂检测的流程奠定了基础。

101 年前（1915 年），英国的特沃特（Frederick W. Twort）发现了噬菌体。两年后，加拿大的代列耳也独立发现了噬菌体。

100 年前（1916 年），美国的雅各布斯（Jacobs）等人研究了季铵盐类化合物的结构、制备方法及其抗微生物活性。

94 年前（1922 年），英国的弗莱明（Alexander Fleming）证实了溶菌因子的存在，并将其命名为溶菌酶。他是青霉素的发现者。

75 年前（1941 年），中国的缪召予编译的《高等针灸学讲义 诊断学 消毒学》出版。

72 年前（1944 年），美国的尼亚加拉瀑布城水厂率先使用二氧化氯处理饮用水。

三、中国现代史时期（社会主义制度的建立和发展时期）

1949 年至今 [世界现代史时期：资本主义社会继续发展和社会主义形成并发展（1917 年至今）]。

66 年前（1950 年），英国的帝国化学工业集团的实验室首次合成了氯己定。

65 年前（1951 年），中国的姚龙编撰的《细菌寄生虫及消毒法》出版，该书为中南军政委员会卫生部卫生教材编制委员会教材。

63 年前（1953 年），中国的尹文明编著的《简明消毒方法的理论与实际》出版。美国的爱惜康公司（Ethicon）使用 β 射线灭菌。

60 年前（1956 年），中国的人民军医出版社出版《消毒学讲义》。

58 年前（1958 年），中国的陈淑坚等编著的《消毒与灭菌》出版。中国大连医学院流行病学教研组翻译的苏联中等医科学校教学用书《消毒学》出版，该书非常系统、具体地介绍了消毒学的相关概念，并提出消毒学应包括杀灭微生物、灭虫与灭鼠。

56 年前（1960 年），英国的药典收录氯己定。

50 年前（1966 年），美国的布洛克（Seymour S. Block）主编的《消毒、灭菌与防保法》（*Disinfection，Sterilization and Preservation*）出版。

48 年前（1968 年代），美国的目梨郡（Menashi）等证实卤素类气体等离子体具有很强的杀菌作用。

46 年前（1970 年代），开始生物酶在消毒中的应用研究，目前较为成熟的是溶葡萄球菌酶和溶菌酶。由于酶作用的专一性，为达到同时杀灭多种细菌的目的，通常使用酶群，即几种酶协同作用。瑞典的鲍曼（Boman）首先从惜古比天蚕（*Hyalophora cecropia*）中获得了 15 种抗菌蛋白，掀起了人们对抗菌肽的研究热潮。迄今为止人类已从生物界分离到 750 多种抗菌肽。

39 年前（1977 年），中国的药典收录氯己定。

36 年前（1980 年），中国的刘育京等编写的"消毒"部分的《消毒杀虫灭鼠手册》出版。

34 年前（1982 年），英国的拉塞尔（A. D. Russell）等主编的《消毒、保存与灭菌的原理与实践》（*Principles and Practice of Disinfection，Preservation and Sterilization*）出版。

32 年前（1984 年），中国的刘育京等创办了《消毒与灭菌》杂志（后改为《中国消毒学杂志》），该杂志为中国第一本消毒学杂志。

31 年前（1985 年），中国预防医学科学院在北京举办了第 6 次国际消毒学术会议。美国批准二氧化氯用于食品加工设备消毒。

30 年前（1986 年），中国的卫生部成立消毒专家咨询委员会。薛广波主编的《实用消毒学》出版。

29 年前（1987 年），中国的卫生部颁布了《消毒管理办法》，这是中国第一部消毒专业法规，开启了消毒剂和消毒器械卫生许可评审制度。

28 年前（1988 年），中国的卫生部颁布了《消毒技术规范》，它是中国培训消毒学检验专门人才的第一本法规教材。中华预防医学会消毒分会成立。

27 年前（1989 年），中国的刘育京等主编的《医用消毒学简明教程》出版，它是中国改革开放后专门给医用消毒学全国培训班学员编写的第一本医用消毒学培训教材。中国建立了紫外线杀菌灯的审批制度。

25 年前（1991 年），中国的顾德鸿等编写的《医用消毒学》出版。

24 年前（1992 年），中国的国家标准《学科分类与代码表》（GB/T 13745－1992）首次将"消毒学"（代码 33017）列为一级学科"预防医学与卫生学"（代码 330）下的一个独立的二级学科。刘育京主编的《中国医学百科全书（消毒、杀虫、灭鼠分卷）》出版。中国批准二氧化氯用于鱼类加工过程。

23 年前（1993 年），中国的薛广波主编的《灭菌·消毒·防腐·保藏》出版。

20 年前（1995 年），中国的袁洽劻等起草的《消毒与灭菌效果的评价方法与标准》（GB 15981－1995）颁布。

20 年前（1996 年），中国将二氧化氯列入食品防保剂。

15 年前（2001 年），中国的杨华明等主编的《现代医院消毒学》出版。

14 年前（2002 年），中国的薛广波主编的《现代消毒学》出版。袁洽劻主编的《实用消毒灭菌技术》出版。张文福主编的《医学消毒学》出版，这是中国第一本供高等医学院校消毒学方向研究生选用的教材。

13 年前（2003 年），中国的张朝武等起草的《疫源地消毒总则》（GB 19193－2003）颁布。

11 年前（2005 年），中国的张朝武等主编的《现代卫生检验》出版，这是国内第一本有专篇比较完整论述消毒学检验内容的专著。

6 年前（2010 年），中国的陈昭斌主编的《消毒学与医院感染学英汉汉英词典》出版。

4 年前（2012 年），中国的薛广波主编的《现代消毒学进展》（第一卷）出版。李六亿等起草的《医疗机构消毒技术规范》（WS/T 367－2012）颁布。

3 年前（2013 年），中国的张文福主编的《现代消毒学新技术与应用》出版。

2 年前（2014 年），中国的薛广波主编的英文版《传染病消毒技术规范》出版。

1 年前（2015 年），中国的魏秋华主编的《医院消毒管理和整体技术指南》出版。中国卫生监督协会消毒专业委员会成立。张流波等主编的《医学消毒学最新进展》出版。

第三节　消毒学检验的现状和趋势

消毒学检验发展很快，下面就中国消毒学检验的现状及趋势予以简述。

一、消毒学检验的学科现状

（一）专业人才培养

1. 本科教育。

1974 年四川医学院（现四川大学华西医学中心）率先在中国开设了卫生检验专业。虽然目前国内没有专门的消毒学检验专业的本科教育，但是消毒学检验的一些内容零星分散在卫生检验专业的专业课程中，如《细菌学检验》中第五章消毒与灭菌、第六章消毒学试验技术和第七章细菌学卫生检验种类及标准的第七节消毒及卫生用品细菌学检验及卫生标准，《化妆品检验与安全性评价》中第六章化妆品卫生化学检验的第四节化妆品中防腐剂的检验，《水质理化检验》中的第七章有机物指标的第五节余氯和氯化消毒副产物的检测。卫生检验专业的学生因此接受了部分消毒学检验的知识。40 余年来，开设卫生检验专业的本科院校从 1974 年的 1 所到 2016 年的 20 多所，本科生的人数在急剧增加，这为培养更多的消毒学检验人才奠定了坚实的基础。

2. 研究生教育。

20 世纪 80 年代初，军事医学科学院开始招收消毒学研究方向的硕士研究生，20 世纪 80 年代末，华西医科大学也开始招收消毒学研究方向的硕士研究生，20 世纪 90 年代初，军事医学科学院开始招收消毒学研究方向的博士研究生，20 世纪 90 年代末，华西医科大学也开始招收消毒学研究方向的博士研究生。目前为止，有四川大学（分子消毒学）、第二军医大学（消毒学）、首都医科大学（消毒学）、吉林大学（医院感染及消毒供应中心质量管理）、中南大学（内镜消毒设备研制）、军事医学科学院（医学消毒）、国家疾控中心（消毒学）等院校和研究机构招收过或正在招收涉及消毒学方向的研究生，尤其是军事医学科学院和四川大学华西医学中心已成为中国培养消毒学高级专业人才的重镇和摇篮。

3. 其他层次的学制教育。

各本科医学院校、高职高专、中等卫校等的医学检验、药物分析、护理学等专业的各个层次的学生，其基础课"医学微生物学""药学微生物学""护理学基础"以及专业课"临床微生物学检验""药学微生物基础技术"等都涉及消毒学及其检验的部分知识，因此这些专业也是培养消毒学检验人才的重要渠道。

4. 成人继续教育。

由国家级消毒分会和各地消毒分会的专家组织的培训班，对各级疾控中心、产品质量检测院、医院等机构从事消毒学检验、医院消毒效果和医院感染监测、消毒供应中心消毒效果监测的相关人员进行的短期培训，也是一种非常有效的教育方式。这种方式培养了许多消毒学检验人才。

（二）专业教材

目前，国内的本科教育尚未设置"消毒学检验"这门课程，甚至医学类院校到现在为止都没有开设教授学生必须掌握的消毒学基本知识的专门选修课和必修课，但消毒学和消毒学检验的培训与教育一直在进行。

《消毒杀虫灭鼠手册》是改革开放后全国医用消毒学训练班学员使用的第一本医用消毒学教材，《医用消毒学简明教程》是改革开放后专门给全国医用消毒学训练班学员编写并公开出版发行的第一本医用消毒学教材，《消毒技术规范》是全国培训消毒学检验专门人才的第一本法规教材，而《医学消毒学》是全国第一本供消毒学研究方向研究生使用的高等医学院校选用教材，《现代卫生检验》是国内第一本有专篇"消毒药械及医疗卫生用品检验"比较完整论述消毒学检验内容的专著。

（三）专业学会

1988 年中华预防医学会消毒分会成立。学会成立以来不断发展壮大，委员由 1988 年第一届的 40 名扩大到 2012 年第五届的 81 名，还成立了青年委员会，有 33 名青年委员。第五届委员会下设了 5 个学组，分别是医院消毒与感控技术学组、消毒检测技术学组、传染病消毒与预防性消毒学组、消毒药械与新技术学组和消毒监督学组，专门成立了消毒检测技术学组，可见消毒学检验的重要性引起了学会的高度重视。2015 年中国卫生监督协会消毒与感染控制专业委员会成立，进一步壮大了消毒领域专业学会的实力。

（四）专业杂志

中国第一本消毒学杂志《中国消毒学杂志》（*Chinese Journal of Disinfection*）于 1984 年创办，原名《消毒与灭菌》，1990 年改为现刊名，至今已有 30 余年。该刊创立之初为季刊，2006 年改为双月刊，2012 年改为月刊。《中国消毒学杂志》属于应用性刊物，该刊属于中华预防医学会系列杂志，已经是中国医药卫生核心期刊，中文核心期刊目录总览入编期刊、美国化学文摘（CA）收录期刊。

（五）专业标准

全国消毒技术与设备标准化技术委员会（简称消毒技委会）成立于 1992 年。消毒技委会国内编号为 SAC/TC 200，所对应的国际标准组织为 ISO/TC 198 医疗保健产品灭菌技术委员会，其工作领域是在专业范围内从事医疗保健产品消毒灭菌技术和设备的标准化工作，已制、修订国家标准、行业标准 100 多项，涉及湿热灭菌、干热灭菌、辐射灭菌、等离子体灭菌、生物指示物、清洗消毒等方面，基本构成了完整的消毒灭菌标准体系。我国卫生与计划生育委员会（以下简称卫计委）消毒卫生标准专业委员会也已制、修订国家标准及行业标准 20 多项。其他部门制定的涉及消毒的标准有 20 余项。

二、消毒学检验工作的现状

（一）消毒学检验的机构、人员、设备和技术

1. 消毒学检验机构。

在中国从事消毒学检验的机构广泛分布于不同的部门，主要有国家卫生计生委、食

药总局、环保部、质检总局等部委的下属机构，其中国家卫生计生委下属的单位是从事消毒学检验最主要的单位，包括全国各地县级以上的疾控中心、卫生监督机构、医院、妇保院、慢病院、计生中心等，其中，以疾控中心为主。此外，还有越来越多的第三方检验机构。1949 年，中国的医疗卫生机构总数为 3670 个，至 2015 年 4 月底，中国的医疗卫生机构总数达 98.5 万个。作为消毒学检验的主体单位——疾控中心（前身为防疫站），从 1949 年的 0 个增加至 2015 年 4 月底的 3489 个。

在美国，从事消毒学检验的机构主要有美国食品和药物管理局（FDA）、美国环境保护署（EPA）、第三方检验机构。在日本，从事消毒学检验的机构主要有日本厚生劳动省下属机构、生产企业和第三方检验机构。

2. 消毒学检验人员。

消毒学检验从业人员分布以医疗卫生机构为主，基本上是由卫生人员组成。1949—2013 年，卫生人员增加至 9 790 483 人，其中疾控中心的卫生人员为 194 371 人。以消毒学检验的主要承担单位疾控中心来说，消毒学检验涉及微生物检验、理化检验、毒理学检验、消毒与病媒生物控制、食品安全、环境卫生等科室，若按 20% 的比例估计，从事涉及消毒学监测检验工作的人员大概有 3.9 万人。如果再加上卫生监督部门、产品质量检测部门、环境检测机构、出入境检验检疫局、第三方检验机构和消毒相关产品生产企业，估计从事消毒学检验工作的专职和兼职人员在 6 万人左右。

3. 消毒学检验仪器设备及设施。

近年来，中国疾控中心的仪器设备得到很大改善。2013 年，全国疾控中心万元以上设备已达 123 453 台，其中 50 万元以下的 119 131 台，50 万元～99 万元的有 3360 台，100 万元及以上的有 962 台，合计万元以上设备总价值为 1 444 553 万元。同年疾控中心房屋建筑面积与租房面积合计 12 966 801 平方米。仪器设备及设施的飞速改善，迅速地提高了消毒学检验工作的效率。

4. 消毒学检验技术

随着检验人员数量的增加和素质的提高、检验仪器和设施的改善，以及随着物理学、化学、生物学技术的快速发展，消毒学检验的技术水平和研究水平也在快速提高，但离满足疾病预防的要求还有一定的距离。

（二）消毒学检验的范围和内容

由于消毒存在于生产、学习、生活的方方面面，因此消毒学检验具有范围广、项目内容众多的特点。除了消毒相关产品本身需要检验外，还要对消毒品在不同领域和对不同对象的应用效果进行检验。

1. 消毒相关产品的检验。

（1）消毒品的种类在不断增多。随着科技的发展、研究的深入、新材料的发现、新工艺的发明，新的消毒相关产品不断被研制出来。2003—2013 年，新申报的国产消毒剂和消毒器械共 3069 个，进口消毒剂和消毒器共 189 个。

（2）消毒品的检验项目在不断增加。根据《消毒产品卫生安全评价规定》，产品责任单位在对消毒相关产品进行卫生安全评价时，应当对消毒相关产品进行检验。其中消毒剂检验项目共 11 个，消毒器械检验项目共 7 个，指示物检验项目共 10 个，带有灭菌标识的灭菌物品包装检验项目共 9 个，抗（抑）菌制剂检验项目共 6 个。

2. 消毒活动的检验。

(1) 消毒活动涉及的主要产品：

1) 药品：药品中含有各种成分，有的生境特征有利于微生物的存活、生长繁殖。防腐保存剂作为制剂处方中的重要组成部分之一，对保证药品在有效期内不因微生物的污染而变质至关重要。常见防腐保存剂主要有酚类、苯汞化合物、硫柳汞和对羟基苯甲酸酯类等物质。由于防腐保存剂大多对人有害，所以防腐保存剂的使用范围、使用的量是否遵从国家相关法律、法规的要求，必须进行检验。同时还需要进行药品的无菌检验、微生物限度检验，以保证药品质量。

2) 食品：食品的生境营养丰富，有利于微生物的生长繁殖，因此，易受微生物的污染而变质甚至腐败。食品生产、运输、销售和食用过程均与消毒、防腐保存密切相关。目前可用于食品的防腐保存剂，美国允许使用的有 50 余种，日本允许使用的有 40 余种，中国允许使用的有 26 个，共 40 种物质。各种防腐保存剂是否在其规定的使用范围，是否在其最大使用量或残留量的限量以内，必须进行检验。此外，还有罐头食品灭菌处理后的商业无菌检验、食品用消毒剂的检验以及食品消毒处理后的卫生指示微生物的检验都必不可少。

3) 化妆品：化妆品的生境有利于微生物的生长繁殖，同时化妆品在生产、贮藏和使用过程中均有可能受到微生物的污染。目前，国内外普遍使用防腐保存剂来保存化妆品。据不完全统计，目前世界各地使用的化妆品防腐保存剂至少超过 200 种。中国制定的《化妆品卫生标准》和《化妆品卫生规范》中均列出了限量使用的防腐剂，共包括 80 种不同的物质，其使用范围及限量是否符合要求，以及使用后化妆品微生物指标是否达到要求，都必须要进行检验。

4) 生活饮用水：在生活饮用水的处理过程中，消毒品的使用必不可少，所以相关的消毒学检验工作十分重要。这些消毒学检验的指标主要包括微生物指标、消毒剂指标和消毒副产物指标。微生物指标有菌落总数、总大肠菌群、耐热大肠菌群、大肠埃希菌、贾第鞭毛虫和隐孢子虫；消毒剂指标有游离余氯、氯消毒剂中有效氯、氯胺、二氧化氯、臭氧和氯酸盐；消毒副产物指标：三氯甲烷、三溴甲烷、二氯一溴甲烷、一氯二溴甲烷、二氯甲烷、甲醛、乙醛、三氯乙醛、二氯乙酸、三氯乙酸、氯化氰、2，4，6-三氯酚、亚氯酸盐和溴酸盐。

(2) 消毒活动涉及的主要机构场所。

1) 医疗卫生机构：做好消毒工作是预防医院感染、切断传染病传播途径的重要措施。医疗机构是消毒相关产品使用的主要场所之一。医疗卫生机构必须执行国家有关规范、标准和规定，定期开展消毒与灭菌监测工作。《医院消毒卫生标准》规定了医院空气、物体表面等 16 项消毒学检验内容。《医疗机构消毒卫生规范》规定了包括清洗与清洁效果等在内的 9 大类消毒学检验内容。

2) 托幼机构和学校：包括室内空气、物体表面、工作人员手、食（饮）具和游泳池、戏水池等的消毒检验。

3）公共场所：包括集中空调通风系统清洗消毒效果检验和公共场所消毒效果常见微生物检验，如空气细菌总数、细菌总数、霉菌和酵母、大肠菌群、沙门菌、乙型溶血性链球菌、铜绿假单胞菌、金黄色葡萄球菌等的检验。

4）口岸：包括检疫传染病消毒检验，出入境货物消毒检验，出入境交通工具、集装箱消毒检验，出入境物品、行李、邮件消毒检验，口岸公共场所消毒检验。

5）疫源地：包括各类传染病疫源地消毒效果的检验与评价。

三、消毒学检验的未来趋势

（一）消毒学检验的发展将迈上一个新台阶

1. 人才培养。

人才培养将得到高度重视。规范化的专业教育将在本科院校进行，并逐渐扩大。部分院校可能开展消毒学检验专业的本科教育工作。研究生教育将会明显加强，招收消毒学研究方向硕士生和博士生的高校和科研院所将会增多，招收研究生的数量将会显著增加。其他培养途径将会进一步发挥作用。

2. 专业学会与标准委员会发展。

学会力量进一步壮大，委员增多，参加学会学术年会的人数也会增多，青年委员将会成长起来，学会的学组将会增加教育和培训学组。两个标准委员会将吸收和发展更广泛的专业人才和技术力量，制修订更多与国际接轨并符合中国社会经济发展的专业国际标准和行业标准，并更加深入地参与本专业的国际标准委员会的体系中。

3. 教材编写。

在有识之士的努力下，教材编写工作将会全力推进。专业教材《消毒学检验》将会出版，并在高校的卫生检验与检疫专业的本科教育中使用。医学类院校本科生通用的消毒学必修课教材将会出版，并在医学类高校中普遍开设该课程。

4. 专刊建设。

《中国消毒学杂志》论文的数量会继续增加，质量会进一步提高，英文版的杂志《中国消毒学》将会在全球公开发行。

5. 专著出版。

国内新的权威性消毒学专著将会编辑出版，并将深刻影响学科的发展，促使学科大融合，并形成新的学科。

6. 学科研究。

消毒学研究将会更加受到重视。消毒学检验将会借鉴分析化学、分子生物学、毒理学、微生物学、纳米科技、传感技术、电镜技术、网络技术、智能技术等其他学科的新理论、新技术和新方法，产生消毒学检验的新理论、新技术和新方法。

（二）消毒学检验的工作将更加受到重视

1. 组织机构方面：从事消毒学检验与研究的组织和机构将会进一步增多，功能将会进一步增强。从事消毒学和消毒学检验的民营组织数量将会激增。

2. 人才队伍方面：从事消毒学检验与研究的人员数量会进一步增多，人员素质明显提高。有利于消毒学检验人员职业发展的政策将会出台，考核和晋升的通道将会打通，消毒学检验人员的技术职称设置将逐渐形成从消毒员（消毒学检验技术员）、消毒士（消毒学检验技士）、消毒师（消毒学检验技师）、主管消毒师（主管消毒学检验技师）、副主任消毒师（副主任消毒学检验技师）到主任消毒师（主任消毒学检验技师）完整体系。

3. 仪器设施方面：用于消毒学检验与研究的仪器将会进一步增多，性能将会进一步改善，实验室的面积将会进一步增加，设施进一步完善。

4. 检验技术方面：消毒学检验技术将会不断改进，检验方法将会向着更准确、更快速、更简便的方向发展，能进行高准确度、高灵敏度和高精密度分析检测的仪器将会不断产生，同时检验仪器向着小型化、自动化、智能化的方向发展。

总之，随着人类追求美好生活诉求的不断增强，人类与微生物的斗争也将不断地演化。旧的感染性疾病可能会死灰复燃，新的感染性疾病还会不断出现。因此，消毒学检验工作必将会更加重要！随着众多基础学科研究的不断突破，大量应用学科创造发明的井喷式增多，消毒学检验的新技术必将会层出不穷，消毒学检验学科的发展面貌必将焕然一新。

小 结

消毒学是预防医学的一门学科，是研究消毒因子杀灭、去除和抑制外环境中目标微生物的理论、方法和技术的科学。本章从不同角度提出了消毒学检验的定义，明确了消毒学检验的学科范畴和工作范围，定义了消毒学、消毒、消毒相关产品、消毒品、消毒指示品、消毒包装品和消毒后产品的概念；同时，详细回顾了消毒学的历史，梳理了各个历史时期国内外消毒学和消毒学检验发展的重要事件，展示了消毒学和消毒学检验的基本发展轮廓。最后，结合实际情况，从学科现状、工作现状两个方面简述了消毒学检验的现状，进而对其未来发展趋势做了展望。

思考题

1. 消毒学检验的定义是什么？
2. 列出消毒学检验的工作范围。
3. 试述消毒学、消毒、消毒相关产品、消毒品、消毒指示品、消毒包装品、消毒后产品的概念。
4. 消毒学历史主要分为哪几个时期？举例说明其中的两个典型事件。
5. 消毒学检验的第一位实践者是谁？他还有哪些贡献？
6. 从历史来看，中国消毒学和消毒学检验有哪些成绩？
7. 简述消毒学检验的现状及趋势。

（陈昭斌 李虹霖）

第二章　消毒学检验基本要求

采用各种消毒方法对不同的消毒对象进行消毒处理，是医疗卫生机构预防和控制医院感染，疫源地控制传染病流行，公共场所、托幼机构、学校以及口岸等预防传染病传染的客观诉求，也是我们确保食品、药品、化妆品和饮用水等卫生安全的客观诉求。用于各种消毒方法、能产生各种消毒因子的消毒品，其消毒质量必须得到保证，只有这样才能满足上述客观诉求。所以，消毒品、消毒后环境和场所、消毒后产品和消毒后效果的检验显得极为重要。本章先简单介绍一下消毒的基本要求和消毒学检验的基本要求，各种消毒学检验的具体要求见本书其他章节。

第一节　不同环境和场所消毒的基本要求

一、医疗卫生机构消毒基本要求

（一）消毒因子作用水平的消毒方法分类

根据消毒因子在一定的处理剂量，即强度（温度、照射强度、剂量率或浓度等）和作用时间下对微生物的杀灭能力，可将其分为四个作用水平的消毒方法。

1. 灭菌法：它是指杀灭一切微生物达到无菌保证水平的方法，包括热力灭菌、电离辐射灭菌、微波灭菌、等离子体灭菌等物理灭菌方法，以及用甲醛、戊二醛、环氧乙烷、过氧乙酸、过氧化氢等灭菌剂进行灭菌的方法。

2. 高水平消毒法：它是指杀灭各种微生物，对细菌芽胞杀灭达到消毒效果的方法，包括热力、电力辐射、微波和紫外线等，以及用含氯、二氧化氯、过氧乙酸、过氧化氢、含溴、臭氧、二溴海因和某些复配消毒剂等消毒因子进行消毒的方法。

3. 中水平消毒法：它是指杀灭和去除细菌芽胞以外的各种微生物的消毒方法，包括碘类、醇类、醇类和氯己定的复方、醇类和季铵盐的复方、酚类等消毒剂，以及用超声波等物理因子进行消毒的方法。

4. 低水平消毒法：它是指只能杀灭分枝杆菌以外的细菌繁殖体和亲脂病毒的消毒方法，包括单链季铵盐类、双胍类、植物类和汞、银、铜等金属离子消毒剂，以及通风换气、冲洗等机械除菌法。

（二）医疗物品对人体的危险性分类

医疗物品对人体的危险性是指物品污染后可能对人体造成危害的程度。根据危害程度将其分为三类：

1. 高度危险性物品：指穿过皮肤或黏膜进入无菌组织或器官内部，或与破损组织、皮肤、黏膜密切接触的医疗用品，如手术器械和用品、穿刺针、输血器材、血液和血液制品、输液器材、注射的药物和液体、透析器、导尿管、膀胱镜、腹腔镜、脏器移植物和活体组织检查钳等。

2. 中度危险性物品：指仅和破损皮肤、黏膜相接触，不进入无菌组织内部的医疗用品。如呼吸机管道、气管镜、麻醉机管道、胃肠道内镜、子宫帽、避孕环、压舌板、喉镜、体温表等。

3. 低度危险性物品：指仅直接或间接地和健康无损的皮肤相接触，微生物污染一般情况下无害，只有当受到一定量的病原微生物污染时才造成危害的医疗用品，包括生活卫生用品和病人、医护人员生活和工作环境中的物品，如一般诊断用品（听诊器、血压计袖带等）、毛巾、面盆、餐具、茶具、痰盂（杯）、便器、地面、墙面、桌面、床面、被褥等。

（三）微生物对消毒因子敏感性的顺序

微生物对消毒因子的敏感性从高到低（即微生物对消毒因子的抵抗力由弱至强）的顺序为：亲脂病毒（有脂质包膜的病毒，如乙型肝炎病毒、流感病毒等）、细菌繁殖体、真菌、亲水病毒（没有脂质包膜的病毒，如甲型肝炎病毒、脊髓灰质炎病毒等）、分枝杆菌（如结核分枝杆菌、龟分枝杆菌等）、细菌芽胞（如炭疽杆菌芽胞、枯草杆菌芽胞等）、朊病毒（感染性蛋白质）。

（四）选择消毒方法的原则

1. 使用国家批准的消毒品（消毒药和消毒器），并按照使用说明进行。

2. 根据消毒对象污染的危害程度选择消毒、灭菌方法。

（1）高度危险性物品，须用灭菌法。

（2）中度危险性物品，可选用中水平或高水平消毒法，如内镜、体温表等必须用高水平消毒法。

（3）低度危险性物品，可用低水平消毒法或只用清洁法，仅在特殊情况下，才做特殊消毒处理。如有病原微生物污染时，必须针对污染病原微生物的种类和数量选用有效的消毒法。

3. 根据消毒对象上污染微生物的种类、数量和危害性选择消毒方法。

（1）受细菌芽胞、真菌孢子、分枝杆菌和经血传播病原体（乙型肝炎病毒、丙型肝炎病毒、人类免疫缺陷病毒等）等污染的物品，选用高水平消毒法或灭菌法。

（2）受真菌、螺旋体、支原体、衣原体、亲水病毒等病原微生物污染的物品，选用中水平以上的消毒方法。

（3）受一般细菌和亲脂病毒等污染的物品，选用中水平或低水平消毒法。

（4）对存在较多有机物的物品消毒时，应加大消毒剂的使用剂量和/或延长消毒作用时间。

（5）消毒物品上微生物污染特别严重时，应加大消毒剂的使用剂量和/或延长消毒作用时间。

4. 根据消毒物品的性质选择消毒方法。选择消毒方法时，一是要达到消毒效果，二是要保护消毒物品不受损坏。可按以下原则进行：

（1）耐高温、耐高湿的物品和器材，应首选压力蒸汽灭菌。

（2）耐高温、不耐高湿的玻璃器材、油剂类和干粉类等可选用干热灭菌。

（3）不耐高温、不耐高湿的物品和器材，以及贵重物品，可选择环氧乙烷或低温蒸汽甲醛气体消毒、灭菌。

（4）器械的浸泡灭菌，应选择对金属基本无腐蚀性的消毒剂。

（5）物体表面的消毒，应考虑表面的性质：光滑表面可选择紫外线消毒器近距离照射或液体消毒剂擦拭，多孔材料表面可采用喷雾消毒法。

（五）消毒基本程序

被甲类传染病患者，以及病毒性肝炎、结核病、艾滋病、炭疽、严重急性呼吸综合征（SARS）、朊病毒感染疾病（库鲁病、克雅氏综合征、格斯特曼综合征和致死性家族性失眠症等）、埃博拉病毒病等病人的排泄物、分泌物、血液等污染的物品，应先消毒再清洗，在使用前再按物品危险性的分类，选择合理的消毒方法进行消毒处理。普通病人用过的物品，可先清洗后消毒。

（六）消毒工作中的个人防护

消毒因子大多对人是有害的，因此，消毒时工作人员一定要有自我保护的意识和自我保护的措施，以防止消毒事故的发生和因消毒操作方法不当造成对人体的伤害。个人防护要点如下：

（1）热力灭菌。干热灭菌时应防止燃烧；压力蒸汽灭菌应防止发生爆炸事故及可能对操作人员造成的烫伤事故。

（2）紫外线、微波消毒。避免对人体的直接照射。

（3）气体化学消毒剂。防止有毒有害消毒气体的泄漏，时常检测消毒环境，确保该类气体的浓度在国家规定的安全范围之内；对环氧乙烷气体消毒剂，还应严防发生燃烧和爆炸事故。

（4）液体化学消毒剂。防止过敏和可能对皮肤、黏膜的损伤。

（5）锐利器械和用具。采取有效防护措施，以避免可能对人体的刺、割等伤害。

二、疫源地消毒基本要求

疫源地消毒（disinfection of epidemic focus）是对存在或曾经存在传染源的场所进行的消毒，其目的是杀灭或清除传染源排出的病原体。对传染病病房和传染病病人家庭的消毒即为此种类型的消毒。

（一）组织执行与人员

1. 对甲类传染病和肺炭疽、艾滋病、SARS等乙类传染病必须在疾病预防控制和卫生监督机构的监督指导下，由有关单位和个人及时进行消毒处理，或由当地疾控和卫生监督机构负责进行终末消毒。埃博拉病毒病首次传入我国按甲类传染病处置。

2. 对乙类传染病中的病毒性肝炎、细菌性痢疾、伤寒和副伤寒、脊髓灰质炎、白喉、布鲁菌病、炭疽、钩端螺旋体病、流行性出血热、淋病、梅毒和肺结核等，必须按照当地疾控和卫生监督机构提出的卫生要求，由病人陪护者或所在单位进行消毒处理或由当地疾控机构组织进行消毒。

3. 对丙类传染病中的急性出血性结膜炎、伤寒和副伤寒以外的感染性腹泻病等，由病人或其陪护者进行消毒。

4. 各类传染病（包括非法定传染病）暴发流行时，应在当地疾控和卫生监督机构的监督指导下，由有关单位及时进行消毒，或由当地疾控和卫生监督机构负责对其进行消毒处理。

5. 在医院中对传染病病人的终末消毒由医院安排专人进行。

6. 非专业消毒人员开展疫源地消毒前应接受培训。

（二）时限要求

接到甲类传染病疫情报告和乙类传染病中的肺炭疽和艾滋病的疫情报告后，城市应在6 h内，农村应在12 h内消毒，其他传染病按病种不同应在24 h至48 h内消毒。

（三）装备要求

承担疫源地消毒任务的单位，应根据工作需要和条件配备消毒工具和防护用品，并储备一定数量的消毒剂。

1. 消毒工具：背负式喷雾器、气溶胶喷雾器、机动喷雾器、配药桶（10 L）、刻度量杯（筒）、工具箱、消毒车。

2. 防护用品：工作服、隔离服、防护眼镜、口罩、防鼠疫口罩、帽子、手套、长筒胶靴、毛巾、污物袋、手电筒、皮卷尺、雨衣、长柄毛刷、装工作衣的布袋（30cm×30cm×40cm）、肥皂盒、皮肤消毒盒（瓶）。

3. 消毒剂：储备一定量的消毒剂并与有关厂家建立联系，确保处理突发疫情的需要。常用消毒剂有过氧乙酸、含氯消毒剂、碘伏等。

（四）技术要求

1. 疫区消毒。

（1）消毒范围和对象：以传染源排出病原体可能污染的范围为依据确定消毒范围和对象。

（2）消毒持续时间：以传染病流行情况和病原体监测结果为依据确定消毒的持续时间。

（3）消毒方法的选择：以消毒因子的作用水平、消毒对象的属性、消毒目标微生物的种类为依据选择消毒方法。尽量避免破坏消毒对象的使用价值和造成环境污染。

（4）疑似传染病疫源地的消毒：可按疑似该类传染病疫源地进行消毒处理或按不明传染病疫源地的消毒标准进行处理。

（5）不明传染病疫源地的消毒：应根据流行病学指征确定消毒范围和对象，采取最严格的消毒方法进行处理。

（6）注意与其他传染病控制措施配合：做好传染源的管理，疫区的封锁、隔离，杀蝇、防蝇，灭鼠、防鼠，灭蚤，做好饮用水、污水、食品的消毒及卫生管理，做好环境卫生。加强易感人群的保护。

（7）填报消毒工作记录：必要时进行消毒效果评价。

2. 疫点的随时消毒。

（1）根据病人病情做到"三分开"与"六消毒"。"三分开"是指：①分住室（条件不具备时可用布帘隔开，至少要分床）；②分饮食；③分生活用具（包括餐具、洗漱用具、便盆、痰罐等）。"六消毒"是指：①消毒分泌或排泄物（如呼吸道传染病主要为口鼻分泌物，肠道传染病主要为粪便，接触性传染病主要为脓液、痂皮等）；②消毒生活用具；③消毒双手；④消毒衣物、被单；⑤消毒患者居室；⑥消毒生活污水、污物。

（2）病人陪伴和护理人员。除做好病人的随时消毒外，病人陪伴和护理人员应做好本人的卫生防护，护理病人后，应消毒双手。

（3）疫点的终末消毒程序。①在出发前，应检查所需消毒用具、消毒剂和防护用品，做好准备工作。②消毒人员到达疫点，首先查对门牌号和病人姓名，并向有关人员说明来意，做好防疫知识宣传，禁止无关人员进入要消毒的区域内。③消毒人员脱下的外衣应放在自带的布袋中（不要放在污染或可能受到污染的地方）。穿隔离服、胶鞋，戴上口罩、帽子。用过氧乙酸或含氯制剂时，须戴防护眼镜。④仔细了解病员患病前和患病期间居住的房间、活动场所，用过的物品、家具，吐泻物、污染物倾倒或存放地点，以及污水排放处等，据此确定消毒范围和消毒对象。根据消毒对象及其污染情况，选择适宜的消毒方法。⑤进入疫点时，应先消毒有关通道。⑥测量房屋、家具及地面需消毒的面积和体积，估算需消毒的污水量。⑦必要时，由检验人员对不同消毒对象进行消毒前采样。⑧消毒前应关闭门窗，将水缸盖好，将未被污染的贵重衣物、饮食类物品、名贵字画及陈列物品收藏好。⑨如系呼吸道传染病，应对室内空气进行消毒。⑩如系肠道传染病，应先于室内灭蝇，再进行消毒。⑪对室内地面、墙壁、家具和陈设物品消毒时，应按照先上后下、先左后右的方法，依次进行消毒。⑫病人用过的餐（饮）具、污染的衣物若不能集中消毒时，可在疫点进行煮沸、浸泡或擦拭消毒。浸泡消毒时，必须使消毒液浸透被消毒物品。擦拭消毒时，必须反复擦拭 2 或 3 次。对污染重、经济价值不大的物品和废弃物，可在征得病家同意后焚烧。⑬室内消毒后，必要时可对厕所、垃圾、下水道口、自来水龙头、缸水和井水等进行消毒。⑭对与传染源密切接触者进行人员卫生处理。⑮疫点消毒工作完毕，消毒人员穿着的工作服、胶靴等应进行喷洒消毒后脱下。将衣物污染面向内卷在一起，放在布袋中带回消毒。所用消毒工具表面用消毒剂进行擦洗消毒。⑯必要时，在到达规定的消毒作用时间后，由检验人员对不同消毒对象进行消毒后采样检验。⑰填写疫点终末消毒工作记录。⑱离开疫点前，让病家开窗通风，擦拭打扫。

3. 消毒人员注意事项。

（1）出发前，要检查应携带的消毒工具是否齐全无故障，消毒剂是否足够。

（2）应主动取得病家合作和相关人员的配合。选择消毒因子时，应尽量采用物理法消毒。在用化学法消毒时应尽量选择对相应致病微生物杀灭作用良好，对人、畜安全，对物品损害轻微，对环境影响小的消毒剂。

（3）消毒过程中，不得吸烟、饮食。要注意自我保护，既要防止或减少受到消毒因子的伤害，又要避免受到微生物感染。

（4）消毒过程中，不得随便走出消毒区域，禁止无关人员进入消毒区域内。

（5）消毒应有条不紊，突出重点。凡应消毒的物品，不得遗漏。严格区分已消毒和未消毒的物品，勿使已消毒的物品被再次污染。

（6）携回的污染衣物应立即分类做最终消毒。

（7）清点所消耗的药品器材，加以整修、补充。

（8）填好消毒记录，及时上报。

三、公共场所消毒基本要求

（一）公共场所的概念

公共场所（public places）是由人工建成的供公众进行工作、学习、休息、娱乐、体育、参观、旅游等活动的场所。国务院于 1987 年颁布了《公共场所卫生管理条例》。根据该管理条例，卫生监督部门主要对规定的公共场所进行空气质量检查，不同的公共场所有不同的卫生标准。我国的公共场所有 7 类，共计 28 种：

（1）宾馆、饭馆、旅店、招待所、车马店、咖啡馆、酒吧、茶座。

（2）公共浴室、理发店、美容店。

（3）影剧院、录像厅（室）、游艺厅（室）、舞厅、音乐厅。

（4）体育场（馆）、游泳场（馆）、公园。

（5）展览馆、博物馆、美术馆、图书馆。

（6）商场（店）、书店。

（7）候诊室、候车（机、船）室、公共交通工具。

（二）各类公共场所消毒基本要求

公共场所人群流量大，人与人之间直接接触和间接接触频繁。因此，公共场所一旦出现传染源，非常容易导致致病因子的传播，甚至可造成传染病的暴发与流行。消毒是预防和控制传染病的重要措施，在控制公共场所传染病病原体方面发挥了重要作用。如果在消毒对象和消毒方法上、消毒剂和消毒器的选择和使用上掌握不好，不但达不到消毒效果，控制不了传染病的传播，反而会造成对人群的伤害、对环境的污染等不良后果。

1. 选择消毒频度的基本原则。

公共场所环境和公用物品污染的频度不同，污染后的危害也不同。如果都要求同样的消毒处理，不仅会造成人力和物力的浪费，也会造成消毒剂对环境的污染，因此针对不同的对象必须区别对待，采用不同的消毒方法。①仅有偶尔轻度污染的地面、墙面和物品，一般不要求每天常规消毒，每天做清洁处理即可，仅在有明确病原微生物污染时，才采用消毒剂消毒。②对高频度、反复、多来源污染的物品，例如公共交通工具上的扶手、把手、拉环等，则要求每天消毒，因为这些物品每天会反复受到多种来源污染，污染严重，很容易成为传染病的传播媒介。③对室内空气，一般采用开窗通风，必要时才采取消毒措施；但在多人聚集而又无法开窗通风的室内，则要求采取消毒措施，在有呼吸道传染病流行时，应加强消毒措施。④对玩具和小型用品，如果不是经常受到污染，则不必每天消毒，多人使用、反复使用的物品，应及时采取清洁、消毒措施。⑤发生传染病流行或有明确反复污染时，不主张加大消毒剂用量。主要考虑到，所用消毒剂量和作用时间已足以杀灭污染的目标微生物，如果再加大剂量必然会造成环境污染和对物品的损害。因为通过消毒试验确定消毒剂量时，试验所用的指示微生物不仅对消毒因子抵抗力强，而且菌量大（比实际消毒时要杀灭的菌量大得多），故没有必要加大消毒剂量，只要根据污染频度适当增加消毒次数即可。根据以上原则，无论从经济方面还是从安全、有效、环保方面考虑都是明智的。

2. 选择消毒方法的基本原则。

（1）消毒效果可靠：所用的消毒剂和/或消毒器必须有确实的消毒效果，且影响消毒效果的因素较少，按规定的使用方法、剂量和作用时间使用，应能保证达到公共场所卫生标准规定的对微生物控制的指标。

（2）对使用者和人群安全：所选用的消毒剂和消毒器必须对使用者安全，消毒后残留物和使用过程中的挥发物，对使用者和接触人群不应造成伤害。

（3）对环境污染小：任何消毒剂的大量使用都可能对环境造成污染，包括对水体、空气和环境中的地表、用品、物体表面的污染。在选择消毒方法时，应尽量选择对环境污染小的消毒方法。

（4）对消毒物品损坏小：几乎所有的化学消毒剂和大多数物理消毒法对消毒物品会有不同程度的损坏。在选择消毒方法时，必须考虑消毒方法对消毒对象的适应性，使消毒造成的损失减到最小。

（5）选用国家批准的消毒剂和消毒器：所用消毒剂和/或消毒器必须经政府有关部门批准，有批准文号且在有效期内。

对于清洁剂和抗（杀、抑、除）菌清洁剂，不需要批准文号，但企业应有产品标准，清洁消毒时按企业提供的标准和说明书使用。生产抗菌清洁剂的企业应有生产许可证。在宣传杀菌、抑菌、除菌的具体功能时，必须有有效的检验报告为依据。

3. 安全原则。

各有关公共场所管理、经营单位和消毒服务单位，必须配备消毒员，并且按规定参加消毒员培训。消毒员由消毒服务单位或原单位管理，由消毒行业协会组织专家分批分期培训，完成培训计划经考核合格后，由行业协会发给上岗资格证。消毒员可以是专职，也可兼做其他工作，但必须努力学习消毒理论和技术，积极开展消毒工作，宣传消毒知识。消毒员的工作接受消毒行业协会专家委员会的指导。对消毒员工作的考核由行业协会负责，对工作不认真，消毒不合格或发生严重事故的消毒员，行业协会可视情况给予教育，严重者收回资格证书。消毒剂和消毒器在采购、运输、贮存和使用过程中，必须注意安全，按说明书进行操作，并做好个人防护。

第二节 消毒学检验的基本原则和要求

一、消毒相关产品检验的基本要求

（一）消毒学检验实验室的基本要求

消毒学检验机构的微生物实验室应采取封闭式布局，建筑应便于清洁、消毒。为避免污染，应在相对正压、洁净的条件下进行，用致病菌作指示菌时，则应在负压生物安全柜内进行。对灭菌产品的无菌检查试验，必须在 100 级洁净度的实验室或 100 级层流操作柜中进行。

（二）无菌操作技术的基本要求

1. 消毒学检验开始前，应以湿式方法清洁消毒台面和打扫室内地面，然后以紫外线或其他方法对实验室内空气进行消毒。

2. 检验人员应穿好工作服，戴好口罩、帽子；进行无菌检验时，需经风淋进入实验室，随后正确穿好无菌隔离衣，戴好帽子和口罩。

3. 实验要求无菌的试剂，如蒸馏水、0.9％氯化钠溶液（生理盐水）、磷酸盐缓冲液、培养基、牛血清、白蛋白、标准硬水和中和剂等，均需灭菌或过滤除菌。

4. 无菌器材和试剂在使用前须仔细检查容器或包装是否完整，有破损者不得使用。正在使用的无菌器材和试剂，不得长时间暴露于空气中。移液或接种时，应将试管口和琼脂平板靠近酒精灯火焰，防止污染。

5. 每吸取一次不同样液应更换无菌吸管，接种环（针）需在火焰上烧灼灭菌后，才可再次使用。

6. 检验用过的污染器材，应立即放入盛有消毒液的容器中，防止对周围环境和清洁物品造成污染。

7. 若不慎发生微生物培养物摔碎或其他试验微生物泄漏事故，不论是否具有致病性，均应立即对污染物及可能波及的区域进行消毒处理。

8. 检验全部结束后，应按常规对室内空气和环境表面进行消毒处理。

（三）检验样品批次（件）的要求

1. 消毒剂样品进行消毒学效果监测时，送检单位应送检 3 批样品，样品包装和标识应与拟销售产品完全相同。在理化试验时，需检测 3 批样品，每批取 1 个样品平行测定 2 次，取平均值报告结果；在杀灭试验时，取 3 批样品中含量最低者进行试验；在毒理试验中，取 3 批样品中含量最高者进行试验。

2. 消毒器样品进行消毒学效果监测时，送检单位应送检 3 件样品，大型器械可送检 1 件样品，标识应与拟销售产品完全相同。监测检验时，根据监测要求进行。

3. 消毒指示品、消毒包装品、消毒后产品，如化学指示品、生物指示品、灭菌包装卫生用品和一次性使用医疗用品进行消毒学效果监测时，送检单位应送检 3 批样品。监测检验时，根据监测要求进行。

（四）消毒学检验试验的基本要求

1. 根据申报单位提供的产品研制报告和产品的使用说明书进行检验。

2. 评价方法选择：①评价消毒剂消毒效果的实验室试验应以悬液定量法为主，试验须重复 3 次；②评价用于医疗器械灭菌的灭菌剂和消毒器灭菌功能的鉴定试验应用不锈钢圆片载体定性法，试验应重复 5 次；③对不宜用悬液定量法评价的消毒剂，如黏稠的消毒剂和冲洗消毒的消毒剂等，用布片载体定量法，试验应重复 3 次。

3. 评价消毒剂（包括灭菌剂）消毒效果的实验室试验。①消毒剂浓度选择：试验浓度要用产品说明书规定的该消毒剂对某一有代表性消毒对象的最低使用浓度。②消毒剂作用时间的选择：试验设 3 个不同作用时间，原则上第一时间为说明书规定的最短作用时间的 0.5 倍，第二时间为最短作用时间，第三时间为最短作用时间的 1.5 倍。对多用途的消毒剂，消毒对象所涉及的微生物相同时，若使用浓度相同，选择各种用途中最短的作用时间。

4. 对消毒剂（包括灭菌剂）进行监督监测的定量杀菌试验的消毒剂浓度、作用时间和指示微生物的选择：①对于消毒剂，选择消毒对象中抵抗力最强的微生物和说明书规定的最低浓度、最短时间验证其消毒效果。②对于灭菌剂，则选择说明书中规定的使用浓度、0.5 倍的作用时间和抵抗力最强的微生物验证其灭菌效果。

5. 鉴定和监测多用途消毒剂与消毒器的消毒效果时，现场或模拟现场试验消毒对象的选择：①原则上选择类似物品中最难达到消毒合格者，如医疗器械消毒或灭菌选用止血钳；②皮肤消毒选择人体前臂屈面皮肤；③对于特指消毒对象，在上述物品中不能选出有代表性物品时，则需选择该特指对象进行试验。

6. 对用于经过充分清洗的消毒对象的专用消毒剂，可按其使用方法，在杀菌试验时可降低干扰物的浓度。

（五）消毒剂鉴定测试项目的确定

1. 消毒剂有效成分含量的测定。

消毒剂有效成分系指具有消毒作用的成分，其测量要求如下：①所有化学消毒剂均应进行本项检测；②在产品有效期内，所测含量不得低于企业标准的下限值；③复方化学消毒剂测其杀菌主要成分的含量；④植物消毒剂和用其提取物配制的消毒剂可不测定有效成分。

2. 消毒剂 pH 值的测定。

所有消毒剂需测定消毒剂原液的 pH 值。要求：①固体消毒剂应测定最高应用浓度的 pH 值；②对于需调节 pH 值后使用的消毒剂，则应在 pH 值调节前后分别测定 pH 值。

3. 消毒剂稳定性试验。

所有消毒剂均应进行稳定性试验。有两种试验方法：其一为加速实验法（37℃，90 d 和/或 54℃，14 d）；其二为室温留样法。要求：①以化学成分为主的消毒剂，用化学法进行稳定性实验；②以植物为主要有效成分的消毒剂，用微生物法进行稳定性实验；③以化学成分和植物成分为有效成分的消毒剂，同时用化学法和微生物法进行稳定性实验。

4. 消毒剂金属腐蚀性试验。

用于金属物品消毒的消毒剂应进行本项检测，试验浓度应选择最高使用浓度。

5. 消毒剂微生物杀灭试验。

所有消毒剂均应进行本项检测。要求：①指示微生物选择按表 2－2－1 的规定进行。试验微生物以金黄色葡萄球菌（*Staphylococcus aureus*）（ATCC 6538）作为细菌繁殖体中化脓性球菌的代表，大肠埃希菌（大肠杆菌，*Escherichia coli*）（8099）作为细菌繁殖体中肠道菌的代表，铜绿假单胞菌（*Pseudomonas aeruginosa*）（ATCC 15442）作为医院感染中最常分离的细菌繁殖体的代表，白色葡萄球菌（*Staphylococcus albus*）（8032）作为空气中细菌的代表，龟分枝杆菌脓肿亚种（*Mycobacterium chelonae subsp. abscessus*）（ATCC 93326）作为人结核分枝杆菌的代表，枯草杆菌黑色变种芽胞（*Bacillus subtilis* var. *niger*）（ATCC 9372）作为细菌芽胞的代表，白假丝酵母（*Candida albicans*）（ATCC 10231）和黑曲霉菌（*Aspergillus niger*）（ATCC 16404）作为致病性真菌的代表，脊髓灰质炎病毒-Ⅰ型（*Poliovirus-*Ⅰ）疫苗株作为病毒的代表。②在上述规定的菌、毒株的基础上，根据消毒剂特定用途或试验特殊需要，还可增选其他菌、毒株。③中和剂鉴定试验：试验前，必须先按不同种类的试验微生物分别进行相应的中和剂或其他残留消毒剂去除法的鉴定试验，选出适宜的中和剂。④若特指对某微生物有效时，则需进行相应微生物的杀灭试验。⑤对于专用于灭菌，不作他用的消毒剂，只需做枯草杆菌黑色变种芽胞杀灭试验，可不做病毒、真菌、分枝杆菌及细菌繁殖体杀灭试验。⑥但对既用于灭菌又用于消毒的消毒剂，则按上述要求选择相应微生物进行试验。⑦对枯草杆菌黑色变种芽胞杀灭达到消毒要求（杀灭对数值≥5.00）的消毒剂，在不低于此浓度用作消毒时可不做病毒、真菌和分枝杆菌杀灭试验。

表 2-2-1　消毒剂杀灭试验中微生物的选择

微生物种类	消毒对象									
	手	皮肤和黏膜	足	空气	医疗器械和用品（灭菌与高水平消毒）	医疗器械和用品（中水平消毒）	医疗器械和用品（低水平消毒）	一般物品表面和织物	食（饮）具	饮用水和游泳池水	瓜果、蔬菜
金黄色葡萄球菌（ATCC 6538）	+	+	+			+	+	+			
铜绿假单胞菌（ATCC 15442）		+				+	+				
大肠埃希菌（8099）	+							+	+	+	+
白假丝酵母（ATCC 10231）	+	+	+				+				
黑曲霉菌（ATCC 16404）			+								
白色葡萄球菌（8032）				+							
龟分枝杆菌脓肿亚种（ATCC 93326）						+					
枯草杆菌黑色变种芽胞（ATCC 9372）					+						
脊髓灰质炎病毒-Ⅰ型疫苗株（Poliovirus-Ⅰ）						+				+	

注：表中"+"为必做试验的微生物，消毒剂特指对某微生物具有杀灭作用者，则除按表中要求外，还需另选做该微生物的杀灭试验。

6. 模拟现场试验与现场试验。

要求：①用于空气消毒的消毒剂须进行现场试验；②用于饮用水、手、皮肤、一般物体表面消毒的消毒剂任选模拟现场试验或现场试验；③黏膜消毒剂的模拟现场试验或现场试验可用皮肤代替；④用于食（饮）具、医疗器械和用品消毒的消毒剂进行模拟现场试验，其中医疗器械的模拟现场试验应区分消毒或灭菌。

（六）消毒器鉴定测试项目的确定

应根据消毒器的功能与用途要求选择以下项目进行检测。

1. 器械性能及使用寿命等的鉴定：由相关行业计量认证考核合格的检验机构按其标准进行检测，提供检验报告。

2. 消毒因子强度或浓度的测定：消毒因子指消毒器械所产生的具有杀菌作用的物理或化学因子。物理因子包括热、微波、紫外线等。对物理杀菌因子应测定其规定杀菌条件下的强度，如对热力杀菌器械应测量其温度，对紫外线杀菌器材应测定其辐照度值。化学因子是由消毒器械产生的具有杀菌作用的化学物质，常见的有次氯酸钠、臭氧、二氧化氯等，可测定其所产生消毒液中有效成分的浓度。

3. 金属腐蚀性试验：主要检测消毒器所产生化学消毒因子对金属的腐蚀性，其要求与消毒剂的金属腐蚀性试验相同。

4. 实验室杀灭微生物试验：用于消毒的器械，应采用定量杀灭试验；用于灭菌的器械，应做定性杀灭试验。

5. 安全性试验：包括电器安全试验和消毒器械产生的化学因子的毒理学试验。

6. 模拟现场和现场试验：用于消毒及灭菌的器械均须进行模拟现场试验。消毒器产生的化学因子按消毒剂的要求进行模拟现场或现场试验。空气消毒剂需进行模拟现场和现场试验。

（七）消毒剂有效成分含量表示方法

消毒剂有效成分含量以法定计量单位表示。复方消毒剂以其作用微生物的主要有效成分含量表示；植物消毒剂以百分浓度表示，如1份原液加4份水，则该消毒剂溶液的浓度为20％。

（八）对重复试验的要求

对所要求的重复性试验，并不是只在同次试验中增加菌片数，或多做几份样本，而是应分期分批进行。必要的器材和试剂应重新制备或灭菌，以防产生系统误差。中和剂鉴定试验，应将各组3次重复试验结果平行列出，以便对比分析。

（九）最终评价的要求

影响消毒与灭菌鉴定试验结果的因素很多，其中包括试验的准确性和设计的科学性，所以，在根据试验结果进行最终评价时应综合分析。①除反复推敲试验过程和结果的准确性外，还应和国内外文献报道该消毒剂（消毒器械）的性能和不同试验方法所得结果进行比较，以判断所下结论有无不妥之处。②如有不同于通常的结果，应重新考虑实验设计，如试验组距设置，消毒剂（器械）浓度（强度）测定和计算，实验条件（温度、湿度、pH值等）是否符合规定，特别要注意中和剂的选择试验是否符合要求等。③必要时，还需要经过多种试验，多个实验室重复，查阅国内外文献，从各个角度证明，才能做出可靠的结论。

（十）试验记录的要求

实验室对试验记录的要求：①必须按计量认证和实验室认可的要求认真观察试验结果，做好原始记录。②记录规范化，须用表格方式记录，表格中应包括样品名称与编号、检验日期、检测项目、检测依据、试验条件、使用仪器编号、观察结果、试验者和校核者签名等栏目。③表格中每一栏目应用蓝黑或碳素墨水逐项填写。④一次试验填写一份表格。⑤原始记录的数据和计算应及时校核，整理装订附于检验报告后，入档保存备查。

（十一）检测报告的要求

检测报告的要求：①检测报告是试验情况和结果的书面表达，具有长期保存和法律价值，因此必须逐项填写清楚。②各样品检测可能有其特殊性，因样品用途、用法不同，其检验条件和检验方法亦可随之改变，检验报告中必须说明其改变的情况。③检验报告的结果部分，用表格将各试验组、阳性对照、阴性对照及其他对照组的数据列出（定性的对照可用文字加以说明）。④试验组应列出其杀灭对数值，杀灭对数值大于5.00 时，无须列出具体数值；当杀灭对数值小于或等于 5.00 时，则应列出具体杀灭对数值，并用文字简要叙述所得结果。⑤检验报告的结论部分，应根据试验结果得出明确的结论。此外，对试验中出现的某些异常现象亦应加以说明。

（十二）实用剂量的要求

日常消毒实用剂量的确定需注意：①根据多种试验结果和实践经验确定。②杀菌剂量包含有两个参数，一是杀菌因子的强度，二是作用的时间。③在确定实用剂量时需考虑的因素主要有污染微生物的种类和数量，有机物的含量，杀菌因子的稳定性，环境的温度、湿度变化，腐蚀性的强弱，酸碱度，消毒对象的性质，允许使用的浓度，允许作用的时间，杀菌因子的穿透能力，对人体和环境的危害等。

实用剂量应符合下列要求：①申请检验单位应根据消毒产品的研制结果，针对不同用途，提出杀灭微生物有效、安全的实用剂量。②实用剂量不低于模拟现场试验或现场试验所测得的结果。③实用剂量应对人体和环境无危害，对物品无损害。

二、消毒相关产品理化检验的基本要求

消毒剂的有效成分必须符合我国允许的消毒剂组分。消毒剂配方中不能含有"消毒剂禁用物质"，消毒剂配方也必须符合消毒剂限量物质的要求。

1. 标准品或对照品的纯度大于或等于 99.0%；也可用标准品或对照品标定过的标准溶液作为含量测定的对照物。

2. 滴定法分析有效成分时，滴定液用量不宜超过滴定管所标示的量。滴定时所取样本的质量或容量（包括浓度），均根据此原则设定。若所测消毒剂浓度过高，可适当减少取样量或经稀释后测定，以减少测定结果的误差；若消毒剂浓度过低，可增加取样量或采用灵敏度更高的方法进行测定。

3. 溶液或消毒剂的有效成分含量的表示，单位以 mg/L 或 mg/kg 为主。若采用"%"表述含量时，有下列 3 种含义：①液体和液体之间为体积百分数，应用"%"（V/V）表示，即 100 ml 溶液中含溶质若干 ml，或 100 ml 消毒剂中含有效成分若干 ml；②固体和液体之间为质量百分数，应用"%"（w/v）表示，即 100ml 消毒剂中含有效成分若干 g；③对固体和固体之间采用质量浓度（w/w）表示 mg/kg，即 1kg 溶液中含溶质若干 mg，或 1kg 消毒剂中含有效成分若干 mg。

4. 实验中所用试剂的纯度涉及基准、分析纯、化学纯及色谱纯等，未做专门说明

的，指用分析纯。配制滴定液试剂（如硫代硫酸钠）时，因配制后尚需专门处理，亦可用化学纯。

5. 上述所提"滴定液"是指经过标定，浓度准确至 0.001～0.0001 mol/L 的溶液。未经浓度标定者则称"溶液"，以示区别。摩尔（mole，mol）为物质量的单位，当分子、原子或其他粒子等的个数约为 6.02×10^{23} 时即为 1 mol。滴定液浓度的计算，除碘滴定液按原子量计算外，其他滴定液均按分子量计算。

6. 滴定液的标定和样品测定均平行进行两次。将滴定管中滴定液补足至全量后滴定。所有试验结果（包括消毒剂有效成分测定及滴定液标定）应当以空白试验校正。滴定液应在有效使用期内。

7. 对仪器设备进行计量检定。玻璃仪器清洗干净，用蒸馏水冲洗 3 遍。所用容量瓶和量筒不能加热。

8. 容量分析实验室工作温度为 20～25℃。

9. 送检 3 批具有代表性的消毒剂样品。每批取 1 个样品平行测定两次，取平均值报告结果。

10. 粉剂和片剂消毒剂样品的取样量为测定所需量的 10 倍，经研磨后精确称取适量样品进行测定。

11. 选用色谱法或分光光度法进行方法可靠性论证时，应附空白样品（不含被测成分的其他成分所构成的样品）、模拟样品（空白样品加有效成分的标准品）和待测样品的色谱图或光谱图。如果无法提供空白样品，可用加标法进行方法可靠性的论证。

12. 无国家标准和行业规范或行业标准的样品的检验方法，由厂家自己提供的检测方法及方法可靠性的论证报告，经检验机构认可后方可采用。

三、消毒品毒理学实验的基本原则

消毒剂除在配方组分或杂质（污染物）含量方面必须符合国家技术法规或强制性标准外，还需进行相应的毒理学评价。

（一）消毒品毒理学实验评价程序

消毒剂安全性毒理学评价可分为 4 个阶段。

1. 第一阶段试验：包括急性毒性试验、皮肤刺激试验和黏膜刺激试验。

急性经口毒性试验；急性吸入毒性试验；皮肤刺激试验；急性眼刺激试验；阴道黏膜刺激试验；皮肤变态反应试验。

2. 第二阶段试验：包括亚急性毒性试验和致突变试验。

（1）亚急性毒性试验。

（2）致突变试验：①体外哺乳动物细胞基因突变试验（体细胞基因水平，体外试验，有两个试验：L5178Y 细胞基因突变试验；V79 细胞基因突变试验）；②体外哺乳动物细胞染色体畸变试验（体细胞染色体水平，体外试验）；③小鼠骨髓嗜多染红细胞微核试验（体细胞染色体水平，体内试验）；④哺乳动物骨髓细胞染色体畸变试验（体细胞染色体水平，体内试验）；⑤程序外 DNA 修复合成试验（DNA 水平，体外试验）；

⑥小鼠精子畸形试验（性细胞基因和染色体水平，体内试验）；⑦睾丸生殖细胞染色体畸变试验（性细胞染色体水平，体内试验，有两个试验：小鼠精原细胞染色体畸变试验；小鼠精母细胞染色体畸变试验）。

3. 第三阶段试验：亚慢性毒性试验和致畸胎试验。

4. 第四阶段试验：慢性毒性试验和致癌试验。

（二）各种消毒品毒理学试验的规定

将消毒剂分为三类对其进行毒理学评价。

1. 第一类消毒剂：是我国首创或根据国内外文献报道首次生产的消毒剂。这类消毒剂原则上需进行上述 4 个阶段的试验。首先必须做急性经口毒性试验（包括小鼠和大鼠）、亚急性毒性试验、亚慢性毒性试验、致畸胎试验以及三项致突变试验（包括反映体细胞基因水平、体细胞染色体水平和性细胞染色体水平三种类型的试验）。根据试验结果，判断是否需做其他试验项目。

2. 第二类消毒剂：是国外已批准生产、现由我国首次生产或首次进口的消毒剂。这类消毒剂首先必须做急性经口毒性试验、亚急性毒性试验以及两项致突变试验（包括反映基因水平和染色体水平的两种类型试验）。根据试验结果，判断是否需做其他项目试验。

3. 第三类消毒剂：是与国内已获准生产的消毒剂属于同类产品或植物成分组配的消毒剂。这类消毒剂首先须做急性经口毒性试验和一项致突变试验（反映体细胞基因水平或染色体水平类型的试验）。若消毒剂（皮肤黏膜消毒剂）直接用于人体，并有可能重复接触的，还须增做亚急性毒性试验。根据试验结果，判断是否需做其他试验。

针对室内空气消毒剂、手和皮肤消毒剂、黏膜消毒剂的毒理学试验规定如下：

（1）室内空气消毒剂：除按第一类、第二类或第三类消毒剂的要求进行毒理学试验外，还须做急性吸入毒性试验和急性眼刺激试验。根据试验结果，判断是否需做其他试验项目。

（2）手和皮肤消毒剂：除按第一类、第二类或第三类消毒剂的要求进行毒理学试验外，还须进行完整皮肤刺激试验。偶尔或间隔数日使用的消毒剂，采用一次完整皮肤刺激试验；每日或连续数日使用的消毒剂，则采用多次完整皮肤刺激试验。接触皮肤伤口的消毒剂，还须增做一次破损皮肤刺激试验；接触创面的消毒剂，应增做眼刺激试验。使用过程中，必须接触皮肤的其他消毒剂，也应增做完整皮肤刺激试验。根据消毒剂的成分，估计可能有致敏作用者，还需增做皮肤变态反应试验。

（3）黏膜消毒剂：除按第一类、第二类或第三类消毒剂的要求进行毒理学试验外，还须做急性眼刺激试验和阴道黏膜刺激试验。偶尔或间隔数日使用的消毒剂，采用一次阴道黏膜刺激试验；每日或连续数日使用的消毒剂，采用多次阴道黏膜刺激试验。

（三）毒理学试验用消毒品样品的规定

1. 受试样品必须是按照既定的生产工艺和配方进行规范化生产的消毒品，其成分和浓度与实际生产和销售的相同。

2. 提供受试样品和与其毒性有关的物理、化学性质的资料，以及消毒剂的配方、主要成分的化学结构和含量、pH 值等；植物成分组配的消毒剂可不提供化学结构。

3. 进行安全性毒理学评价的受试物，根据不同毒理学试验的目的，采用相应的受试物：①在进行急性经口毒性试验、急性吸入毒性试验、亚急性毒性试验、致突变试验、亚慢性毒性试验、致畸胎试验、慢性毒性试验和致癌试验时，采用消毒剂原形样品。消毒剂原形指在销售过程中原包装中的粉剂、片剂或原液。对于二元或多元包装的消毒剂，按比例混合配制后作为消毒剂原形。②在皮肤刺激试验、急性眼刺激试验和阴道黏膜刺激试验中所用受试物的浓度，通常是对皮肤、黏膜消毒时所用浓度的 5 倍。使用原形（原液）对皮肤、黏膜进行消毒的消毒剂，采用消毒剂原形（原液）作为试验受试物，不需对消毒剂原形再进行浓缩。③在皮肤变态反应试验时，诱导浓度应为引起皮肤刺激反应的最低浓度或原液，激发浓度应为不引起皮肤刺激反应的最高浓度或原液。

第三节　消毒学检验专业常用术语及定义

消毒中涉及的方法主要包括物理法、化学法以及生物法，不同的消毒因子作用于不同的微生物，机制不同，检验评价方法不同，涉及许多基本的专业术语。下面是需要掌握的最常用的消毒学检验专业术语及其定义。

1. 消毒法（disinfection）：指用消毒因子杀灭、去除和抑制外环境中的目标微生物使其达到无害化的措施，常简称消毒。按消毒因子作用的强度，可将消毒法分为低水平消毒法、中水平消毒法、高水平消毒法和灭菌法。

2. 消毒动力学（disinfection kinetics）：研究消毒因子作用于目标微生物后，目标微生物死亡的定量规律。

3. 消毒因子（disinfection agent）：用于消毒的各种物质和能量。

4. 消毒机制（disinfection mechanism）：消毒因子作用于目标微生物时，目标微生物的结构和性能发生变化的原理。

5. 消毒剂（disinfectant）：用于消毒的药剂。

6. 灭菌法（sterilization）：杀灭或清除传播媒介上一切微生物的处理方法。灭菌是一个绝对的概念，常简称灭菌。

7. 灭菌剂（sterilant）：用于灭菌的药剂。

8. 抗毒法（antisepsis）：杀灭或抑制活的机体上的微生物，防止机体感染受到毒害或严重感染造成脓毒症的方法，常简称抗毒。

9. 抗毒剂（antiseptic）：用于抗毒法的药剂，又称抗毒药，也称抗菌剂。

10. 抗菌法（antibacteria）：杀灭或妨碍细菌繁殖体和细菌活性的方法，常简称抗菌。

11. 抗菌剂（antibacterial）：用于抗菌的药剂。

12. 防保法（preservation）：用物理学、化学或生物学的方法防止物质的生物学腐败，又叫防腐保存法、防腐法、保存法、保藏法，常简称防保、防腐保存、防腐、保存或保藏。

13. 防保剂（preservative）：用于防保法的药剂，又称防腐保存剂、防腐剂、保存剂、保藏剂。

14. 抑菌法（bacteriostasis）：抑制或阻碍细菌繁殖和细菌活性的方法，常简称抑菌。

15. 抑菌剂（bacteriostat）：用于抑菌法的药剂。

16. 清洁法（cleaning）：去除物体表面污染物的方法，常简称清洁。

17. 清洁剂（detergent）：用于清洁法的制剂。

18. 10分钟临界杀菌浓度（ten-minute critical concentration to kill bacteria）：消毒剂在作用 10min 时，杀灭试验菌的最大临界稀释浓度，是评价消毒剂杀菌作用的指标。

19. C·t 值（concentration×time product value，C·t value）：浓时积，指消毒剂的浓度和作用时间的乘积，用于比较消毒剂杀菌作用的指标。

20. θ·t 值（temperature×time product value，θ·t value）：温时积，指消毒器提供的热力温度和时间的乘积，表示消毒器的作用强度。

21. I·t 值（intensive×time product value，I·t value）：照时积，指紫外线照射强度和时间的乘积，表示紫外线的照射剂量。

22. 抵抗力（resistance）：某一微生物暴露于某种消毒因子，能抵抗住该消毒因子存活下来的能力。

23. D_{10} 值（D_{10} value）：辐射处理后，存活细菌总数减少到原有细菌总数十分之一（10%）时所需吸收的剂量。

24. D 值（D value）：在设定的暴露条件下，杀灭特定试验微生物总数的 90% 所需的时间。

25. K 值（K value）：消毒速度常数。K 值越大，表示消毒速度越快。

26. N 值（N value）：消毒剂的稀释系数或浓度系数，用于表示消毒剂的浓度对消毒剂效果的影响程度。N 值越大，表示浓度变化对消毒效果影响越大。

27. Q 值（Q value）：温度系数，热力灭菌时，表示温度每升高 1℃ 消毒速度加快的倍数。

28. Z 值（Z value）：热力灭菌时，将作用时间减少 90%，或 D 值减少一个对数值，所需相应提高的温度度数（℃）。Z 值是表示微生物热敏感性的指标。

29. A_0 值（A_0 value）：评价湿热消毒效果的指标，指当以 Z 值表示的微生物杀灭效果为 10K 时，温度相当于 80℃ 的时间（秒）。

30. 暴露时间（exposure time）：又叫消毒时间、消毒作用时间，指在一定的条件下，消毒因子和消毒作用对象有效接触的时间。

31. 存活曲线（survivor curve）：在一定条件下，某种消毒因子作用于某种微生物后，该微生物的数量随该消毒因子强度的增加或作用时间的延长而变化的趋势线。

32. 存活时间（survival time，ST）：消毒因子作用于指示微生物后，指示微生物能存活的最长时间。

33. 杀灭曲线（killing curve）：在一定的条件下，某种微生物暴露于某种消毒因子，其杀灭对数值随暴露时间的延长或消毒因子处理强度（浓度、温度、辐照强度、辐照吸收剂量、频率和输出功率等）的增大而变化的趋势线。

34. 灭活曲线（inactivation curve）：在一定的条件下，某种病毒暴露于某种消毒因子，其灭活对数值随暴露时间的延长或消毒因子处理强度的增大而变化的趋势线。

35. 酚系数（phenol coefficient）：在作用时间相同的情况下，某消毒剂和酚的杀灭效果相同时，该消毒剂浓度相对于酚浓度的倍数，是用于比较消毒剂杀菌作用的指标。

36. 自然菌（natural bacteria）：消毒作用对象上自然存在的非人工污染的细菌。

37. 活菌计数（viable bacterial count）：测定单位体积中含有的活菌数量。

38. 菌落形成单位（colony-forming unit，CFU）：活菌培养计数时，由单个细菌或聚集成团的多个细菌在固体培养基上生长繁殖所形成的细菌集落，称为菌落形成单位。

39. 平均单个细菌存活时间（mean single survivor time，MSST）：在一定条件下，某种消毒因子作用于某种细菌，使该细菌减少到 1 个的时间。它是测定消毒剂对微生物杀灭作用的指标。

40. 杀灭对数值（killing log value，KLV）：在一定条件下，某种微生物暴露于某种消毒因子，消毒前后微生物数量减少的对数值。

41. 灭活对数值（$\log_{10}$ inactivation value，LIV）：在一定条件下，某种病毒暴露于某种消毒因子，消毒前后病毒数量减少的对数值。

42. 杀灭率（killing rate，KR）：在一定条件下，某种微生物被某种消毒因子作用后，数量减少的百分率。

43. 消亡率（decay rate）：空气消毒现场试验中，某空间经消毒后，其空气中微生物减少的含量与消毒前该空气中微生物含量的百分比。

44. 杀灭时间（killing time，KT）：在一定条件下，某种消毒因子作用于某种微生物，杀灭所有微生物的时间。对细菌而言，即全部样本培养均无细菌生长的最短作用时间。

45. 杀灭指数（killing index，KI）：在一定条件下，某种微生物被某种消毒因子消毒处理前后微生物数量之比。

46. 无菌保证水平（sterility assurance level，SAL）：灭菌处理后，单位物品上存在活微生物的概率。SAL 通常表示为 10^{-n}，医学灭菌一般设定 SAL 为 10^{-6}，即经灭菌处理后，在一百万件物品中最多只允许有一件物品存在活微生物。

47. 最小杀菌浓度（minimum bactericide concentration，MBC）：在一定条件下，在相同时间内，化学或生物制剂杀灭细菌的最低浓度。

48. 最小抑菌浓度（minimum inhibitory concentration，MIC）：在一定条件下，在相同时间内，化学或生物制剂抑制细菌生长的最低浓度。

49. 消毒目标微生物（disinfection target microorganism）：是指为达到消毒目的，消毒因子直接作用的对象微生物，包括引起各种传染病和食源性疾病的病原微生物，各种环境、场所和产品（食品、药品、化妆品、饮用水、一次性使用医疗用品和卫生用品等）中的指标微生物。

50. 消毒指示微生物（disinfection indicator microorganism）：是指在消毒学实验

中，能指示消毒因子消毒效果的微生物或能指示消毒因子作用对象后，对象所处何种消毒结果（灭菌合格、消毒合格或消毒不合格等）的微生物。

51. 中和剂鉴定试验（qualification test of neutralizer）：消毒学试验前，选择合适的中和剂用于后续的消毒学试验的试验。消毒或灭菌试验中，用于中和微生物与消毒剂混悬液中，或微生物表面吸附的残留消毒剂，使其失去抑制或杀灭作用的试剂，称为中和剂。选择合适的中和剂是消毒或灭菌试验成败的关键。通过中和剂鉴定试验，可判定所选中和剂是否适用于拟进行的细菌和真菌的杀灭试验。

52. 细菌定量杀灭试验（quantitative suspension test of bacteria）：在实验室内测定消毒剂杀灭菌悬液中或染菌载体上细菌繁殖体和细菌芽胞所需剂量，以验证对细菌实用的消毒剂的剂量。

操作步骤：将一定量的细菌悬液或菌片（染菌载体）暴露于设计浓度的消毒液中，作用至规定时间，取细菌与消毒液的混合物或载体，与中和剂反应后，接种于营养琼脂平板，培养后计数菌落，再计算出杀灭率以判断杀灭效果。

试验菌株：金黄色葡萄球菌（ATCC 6538）、大肠埃希菌（8099）、铜绿假单胞菌（ATCC 15442）和枯草杆菌黑色变种（ATCC 9372）芽胞。

53. 杀灭分枝杆菌试验（germicidal test of mycobacteria）：在实验室内测定消毒剂杀灭菌悬液中或染菌载体上分枝杆菌所需剂量，以验证对分枝杆菌（包括结核杆菌）实用的消毒剂的剂量。

中国《消毒技术规范》中的杀灭分枝杆菌试验：以龟分枝杆菌脓肿亚种（ATCC 93326）为试验菌株，将其制成一定量的细菌悬液或菌片（染菌载体），暴露于设计浓度的消毒液中，作用至规定时间，取细菌与消毒液的混合物或载体，与中和剂反应后，接种于培养基平皿，培养后计数菌落，再计算出杀灭率以判断杀灭效果。

美国 AOAC 杀结核杆菌试验：以耻垢分枝杆菌为筛选试验中的试验菌株，以弱毒牛结核分枝杆菌作为证实试验中的试验菌株。将带有一定量的试验菌株的载体，暴露于设计浓度的消毒液中，作用至规定时间，取细菌与消毒液的载体，与中和剂反应后，培养观察有无菌生长。

54. 真菌杀灭试验（germicidal test of fungus）：在实验室内测定消毒剂杀灭菌悬液中或染菌载体上真菌繁殖体或真菌孢子所需剂量，以验证对真菌及其孢子实用的消毒剂的剂量。

操作步骤：将一定量的试验菌株的菌悬液或菌片（染菌载体），暴露于设计浓度的消毒液中，作用至规定时间，取真菌与消毒液的混合物或载体，与中和剂反应后，培养后计数菌落，再计算出杀灭对数值。

试验菌株：白假丝酵母（ATCC 10231）的繁殖体和黑曲霉菌（ATCC 16404）的孢子。

55. 病毒灭活试验（inactivation test of virus）：在实验内通过具有一定代表性的、活的病毒及其细胞感染等技术，评价各种用途的消毒因子对测试病毒的杀灭效果。按此方法进行的试验，是对消毒因子灭活病毒能力的验证。主要适用于消毒相关产品的鉴定或日常监测。

脊髓灰质炎病毒灭活试验：本实验测定消毒剂灭活脊髓灰质炎病毒 I 型（*Poliovirus*-I，PV-I）疫苗株所需的剂量，以验证消毒剂对病毒污染物消毒时的实用剂量。操作步骤：用细胞感染法测定消毒剂作用前后（或实验组与对照组）样本中脊髓灰质炎病毒的量。以细胞病变作为判断指标，确定各组病毒的感染滴度，计算消毒剂对脊髓灰质炎病毒的灭活率或灭活对数值。

艾滋病病毒灭活试验：本实验测定消毒剂灭活人获得性免疫缺陷病毒（human immunodeficiency virus，HIV）所需的剂量，以验证消毒剂对该病毒污染物消毒时的实用剂量。操作步骤：用细胞感染法测定消毒剂作用前后（或实验组与对照组）样本中 HIV 的量。以细胞病变作为判断指标，确定各组病毒的感染滴度，计算消毒剂对 HIV 的灭活对数值。

流感病毒灭活试验：本实验测定消毒剂灭活流感病毒所需的剂量，以验证消毒剂对病毒污染物消毒时的实用剂量。操作步骤：用细胞感染法和鸡胚法测定消毒剂作用前后（或实验组与对照组）样本中流感病毒的量。以细胞病变和红细胞血凝效价作为判断指标，确定各组病毒的感染滴度，计算消毒剂对流感病毒的灭活率或灭活对数值。

56. 消毒剂能力试验（能量试验）（capacity test of disinfectant）：消毒剂的能力指在不断增加微生物负担的情况下，消毒剂溶液保持其杀灭微生物活力的能力。

操作步骤：将一定量的试验细菌加入应用浓度的消毒剂溶液中，作用一定时间后，抽取菌药混合物，接种于几只肉汤培养基管中培养；经过一定时间后，再次加入一定量的细菌悬液，作用相同的时间后，再抽取菌药混合物，接种于几只肉汤中培养，如此重复操作，最后观察各作用时间的阳性培养管数并分析。本试验测定连续加入细菌悬液对消毒剂杀菌作用的影响，以验证该消毒剂用于多次消毒污秽物品（含较多有机物），如浸洗拖布的消毒液、浸泡污染医疗器械的消毒液、浸泡洗手消毒液等的实用剂量。

57. 10 分钟临界杀菌浓度的测定（test of 10 min critical concentration to kill bacteria）。

操作步骤：将一定量的试验菌悬液暴露于设计浓度的消毒液中，作用10 min，取菌药混合物与中和剂反应后，接种于肉汤培养管，培养观察试验菌是否生长。

试验菌株：金黄色葡萄球菌（ATCC 6538）、大肠埃希菌（8099）、铜绿假单胞菌（ATCC 15442）和枯草杆菌黑色变种（ATCC 9372）芽胞、白假丝酵母（ATCC 10231）。

58. 细菌杀灭时间的测定（test of killing time）：当试验微生物凝集成团块，或者消毒剂有黏附试验菌的倾向时，则测定消毒剂将试验微生物全部杀灭的时间，来评价消毒剂的杀菌效果。

操作步骤：将一定量的试验菌悬液暴露于不同浓度的消毒液中，作用一定时间后，取菌药混合物加入带有中和剂的肉汤中，培养观察是否有试验菌生长。达到无菌生长的最短作用时间即为该稀释度的杀灭时间。最后，可建立根据消毒剂的浓度推算出杀灭时间的线性方程。

试验菌株：规定的指示菌。

59. 无菌试验（test of sterility）：无菌是指不存在任何微生物的状况，往往是灭菌处理的结果。无菌试验是用于检查要求无菌的药品、医疗器具、生产原料、敷料及其他品种是否无菌的一种试验。

60. 抑菌环试验（test of bacteriostatic ring）：将载有一定量抑菌剂的抑菌片贴于接种有一定量的细菌的琼脂表面，利用抑菌剂不断溶解，经琼脂扩散形成不同浓度梯度，显示其抑菌作用。试验通过抑菌环大小以判断其是否具有抑菌能力。本试验适用于抑菌剂与溶出性抗（抑）菌产品的鉴定。

61. 最小抑菌浓度测定试验（test of minimal inhibitory concentration）。

最小抑菌浓度测定试验分为两种方式：

其一，琼脂稀释法：本方法适用于不溶性抗（抑）菌产品。本试验采用琼脂稀释法将不同浓度的抑菌剂混合溶解在琼脂培养基中，然后点种细菌，通过细菌生长与否，确定抗（抑）菌物质抑制受试菌生长的最低浓度，即最小抑菌浓度（minimal inhibitory concentration，MIC）。

其二，营养肉汤稀释法：本方法适用于可溶性抑菌产品。本试验将不同浓度的抑菌剂混合溶解于营养肉汤培养基中，然后接种细菌，通过细菌的生长与否，确定抗（抑）菌剂抑制受试菌生长的最低浓度，即最小抑菌浓度。

62. 滞留抑菌效果试验（test of residual bacteriostatic effect）：本试验通过模拟适合细菌生长、繁殖和可能产生感染的皮肤条件，使用随机、双盲、配对比较的方法检测抗（抑）菌香皂和抗菌沐浴露 12 h 或 24 h 的滞留抑菌效果。

63. 洗衣粉抗（抑）菌效果鉴定方法［test of antibacterial（bacteriostatic）effect of washing powder］：本方法通过模拟洗衣机的洗衣过程，检测抗（抑）菌洗衣粉（剂）的抗菌作用。

64. 振荡烧瓶试验（shake flask test）：在液体中通过快速、长时间的振荡，增加微生物与抗（抑）菌产品内抑菌剂的接触以显示其抑菌作用。试验根据抑菌率大小判断其是否具有抑菌能力。本试验适用于对非溶出性抗（抑）菌织物的鉴定。

65. 浸渍试验（immersion test）：将试样和对照织物分别放于三角烧瓶中，将含有肉汤培养基的试验菌悬液接种于试样和对照织物上，经培养后，分别将培养前后试样上的细菌洗下，测定细菌的数量，可计算出试样上细菌减少的百分率。该方法适用于溶出性抗菌织物的检测。

66. 奎因试验（Quinn test）：将菌悬液直接滴于抗（抑）菌产品上，覆盖以培养基，加强微生物和抑菌剂的接触，以显示其抑菌作用，试验根据抑菌率大小判断其是否具有抑菌能力。本试验适用于非溶出性硬质表面抗（抑）菌产品的鉴定。

67. 饮用水消毒（drinking water disinfection）：使用物理和化学消毒法，杀灭或去除水中的肠道病原微生物，以防饮用者发生肠道传染病。常用的物理方法有煮沸法和滤过除菌法，化学方法有二氧化氯、臭氧消毒法等。

68. 游泳池水消毒（swimming pool disinfection）：杀灭或去除游泳池水中的病原微生物，以防接触者的鼻、喉、皮肤和消化系统等发生疾病。由于游泳池水量较大，所以化学法更常用，如使用氯气、二氧化氯小学消毒法等。

69. 空气消毒（air disinfection）：利用消毒因子将密闭房间内空气中悬浮的病原微生物杀灭，达到无害化的处理。常用的物理方法有紫外线照射、过滤、静电吸附、等离子体消毒法等；化学方法有臭氧、二氧化氯、过氧化氢、过氧乙酸消毒法等。

70. 餐（饮）具消毒（disinfection of dinner and drinking set）：使用物理和化学消毒法，杀灭或去除餐（饮）具中的病原微生物，以防使用者发生甲肝、痢疾、伤寒等肠道传染病。餐（饮）具消毒首选物理加热方法，对于不能用物理加热的可采用化学方法，如含氯消毒剂、过氧乙酸消毒法等。

71. 医院消毒（disinfection in hospital）：指杀灭或清除医院环境中和物体上的病原微生物的过程，以防止医院感染的发生。例如医院病房、手术室（部）的空气消毒，病人使用器皿、物品的消毒，以及手术器械、敷料的灭菌处理等。

72. 医院环境表面消毒（disinfection for surface of hospital environment）：使用物理和化学消毒法，杀灭或去除医院环境表面上的病原微生物。对消毒程度的要求，因环境而异。医院环境分为四类：Ⅰ类环境为采用空气洁净技术的诊疗场所，分洁净手术部和其他洁净场所；Ⅱ类环境为非洁净手术部（室），产房，导管室，血液病区、烧伤病区等保护性隔离区，重症监护病区，新生儿室等；Ⅲ类环境为母婴同室，消毒供应中心的检查包装灭菌区和无菌物品存放区、血液透析中心（室），以及其他普通住院病区；Ⅳ类环境为普通门（急）诊及其检查、治疗室，感染性疾病科门诊和病区。

73. 医疗器材的消毒（disinfection of medical device）：指对医疗器材进行的消毒。

医疗器材（medical device/health care product）是用于诊断、治疗、护理、支持、替代的器械、器具和物品的总称。

斯波尔丁分类法（E. H. Spaulding classification）：1968 年斯波尔丁（E. H. Spaulding）根据医疗器械污染后使用所致感染的危险性大小及在患者使用之前的消毒或灭菌要求，将医疗器械分为三类。第一类，高度危险性物品（critical items），是进入人体无菌组织、器官、脉管系统，或有无菌液体从中流过，或接触破损皮肤、破损黏膜的物品，一旦被微生物污染，具有极高感染风险，如手术器械、穿刺针、腹腔镜、活检钳、心脏导管、植入物等；第二类，中度危险性物品（semi-critical items），是与完整黏膜相接触，而不进入人体无菌组织、器官和血液，也不接触破损皮肤、破损黏膜的物品，如胃肠道内镜、气管镜、喉镜、肛表、口表、呼吸机管道、麻醉剂管道、压舌板、肛门直肠压力测量导管等；第三类，低度危险性物品（non-critical items），是与完整皮肤接触而不与黏膜接触的器材，如听诊器、血压计袖带，病床围栏、床面以及床头柜、被褥、墙面、地面，痰盂（杯）和便器等。

根据医疗器材污染病原体的危害程度，选择合适的方法进行医疗器材的消毒灭菌。高度危险性物品必须选用灭菌法，中度危险性物品可选用中效或高效消毒法，低度危险性物品可选用低效消毒法。

74. 医院空气消毒（disinfection for the air of hospital）：使用物理和化学消毒法，杀灭或去除医院室内空气中的微生物，使其达到无害化的处理。其消毒程度要求因环境而异。

75. 医务人员手卫生（hand hygiene of medical personnel）：为医务人员洗手、卫生手消毒和外科手消毒的总称。洗手（hand washing）指医务人员用肥皂（皂液）和流动水洗手，去除手部皮肤污垢、碎屑和部分致病菌的过程。卫生手消毒（antiseptic

hand rubbing）指医务人员用速干手消毒剂揉搓双手以减少手部暂居菌的过程。外科手消毒（surgical hand antisepsis）指外科手术前，医务人员用肥皂（皂液）和流动水洗手，再用手消毒剂清除或杀灭手部暂居菌和减少常居菌的过程。使用的手消毒剂可具有持续抗菌活性。手卫生设施（hand hygiene facilities）指用于洗手与手消毒的设施，包括洗手池、水龙头、流动水、清洁剂、干手用品、手消毒剂等。

76. 医疗机构水污染物（water pollutants in medical organization）：指医疗机构、污水处理产生的污泥和废气。医疗机构污水（medical organization wastewater）指医疗机构门诊、病房、手术室、各类检验室、病理解剖室、放射室、洗衣房、太平间等排出的诊疗、生活及粪便污水。当医疗机构其他污水与以上污水混合排出时，一律视为医疗机构污水。污泥（sludge）指医疗机构污水处理过程产生的栅渣、沉淀污泥和化粪池污泥。废气（waste gas）指医疗机构污水处理过程中产生的有害气体。

77. 集中空调系统消毒（central air conditioning system disinfection）：采用物理或化学方法杀灭空调风管、风口、空气处理单元和其他部件内与输送空气相接触表面以及冷却水、冷凝水、积尘中的致病微生物。

78. 消毒相关产品（disinfection related product）：指与消毒密切相关的产品，包括消毒品、消毒指示品、消毒包装品、消毒后产品等。

79. 二氧化氯消毒剂（chlorine dioxide disinfectant）：指用亚氯酸钠或氯酸钠为主要原料生产的制剂（商品态），通过物理化学反应操作能产生以游离二氧化氯（应用态）为主要有效杀菌成分的一种消毒品。二氧化氯含量用 mg/L 或％表示。

80. 含碘消毒剂（disinfectants containing iodine）：指以碘为主要杀菌成分的消毒剂，如碘酊、聚醇醚碘、聚维酮碘。

81. 季铵盐类消毒剂（quaternary ammonium disinfectant）：指以季铵盐为主要化学成分的消毒剂，《季铵盐类消毒剂卫生标准》（GB 26369-2010）中规定其为以氯型季铵盐、溴型季铵盐为主要杀菌有效成分的消毒剂，包括单一季铵盐组分的消毒剂、由多种季铵盐复合的消毒剂以及与 65％～75％乙醇或异丙醇复配的消毒剂。

82. 含溴消毒剂（disinfectant with bromine）：溶于水后，能水解生成次溴酸，并发挥杀菌作用的一类消毒剂，如溴氯-5,5-二甲基乙内酰脲（bromochloro-5,5-dimethylhydantoin）和 1,3-二溴-5,5-二甲基乙内酰脲（1,3-dibromo-5,5-dimethylhydantoin）。

有效溴（available bromine）是衡量含溴消毒剂氧化能力的标志，指与含溴消毒剂氧化能力相当的溴量，其含量用 mg/L 或％表示。

83. 过氧化物类消毒剂（peroxide disinfectant）：化学分子结构中含有二价基"—O—O—"的强氧化剂。最常见的为过氧乙酸与过氧化氢。

84. 酚类消毒剂（phenol compounds）：以酚类化合物为主要原料，添加表面活性剂、乙醇或异丙醇为增溶剂，以乙醇或异丙醇或者水作为溶剂，不添加其他杀菌成分的消毒剂。

85. 逆转录-聚合酶链反应（reverse transcription-polymerase chain reaction, RT-PCR）：指提取细胞中的总 RNA，以其中的 mRNA 作为模板，采用寡核苷酸片段

［Oligo（dT）］或随机引物，利用逆转录酶反转录成 cDNA；再以 cDNA 为模板进行 PCR 扩增，获得目的基因的扩增；寡核苷酸片段［Oligo（dT）］是由 12~20 个脱氧胸腺嘧啶核苷酸组成的人工合成的寡核苷酸片段。

86. 芯片转录组分析（microarray-based transcriptome analysis）：也称微阵列转录组分析，应用芯片高通量技术对转录组测序是一种快捷可靠的获取转录组信息的方法。通过 mRNA 的转录本表达分析，可获得研究对象基因组转录区域的信息，鉴定转录发生位点、可变剪切等，可对基因进行精确的定量分析。

87. 电子显微镜技术（electron microscopy technology，EM technology）：是一种利用电子显微镜（EM）对材料进行特征分析如形貌观察、能量色散 X 射线分析等的技术。

88. 电子传递系统（electron transport system）：是生物体氧化还原反应中的电子移动传递的系统。

89. 质子动力（proton-motive force）：穿膜的质子（H^+）浓度梯度和电位梯度所含有的势能。

90. 氧化磷酸化作用（oxidative phosphorylation）：生物氧化中伴随着 ATP 生成的作用。

91. 形态学改变和崩解试验（morphological alteration and disintegration test，MADT）：是消毒学试验中用于了解微生物在消毒因子作用下形态学改变情况的试验。

92. 能量色散 X 射线分析（energy dispersive analysis of X-ray，EDAX）：利用不同元素的 X 射线光子特征能量的不同而进行的成分分析。

93. 原子力显微镜技术（atomic force microscopy）：原子力显微镜利用微悬臂感受和放大悬臂上尖细探针与受测样品原子之间的作用力，从而达到检测的目的，具有原子级的分辨率。原子力显微镜是用以研究固体材料表面结构的分析技术。

94. 差示扫描量热法（differential scanning calorimeter，DSC）：是在程序控温下，测量物质与参比物之间能量差随温度变化的一种技术。

95. X 射线衍射分析（X-ray diffraction，XRD）：是利用晶体形成的 X 射线衍射，对物质内部原子的空间分布状况进行结构分析的方法。

96. 生物发光技术（bioluminescence technology）：是用发光酶基因标记微生物的检测手段。

97. 流式细胞仪技术（flow cytometry）是用激光对通过激光束的颗粒进行计数的检测手段。

98. 微量荧光检测技术（microplate fluorescence measurements）：是用微量荧光检测器进行检测的技术。

99. 全基因组关联分析（genome-wide association study）：在人类全基因组范围内找出存在的序列变异，即单核苷酸多态性（SNP），从中筛选出与疾病相关的单核苷酸多态性（SNPs）。

100. 转录组测序技术（RNA-seq）：是把细胞内所有转录产物的集合，包括 mRNA、smallRNA、tRNA 和 non-coding RNA 等的全部，或者其中一些，用高通量测序技术把它们的序列测出来的技术，反映出它们的表达水平。

101. 电喷雾离子化/质谱法（ESI/MS）：是带有电喷雾离子化系统的质谱分析法，具有很高灵敏度，且电离后的分子变成带有多电荷的离子，这种多电荷离子的产生大大扩展了普通质谱仪能分析的质量范围，使质谱仪可以分析分子量为几十万质量单位的蛋白质分子。

小　结

本章介绍了医疗卫生机构消毒的基本要求、疫源地消毒基本要求和各类公共场所消毒的基本要求；重点介绍了消毒学检验的基本要求，包括对消毒相关产品检验的基本要求、对实验室的要求、对消毒品性能的确定和有效成分的测定的要求、毒理学实验的要求，以及原始记录和检验报告书写的要求和需要注意的事项；还重点介绍了消毒学检验中常用的专业术语，内容涵盖消毒机制、消毒目标微生物、消毒指示微生物、消毒学研究、消毒学应用与检验等方面。消毒因子、消毒目标微生物、消毒指示微生物、消毒机制、消毒法、灭菌法、杀灭率、杀灭对数值、灭活对数值、杀灭曲线、浓时积、温时积、照时积等专业术语，必须牢牢掌握、深刻理解。

思考题

1. 选择消毒、灭菌方法的原则是什么？
2. 简述疫区消毒的技术要求。
3. 简述公共场所消毒方法选择的基本原则。
4. 消毒相关产品检验的无菌操作有哪些注意点？
5. 简述消毒因子和消毒机制。
6. 什么是消毒目标微生物？如何分类？
7. 什么是消毒指示微生物？如何分类？
8. 什么是杀灭率？什么是杀灭对数值？
9. 什么是杀灭曲线？什么是灭活曲线？
10. C·t值、θ·t值、I·t值的含义是什么？

（陈昭斌　李虹霖　陈　倩）

第三章　消毒因子及其消毒机制

第一节　消毒机制概述

消毒因子（disinfection agent）指用于消毒的各种物质和能量。常见的消毒因子按照其类型分为物理消毒因子、化学消毒因子和生物消毒因子三大类。消毒机制（disinfection mechanism）指消毒因子作用于目标微生物，使目标微生物的结构和性能发生变化的原理。本章将对各种消毒因子的消毒机制进行阐述。

一、消毒因子作用于细菌的机制和靶点

（一）消毒因子作用于细菌的机制

1. 对细胞壁的作用：破坏细菌细胞壁的完整性。例如，溶菌酶可攻击肽聚糖的β-1,4糖苷键，醛类可影响氨基基团，溶葡萄球菌酶可影响甘氨酸和丙氨酸肽酶释放氨基末端，高浓度阴离子表面活性剂可溶解细胞壁。

2. 对细胞膜的作用：改变细菌细胞膜的通透性。例如，阳离子表面活性剂（苯扎溴铵）、脂溶剂、酚类等，能降低细菌细胞的表面张力并增加其通透性，胞浆内物质溢出，胞外液体内渗，致使细菌破裂。

3. 对菌体蛋白质的作用：使细菌菌体蛋白质变性或凝固。例如，大多数重金属盐类、氧化物类、醇类、酚类、醛类、酸类、碱类等均有此作用。

4. 对酶的作用：干扰细菌的酶系统和代谢。例如，某些氧化剂、低浓度重金属盐类与细菌的疏基结合，使有关酶失去活性。

5. 对核酸的作用：破坏细菌的核酸。例如，吖啶、染料、氧化剂、过氧化物类、次氯酸类、电离和紫外辐照均可与 DNA 或 RNA 作用，破坏它们的结构。

（二）消毒因子作用于细菌的靶点

不同消毒因子作用于细菌的靶点见图 3-1-1。

（1）苯酚、甲醛、汞离子、硫柳汞、次氯酸钠等作用于细菌的细胞壁可致细胞壁溶解。

（2）六氯酚可影响细菌细胞壁和细胞膜间的电子转运系统。

（3）2,4-二硝基苯酚、碳酰苯胺、水杨酰苯胺、某些酚类、尼泊金酯类、长链有

机酸类可影响细菌胞膜质子动力和氧化磷酸化过程。

（4）甲醛、环氧乙烷、戊二醛、含氯异噻唑啉酮可作用于细菌胞质内氨基酸的氨基基团。

（5）溴硝丙二醇、铜离子、银离子、环氧乙烷、戊二醛、过氧乙酸、次氯酸、碘、含氯异噻唑啉酮等可与细菌胞质内氨基酸中的巯基作用。

（6）阳离子表面活性剂可作用于细菌胞质内氨基酸的羧基。

（7）汞离子、酚类、氯己定、戊二醛等可作用于细菌胞质内蛋白质，使其凝固。

（8）酚类、阴离子表面活性剂、氯己定、醇类、尼泊金酯类可作用于细菌细胞质中 K^+、260 nm 波长处有吸收峰的物质、核糖体等物质，使其漏出细胞。

（9）吖啶、环氧乙烷、短链有机酸、次氯酸、溴乙锭等可作用于细菌的核酸物质。

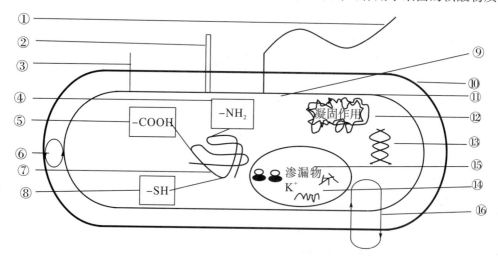

图 3-1-1　消毒因子作用于细菌的靶点示意图

细菌的靶点和作用的消毒因子如下：
①鞭毛；②性菌毛；③普通菌毛；④氨基：甲醛、环氧乙烷、戊二醛、含氯异噻唑啉酮；⑤羧基：阳离子成分；⑥电子传递系统：六氯酚；⑦蛋白质；⑧巯基：溴硝丙醇、铜离子、银离子、环氧乙烷、戊二醛、过氧乙酸、次氯酸盐、碘、含氯异噻唑啉酮；⑨细胞质；⑩细胞壁：苯酚、甲醛、汞离子、硫柳汞、次氯酸钠；⑪细胞膜；⑫凝固作用：高浓度汞离子、酚、氯己定、戊二醛；⑬DNA：吖啶、环氧乙烷、短链有机酸、次氯酸盐、溴乙锭；⑭渗透物成分：包括细胞质成分，K^+，260 nm 波长处有吸收峰的物质，如核酸、多糖、蛋白质、芳香烃等，核糖体；⑮渗漏物：酚、表面活性剂、氯己定、乙醇、对羟基苯甲酸酯；⑯质子动力和氧化磷酸化过程：2,4-二硝基酚、碳酰苯胺、水杨酰苯胺、某些酚类、对羟苯甲酸酯、长链有机酸。

二、消毒因子作用于细菌芽胞的机制和靶点

（一）消毒因子作用于细菌芽胞的机制

1. 破坏 DNA 杀灭细菌芽胞：一些具有遗传毒性的化学消毒因子可通过破坏 DNA，杀灭细菌芽胞。主要通过以下四种方式：①可使细菌芽胞形成过程中产生高频率的变异；②由于 Rec A 蛋白对化学消毒因子的高敏性，使得 DNA 丧失修复能力；③某些化学消毒因子可直接损伤 DNA；④DNA 修复基因在这些化学消毒因子中被诱

导。环氧乙烷、亚硝酸盐、甲醛等消毒因子可通过此机制杀灭芽胞。

2. 妨碍芽胞出芽：芽胞的出芽被阻止，从而不能再生长为活的生物体。许多芽胞在其外膜中包含有CLEs类的出芽蛋白，这些蛋白很可能对外源化学物敏感。因此当有灭活此种蛋白质的消毒因子存在时，芽胞即可死亡，不能再出芽生长成繁殖体。化学消毒剂中的戊二醛、邻苯二甲醛属于此类消毒因子。

3. 破坏芽胞内膜：内膜是芽胞中的强渗透屏障，可阻止核心里的小分子物质的渗出。某些化学消毒因子被认为是通过破坏内膜杀灭芽胞的，例如，当芽胞出芽和核心物质扩张时，内膜破裂可导致芽胞的死亡。具有氧化作用的消毒因子如次氯酸盐、二氧化氯、有机过氧化物、超氧水和臭氧均可以通过此机制杀灭芽胞。

4. 破坏核心酶：在湿热杀灭芽胞的过程中，有一种或多种核心酶被灭活。一些过氧化物类消毒剂也可灭活核心酶。

（二）消毒因子作用于细菌芽胞的靶点

不同消毒因子作用于细菌芽胞的靶点见图3-1-2。
（1）戊二醛、邻苯二甲醛等作用于细菌芽胞的外膜。
（2）次氯酸盐、二氧化氯、有机过氧化物、超氧水和臭氧等作用于细菌芽胞的内膜。
（3）过氧化物等作用于细菌芽胞的核心酶。
（4）甲醛和环氧乙烷作用于细菌芽胞的DNA。

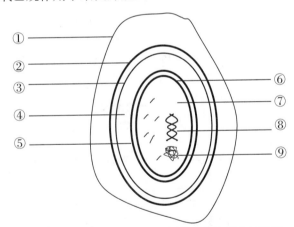

图3-1-2 消毒因子作用于细菌芽胞的靶点示意图
细菌芽胞的靶点和作用的消毒因子如下：
①芽胞外衣；②芽胞壳；③外膜：戊二醛、邻苯二甲醛；④皮质；⑤芽胞壁；⑥内膜：次氯酸盐、二氧化氯、有机过氧化物、超氧水和臭氧；⑦核心；⑧DNA：环氧乙烷、亚硝酸盐、甲醛等；⑨核心酶：过氧化物类消毒剂。

三、消毒因子作用于真菌的机制与靶点

（一）消毒因子作用于真菌的机制

1. 对真菌细胞壁的作用：破坏细胞壁的完整性。例如，戊二醛可以破坏细胞壁的

几丁质；碱性物质也可以溶解细胞壁，导致细胞结构缺失。

2. 对真菌细胞膜的作用：改变细胞膜的通透性。破坏细胞膜，可导致渗透性的变化，使细胞内容物漏出，如钾离子。常见的消毒因子有铜、过氧乙酸、苯酚、季铵盐化合物等。

3. 对真菌菌体蛋白质的作用：使细菌菌体蛋白质变性或凝固。例如，大多数重金属盐类、氧化剂类、醇类、酚类、醛类、酸、碱等均有此作用。

4. 对真菌酶的作用：使酶的结构异常，阻碍酶促反应进行。铜离子对白腐真菌的生长及木质素过氧化物酶的活性抑制作用明显。

5 对真菌核酸的作用：破坏核酸。例如，过氧化氢、铜、乙醛可以损伤或破坏真菌DNA。

（二）消毒因子作用于真菌的靶点

不同消毒因子作用于真菌（孢子）的靶点见图 3-1-3。

（1）乙酸作为防腐剂，可杀灭真菌的分生孢子。

（2）铜离子可以破坏真菌的胞质膜、核酸以及含有巯基（-SH）的蛋白质。细胞膜的损伤，导致渗透性的变化，使细胞内容物，如钾离子流出。

（3）醇类、铜离子等破坏细胞壁，导致细胞的死亡。

（4）铜离子与DNA双螺旋上的位点结合，导致氢键形成障碍，造成DNA损伤。

（5）铜离子、银离子作用于蛋白质上的巯基，使酶的二、三级结构异常。

（6）臭氧使细胞成分氧化，导致蛋白质失活，细胞分解，扰乱ATP形成，使核酸中的嘌呤和嘧啶发生改变。

（7）非离子表面活性剂 Ag-98，可以抑制葡萄孢霉、梨形毛霉、扩展青霉的孢子发芽、芽管生长和菌丝生长。

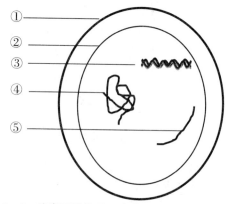

图 3-1-3 消毒因子作用于真菌（孢子）的靶点示意图

真菌（孢子）的靶点和作用的消毒因子如下：

①细胞壁：柠檬酸、高浓度碱性物质、醇类、铜离子、季铵盐化合物；②细胞膜：高浓度碱性物质、醇类、铜离子、过氧乙酸、苯酚、季铵盐化合物；③核酸：醛类、铜离子、臭氧、过氧乙酸；④蛋白质（包括酶）：碱性清洁剂（氢氧化钠、氢氧化钾、碳酸氢钠、硅酸钠等）、醇类、醛类、铜离子、银离子、臭氧、酚类；⑤脂质：碱性清洁剂（氢氧化钠、氢氧化钾、碳酸氢钠、硅酸钠等）、臭氧、过氧乙酸。

四、消毒因子作用于病毒的机制和靶点

（一）消毒因子作用于病毒的机制

1. 对包膜的作用：破坏病毒的包膜。病毒的包膜以脂质为主，易被脂溶性消毒剂破坏，例如，酚类消毒剂、氯仿、乙醚等。

2. 对衣壳的作用：使衣壳蛋白变性，破坏其结构。例如，戊二酸、环氧乙烷可以与蛋白质的氨基（$-NH_2$）结合；次氯酸、碘、过氧化氢、银盐可以与蛋白质的巯基（$-SH$）结合，使其变性。

3. 对基因组（核酸）的作用：破坏病毒的基因组（核酸），降低其感染力。例如，氧化剂、过氧化物类、次氯酸类、电离和紫外线辐照均可作用于 DNA 或 RNA，破坏它们的结构。

（二）消毒因子作用于病毒的靶点

普遍认为，病毒上存在的消毒因子的靶点远比其他结构复杂的微生物少，且病毒无代谢活性，对于影响质子动力和电子转运系统的消毒因子而言缺乏靶位点。病毒的结构决定了消毒因子的特殊靶点有包膜、糖蛋白的受体、衣壳病毒的 DNA。

包膜对消毒因子的易感性源于其所含有的脂质，有些消毒因子可以扰乱或者溶解包膜，导致病毒的灭活。无包膜病毒的灭活机制是消毒因子改变了对病毒感染和复制起着重要作用的蛋白的结构和功能。衣壳蛋白占病毒总量的 $60\%\sim90\%$，于无包膜病毒而言，消毒因子对病毒蛋白的作用主要是在衣壳蛋白上。相似的无包膜病毒对相同消毒因子的灭活效果不同，可能是由于组成病毒衣壳蛋白的壳粒不同，暴露在外的靶点不同，核酸接触消毒因子的程度和敏感性不同，以及灭活动力不同所致。病毒核酸的类型可影响消毒因子的灭活能力。RNA 病毒的核酸更靠近衣壳，因此，衣壳的破坏也使病毒的 RNA 更容易受到消毒因子的破坏。

不同消毒因子作用于病毒的靶点见图 3-1-4。

（1）破坏病毒的结构。例如，戊二醛可分三步破坏病毒结构：即外壳的改变、亚结构的改变、亚结构的丧失。

（2）影响病毒抗原。例如，戊二醛和甲醛对乙肝表面抗原（HBsAg）和核心抗原（HBcAg）有破坏作用。

（3）使病毒基因变性。例如，含氯消毒剂、过氧乙酸、金属盐、臭氧均可作用于病毒核酸物质，使其变性。

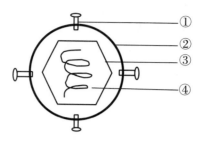

图 3-1-4　消毒因子作用于病毒的靶点示意图

病毒的靶点和作用的消毒因子如下：
①刺突；②包膜：酚类、氯仿、乙醚、季铵盐类、氯己定；③衣壳：戊二醛、环氧乙烷、次氯酸、碘、溴、过氧化氢、臭氧；④核酸（DNA 或 RNA）：氯、醇类、臭氧、银盐、铜盐、过氧乙酸。

五、消毒因子作用于原虫的机制与靶点

（一）消毒因子作用于原虫的机制

1. 对原虫细胞膜的作用：破坏细胞膜，增加其通透性。例如，阳离子表面活性剂能降低原虫细胞的表面张力并增加其通透性，胞浆内物质溢出，胞外液体内渗，致使细胞破裂。

2. 对原虫细胞质的作用：使细胞器缺失或改变。原虫的细胞质由基质、细胞器和内含物组成。例如，氯消毒因子可引起细胞器缺失或者改变。

3. 对原虫细胞核的作用：破坏核酸结构。例如，紫外线可以造成核酸损伤，阻碍原虫的繁殖。

（二）消毒因子作用于原虫的作用靶点

不同消毒因子作用于原虫（包囊）的靶点见图 3-1-5。
（1）氯可以引起棘阿米巴滋养体的细胞凝固，伪足缺失，线粒体改变。
（2）阳离子消毒因子所带有的正电荷可与原虫细胞膜表面的负电荷紧紧结合，扰乱细胞膜的功能点，达到了杀灭原虫的目的。
（3）三氯羟基二苯醚可以特异性地抑制 enoyl-ACP 还原酶（FabI），抑制寄生虫的脂肪酸合成，从而可以在体外显著抑制恶性疟原虫的幼体形式，使裂殖子与菌环保持完整。

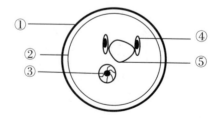

图 3-1-5　消毒因子作用于原虫（包囊）的靶点示意图

原虫（包囊）的靶点和作用的消毒因子如下：
①囊壁：二氧化氯、游离氯、氯胺、臭氧、戊二醛；②细胞膜：阳离子消毒剂；③细胞核（DNA 为主）：γ 射线；④拟染色体；⑤糖原泡。

第二节 物理因子消毒法及其消毒机制

利用物理原理作用于目标微生物的因子即物理消毒因子。使用物理消毒因子进行的物理消毒方法具有效果可靠、无有害物质残留、不会给被处理物体造成残留等优点，往往是消毒工作中的首选方法。物理因子消毒法作用于目标微生物的机制如下。

一、热力消毒法

热（heat）分为湿热（moist heat）和干热（dry heat）两大作用因子，是应用最早、使用最广泛的物理消毒因子。热力消毒法通过加热使介质上的微生物升温，最终达到杀灭微生物的目的。

（一）干热消毒法

1. 定义。

干热法利用热空气或直接加热的方式作用于消毒对象。常见利用干热消毒的方法有烘烤、红外线照射、焚烧、烧灼等。

2. 消毒机制。

使微生物的蛋白质发生氧化、变性、炭化，或使其电解质脱水浓缩，引起细胞中毒，以及破坏核酸，最终导致微生物死亡。

3. 应用。

干热对物品的穿透力与杀菌作用不及湿热，但对忌湿耐热物品的处理有重要意义。其适用于耐高温不耐湿、蒸汽或气体不能穿透物品的灭菌，如玻璃、油脂、粉剂等物品的灭菌。干热灭菌所需温度高（＞160 ℃）、时间长（1～3 h）。灭菌参数一般为：150 ℃，150 min；160 ℃，120 min；170 ℃，60 min；180 ℃，30 min。

（1）焚烧法：焚烧是将污染物品用火焰烧毁，将其变为无害的灰烬，是一种最彻底的消毒灭菌处理方式，多用于医院垃圾或疫源地垃圾的处理。焚烧需要在焚烧炉内进行，常用天然气、柴油等助燃剂使燃烧充分。焚化炉一般设一级和二级燃烧室，一级燃烧室的温度约800℃，二级燃烧室温度更高，可达1100℃。

（2）烧灼法：烧灼指直接用火焰加热物品以达到消毒或灭菌的要求。可通过控制火焰的温度和烧灼时间，而不损坏被处理物品。如将刀具等金属物品于火焰上烧灼消毒后用于急救处理，微生物实验室接种环等器材灭菌。烧灼适用于金属、陶瓷、玻璃等不可燃物制品的消毒或灭菌。

（3）干烤法：将待消毒的物品放入特制的烤箱中，依靠热空气对物品加热升温，最终达到消毒或灭菌的目的。

（4）红外线照射法：红外线是一种光波（电磁波），波长 0.77～1000μm，有良好的热效应，特别是在1～1000 μm 波段。物体吸收红外线可直接转化为热能，不需要经空气传导，加热速度快。通常在特制的红外烤箱中实施消毒和灭菌处理。

（二）湿热消毒法

1. 定义。

湿热法是由液态水或加压蒸汽所产生的热对物品进行消毒的方法。湿热对物品的热穿透力强，蒸汽中的潜热可以迅速提高被灭菌物品的温度。常见的利用湿热消毒的方法有煮沸消毒、流通蒸汽消毒、巴氏消毒、压力蒸汽灭菌、间歇灭菌等。

2. 消毒机制。

菌体蛋白发生变性和凝固；菌体核酸发生降解；细菌胞膜发生损伤，致使细胞死亡。

3. 应用。

与干热相比，湿热对物品的穿透力强，湿热蒸汽存在潜热（每克水在100℃时由气态变为液态可放出529 cal的热量），潜热能迅速提高被灭菌物品的温度，灭菌效果强，干热灭菌150℃需150 min，湿热121℃仅需15 min。不耐高温的物品可选用巴氏消毒法或低温蒸汽灭菌法，一般物品可采取煮沸或流通蒸汽法，耐高温高压的物品选用压力蒸汽法。

（1）煮沸消毒法：指将物品浸入水中加热煮沸，依靠水的对流传导热力。

（2）流通蒸汽消毒法：流通蒸汽指未加压的蒸汽，温度与水的沸点相同或略高，蒸汽冷凝放出潜热并形成局部负压，增强了对物品的穿透力。消毒时间自水沸腾开始计，应包括热穿透时间，目前广泛应用于家庭、食堂、餐馆的餐饮具消毒，或食品工厂原料输送管道和大容器的消毒。

（3）巴氏消毒法（Pasteurization）：由路易斯·巴斯特（Louis Pasteur）建立的一种用较低温度加热消毒的方法，即在62.8~65.6℃下作用30 min，或者72℃作用15s以上进行消毒处理。

（4）压力蒸汽灭菌法（autoclaving）：即以较高的压力提高蒸汽的温度和穿透力，从而增加杀菌能力和速度，可达到灭菌效果。压力蒸汽灭菌是目前使用最为普遍、效果最为可靠的一种方法，分为下排式蒸汽灭菌器和预真空蒸汽灭菌器。下排气式蒸汽灭菌器的原理是根据蒸汽比空气轻，将蒸汽缓慢均匀由上方不断通入灭菌器内，将空气由排气口挤压排出，使柜中充满饱和蒸汽，并通过增加压力提高温度进行杀菌。预真空式蒸汽灭菌器的原理是用抽气机先将冷空气抽出至-98.64 kPa，再通入蒸汽进行灭菌，适用于耐湿、耐热的器械、器具和物品的灭菌。

（5）低温蒸汽消毒法：是在低于大气压力的情况下通入饱和蒸汽，根据蒸汽临界值要求，使温度维持在73~80℃，从而达到对物品进行消毒的目的。

（6）间歇灭菌法：即丁达尔灭菌法（Tyndallization），由英国人丁达尔（Tyndall）发明，利用间歇加热的方式，将复苏的细菌芽胞分批杀灭。80~100℃，30~60 min，连续3日，可将污染微生物全部杀灭。

二、紫外线照射消毒法

1. 定义。

用紫外线具有杀灭作用波段的光照射物体进行消毒的方法，称为紫外线照射消毒法。紫外光线（ultraviolet light，UV）是指位于可见光和 X 线之间的非电离辐射光波，波长为 10~400 nm，主要来源于太阳、热物体和激发气体。紫外线可分为紫外线 A 段（315~400 nm）、紫外线 B 段（280~315nm）和紫外线 C 段（100~280 nm）。240~280 nm 的紫外线具有杀菌作用，其中又以 253.7 nm 的紫外线杀菌能力最强。

2. 消毒机制。

紫外线可作用于微生物的核酸，使 DNA、RNA 的碱基受到破坏，形成嘧啶二聚体、嘧啶水化物等，从而使核酸断裂，失去复制、转录等功能，由此杀灭微生物。紫外线还可以作用于微生物的蛋白质，破坏其结构，导致酶失活、膜损伤等。

3. 应用。

微生物对紫外线的抵抗力从强到弱依次为真菌孢子、细菌芽胞、抗酸杆菌、病毒、细菌繁殖体。紫外线消毒法适用于空气、平坦光滑物品表面和流动水的消毒处理，一般不用于灭菌处理。紫外线还适用于医疗机构、有卫生要求的生产车间、需要消毒的公共场所及家庭居室等场所的空气消毒。

三、电离辐射消毒法

1. 定义。

用 X 射线、γ 射线和高能电子辐射灭菌物品的冷灭菌方法，被称为电离辐射灭菌法。电离辐射（ionizing radiation）是一切能引起物质电离的辐射的总称，具有很高的能量和很强的穿透力。电离辐射包括 X 射线、γ 射线、高速电子（β 射线）、质子、α 射线等。

2. 消毒机制。

微生物受电离辐射后，吸收能量，引起分子或原子电力激发，产生一系列物理、化学和生物学变化，最终导致死亡。其作用机制：一是射线直接破坏微生物的核酸、蛋白质和酶等物质；二是射线作用于微生物的水分子等产生自由基，自由基间接作用于生命物质而使微生物死亡。辐射杀菌的间接作用占主要地位。

3. 应用。

如利用放射性核素^{60}钴（^{60}Co）和^{137}铯（^{137}Cs）产生的 γ 射线和高能电子加速器产生的电子束或 X 射线杀灭微生物。γ 射线的波长为10 fm~1pm，X 射线的波长为1pm~10 nm。电离辐射的波长很短、穿透力很强，特别适用于忌热物品如食品、生物制品、生物组织及药品等的消毒灭菌处理。

四、过滤消毒法

1. 定义。

用过滤介质滤除微生物的方法，称为过滤消毒法。过滤介质（filtration media）指过滤除去微生物的设备。常用的过滤介质有素陶瓷滤器（孔径：≤1.3~12 μm）、硅藻土滤器（孔径：2~12 μm）、薄膜滤器（孔径：0.05~14 μm）、烧结玻璃滤器（孔径：≤1.5~30 μm）、烧结金属滤器、石棉板滤器（孔径：0.1~7 μm）、滤材滤器、滤料过滤池、空气过滤器和电气积尘过滤除菌装置等。

2. 消毒机制。

过滤消毒法的主要机制有直接截留、惯性撞击、静电吸附、扩散沉积和重力沉降。

3. 应用。

过滤除菌是指用特殊的过滤除菌设备将液体或空气中的细菌除去，以达到除菌目的。过滤除菌不能杀灭微生物，只能过滤去除微生物。滤菌器的微细小孔只允许液体或气体通过，大于孔径的细菌等颗粒不能通过，但是它一般不能阻留病毒等体积微小的微生物，因此主要用于不耐高温的血清、毒素、抗生素、药液以及空气的除菌处理。

五、超声波消毒法

1. 定义。

利用超声波进行消毒处理的方法，称为超声波消毒法。超声波（ultrasonic wave）是振动频率高于 20 kHz 的声波，具有声波的一切特性，可在气体、液体和固体中传播；同时，其也具有光波的特性，可以产生反射、折射、散射和衍射等现象；此外，还有聚焦和定向发射的特性。超声波发生器主要有机械式、磁致收缩式和压电式三种类型。

2. 消毒机制。

超声波对微生物的作用机制主要是超声效应。超声波在介质中传播时，超声波与介质相互作用，使介质发生物理和化学变化，产生力学的、热学的、电磁学的和化学的超声效应。

（1）机械效应：超声波的机械作用可使液体乳化、凝胶液化和固体分散。当超声波流体介质中形成驻波时，悬浮在流体中的微小颗粒因受机械力的作用而凝聚在波节处，在空间形成周期性的堆积。超声波在压电材料和磁致伸缩材料中传播时，可引起感生电极化和感生磁化。

（2）空化作用（action of cavitation）：超声波作用于液体时可产生大量小气泡。一是液体内局部出现拉应力而形成负压，压强的降低使原来溶于液体的气体过饱和，而从液体逸出，成为小气泡。二是强大的拉应力把液体"撕开"成一空洞，称为空化。空洞内为液体蒸汽或溶于液体的另一种气体，甚至可能是真空。因空化作用形成的小气泡会随周围介质的振动而不断运动、长大或突然破灭。破灭时周围液体突然冲入气泡而产生高温、高压，同时产生激波。与空化作用相伴随的内摩擦可形成电荷，并在气泡内因放电而产生发光现象。在液体中进行超声处理的技术大多与空化作用有关。

（3）热效应：由于超声波频率高、能量大，被介质吸收时能产生显著的热效应。

（4）化学效应：超声波的作用可促使或加速某些化学反应。例如，纯的蒸馏水经超声处理后产生过氧化氢，溶有氮气的水经超声处理后产生亚硝酸，存在染料的水溶液经超声处理后会变色或褪色。这些现象的发生总与空化作用相伴随。超声波还可加速许多化学物质的水解、分解和聚合过程。超声波对光化学和电化学过程也有明显影响。各种氨基酸和其他有机物质的水溶液经超声处理后，特征吸收光谱带消失而呈均匀的一般吸收，这表明空化作用使分子结构发生了改变。

3. 应用。

超声波对杆菌的杀灭作用比球菌强，对细菌繁殖体和病毒的作用较酵母和细菌芽胞强。通常是作用时间越长，杀菌效果越好。超声波与化学消毒剂合用，对芽胞杀灭明显增效。

六、微波消毒法

1. 定义。

利用微波进行消毒处理的方法，称为微波消毒法。微波（microwave）是一种波长短而频率高、穿透性强的电磁波，波长范围是 1 mm～1.33 m。一般消毒使用的微波频率为 915MHz 和 2450 MHz，属于分米波波段，可杀灭包括芽胞在内的所有微生物。微波可用于医疗机构低度危险性物品和中度危险性物品的消毒。微波消毒的物品应浸入水中或用湿布包裹。该电磁波是高频振荡电路以交替电场和磁场的形式向空间辐射能量。微波可使物质中偶极子产生高频运动，从而杀灭微生物。微波具有作用温度低、所需时间短、加热均匀等优点。

2. 消毒机制。

微波消毒主要依赖以下两种生物效应。

（1）热效应：当微波通过介质时，使极性分子旋转摆动，同时离子及带电胶体粒子也做来回运动，从而产生热。微生物的生理活性物质，如蛋白质、酶等，在介质升高到一定温度后，因受热而变性、失活，其原有的生物学活性丧失或改变，从而达到杀灭微生物的目的。

（2）综合效应：除热效应外，还有微波的其他效应对微生物进行共同作用。这些不能以热效应解释的部分，称为非热效应，如微波引起的场力效应、光化学效应、超导电性等。在微观上，这些非热效应可能对微生物的物理或生物化学过程产生强烈的影响。非热效应与热效应共同组成综合效应，杀灭微生物。

3. 应用。

微波热效应的消毒作用必须在有一定含水量的条件下才能显示出来。如牙钻和手术器械包的消毒，食品的消毒与灭菌，餐具、饮具的消毒。

七、等离子体消毒法

1. 定义。

利用物质电离产生的等离子体来消毒处理的方法，称为等离子体消毒法。等离子体（plasma）是游离于固态、液态和气态以外的一种新的物质体系，为物质的第四种形态。气体分子发生电离反应后，部分或全部被电离成阳离子和电子，这些阳离子、电子和中性的分子、原子混合在一起构成了等离子体，其显著特征是具有高流动性和高导电性，本质是低密度的电离气体云。人工产生等离子体的方法有多种，只要外界供给气体足够的能量，即可以成为等离子体。用于消毒和灭菌的是低温等离子体。

一般认为，等离子体是由带电粒子（离子、电子）和不带电粒子（分子、激发态原子、亚稳态原子、自由基）以及紫外线、γ 射线、β 粒子等组成，并表现出集体行为的一种准中性非凝聚系统。其中正负电荷总数在数值上总是相等的，故称为等离子体。人为产生等离子体的方法主要包括气体放电法、射线辐射法、光电离法、激光辐射法、热电离法和激波法。

2. 消毒机制。

等离子体消毒的机制主要包括以下三种：

（1）电击穿的作用：微生物处于等离子体高频电磁场中，因为受到带电粒子的轰击，其电荷分布被彻底破坏并形成电击穿，从而导致微生物死亡。

（2）电子云成分的作用：氧化性气体等离子体成分中含有大量活性物质，如活性氧、自由基等，它们极易与微生物体内的生物活性成分作用，从而杀灭微生物。

（3）紫外线的作用：在等离子体激发形成的过程中，由于辉光放电，可释放出大量紫外线。而紫外线可以被微生物的核酸所吸收，从而破坏核酸，导致微生物死亡。

3. 应用。

适用于忌热忌湿医疗器械、医用生物材料的消毒灭菌。过氧化氢气体等离子体是过氧化氢气体在外界给予一定能量后发生电离反应，形成的包括正电氢离子（H^+）和自由基，如氢氧自由基（$OH\cdot$）、过羟自由基（$HOO\cdot$）、激发态过氧化氢（$H_2O_2{}^*$）、活化氧原子（$O\cdot$）和活化氢原子（$H\cdot$）等的电离气体。过氧化氢气体等离子体低温灭菌装置适用于不耐湿、不耐高温的医疗器械。

第三节 化学因子消毒法及其消毒机制

利用化学原理作用于目标微生物的因子称为化学因子。利用化学因子杀灭病原微生物或所有微生物的方法称为化学因子消毒法，或称为化学消毒法，其因子称为化学消毒剂。

化学消毒剂种类很多，按照杀灭微生物的能力，将消毒剂分为：①高水平消毒剂（high-level disinfectant），指杀灭一切细菌繁殖体（包括分枝杆菌）、病毒、真菌及其孢子等，对细菌芽胞也有一定杀灭作用的消毒剂。②中水平消毒剂（intermediate-level disinfectant），指能杀灭分枝杆菌、真菌、病毒及细菌繁殖体等微生物的消毒剂。③低水平消毒剂（low-level disinfectant），指仅能杀灭细菌繁殖体和亲脂病毒的消毒剂。

微生物对化学消毒剂的抵抗力，由强到弱的顺序：朊病毒＞细菌芽胞＞分枝杆菌＞亲水病毒＞真菌＞细菌繁殖体＞亲脂病毒。

化学因子作用于目标微生物的机制简述如下。

一、卤素类消毒

卤素类（halogens）消毒剂，是指用于消毒的氯、溴及碘的元素及其化合物。

（一）氯和氯化合物消毒

1. 定义。

含氯消毒剂是指溶于水可产生次氯酸的氯和氯化合物（chlorine and chlorine

compounds）。氯化合物主要包括漂白粉、三合二、次氯酸钠、氯化磷酸三钠、二氯异氰尿酸钠、二氯二甲基海因及三氯异氰尿酸。

2. 消毒机制。

含氯消毒剂的消毒机制：①次氯酸的氧化作用。次氯酸可侵入微生物的细胞内与蛋白质发生氧化作用，或破坏其磷酸脱氢酶，干扰微生物的糖代谢。②新生氧的氧化作用。次氯酸可分解产生新生态的氧，它可氧化微生物的蛋白质和酶，而干扰其正常生理作用。③氯化作用。含氯消毒剂中的氯能使微生物的细胞壁、细胞膜的通透性发生改变，也能与细胞膜上的蛋白质结合，形成氮－氯化合物，还能氧化细菌中的一些重要酶，从而干扰其新陈代谢。

3. 应用。

含氯消毒剂杀菌谱广、价格低廉、作用迅速，在饮用水、预防性消毒、疫源地消毒及医院消毒方面应用广泛。但含氯消毒剂容易受有机物影响，有刺激性，对物品有漂白和腐蚀作用，稳定差，适用于物品、物体表面、分泌物、排泄物等的消毒。

（二）碘和碘化合物消毒

1. 定义。

含碘消毒剂（disinfectants containing iodine）是以碘为主要杀菌成分的碘和碘化合物（iodine compounds）。碘消毒剂是一类广谱消毒剂，主要包括自由碘（卢戈氏碘液、碘酊）、碘伏。

2. 消毒机制。

含碘消毒剂消毒处理的机制主要是碘元素碘化菌体蛋白质，形成沉淀，从而杀灭微生物。

3. 应用。

（1）碘酊（iodine tincture）：即碘的乙醇溶液。碘酊为棕红色澄清液，有碘和乙醇气味，适用于手术部位、注射和穿刺部位皮肤以及新生儿脐带部位皮肤的消毒，不适用于黏膜和敏感部位皮肤消毒。

（2）碘伏（iodophor）：是碘与聚醇醚和聚乙烯吡咯烷酮类表面活性剂形成的络合物。碘伏为黄棕色或红棕色固体粉末，有碘的气味。表面活性剂对碘有助溶和载体作用，可使碘伏逐渐释放碘，延长碘的杀菌作用时间。碘伏杀菌谱广、刺激性小、毒性低、不易着色、无腐蚀性、性质稳定。含有效碘为 $0.5\% \sim 1.0\%$ 的碘伏广泛用于外科手及前臂消毒，手术切口部位、注射及穿刺部位皮肤以及新生儿脐带部位皮肤消毒，黏膜冲洗消毒，卫生手消毒，还可用于食具、皮肤及物品表面的消毒。

（三）溴和溴化合物消毒

1. 定义。

含溴消毒剂是指溶于水后，能水解生成次溴酸，并发挥杀菌作用的溴和溴化合物（bromine compounds），主要有溴、1－溴－3－氯－5,5－二甲基海因（氯溴海因，BCDMH）、1,3－二溴－5,5－二甲基海因（二溴海因，DBDMH）。

2. 消毒机制。

含溴消毒剂的消毒机制为二溴海因对 MS2 噬菌体的灭活，主要是通过破坏 MS2 噬菌体的 A 蛋白，影响其对宿主性菌毛的吸附性，破坏衣壳蛋白使噬菌体变形、破碎，以及裂解 RNA 来达成。

3. 应用。

适用于游泳池水、污水和一般物体表面的消毒，不适用于手、皮肤、黏膜和空气的消毒。

二、过氧化物类消毒

1. 定义。

过氧化物类（peroxides）消毒剂是指化学分子结构中含有过氧基"－O－O－"（过氧离子 O_2^{2-}）的强氧化剂，主要包括过氧化氢、过氧乙酸、过甲酸和二氧化氯。

2. 消毒机制。

过氧化物的消毒机制是利用其氧化能力破坏蛋白质的分子结构，杀灭微生物。

3. 应用。

适用于一般物体表面消毒、食品用具和设备消毒、空气消毒、皮肤伤口冲洗消毒、耐腐蚀医疗器械的消毒。

（1）过氧乙酸：过氧乙酸有很强的氧化作用，同时其与乙酸还有协同作用，共同杀灭微生物。过氧乙酸适用于耐腐蚀物品、环境、室内空气等的消毒。

（2）过氧化氢：因光化学、重金属、电离辐射和转换性金属离子的催化作用，过氧化氢分解产生各种化学基团，如活性氧及其衍生物。这些化学基团可以通过改变微生物屏障的通透性，破坏其蛋白质、酶、氨基酸和核酸，从而杀灭微生物。过氧化氢适用于外科伤口、皮肤黏膜的冲洗消毒，室内空气的消毒。

（3）二氧化氯（chlorine dioxide）：以亚氯酸钠或氯酸钠为主要原料生产的制剂（商品态），通过物理化学反应能产生游离二氧化氯（应用态）为主要有效杀菌成分的一种消毒剂。二氧化氯本身具有很强氧化作用，主要攻击富有电子或供电子的原子基团，如氨基酸内含巯基的酶和硫化物、氯化物，使其失活和性质改变，从而杀灭微生物。二氧化氯消毒剂可用于环境和物体表面的消毒，食品加工器具、餐饮具、蔬菜和水果等的消毒，生活饮用水（包括二次供水）、游泳池水、医院污水、城市中水的消毒，非金属医疗器械等的消毒。

三、醇类消毒

1. 定义。

醇类（alcohols）消毒剂是指用于消毒的醇类，主要有乙醇、异丙醇、苯甲醇、苯乙醇、溴硝丙二醇。

2. 消毒机制。

醇类的消毒机制主要是使微生物蛋白质变性、酶失活，从而干扰微生物代谢，致使微生物死亡。

3. 应用。

常用的有乙醇、异丙醇和正丙醇，醇类消毒剂渗透力较强，能迅速杀灭各种细菌繁殖体、结核杆菌和亲脂病毒，对亲水病毒和真菌孢子的杀灭效果较差，不能杀灭芽胞，常用于注射前皮肤消毒、外科洗手及器械浸泡消毒。60%～80%浓度的醇类消毒剂杀菌作用最强，这是因为醇使蛋白质变性过程中需要水。醇类在凝固蛋白质的同时，也保护了微生物，使醇溶液不能与微生物有效接触，因此，醇类消毒剂不宜用于血、粪便及污物的消毒。

乙醇主要用于手和皮肤的消毒，也可用于温度计、血压计等医疗器具、精密仪器的表面消毒，不宜用于空气消毒及医疗器械的浸泡消毒。

四、醛类消毒

1. 定义。

醛类（aldehydes）消毒剂有甲醛、戊二醛和邻苯二甲醛。

2. 消毒机制。

醛类的消毒机制主要是凝固蛋白质，还原氨基酸，使蛋白质分子烷基化，达到杀灭微生物的目的。

3. 应用。

（1）甲醛：可杀灭各种微生物，但有强烈的刺激性气味，对人体有毒性，特别是对眼睛和鼻黏膜有极强的刺激性。

（2）戊二醛：戊二醛具有广谱、高效的杀菌作用，属灭菌剂，对金属的腐蚀性小，受有机物影响较小，适用于不耐热的医疗器械和精密仪器的消毒与灭菌，特别是各种内镜的消毒与灭菌。灭菌常选择2%的戊二醛浸泡10 h，消毒则常用2%戊二醛或1%增效戊二醛浸泡10～20 min。戊二醛对皮肤和黏膜有刺激性，对人有毒性，对眼睛有严重的伤害，不能用于注射针头、手术缝合线及棉线类物品的消毒与灭菌，不能用于室内物体表面的擦拭或喷雾消毒，室内空气消毒，手、皮肤黏膜消毒。

（3）邻苯二甲醛：邻苯二甲醛是一种高效醛类消毒剂，与戊二醛相比，不仅具有广谱、高效和低腐蚀的特点，还具有刺激小、使用浓度低的优点，主要应用价值在于其作为内镜消毒剂，增加了内镜消毒的安全性和有效性，被称为戊二醛的替代品。邻苯二甲醛对细菌繁殖体、真菌、分枝杆菌、病毒、芽胞、某些寄生虫都有很强的杀灭作用。

邻苯二甲醛对细菌繁殖体杀灭机制：①邻苯二甲醛与细菌的细胞壁或细胞膜作用，形成牢固的交联结构，造成菌体内外物质交换功能障碍，阻碍细菌正常生理功能的进行，从而促进细菌死亡；②由于邻苯二甲醛是芳香醛，具有良好的脂溶性，更容易穿透脂质较多的结核分枝杆菌和革兰阴性菌的细胞膜，从而作用于菌体内部的靶位点，引起细胞死亡。

邻苯二甲醛对细菌芽胞的杀灭机制：①邻苯二甲醛破坏了芽胞对外界营养成分的感受，导致细胞营养摄食得不到信号，减弱了吡啶二羧酸的累积，影响芽胞外层的形成，降低了芽胞的抵抗力，从而杀灭芽胞；②邻苯二甲醛可损害芽胞内层膜的重要蛋白，导致芽胞死亡。

五、表面活性剂消毒

表面活性剂（surface-active agents）包括阳离子表面活性剂（cationic surfactants，or cationic surface-active agents）、阴离子表面活性剂（anionic surfactants，or anionic surface-active agents）和非离子表面活性剂（non-ionic surfactants，or non-ionic surface-active agents）。这里重点介绍阳离子表面活性剂季铵盐类化合物。

1. 定义。

季铵盐类化合物（quaternary ammonium compounds）为铵离子中的四个氢原子都被烃基取代而生成的化合物，通式为 R_4NX，其中四个烃基 R 可以相同，也可不同。X 多是卤素负离子（F^-、Cl^-、Br^-、I^-），也可是酸根（如 HSO_4^-、$RCOO^-$ 等）。季铵盐类化合物作为阳离子表面活性剂，包括单链季铵盐和双链季铵盐两类，如苯扎氯铵（洁尔灭）、苯扎溴铵（新洁尔灭）、十二烷基二甲基苯氧乙基溴化铵（度米芬）。

2. 消毒机制。

季铵盐类化合物的消毒机制：①吸附至微生物细胞表面，改变细胞膜的通透性，溶解损伤细胞，使菌体破裂，使细胞内容物外流；②渗透进入微生物体内，使其中蛋白质变性后沉淀；③破坏酶系统，特别是脱氢酶类和氧化酶类，干扰微生物的代谢。

3. 应用。

季铵盐类消毒剂是以季铵盐类化合物为主要化学成分的消毒剂，有芳香气味，适用于环境与物体表面（包括纤维与织物）、食品加工设备与器皿、手的卫生、皮肤与黏膜的消毒，常用的有苯扎溴铵和苯扎氯胺。其对皮肤黏膜无刺激、毒性小、稳定性好，对消毒物品无危害，使用时，不得与肥皂或其他阴离子洗涤剂合用，不宜用于粪、尿、痰等排泄物的消毒。

六、胍类消毒

1. 定义。

胍类（guanidine）消毒剂是指用于消毒的胍类或双胍类（biguanides）化合物，常用的有盐酸聚六亚甲基胍和氯己定。

2. 消毒机制。

胍类消毒剂的消毒机制：①盐酸聚六亚甲基胍（PHMB）。盐酸聚六亚甲基胍的聚合物呈正电性，很容易吸附于呈负电性的各类细菌、病毒，从而抑制其分裂，同时聚合物形成薄膜，堵塞微生物的呼吸通道，使其迅速窒息死亡。②氯己定。迅速吸附于细菌细胞表面，破坏细胞膜，造成胞质成分变性渗漏，抑制细菌脱氢酶活性，高浓度时能凝聚胞质成分。

3. 应用。

聚六亚甲基双胍产品中聚六亚甲基双胍的含量为 19.0%～21.0%，pH 值为 4.0～6.0，为无色透明液体，相对密度为 1.04（25℃），沸点为 102℃。用它配制的使用浓度的消毒液适用于外科手消毒、卫生手消毒、皮肤黏膜消毒及物体表面的消毒，不适用于结核杆菌和细菌芽胞污染物品的消毒。

七、酚类消毒

1. 定义。

酚类（phenols）消毒剂是指以酚类化合物为主要原料，以表面活性剂、乙醇或异丙醇为增溶剂，以乙醇或异丙醇或者水作为溶剂，不添加其他杀菌成分的消毒剂。常用的酚类消毒剂有苯酚、甲酚、二甲酚、对氯间二甲苯酚、三氯羟基二苯醚。

2. 消毒机制。

酚类消毒剂的主要消毒机制如下：

（1）苯酚：①作用于微生物的细胞壁和细胞膜，破坏其通透性，并渗入细胞，破坏细胞的基本结构，同时也可使菌体内容物溢出；②作用于胞浆蛋白质，使其凝固和沉淀；③作用于微生物的酶，使其失去生物活性。

（2）煤酚皂溶液（又称来苏儿，主要成分为甲酚）：①破坏细胞膜的结构；②穿透和破坏细胞壁，进而使菌体蛋白凝集沉淀；③使细菌的主要酶系统失去活性。

（3）卤化酚：其杀灭微生物的机制与苯酚类似，不同之处在于卤化酚中的某些烃基和卤素可以降低溶液表面张力，并且卤素可以促进卤化酚电离来增加溶液酸性，从而增强卤化酚的杀菌能力。

3. 应用。

以苯酚、甲酚为主要杀菌成分的消毒剂适用于物体表面和织物等的消毒；以对氯间二甲苯酚为主要杀菌成分的消毒剂适用于手卫生、皮肤、黏膜、物体表面和织物等的消毒，其中黏膜消毒仅限于医疗机构诊疗处理前后使用；以三氯羟基二苯醚为主要杀菌成分的消毒剂适用于手卫生、皮肤、黏膜、物品表面和织物等消毒，其中黏膜消毒仅限于医疗机构诊疗处理前后使用。

八、气体消毒剂消毒

1. 定义。

气体消毒剂（vapor-phase disinfectants）是指在使用时为气态的消毒剂。目前使用最多的是环氧乙烷、环氧丙烷、甲醛释放剂及臭氧。

2. 消毒机制。

常用气体消毒剂的消毒机制：

（1）臭氧：①作用于细胞膜，增加其通透性，导致细胞内物质外流；②使细胞活动中重要的酶失去活性；③破坏微生物的遗传物质。

（2）环氧乙烷：能与微生物的蛋白质、DNA 和 RNA 发生非特异性烷基化作用，从而杀灭微生物。

3. 应用。

臭氧适用于无人状态下病房、口腔科等场所的空气消毒和物体表面的消毒。环氧乙烷适用于不耐高温、湿热如电子仪器、光学仪器等诊疗器械的灭菌。

第四节　生物因子消毒法及其消毒机制

利用生物学和微生物学原理作用于目标微生物的消毒因子即生物消毒因子，也称生物消毒剂（biological disinfectants）。生物因子消毒法是指利用活体生物或生物材料作为消毒因子，去除或杀灭病原微生物的方法，也称生物消毒法。

一、植物提取物消毒

1. 定义。

用具有消毒作用的植物提取物进行消毒，称植物提取物消毒。用于消毒的植物提取物（plant extracts）主要为精油、萜类、黄酮类、生物碱、有机酸等，如天然植物精油、香薷油、小茴香精油、大蒜素等。

2. 消毒机制。

植物提取物的消毒机制：植物提取物中的活性成分如精油（含醇、醛、酮等化合物）、萜类、生物碱类、黄酮类、甾体类、有机酸、蛋白质等具有杀菌抗菌作用的功效，可发挥消毒、杀菌功能。

3. 应用。

植物提取物资源丰富，现已经广泛用于食品添加、环境消毒、农牧业育种与病虫害的防治，

（1）香薷油（volatile oil from *Mosla chinensis Maxim*）：香薷油中的主要成分为香薷酮，抗菌谱广，对葡萄球菌、乙型链球菌、伤寒杆菌、痢疾杆菌、白假丝酵母等均有明显的抑制作用。临床上可用于预防流行性感冒。

（2）大蒜素（allicin garlicin）：大蒜素对引起家禽疾病的大肠埃希菌、葡萄球菌、沙门菌、变形杆菌等均有良好的抑杀作用，还能够破坏真菌的巯基酶，抑制有害菌的繁殖。现已广泛地应用于家禽饲料中。

二、动物提取物消毒

1. 定义。

用具有消毒作用的动物提取物进行消毒，称动物提取物消毒。用于消毒的动物提取物（animal extracts）主要有海蚕新型抗菌肽（perinerin）、壳聚糖、生物碱等。

2. 消毒机制。

动物提取物的消毒机制：动物提取物中的活性成分可发挥消毒、杀菌功能。主要的活性物质有脂类、苷类、多肽、多糖类、氨基酸、甾体类等。

3. 应用。

（1）壳聚糖（chitosan）：壳聚糖是海洋甲壳类动物外骨骼的主要成分，对多种细菌、真菌具有广谱抗菌的功能。

（2）生物碱（alkaloids）：例如，从新西兰海洋苔藓虫中分离得到新的生物碱pterocellins A，具有强大的体外抗肿瘤和抗菌活性。

三、生物酶消毒

1. 定义。

用具有消毒作用的生物酶进行的消毒，称为生物酶消毒。具有体外杀菌作用的生物酶（enzyme）称为酶消毒剂，主要有溶葡萄球菌酶、溶菌酶等。

2. 消毒机制。

生物酶的消毒机制：生物酶具有高效、专一的特点。酶通过水解作用，裂解细菌细胞的特定结构，使胞内物质外渗，细胞破裂，从而起到杀灭或抑菌作用。酶的杀菌作用常是酶群的复合作用的结果。

（1）溶葡萄球菌酶（lysostaphin）：溶葡萄球菌酶可特异性水解细菌胞壁肽聚糖交联结构 Gly 五肽桥联，而 Gly 五肽桥联结构主要存在于葡萄球菌细胞壁。酶使细菌的细胞壁溶解从而导致细菌死亡。

（2）溶菌酶（lysozyme）：又名细胞壁溶解酶。它通过水解细胞壁和外膜层中肽聚糖的糖苷键和酰胺键，破坏细菌的细胞壁结构，从而使细菌的细胞壁溶解，导致细菌死亡。

（3）核酶（RNA enzyme，ribozyme）：是一段具有酶活性的 RNA，具有高特异性和安全无毒的特点。已发现有的核酶可有效抑制 HIV－Ⅰ 的复制，有的可有效抑制乙肝病毒的复制。

3. 应用。

由于酶作用具有专一性，杀菌谱单一。因此，酶作为生物消毒杀菌制剂，必须通过酶群中几种酶协同作用。目前研究比较多的是复合溶菌酶，现在已广泛应用于皮肤、黏膜、烧伤、口腔、鼻咽部位的消毒，以及畜牧业、食品工业的消毒。

四、抗菌肽消毒

1. 定义。

用抗菌肽（antimicrobial peptides）进行消毒，称抗菌肽消毒。抗菌肽是存在于生物体内、具有抵抗外界微生物侵害、消除体内突变细胞的一类小分子物质，具有广谱抗菌性，尤其对耐药菌株有明显的杀灭作用，主要包括蛙皮素、抗菌肽 MUC712 等。

2. 消毒机制。

抗菌肽的消毒机制：抗菌肽是生物体经诱导产生的小分子多肽，其疏水端插入细菌的细胞膜中，并在膜上形成孔道，导致细胞内外渗透压改变，细胞内容物，尤其是钾离子大量渗出，导致细菌死亡。

3. 应用。

大部分的抗菌肽具有耐强碱性、热稳定性及抗菌谱广的特点，其应用范围广，涉及食品防腐、饲料加工、医院消毒等方面。如乳酸链球菌素（nisin）是第一个 FDA 批准用于食品防腐剂的抗菌肽，由乳酸链球菌产生，其抗菌谱比较窄，只能杀死或抑制革兰阳性菌，对革兰阴性菌、酵母无作用。

五、噬菌体消毒

1. 定义。

用噬菌体进行的消毒，称噬菌体消毒。噬菌体（bacteriophage）是一类能感染细菌、放线菌、真菌、螺旋体等微生物的病毒。在消毒学中，研究的主要有 Tb、f2、MS2 噬菌体等。

2. 消毒机制。

噬菌体的消毒机制：噬菌体可以专一感染某种细菌，其产生的裂解酶（lytic enzyme）可以高度专一地裂解细菌。裂解酶含有结构相同的氨基端，具有裂解细胞壁肽聚糖的活性，其羧基端可以特异性地结合到细菌细胞壁的糖决定簇上。

3. 应用。

由于噬菌体的高度特异性，对机体和环境无毒、无刺激，有望开发为新型的生物消毒剂，从而应用于大规模的水体、土壤、物体表面的消毒净化，食品和加工食品的消毒处理，有利于传染病的控制。但目前，因各种因素限制，相关研究仍处于初级阶段。

小 结

常见的消毒因子按照其类型分为物理、化学和生物消毒因子，各种消毒因子对微生物作用的机制各有特点。本章详细介绍了各种消毒因子及其作用机制。首先，简述了各种消毒因子对细菌、细菌芽胞、真菌、病毒和原虫的消毒机制和作用靶点。其次，详细介绍了物理消毒因子的定义、消毒机制和应用，包括热力消毒法、紫外光线照射消毒法、电离辐射消毒法、过滤消毒法、超声波消毒法、微波消毒法以及等离子体消毒法；化学因子消毒的定义、消毒机制和应用，包括卤素和卤素化合物消毒、过氧化物类消毒、醇类消毒、醛类消毒、表面活性剂消毒、胍类消毒、酚类消毒和气体消毒剂消毒。此外，还简要列举了各种生物消毒因子的定义、消毒机制和应用。

思考题

1. 简述消毒因子对细菌的消毒机制。
2. 常用的物理消毒因子有哪些？举2或3个例子并说明其消毒原理。
3. 常用的化学消毒因子有哪些？举2或3个例子并说明其消毒原理。
4. 什么是生物消毒？常用的生物消毒因子有哪些？
5. 抗菌肽的定义是什么？请简述其消毒机制。

（陈昭斌　刘晓娟　李虹霖）

第四章　消毒目标微生物：真核生物

真核生物（eukaryotes）是所有单细胞或多细胞的，其细胞具有细胞核和其他由膜包裹的复杂亚细胞结构的生物的总称。按生物分类学中的五界分类法，真核生物可分为原生生物界、真菌界、植物界和动物界。真核生物与原核生物的根本性区别是前者的细胞内有以核膜为边界的细胞核，因此以"真核生物"来命名。许多真核细胞中还含有其他由膜包裹的细胞器，如线粒体、叶绿体、高尔基体等。本章主要介绍真核微生物，并重点介绍其中的真菌和原生生物。

第一节　真核微生物分类及生物学性状

真核微生物有发育完好的细胞核，核内有核仁和染色质，有核膜将细胞核和细胞质分开，使两者有明显的界线；有高度分化的细胞器，如高尔基体、内质网、溶酶体及线粒体（或者还有叶绿体）等，并进行有丝分裂。真核微生物包括除蓝藻（又名蓝细菌）以外的藻类（algae）、酵母菌（yeasts）、霉菌（molds）、原虫（传统称为原生动物）（protozoa）及微型后生动物（micro-metazoa）等。其中，酵母和霉菌属于真菌界，在本节及第二节具体讲述。藻类和原虫属原生生物界，在本章第三、四节讲述。微型后生动物属于动物界，是多细胞动物，大多体型微小，要借助光学显微镜方可看清楚，如轮虫、线虫、寡毛虫和浮游甲壳动物、苔藓动物等，在天然水体、潮湿土壤、水体淤泥中均有存在，有极少数微型后生动物寄生于人体并导致疾病，如蛔虫、鞭虫、蛲虫、钩虫、旋毛虫和类粪圆线虫等。本章对微型后生动物不做详细描述。

真菌（fungus）是一类具有典型细胞核（核膜和核仁），胞质内有完整的细胞器，无根、茎、叶，不含叶绿素和其他光合色素，细胞壁含几丁质（chitin）和纤维素的单细胞或多细胞异养真核细胞微生物。真菌以腐生或寄生方式生存，按有性或无性方式繁殖。在自然界中分布广泛，种类繁多，约一万个属，数十万种。绝大多数真菌无害甚至有利于人类，也有些真菌会引起人类及动、植物疾病。致病性真菌有数百种，可引起人类感染性、中毒性以及超敏反应性疾病。

一、真菌的分类

真菌的分类尚有争论，但真菌是真核细胞型生物是公认的。过去将真菌作为一个独立的界，包含黏菌和真菌两个门，根据有性生殖的器官、无性菌丝、孢子和菌落的形态特征等生物学性状，又将真菌分为鞭毛菌亚门（*Mastigomycotina*）、接合菌亚门

（*Zygomycotina*）、子囊菌亚门（*Ascomycotina*）、担子菌亚门（*Basidiomycotina*）和半知菌亚门（*Deutemycotina*）。最新的真菌分类法将真菌界分为四个门，即接合菌门（*Zygomycota*）、担子菌门（*Basidomycota*）、子囊菌门（*Ascomycota*）和壶菌门（*Chytridiomycota*），把半知菌门中的真菌划分到前三个门中，并将黏菌划归原生生物界。

二、真菌的生物学性状

（一）形态特征

真菌为真核生物，与细菌（原核生物）相比，其在大小、形态、结构和化学组成上都有明显差异。真菌比细菌大很多倍，不需要显微镜油镜也能看清楚其细胞结构。真菌菌体被细胞壁包裹，但其细胞壁不含肽聚糖，而是含几丁质，所以 β－内酰胺类抗生素对真菌不起作用。另外，真菌的细胞膜含有固醇，而细菌则没有。

真菌可分为单细胞和多细胞两大类。单细胞真菌大多为圆形或卵圆形，如酵母菌（yeast）和类酵母菌（yeast-like fungus）。真菌也有其他形状，如腊肠形、柠檬形或藕节形等。对人致病的主要有白假丝酵母和新生隐球菌。酵母型真菌不产生菌丝，由母细胞以芽生方式繁殖，菌落与细菌菌落较为相似。类酵母型真菌主要以芽生方式繁殖，其延长的芽体可伸进培养基，成为假菌丝（pseudohypha），其菌落与酵母型真菌相似，但在培养基内可见由假菌丝交织而成的菌丝体，称为类酵母型菌落。多细胞真菌由菌丝和孢子组成，菌丝延伸分枝，互相交织，此类真菌称为丝状真菌（filamentous fungus），又称霉菌（mold），对人致病的有皮肤癣菌等。有些真菌因环境因素在两种形态间互变，称为二相性（dimorphic），如球孢子菌、组织胞浆菌、牙生菌和孢子丝菌等，在含动物蛋白的培养基上呈酵母型，在普通培养基上则为丝状菌型。多细胞真菌的菌丝和孢子形态具有种属特异性，是鉴别真菌的重要标志。

1. 菌丝。

菌丝是大多数真菌的结构单位。真菌在适宜的环境中，由孢子出芽长出芽管，逐渐延伸呈丝状，称为菌丝（hypha）。菌丝继而分枝，交织成团，称为菌丝体（mycelium）。菌丝向下深入培养基内吸取营养，称为营养菌丝（或基内菌丝），有些还能产生各种色素，将培养基染色。基内菌丝长出培养基外并向空间延伸，成为气生菌丝。在显微镜下，一般气生菌丝颜色较深，比基内菌丝粗；而基内菌丝色浅、发亮。部分气生菌丝发育到一定程度，其上分化出的可形成孢子的菌丝，称为生殖菌丝。有的菌丝内有横隔，称为隔膜。被横隔分成一连串细胞的菌丝称为有隔菌丝，每个菌丝细胞中有一个、两个或多个细胞核，如高等真菌中的青霉、曲霉、蘑菇等的菌丝。大多数病原性丝状菌都有隔膜，隔膜中有允许胞质流通的小孔。没有隔膜的无隔菌丝整体就是一个细胞，内含多个细胞核，如低等真菌中的根霉、毛霉等的菌丝。菌丝形态多样，可呈螺旋形、结节状、鹿角状等。不同的真菌有不同的菌丝形态，故菌丝有助于鉴别真菌。应注意，原核生物中的放线菌也有菌丝，但大多无横隔，且菌丝直径只有 1 μm 左右，比真核菌丝纤细很多。

2. 孢子。

孢子是真菌的生殖结构。孢子分为有性与无性两类。有性孢子由同一菌体或不同菌体上的两个细胞融合后经减数分裂而成。无性孢子由生殖菌丝发育分化，或由菌丝细胞出芽形成。在光学显微镜下，孢子呈圆形、椭圆形、杆状、圆柱状、瓜子状、梭状和半月状等，孢子的颜色十分丰富。孢子表面的纹饰因种而异，在电子显微镜下清晰可见，有的光滑，有的呈褶皱状、疣状、刺状、毛发状或鳞片状，刺又有粗细、大小、长短和疏密之分。真核细胞的孢子抵抗力不强，60~70℃短时间加热即死亡；而细菌芽胞以沸水煮 30 min 也不一定能杀死。

（1）无性孢子：根据形态，无性孢子可分为：①分生孢子。此为一种常见的真菌孢子。据其形态、大小、结构、颜色等可对真菌进行分类鉴定。分生孢子生长在分生孢子梗的顶端或侧面，按其形态结构可分为大分生孢子和小分生孢子。大分生孢子体积较大，内分隔成多个细胞，整体呈梭形或棍棒形，具有鉴别意义，如镰刀菌分生孢子；小分生孢子体积较小，为单细胞，壁薄，呈球形、卵形、梨形、棒状等。真菌都能产生小分生孢子，鉴别意义不大。②叶状孢子。由菌丝细胞直接生成，分为芽生孢子、关节孢子和厚垣孢子三种。芽生孢子通过发芽生成圆形或卵圆形的细胞，长到一定大小后与母体脱离；若不脱离则生成假菌丝，而假菌丝的收缩点也可出芽形成芽生孢子。关节孢子由菌丝细胞分化成长方形节段而成，胞壁较厚，多见于陈旧培养物。当环境不利时，菌丝内胞浆浓缩，细胞壁增厚而形成的休眠细胞叫厚垣孢子；待条件适宜时，其又出芽繁殖。③孢子囊孢子。真菌菌丝末端膨大形成的囊状结构即为孢子囊，内含很多孢子，孢子成熟后会破囊而出。毛霉、根霉和酵母样真菌可产生此类孢子。

（2）有性孢子：可分为卵孢子、子囊孢子、接合孢子以及担孢子，多见于非致病性真菌。①卵孢子。卵孢子（oospore）是由两个大小不同的配子囊结合发育而成的。小型配子囊称为雄器（antherdium），大型配子囊称为藏卵器（oogonium）。藏卵器中的原生质与雄器配合以前，收缩成一个或数个原生质团，称卵球。当雄器与藏卵器配合时，雄器中的细胞质与细胞核通过受精管进入藏卵器与卵球结合，此后卵球生出外壁即成为卵孢子。卵孢子的数量取决于卵球的数量。②子囊孢子。子囊孢子（ascospore）指产生在子囊菌子囊内的孢子，通常是由两个异型配子囊——雄器和产囊体相结合，经质配、核配和减数分裂而形成的单倍体孢子。一般 1 个子囊内产生 8 个孢子，普通为椭圆形，有的呈针状体或带有隔膜。在表面上可以看到纹、刺、网眼等不同的特征，其颜色也各不相同。③接合孢子。接合孢子由菌丝生出的结构基本相似、形态相同或略有不同的两个配子囊接合形成一个细胞，在此细胞中进行质配和核配后形成的厚壁孢子。接合孢子经过一定的休眠期，在适宜的环境条件下，萌发形成新的菌丝。④担孢子。担孢子由担子菌门中的真菌（包括高等真菌蘑菇、木耳以及致病的酵母隐球菌等）产生。由"+""-"菌丝结合形成双核菌丝，其顶端细胞膨大成棒状的担子（basidium）。担子内的双核经过核配和减数分裂，产生 4 个外生的单倍体担孢子。

（二）营养与培养

真菌的营养要求不高，基本上在各种培养基中都能生长，但菌落和菌体形态差别较大。鉴定时以沙堡培养基（Sabouraud's medium）上的菌落形态为准。沙堡培养基的营养成分主要含蛋白胨、葡萄糖、氯化钠和琼脂，较为简单。在沙堡培养基上，不同真菌可形成三种不同类型的菌落。①酵母型菌落：菌落光滑、湿润、致密、质地均匀，镜下可见单细胞芽生孢子，无菌丝；②类酵母型菌落：菌落类似酵母型菌落，但镜下可见假菌丝，如白假丝酵母；③丝状型菌落：此为多细胞真菌的菌落形式，菌落呈絮状、绒毛状、粉末状，菌落质地或致密或蓬松，表面纹路也各异，菌落正反两面颜色不同，其周围培养基也呈不同颜色，镜下菌丝和孢子形态也各异。以上都可作为真菌鉴定的参考。

真菌一般较耐干燥，对湿度要求不高，生长比细菌缓慢，培养温度一般为 22～28℃，生长环境偏酸性。因此培养基中一般会加入抗生素抑制细菌生长，pH 值控制在 4.0～6.0。

（三）致病性

真菌需要具备一定的毒力才能引起机体感染，比如真菌的黏附、免疫抑制以及产生毒力因子（比如某些酶）的能力，这一特性类似于细菌，但总体而言，真菌的致病力比细菌弱。除了病原性真菌如厌酷球孢子菌（*Coccidiodes immites*）、皮炎芽生菌（*Blastomyes dermatitides*）、组织胞浆菌（*Histoplasma*）等可引起原发性感染外，大多数真菌感染，尤其是深部真菌感染多是由机会致病性真菌在机体免疫功能低下时所致。此外，真菌的致病能力也来源于真菌产生的毒素。真菌的感染可大体分成以下几种情况：

1. 病原性真菌感染。病原性真菌感染主要为外源性真菌感染，包括皮肤、皮下组织和全身性真菌感染。具体致病机制尚不明确。皮肤癣菌具有嗜角质蛋白的特性，故其侵犯部位仅限于角化的表皮、毛发和指（趾）甲，所致感染为浅部真菌感染。深部真菌感染表现为由被宿主吞噬的真菌在细胞中繁殖而引起的肉芽肿炎症和组织溃疡坏死。

2. 条件致病性真菌感染。条件致病性真菌如白假丝酵母、曲霉和毛霉等一般不致病，但若机体免疫功能降低，或因药物作用等导致宿主体内菌群失调，则可导致感染。

3. 真菌性超敏反应。真菌性超敏反应按性质可分为：①感染性超敏反应，是在病原性真菌感染的基础上发生的超敏反应；②接触性超敏反应，即吸入或食入真菌孢子或菌丝而引起的超敏反应。按部位则可分为：①皮肤超敏反应，主要表现为过敏性皮炎、湿疹、荨麻疹、瘙痒症等；②呼吸道超敏反应，主要表现为支气管哮喘和过敏性鼻炎；③消化道超敏反应，与食物中混入真菌有关。

4. 真菌毒素中毒。真菌毒素是真菌在农作物、食品或饲料里生长所产生的次生代谢产物，主要包括黄曲霉毒素、镰刀菌毒素等，对人和动物都有害。人会因摄入含有真菌毒素的食物引起急、慢性中毒，导致肝、肾、神经系统功能障碍以及造血机能损伤，以及罹患癌症。例如，黄变米主要由黄绿青霉、岛青霉、橘青霉等霉菌的侵染造成。黄绿青霉可产生神经毒素，急性中毒表现为神经麻痹、呼吸麻痹、抽搐，慢性中毒表现为溶血性贫血；岛青霉产生的黄天精和环氯素可引起肝内出血、肝坏死和肝癌；橘青霉产生的橘青霉素会损害肾脏。此外，拟分枝镰刀菌和梨孢镰刀菌产生的 T2 毒素能导致严重的出血综合征；葡萄状穗霉菌产生的毒素引起白血病症状，甚至组织坏死和死亡；黄曲霉毒素是强致癌物，可导致肝出血、肝硬化、肝癌和肝坏死。

（四）免疫性

真菌病的发病率总体较低，因为人体对真菌具有较高的非特异性免疫能力。其一，皮肤黏膜对真菌具有很强的屏障作用，皮脂腺分泌的不饱和脂肪酸有杀灭真菌的作用。其二，人体的正常菌群对真菌具有拮抗作用。但若因长期使用抗生素等因素导致菌群失调，正常菌群中的真菌，比如白假丝酵母，就会乘机大量繁殖而导致感染。其三，免疫细胞可以吞噬真菌细胞，正常体液中的抗菌物质在抗真菌感染方面也有一定的作用，但吞噬细胞并不能完全杀灭真菌孢子，从而使真菌有机会在细胞内增殖，造成组织增生，引起细胞浸润，形成肉芽肿；有时，正常的体液免疫反而可能将真菌孢子带入深部组织器官，引起内部病变。

真菌感染也可产生特异性的细胞免疫和体液免疫，但一般来讲，免疫功能不强。在细胞免疫方面，很多研究表明，以 Th_1 细胞反应占优势的细胞免疫应答在抗深部真菌感染中起重要作用。此外，$CD4^+$ 的 Th1 细胞还可诱发迟发型超敏反应，控制真菌感染的扩散。艾滋病、肿瘤患者和使用免疫抑制剂者 T 细胞功能低弱或受抑制，易并发散播性真菌感染，甚至导致死亡。真菌感染一般不能形成稳固的病后免疫。在体液免疫方面，深部真菌感染可刺激机体产生相应抗体，如白假丝酵母阴道炎患者的血液和分泌物中可检测到特异性的 IgG 和 IgA 抗体，但这些抗体不能抑制阴道白假丝酵母感染。尽管真菌抗体中和感染不强，但检测真菌抗体对深部真菌感染的诊断具有参考价值。

（五）真菌感染的防治

对导致皮肤感染的皮肤癣菌的预防主要在于清洁卫生和避免接触患者，比如保持鞋袜干燥和透气，消除其增殖条件；患真菌引起的感染性疾病的患者，应及时就医，遵医嘱进行治疗。抗真菌的药物有伊曲康唑、酮康唑、两性霉素 B、克霉唑和益康唑等。对真菌性食物中毒的预防主要在于对食品安全的监管及提高民众对真菌性食物中毒的知晓率和健康意识。

第二节 常见致病性真菌

按侵犯部位的不同，临床上将真菌分为浅部真菌（superficial fungi）和深部真菌（deep fungi）。浅部真菌即临床上引起皮肤和软组织感染的真菌，而深部真菌是侵袭性真菌。

一、浅部真菌

浅部真菌主要侵犯机体皮肤、毛发和指（趾）甲，包括表面感染真菌、皮肤癣真菌和皮下组织感染真菌三类。临床上最常见的为皮肤癣真菌，包括毛癣菌属、表皮癣菌属和小孢子菌属。此外，还有糠秕马拉色菌引起的皮肤表面真菌感染，暗色真菌和孢子丝菌引起的皮下组织真菌感染。

（一）毛癣菌属

毛癣菌属（*Trichophyton*）属子囊菌门，散囊菌纲，爪甲团囊菌目，裸囊菌科，有 20 多种，其中 14 种能引起人和动物的感染。临床上常见的有红色毛癣菌、须癣毛癣菌、许兰毛癣菌、紫色毛癣菌和断发毛癣菌等。在沙堡培养基上，不同菌种的菌落性状和颜色不尽相同，颜色有白、黄、奶油、红、橙及棕色等，表面为绒状、粉末状或蜡状。镜下则随不同菌种可见丝状、球拍状、螺旋状、结节状菌丝，大、小分生孢子以及厚壁孢子等。毛癣菌属真菌易侵犯人体皮肤、毛发和指（趾）甲的角蛋白组织，产生多种角质溶解酶，引起头癣、体癣、股癣、手癣、足癣及甲癣等。皮肤癣菌通过接触传播，任何人群，只要反复接触患者皆可被传染。夏秋季节温度升高，皮肤癣菌生长活跃，相应癣症高发，症状明显；冬春季节则会减轻缓解。少数过敏体质患者会出现过敏反应，表现为癣菌疹。皮肤癣菌对咪唑类、特比萘芬、阿莫罗芬、利拉萘酯和环吡酮胺等药物敏感。

（二）表皮癣菌属

表皮癣菌属（*Epidermophyton*）包括絮状表皮癣菌（*E. floccosum*）和斯托克表皮癣菌（*E. stockdaleae*）。絮状表皮癣菌是本属唯一的致病真菌，侵犯人的表皮和指（趾）甲，但不侵犯毛发。在沙堡培养基上，菌落初为白色鹅毛状，后转为黄色或黄绿色，有扁平至放射性皱褶，粉状或绒状，反面为黄褐色。镜下可见棒状大分生孢子，无小分生孢子，陈旧培养物有很多厚壁孢子。临床上可见其感染导致的体癣、股癣、手足癣和甲癣等，多发生于热带地区。该菌通过接触传播，尤其是通过洗浴和健身设备，对免疫功能低下的患者还可引起侵袭性感染，药敏性同毛癣菌属。

（三）小孢子菌属

小孢子菌属（*Microsporum*）有 17 个种，对人致病的有 8 种，在我国常见的有铁锈色小孢子菌、犬小孢子菌、石膏样小孢子菌等，主要感染皮肤和毛发，很少感染指（趾）甲。患处标本直接镜检可见孢子和菌丝，菌丝内有隔，呈梳状、球拍状或结节状。在沙堡培养基上，菌落为白、棕黄或黄褐色，粉末状或绒毛状；镜下可见梭形、壁厚的大分生孢子和卵圆形的小分生孢子。铁锈色小孢子菌可引起白头癣，多见于儿童；也可引起体癣，多见于面部、颈部和上肢。石膏样小孢子菌可引起人的头皮和皮肤感染，许多动物携带此菌。犬小孢子菌可引起人头癣和体癣，多见于儿童。

（四）糠秕马拉色菌

糠秕马拉色菌（*Malassezia furfur*）是我国主要的表面感染真菌，主要寄生于人体皮肤和毛干的最表层，是一种嗜脂性酵母样菌。一般不致病，但如果宿主皮肤属油性、多汗、有免疫缺陷等情况，加之高温高湿度的天气，则可侵犯皮肤角质层，引起一种慢性、无症状或症状轻微的浅部真菌病，即汗斑（花斑癣）。镜下可见孢子和菌丝。孢子为圆形或卵圆形，厚壁，常成簇分布；菌丝粗短，呈腊肠样。

（五）着色真菌

着色真菌是分类上相近，引起相似临床症状的一些真菌的总称，多为腐生菌，广泛存在于土壤和植物中。临床上主要有裴氏着色菌、卡氏枝孢菌、疣状瓶霉等。暗色真菌细胞壁含色素，一般呈浅棕色、深棕色或黑色。它们一般由外伤侵入人体，导致皮下组织感染，多发于面部、下肢、臀部等暴露部位，病损皮肤边界显示清晰的红色或黑色区，称为着色真菌病（chromomycosis）和暗色丝孢霉病（phaeohyphomycosis）。皮损可反复出现，结痂，感染，且长期不愈，严重的可致畸、致残甚至发生癌变，也可侵犯免疫缺陷患者的中枢神经系统。暗色真菌在组织中为厚壁的圆形细胞，在沙堡培养基上为棕色或黑色菌落，有气生菌丝。镜检可见菌丝有隔，分枝，分生孢子有树枝形、花瓶形、剑顶形等，是鉴定的重要依据。由于真菌形态随生长条件变化较大，近年来以二次代谢产物等为依据的分子生物学方法已应用于此类真菌的鉴定。

（六）孢子丝菌

孢子丝菌为腐生性真菌，广泛分布于土壤和木材上，可经外伤感染引起孢子丝菌病。其中，主要的致病菌种为申克孢子丝菌（*Sporothrix schenckii*）。该菌主要通过皮肤创伤侵入皮下组织，形成亚急性或慢性的肉芽肿，感染一般限于局部，但也沿淋巴管分布，使淋巴管出现链状硬结，称为孢子丝菌性下疳。也可经口鼻吸入，随血行扩散至其他器官，引起气管、肺、骨骼以及眼等处的孢子丝菌病。该菌为双相型真菌，以患者标本制片，油镜下可见到梭形或圆形的孢子；在沙堡培养基上可见灰褐色皱膜样菌落，镜下可见有隔菌丝和成群的梨形小分生孢子。在胱氨酸葡萄糖血琼脂培养基上可形成乳白色或淡褐色酵母型菌落，镜下可见卵圆形的孢子。

二、深部真菌

深部真菌是主要侵袭深部组织和内脏或引起全身性感染的病原性真菌和条件致病真菌，包括假丝酵母菌属、隐球菌属、曲霉属和双相型真菌等。双相型真菌多为致病菌，常见的有组织胞浆菌、马尔尼菲青霉、皮炎芽生菌等。此外，前述的申克孢子丝菌也可引起深部器官的感染。

（一）假丝酵母菌属

假丝酵母，俗称念珠菌，为酵母样真菌，广泛存在于自然界，也常定居于人体皮肤和黏膜，是皮肤、口腔、阴道和粪便中正常菌群的组成成分。当机体发生正常菌群失调或免疫功能降低时，其可导致浅表、深部、局部或全身的感染，这些感染统称为念珠菌病。假丝酵母菌属有 154 个种，有 11 种对人有致病性，其中 6 种为常见的致病菌。这 6 种致病菌引发侵袭性念珠菌病的比率：白假丝酵母（*Candida albicans*）又称白色念珠菌，约为 50%，热带念珠菌为 15%～30%，光滑念珠菌为 15%～30%，近平滑念珠菌为 15%～30%，克柔念珠菌和葡萄牙念珠菌均不超过 1%。

假丝酵母菌属菌体呈圆形或卵圆形，直径 3～6 μm，主要以芽生孢子有丝分裂方式繁殖，少数可以有性方式产生有性孢子。绝大多数念珠菌形成假菌丝，少数产生真菌丝和厚垣孢子，特殊条件下可产生子囊孢子。大多数念珠菌需氧，在普通营养琼脂平板上，念珠菌菌落呈白色、乳白色或淡黄色，质地随种类而呈浆糊状、平滑酵母状、膜状或有皱褶。

1. 白假丝酵母。

白假丝酵母为念珠菌属中最常见的致病菌，可侵犯人体多个部位，导致女性阴道炎、外阴炎、男性龟头炎、包皮炎，婴儿鹅口疮，念珠菌性肠炎、肺炎、膀胱炎、尿道炎、脑膜炎和心内膜炎等。在进行标本培养时，一般用沙堡培养基，添加 $5\mu g/ml$ 的氯霉素和 $20\ \mu g/ml$ 的庆大霉素抑制细菌生长。在 $25\sim30℃$ 培养 24h 后可见白色或奶油色光滑菌落。在玉米-吐温-80 琼脂平板上 25℃培养 72 h，镜下可见丰富的分枝假菌丝、真菌丝和芽生孢子，菌丝顶端可见厚膜孢子。血琼脂平板上 35℃、48h 孵育可见灰白色、瓷白色菌落，菌丝顶端有厚膜孢子。在血清中，绝大部分白假丝酵母可产生典型芽管，能利用葡萄糖、麦芽糖、蔗糖、半乳糖、木糖和海藻糖，不能利用硝酸盐，尿素酶阴性。

2. 热带念珠菌。

热带念珠菌为临床血液标本中常见的病原性真菌，为临床培养酵母菌的 $10\%\sim25\%$。在沙堡培养基上为灰白色奶油样光滑菌落，边缘或有褶皱。在玉米-吐温-80 琼脂平板上则可见大量菌丝，有芽生孢子，但没有厚膜孢子。在血清中不产生典型芽管。在沙氏肉汤中呈膜样生长。除了能利用葡萄糖、麦芽糖、蔗糖、半乳糖、木糖和海藻糖外，还能利用纤维二糖，不能利用鼠李糖和 L-阿拉伯糖，不能利用硝酸盐，尿素酶阴性。

3. 光滑念珠菌。

光滑念珠菌可导致尿道感染，对新生儿条件致病。光滑念珠菌镜下可见 $2\sim3\ \mu m$ 卵圆形芽生孢子成簇排列，无假菌丝。在沙堡培养基上培养 $2\sim3d$ 有灰白色光滑菌落长出。在玉米-吐温 80 琼脂培养基上，菌落不产生真、假菌丝和厚膜孢子。在血清中不产生芽管。在沙氏肉汤中不呈膜样生长，能同化葡萄糖、麦芽糖、蔗糖和海藻糖，不发酵任何糖类，不能利用硝酸盐，尿素酶阴性。

4. 近平滑念珠菌。

其特征与热带念珠菌大多相似，只是在沙堡培养基上为淡黄色菌落，在沙氏肉汤中不呈膜样生长，可利用 L-阿拉伯糖，但不能利用纤维二糖。

(二) 隐球菌属

隐球菌属是能产荚膜的酵母样真菌，不形成假菌丝，这一点有别于酵母菌。隐球菌中对人致病的最主要菌种为新生隐球菌（*Cryptococcus neoformans*）及其变种，包括新生隐球菌新型变种（*C. neoformans* var. *neoformans*）、新生隐球菌格鲁比变种（*C. neoformans* var. *grubii*）和新生隐球菌格特变种（*C. neoformans* var. *gattii*）。其他致病菌种还包括浅黄隐球菌、白色隐球菌、罗伦隐球菌、地声隐球菌和指甲隐球菌。隐球菌一般为外源性感染，经呼吸道侵入人体，经血液传播，可侵犯人体所有内脏器官。

新生隐球菌广泛分布于自然界，也存在于人体体表、口腔和肠道中。该菌可引起哺乳动物感染，但通常不发生动物对人的传染，人与人之间的传染也很少见。新生隐球菌在鸽子粪便中容易大量滋生，但不感染鸽子。但是，鸽子排泄物污染土壤或气雾化，可成为主要传播媒介。人类感染者主要为免疫功能低下的人群，其流行主要发生于艾滋病患者，肿瘤患者、器官移植患者、糖尿病患者以及使用免疫抑制剂的患者也是高危人群。在我国，隐球菌病属于乙类传染性疾病。

新生隐球菌细胞为 3～6 μm 的圆形、卵圆形酵母样真菌，单个发芽，细胞壁易于破碎，常形成月牙形或缺陷细胞。细胞被厚厚的黏多糖荚膜包裹，而荚膜是其致病物质。临床标本来源的新生隐球菌有荚膜，培养后的菌细胞一般无荚膜。根据荚膜的抗原性可将其分为 A、B、C、D 四个血清型。在沙堡或血琼脂培养基上，新生隐球菌菌落初为乳白色光滑菌落，后转为橘黄至棕褐色。

（三）曲霉属

曲霉（Aspergillus）分布很广，存在于土壤、树木、粮食及饲料等，也存在于人体皮肤和黏膜表面。曲霉有 900 多种，由于它们具有强大的分解糖类和蛋白质的能力，很多被人类用于酿造工业，也有的被用于生产抗生素。但是，曲霉也常污染食品和药品，使之变质，有约 30 种是条件致病菌，最常见的为烟曲霉、黄曲霉和黑曲霉。曲霉产生大量孢子，散布于空气中，对免疫功能低下者，曲霉可侵犯许多部位。呼吸系统曲霉病有三种：过敏型支气管肺曲霉病、局限型肺曲霉病和肺炎型曲霉病。过敏型支气管肺曲霉病是一种超敏反应疾病。局限型肺曲霉病在器官有空腔存在（如结核空洞）的基础上发生，曲霉本身不侵犯组织、不扩散。肺炎型曲霉病则是因为曲霉在肺内扩散，引起坏死型肺炎，并可扩散至其他器官，常见于免疫缺陷或免疫抑制患者。全身性曲霉病的原发病灶主要为肺，发生败血症（毒血症）后扩散至全身，危及生命，多发生于晚期重症患者。此外，曲霉毒素可能会致癌，如黄曲霉毒素为强致癌物。

曲霉有共同的特征：菌丝为多细胞性有隔菌丝，菌丝体透明或含有颗粒。接触培养基的部分可分化出壁厚而膨大的基足细胞，向上生出随种属不同而颜色、形态各异的分生孢子梗，其顶端再膨大成半球形或烧瓶状的顶囊。顶囊上长出单层或多层的辐射状小梗；小梗顶端再生成小分生孢子，呈串状排列。小分生孢子因菌种不同而呈黄、绿、棕、黑等不同颜色。从分生孢子梗到分生孢子，这一整体结构称为分生孢子头（图 4-2-1）。

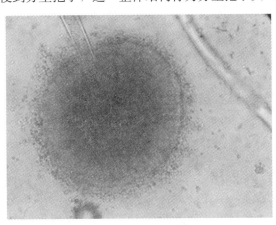

图 4-2-1　曲霉分生孢子头

（四）毛霉科真菌中的根霉和毛霉

根霉属（*Rhizopus*）、毛霉属（*Mucor*）和梨头霉属（*Absidia*）是引起毛霉病的常见真菌属，最常见的为根霉属和毛霉属真菌。根霉属菌好侵犯鼻、鼻窦、脑及消化道，毛霉属菌好侵犯肺和心，梨头霉属所致疾病较少见。毛霉广泛存在于自然界中，在粮食和水果上尤为多见，通过空气、尘埃和饮食传播。毛霉感染通常发生于晚期重症患者，一般初发于鼻黏膜或鼻窦，经口腔唾液扩散至眼眶，引起坏死性炎症和肉芽肿，再经血流入侵脑部，导致脑膜炎；也可全身扩散，侵犯各个器官。致病菌也可直接经呼吸道侵入支气管和肺，引起咳嗽、血痰和肺梗死，继而扩散导致心肌梗死等。由于毛霉感染发病急、进展快、病死率高，因而一般在患者生前难以及时诊断，多通过尸检确诊。

毛霉病临床样本以 20% 氢氧化钾（KOH）制成湿片直接镜检，可见折光性强、直径为 5～15μm 的粗大菌丝，无隔或少隔、壁薄，偶见孢子囊和孢子梗。在麦芽糖、马铃薯或沙堡琼脂培养基上均生长较快，菌落初时呈白棉状，渐变为灰褐色或其他颜色，顶端有黑色小点；在陈旧培养物中偶见有隔菌丝。毛霉的鉴定依据为菌落形态、色泽、分枝状态、有无接合孢子及其特点、孢子囊形态以及有无厚壁孢子等。

（五）肺孢子菌属

肺孢子菌属（*Pneumocystis*）真菌因为其具有原生动物的生活史和虫体形态而曾被归于原虫，称为"卡氏肺孢子虫"，在 1988 年因为发现其线粒体 16S 和 5S 核糖体的核苷酸序列与真菌更接近，将其划归真菌。肺孢子菌属广泛分布于自然界、人及多种哺乳动物肺内，在机体免疫功能弱时引起感染，导致肺孢子菌肺炎。常见的肺孢子菌称为卡氏肺孢子菌（*P. carinii*），而特定感染人的变种于 1999 年被命名为伊氏肺孢子菌（*P. jiroveci*）。

肺孢子菌主要有包囊和滋养体两种形态。滋养体为可变多形体，有细足和伪足形成，类似阿米巴。包囊呈圆形，直径 4～6 μm，囊壁内含有囊内小体（或称子孢子），完全成熟的包囊内一般含 8 个，包囊是重要的形态诊断依据。肺孢子菌寄生部位限于肺泡腔，成熟包囊进入肺泡后破裂，囊内小体脱囊后发育为滋养体，滋养体紧贴肺泡上皮寄生、增殖，包囊多位于肺泡中央。

肺孢子菌肺炎，又称卡氏肺孢子虫肺炎、卡氏肺囊虫肺炎，是由肺孢子菌引起的间质性浆细胞性肺炎，为条件性肺部感染性疾病。本病 20 世纪 50 年代前仅见于早产儿、营养不良婴儿，近十年来随着免疫抑制剂的应用、肿瘤化疗的普及，尤其是 HIV 感染的增加，发病率明显上升，已成为 HIV 感染患者最常见的机会感染与死亡的原因。

肺孢子菌肺炎潜伏期为 4～8 周。AIDS（获得性人免疫缺陷综合征）患者的潜伏期较长，平均为 6 周，甚至可达 1 年。流行性婴儿型（经典型）肺孢子菌肺炎流行于育婴机构，起病缓慢，逐渐出现咳嗽、呼吸困难，未经治疗的患者病死率为 20%～50%。儿童-成人型（现代型）起病较急，始于干咳，迅速出现高热、气促、发绀，肺部体征甚少，可有肝、脾肿大，接受大剂量激素治疗者，病程短促，可于 4～8 d 死亡。并发 AIDS 患者病程较为缓慢，可持续数周至数月，未经治疗者全部死于呼吸衰竭。本病症状严重，但肺部体征较少，多数患者肺部听诊无异常，部分患者可闻及散在湿啰音。

（六）组织胞浆菌属

组织胞浆菌属（*Histoplasma*）只有一个种，即荚膜组织胞浆菌（*H. capsulatum*）。该种含两个变种：荚膜组织胞浆菌荚膜变种（*H. capsulatum* var. *capsulatum*）和荚膜组织胞浆菌杜波变种（*H. capsulatum* var. *duboisii*）。荚膜阿耶罗菌（*Ajellomyces capsulatus*）是荚膜组织胞浆菌的有性型。荚膜组织胞浆菌是双相型真菌，在自然环境中为菌丝型，有大、小孢子；在宿主组织及营养丰富的培养基上为酵母型，菌体外周有一透明带颇似荚膜。含组织胞浆菌的临床标本如痰液、分泌物、骨髓等以 KOH 制片并染色后，以油镜观察，可见直径 $2\sim5\mu m$、卵圆形、芽生、有荚膜的孢子，一端较圆，一端较尖。其在大单核细胞或多核细胞内，或在组织细胞外，多聚集成群。该菌在培养基上生长较慢，一般需培养 3 周。在添加抗生素的脑心浸液葡萄糖琼脂培养基上经 37℃ 培养，可见潮湿薄膜状的酵母样菌落，镜检可见卵圆性芽生孢子。若为荚膜变种，孢子直径为 $1\sim5\mu m$；如果是杜波变种，则为 $12\sim15\mu m$。若将标本接种至加抗生素的沙堡琼脂培养基于 25℃ 培养，可产生白棉状气生菌丝，后渐变为淡黄色甚至褐色；镜检可见分枝的有隔菌丝，附小而圆的分生孢子，直径 $2\sim3\ \mu m$；待菌落成熟，约 30% 的菌株可见特征性的、有鉴别意义的齿轮状大分生孢子，直径 $7\sim15\mu m$。荚膜变种能分解尿素但不能液化明胶，杜波变种则相反。

组织胞浆菌呈世界性分布，以热带地区为甚。荚膜组织胞浆菌病是由荚膜组织胞浆菌所引起的一种传染性很强的肉芽肿性疾病，常由呼吸道传染，多数被机体防御机制消灭，到达肺泡的孢子增殖并转化为酵母型，引起中性粒细胞、巨噬细胞聚集，其被巨噬细胞吞噬，但不被杀灭，仍能繁殖并通过肺门淋巴结进入血液循环，波及其他单核−巨噬细胞系统如肝、脾，也可以侵犯肾、中枢神经系统及其他器官。急性原发型病症表现为流感样症状，约两周后症状消失，愈后留下肺部钙化灶；慢性空洞型可引起较大的肺损害，但症状轻微；严重散发型则预后不良。杜波变种与荚膜变种不同，很少侵犯肺，但常侵犯骨和皮肤。患者多见于男性，严重程度随患者免疫水平而异，重症患者多存在免疫功能缺陷。

（七）青霉属

青霉属（*Penicillium*）有 300 多种，常见的致病菌有产黄青霉（*P. chrysogenum*）、桔青霉（*P. citrinum*）、马尔尼菲青霉（*P. marneffei*）等。马尔尼菲青霉为双相型真菌，其余青霉为丝状真菌，广泛分布于土壤、腐败的植物和空气中，某些可产生抗生素如青霉素及多种酶和有机酸，多数青霉为污染菌，少数菌种在一定条件下可引起青霉病和肺青霉病。该病为非特异性的，类似肺结核或肺曲霉病，患者出现呼吸道症状，以及发热、食欲不振、消瘦甚至全身衰竭等症状。短时间内吸入较大量青霉孢子可引起过敏性支气管肺青霉病，表现为暂时性肺部浸润，外周血和痰中嗜酸性粒细胞增多，同时表现出间歇性气道阻塞、胸闷、喉痒痛、哮喘、荨麻疹等，也可导致中枢神经症状。

青霉大多数只有无性阶段，少数发现有性阶段。青霉菌落生长迅速，质地平坦、丝状、柔软或蓬松；初期为白色，逐渐过渡到蓝绿、灰绿、黄色或粉色，平板背面培养基常常为白色或淡黄色(图4-2-2)。本属基本特征是营养菌丝体呈无色、淡色或鲜明的颜色，具横隔，为埋伏型或部分埋伏型、部分气生型。气生菌丝呈密毡状、松絮状或部分集结成菌丝索。分生孢子梗由埋伏菌丝或气生菌丝生出，具横隔，单独直立或做某种程度的集合，乃至密集成一定的菌丝束或孢梗束。分生孢子梗顶端生有扫帚状的分枝结构，称为帚状枝，其由单轮或两次到多次分枝系统构成。最后一节分枝即产孢细胞，称为瓶梗，着生瓶梗的细胞是梗基，支持梗基的细胞是副支。分生孢子自瓶梗上生出，形成不分枝的链。青霉菌典型的帚状枝见图4-2-3。

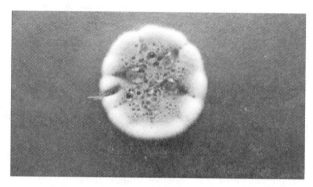

图4-2-2　青霉菌落

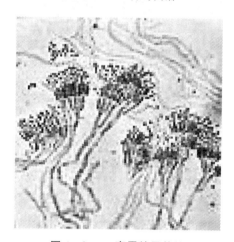

图4-2-3　青霉的帚状枝

　　马尔尼菲青霉菌是青霉菌中唯一的呈温度双相型的致病菌，即在25℃时为菌丝型，在37℃时为酵母型，只有酵母型才有致病性，是一种罕见的致病菌。马尔尼菲青霉菌病可发生于健康者，但更多见于免疫缺陷或免疫功能抑制者，主要累及单核-巨噬细胞系统，常播散全身，病死率高，是一种严重的深部真菌病。临床标本经瑞氏染色直接镜检，在组织中可见直径3~6 μm的卵圆形酵母细胞，有的呈弯曲腊肠样。在沙堡培养基上，如果在25℃培养，菌落生长慢，表面呈绒毛样，灰色或粉红色，菌落周围培养基和背面呈酒红色，并弥漫到整个培养基。镜下可见典型帚状枝，双轮生，散在，有2~7个梗基，其上有2~6个瓶梗，较短而直，瓶身较膨大，梗颈短直，可见单瓶梗直接从气生菌丝长出，其顶端有单链分生孢子。如果在37℃培养，菌落呈酵母样型，初为淡褐色膜样、湿润、平坦的菌落，继而产生红色色素；镜检为圆形或椭圆形酵母孢子，有时可见与活检组织中所见相同的酵母样菌体。

（八）镰刀菌属

镰刀菌（*Fusarium*）分布极广，普遍存在于土壤及动植物等有机体中，甚至可存在于严寒的北极和干旱炎热的沙漠中，兼寄生或腐生生活。镰刀菌的分类是当今世界上的一大难题，目前，国际上存在 10 种不同的镰刀菌分类系统。根据《菌物词典》2001年第 9 版，镰刀菌属于无性真菌类，有性时期为子囊菌门；分类主要根据其无性时期特征。某些菌种可感染人皮肤、角膜、肺部、脑部、心内膜等；恶性肿瘤的发生可能与有的菌种有关。常见的致病性镰刀菌包括茄病镰刀菌（*F. solani*）、禾谷镰刀菌（*F. graminearum*）、雪腐镰刀菌（*F. nivale*）、串珠镰刀菌（*F. moniliforme*）、梨孢镰刀菌（*F. poae*）等。镰刀菌可产生镰刀菌毒素，导致人患病和死亡，比如镰刀菌会产生 T2 毒素，抑制软骨组织生长，随之引发骨骼病症，最终导致缺血性股骨头坏死。镰刀菌常见的产毒霉菌有九个种：禾谷镰刀菌、串珠镰刀菌、三线镰刀菌、雪腐镰刀菌、梨孢镰刀菌、拟枝孢镰刀菌、木贼镰刀菌、茄病镰刀菌和尖孢镰刀菌。

临床标本直接镜检，可见镰刀菌有分枝、分隔的透明菌丝，偶见镰刀状大分生孢子。体外培养时多采用燕麦培养基、马铃薯葡萄糖培养基等。大分生孢子是镰刀菌属的特征，其生长自分生孢子座，形成黏斑，有时产生黏液；有时生长自气生的分生孢子梗（简单瓶梗）上。其形状多样，有马蹄型、镰刀形、橘瓣形、长筒形、纺锤形等，有的分隔明显，多为 3~10 个分隔。有或无小分生孢子是镰刀菌的分类依据之一。小分生孢子形成于气生菌丝上，着生方式有单生、串生、假头状着生，多为单细胞，少数有 1~3 个分隔，形态多样，有卵形、椭圆形、肾形、瓜子形、梨形、哑铃形等。厚垣孢子的有无在镰刀菌分类中具有重要意义，其形成于菌丝及分生孢子中，通常为圆形或卵圆形，但其形状和着生方式等性状并不重要。镰刀菌在马铃薯察氏培养基上的白色菌落见图 4-2-4，其镜下菌丝形态和镰刀形、纺锤形大分生孢子见图 4-2-5。

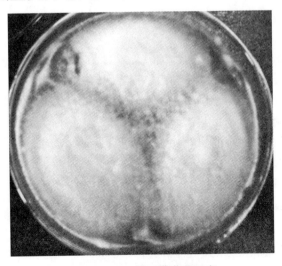

图 4-2-4 镰刀菌菌落形态

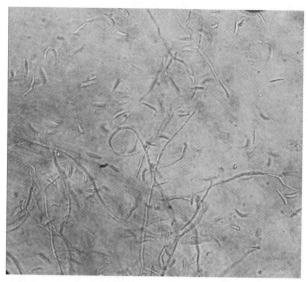

图4-2-5　显微镜下镰刀菌菌丝和大分生孢子的形态

第三节　原生生物分类及生物学性状

原生生物（protist）是由原核生物进化而来的最简单的真核生物，是真核生物中最原始的类群。它们大部分为单细胞生物，细胞内具有细胞核和有膜的细胞器。原生生物的特点是都生活在水中，没有角质，都进行有氧呼吸。原生生物包括除动物、植物、真菌三界之外的所有真核生物，它们可分为三大类：藻类、原生菌类、原生动物类。

一、原生生物的分类

原生生物的分类一直存在争议。传统上原生生物依其与"更高级生物"的相似性被分为：似植物的原生植物类（protophyta），多为单细胞藻类；似菌类的黏菌（slime molds）和水霉/水藻菌（water molds）；似动物的原虫（protozoa）。虽然这些依据表观相似性的亚分类已经被基于进化相关性的系统发育学（phylogenetics）所取代，但这些旧的术语至今还用于原生生物的形态和生态描述等。现代分类法将原生生物划分为"并系（paraphyletic group）"（注意这不是进化枝"clade"）：原核生物为非动物、非陆生植物、非真菌的其他真核生物；并依据分子生物学手段，将原有"原生生物界"里的生物划入多个亲缘关系相距很远的门（phyla）。这意味着这些生物虽表面相似，但祖先迥异，其生命周期、营养方式、运动方式和细胞结构都差异很大。简单而言，原生生物间除了结构简单这一点相似外，几乎没有其他共同之处。

原生生物的分类还在变化当中。更新的分类方法根据形态学（尤其是亚结构）、化学（生化）分类学和DNA序列信息，试图将原生生物分成不同的单元。然而，因为分子生物学和形态学有时不相匹配，它们被分成两类：一类是同一形态学下分为不同种系；另一类是同一种系下分为不同形态。

本书结合消毒卫生的实际情况，采用传统的分类方式。按原生生物的营养方式，将原生生物分为三类。①类似植物的原生藻类［photosynthetic（plant-like）protists：algae］：含有叶绿体，采取能进行光合作用的自营营养方式；②类似真菌的原生菌类［absorptive（fungus-like）protists］：吞噬有机物或分泌酵素，采取分解并吸收有机分子的异营营养方式；③类似动物的原生动物类［ingestive（animal-like）protists］：采用吞噬食物的异营营养方式。

二、原生生物的性状

（一）原生菌类

原生菌类如黏菌（*Myxomycetes*，又名 slime molds）和水霉（water molds），它们的外表特征与真菌相似，皆为异营，储藏肝糖，细胞壁含纤维素或几丁质，因此有些分类学家仍将黏菌与水霉归在真菌界。但它们与真菌也有较大差异，如有游走细胞（swimming cells）、鞭毛，或行变形虫运动，黏菌能吞入固体食物，将食物分解而吸收等，因此它们被归为原生生物。

1. 黏菌。

黏菌生活形态介于动物和真菌之间。在繁殖期产生具纤维质细胞壁的孢子，具有真菌性状，但是生活史中没有菌丝出现；其生长期或营养期为黏黏的、裸露的无细胞壁多核的原生质团，其营养构造、运动和摄食方式与原生动物中的变形虫相似，称变形体。黏菌大多数为腐生菌，无直接经济意义，极少数寄生在经济植物上，危害寄主。黏菌又分为原生质体黏菌（plasmodial slime molds）和细胞性黏菌（cellular slime molds）。

原生质体黏菌的特色是没有单一细胞，而形成一整团的原生质。其生活史可分为二倍体时期与单倍体时期。二倍体时期从两个单倍体细胞由配子生殖形成合子开始，之后合子进行有丝分裂，形成拥有许多细胞核，但是只有一团原生质的原生质团，称为变形体（plasmodium）。变形体发展成熟之后，会形成网状形态，且据食物、水与氧气等改变其表面积，此时称为营养时期（feeding stage），吞噬作用为其进食方式。接下来形成孢子囊（sporangium），孢子囊发展成熟后发展成为子实体。之后进行减数分裂，释放出单倍体孢子，即进入单倍体时期，释放出来的孢子经由空气传播，这些孢子会产生两种配子，其中一种为变形虫细胞（amoeboid cell），另一种则是鞭毛细胞（flagellated cell）。这两种细胞可以互相变换，但是最后都只会与同类细胞结合进行配子生殖（syngamy），产生二倍体的合子。

细胞性黏菌的生活史可分为无性生殖与有性生殖两种周期，两者之间可以互换。其中二倍体时期出现在有性生殖周期中。刚离开孢子的黏菌细胞称为单一细胞（solitary cell），单一细胞的阶段为营养时期，此时细胞以吞噬细菌的方式生存。当食物耗尽时，许多原本分开生活的单一细胞会聚集在一起，形成一个貌似蛞蝓的变形体，可以爬行移动。之后有些细胞进行配子生殖，形成二倍体配子，再经过减数分裂形成新的单倍体细胞，重回无性生殖周期。有些细胞则会组成子实体，生产并释放单倍体孢子，孢子外壳破裂放出单一细胞，完成一次生命周期。

2. 水霉。

水霉（water molds）的学名为卵菌（*oomycetes*），属卵菌纲（*Oomycota*），是一种与真菌很相似的真核微生物，但根据亲缘关系学，两者的来源并不相同。现代研究结果表明，相对于真菌，水霉与褐藻及硅藻更近缘。水霉和真菌在结构和形态上也有较大差异：①细胞壁含纤维素，而非几丁质；②细胞一般无横隔；③营养状态为二倍体，而真菌的营养状态为单倍体；④大多数水霉产生具两根鞭毛、能自己游动的动孢子，而很少有真菌能产生有鞭毛的动孢子，且真菌的动孢子只有一根鞭毛；⑤水霉有管状的线粒体嵴，而真菌的线粒体嵴较为扁平；⑥水霉和真菌在新陈代谢方面也存在较大的差异。尽管如此，还是有些分类学家将卵菌的某些种归为真菌，有时称之为"类真菌"或"低等真菌"。

水霉能够进行有性繁殖和无性繁殖，产生两种迥异的孢子。一种为主要的扩散型无性孢子，能自己游动，在水中具有趋化性（chemotaxis），称为动孢子（zoospores），也有些水霉产生随风扩散的无性孢子。另一种则为在恶劣条件下产生的透明的、有双层细胞壁、圆形的有性孢子，称为卵孢子（合子，oospores）。

水霉有腐生和寄生两种生活方式，其菌丝在孢子囊的底部，之间很少有间隔，菌丝微细，吸水性强，"水霉"名称由此而来，但实际上多数水霉为陆生寄生，是不少植物性瘟疫的元凶，如爱尔兰马铃薯疫病及橡树突亡症，都是由水霉引起的。此外，水霉也感染鱼类，导致水霉病。

（二）原生藻类

原生藻类主要生长在水中、潮湿处或与菌类（如地衣）、植物（如满江红叶部空腔内的念珠藻）、动物共生。其分布范围极广，对环境条件要求不严，适应性较强，在只有极低的营养浓度、极微弱的光照强度和相当低的温度下也能生活。原生藻类形态多样，有片状、管状、丝状或薄膜状等，有单株的，也有些为群体的。原生藻类可通过断裂（fragmentation）、动孢子（planospore）或不可动孢子（aplanospore）进行无性生殖。当环境恶劣时，可通过同形配子（isogamy）、不同形配子（anisogamy）或精卵结合（oogamy）进行有性生殖。原生藻类包括甲藻、隐藻、金藻（包括硅藻和浮游藻）、红藻、绿藻和褐藻；而蓝藻（或蓝绿藻）为原核生物，生殖构造复杂的轮藻则为植物。

虽然藻类并不是一个自然分类群，但它们却具有以下共同特征：

1. 藻类个体一般没有真正根、茎、叶的分化。

藻类的形态、构造很不一致，大小相差悬殊。例如小球藻为圆球形单细胞，直径仅数微米；生长在海洋里的巨藻，结构很复杂，体长可达 200 m 以上。尽管藻类结构和大小悬殊，但多无真正根、茎、叶的分化。有些大型藻类，如海带，在外形上虽然也可以把它分为根、茎和叶三部分，但体内并没有维管系统，故不是真正的根、茎、叶，其整个藻体多称为叶状体或原植体。

2. 能进行光能无机营养。

藻类细胞内除含有叶绿素外，有些类群还含有其他色素。它们和高等植物一样，都能在光照条件下，利用二氧化碳和水合成有机物质，以进行无机光能营养。但藻类的营养方式很多样，例如有些低等的单细胞藻类，在一定的条件下也能进行有机光能营养、无机化能营养或有机化能营养。

3. 生殖器官多由单细胞构成。

高等植物产生孢子的孢子囊或产生配子的精子器和藏卵器一般都是由多细胞构成的，例如苔藓植物和蕨类植物在产生卵细胞的颈卵器和产生精子的精子器的外面都有一层不育细胞构成的壁。但在藻类，除极少数种类外，生殖器官都是由单细胞构成的。

4. 合子不在母体内发育成胚。

藻类的合子在母体内并不发育为胚，而是脱离母体后，才进行细胞分裂并成长为新个体。高等植物的雌、雄配子融合后所形成的合子（受精卵），都是在母体内发育成多细胞的胚以后，才脱离母体继续发育为新个体。如果用动物学的术语来说，高等植物是"胎生"，而藻类则是"卵生"。

5. 藻类的分布很广。

按着生特点，藻类可分为浮游藻类、飘浮藻类和底栖藻类。单细胞有鞭毛的藻类，如硅藻、甲藻和绿藻，浮游生长在海洋、江河、湖泊，称为浮游藻类。有的藻类如马尾藻类飘浮生长在海水上，称为飘浮藻类。有的藻类则固着生长在一定基质上，称为底栖藻类，如红藻门、褐藻门、绿藻门的多数种类生长在海岸带上。这些底栖藻类在一些地方呈带状分布。一般来说，在潮间带的上部为绿藻，中部为褐藻，而下部则为红藻。这种分布特点与藻类对光谱和光强的要求有关。由于海水易吸收波长长的光，因此各水层的光谱存在差异。绿藻一般生活于水表层，而红藻、褐藻则能利用绿、黄、橙等波长短的光线，在深水中生活。此外，水体的化学性质也影响藻类的分布。比如裸藻容易在富营养水体中大量出现，常形成水华；硅藻和金藻常大量存在于山区贫营养的湖泊中；绿球藻类和隐藻类在小型池塘中常大量出现。此外，生活于同一水域的各藻类相互间的作用对它们的出现和繁盛也有重要影响，某些藻类能分泌物质抑制其他藻类的生长。

原生藻类在生态系统中扮演初级生产者的角色，尤其在水生生态系统中，藻类是其他初级消费者如鱼、虾等的主要食物来源。原生藻类对人类也很有用处：有些藻类可以食用，如褐藻类的昆布（*Laminaria*）和群带菜，红藻类的发菜、紫菜和龙须菜；有些红藻的细胞壁含有石灰质，会堆积为暗礁；矽藻的遗体可堆积成为矽藻土；褐藻细胞壁中的藻素（algin）可制成安定剂；有些红藻可用来配药，有些褐藻还可用来提炼工业用的石油；以藻类为原料所制成的藻胶酸盐，已广泛应用于工业生产中。但是，藻类亦给人类带来困扰，当水域中某种营养成分过高时，容易造成某种藻类过度繁殖，而产生藻华（bloom）或红潮（red tide）现象。这样，当藻类死亡时，细菌分解藻类，水中会缺氧而使鱼、虾死亡。

（三）原生动物

原生动物（*Protozoans*），俗称为原虫，大都为可运动的掠食者或寄生者。一般体型微小，直径 $10 \sim 52~\mu m$，但也有例外，如深海中有一种有孔虫的直径可达 20 cm。自由态的原虫一般生活在潮湿的环境中，如土壤、苔藓或水中；有些在干旱的条件下会形成休眠孢子。有些原虫营共生或寄生，有些捕食细菌、藻类或其他原生生物。原虫一般按运动方式可分为下列几类。①具鞭毛的原生动物（flagellated Protozoans）：如引起非洲昏睡病的锥体虫类（trypanosomes），感染人类生殖道的滴虫类（trichomonads）；②似阿米巴的原生动物（amoeboid Protozoans）：借伪足移动，如有壳或无壳的变形虫（amoebas）、有孔虫类（foraminiferans）、太阳虫类（heliozoans）和放射虫类（radiolarians）；③孢子虫类（sporozoans）：能滑行或不能运动，如疟原虫属（*Plasmodium*）；④纤毛虫类（ciliates）：利用众多的纤毛来运动和觅食，如草履虫。

1. 原虫的结构。

原虫的结构符合单个动物细胞的基本构造，由胞膜、胞质和胞核组成。

（1）胞膜：胞膜包裹虫体，也称表膜或质膜。电镜下可见为一层或一层以上的单位膜结构，其外层组成为类脂和结合多糖分子的蛋白质，内层有微管和微丝支撑，使虫体保持一定形状。原虫胞膜有分隔、沟通、新陈代谢、保护以及运动等生理功能。某些寄生原虫的胞膜带有多种受体、抗原、酶类，甚至毒素；某些种类的胞膜抗原可不断变异。在不利条件下，有些原虫还可在胞膜之外形成坚韧的保护性壁。

（2）胞质：胞质主要由基质、细胞器和内含物组成。基质均匀透明，含有肌动蛋白组成的微丝和管蛋白组成的微管，用以支持原虫的形状并与其运动有关。许多原虫有内、外质之分。外质较透明，呈凝胶状，具有运动、摄食、营养、排泄、呼吸、感觉及保护等功能；内质呈溶胶状，含各种细胞器和内含物，也是胞核所在之处，为细胞代谢和营养存贮的主要场所。原虫的细胞器按功能分为：①膜质细胞器，主要由胞膜分化而成，包括线粒体、高尔基复合体、内质网、溶酶体等，大多参与合成代谢。某些细胞器可因虫种的代谢特点而有所缺失或独有，如营厌氧代谢的种类一般缺线粒体。②运动细胞器，为原虫分类的重要标志，按性状分为无定形的伪足（pseudopodium）、细长的鞭毛（flagellum）、短而密的纤毛（cilia）三种，具相应运动细胞器的原虫分别称阿米巴、鞭毛虫（flagellate）和纤毛虫（ciliate）。鞭毛虫和纤毛虫大多有特殊的运动器，如波动膜、吸盘以及为鞭毛、纤毛提供动能的神经运动装置。有些鞭毛虫有动基体（kinetoplast），这是一种含 DNA 的特殊细胞器，其功能近似一个巨大的线粒体，含有与之相似的酶，但动基体 DNA 的质和量均与胞核不同。③营养细胞器，部分原虫拥有胞口、胞咽、胞肛等帮助摄食、排废；寄生性纤毛虫大多有伸缩泡，能调节虫体内的渗透压。此外，鞭毛虫的胞质可有硬蛋白组成的轴柱（axone），为支撑细胞器，使虫体构成特定的形态。原虫胞质内有时可见多种内含物，包括各种食物泡、营养贮存小体（如淀粉泡）、代谢产物（色素等）和共生物（病毒颗粒）等，特殊的内含物也可作为虫种的鉴别标志。

（3）胞核：胞核为原虫得以生存、繁衍的主要结构，由核膜、核质、核仁和染色质组成。核膜为两层单位膜，具微孔沟通核内外。染色质和核仁分别富含 DNA 和 RNA，能被深染。在光学显微镜下，原虫胞核需经染色才能辨认，并各具特征。寄生人体的原虫多数为泡状核型（vesicular nucleus），以染色质少而呈粒状，分布于核质或核膜内缘，以及只含一个粒状核仁为特点。纤毛虫为实质核型（compact nucleus），核大而不规则，染色质丰富，常具一个以上的核仁，故核深染而不易辨认内部。原虫的营养期大多只含一个核，少数可有两个或更多。一般仅在核分裂期核染色质才浓集为染色体，展示染色体核型的形态学特征。经染色后的细胞核形态特征是医学原虫病原学诊断的重要依据。

随着科学技术的发展，医学原虫的形态学已深入亚细胞和分子领域。过去光学显微镜未能解决的问题，现可通过超微技术、免疫生化等方法加以判别，从分子水平重新认识。如利什曼原虫的种群分类，今天已可借助染色体核型、核酸序列构成、酶谱型（zymodeme）或血清学谱型（serodeme）等的综合分析，进行种群乃至株系的判定。

2. 原虫的运动。

多数原虫借运动细胞器进行移位、摄食、防卫等活动。运动方式有伪足运动、鞭毛运动和纤毛运动。没有细胞器的原虫也可借助体表构造进行滑动和小范围扭转。具有运动、摄食和生殖能力的原虫在其生活史期统称为滋养体（trophozoite）期，是多数寄生原虫的基本生活型。许多原虫的滋养体在不良条件下分泌外壁，形成不活动的包囊（cyst）或卵囊（oocyst），用以抵抗不良环境，实现宿主转换，成为传播上的重要环节。

3. 原虫的营养。

寄生原虫生活在富含营养的宿主内环境，一般可通过胞膜渗透和多种扩散机制吸收小分子养料，称为渗透营养（osmotrophy）。多数原虫还需以细胞器伪足或胞口摄食大分子物质。伪足以吞噬（phagocytosis）和吞饮（pinocytosis）分别摄取固态和液态食物，统称为内胞噬（endocytosis）。纤毛虫有胞口，孢子虫和鞭毛虫有微胞口（micropore）或管胞口（tubular cytostome）等摄食细胞器。摄入的食物在胞质形成食物泡，溶酶体与食物泡结合，将食物消化、分解，残渣和代谢最终产物各以特定的方式，或从胞肛，或从体表，或通过增殖过程的母体裂解而排放于寄生部位。

4. 原虫的繁殖。

原虫以无性或有性或两者兼有的生殖方式增殖，同时以一定的方式排离和转换宿主，以维持种群的延续。

无性生殖方式包括：①二分裂，为寄生原虫最常见的增殖方式，分裂时胞核先分裂，随后纵向或横向分裂为二个子体。②多分裂，胞核多次分裂后胞质包绕每个核周围，一次分裂为多个子代。多分裂形式多样，疟原虫的裂体增殖，孢子增殖和某些阿米巴、鞭毛虫的囊后增殖等都属多分裂。③出芽生殖，为大小不等的分裂，如弓形虫滋养体的内二殖或内二芽殖。

有性生殖方式包括：①接合生殖（conjugation），两个形态相同的原虫接合在一起，交换核质后分开各自分裂，多见于纤毛虫。②配子生殖（gametogony），先分化为雌雄配子（gamete），而后结合为合子（zygote），再进行无性增殖。配子生殖常为寄生原虫有性世代的主要阶段，本身并无个体增加，却为无性孢子生殖的先导，如疟原虫在蚊体内的发育。

5. 原虫生活史。

寄生原虫的增殖本质上是一种种族生存适应，必然伴随着排离和宿主更迭。因此医学原虫的生活史是从宿主到宿主的传播过程，形式多样，在医学上有着重要的流行病学意义。其生活史类型可按传播特点大致分为三型：

（1）人际传播型。生活史只需要一种宿主，凭借接触或中间媒介而在人群中直接传播。人际传播型可分两类：①生活史只有滋养体阶段，以二分裂增殖，直接或间接接触滋养体而传播。阴道毛滴虫、口腔毛滴虫和齿龈阿米巴等属此类。②生活史有滋养体和包囊两个阶段，前者以二分裂增殖，包囊可有或无核分裂，为有效的排离和传播阶段。多数肠道寄生阿米巴、鞭毛虫和纤毛虫属此类型。

（2）循环传播型。完成生活史需一种以上的脊椎动物，分别进行有性和无性生殖，形成世代交替现象，如刚地弓形虫以猫为终宿主，以人、鼠或猪等为中间宿主。

（3）虫媒传播型。完成生活史需经吸血昆虫体内的无性或有性繁殖，再接种人体或其他动物，如利什曼原虫（无世代交替）和疟原虫（有世代交替）的生活史。

6. 致病性和免疫。

致病性原虫多营寄生，入侵宿主后必须战胜机体的防御功能，增殖到相当数量后才表现出明显的、与致病性原虫相关的特有临床症状，比如大量疟原虫的定期裂体增殖使被寄生红细胞发生周期性裂解，导致患者出现寒热节律典型的症状；寄生在上消化道大量增殖的贾第虫附着于肠黏膜，严重影响脂肪的消化吸收，引起颇为特殊的脂肪泻。很多寄生原虫的生活史有助于其逃避免疫且利于传播，如原虫在血细胞内寄生，既能逃避宿主免疫，又利用血源进行播散；利什曼原虫和弓形虫被巨噬细胞吞噬后能在免疫细胞内增殖，并被带至全身各处，导致全身性严重感染。

第四节　常见致病性原虫

致病性原虫是寄生在人体管腔、体液、组织或细胞内的原虫，有 40 余种，其中的一些种类以其独特的生物学和传播规律危害人群或家畜，构成广泛的区域性流行。

一、常见致病性原虫的分类

常见致病性原虫与分类见表 4-4-1。

表 4-4-1　常见致病性原虫及分类

主要寄生部位	名称	科（Family）	目（Order）	纲（Class）
单核吞噬系统	杜氏利什曼原虫 *Leishmania donovani*	锥虫科 Trypanosomatidae	锥虫目 Trypanosomatida	动基体纲 Kinetoplastea
	热带利什曼原虫 *Leishmania tropica*			
	巴西利什曼原虫 *Leishmania braziliensis*			
	墨西哥利什曼原虫 *Leishmania mexicana*			
血液	冈比亚锥虫 *Trypanosoma brucei gambiense*			
	罗德西亚锥虫 *Trypanosoma brucei rhodesiense*			
	枯氏锥虫 *Trypanosoma cruzi*			

主要寄生部位	名称	科（Family）	目（Order）	纲（Class）
泌尿生殖道	阴道毛滴虫 *Trichomonas vaginalis*	毛滴虫科 Trichomonadidae	毛滴虫目 Trichomonadida	副基体纲 Parabasalia
口腔	口腔毛滴虫 *Trichomonas tenax*			
	人毛滴虫 *Trichomonas hominis*			
	脆双核阿米巴 *Dientamoeba fragilis*	单毛滴虫科 Monocercomonadidae		
	蓝氏贾第鞭毛虫 *Giardia lamblia*	六鞭毛科 Hexamitidae	双滴虫目 Diplomonadida	未定
	梅氏唇鞭毛虫 *Chilomastix mesnili*	四鞭科 Tetramitidae	多鞭目 Polymastigina	鞭毛纲 Mastigophora
肠道	溶组织内阿米巴 *Entamoeba histolytica*	内阿米巴科 Entamoebidae	阿米巴目 Amoebida	变形虫纲 Tubulinea
	哈门氏阿米巴 *Entamoeba hartmanni*			古阿米巴门 Archamoebae
	结肠内阿米巴 *Entamoeba coli*			
	布氏嗜碘阿米巴 *Iodamoeba butschlii*			未定
	微小内蜒阿米巴 *Endolimax nana*			古阿米巴门 Archamoebae
口腔	齿龈内阿米巴 *Entamoeba gingivalis*			
脑	卡氏棘阿米巴 *Acanthamoeba castellanii*	棘阿米巴科 Acanthamoebidae	未定	未定
	福氏耐格里阿米巴 *Naegleria fowleri*	瓦氏科 Vahlkampfiidae	裂核目 Schizopyrenida	异叶足纲 Heterolobosea
血液	间日疟原虫 *Plasmodium vivax*	疟原虫科 Plasmodidae	血孢目 Haemosporida	球虫纲 Coccidea
	三日疟原虫 *Plasmodium malariae*			
	恶性疟原虫 *Plasmodium falciparum*			
	卵形疟原虫 *Plasmodium ovale*			
	巴贝虫 *Babesia microti*	巴贝科 Babesiidae	梨形目 Piroplasmida	

主要寄生部位	名称	科（Family）	目（Order）	纲（Class）
有核细胞	刚地弓形虫 *Toxoplasma gondii*	艾美科 Eimerjidae	艾美目 Eimeriida	
组织	人肉孢子虫 *Sarcocystis hominis*			
小肠黏膜上皮细胞	贝氏等孢子虫 *Isospora belli*			
	微小隐孢子虫 *Cryptosporidium parvum*	隐孢子虫科 Cryptosporidiidae		
结肠	结肠小袋纤毛虫 *Balantidium coli*	肠袋科 Balantidiidae	胞口目 Vestibuliferida	直口纲 Litostomatea

二、溶组织内阿米巴

溶组织内阿米巴（*Entamoeba histolytica*）属内阿米巴科的内阿米巴属。溶组织内阿米巴多寄生于宿主结肠内，在一定条件下侵入肠壁或由血流带到其他器官并引起疾病。溶组织内阿米巴有两个种，引起阿米巴病的种是溶组织内阿米巴（*Entamoeba histolytica*，1903），另一种虽与溶组织内阿米巴形态相似、生活史相同，但无致病性，名为迪斯帕内阿米巴（*Entamoeba dispar*，1925）。

（一）生物学特性

溶组织内阿米巴可分包囊和滋养体两个不同生活史期，成熟的四核包囊为感染期。溶组织内阿米巴的滋养体大小在 $10\sim60~\mu m$，临床样本中该原虫常含有摄入的红细胞，有时也可见白细胞和细菌。滋养体借助单一定向的伪足运动，有透明的外质和富含颗粒的内质，具一个球形的泡状核，直径 $4\sim7~\mu m$。但在培养基中的滋养体往往有两个以上的核，核仁小，大小为 $0.5\mu m$，常居中，周围围以纤细无色的丝状结构。滋养体在肠腔里形成包囊，在肠腔以外的器官或外界不能成囊。包囊的胞质内有一特殊的营养储存结构，即拟染色体（chromatoid body），呈短棒状，对虫株鉴别有意义。成熟包囊有 4 个泡状核，与滋养体的相似但稍小。

溶组织内阿米巴的活动阶段只存在于宿主和新鲜松散粪便中，包囊存活于宿主体外的水、土壤和食物中。人是溶组织内阿米巴的适宜宿主，猫、狗和鼠等偶尔也可作为宿主。被粪便污染的食品、饮用水中的感染性包囊经口摄入，经包囊中的虫体运动和肠道酶以及肠道 pH 环境的作用，虫体脱囊而出，在结肠上端摄食细菌并进行二分裂增殖。包囊在外界潮湿环境中可存活并保持感染性数日至一月，但在干燥环境中易死亡。滋养体可侵入肠黏膜，吞噬红细胞，破坏肠壁，引起肠壁溃疡，也可随血流进入其他组织或器官，引起肠外阿米巴病。滋养体在外界自然环境中只能短时间存活。

（二）致病机制与临床表现

溶组织内阿米巴滋养体具有侵入宿主组织或器官、适应宿主的免疫反应和表达致病因子的能力。滋养体表达的致病因子有破坏细胞外间质、溶解宿主组织和抵抗补体的溶解作用，如半乳糖/乙酰氨基半乳糖凝集素（Gal/GalNAclectin），介导滋养体吸附于宿主细胞；阿米巴穿孔素（amoeba pores）对宿主细胞形成孔状破坏；半胱氨酸蛋白酶（cysteine proteinases）溶解宿主组织，引起溃疡，导致肠外感染。以上便是溶组织内阿米巴致病的特点。

阿米巴病的潜伏期为 2~26 d，起病突然或隐匿，呈暴发性或迁延性，可分成肠阿米巴病（intestinal amoebiasis）和肠外阿米巴病（extraintestinal amoebiasis）。肠阿米巴病常见部位在盲肠和升结肠，其次为直肠、乙状结肠和阑尾，有时可累及大肠全部和一部分回肠。临床过程可分急性或慢性。急性期患者的临床症状从轻度、间歇性腹泻到暴发性、致死性的痢疾不等。慢性阿米巴病则表现为长期间歇性腹泻、腹痛、胃肠胀气和体重下降，可持续 1 年以上，甚至 5 年之久。有些患者出现阿米巴肿（ameboma），亦称阿米巴性肉芽肿（amebic granuloma）。肠外阿米巴病是肠黏膜下层或肌层的滋养体进入静脉，经血行播散至其他器官引起的阿米巴病，以阿米巴性肝脓肿（amebic liver abscess）最常见，1.2%~2.5% 的患者可出现脑脓肿，脑脓肿的病程进展迅速，如不及时治疗，患者病死率高。

（三）实验室检查和诊断

溶组织内阿米巴的实验室检查和诊断主要包括病原学诊断（包括核酸诊断）、血清学诊断和影像学诊断。病原学诊断方法包括：①生理盐水涂片，对肠阿米巴病而言，粪便检查可以检出活动的滋养体，是最有效的检验手段，应注意快速检测，保持 25~30℃以上的温度和防止尿液等污染，并注意抗生素、止泻药或收敛药、灌肠液等对检出率的影响；②碘液涂片，对慢性腹泻患者以检查包囊为主，可做碘液染色，以显示包囊的胞核，同时进行鉴别诊断；③铁苏木素染色，染色后虫体结构清晰，标本可长期保存，用于鉴别诊断；④体外培养，培养法在诊断和保存虫种方面有重要意义，且比涂片法敏感；⑤活体组织检查，用乙状结肠镜或纤维结肠镜直接观察结肠黏膜溃疡，并做活检或拭物涂片；⑥核酸诊断，这是近十年来发展较快而且敏感性和特异性较高的诊断方法，可以区别溶组织内阿米巴和其他阿米巴原虫；⑦血清学诊断，包括间接血凝试验、ELISA 或琼脂扩散法（AGD），可检验血清中相应的特异性抗体；⑧影像学诊断，主要针对肠外阿米巴病，包括超声检查、计算机断层扫描（CT）、X 线摄影等。

（四）流行与防控

溶组织内阿米巴病呈世界性分布，但常见于热带和亚热带地区。肠道阿米巴病无性别差异，而阿米巴肝脓肿男性较女性多，这可能与饮食、生活习惯和职业等有关。患阿米巴病的高危人群包括旅游者、流动人群、同性恋者和免疫功能低下者。感染的主要方式是经口感染，食源性暴发流行与人群卫生习惯息息相关。另外，可经口－肛性行为传播，故阿米巴病在欧洲各国和美、日等国家被列为性传播疾病。甲硝唑为目前治疗阿米巴病的首选药物，替硝唑、奥硝唑和塞克硝唑有相同作用。对于带包囊者的治疗应选择肠壁不易吸收且副作用小的药物，如巴龙霉素、喹碘方、安特酰胺（二氯尼特）等。在治疗该病的同时，还应采取综合措施防止感染。具体的方法：对粪便进行无害化处理，以杀灭包囊；保护水源、食物免受污染；搞好环境卫生和驱除有害昆虫；加强健康教育，增强自我保护能力等。

三、蓝氏贾第鞭毛虫

蓝氏贾第鞭毛虫（*Giardia lamblia* Stiles，1915）简称贾第虫，寄生于人体小肠、胆囊，主要在十二指肠，可引起腹痛、腹泻和吸收不良等症状，引起蓝氏贾第鞭毛虫病（简称贾第虫病）（giardiasis），为人体肠道感染的常见寄生虫之一。这种寄生虫分布于世界各地，在旅游者中发病率较高，故其所致疾病又称旅游者腹泻，已引起各国的重视。蓝氏贾第鞭毛虫感染的患者，以无症状带虫者居多。潜伏期多在两周左右，可长达数月不等。临床症状视病变部位而异。

（一）生物学特性

蓝氏贾第鞭毛虫生活史中有滋养体和包囊两个不同的阶段。滋养体呈倒置梨形，大小约 18 μm×8 μm×3 μm，两侧对称，背面隆起，腹面扁平，前半部有带吸附功能的吸盘状陷窝；有 4 对鞭毛，即前侧鞭毛、后侧鞭毛、腹鞭毛和尾鞭毛各 1 对，运动活泼。经铁苏木素染色后可见 1 对并列在吸盘状陷窝底部的卵形的泡状细胞核；虫体有轴柱 1 对，纵贯虫体中部，不伸出体外。滋养体期无胞口，胞质内也无食物泡，以渗透方式从体表吸收营养物质。包囊为椭圆形，大小约 12 μm×8 μm，囊壁较厚，碘液染色后呈黄绿色，囊壁与虫体之间有明显的空隙，未成熟的包囊有 2 个核，成熟的包囊有 4 个核，多偏于一端，囊内可见到鞭毛、丝状物、轴柱等。成熟的四核包囊是感染期，包囊随污染食物和饮用水进入人体，在十二指肠内脱囊形成 2 个滋养体。滋养体主要寄生在人的十二指肠内，营纵二分裂法繁殖。如果滋养体随食物到达回肠下段或结肠腔，就形成包囊，随粪便排出。滋养体可在腹泻粪便中发现，一般正常粪便中只能找到包囊。包囊对外界抵抗力较强，为传播阶段。

（二）致病性与临床表现

人体感染贾第虫后，无临床症状者称带虫者。患者主要症状是腹痛、腹泻、腹胀、呕吐、发热和厌食等，典型表现为以腹泻为主的吸收不良综合征，腹泻呈水样粪便，量大、恶臭、无脓血。若不及时治疗，多发展为慢性，表现为周期性稀便，反复发作，病程可长达数年。贾第虫的致病机制目前尚不完全清楚，一般认为，患者发病情况与虫株毒力、机体反应和共生内环境等多种影响因素有关，宿主免疫对临床症状影响更甚。

（三）实验室检查和诊断

一般采取病原学诊断。①粪便检查：通常用生理盐水涂片法在水样稀薄的粪便中查找滋养体，在成形粪便中用碘液染色涂片检查包囊，也可用甲醛、乙醚沉淀或硫酸锌浓集法检查包囊。由于包囊有间歇形成的特点，故检查时以隔天粪检一次并连续检查三次以上为宜。②十二指肠液或胆汁检查：粪便检查多次阴性者可用此法，以提高阳性检出率。此外，免疫检验为辅助诊断，主要包括酶联免疫吸附试验（ELISA）、间接荧光抗体试验（IFA）和对流免疫电泳（CIE）等，其中 ELISA 简单易行，检出率高（92%～98.7%），适用于流行病学的调查。

（四）流行与防控

蓝氏贾第鞭毛虫在全世界都有分布，以热带和亚热带为多，也是中国常见的寄生原虫。多数散在发病，在特殊情况下也可引起暴发流行。人是主要的传染源，尤其是携带包囊者。包囊在患者粪便中数量很大，且抵抗力较强，在经氯化消毒后的水里也可存活 2 或 3 天。治疗蓝氏贾第鞭毛虫病的常用药物有甲硝唑（灭滴灵）、阿苯达唑（丙硫咪唑）、氯硝唑等。彻底治愈患者、带虫者，注意饮食卫生，加强水源保护是预防本病的重要措施。

四、弓形虫

弓形虫病是由刚地弓形虫（*Toxoplasma gondii Nicolle & Manceaux*，1908）引起的人和动物的感染性疾病。弓形虫是专性细胞内寄生虫，中医叫三尸虫，猫和其他猫科动物是弓形虫的终宿主，在其他动物体内弓形虫只能进行无性繁殖，不能向外界散播它的后代。其随血液流动，到达全身各部位，破坏大脑、心脏、眼底，致使人的免疫力下降，患各种疾病。弓形虫呈世界性分布，我国的感染率为 5%～20%。

（一）生物学特性

弓形虫生活史有五种形态阶段：①滋养体（又称速殖子，tachyzoite）；②包囊，可长期存活于组织内，呈圆形或椭圆形，直径 $10\sim200~\mu m$，破裂后可释出缓殖子（bradyzoite）；③裂殖体；④配子体；⑤囊合子（oocyst），又称卵囊。前三期为无性生殖，后两期为有性生殖。弓形虫生活史的完成需双宿主：在终宿主（猫与猫科动物）体内，上述五种形态俱存；在中间宿主（包括禽类、哺乳类动物和人）体内则仅进行无性生殖。无性生殖常可造成全身感染，有性生殖仅在终宿主肠黏膜上皮细胞内发育造成局部感染。滋养体可形成假包囊，内含多个速殖子。囊合子由猫粪排出，发育成熟后含两个孢子囊（sporocyst），各含四个结构与滋养体相似的子孢子（sporozoite）。猫粪中的囊合子或动物肉类中的包囊、假包囊被中间宿主吞食后，在肠内逸出子孢子、缓殖子或速殖子，随即侵入肠壁，经血或淋巴进入单核-吞噬细胞系统寄生，并扩散至全身各器官组织，形成包囊，包囊在宿主体内可存活数月甚至终身。包囊是弓形虫在中间宿主和/或终宿主之间互相传播的主要形式。若被猫或猫科动物（终宿主）吞食，子孢子、缓殖子或速殖子则侵入回肠内小肠上皮细胞发育繁殖，形成多核的裂殖体，成熟后释出裂殖子，侵入新的肠上皮细胞并经数代增殖后发育为配子母细胞，进而发育为雌雄配子体，雌雄配子受精成为合子，形成卵囊，破出上皮细胞进入肠腔，随粪便排出体外。卵囊具双层囊壁，对外界抵抗力较强，对酸、碱、消毒剂均有相当强的抵抗力，但对干燥和热的抗力较差，80 ℃，1 min 即可杀死，因此加热是防止卵囊传播最有效的方法。

（二）致病性与临床表现

弓形虫的侵袭作用取决于虫体毒力和宿主免疫状态之间的交互作用。根据虫株的侵袭力、繁殖速度、包囊形成与否及对宿主的致死率等，刚地弓形虫可分为强毒和弱毒株系。当前国际上公认的强毒株代表为 RH 株，弱毒代表为 Beverley 株，哺乳动物、人及禽类为易感中间宿主。滋养体期是弓形虫的主要致病阶段，其以对宿主细胞的侵袭力和在有核细胞内独特的内二芽殖法增殖破坏宿主细胞，导致组织的急性炎症和坏死。包囊内缓殖子是引起慢性感染的主要形式，包囊因缓殖子增殖而体积增大，挤压器官，致其功能受损。健康宿主对弓形虫感染可产生有效的保护性免疫，多数无明显症状；免疫功能低的宿主才会患弓形虫病，并可能产生严重后果。

弓形虫病可分为有先天性和获得性二类。先天性弓形虫病只发生于初孕妇女，经胎盘血流传播，受染胎儿多数表现为隐性感染；也可造成孕妇流产、早产、畸胎或死产。获得性弓形虫病可因虫体侵袭部位和机体反应性而呈现不同的临床表现，无特异症状。弓形虫常累及脑、眼部，引起中枢神经系统异常表现。

（三）实验室检查和诊断

病原学诊断包括：①涂片染色法。将样本仅涂片后经姬氏染色，镜检弓形虫滋养体。此法简便，但阳性率不高，易漏检。②动物接种分离法或细胞培养法。样本接种小白鼠或离体培养的单层有核细胞，查找滋养体。动物接种和细胞培养是当前常用的病原检查诊断方法。

血清学诊断已逐步发展成为当今广泛应用的诊断手段，方法主要包括：①染色试验（dye test，DT），为经典的特异性血清学方法，其原理是活滋养体在有致活因子的参与下与样本内特异性抗体作用，使虫体表膜破坏而不为着色剂亚甲蓝（美蓝）所染；镜检见虫体不被蓝染者为阳性，虫体多数被蓝染者为阴性。②间接血凝试验（IHA），此法特异、灵敏、简易，适用于流行病学调查及筛查性抗体检测，应用广泛。③间接免疫荧光抗体试验（IFA），以整虫为抗原，采用荧光标记的二抗检测特异抗体。此法可测同型及亚型抗体。④酶联免疫吸附试验（ELISA），用于检测宿主的特异循环抗体或抗原，已有多种改良法广泛用于早期急性感染和先天性弓形虫病的诊查。

此外，将 PCR 及 DNA 探针技术应用于检测弓形虫感染，更具有灵敏性、特异性和早期诊断的意义。

（四）流行与防控

该病为动物源性疾病，呈世界性分布。其造成广泛流行的原因：①多种生活史期都具感染性；②中间宿主广，家畜、家禽均易感；③可在终宿主与中间宿主之间、中间宿主与中间宿主之间多向交叉传播；④包囊可长期生存在中间宿主组织内；⑤卵囊排放量大，且对外界环境抵抗力强。防治弓形虫病流行重在预防。应加强对家畜、家禽和可疑动物的监测和隔离；对肉类加工厂建立必要的检疫制度，加强饮食卫生管理，教育群众不吃生或半生的肉制品，不养猫；定期对孕妇做弓形虫常规检查，以防治先天性弓形虫病。对急性期患者应及时进行药物治疗，如磺胺类加乙胺嘧啶和螺旋霉素等，治疗须按医嘱进行，孕妇感染应及时治疗。

五、疟原虫

疟原虫属（*Plasmodium*）是一类单细胞、寄生性的原生动物。本属生物中有四种疟原虫会使人类感染疟疾，包括恶性疟原虫（*Plasmodium falciparum*）、间日疟原虫（*Plasmodium vivax*）、三日疟原虫（*Plasmodium malariae*）和卵形疟原虫（*Plasmodium ovale*）。这些疟原虫有蚊虫和人两个宿主，包括雌性按蚊体内的有性繁殖和人体内的无性增殖，携带疟原虫的按蚊作为传播媒介，通过叮咬人而引起疟疾寒热往来发作，俗称"打摆子"。而其他种类的疟原虫会感染其他动物，包括其他灵长目动物、啮齿目动物、鸟类及爬虫类。

（一）生物学特性

疟原虫的基本结构包括核、胞质和胞膜，环状体以后各期尚有分解血红蛋白后的最终产物——疟色素。血片经姬氏染色（Giemsa stain）或瑞氏染色（Wright stain）后，核呈紫红色，胞质为天蓝至深蓝色，疟色素（malarial pigment）呈棕黄色、棕褐色或黑褐色。4种人体疟原虫的基本结构相同，但发育各期的形态又各有不同，可资鉴别。除了疟原虫本身的形态特征不同之外，被寄生的红细胞在形态上也可发生变化。被寄生红细胞的形态有无变化以及变化的特点，对鉴别疟原虫种类很有帮助。

疟原虫在红细胞内生长、发育、繁殖，形态变化很大。一般分为滋养体、裂殖体（schizont）和配子体（gametocyte）三个主要发育期。滋养体为疟原虫在红细胞内摄食和生长、发育的阶段。早期滋养体胞核小，胞质少，中间有空泡，虫体多呈环状，故又称之为环状体（ring form）。晚期滋养体虫体、胞核均增大，胞质增多，有时伸出伪足，胞质中开始出现疟色素。间日疟原虫和卵形疟原虫寄生的红细胞可以变大、变形、颜色变浅，常有明显的红色薛氏点（Schuffner's dots）；被恶性疟原虫寄生的红细胞有粗大的紫褐色茂氏点（Maurer's dots）；被三日疟原虫寄生的红细胞可有齐氏点（Ziemann's dots）。晚期滋养体发育成熟，核开始分裂后即称为裂殖体。核经反复分裂，最后胞质随之分裂，每一个核都被部分胞质包裹，成为裂殖子（merozoite），早期的裂殖体称为未成熟裂殖体；晚期含有一定数量的裂殖子，且疟色素已经集中成团的裂殖体称为成熟裂殖体。疟原虫经过数次裂体增殖后，部分裂殖子侵入红细胞中发育长大，核增大而不再分裂，胞质增多而无伪足，最后发育成为圆形、卵圆形或新月形的个体，称为配子体。配子体有雌、雄（或大小）之分。雌（大）配子体虫体较大，胞质致密，疟色素多而粗大，核致密而偏于虫体一侧或居中；雄（小）配子体虫体较小，胞质稀薄，疟色素少而细小，核质疏松，较大，位于虫体中央。

寄生于人体的4种疟原虫生活史基本相同，需要人和按蚊二个宿主。在人体内先后寄生于肝细胞和红细胞内，进行裂体增殖（schizogony）。在红细胞内，除进行裂体增殖外，部分裂殖子形成配子体，开始有性生殖的初期发育。在蚊体内，疟原虫完成配子生殖（gametogony）后继而进行孢子增殖（sporogony）。

（二）致病性与临床表现

疟原虫的主要致病阶段是红细胞内期的裂体增殖期。致病力强弱与侵入的虫种、数量和人体免疫状态有关。疟疾的一次典型发作表现为寒战、高热和出汗退热三个连续阶段。发作是由红细胞内期的裂体增殖所致，大量的裂殖子、原虫代谢产物及红细胞碎片进入血流，其中一部分被巨噬细胞、中性粒细胞吞噬，刺激这些细胞产生内源性热原质，引起发热。随着血内刺激物被吞噬和降解，机体通过大量出汗，体温逐渐恢复正常，机体进入发作间歇阶段。由于红细胞内期裂体增殖是发作的基础，因此发作具有周期性，此周期与红细胞内期裂体增殖周期一致。典型的间日疟和卵形疟隔日发作 1 次，三日疟为隔 2 天发作 1 次，恶性疟隔 36～48 小时发作 1 次。随着机体对疟原虫产生的免疫力逐渐增强，大量原虫被消灭，发作可自行停止。疟疾初发停止后，患者无再感染，仅由于体内残存的少量红细胞内期疟原虫在一定条件下重新大量繁殖而引起的疟疾发作，称为疟疾的再燃（recrudescence）。再燃与宿主抵抗力和特异性免疫功能的下降及疟原虫的抗原变异有关。疟疾复发（relapse）是指疟疾初发患者红细胞内期疟原虫已被消灭，未经蚊媒传播感染，经过数周至年余，又出现疟疾发作。关于复发机理，目前仍未阐明清楚，其中子孢子休眠学说认为，由于肝细胞内的休眠子复苏，发育释放裂殖子进入红细胞繁殖，从而引起疟疾发作。恶性疟原虫和三日疟原虫无迟发型子孢子，因而只有再燃而无复发。间日疟原虫和卵形疟原虫既有再燃，又有复发。

疟疾发作数次后，患者可出现贫血，尤以恶性疟为甚，其中怀孕妇女和儿童最常见，流行区的高病死率与严重贫血有关。初发患者多在发作 3 或 4 d 后，脾开始肿大，长期不愈或反复感染者，脾肿大十分明显，可达脐下，主要原因是脾充血和单核-巨噬细胞增生。在非洲或亚洲某些热带疟疾流行区，出现"热带巨脾综合征"，可能是由疟疾的免疫反应所引起的。凶险型疟疾绝大多数由恶性疟原虫所致，致病机制可能是聚集在脑血管内被疟原虫寄生的红细胞和血管内皮细胞发生粘连，造成微血管阻塞及局部缺氧。凶险型疟疾来势凶猛，若不能及时治疗，病死率很高。

人体对疟疾有先天性抵抗力和获得性免疫。先天性抵抗力与宿主的疟疾感染史无关，而与宿主的种类和遗传特性有关，如 90% 以上的西非黑人血型为 Duffy 抗原阴性，可对依赖 Duffy 抗原入侵的间日疟原虫免疫。人体在感染疟疾后能对入侵的疟原虫产生有效的特异性免疫，但对异种疟原虫的攻击基本无保护作用。体液免疫和细胞介导免疫在疟疾保护性免疫中有十分重要的作用。

（三）实验室检查和诊断

厚、薄血膜染色镜检是目前最常用的病原学诊断法。受检者服药以前取外周血制作厚、薄血膜，经姬氏或瑞氏染色后镜检查找疟原虫。薄血膜中疟原虫形态完整、典型，有利于识别和鉴别虫种，但原虫密度低时容易漏检；厚血膜中原虫比较集中，易检，但虫种鉴别较困难。恶性疟在发作开始时、间日疟在发作后数小时至十余小时采血能提高检出率。此外，免疫学诊断法如荧光抗体试验、间接血凝试验和酶联免疫吸附试验等可对患者体内抗体进行检测，因治愈后不久的患者也有抗体，因此循环抗体检测主要用于疟疾的流行病学调查、防治效果评估及输血对象的筛选，在临床上仅做辅助诊断用。利用血清学方法检测疟原虫的循环抗原能更好地说明受检对象是否有活动性感染，常用的方法有放射免疫试验、抑制法酶联免疫吸附试验、夹心法酶联免疫吸附试验和快速免疫色谱测试卡（ICT）等。分子生物学技术如 PCR 和核酸探针已用于疟疾的诊断，其最突出的优点是对低原虫血症检出率较高。

（四）流行与防控

疟疾是严重危害人类健康的疾病之一，据世界卫生组织（WHO）统计，目前世界上仍有 90 多个国家为疟疾流行区，全球每年发病人数达 3 亿～5 亿，年死亡人数为 100 万～200 万，其中 80％以上的病例发生在非洲。人群带虫率是反映疟疾流行程度的一个重要指标。外周血中有配子体的患者和带虫者是疟疾的传染源，按蚊是疟疾的传播媒介；而除了因某些遗传因素对某种疟原虫表现出不易感的人群及高疟区婴儿可从母体获得一定的抵抗力外，其他人群对疟原虫普遍易感。反复多次的疟疾感染可使机体产生一定的保护性免疫力，因此疟区成人发病率低于儿童，而外来的无免疫力的人群，常可引起疟疾暴发。此外，疟疾的传播强度还受温度、雨量，以及人类社会的政治、经济、文化、卫生水平等影响。

疟疾治疗应包括对现症病人的治疗（杀灭红细胞内期疟原虫）和疟疾发作休止期患者的治疗（杀灭红细胞外期休眠子）。按抗疟药对疟原虫不同虫期的作用，可将其分为杀灭红细胞外期裂子体及休眠子的抗复发药，如伯氨喹；杀灭红细胞内裂体增殖期的抗临床发作药，如氯喹、咯萘啶、青蒿素类；杀灭子孢子抑制蚊体内孢子增殖的药，如乙胺嘧啶。对疟疾的预防包括个体预防和群体预防。预防措施有蚊媒防控和预防服药。蚊媒防控包括杀灭蚊和使用蚊帐及驱蚊剂。预防服药是保护易感人群的重要措施之一，常用的预防性抗疟药有氯喹，对耐氯喹的恶性疟，可用哌喹或哌喹加乙胺嘧啶或乙胺嘧啶加伯氨喹。个体或群体进行预防服药，每种药物疗法不宜超过半年。在发病率已降至万分之一以下的基本消灭疟疾的地区，采取以疟疾监测为主的措施。

值得注意的是，中国科学家屠呦呦在抗疟疾药物的研发上取得了突出成就，为人类治疗疟疾带来了巨大希望。1971 年她首先从黄花蒿中发现抗疟有效提取物，1972 年分离出新型结构的抗疟有效成分青蒿素，创制新型抗疟药——青蒿素和双氢青蒿素。2015 年，她因发现青蒿素治疗疟疾的新疗法获诺贝尔生理学或医学奖。

六、利什曼原虫

利什曼原虫病是利什曼原虫寄生于人和动物细胞内引起的一种慢性原虫病，其临床特征为不规则高热，消瘦，肝、脾、淋巴结肿大，在皮肤和黏膜形成肥厚或溃疡病变。实验室检查发现贫血，白细胞减少。寄生于内脏巨噬细胞内引起的内脏病变，称为内脏利什曼原虫病（visceral Leishmaniosis），或称黑热病（Kala azar），主要病原为杜氏利什曼原虫（*Leishmania donovani*）。寄生于皮肤的巨噬细胞内引起的皮肤病变称为皮肤利什曼原虫病（Cutaneous Leishmaniosis），或称东方疖（Oriental Sore），主要病原为热带利什曼原虫、埃塞俄比亚利什曼原虫、硕大利什曼原虫、墨西哥利什曼原虫、巴西利什曼原虫和秘鲁利什曼原虫等。

（一）生物学特性

利什曼原虫的生活史有前鞭毛体（promastigote）和无鞭毛体（amastigote）两个时期。前者寄生于节肢动物（白蛉）的消化道内，后者寄生于哺乳类或爬行动物的细胞内，通过白蛉传播。寄生于爬行动物的利什曼原虫对人体无致病作用，而寄生于哺乳动物的利什曼原虫许多能寄生于人体而致病。在我国，杜氏利什曼原虫是主要的致病虫种。

杜氏利什曼原虫的无鞭毛体主要寄生在肝、脾、骨髓、淋巴结等的巨噬细胞内，常引起全身症状，如发热、肝脾肿大、贫血、鼻衄等，如不治疗，患者常因并发症而死亡，病死率可高达 90% 以上。无鞭毛体为卵圆形，大小为（3~6）μm×（2~4.0）μm，瑞氏染液染色后，细胞质呈淡蓝色或深蓝色，内有一个较大的圆形核，呈红色或淡紫色。动基体位于核旁，着色较深，细小，杆状；基体靠近动基体，在光镜下不易区分开。前鞭毛体寄生于白蛉消化道内，呈梭形，长 11~16μm，核位于虫体中部，动基体在前部。基体在动基体之前，发出一根鞭毛延伸至虫体外。前鞭毛体运动活泼，鞭毛不停地摆动。

当雌性白蛉叮刺病人或被利什曼原虫感染的动物时，血液或皮肤内含无鞭毛体的巨噬细胞被吸入白蛉胃内，经 3~4d 发育为成熟前鞭毛体。前鞭毛体活动明显加强，并以纵二分裂法大量繁殖，同时虫体逐渐向白蛉前胃、食道和咽部移动。第 7 天具感染力的前鞭毛体大量聚集在白蛉的口腔及喙。当白蛉叮刺健康人时，前鞭毛体即随白蛉唾液进入人体。进入人体或哺乳动物体内的前鞭毛体部分被多形核白细胞吞噬消灭，另一部分被巨噬细胞吞噬。被巨噬细胞吞噬的虫体逐渐变圆，向无鞭毛体期转化，此时巨噬细胞内形成纳虫空泡（parasitophorous vacuole），并与溶酶体融合，使虫体处于溶酶体酶的包围之中。由于原虫表膜上存在的抗原糖蛋白有抗溶酶体所分泌的各种酶的作用，且其体表能分泌超氧化物歧化酶，对抗巨噬细胞内的氧化代谢物，因此虫体在纳虫空泡内不但可以存活，而且还能进行分裂繁殖，最终导致巨噬细胞破裂。游离的无鞭毛体又可被其他巨噬细胞吞噬，重复上述增殖过程。

（二）致病性和临床表现

白蛉叮咬传入的前鞭毛体在巨噬细胞中繁殖，并随血液流至全身，破坏巨噬细胞，又被其他单核巨噬细胞所吞噬，如此反复，导致机体单核巨噬细胞大量增生，导致肝、脾、淋巴结等阻塞性充血肿大，继而导致机体免疫功能低下，易引起继发感染。脾肿大是黑热病最主要的体征。由于脾功能亢进，血细胞在脾内遭到大量破坏，所以贫血也是黑热病的重要症状之一。此外，免疫性溶血也是产生贫血的重要原因。

由于利什曼原虫虫种的不同，以及宿主免疫应答的差异，利什曼病出现复杂的免疫现象。一类有自愈倾向，另一类无自愈倾向。热带利什曼原虫引起的东方疖属前者，即利什曼原虫在巨噬细胞内寄生和繁殖，其抗原可在巨噬细胞表面表达，激发宿主对利什曼原虫的细胞免疫，效应细胞为激活的巨噬细胞，其通过细胞内产生的活性氧杀伤无鞭毛体；而黑热病的免疫则无自愈倾向，患者出现免疫缺陷，易并发病毒、细菌、螺旋体、原虫、蠕虫等感染。并发症是造成黑热病患者死亡的主要原因。

（三）实验室检查与诊断

直接进行病原体检验的方法包括样品直接涂片镜检，接种培养基或动物后培养再行涂片镜检。免疫诊断法则包括以酶联免疫吸附试验（ELISA）、间接血凝试验（IHA）、对流免疫电泳（CIE）、间接荧光试验（IF）和直接凝集试验（DA）等检测血清抗体，还包括以单克隆抗体抗原斑点试验检测血内循环抗原。而以原虫特异性核酸为对象的分子生物学方法则因敏感性高、特异性强、对虫种分辨率好等优点，应用日趋广泛。

（四）流行与防控

利什曼原虫呈世界性分布，主要流行于印度及地中海沿岸国家。在我国，黑热病曾流行于长江以北的广大农村，中华人民共和国成立后，经过大规模防治，集中于陇南和川北。利什曼病主要通过白蛉叮刺传播，偶可经口腔黏膜、破损皮肤、胎盘或输血传播。人群普遍易感，因可获得病后免疫，人群易感性随年龄增长而降低。治疗利什曼病的首选药物为五价锑化合物，包括葡萄糖酸锑钠（斯锑黑克）和葡糖胺锑（甲基葡胺锑），葡萄糖酸锑钠低毒高效，疗效可达 97.4%。近年来应用脂肪微粒结合五价锑剂治疗黑热病疗效极好，治愈迅速。非锑药剂包括戊脘脒（喷他脒）、二脒替（司替巴脒）等，具有抗利什曼原虫活力，但毒性大，疗程长，故仅用于抗锑病人。此外，对药物治疗无效、脾高度肿大、伴有脾功能亢进者，可考虑脾切除治疗。在流行区采取查治病人、杀灭病犬和消灭白蛉的综合措施是预防黑热病的有效办法。

七、阴道毛滴虫

毛滴虫病是阴道毛滴虫（*Trichomonas vaginalis*）、人毛滴虫（*T. hominis*）及口腔毛滴虫（*T. buccalis*）分别寄生于人体泌尿生殖道、肠道及口腔内引起疾病的总称，可以通过性行为或生殖器接触传播，是最常见的非病毒性性传播疾病。其中以阴道毛滴虫引起的滴虫性阴道炎最为常见。

（一）生物学特性

毛滴虫透明无色，呈水滴状，体积为多核白细胞的 2～3 倍。虫体顶端有鞭毛 4 根，体部有波动膜，后端有轴柱凸出。滴虫借鞭毛的摆动向前运动并以波动膜的扑动做螺旋式运动。从超微结构观察，其无完整的线粒体，此与其他原虫有很大不同，无厌光性及嗜光性，通电偏向阴极。阴道毛滴虫属厌氧寄生原虫，对外环境有较强的适应性，能在 25～42 ℃中生长繁殖，3～5 ℃仍能存活 21 d，在半干燥状态下生存能力较差，但尚能生活 6h。在 pH 值为 5.5～6.0 时最适宜生长繁殖，环境 pH 值小于 7.5 或 pH 值低于 4.5 时，生长受抑制。

虫体以纵二分裂法繁殖。滋养体既是繁殖阶段，也是感染和致病阶段。该虫通过直接或间接接触方式在人群中传播。该虫不仅寄生于女性阴道，还常侵入尿道或尿道旁腺，甚至寄生于膀胱、肾盂以及男性的包皮褶、尿道或前列腺中。

（二）致病性和临床表现

阴道毛滴虫的致病力随着虫株及宿主生理状况、免疫功能、内分泌以及阴道内细菌或真菌感染等而改变。健康妇女阴道因乳酸杆菌存在，pH 值维持在 3.8~4.4，可抑制其他细菌生长，不利于滴虫生长，称为阴道的自净作用。然而，妊娠及月经后的阴道生理周期时 pH 值接近中性，尤其是妇女在妊娠及泌尿生殖系统生理功能失调时，这些情况下感染阴道毛滴虫的概率增加。滴虫在阴道中消耗糖原，妨碍乳酸杆菌的酵解作用，影响乳酸浓度，也会使阴道 pH 值转为中性或碱性。感染数天后，阴道黏膜出现充血、水肿、上皮细胞变性脱落，白细胞增多出现炎症反应。

（三）实验室检查与诊断

对典型病例，通过悬滴法在阴道分泌物中找到滴虫即可确诊。此法简便易行，加一小滴温生理盐水于玻片上，于阴道后穹窿处取少许分泌物混于生理盐水中，立即在低倍镜下寻找滴虫。若有滴虫，可见其做波状运动并移动位置，亦可见到周围白细胞等被推移。此法阳性率可达 80%~90%。也可用中性红将背景染色而虫体不着色，或使用吖啶橙将虫体进行黄绿色荧光染色，提高检出率。若多次悬滴法未能发现滴虫，可送培养，准确度可达 98% 左右。因为涂片检出率高，临床一般不采用免疫法诊断。

（四）流行与防控

阴道毛滴虫病主要经性交传播，也会间接地通过公共浴池、游泳池、厕所等传染。公共场所一般通过消灭传染源，如做好游泳池、浴池以及医院等处的管理和消毒积极预防；个人则需注意性交、经期卫生，慎用公共泳具、浴具和厕具。治疗上全身用药通常使用甲硝唑（metronidazole，又称灭滴灵），口服吸收好，疗效高，毒性小，应用方便，男女双方均能应用。局部用药可先用 1% 乳酸或 0.5% 醋酸冲洗，改善阴道内环境，再使用甲硝唑栓塞。已婚者还应检查男方是否有生殖器滴虫病，以及前列腺液有无滴虫，若为阳性，需同时治疗。

八、隐孢子虫

隐孢子虫（*Cryptosporidium*）为一种人畜共患的寄生虫，广泛寄生于爬行动物、鱼类、鸟类和哺乳动物等，以及人体胃肠道和呼吸道上皮细胞，可引起隐孢子虫病（cryptosporidiosis），引起患者严重腹泻及腹痛，甚至死亡。致人体隐孢子虫病的虫种主要是人隐孢子虫（Cryptosporidium hominis）和微小隐孢子虫（*C. parvum*），其可对人类的身体健康和畜牧业的发展造成严重危害。

（一）生物学特性

隐孢子虫的生活史分为无性裂体增殖、有性配子生殖和孢子生殖三个阶段，分滋养体、裂殖体、配子体、合子及卵囊 5 个生活史期，寄居于同一宿主小肠上皮细胞的刷状缘中，隐孢子虫的生活史不需要转换宿主就可完成。隐孢子虫卵囊呈圆形或椭圆形，直径 4～5μm，成熟卵囊内含 4 个子孢子（sporozoite）和 1 个残留体（residual），为隐孢子的感染阶段。此时，子孢子呈月牙形，排列不规则，形态多样，残留体由颗粒状物和一空泡构成。经改良抗酸染色后，卵囊呈现玫瑰红色，残留体则呈暗黑（棕）色颗粒状。人摄入被卵囊污染的水、食物或经呼吸吸入尘埃中卵囊而感染。在小肠内消化液的作用下，卵囊释放出子孢子，子孢子黏附于肠道上皮细胞发育为滋养体，经裂体增殖产生裂殖子，裂殖子可黏附于其他肠上皮细胞继续发育。经多次无性增殖后，有部分类型裂殖体释放的裂殖子逐渐分别发育为雌雄配子体，经有性生殖结合成合子，继而发育为卵囊，随粪便排出。

（二）致病性与临床表现

隐孢子虫主要寄生于小肠细胞的刷状缘、由宿主细胞形成的纳虫空泡内，虫体在生长发育过程中，使肠上皮细胞广泛受损，肠绒毛萎缩、变短、变粗，甚至融合和脱落，影响消化道吸收而发生腹泻。临床上患者主要表现为急性或慢性水样腹泻，免疫功能缺陷患者腹泻严重，可出现似霍乱样水便。临床表现的有无和轻重主要取决于宿主的免疫功能和营养状况。免疫功能正常者常见急性水样腹泻，一般无脓血；严重者病变部分可扩散到整个消化道、肺、扁桃体、胰腺和胆囊等。免疫功能缺陷或受损、营养不良、恶性肿瘤或 AIDS 患者感染后，虫体在其体内迅速繁殖，引起严重腹痛、腹泻，甚至因全身器官功能衰竭而死亡。本病亦是晚期 AIDS 患者的常见并发症，为重要致死原因之一。

（三）实验室检查和诊断

目前，隐孢子虫的虫种鉴定主要依据形态学和生物学特征，但因虫种间无明显的鉴别特征，故只能鉴定到属。虫种鉴定须借助分子生物学技术，参考原虫形态、宿主和地理分布等其他生物学信息，以及相关的流行病学资料。对于年幼、年老体弱和免疫功能受损的水样腹泻患者，经抗生素治疗无效并排除贾第虫感染者，应考虑有隐孢子虫感染的可能。

（1）病原学检查。①粪便检查：患者送样的水样便待其自然沉淀后取底部粪便直接涂成厚片，空气干燥后，经金胺-酚染色或改良抗酸染色后镜检，以发现卵囊作为确诊依据；②活体组织检查：通过内镜采集肠壁病变组织，肝活体组织检查时采集胆管上皮细胞，支气管肺泡灌洗时采集肺上皮细胞，检查有无病原体。

（2）免疫学检测。荧光标记单克隆抗体法检测粪便样品，ELISA 法检测患者血清中的特异性抗体。

（3）分子生物学检测。嵌套式 PCR 可用于检测粪便中的微小隐孢子虫，基因芯片技术也可用于隐孢子虫病诊断和基因型鉴别。

（四）流行与防控

隐孢子虫病呈全球性分布，为当今世界最常见的 6 种腹泻病之一。一些国家将其列为艾滋病患者的常规检测项目之一，美国疾病预防控制中心将其作为一种新的高传染性疾病。中国将隐孢子虫和蓝氏贾第鞭毛虫列为影响水质的两大重要病原体。

感染隐孢子虫的人和动物都可作为传染源，但人体的感染是以粪-口途径为主要传播方式。该病为人畜共患寄生虫病，在预防上应防止病人和家畜的粪便污染食物和饮用水，注意个人卫生，保护免疫低下或缺陷的人群。卵囊污染水源常引起本病的局部暴发流行，防止水源污染是阻断本病传播的重要措施。目前，尚无治疗本病的特效药，螺旋霉素有一定的控制感染、减轻腹泻、缓解病情的效果，补骨脂、双氢青蒿素合剂、大蒜素有一定的治疗效果。

小　结

真核生物是消毒目标微生物之一。本章主要关注真核微生物，并重点关注真菌与原生生物。首先介绍了真核微生物分类以及形态特征、营养与培养、致病性、免疫性、真菌感染的防治等。按侵犯部位，临床上将真菌分为浅部真菌和深部真菌，详细介绍了各自的常见真菌，前者包括毛癣菌属、表皮癣菌属、小孢子菌属等 6 类，后者包括念珠菌属、隐球菌属、曲霉属等 8 类。结合消毒卫生的实际情况，按原生生物的营养方式，将原生生物分为原生藻类、原生动物类、原生动物类，详细介绍了各类原生生物的典型性状。致病性原虫是寄生在人体管腔、体液、组织或细胞内的原虫，有 40 余种。按原虫的寄生部位，对常见的原虫进行了详细的分类，随后介绍了常见的致病性原虫的生物学特性、致病机制与临床表现、实验室检查和诊断、流行与防控，包括溶组织内阿米巴、蓝氏贾第鞭毛虫、弓形虫等共 7 种。

思考题

1. 真菌的感染大体可以分为几种情况？
2. 常见的致病性真菌有几类，请举 3 或 4 个例子说明各自常见的真菌。
3. 原虫的生活史有几种，请举 2 或 3 个例子说明。
4. 列出至少 3 种溶组织阿米巴的检查和诊断方法。
5. 列出至少 3 种疟原虫的实验室检查和诊断方法。

（吴艳霞）

第五章　消毒目标微生物：原核生物

第一节　原核生物分类及生物学性状

1937 年，查顿（Edouard Chatton）提出原核生物的定义：一类无真正细胞核的单细胞生物或类似于细胞的简单组合结构的微生物。原核生物的细胞结构与真核生物比较，具有三个特点：一是基因载体是由无核膜而分散在细胞质中的双链 DNA 组成；二是缺乏由单元膜隔开的细胞器；三是核糖体为 70S 型，而不是真核生物的 80S 型。对原核生物的分类，国际上细菌学家普遍接受和采用的分类手册是《伯杰氏系统细菌学手册》（以下简称《手册》），其最新出版的第 2 版《手册》将原核生物分为了 2 个域、25 个门、35 个纲。原核生物代谢方式和生理功能多样，可适应多种生态环境，在地球的物质循环中起着至关重要的作用，存在于地球的任何一个能够产生能量的生境中。

一、原核生物分类学

（一）原核生物分类学发展史

原核生物分类学是一门年轻而活跃的分类学科，其目的在于将所有的原核生物按相似性归群，并依据各群间亲缘关系的远近排列成一个等级系统，以尽可能地反映各生物种群间自然的系统演化关系。穆勒（Otto Muller）于 18 世纪末首先对微生物进行系统分类，最初只有 2 个形态的菌属，即点状和杆状的细菌。19 世纪初，艾伦堡（Christian Ehrenberg）在穆勒的基础上补充了螺旋状形态的细胞。19 世纪 70 年代，科恩（Ferdinand Cohn）将细菌分为 6 个属。19 世纪 80 年代，科赫（Robert Koch）发明了固体培养基划线纯培养细菌法，使得科学家能够得到越来越多的细菌纯培养物，并便于对某一特定的细菌的表观特征进行描述。到 20 世纪初，得到描述的微生物物种的量大大增加，而在细菌分类学中，按生理学特征对细菌进行分类已占据了主导地位。第一个根据细菌的种系发生关系组建细菌分类系统的科学家是詹森（S. Orla-Jensen），在他建立的系统中，无机自养型细菌是最原始的类群。1923 年，美国细菌学家协会（现美国微生物学会）组织编写了《伯杰氏细菌鉴定手册》，以伯杰代（David H. Bergey）为编委会主席。自 1923 年出版第 1 版至今，已于 1925 年、1930 年、1934 年、1939 年、1948 年、1957 年、1974 年和 1994 年相继出版了第 2~9 版。该手册提出了一个新的细菌鉴定检索系统，该系统在表观特征描述的基础上，结合化学分类、数值分类的方法，特别是随着细菌分类学研究手段和技术的深入和发展，又引入了 DNA 相关性分析及 16S rRNA 分类技术，目前为国际上细菌学家普遍接受和采用。所有细胞生物分类变化简史如图 5-1-1 所示。

Linnoeus的两界系统

		植物	动物

Whitoler的五界系统

单细胞生物	原生动物	真菌	植物	动物

Woese的六界系统

真细菌	古细菌	原生动物	真菌	植物	动物

Woses的三界系统

细菌	古菌	真核生物

图 5-1-1　所有细胞生物分类变化的简史

（二）原核生物分类学研究进展与成就

原核生物分类学的发展离不开重要的分类技术的发展。1872 年，科恩的合作者施洛特（Joseph Schroeter）率先培养出产色素的细菌纯菌株，随后，科赫发明了固体培养基划线纯培养细菌的方法，使得科学家能方便地得到细菌纯培养物。20 世纪 50 年代后期，计算机科技的发展使细菌的数值分类方法得以出现，该分类方法可建立一套统一的方法，以处理大量菌株所具有的大量生理、生化和其他特征的数据表中所遇到的问题。化学分类和现代生化分析方法也逐渐开始应用于细菌的分类。60 年代，随着分子生物学技术的发展，开始根据细菌基因组结构和组成的差异对细菌进行分类，即根据细菌基因组的碱基组成（GC 含量）来分辨。当菌株间碱基组成明显不同时，则认为它们是不同的种。1969 年，布伦纳（Brenner）等建立了 DNA-DNA 杂交技术用于界定细菌种，综合细菌表观特征分析，可快速对细菌进行鉴定。70 年代后期，乌斯（Carl Woese）建立核糖体 RNA 编目法，德雷（De Ley）等建立 DNA-RNA 杂交分析法，以及 80 年代中期建立的 rRNA 全序列分析法，给细菌亲缘关系研究带来了突破，尤其是 16S rRNA 序列分析，为细菌的系统发育学研究带来了全新的发展，为古菌的提出提供了依据。目前，16S rRNA 序列分析已被大多数细菌分类学家所接受和应用。

在原核生物分类学历史上，乌斯提出的"三域生命学说"对分类学的发展意义重大。20 世纪 70 年代后期，他发现甲烷菌、一些嗜盐菌和嗜热菌的 16S rRNA 序列与细菌 16S rRNA 序列相似度并不高，同时，其核糖体小亚单位 RNA（SSU rRNA）序列与真核生物的相似度也不高，由此提出这是地球上的第三生命形式，并将这群生物命名为古菌（Archaea）。他的工作具有里程碑意义，提供了研究生物多样性的新思路和新方法，提示从基因层面去探索生物的多样性。从基因、蛋白层面出发的分类方法还有 Iwabe 等提出的"复制基因树"，布朗（Brown）等提出的"蛋白质系统学""基因组系统学（phylogenomics）""氨基酸组分矢量法"等。

（三）原核生物分类与《伯杰氏系统细菌学手册》

1923 年，美国细菌学家协会组织编写了《伯杰氏细菌鉴定手册》第 1 版，到 1994 年，已相继出版了 9 版。从 1984 年开始，《伯杰氏系统细菌学手册》陆续出版，至 1989 年，其出版了 4 卷，称为第 1 版（该版着重于表观特征描述，同时结合化学分类、数值分类，特别是 DNA 相关性分析）。《伯杰氏系统细菌学手册》第 2 版从 2001 年开始出版，共分为 5 卷，第 1 卷包括古菌、蓝细菌、光合细菌和位于古老进化分枝的细菌群；第 2 卷是变形菌纲；第 3 卷是低 GC 含量的革兰阳性菌；第 4 卷是高 GC 含量的革兰阳性菌；第 5 卷是浮霉状菌、螺旋体、拟杆菌和梭杆菌。

《伯杰氏细菌鉴定手册》及《伯杰氏系统细菌学手册》经过几十年的修订和补充，内容不断更新，日趋科学和完善，已成为具有代表性、参考价值极高、较全面系统的原核生物分类手册。第 2 版《伯杰氏系统细菌学手册》制定了鉴定的大纲和路线图，通过微生物的 16S rRNA 系统发育树对原核生物类群进行编排，展示了所有原核生物类群之间的关系，将所有原核生物的种分为 31 个部分。该版手册包括古菌和细菌两个域，每个"域"进一步分"门"，门以下分为"纲""目"和"科"，或者用"亚部"（subsection）代替"科"。例如，古菌域分为泉古菌门（Crenarchaeota）和广古菌门（Euryarchaeota）2 个门，前者只有热变形菌（Thermoprotei）一个纲，后者包括 7 个纲，分别是甲烷杆菌纲（Methanobacteria）、甲烷球菌纲（Methanococci）、盐杆菌纲（Halobacteria）、热原体纲（Thermoplasmata）、热球菌纲（Thermococci）、古球菌纲（Archaeoglobi）和甲烷火菌纲（Methanopyri）。细菌域分为 23 个门，28 个纲；有 9 个门位于系统树根部，分别是产液菌门（Aquificae）、热袍菌门（Thermotoga）、热脱硫菌门（Thermodesulfobacteria）、异常球菌－栖热菌门（Deinococcus-Thermus）、金矿菌门（Chrysiogenetes）、绿色屈扰菌门（Chloroflexi）、热微菌门（Thermomicrobia）、硝化螺菌门（Nitrospirae）和铁还原杆菌门（Deferribacteres）。变形杆菌门包括 5 个纲：α－变形菌纲（Alphaproteobacteria）、β－变形菌纲（Betaproteobacteria）、γ－变形菌纲（Gammaproteobacteria）、δ－变形菌纲（Deltaproteobacteria）和 ε－变形菌纲（Epsilonproteobacteria）。其他细菌门还有霉状菌门（Planctomycetes）、衣原体门（Chlamydiae）、绿细菌门（Chlorobi）、螺旋体门（Spirochates）、梭杆菌门（Fusobacteria）、疣微菌门（Verrucomicrobia）、拟杆菌门（Bacteroides）、酸杆菌门（Acidobacteria）、纤杆菌门（Fibrobacteres）、蓝细菌门（Cyanobacteria）、网团菌门（Dictyoglomi）、厚壁菌门（Firmicutes）和放线杆菌门（Actinobacteria）。

二、原核生物的生物学性状

根据第 2 版《伯杰氏系统细菌学手册》，原核生物分为古菌和细菌两个域，其中细菌域包括了我们所熟悉的一些细菌，如大肠埃希菌、葡萄球菌，还包括了放线菌、衣原体、支原体、立克次体、螺旋体及蓝细菌等。

（一）古菌的生物学性状

古菌是一大群具有独特的基因结构或系统发育生物大分子序列的单细胞原核生物，其细胞形态和细胞器结构与细菌类似。古菌大多数生活在地球上的极端环境或生命初期自然环境中，能耐受超高温、高酸碱度、高盐及无氧状态。在某些大分子结构和遗传特性上，古菌都不同于细菌，而更靠近真核生物，因此被科学家归为第三生命形式。大多数古菌营专性或兼性自养生活，具有特殊的生理功能，在其细胞壁中不含肽聚糖，细胞膜中的脂类也不同于其他任何生物，RNA聚合酶不同于原核生物而与真核生物相似。

（二）细菌的生物学性状

1. 细菌的大小与形态。

细菌大小的计量单位是微米（μm），按其外形分为球形菌、杆状菌和螺形菌三大类。球形菌在外形上呈圆球形或近球形，直径约 $1\ \mu m$，排列方式多样，如脑膜炎奈瑟菌等成双排列，葡萄球菌等呈葡萄状排列，链球菌等呈链状排列，四联球菌四个粘附在一起排列，八叠球菌八个粘附在一起排列成立方体。杆菌的大小、形状、排列差异很大，大的长 $3\sim10\mu m$，小的仅 $0.6\sim1.5\mu m$。杆菌大多为直杆菌，也有的菌体稍弯。杆菌两端多钝圆，也有的呈平切或尖细状，还有些杆菌的末端膨大呈棒状。杆菌排列一般不规则，也有的粘附在一起呈双杆菌或链杆菌。此外，结核杆菌有分枝，白喉棒状杆菌排列成栅栏状。螺形菌菌体弯曲，有些只有一个弯曲，有些有几个弯曲，还有的呈"S"形弯曲。

2. 细菌的基本结构。

细菌的基本结构包括细胞壁、细胞膜、细胞质、核质及核蛋白体等。细胞壁位于细菌最外层，根据细胞壁成分的差异，用革兰染色法可以将细菌分为革兰阳性菌和革兰阴性菌两大类。细菌细胞壁中的主要成分是肽聚糖（peptidoglycan），又称粘肽（mucopeptide），革兰阳性菌的肽聚糖由聚糖骨架、四肽侧链和五肽交联桥组成，革兰阴性菌的肽聚糖仅由聚糖骨架和四肽侧链组成。大多数革兰阳性菌细胞壁中含有大量磷壁酸（teichoic acid），又分为两种：壁磷壁酸（wall teichoic acid）和膜磷壁酸（membrane teichoic acid）；革兰阴性菌的细胞壁除肽聚糖之外，还有特殊组分——外膜（outer membrane），外膜由里向外，依次为脂蛋白、脂质双层和脂多糖（lipopolysaccharide）。脂多糖对动物具有毒性，称为细菌内毒素（endotoxin），在细菌溶解时释放。细菌细胞膜在细胞壁内面，是细菌生存的重要结构之一。在细菌细胞质中含有多种重要结构：核质——细菌的遗传物质，由裸露的双链 DNA 盘绕、卷曲成网状；质粒——细菌核质以外的遗传物质；核蛋白体——游离于细胞质中，70% 是 RNA，30% 是蛋白质，是细菌合成蛋白质的场所；胞质颗粒——细菌储存营养物质的场所，营养物质包括糖原、淀粉、脂类等。

3. 细菌的特殊结构

（1）荚膜（capsule）：某些细菌能分泌出糖类或肽类黏液性物质包绕在细胞壁外。厚度超过 $0.2\mu m$ 者称为荚膜；小于 $0.2\mu m$ 者称为微荚膜；假若分泌的这层物质虽然厚度达到了荚膜的厚度，但边界不清，并不断向外扩散，则称为黏液层。根据荚膜成分可对细菌进行分型，如肺炎链球菌根据荚膜分为 85 个血清型。

（2）鞭毛（flagellum）：附着在细菌表面的细长、弯曲的丝状物称为鞭毛，是细菌的运动器官。单毛菌常呈直线运动，周毛菌常呈不规则运动，并伴随活跃的滚动。若穿刺接种半固体培养基，有鞭毛的细菌会沿穿刺线向周边扩散生长。鞭毛与细菌致病性有关，具有特殊的抗原成分，是细菌分型、分群的依据。

（3）菌毛（pilus）：用电子显微镜可观察到在某些细菌表面存在比鞭毛更细、短而直硬的丝状结构，称为菌毛，与运动无关，分为普通菌毛和性菌毛两类。普通菌毛与细菌感染有关，对组织细胞具有粘附性，失去菌毛的细菌致病力减弱。性菌毛可在细菌间传递质粒、核质等遗传物质，以传递相应的性状。

（4）芽胞（spore）：某些细菌在一定条件下，细胞质脱水浓缩，在菌体内形成具有多层膜包绕的圆形或卵圆形小体，称为芽胞。芽胞一般在细菌处于营养缺乏的条件下形成，其中保存了全部生命所必需的物质。此时，细菌处于生命休眠期，当营养充足时，芽胞又可以出芽形成繁殖体。细菌芽胞对热、干燥、辐射、化学药品均具有强大的抵抗力，可在自然界存活多年，成为某些疾病的潜在污染源，在消毒灭菌方面需要引起足够的重视。

4. 细菌的生长繁殖。

细菌的生长繁殖需要充足的营养、适宜的温度、一定的酸碱度（pH 值）和气体环境。

（1）营养物质。不同的细菌对营养物质的需求不同。能在完全含无机物的环境中生长繁殖，通过将无机物氧化而获能，或通过光合作用获得能量的一类细菌叫自养菌；除此之外，大多数细菌不能利用简单的无机物为原料，必须依赖多种有机物作为碳源、氮源和能源，此类细菌称为异养菌。细菌生长所需的营养物质包括水、碳源、氮源、无机盐类和生长因子等。碳源既提供细菌核酸、蛋白质、糖和脂肪等菌体物质的组成成分，又能供给菌体进行新陈代谢的能源；氮源是菌体蛋白质、酶和核酸的组成成分；无机盐类具有合成菌体组分、维持酶活性、储存和转运能量、参与调节细胞渗透压等作用；生长因子包括多种维生素、必需氨基酸、嘌呤、嘧啶等。细菌通过生物氧化获取其生长、繁殖或维持生活所需的能量，生物氧化类型分为需氧呼吸与发酵。需氧呼吸是指细菌将所需营养物经脱氢酶的作用，将脱下的氢，经过一系列中间递氢体的传递，最终以分子氧作为受氢体，结合成水的过程。酶系统不完善的细菌，不能将生物氧化过程进行到底，其最终受氢体不是分子氧，而是未彻底氧化的有机物中间代谢产物，这类以有机物质作为电子受体的代谢过程就是发酵。

（2）温度。温度是影响细菌生长繁殖的重要环境条件之一。不同的细菌对温度的要求不一样，如嗜冷菌能在 $-5\sim30$℃生长，嗜温菌的生长温度范围为 $10\sim45$℃，嗜热菌的生长温度范围为 $25\sim92$℃。

（3）pH 值。环境的 pH 值也将影响细菌的生长，有些细菌能适应较低的 pH 值，如乳酸菌，有些细菌能耐受较高 pH 值，如霍乱弧菌能耐受 pH 值为 9.6 的环境。

（4）气体。气体环境对细菌生长的影响很大，根据细菌生长对气体的要求将细菌分为需氧型细菌、兼性厌氧型细菌和厌氧型细菌。

细菌生长繁殖速度很快，在对数生长期，约 20 min 即分裂完成一代。在液体培养基中，细菌生长过程具有一定的规律，经过迟缓期、对数生长期、稳定期，最后是衰退期。迟缓期的细菌体积增大、代谢活跃，合成并积累足够数量的酶、辅酶和某些中间代谢产物。对数生长期的细菌繁殖迅速，菌数以几何级数增长，在生长曲线上呈直线上升并达到顶峰。对数生长期后细菌生长进入稳定期，此期细菌繁殖减慢，死亡数逐渐上升，细菌繁殖与死亡数趋向平衡。稳定期之后进入衰退期，细菌的死亡率逐渐上升，细菌总数减少。

（三）支原体的生物学性状

支原体是一类没有细胞壁只有细胞膜的原核细胞微生物，形态多样，有杆状、梨状、分枝或螺旋状长丝。支原体可通过除菌滤器，是能在人工培养基上生长的最小的微生物。支原体不易被传统的细菌染料着色，可被吉姆萨染液染成淡紫色。实验室培养支原体须在培养基中加入 10%～20% 人或动物血清，还须加入 10% 的新鲜酵母浸液，经过 3～4 d 培养后，在固体培养基上的菌落呈"油煎蛋"样，大小为 0.1～1.0 mm。支原体可在 9～11 d 龄鸡胚绒毛尿囊膜上生长，还常污染培养的细胞。

（四）衣原体的生物学性状

衣原体是一类大小介于病毒和立克次体之间、形态相似、能通过除菌滤器、严格在真核细胞内寄生的原核微生物。衣原体的繁殖分为两个阶段。小而具有坚硬细胞壁且具有感染性的原体（elementary body），直径 200～300 nm，进入宿主细胞后发育成较大的薄壁且无感染性的网状体（reticular body），以二分裂方式增殖，当其子代细胞构建和凝聚成原体时，才算完成一个生命周期。衣原体革兰染色呈阴性，吉姆萨染色原体呈紫红色。原体有细胞壁，主要由脂多糖和蛋白质组成，且所有衣原体均含有共同的脂多糖。衣原体细胞壁主要含肽聚糖，所以对 β-内酰胺类抗生素不敏感，但对大环内酯类抗生素及四环素敏感。生活周期分为原体和网状体两相，原体和网状体均同时含有 RNA 和 DNA，以及初级细胞器核糖体，大多数具有质粒，必须依赖宿主细胞的 ATP 和中间代谢产物。同一种衣原体可致多种疾病。

（五）螺旋体的生物学性状

螺旋体是细长、弯曲、螺旋状卷曲的单细胞微生物，基本结构与细菌类似，有细胞壁、核质、脂多糖和胞壁酸。超微结构显示螺旋体的细胞由缠绕着一根或多根轴丝的原生质圆柱体组成，原生质圆柱体和轴丝都包以外包被。螺旋体运动活泼，有三种游动形式：绕螺旋体的长轴迅速运动、细胞屈曲运动，以及沿着螺旋形或盘旋的线路移动。能引起人类疾病的螺旋体属有疏螺旋体属、密螺旋体属和钩端螺旋体属。

（六）立克次体的生物学性状

立克次体是一类微小杆状或球杆状、革兰染色阴性、除少数外仅能在宿主细胞内繁殖的原核细胞型微生物。立克次体结构与革兰阴性菌相似，具有细胞壁和细胞膜，同时具有 RNA 和 DNA 两种核酸，具有以下共同特点：大多数是人畜共患病的病原体；所致疾病多数为自然疫源性疾病；节肢动物为其储存宿主或传播媒介，啮齿类动物和少数家畜为其传播媒介；绝大多数立克次体只能在活的真核细胞内生长，常用的培养方法是动物接种、鸡胚接种和细胞培养；大小介于细菌和病毒之间；对多种抗生素敏感。

第二节　常见卫生细菌

从广义上讲，卫生细菌包括存在于自然界的所有细菌，即容许细菌存在的生境中一切种群的细菌，包括对人致病和不致病、对人有害和有利的细菌；从狭义上讲，卫生细菌不包括引起传染病流行的病原菌。但从卫生学观点来看，疾病本身就是卫生学问题，所以，卫生细菌的定义应该是广义的。卫生微生物学是研究卫生微生物的一门学科，由于卫生微生物学研究对象多、检测范围广、标本类型多，从标本中直接检测目的病原微生物有一定难度，故在卫生微生物学研究过程中，常依靠某些带有指标性的微生物，依据这些指标性微生物的检查情况，判断样品被污染的程度。这些用以指示检品卫生状况及安全性的指示性微生物被称为指标菌（indicator bacteria）。指标菌一般分为三种类型：第一种类型是一般卫生状况指标菌，用于评价被检样品的一般卫生质量、污染程度以及安全性，最常用的是菌落总数、霉菌和酵母菌数；第二种类型是粪便污染指标菌，用于评价样品受粪便污染状况，包括大肠埃希菌和大肠菌群，其他有肠球菌、亚硫酸盐还原梭菌等；第三种类型是其他指标菌，包括某些特定环境不得检出的特定细菌。

一、一般卫生状况指标菌

菌落总数（standard plate-count bacteria）指被检样品的单位重量（g）、容积（ml）、表面积（cm²）或体积（m³）内，所含有的在某种培养基上经一定条件、一定时间培养后长出的菌落数量，包括细菌菌落总数、霉菌菌落总数和酵母菌菌落总数。菌落总数的测定反映样品被微生物污染的程度，饮用水、水源水、食品、药品、化妆品等，以及一些进出口贸易品有细菌菌落总数限量要求的卫生标准；糕点类和奶油类食品、保健品、药品、化妆品等样品有霉菌和酵母菌落总数限量要求的卫生标准。如在《食品安全国家标准 微生物学检验 菌落总数测定》（GB4789.2－2010）中，菌落总数的测定采用平板计数琼脂培养基，在（36±1）℃有氧条件下培养（48±2）h，或（30±1）℃培养（72±3）h（水产品），然后计数生长的所有菌落数。又如在《食品安全国家标准 微生物学检验 霉菌和酵母计数》（GB4789.15－2010）中，霉菌和酵母菌总数的测定采用马铃薯－葡萄糖－琼脂或孟加拉红培养基，在（28±1）℃培养 5d 后计数所得。

二、粪便污染指标菌

（一）大肠菌群

大肠菌群（coliform organisms）或称总大肠菌群（total coliforms）是指一群能在

35～37 ℃条件下，24～48 h 内发酵乳糖产酸产气，需氧或兼性厌氧的革兰阴性无芽胞杆菌。符合上述定义的细菌主要包括 4 个菌属：埃希菌属、柠檬酸杆菌属、克雷伯菌属和肠杆菌属。大肠菌群中包含的菌种可以在人、畜粪便中检出，但有的也可在营养丰富的水体、土壤、腐败的植物等外环境检出，如果要更精确地指示粪便污染状况，最好选择耐热大肠菌群作为指标。

（二）耐热大肠菌群

耐热大肠菌群（thermo-tolerant coliform group）或称粪大肠菌群（faecal coliforms，FC）是指能在 44℃～45℃发酵乳糖的大肠菌群，其主要组成菌属与大肠菌群相同，也包括 4 个菌属，但主要是埃希菌属细菌。大肠菌群的测定方法最常用的是最可能数（most probable number，MPN）法，该法是基于泊松分布的一种间接计数方法，又称多管发酵法，被国标 GB 4789、GB/T5750 采用。MPN 法利用大肠菌群细菌能分解乳糖产酸产气的特性进行检测，用概率统计计算，分为三步法和两步法。三步法包括初发酵、分离培养和证实实验三步。最新版国标《食品安全国家标准 微生物学检验 大肠菌群计数》（GB4789.3－2010）采用两步法，包括初发酵和复发酵两步。

（三）大肠埃希菌

大肠埃希菌（*Escherichia coli*）普遍存在于人和动物肠道，若在外环境出现，则被认为是由于人和动物的粪便污染所致，因而被用于指示粪便污染。近年来，大肠埃希菌作为粪便污染指示菌的应用越来越多。美国环境保护署 2000 年颁布的饮用水和娱乐用水总大肠菌群和大肠埃希菌检测方法中，规定了对大肠埃希菌计数的方法。中国国家标准《食品微生物学检验 大肠埃希氏菌计数》（GB 4789.38－2012）中对大肠埃希菌的定义：广泛存在于人和温血动物的肠道中，能够在 44.5℃发酵乳糖产酸产气，IMViC（靛基质、甲基红、VP 试验、柠檬酸盐）生化试验为"＋、＋－"或"－、＋－"的革兰阴性杆菌。《食品安全国家标准 微生物学检验 大肠杆菌计数》（GB 4789.38－2012）利用大肠埃希菌发酵乳糖产酸产气的特性及生化特性对细菌进行 MPN 计数；平板计数法采用结晶紫中性红胆盐－4－甲基伞形酮－葡萄糖苷琼脂 VRBA－MUG 平板，大肠埃希菌在 VRBA－MUG 平板上经培养后产生 β－葡萄糖苷酸酶降解荧光底物 MUG，释放 4－MU 荧光物质，在紫外灯照射下菌落发出浅蓝色荧光。

（四）粪链球菌

粪链球菌（*Streptococcus faecalis*）属于肠球菌属（*Enterococcus*），肠球菌属细菌是人及动物肠道中的正常菌群，每克粪便约含 10^8 个，其在人粪中的数量少于大肠埃希菌，在动物粪便中数量较高。由于粪链球菌在动物粪便中所占比例高，故可用粪大肠菌群与粪链球菌的比值来判断粪便污染的来源，若比值大于 4.1，认为污染来源主要为人便，反之，认为污染来源主要为动物便。

（五）产气荚膜梭菌

产气荚膜梭菌（*Clostridium perfringens*）是亚硫酸盐还原梭菌的代表种，是人和动物，特别是食草动物肠道内的常居菌，数量少于大肠埃希菌，每克粪便含 $10^5\sim10^6$ 个，也被用作粪便污染的指示菌。产气荚膜梭菌厌氧生长，能形成芽胞，在外环境中存活时间较长，所以若检样中产气荚膜梭菌大量检出而大肠菌群数很少，表明检品曾受过粪便陈旧性污染。

三、其他指标菌

（一）特定菌与致病菌的概念

特定菌（specified microorganisms 或 special microorganisms）指在某些检品中规定不得检出的一类细菌，其中包括非致病菌（或条件致病菌）和致病菌。致病菌指某些肠道致病菌和致病性球菌，包括沙门菌、志贺菌、致病性大肠埃希菌、副溶血性弧菌、小肠结肠炎耶尔森菌、空肠弯曲菌、葡萄球菌、溶血性链球菌、肉毒梭菌、产气荚膜梭菌和蜡样芽胞杆菌等十一种。

（二）常见的致病菌指标菌

1. 沙门菌与志贺菌：是常见的肠道致病菌，引起人类腹泻、肠炎及细菌性痢疾等，经粪-口途径传播，被规定为口服用药和食品不得检出的致病菌。

2. 金黄色葡萄球菌：在人和动物体表、鼻咽部和肠道中均存在，在自然界空气、水、灰尘中也可以找到。常引起局部化脓性感染，严重者可引起败血症，常常污染食品，在适宜条件下产生肠毒素而引起食物中毒。故在食品、外用药品、化妆品以及游泳池水等的监测中都被用作卫生指标菌之一。

3. 铜绿假单胞菌：在自然界分布广泛，喜好潮湿的环境，常分布于泥土、水、空气及植物上，在健康人皮肤、肠道和呼吸道及腐败食物中也存在，是重要的条件致病菌。一旦铜绿假单胞菌污染医疗机械和医院环境，在手术后或某些治疗操作后易引发创口感染、呼吸道感染、泌尿道感染、慢性中耳炎等院内感染。在外科创伤用药、眼科用药、化妆品中作为特定菌限制检出，也是泳池水的卫生指标菌。

4. 链球菌：常见的化脓性细菌，包括甲型、乙型和丙型三种，其中乙型链球菌的致病力最强。链球菌常存在于人的鼻咽部，可作为室内空气污染指标菌，乙型溶血性链球菌污染食物可造成食物中毒，在食品卫生指标中作为不得检出的致病菌。

5. 破伤风梭菌：本菌主要存在于土壤中，大多通过外伤的皮肤感染，破伤风杆菌芽胞侵入深层组织，在坏死组织厌氧环境中繁殖，产生破伤风毒素而发病。外用药，特别是用于深部组织的药品不得检出破伤风梭菌。

第三节　常见致病性细菌

相对于卫生细菌而言，致病菌（pathogenic bacterium）或病原菌是指那些能引起人或动物疾病的细菌。医学范畴内的致病菌种类繁多，所引起的疾病类型也多种多样，有些引起化脓性感染，有些引起肠道急性感染，有些引起毒素性疾病等。病原菌的致病力与其致病物质有关，细菌致病物质分为毒素和侵袭力两大类。毒素对宿主有毒，能直接破坏机体的结构和功能；侵袭力本身无毒性，但能突破宿主机体的生理防御屏障，帮助病原菌在机体内生存、繁殖和扩散。

一、细菌及其芽胞

（一）金黄色葡萄球菌

金黄色葡萄球菌（*Staphylococcus aureus*）简称金葡菌，属于葡萄球菌属，是常见的化脓性细菌，可引起人和动物机体局部、内脏器官的化脓性感染，严重者引起败血症、脓毒血症等全身感染。金黄色葡萄球菌肠毒素能引起急性食物中毒，典型症状为剧烈呕吐、腹痛和腹泻。金葡菌镜下形态为革兰阳性，呈葡萄串状排列的球菌，无芽胞、无鞭毛，一般不形成荚膜。金葡菌耐盐，可在含 $10\%\sim15\%$ NaCl 的培养基中生长，根据该特性，用于分离鉴定金葡菌的培养基常常含有 7% 左右的 NaCl。金葡菌过氧化氢酶阳性，能产生金黄色色素，能发酵甘露醇产酸，具有血浆凝固酶和耐热核酸酶，能液化明胶。金葡菌抵抗力较强，在干燥脓汁、痰液中可存活 3 个月，加热 60 ℃ 1 h 或 80 ℃ 30 min 被杀死，耐盐，金葡菌对磺胺类药物敏感性低，对青霉素、红霉素等高度敏感，但近年来耐药金葡菌逐渐增多，尤其是耐甲氧西林金黄色葡萄球菌（MRSA），引起全球高度关注。

（二）链球菌

链球菌属（*Streptococcus*）是仅次于葡萄球菌属的化脓性感染病原菌。该菌广泛分布于自然界，在健康人鼻咽部、人及动物肠道也存在，大多为正常菌群，致病性较强的多为 A 群链球菌。链球菌主要引起人体各种化脓性炎症，如痈、蜂窝织炎、淋巴管炎等；还可引起变态反应性疾病，如风湿热、肾小球肾炎等；污染食品还可引起食物中毒。链球菌为镜下特征为革兰阳性，呈链状排列的球菌。该菌对营养要求较高，培养基中需加入血液、血清等。在血平板上，根据溶血型别分为 α、β 和 γ 三种，分解葡萄糖，产酸不产气，对乳糖、甘露醇、水杨苷、山梨醇和棉子糖的分解因菌株而异，一般不分解菊糖，不被胆汁溶解。多数 A 群链球菌对杆菌肽敏感，B 群链球菌胆汁-七叶苷试验和 CAMP 试验阳性。链球菌对常用消毒剂敏感，一般对青霉素、红霉素及磺胺类药物敏感。

（三）肺炎链球菌

肺炎链球菌（*Streptococcus pneumoniae*）广泛分布在自然界，也在人上呼吸道寄居，是条件致病菌，当机体抵抗力下降时，可引发大叶性肺炎，并继发胸膜炎、脓胸，也可引起中耳炎、乳突炎、鼻窦炎、脑膜炎和败血症等。肺炎链球菌镜下为革兰阳性，菌体呈矛头状，成双排列；在人和动物体内或含有血液、血清的培养基上培养，可产生明显的荚膜。兼性厌氧培养，对营养要求高，在血平板上呈 α 溶血，能产生自溶酶。自溶酶被胆汁活化，使胆汁溶菌试验为阳性，是鉴别肺炎链球菌和其他 α 溶血链球菌的依据之一。此外肺炎链球菌能分解菊糖，奥普托欣（Optochin）试验阳性，不产生靛基质，不液化明胶。该菌对多数理化因素抵抗力较弱，对一般消毒剂敏感，在 3% 苯酚或 0.1% 升汞溶液中 1～2min 即死亡，对青霉素、红霉素敏感。

（四）脑膜炎奈瑟菌和淋病奈瑟菌

脑膜炎奈瑟菌（*Neisseria meningitidis*，脑膜炎球菌）和淋病奈瑟菌（*Neisseria gonorrhoeae*，淋球菌）是奈瑟菌属中常见的致病菌，前者引起流行性脑脊髓膜炎（流脑），后者引起人类泌尿生殖系统黏膜化脓性感染（淋病）。流脑常在冬春季节发生流行，过去我国每 8～12 年发生一次流行高峰，现在由于疫苗接种，流脑的流行已得到控制。脑膜炎球菌和淋球菌的许多特征相似，在镜下的典型形态都为革兰阴性双球菌，呈卵圆形或肾形，常成对排列，凹面相对。培养条件较苛刻，常采用血平板或巧克力平板，初次培养时，需提供 5%～10% 二氧化碳。脑膜炎球菌能产生自溶酶，陈旧培养物涂片可见菌体膨胀或破碎。两菌的区别：脑膜炎球菌可发酵葡萄糖和麦芽糖产酸，而淋球菌只分解葡萄糖产酸，不分解麦芽糖。在抵抗力上两菌相似，对理化因素的抵抗力都较弱，对干燥、热力、消毒剂等敏感，1% 苯酚、75% 乙醇或 0.1% 苯扎溴铵均可使其迅速死亡。

（五）致泻性大肠埃希菌

致泻性大肠埃希菌是指能引起肠道感染，甚至引起致死性并发症如溶血性尿毒综合征的一类大肠埃希菌，根据致病机制分为 5 个类型：肠产毒素性大肠埃希菌（*Entero toxigenic E. coli*，ETEC）、肠致病性大肠埃希菌（*Entero pathogenic E. coli*，EPEC）、肠侵袭性大肠埃希菌（*Entero invasive E. coli*，EIEC）、肠出血性大肠埃希菌（*Entero hemorrhagic E. coli*，EHEC）和肠聚集性黏附性大肠埃希菌（*Entero aggregative E. coli*，EAEC）。ETEC 分泌热稳定肠毒素（heat stable enterotoxin，ST）和热不稳定肠毒素（heat labile enterotoxin，LT），引起细菌性腹泻和旅游者腹泻；EPEC 是婴儿腹泻的主要病原菌；EIEC 在毒力因子和致病机制上与志贺菌一致，引起的临床症状也与细菌性痢疾相似；EHEC 引起人类出血性肠炎，典型症状为血便、腹痛、低热或不发热，少数病人发展为溶血性尿毒综合征及血栓性血小板减少性紫癜，造成多系统损伤，引起死亡；EAEC 主要与小儿顽固性腹泻有关。致泻性大肠埃希菌的抵抗力较其他无芽胞菌强，在室温可存活数周，在土壤、水中存活数月，60℃ 30min

可灭活此菌，对漂白粉、酚、甲醛等较敏感。

（六）志贺菌

志贺菌是志贺菌属（*Shigella*）的细菌，引起人类细菌性痢疾，又称为痢疾杆菌，分为 A、B、C、D 四个血清群。细菌性痢疾是我国传染病防治法规定报告的乙类传染病之一。志贺菌具有侵袭力，通过菌毛粘附，随后穿入回肠和结肠上皮细胞内生长繁殖，在黏膜固有层繁殖形成感染灶，引起炎症反应，形成溃疡。此外，还能产生强烈的内毒素和毒性极强的外毒素（志贺毒素）。志贺菌为革兰阴性杆菌，无芽胞、无荚膜、无鞭毛，某些菌型有菌毛。在普通培养基上生长良好，除宋内志贺菌的某些菌株迟缓发酵乳糖外，其他志贺菌在肠道培养基上长成不发酵乳糖的菌落。志贺菌氧化酶、尿素酶、靛基质和赖氨酸脱羧酶均为阴性，无动力，不产生硫化氢，不利用枸橼酸盐，发酵葡萄糖，除宋内菌个别菌株迟缓发酵乳糖外，其他志贺菌均不发酵乳糖。该菌对温度敏感，在日光下照射 30min、60℃加热 10min 或 100℃加热 1min 可杀灭；对常用消毒剂如苯扎溴按、过氧乙酸、石灰乳和酚等均敏感。

（七）沙门菌

沙门菌是沙门菌属（*Salmonella*）的细菌，血清型众多，分布广泛，能引起人或动物的肠道感染。伤寒沙门菌和副伤寒沙门菌引起的以肠热症为主的伤寒、副伤寒是我国传染病防治法中规定报告的乙类传染病之一。沙门菌还是常见的食物中毒病原菌。沙门菌有较强的内毒素，有一定的侵袭力，个别菌型能产生肠毒素。沙门菌为革兰阴性杆菌，无芽胞、有周身鞭毛、能运动、多数有菌毛，新分离的菌株有荚膜。沙门菌在普通营养肉汤中生长良好，在肠道选择性培养基上，多数菌株能产硫化氢而使菌落呈黑色，不产硫化氢的菌株呈不发酵乳糖的菌落。沙门菌抗原结构复杂，包括菌体抗原（O 抗原）、鞭毛抗原（H 抗原）和表面抗原。该菌在自然环境中的存活力较强，在水中可存活 1~3 周，在粪便中存活 1~2 个月。对热的抵抗力较弱，60℃加热 10~20 min 即被杀灭。沙门菌对一般化学消毒剂敏感，在 5％苯酚溶液或 1∶500 氯化汞（升汞）中 5min 可被杀灭，当饮用水中消毒余氯达 0.2~0.4 mg/L 时迅速死亡。

（八）变形杆菌

变形杆菌是变形杆菌属（*Proteus*）的细菌，属于肠杆菌科，包括 4 个菌种：普通变形杆菌（*P. vulgaris*）、奇异变形杆菌（*P. mirabilis*）、产粘变形杆菌（*P. myxofaciens*）和潘氏变形杆菌（*P. penneri*）。变形杆菌广泛分布于自然界的水、土壤、腐败有机物和人与动物肠道中，属条件致病菌，可以引起原发性或继发性泌尿道感染，大量污染食品被食入后引起食物中毒。变形杆菌有周身鞭毛，运动活泼，在固体培养基上呈扩散性生长，形成以接种部位为中心的厚薄交替、同心圆形的层层波状菌苔。但在有胆盐、0.1％苯酚、0.4％硼酸、4％乙酸或同型血清的琼脂中，变形杆菌的迁徙生长现象被抑制。变形杆菌尿素酶、苯丙氨酸脱氨酶阳性，产硫化氢的菌株在肠道选择培养基上的菌落与产硫化氢的沙门菌株相似。

（九）耶尔森菌

耶尔森菌属（*Yersinia*）包括 11 个菌种，对人类致病的有 3 个菌种：鼠疫耶尔森菌（*Y. pestis*）、小肠结肠炎耶尔森菌（*Y. enterocolitica*）和假结核耶尔森菌（*Y. pseudotuberculosis*）。鼠疫耶尔森菌是烈性传染病鼠疫的病原菌；小肠结肠炎耶尔森菌主要引起人和动物肠道感染，也可引起肠道外感染；假结核耶尔森菌主要对啮齿类动物致病，人类感染较少，在感染部位形成结核样肉芽肿。鼠疫耶尔森菌生长缓慢，在普通琼脂平板上，37℃孵育 4~5d 菌落直径达 4mm；小肠结肠炎耶尔森菌生长也较一般肠道菌缓慢，在 SS 或麦康凯琼脂平板上 25℃孵育 24h，菌落细小，几乎观察不到，经 48h 培养，可形成直径 0.5~3mm 的菌落。鼠疫耶尔森菌在干燥条件下容易死亡，对高温敏感，煮沸数秒即死亡，对常用消毒剂抵抗力不强，升汞、苯酚、苯扎溴铵、甲醛消毒剂可以很好地杀灭该菌。

（十）肺炎克雷伯菌

肺炎克雷伯菌（*Klebsiella pneumoniae*）属肠杆菌科、克雷伯菌属，分为 3 个亚种：肺炎克雷伯菌肺炎亚种（*K. pneumoniae* subsp. *pneumoniae*）、肺炎克雷伯菌臭鼻亚种（*K. pneumoniae* subsp. *ozaenae*）和肺炎克雷伯菌鼻硬结亚种（*K. pneumonia* subsp. *rhinoscleromatis*）。该菌广泛分布于自然界，是一种比较重要的条件致病菌，主要存在于人和动物肠道、呼吸道、泌尿生殖道，当机体免疫力降低或长期大量使用抗生素导致菌群失调时引起感染。常见感染有肺炎、支气管炎、泌尿道和创伤感染，有时引起严重的败血症、脑膜炎、腹膜炎等。在形态上该菌为卵圆形或球杆状，革兰阴性杆菌，常成双排列，菌体外有明显的荚膜，无芽胞、无鞭毛、无动力，有菌毛。该菌培养营养要求不高，在麦康凯平板上形成发酵乳糖产酸的红色黏稠菌落。由于抗生素广泛使用，肺炎克雷伯菌耐药性普遍存在，在临床治疗上需引起重视。

（十一）霍乱弧菌

霍乱弧菌（*Vibrio cholerae*）引起烈性传染病霍乱。霍乱弧菌根据菌体抗原不同，分为 O1 群和非 O1 群；根据生物学特征，O1 群霍乱弧菌又分为古典生物型和埃尔托生物型；根据 O 抗原的不同，O1 群霍乱弧菌的古典生物型和埃尔托生物型分为小川、稻叶和彦岛 3 个血清型，埃尔托生物型又可分为流行株和非流行株。霍乱是我国传染病防治法中规定报告的甲类传染病，俗称"2 号病"，该病以每日多次大量水样便为特征，伴喷射状呕吐。由于频繁呕吐和腹泻引起大量水和电解质丧失，病人出现脱水、循环衰竭、代谢性酸中毒症状。病人和带菌者是霍乱传染源，常经水、食物、生活接触和苍蝇等传播。埃尔托生物型和其他非 O1 群霍乱弧菌在外环境中的生存力较古典生物型强，在河水、井水及海水中可存活 1~3 周。该菌 55℃ 15min，或 100 ℃ 1~2 min，或 0.5ppm[①]氯 15min 被杀死。以 1∶4 比例加漂白粉处理病人排泄物或呕吐物 1h，可达

---

　① 　1ppm＝1×10^{-6}

到消毒目的。

(十二) 副溶血性弧菌

副溶血性弧菌 (*Vibrio parahaemolyticus*) 属弧菌科、弧菌属，具有嗜盐性，常存在于近海岸的海水、海底沉积物和鱼、虾、贝类等海产品中，分为两个型：副溶血生物型 (biotype parahemolyticus) 和溶藻生物型 (biotype alginolyticus)。副溶血生物型污染食物，特别是海产品，可引起食物中毒和急性腹泻；溶藻生物型不引起食物中毒；两型均可引起局限性感染。本菌为革兰阴性，呈弧状、杆状、丝状等多种形态，有单鞭毛，运动活泼，无荚膜、无芽胞。本菌生长需适量盐，最适盐浓度为 3.5%，无盐或盐浓度超过 8% 亦不能生长。致病菌株具有耐热溶血毒素，在我妻氏兔血琼脂平板上形成透明溶血环，称为神奈川现象。本菌对一般化学消毒剂敏感，对氯、石炭酸 (苯酚，又名石炭酸)、来苏儿 (甲酚皂) 溶液抵抗力较弱；不耐热，56 ℃ 30 min 被杀死；在淡水中生存时间短，但在海水中能长时间存活；对酸敏感，在 2% 冰醋酸或普通食醋中 5min 即死亡。

(十三) 炭疽芽胞杆菌

炭疽芽胞杆菌 (*Bacillus anthracis*) 属于需氧芽胞杆菌属 (*Bacillus*)，是炭疽的病原菌。炭疽是一种人畜共患病，人感染炭疽分为皮肤炭疽、肠炭疽和肺炭疽，后两者病死率较高。炭疽芽胞杆菌是最大的革兰阳性杆菌，菌体两端平截，菌体呈矩形，几个菌相连，成竹节样排列，无鞭毛，有荚膜，在氧气充分，25℃～35℃时易形成芽胞，芽胞小于菌体，位于菌体中央，椭圆形，折光性强，在细菌对数生长期末形成，培养时间久则菌体溶解，芽胞游离。炭疽芽胞杆菌繁殖体的抵抗力与一般细菌相似，但芽胞抵抗力很强，煮沸 10 min，高压蒸汽 121.3℃灭菌 15min 或干热 140℃ 3 h 才能杀灭芽胞。在干燥土壤或皮毛中，常温可存活数十年，芽胞对化学消毒剂的抵抗力很强，对碘及氧化剂较敏感。

(十四) 蜡样芽胞杆菌

蜡样芽胞杆菌 (*Bacillus cereus*) 属芽胞杆菌属，为需氧芽胞杆菌，广泛分布于自然界，易污染食物引起食物中毒。蜡样芽胞杆菌产生的肠毒素是引起食物中毒的主要物质，分为致腹泻型肠毒素和致呕吐型肠毒素。致腹泻型肠毒素引起的食物中毒为腹泻型，症状以腹痛、腹泻为主；致呕吐型肠毒素引起的食物中毒为呕吐型，症状以恶心、呕吐、头晕、四肢无力为主。本菌引起食物中毒的食品多为剩米饭、米粉、甜酒酿、剩菜、甜点心等，当细菌在食品中的含量超过 10^5 CFU/g (ml) 时，就有可能引起食物中毒。蜡样芽胞杆菌为革兰阳性，芽胞不突出菌体，呈卵圆形，位于菌体中央或稍偏于一端。菌体两端较平整，多呈链状排列。本菌对来苏儿及苯扎溴铵有较强抵抗力，对 75% 酒精 (乙醇) 也有很强抵抗力，2% 碘酒对其有较强杀灭力，1 min 即可将该菌完全杀灭。

（十五）肉毒梭菌

肉毒梭菌（*Clostridium botulinum*）为一种厌氧芽胞杆菌，广泛存在于土壤、动物粪便，湖、河、海及其水底沉积物或淤泥中，分为 A、B、C、D、E、F、G 共 7 个型别，并产生相应型别的肉毒毒素。肉毒毒素是一种具有神经和细胞毒性的外毒素，具有极强的毒性，是肉毒梭菌中毒的直接致病因素。肉毒毒素主要作用于颅脑神经核和外周神经－肌肉接头处，以及自主神经末梢，阻碍胆碱能神经末梢介质释放，导致肌肉麻痹。肉毒梭菌污染食物产毒，通过饮食进入人体导致急性或慢性肉毒梭菌中毒，患者表现出典型的肉毒毒素中毒的神经麻痹症状，如头晕、视力模糊、复视、眼睑下垂、吞咽困难等，病死率较高。肉毒梭菌为革兰阳性较大杆菌，两端钝圆，有 4～8 根周鞭毛，有动力，芽胞为卵圆形，宽于菌体，位于菌体次级端或中央，呈匙状或网球拍状。本菌对酸的抵抗力较强，对碱较敏感。肉毒毒素在 pH 值 3.5～6.8 时稳定，在 pH 值 10～11 时减毒较快。

（十六）产气荚膜梭菌

产气荚膜梭菌（*Clostridium perfringens*）属于厌氧芽胞杆菌属，广泛存在于自然界的水体、土壤、尘埃中，是人体肠道正常菌群之一。产气荚膜梭菌是一种创伤感染病原菌，也是食源性疾病的病原菌，引起食物中毒。产气荚膜梭菌感染伤口引起气性坏疽，以组织坏死、水肿、胀气、全身中毒为特征，病死率高达 30%；引起食物中毒主要表现为腹部痉挛性疼痛、胀气、腹泻，以 A 型菌为主；C 型菌引起疾病少见，但症状严重，表现为剧烈腹痛、腹泻、肠黏膜出血性坏死，引发坏死性肠炎，病死率高达 40%。本菌为革兰阳性大杆菌，陈旧培养物中细菌可能变为革兰阴性，菌体两端钝圆，芽胞卵圆形，位于菌体中央或次级端，不膨出菌体。产气荚膜梭菌芽胞抵抗力强，耐热型芽胞能耐受 100℃高温 1～6 h，不耐热芽胞在 80℃存活 10 min，100℃很快被杀死。

（十七）结核分枝杆菌

结核分枝杆菌（*Mycobacterium tuberculosis*）引起人和动物结核病。结核病至今仍是全球重要的传染病之一，是一个重要的公共卫生问题。结核分枝杆菌在繁殖时有分枝生长趋向，故称为分枝杆菌。结核分枝杆菌镜下为细长略带弯曲的杆菌，呈单个或分枝状排列，无荚膜、无鞭毛、无芽胞，在陈旧病灶中的细菌形态不典型，可呈颗粒状、串珠状、短棒状、长丝形等。结核分枝杆菌细胞壁脂质含量较高，有大量分枝菌酸包围在肽聚糖层的外面，故难以用革兰染色法着色，可用抗酸染色法染色，被染成红色。结核分枝杆菌生长缓慢，用改良罗氏固体培养基培养 2～4 周方能出现肉眼可见的菌落。典型菌落干燥、坚硬，表面呈颗粒状、乳酪色或黄色、菜花状。本菌对物理及化学因素的抵抗力较一般细菌强，对乙醇敏感，在 70%～75%乙醇溶液中数分钟即被杀死。结核分枝杆菌对干燥的抵抗力很强，在尘埃上可保持传染性 8～10 d，在干燥痰内可存活 6～8 个月。近年来结核杆菌多重耐药问题日益严重，在临床治疗上需引起重视。

（十八）军团菌

军团菌是军团菌属（*Legionella*）的细菌，最早于1976年在美国宾夕法尼亚州费城被发现，引起急性呼吸道传染病，被称为军团病。军团病以发热、咳嗽和肺部炎症为主，症状较重，初期表现为低热、头痛，1～2 d后出现高热、干咳、呼吸困难、畏寒、胸痛等，重症患者可有肝功能改变，肾衰竭；轻型为庞蒂亚克热。军团菌为革兰阴性杆菌，呈多形性，杆状、丝状等，无荚膜、无芽胞，有端生鞭毛，能运动。革兰染色不易着色。营养要求特殊，生长需要L—半胱氨酸和铁盐，在普通营养琼脂上不生长。常用BCYE培养基培养。本菌在自然界中存活时间久，在水中可存活1年左右，对苯酚、碘等化学消毒剂较敏感，对酸有抵抗力。

（十九）铜绿假单胞菌

铜绿假单胞菌（*Pseudomonas aeruginosa*）属于假单胞菌属（*Pseudomonas*），是重要的条件致病菌，在自然界分布广泛，在有些健康人皮肤、肠道和呼吸道，甚至腐败食物中存在，在机体抵抗力低下的情况下引起感染，是引起医院感染的重要病原菌。尤其在烧伤、ICU、肿瘤病房和介入诊断治疗中，该菌感染率较高。铜绿假单胞菌为革兰阴性杆菌，无芽胞、无荚膜，有单鞭毛或丛鞭毛，运动活泼。生化反应活跃，能液化明胶、分解尿素，不形成吲哚，氧化酶试验阳性，还原硝酸盐产气。本菌抵抗力较其他革兰阴性菌强，对紫外线不敏感，在潮湿环境中可长期生存，耐受多种抗生素。

（二十）单增李斯特菌

单增李斯特菌（*Listeria monocytogenes*）属于李斯特菌属（*Listeria*），李斯特菌属包括6个种，具有致病性的只有单增李斯特菌和绵羊李斯特菌（*Listeria ivanovii*）两个种，前者对人和动物都致病，后者主要对牛、羊等动物致病。单增李斯特菌引起李斯特菌病，表现为败血症、脑膜炎、单核细胞增多和胃肠炎等，潜伏期为3～70d，表现为突然发热、剧烈头痛、恶心、呕吐、腹泻，孕妇感染后可引发流产，严重者死亡，病死率达30%以上。李斯特菌容易污染食品，最近几年由单增李斯特菌引起的食物中毒的报道不断增多。本菌生长温度范围为2～42℃，在4℃冰箱环境中也能生长繁殖。本菌生存力较强，对热的耐受能力较一般无芽胞菌强，经巴氏消毒后仍有部分能存活，能耐受较高渗透压，在25%～30%的氯化钠（NaCl）溶液中能生长，能抵抗反复冻融、阳光、紫外线的作用。

（二十一）布鲁菌

布鲁菌是布鲁菌属（*Brucella*）的细菌，引起人畜共患疾病——布鲁菌病（简称布病）。布病被世界动物卫生组织规定为强制报告的疫病，我国将其列为二类动物疫病，人类布病在我国属于乙类传染病。人类布病潜伏期为1～3周，平均2周，多数病例发病缓慢，最常出现的症状是发热，典型热型呈波浪式起伏，伴有多汗、关节肌肉痛，主要是大关节痛。布鲁菌为革兰阴性球杆菌，柯式染色呈红色，无鞭毛、无芽胞、无荚膜。营养要求较高，生长缓慢，第一代分离培养物需要 5~7 d，有的需要 6~20 d。布鲁菌对低温干燥有较强抵抗力，在皮毛上可存活 1~6 个月，在鲜牛乳、肉制品内可存活 15d 至 18 个月。对湿热、紫外线和常用消毒剂敏感，100℃ 1~2 min，1‰~2％苯酚 1~5min 即死亡。

（二十二）空肠弯曲菌

空肠弯曲菌（*Campylobacter jejuni*）属弯曲菌属的一个亚种，是人畜共患病病原菌，可引起人急性肠炎和食物中毒，并引发格林巴利综合征、反应性关节炎和肝炎等严重并发症。空肠弯曲菌感染的潜伏期一般是 3~5d，短的 1 d，长的可达 10 d。大多数感染表现为急性、自限性肠炎，主要表现为腹泻、发热、腹痛。腹泻一般为水样便或黏液便，重症为血便。腹泻次数多，有腐臭味，伴有发热。空肠弯曲菌感染的局部并发症包括胆囊炎、胰腺炎、腹膜炎和胃肠大出血；严重的并发症为格林巴利综合征。空肠弯曲菌是发达国家常见的肠道致病菌。本菌为革兰阴性细长弯曲的小杆菌，形态多种，有螺旋形、弯曲杆状，也可出现"S"形或海鸥形，无荚膜、无芽胞，菌体一端或两端有单鞭毛，运动活泼。空肠弯曲菌是微需氧菌，在血琼脂平板上出现蔓延生长和分散生长的两种菌落。本菌对外界抵抗力较弱，培养物 0℃ 很快死亡，56℃5min 即死亡，干燥环境中仅存活 3 h。

（二十三）气单胞菌

气单胞菌是气单胞菌属（*Aeromonas*）的细菌，对人类是一种低毒的条件致病菌，但近年来关于该菌引起健康人腹泻的报道逐渐增多。气单胞菌引起的食源性疾病包括肠道内感染和肠道外感染。潜伏期为 1~2d，分为 3 个临床类型。①急性胃肠炎型：主要表现为腹痛、腹泻和发热；②败血症：常发生于某些原有慢性病、免疫力低下人群，细菌入血引起败血症，并累及多个器官，预后不良；③外伤型或局灶感染型：气单胞菌感染伤口导致局部溃烂、坏死或蜂窝织炎。气单胞菌为革兰阴性杆菌或弧菌，单个、成对或短链排列，平直状或微弯曲，两端钝圆，通常有极端鞭毛，有时可见侧身鞭毛，无荚膜、无芽胞。气单胞菌分为嗜温群和嗜冷群，普通营养琼脂平板上即能生长。

（二十四）邻单胞菌

邻单胞菌是邻单胞菌属（*Plesiomonas*）的细菌，属于弧菌科，只包含类志贺邻单胞菌（*P. shigelloides*）1 个种。该菌可引起急性胃肠炎和食物中毒，感染主要与进食生的海鲜有关。感染症状为水样腹泻或病程较长的痢疾样腹泻，对免疫力低下者，可引起菌血症、脑膜炎等疾病。邻单胞菌为革兰阴性杆菌，两端钝圆，单个、成对或短链状排列，无芽胞、无荚膜，一端有丛毛，多数为 2~5 根端鞭毛，运动活跃，在暗视野显微镜下可见穿梭样运动。兼性厌氧，营养要求不高，在麦康凯琼脂上形成圆形、无色或粉红色半透明菌落，在 SS 琼脂上的菌落与志贺菌相似。

（二十五）幽门螺杆菌

幽门螺杆菌（*Helicobacter pylori*）生长于胃黏液深层，胃黏膜表面，多在胃窦部，以胃小凹、上皮皱褶的内折及腺腔内为多。幽门螺杆菌感染与多种消化道及其他部位疾病的发生有关。幽门螺杆菌为革兰阴性，菌体细长弯曲呈螺形、"S"形或海鸥状，菌体一端或两端有多根带鞘鞭毛，运动活泼。微需氧，在 5% O_2、10% CO_2、85% N_2 环境中生长良好，营养要求高，需血液、血清、淀粉、活性炭等物质，在一定湿度（相对湿度 98%）条件下生长。培养 3~5d 可见细小、针尖状、半透明的菌落。

二、放线菌

放线菌是放线菌属（*Actinobacillus*）的细菌，归属于放线菌目、放线菌科，是引起人放线菌病的病原菌。放线菌病属于内源性感染。放线菌属细菌很多，引起人类感染的放线菌有衣氏放线菌（*A. israelii*）、内氏放线菌（*A. naeslundii*）、黏液放线菌（*A. uiscous*）、龋齿放线菌（*A. odontolyticus*）及丙酸蛛网菌（*Arachnia propionica*）等，其中最多见的是衣氏放线菌。

放线菌为革兰阳性的丝状菌，无芽胞、无鞭毛，菌丝细长，直径 0.5~0.8 μm，有分枝但无分隔，成链状排列。在患者病灶和脓液中可找到肉眼可见的黄色颗粒，称为"硫磺颗粒（sulfurgranule)"，是放线菌在病灶组织中形成的菌落。放线菌培养较困难，在厌氧或微氧条件下培养，初次分离需 5%~10% CO_2。在普通营养琼脂平板、血平板、沙堡培养基等上均可生长，但生长缓慢，最佳生长需要营养丰富的培养基，如血清肉汤、脑心浸液琼脂、血平板等。培养 24h 后长出直径小于 1mm 的微菌落，在显微镜下观察，菌落由一片蛛网样的菌丝组成，称为蛛网样菌落，继续培养后形成白色、表面粗糙的大菌落，无气生菌丝。大多数放线菌能分解葡萄糖、乳糖、蔗糖、甘露醇，产酸不产气。

放线菌属广泛存在于人体口腔及上呼吸道等部位，是口腔正常菌群之一，在正常条件下不致病，当机体免疫力下降、口腔卫生不良，拔牙或外伤以及大量使用免疫抑制药物时，易导致内源性放线菌病。内源性放线菌病好发于面颈部，包括颜面、颈项、舌、下颌等皮下组织，主要临床表现为慢性或亚急性的局部肉芽肿、坏死性脓疡以及多发性瘘管。此外，还可经呼吸道或消化道引起肺、胸部或腹部放线菌病。

放线菌属细菌对热和消毒剂的抵抗力不强，60℃ 15min 即可杀灭。对常用抗生素敏感，如青霉素、克林霉素、红霉素、林可霉素等，对甲氧氨苄嘧啶-磺胺甲噁唑高度敏感，对抗真菌药物不敏感。

三、支原体

支原体是支原体属（*Mycoplasma*）和脲原体属（*Ureaplasma*）的微生物，是一类没有细胞壁只有细胞膜的原核细胞微生物，形态多样，有杆状、梨状、分枝状或螺旋状长丝。其结构和大小的复杂程度介于病毒和细菌之间，一般在 0.2~0.3μm，能通过除菌滤器，是能在人工培养基中生长、增殖的最小的原核微生物，在固体培养基上形成特殊的"油煎蛋"样菌落。支原体主要存在于人和动物的腔道黏膜上，寄居于人体的支原体现发现的有 16 种，如溶脲脲原体、人型支原体、生殖器支原体等 8 种存在于人泌尿生殖道。引起人类疾病的支原体主要有支原体属的肺炎支原体（*M. pneumoniae*）、人型支原体（*M. hominis*）、生殖器支原体（*M. genitalium*）、穿透支原体（*M. penetrans*）和脲原体属的溶脲脲原体（*U. urealyticum*）。

支原体无细胞壁，最外层为细胞膜。在电子显微镜下观察，支原体细胞膜分为三层结构，内、外层由蛋白质及糖类构成，中层为脂类，其中胆固醇含量较高，约占 36%，故凡能作用于胆固醇的物质，如两性霉素 B、皂苷、洋地黄苷等均可破坏支原体。支原体细胞膜外还有一层荚膜，参与支原体致病。肺炎支原体和生殖支原体有一种特殊的顶端结构，可使支原体粘附在宿主细胞表面，与支原体在黏膜上的定植和致病有关。

支原体营养要求特殊，培养一般采用牛心浸液基础培养基，再添加 10%～20%动物血清及 10%新鲜酵母浸液。血清主要提供胆固醇和其他长链脂肪酸，新鲜酵母浸液主要提供核苷前体和维生素等。支原体生长最适 pH 值为 7.6～8.0，但解脲脲原体生长最适 pH 值为 5.5～6.5。大多数支原体为需氧或兼性厌氧，个别菌株专性厌氧。支原体生长缓慢，在 37℃培养 3～4 d 后，在固体培养基上出现典型的"油煎蛋"样菌落。菌落大小为 0.1～1 mm，在低倍显微镜下观察到菌落中心较厚，向下长入培养基，边缘较薄而透明。解脲脲原体菌落最小，直径仅 10～40 μm。多数支原体可在 9～11 日龄鸡胚绒毛尿囊膜上生长，一般不发生病变。支原体极易在细胞中生长，易污染细胞培养，造成细胞培养失败。

根据对糖的发酵作用，支原体分为两类：一类发酵糖，如肺炎支原体、生殖支原体；另一类不发酵糖，如口腔支原体、唾液支原体等。根据葡萄糖、精氨酸和尿素等生化反应可鉴别支原体。支原体抗原型取决于细胞膜上的蛋白质和糖脂，外层蛋白质是支原体主要型特异抗原，常用 ELISA 测定蛋白质抗原。支原体血清分型鉴定常采用生长抑制试验和代谢抑制试验。

肺炎支原体和解脲脲原体是重要的致病性支原体。肺炎支原体主要通过飞沫传播，引起呼吸道和肺部的急性炎症。临床表现以呼吸道症状为主，亦可伴多器官损伤，甚至直接以肺外表现起病，而仅有轻微肺部体征。解脲脲原体主要引起泌尿生殖道感染，引起尿道炎、阴道炎、盆腔炎、前列腺炎、附睾炎等，还可导致尿路结石。有报道显示，其还能通过胎盘感染胎儿，引起早产、流产、死胎及新生儿呼吸道感染，并与不孕症有关。

支原体对热的抵抗力与细菌相似，45℃ 15～30min 或 55℃ 5～15min 即被杀死。耐热，对干燥敏感，对渗透作用敏感，易被脂类溶剂、清洁剂、特异性抗体、补体等溶解，因无细胞壁，故对青霉素、头孢等抗生素不敏感，但对干扰蛋白质合成或作用于核蛋白体的抗生素敏感。

四、衣原体

衣原体是衣原体属（*Chlamydia*）的微生物，是一类严格寄生在细胞内，能通过除菌滤器的原核细胞型微生物。衣原体属包括 4 个种：沙眼衣原体（*C. trachomatis*）、肺炎衣原体（*C. pneumonia*）、鹦鹉热衣原体（*C. psittaci*）和兽类衣原体（*C. pecorum*）。引起人类疾病的主要是沙眼衣原体和肺炎衣原体。

（一）沙眼衣原体

沙眼衣原体根据所致疾病和生物性状分为 3 个亚种：沙眼生物亚种（*Biovar trachoma*）、性病性淋巴肉芽肿亚种（*Biovar lymphogranuloma venereum*）和鼠亚种（*Biovar mouse*），鼠亚种不引起人疾病。

沙眼衣原体严格寄生在细胞内，具有衣原体所特有的原体和网状体（又称为始体）两相生活期。原体在细胞外，是衣原体成熟的典型形态，具有感染性，通过表面受体吸附于易感细胞。受体细胞伸出伪足将其吞入形成吞噬体，在吞噬体内，原体进入增殖期，形成始体，在吞噬体内以二分裂方法进行分裂，繁殖出子代，形成致密的包涵体。包涵体内始体成熟为原体，从细胞中释放到胞外，再重复感染过程。沙眼衣原体可采用 6～8 日龄鸡胚接种卵黄囊培养，也可用一些细胞株如 Hela299 和 McCoy 等培养。

沙眼衣原体沙眼生物亚种主要寄生在人体，引起沙眼、包涵体结膜炎、泌尿生殖道感染等。沙眼衣原体感染眼结膜上皮细胞，在其中增殖并在胞浆内形成散在型、帽型、桑葚型或填塞型包涵体，引起局部炎症，即沙眼。沙眼主要由沙眼生物亚种 A、B、Ba、C 血清型引起，早期症状是流泪、有黏性脓性分泌物、结膜充血及滤泡增生；后期出现结膜瘢痕、眼睑内翻、倒睫等，严重的导致失明。包涵体结膜炎包括婴儿和成人两种，症状较轻。泌尿生殖道感染由沙眼生物亚种 E、F、D、Ia、J、K 血清型引起，通过性接触传播，引起男性尿道炎、附睾炎等；女性则引起阴道炎、输卵管炎、不孕等。沙眼衣原体性病淋巴肉芽肿亚种通过直接性接触传播，侵犯男性腹股沟淋巴结，引起化脓性淋巴结炎和慢性淋巴肉芽肿；侵犯女性会阴、肛门、直肠，引起会阴-肛门-直肠狭窄和梗阻。

（二）肺炎衣原体

肺炎衣原体在生物学性状上与其他衣原体有所不同。其平均直径为 0.38 μm，电镜下呈梨形，有清晰的胞浆周围间隙，无质粒 DNA。肺炎支原体亦有独特的发育周期，但其始体结构比较疏松，在第一代细胞内很少形成包涵体。

肺炎支原体主要寄生于人类呼吸道，主要经飞沫或呼吸道分泌物传播，引起青少年急性呼吸道感染，包括肺炎、支气管炎、咽炎和鼻窦炎。近年研究发现，肺炎支原体慢性感染还与冠状动脉硬化、支气管哮喘、急性心肌梗死等的发生有关。

五、立克次体

立克次体是立克次体目（*Rickettsiales*）的微生物，是一类严格（除少数外）细胞内寄生的原核细胞型微生物。立克次体目下分立克次体和无形体 2 个科，对人类致病的有立克次体科的 2 个属（立克次体属和东方体属）和无形体件的 3 个属（埃立克体属、无形体属和新立克次体属）。立克次体大小介于细菌和病毒之间，具有明显的多形性，主要为球杆状，亦可呈球形、短杆状或长杆状，可单个或成对排列。革兰染色阴性，但不易被革兰染色，常用姬姆萨染色（Giemsa stain）和马氏染色（Macchiavello's stain）。结构上类似细菌，在电镜下可见细胞壁和细胞膜。细胞壁含双层磷脂组成的外膜、肽聚糖以及由蛋白质、脂类和多糖组成的其他层次，不含磷壁酸。立克次体的生长需宿主细胞提供生长辅助因子，如乙酰辅酶 A、辅酶 1、腺苷三磷酸等。立克次体中大多数可用鸡胚和细胞培养，大部分不引起细胞病变，但可形成空斑。

（一）普氏立克次体

普氏立克次体（*Rickettsia prowazekii*）于 1910 年在斑疹伤寒患者的血液中发现，是流行性斑疹伤寒的病原体。革兰染色阴性，形态多样，有球形、球杆状、长杆状或长丝状，单独、成对或短链状存在于细胞质中。患者是流行性斑疹伤寒唯一的传染源，通过虱传播。当虱叮咬患者时，病原体随血液进入虱肠，侵入肠壁上皮细胞内增殖，约 5d 后细胞胀破，大量病原溢入肠腔，随虱粪排出，或因虱体被压碎而散出，通过抓搔伤痕侵入人体。流行性斑疹伤寒在寒冷的冬春季较易发生，潜伏期为 5~21d，主要表现为高热、皮疹，伴有神经系统、心血管系统或其他实质内脏器官损害的症状。典型斑疹伤寒分为侵袭期、发疹期和恢复期，在病程第 4~6d 出现皮疹，数小时至 1d 内遍及全身。实验室检测采集患者血液标本做血清抗体检测和病原分离，或采集患者皮肤局部病灶活检标本，对死亡患者尸体采集脑、肺、脾、肝、淋巴结、心瓣膜赘生物等标本。标本接种动物，如小白鼠、豚鼠、大白鼠、地鼠等，也可接种鸡胚卵黄囊或做细胞培养，以检测标本中的病原体。

（二）莫氏立克次体

莫氏立克次体（*Rickettsia mooseri*）是引起鼠型斑疹伤寒的病原体，以鼠蚤为传播媒介。莫氏立克次体分布在胞浆内，形态较为一致，呈类球形小棒状，短线状排列，革兰染色阴性，姬姆尼茨染色呈红色。人类鼠型斑疹伤寒的主要传染源是啮齿动物，鼠蚤是本病的主要传播媒介，人虱参与本病的传播。鼠型斑疹伤寒的症状、体征与临床经过与流行性斑疹伤寒相似，但病情轻、病程短。

（三）恙虫病立克次体

恙虫病立克次体是恙虫病病原体。恙虫病立克次体在宿主细胞内呈圆形、椭圆形、短杆状、哑铃状等，以球杆状或短杆状为常见。恙虫病立克次体抵抗力最弱，56℃数分钟即可死亡。

（四）贝纳柯克斯体

贝纳柯克斯体引起 Q 热，又称为 Q 热柯克斯体。Q 热柯克斯体是立克次体中唯一可以不通过媒介节肢动物而经接触或呼吸道等途径感染人类的病原体。本病主要症状为发热、头痛、腰痛等，重症患者可并发心内膜炎。抵抗力强，耐热，煮沸 10min 以上才能被杀灭，耐干燥，1%甲醛作用 48h 才能将其灭活。

六、螺旋体

螺旋体（Spirochetes）是一类细长、柔软、弯曲，呈螺旋状，运动活泼的原核细胞型微生物。其基本结构与生物学性状与细菌相似，在分类学上归为细菌域。螺旋体种类繁多，根据螺旋体大小、螺旋数目与规则程度、两端螺间距等，把螺旋体科分为 8 个属，能引起人类疾病的为疏螺旋体属、密螺旋体属和钩端螺旋体属 3 个属。疏螺旋体属对人致病的主要有伯氏疏螺旋体、回归热疏螺旋体和奋森疏螺旋体；密螺旋体属对人致病的主要有梅毒螺旋体和雅司螺旋体；钩端螺旋体菌体一端或两端弯曲成钩状，对人致病的是问号钩端螺旋体。

（一）梅毒螺旋体

梅毒螺旋体引起人类梅毒。梅毒是性传播疾病中危害最严重的一种，是我国传染病防治法规定的乙类传染病。梅毒螺旋体革兰染色阴性，形似细密的弹簧，是一种小而纤细的螺旋状微生物，有 8～14 个呈锐角弯曲而规则的螺旋，其前端有 4～6 根鞭毛样细纤维束，其末端呈卷曲状。梅毒螺旋体活动性强，暗视野显微镜下可观察到其典型运动是呈旋转式、伸缩螺旋间距的蛇行式运动。梅毒螺旋体在体内可长期生存繁殖；条件适宜时，以横断裂方式一分为二进行繁殖；条件不利时，便以分芽方式繁殖。梅毒螺旋体离开人体后生活力及抵抗力极弱，在体外干燥条件下不易生存，对红霉素、青霉素或砷剂敏感，煮沸、干燥、肥皂水和一般的消毒剂都能将其杀灭。

（二）钩端螺旋体

钩端螺旋体简称钩体，引起钩体病，是一种广泛流传的人畜共患病，为我国传染病防治法规定的乙类传染病。钩体呈细长丝状，圆柱形，螺旋盘绕细致，有 12～18 个螺旋，规则而致密，一端或两端弯曲成钩状，使菌体呈"C"形或"S"字形。菌体长度不等，平均 6～10μm，直径平均 0.2～0.4μm。钩体运动活泼，其运动方式为沿长轴旋转运动，菌体中央部分较僵直，两端柔软。钩体用镀银染色法染色后，螺旋体增粗，呈棕黑色，易于观察。钩体对营养要求不高，用柯式培养基培养。钩体对干燥很敏感，极易被稀盐酸、70%乙醇、漂白粉、来苏儿、苯酚、肥皂水和 0.5%升汞杀灭；紫外线、50～55℃ 30min 均可杀灭钩体。钩体病临床表现复杂多样，典型病例起病急，早期有高热、倦怠无力、全身酸痛、结膜充血、腓肠肌压痛、表浅淋巴结增大；中期伴肺弥漫性出血，明显的肝、肾、中枢神经系统损伤；随后进入恢复期。

（三）伯氏疏螺旋体

伯氏疏螺旋体引起莱姆病，硬蜱为主要传播媒介。莱姆病症状主要表现为慢性炎症性多系统损害，除慢性游走性红斑和关节炎外，还常伴有心脏损害和神经系统受累等症状。伯氏疏螺旋体是一种单细胞疏松盘绕的左旋螺旋体，长 10～40μm，宽 0.2～0.3μm，运动形式有旋转、扭曲、抖动等。实验室可以通过对标本暗视野镜检、涂片染色镜检的方式检查，也可将标本接种培养基培养和接种动物分离病原体。

小 结

　　原核生物是一类无真正细胞核的单细胞生物或类似于细胞的简单组合结构的微生物。本章首先介绍了原核生物的分类方式和常见细菌的生物学性状。原核生物包括古菌、细菌、支原体、放线菌、衣原体、螺旋体、立克次体，然后提出指示菌的定义，并详细介绍了常见的一般卫生状况指示菌、粪便污染指示菌、其他指示菌。最后介绍了常见的致病性细菌，包括细菌及其芽胞、放线菌、支原体、衣原体、立克次体、螺旋体。

思考题

1. 什么是原核生物？简述原核生物与真核生物的区别。
2. 原核生物的分类方法有哪些？
3. 指标菌主要分为哪几类？
4. 致泻性大肠埃希菌包含哪几种大肠埃希菌？各自会引起什么疾病？
5. 能够引起人类疾病的螺旋体有哪些？各自会引起什么疾病？

（汪　川）

第六章 消毒目标微生物：病毒和亚病毒

第一节 病毒分类及生物学特征

一、病毒的定义

病毒（virus）是一类由一种核酸（DNA 或 RNA）与蛋白质，或仅由一种核酸，或仅由蛋白质所构成的非细胞型微生物。病毒个体微小，无细胞结构，依赖宿主细胞的能量和代谢系统，具有严格的寄生性；但可以在细胞中实现复制，具有遗传、变异、进化的能力。

二、病毒的分类

病毒的分类非常复杂，有多种分类方式，国际病毒分类委员会（International Committee on Taxonomy of Viruses，ICTV）于 2011 年发表了最新的病毒分类第九次报告，将目前 ICTV 所承认的 5000 多种病毒归为 6 个目、87 个科、19 个亚科、349 个属、2284 多个种。该分类方法最全面，但所得病毒学分类目录非常复杂。从医学微生物学的领域，还可以按如下方法进行分类，以方便理解和应用。

（1）从病毒结构分类，可以将病毒分为真病毒（euvirus）和亚病毒（subvirus）。真病毒简称病毒，亚病毒包括类病毒（viroid）、拟病毒（virusoid）和朊病毒（prion）。

（2）从病毒宿主类型分类，可以分为细菌病毒（噬菌体）、植物病毒（如烟草花叶病毒）、动物病毒（如流感病毒、乙型肝炎病毒）。

（3）从遗传物质种类进行分类，可以将病毒分为 DNA 病毒、RNA 病毒和亚病毒传染因子。DNA 病毒包括双链 DNA 病毒（ds DNA）、单链 DNA 病毒（ss DNA）和双链逆转录 DNA 病毒（ds DNA RT）；RNA 病毒可细分为双链 RNA 病毒（ds RNA）、单链正义 RNA 病毒［ss（＋）RNA］、单链反义 RNA 病毒［ss（－）RNA］和单链逆转录 RNA 病毒（ss RNA RT）等；亚病毒传染因子又分为类病毒（viroid）、拟病毒和朊病毒（prion），拟病毒又称类类病毒（viroid－like）或卫星病毒（satellie viruses）。

（4）从消毒学的角度，按照传播途径进行病毒分类更便于应用，可以将病毒分为呼吸道传播病毒（麻疹病毒、汉坦病毒、甲型肝炎病毒）、肠道传播病毒（脊髓灰质炎病毒、柯萨奇病毒）、血液传播病毒（乙型肝炎病毒、丙型肝炎病毒、丁型肝炎病毒、戊型肝炎病毒、狂犬病毒）、虫媒传播病毒（流行性乙型脑炎病毒、登革病毒、埃博拉病毒）、接触传播病毒（单纯疱疹病毒、水痘－带状疱疹病毒、巨细胞病毒、EB 病毒）、母婴传播病毒（人类免疫缺陷病毒、乙型肝炎病毒）、性传播途径病毒（人类免疫缺陷毒、生殖器疱疹病毒、人类乳头瘤病毒）。需注意的是，同一种病毒可能有多种传播途径，如人类免疫缺陷病毒可以通过性传播途径、血液传播途径、母婴传播途径进行传播；埃博拉病毒主要通过接触患者或已感染的动物的血液、体液、分泌物以及排泄物等途径而传播感染，人与人之间还可通过气溶胶造成吸入性传播。而上述传播途径之间也有交叉，如性传播途径属于接触传播，但其传播方式又不同于一般的接触感染途径。对传播途径进行细分有助于采取有效的阻断感染措施或采取合适的消毒处理方法。

其他的分类依据还包括病毒形态、大小以及有无包膜等。

三、病毒的生物学特征

（一）病毒的大小与形态

病毒是最小的微生物，一般都能通过细菌滤器，在电子显微镜下才能观察到。多数病毒直径在 100nm 左右（20~250nm），大的病毒直径为 200~300nm，如痘类病毒，较小的病毒直径仅 18~50nm，如鼻病毒、脊髓灰质炎病毒。

（二）病毒的结构和化学组成

通常，成熟的、结构完整的 DNA 病毒和 RNA 病毒主要由内部的遗传物质和蛋白质外壳（核衣壳）组成，叫作病毒颗粒（virion）。核酸位于核衣壳的中心，为病毒的基因组（genome）。病毒基因组简单，仅为细菌基因组的 1/1000~1/10。不同病毒能够编码功能蛋白的基因数量差异很大，有些病毒仅能编码几个蛋白，如乙肝病毒 DNA 只有 3kb，编码 4 种蛋白质；而痘病毒的基因组有 300kb，可以编码至少 75 种功能蛋白质，包括病毒复制所涉及的酶类，还包括核苷酸代谢有关的酶类，因此，痘病毒对宿主的依赖性较乙肝病毒小得多。

有一些病毒的基因组具有感染性，被称为感染性核酸。近年来发现新型病毒类病毒为环状的裸露的 RNA 分子，不编码任何蛋白质，可以以多种方式传播，但感染力比病毒颗粒弱，易被核酸酶分解或理化因素破坏。

包围在病毒基因组之外的蛋白质为病毒的衣壳（capsid），是病毒颗粒的主要支架结构和抗原成分，有保护核酸等作用。病毒衣壳是由许多在电镜下可辨别的形态学亚单位所构成，有三种对称型：螺旋对称、20 面体立体对称和复合对称。病毒衣壳蛋白具有良好的抗原性，是诱发宿主产生免疫反应的主要抗原物质，衣壳蛋白的完整性也是检测消毒剂对病毒灭活效果的重要依据。

有些病毒的衣壳外还被一层含蛋白质或糖蛋白的类脂双层膜覆盖着，这层膜称为包膜（envelope），为病毒以出芽方式繁殖时获取的宿主细胞的膜成分。病毒包膜上常有病毒合成的表面抗原，形成突起，叫刺突（spike）。包膜表面的蛋白抗原与病毒颗粒的吸附和穿入宿主细胞有关，是中和抗体主要作用位点，其构象的变化严重影响病毒侵入细胞的效率。病毒包膜由脂质和少量蛋白分子组成，脂质主要为磷脂，占 56%~60%，胆固醇占 20%～30%。包膜病毒对脂溶剂、去垢剂敏感，易于灭活。

近年来，病毒学研究的新发现颠覆了对传统病毒结构的认识，尤其是亚病毒传染因子中的类病毒、拟病毒和朊病毒，其结构与其他病毒完全不同。类病毒和拟病毒为环状 RNA 分子，类病毒不编码任何蛋白质，在宿主细胞 RNA 聚合酶Ⅱ的作用下以滚环方式复制，以多种方式传播。朊病毒完全由蛋白质构成，其主要成分为一种不含脂质的疏水性糖蛋白，可抵抗蛋白酶 K 的消化作用，对其他理化因素的抵抗力也很强。

（三）病毒的增殖

病毒通过复制实现增殖。病毒复制指病毒颗粒入侵宿主细胞到最后宿主细胞释放出子代毒粒的全过程，一次完整的复制过程也叫复制周期，大致可分为连续的五个步骤：吸附、穿入、脱壳、生物合成、装配和释放，各步骤的细节因病毒而异。

1. 吸附。

细胞对外来物质具有强烈的选择性，对病毒同样如此。病毒吸附于宿主细胞表面是感染的第一步，这一步也是抗体中和病毒感染的关键步骤。首先，病毒体与细胞在静电等因素的作用下靠近，进行静电结合，这一过程是非特异性、可逆的。真正的吸附是特异性的，指病毒颗粒表面抗原与宿主易感细胞表面特异性受体结合，是病毒感染的真正开始。不同宿主具有不同的受体蛋白，同一个宿主不同位置的细胞表面受体的表达也不一样，病毒只能吸附于表达了特异性受体的宿主细胞，如艾滋病病毒只能吸附于表达 CD4 受体的细胞表面，而流感病毒必须借助血凝素（HA）糖蛋白与细胞表面唾液酸受体结合才能完成吸附。不同细胞表面受体数不同，吸附过程可在几分钟到几十分钟内完成。

2. 穿入。

病毒吸附于宿主细胞膜后，主要通过吞饮、融合、直接穿入等方式进入细胞。吞饮指病毒吸附于细胞膜后，细胞膜内陷将整个病毒颗粒吞入细胞中，无包膜病毒多以此种方式进入细胞。融合指病毒包膜与宿主细胞膜融合为一体，病毒的核衣壳释放至细胞质内，包膜病毒多以融合方式进入细胞。直接穿入指病毒与受体特异性结合后，由细胞表面的酶类协助病毒脱壳，使病毒核酸注入宿主细胞内，噬菌体采用此种方式进入细胞。

3. 脱壳。

脱壳是指病毒衣壳被分解、脱去的过程，包膜病毒和非包膜病毒进入细胞质后，必须经过脱壳，释放出核酸，才能进行下一步复制。

4. 生物合成。

病毒基因组一旦从病毒衣壳中释放出来，即开始利用宿主细胞中各种转录、翻译、合成酶类及营养分子大量合成病毒核酸和蛋白。这个阶段，用血清学方法和电镜检查无法在宿主细胞内发现病毒颗粒，称为隐蔽期。不同病毒隐蔽期长短各异，这主要反映了病毒组分合成和装配的快慢。在早期，病毒转录并翻译出自身所必需的复制酶和一些抑制蛋白，后者可抑制宿主细胞对病毒合成的逆向调节作用，使细胞代谢转向有利于病毒合成的方向。晚期基因表达产生的晚期蛋白质主要是病毒的结构蛋白质，早期和晚期蛋白质中都包括一些对病毒复制起调控作用的蛋白质。不同病毒的基因组转录、翻译过程差异很大。

DNA 病毒和 RNA 病毒在复制方式上有区别。双链 DNA 病毒首先利用细胞核内依赖 DNA 的 RNA 聚合酶，转录出早期 mRNA。单链 DNA 病毒以亲代 DNA 为模板，在 DNA 聚合酶的作用下产生互补双链，然后解链，以新合成的互补单链为模板复制出子代单链 DNA，再转录出 mRNA。单正链 RNA 病毒不含 RNA 聚合酶，但其基因组 RNA 具有 mRNA 功能，可直接附着于宿主细胞的核糖体上翻译早期蛋白。单负链 RNA 病毒含有依赖 RNA 的 RNA 聚合酶，病毒 RNA 在此酶的作用下，首先转录出互补正链 RNA，再以其正链 RNA 为模板，转录出互补的子代负链 RNA，同时翻译出病毒结构蛋白和酶。双链 RNA 病毒在依赖 RNA 的 RNA 聚合酶作用下转录出 mRNA，再翻译出蛋白。逆转录病毒在病毒本身逆转录酶的作用下，以 RNA 为模板，合成互补的负链 DNA，形成 RNA/DNA 中间体，中间体上的 RNA 由宿主 RNA 酶水解，在 DNA 聚合酶的作用下，由 DNA 复制出双链 DNA，在整合酶的作用下，该双链 DNA 被整合至宿主细胞的基因组中，形成前病毒（provirus），再由前病毒转录出子代 RNA 和 mRNA，mRNA 翻译出病毒的各种蛋白，将子代 RNA 包裹其中，形成新的病毒颗粒。嗜肝 DNA 病毒不同于其他 DNA 病毒的地方在于其病毒复制过程中有逆转录步骤。

5. 装配和释放。

病毒核酸与蛋白质合成后，在宿主细胞内装配成新的病毒颗粒，从细胞内释放到细胞外。装配一般需要经过核酸浓聚、衣壳蛋白集聚及核酸装灌等步骤。装配完成后，有包膜的病毒和 RNA 病毒以出芽方式释放到细胞外，宿主细胞通常不死亡（如疱疹病毒），有些病毒在感染晚期细胞破裂后释放出来（如腺病毒），还有些病毒很少释放到细胞外，其在宿主体内的传播是通过细胞间桥或细胞融合而实现的（如巨细胞病毒）。需注意的是，有些逆转录病毒（如艾滋病病毒）在感染初期即可将病毒基因组整合到宿主细胞的基因组中，可以随宿主细胞的分裂而分裂，并不断转录、翻译、装配出新的病毒颗粒，这意味着感染细胞释放出的子代病毒颗粒即使被全部杀灭，宿主依然不能摆脱感染状态。

（四）病毒的遗传与变异

病毒的基因组很小，为充分利用其核酸，病毒几个相连的编码基因常有相互重叠的现象。病毒基因的转录与翻译均需在宿主细胞内进行，其基因组结构也具有真核细胞基因组结构的特点，具有转录后的剪切和后加工过程等。病毒的核酸复制很快，如单个腺病毒在一个细胞内可产生相当于 17 代的 25 万个子代 DNA 分子，故病毒较其他微生物具有更大的基因变异性。病毒基因的变异会改变病毒的形态、抗原性、宿主范围、感染能力等特性，对病毒本身通常是有害的，但为病毒的进化和适应新环境提供了可能性，主要分为基因突变、基因重组与重配和基因整合。

1. 基因突变。

病毒在增殖过程中由于核酸的碱基错配或理化因素的影响常发生碱基序列的置换、缺失或插入，引起基因突变，病毒基因组的自发突变率为 $10^{-8} \sim 10^{-6}$，用物理因素或化学因素处理后，可将突变率提高至 $10^{-5} \sim 10^{-2}$。因病毒基因突变而发生表型改变的毒株称为突变株（mutant），可以分为条件致死性突变株、缺陷型干扰突变株、宿主范围突变株和耐药突变株。

条件致死性突变株是指只能在某种条件下增殖，在另一种条件下则不能增殖的病毒株，如温度敏感性突变株；缺陷型干扰突变株是指因病毒基因组中碱基缺失形成的缺陷型病毒株，这种毒株由于碱基缺失造成基因组结构异常，不能正常复制，必须在辅助病毒（通常是野生株）存在时才能复制；宿主范围突变株指因基因突变产生的宿主细胞范围改变的毒株，如猪流感病毒突变为可以感染人类的流感病毒株；耐药突变株指病毒在药物的选择下产生的对药物敏感性降低的基因突变株，病毒的耐药突变株很常见，反映了病毒对不利环境的适应性。

2. 基因重组与重配。

基因重组是指两种或两种以上病毒感染同一宿主细胞时发生基因的交换，产生可以继续增殖的新型基因组合变异株，也叫重组体（recombinant），如艾滋病病毒常见的AE、BC 亚型就是基因重组的结果。基因重组亚型流行株一般更容易传播。对于基因分节段的病毒，通过交换 RNA 节段而进行的重组被称为基因重配。如不同亚型流感病毒株的 8 个 RNA 节段常发生基因重配，从而产生新的流行株。一般而言，基因发生重配的概率高于不分节段病毒基因重组的概率。基因组受损的灭活病毒与另一近缘的活病毒感染同一宿主细胞后，通过基因重组产生感染性子代的现象叫作交叉复活。两种或两种以上的近缘灭活病毒感染同一细胞后，经过基因重组获得感染性子代病毒称为多重复活。

3. 基因整合。

基因整合是指病毒基因组整合进入宿主细胞基因组，随着宿主细胞的复制而复制。基因的整合给很多病毒性疾病的治疗带来巨大困难，如艾滋病病毒的基因组 DNA 可在整合酶的作用下整合到人类基因组中，成为艾滋病病毒的潜伏库，这是艾滋病难以治愈的根本原因。

（五）理化因素对病毒的影响

病毒在理化因素的作用下失去感染性称为灭活（inactivation）。通常温和的灭活方式不破坏病毒的抗原性，仍然可以利用抗原-抗体特异性结合的原理检测病毒。

1. 物理因素。

（1）温度：多数病毒耐冷不耐热，在 0℃ 以下可长期保持感染性，温度越低，保存时间越长。热力通过破坏病毒的蛋白质和核酸而导致病毒灭活，大多数病毒经 50～60℃，几分钟到十几分钟即被灭活，100℃ 通常几秒钟可灭活多数病毒。包膜病毒受热后糖蛋白刺突发生变化，即丧失感染性，因此，包膜病毒对温度的敏感性大于无包膜病毒。乙型肝炎病毒在 60℃ 可存活 4 小时，而艾滋病病毒 56℃ 2 分钟即灭活。

（2）酸碱度：大多数病毒在 pH 值 5～9 的范围比较稳定，但不同病毒差异很大，如肠道病毒因为要通过消化道传播，可以耐受 pH 值 3～5 的酸性环境。

（3）紫外线：紫外线使微生物致死的主要原因是胸腺嘧啶经过光化学转变形成二聚体，从而使病毒失去复制能力。但需注意的是，经紫外线灭活的病毒在可见光的照射下，有可能修复核酸损伤而复活。病毒对紫外线的抗性比非芽胞菌大，但比细菌芽胞低。

（4）电离辐射：γ射线、X射线通过物理学、化学和生物学效应引起病毒灭活。射线可引起核苷酸链发生断裂直接灭活病毒，病毒介质中的水分子吸收射线产生自由基可损伤病毒核酸和蛋白质。由于病毒颗粒结构简单，病毒对电力辐射的抵抗力较强，如艾滋病病毒对干燥、热力和化学因素均很敏感，但可抵抗剂量为 2.5×10^3 Gy 的 γ 射线照射。

2. 化学因素。

（1）脂溶剂：包膜病毒易被乙醚、三氯甲烷、去氧胆酸盐等脂溶剂破坏包膜而失活，但无包膜病毒对脂溶剂的抵抗力较强。常用乙醚灭活试验鉴定病毒有无包膜。

（2）酚类化合物：酚及其衍生物为蛋白变性剂，可灭活病毒，但作用较弱，且酚类化合物对人体毒性较大，已很少用于消毒。

（3）氧化剂、卤素及其化合物：病毒对氧化剂、卤素及其化合物均很敏感，过氧化物、碘剂、含氯消毒剂广泛用于病毒灭活。

（4）醛类化合物：甲醛和戊二醛常用作病毒灭活的消毒剂。甲醛在破坏病毒传染性时对病毒的抗原性影响很小，故广泛用于病毒疫苗的制备。戊二醛为理想的蛋白交联剂，对病毒的灭活作用很强。

（5）季铵盐类和醇类：这两类消毒剂对病毒的灭活作用整体上较弱，对包膜病毒有一定灭活作用。

（6）中草药：近年来的研究表明，多种中草药单方或复方可以抑制病毒在细胞内的复制，如板蓝根、大黄、七叶一枝花等，但其机理尚不清楚。

第二节　常见病毒

一、呼吸道病毒

呼吸道病毒指以呼吸道为入侵门户，在呼吸道黏膜上皮细胞中增殖，引起呼吸道局部感染或呼吸道以外组织器官病变的病毒，主要包括正黏病毒科的流感病毒，副黏病毒科的副流感病毒、呼吸道合胞病毒、麻疹病毒等，披膜病毒科的风疹病毒，冠状病毒科的 SARS 冠状病毒等。

（一）流感病毒

正黏病毒是指对人或某些动物细胞表面的黏蛋白有亲和力、有包膜、具有分节段 RNA 基因组的一类病毒，只有流行性感冒病毒一个种，分为甲、乙、丙三型。

1. 生物学性状。

该科病毒呈球形，直径 80～120nm，有包膜，表面有糖蛋白突起，为血凝素（hemagglutinin，HA）和神经氨酸酶（neuraminidase，NA）。核酸全长 13600 bp，甲型和乙型流感病毒基因组由 8 个节段的负链 RNA 串联组成，编码 10 种蛋白质。流感病毒可在鸡胚羊膜腔和尿囊腔中增殖，在小鼠中连续传代可提高毒力，雪貂是易感动物。

病毒的 HA 可以凝集多种动物红细胞，此特性可用于血凝试验或血凝抑制试验，检测或鉴定流感病毒。HA 与细胞表面受体特异性结合，是病毒入侵靶细胞的关键分子。NA 能水解细胞表面黏蛋白末端的 N−乙酰神经氨酸，液化细胞表面黏液，同时破坏病毒与受体的结合，促进病毒的释放和扩散。

甲型流感病毒血凝素和神经氨酸酶的抗原性易发生变异。小变异（抗原性漂移）时出现病毒变种，引起不同程度的流行；大变异（抗原性转变）时出现新亚型，可造成世界性大流行。

2. 致病性。

流感流行多呈季节性，北方以冬季为主，南方四季都有，夏季和冬季更多见。传染源主要是患者，其次为隐性感染者，感染的动物也可传染人。主要通过飞沫、气溶胶在人间传播，潜伏期一般为 1~4 天。通常引起呼吸道局部感染，患者常出现畏寒、头痛、发热、浑身酸痛、鼻塞、流涕、咳嗽等症状。在症状出现的前两天，病毒随分泌物大量排出，以后迅速减少。人群对流感病毒普遍易感，一般病死率低，但高致病性禽流感病毒 H5N1 和 H7N9 能引起严重感染，病死率较高。禽流感病毒通常不能在人间直接传播，但重组形成的新病毒可能引起人间流行。

3. 防治与消毒。

对老人、幼儿及免疫力下降的人群接种流感疫苗可以降低感染概率或减轻流感症状，降低死亡率。必要的空气消毒可以在一定程度上预防流感的发生，但难以大范围实施。因此，流感流行季节在人群密集的公共场所佩戴质量可靠的口罩可以降低感染的概率。

流感的治疗以对症治疗和预防继发性感染为主，奥司他韦可以选择性抑制甲型流感病毒的 NA 活性，干扰素有一定疗效。

（二）麻疹病毒

副黏病毒与正黏病毒一样，与黏液蛋白有亲和性，但具有不同的基因结构、抗原性、免疫性和致病性，包括副流感病毒、麻疹病毒、呼吸道合胞病毒、腮腺炎病毒等，其中麻疹病毒最为常见，现将其介绍如下。

1. 生物学性状。

麻疹病毒呈球形或丝形，直径 120~250nm，有包膜，衣壳呈螺旋对称，基因组全长 16kb，为不分节段的负链 RNA，编码 6 个功能蛋白。包膜表面糖蛋白为 HA 和溶血素（haemolysin, HL），HA 可凝集猴红细胞，HL 具有溶血和促进感染细胞融合形成多核巨细胞的作用。

病毒可在许多原代和传代细胞中培养，并产生细胞融合或形成多核巨细胞病变等，感染细胞的胞浆及胞核内可见嗜酸性包涵体。麻疹病毒基因变异较小，只有一个血清型，可分为 A~H 8 个基因群或 23 个基因型。

2. 致病性。

麻疹病毒只感染人类，传染性强，主要通过飞沫传播，也可经患者用品或密切接触传播，麻疹冬、春季节高发，发病急，常见于儿童，潜伏期为 9～12 天，以皮肤丘疹、发热及呼吸道症状为特征。麻疹病毒进入人体后，首先感染具有 CD46 受体分子的靶细胞，增殖后再侵入淋巴结增殖，进入血液形成第一次病毒血症。病毒在全身淋巴组织中大量增殖后再次入血，形成第二次病毒血症，此时患者出现发热以及上呼吸道卡他症状。发病 3 天后，患者可出现特征性米糠样皮疹，病毒还常引起口腔两颊内侧黏膜表面形成特征性的柯氏斑（Kopliks spot），即麻疹黏膜白斑。

3. 防治与消毒。

麻疹病毒传染性强，预防麻疹的主要措施是隔离患者并强化儿童免疫接种。麻疹病毒对理化因素的抵抗力较弱，干燥、日光、高温和一般消毒剂都可将其灭活。56℃时30min，37℃5d，室温 26d 可使病毒灭活。该病毒耐受低温，4℃可存活数周，零下15℃能存活数年。

（三）冠状病毒

冠状病毒属于冠状病毒科冠状病毒属，大多数感染脊椎动物。冠状病毒在 1965 年已被分离出来，但一直未获得足够的重视，直到 2003 年冠状病毒的一个变种 SARS 冠状病毒（SARS-CoV）在全球范围内引起恐慌，引发了冠状病毒研究热潮，很快就确定二十多种新型冠状病毒。目前认为，对人致病的冠状病毒主要有 3 种：①引发普通感冒的 HCoV-229E 和 HCoV-OC43；②引起严重急性呼吸综合征的 SARS-CoV；③引起小儿或免疫功能低下者急性下呼吸道感染的 HCoV-NL63 和 HCoV-HKU1。

2012 年 9 月在沙特发现的中东呼吸综合征（middle east respiratory syndrome，MERS）是由一种新型的冠状病毒（MERS-CoV）引起的，大多数 MERS 病毒感染病例发生在沙特，但 2015 年已经在韩国有过快速传播的先例，需引起进一步的重视。

1. 生物学性状。

冠状病毒直径 60～220nm，为正链单股 RNA 病毒，RNA 长 27 000～32 000bp，是基因组最大的 RNA 病毒。病毒有包膜，包膜上存在向四周突起的刺突，状若花冠。刺突为 3 种糖蛋白：刺突糖蛋白（spike proteins，S 蛋白）、小包膜蛋白（E 蛋白）、膜糖蛋白（M 蛋白）。

冠状病毒可在人胚肾、肠、肺的原代细胞中生长，连续传代后毒力加强。SARS-CoV可引起 Vero 细胞、FRhk-4 细胞明显的病变。

2. 致病性。

冠状病毒主要感染成人或较年长的儿童，引起普通感冒症状和腹泻。SARS-CoV引起严重呼吸道综合征，病毒主要经气溶胶（飞沫、含病毒的微小液滴）传播，也可经过粪-口途径和接触传播。主要表现为发热、咳嗽、头痛、肌肉痛以及呼吸道感染，X线摄影中片状阴影是 SARS 患者的典型表现。大多数 SARS 患者可自愈或治愈，病死率约为 14%，有潜在疾病的人群（如冠心病、糖尿病、哮喘以及慢性肺病）感染SARS-CoV后病死率高。

3. 防治与消毒。

一般的冠状病毒感染对症治疗有效，病死率很低。由于 SARS 病死率较高，需要采取对症治疗、氧疗、抗病毒治疗、预防继发感染及营养支持等措施，必要时还可应用糖皮质激素来抑制患者过高的免疫反应。冠状病毒抵抗力不强，56℃10min、常用脂溶剂、消毒剂以及紫外线照射，均可有效灭活病毒。

（四）风疹病毒

风疹病毒是披膜病毒科常见致病性病毒，引起风疹，孕妇感染风疹可能引起胎儿畸形，危害较大。

1. 生物学性状。

风疹病毒为单股正链 RNA 病毒，直径 60nm，衣壳为二十面体对称，基因组长 9700bp，为感染性 RNA。有双层类脂质包膜，包膜糖蛋白刺突为血凝素，可凝集人和多种动物的红细胞。风疹病毒的抗原结构相当稳定，现知只有一个血清型。风疹病毒可在猴、兔及人原代、传代及二倍体细胞中增殖，通过细胞膜芽生释放。

2. 致病性。

风疹病毒主要通过飞沫传播，也可通过密切接触传播，传染性强，但亚临床型或隐性感染者数量比显性感染者多，患者是唯一传染源，一年四季均可发生流行，冬、春季发病最高。

风疹多发于儿童，病毒进入人体后首先在呼吸道局部淋巴结增殖，后经病毒血症扩散至全身，患者出现发热和轻微的麻疹样出疹，伴耳后和枕骨下淋巴结肿大等。成人感染风疹少见，但症状偏重，除出疹外，还表现为关节炎和关节疼痛、血小板减少及出疹后脑炎等。

风疹最严重的危害是通过垂直传播引起胎儿先天性感染，严重的引起胎儿死亡、流产，还可导致胎儿先天性风疹综合征（congenital rubella syndrome，CRS），表现为先天性心脏病、先天性耳聋、白内障、黄疸型肝炎、脑膜炎、贫血、肾小球硬化、智力障碍等。多数患儿出生时即出现症状，也有出生数月至数年才出现进行性症状和新的畸形。

3. 防治与消毒。

风疹感染一般症状轻，不需特殊治疗。症状显著患者，及时对症治疗，一般预后良好；并发脑炎、颅内出血者预后差。风疹病毒感染后患者可获得持久的免疫力，妇女在怀孕前可以检测风疹病毒抗体滴度，如滴度低应及时接种疫苗，预防胎儿感染。

风疹病毒不耐热，56℃30min，37℃1.5h 均可将病毒灭活，4℃保存不稳定，在 −60~−70℃可保持活力 3 个月，干燥冰冻条件下可保存 9 个月。对外界抵抗力不强，常用消毒剂均可杀灭病毒。

二、肠道病毒

肠道病毒是指经消化道感染和传播，能在肠道中复制并引起人类相关疾病的胃肠道感染病毒，主要包括脊髓灰质炎病毒、柯萨奇病毒、埃可病毒、新型肠道病毒等，均属于小 RNA 病毒科，无包膜。基因组为单正链 RNA，基因组长约 7.4kb。主要经粪−口途径传播，以隐性感染多见。虽然肠道病毒在肠道中增殖，却可引起多种肠道外感染性疾病。肠道病毒抵抗力较强，在污水、粪便中能存活数月，pH 值 3~5 条件下 1~3h 还能保持稳定，能耐受蛋白酶和胆汁的作用，对乙醚、热和去垢剂有一定抗性。

（一）新型肠道病毒 71 型

1969 年以后，科学家陆续发现一些新型的肠道病毒，按照其发现的顺序统一编号命名。肠道病毒 70 型（EV70）感染人眼结膜，导致人类急性出血性结膜炎，俗称"红眼病"。肠道病毒 71 型（EV71）是引起婴幼儿手足口病（hand-foot and mouth disease，HFMD）的主要病原体，小儿感染较为常见。

1. 生物学性状。

EV71 可分为 A、B、C 三个基因型，B 型和 C 型各自包括五个亚型（B1~B5 和 C1~C5）。A 型多流行于美国，B 型和 C 型呈全球性分布。病毒进入细胞需通过两个受体：人类清道夫受体 B2 和 P 选择素的糖蛋白配体 1。这两个受体广泛分布于白细胞、内皮细胞和神经细胞表面，因此 EV71 感染常累及中枢神经系统，导致较高的重症率和病死率。

EV71 可用 Vero 细胞、RD 细胞培养，可观察到明显的细胞病变。其可通过腹腔途径感染乳鼠，导致乳鼠出现精神萎靡、肢体麻痹瘫痪、消瘦、死亡等现象，并可在病变最明显的脑组织中分离到病毒或检测到病毒 RNA。

2. 致病性。

手足口病在全世界都有流行，病原主要为 EV71 和柯萨奇 A16，其中 EV71 引起的重症病例较多。主要经粪-口途径、飞沫传播，也可经接触感染。全年散发，热带地区四季可发病，温带地区夏、秋季多流行，7、8 月份高发，可出现幼儿园集体感染和家庭聚集发病现象。主要症状包括发热、手掌或脚掌皮肤出现斑丘疹和疱疹，臀部或膝盖也可出现皮疹，口腔黏膜出现散在的疱疹，有明显疼痛。部分患儿可伴有咳嗽、流涕、食欲缺乏、恶心、呕吐和头痛症状，重症患儿出现肌痉挛、脑炎、急性迟缓性麻痹、心肺衰竭等症状。

EV71 近年来导致的手足口病在我国幼儿中呈持续流行态势，已成为我国严重的公共卫生问题之一，被列入丙类传染病，其发病率与外围环境的公共卫生状况有密切关系。

3. 防治与消毒。

EV71 目前无疫苗，也没有特效的抗病毒药物和特异性治疗方法，只能采用常规的抗病毒和对症治疗的方法，药物如干扰素、利巴韦林等。预防主要是通过做好个人、家庭以及托幼机构的卫生来减少感染的概率。

EV71 无包膜，对外界环境抵抗力强，耐酸，对 75% 乙醇和 5% 来苏儿具耐受性，可在下水道污水中存活 3~5d，不耐热，氧化消毒剂、甲醛、碘酒灭活效果较好，因此在手足口病大流行期需用含氯消毒剂等处理污染的物品及环境，医用酒精起不到消毒效果。

（二）脊髓灰质炎病毒、柯萨奇病毒、埃可病毒

脊髓灰质炎病毒、柯萨奇病毒、埃可病毒三个病毒的生物学性状以及感染、免疫过

程相似。脊髓灰质炎病毒是引起脊髓灰质炎的病原体。该疾病曾经传播广泛，是一种急性传染病。病毒常侵犯中枢神经系统，损害脊髓前角运动神经细胞，导致肢体松弛性麻痹，多见于儿童，故又名小儿麻痹症。世界卫生组织宣布，已在全球消灭新发脊髓灰质炎感染病例，目前存在的脊髓灰质炎病毒为疫苗株。

柯萨奇病毒、埃可病毒均可引起无菌性脑膜炎，柯萨奇病毒还可引起疱疹性咽峡炎、流行性胸痛、急性结膜炎、心肌炎等。不同的肠道病毒可以引起相同的临床综合征，同一种病毒也可引起几种不同的临床症状。

1. 生物学性状。

这三个病毒均为球形，无包膜，单正链不分节段 RNA，衣壳呈二十面体立体对称。主要通过粪-口途径传播，也可能通过飞沫传播，传染源为病人和无症状病毒携带者，人群普遍易感，但隐性感染为主，14 岁以下儿童感染率较高，夏秋季发病率高于冬春季。

脊髓灰质炎病毒、柯萨奇病毒和埃可病毒，此三种病毒可在猴肾细胞、Hela 细胞、人羊膜细胞中生长，柯萨奇 B 组病毒、埃可病毒可引起明显的细胞病变。

2. 致病性。

脊髓灰质炎病毒经呼吸道和肠道黏膜进入人体，病毒识别带有 CD155 受体的细胞（淋巴细胞、脊髓前角细胞等），先在局部黏膜、咽、扁桃体等处的淋巴组织和肠道集合淋巴结中增殖，释放入血形成第一次病毒血症，侵犯呼吸道、消化道、心、肾等非神经组织，在淋巴结、肝、脾的网状内皮细胞中再次增殖并释放进入血液，导致第二次病毒血症，引起症状。此时若免疫系统正常，产生中和抗体，病毒可被清除而不发生神经系统病变。若病毒突破血-脑屏障侵入中枢神经系统，则引起脊髓前角灰质炎，轻者为无瘫痪型，重者为瘫痪型，也可引起脑膜炎或脑炎。

柯萨奇病毒和埃可病毒显性感染者常表现为发热、咽痛、头痛、疲乏、皮疹等，重症患者比例较低。柯萨奇病毒还可引起无菌性脑膜炎、脑炎和轻瘫。柯萨奇病毒还可引起手足口病（A16 亚型）、急性结膜炎（A24 亚型）、流行性胸痛和心肌炎、心包炎（B组）。埃可病毒引起脑膜炎、脑炎、咽喉炎、支气管炎、胃肠炎、心肌炎等。

3. 防治与消毒。

经过长期、普遍的脊髓灰质炎疫苗免疫接种，全球已消除了脊髓灰质炎新发感染。柯萨奇病毒和埃可病毒目前尚无疫苗。上述三种病毒感染的治疗采用一般治疗、对症治疗和常规抗病毒治疗（如服用利巴韦林）等。

三种病毒抵抗力强，其消毒、灭活方法参照 EV71 病毒。

三、急性胃肠炎病毒

急性胃肠炎病毒是指经消化道感染和传播，引起急性肠道内感染性疾病的病毒，其引起的急性胃肠炎又称病毒性腹泻，起病急，临床特点为表现为恶心、呕吐、腹痛、腹泻，排水样便或稀便，也可有发热及全身不适等症状，一般病程短，病死率低。

急性胃肠炎病毒均通过粪-口途径传播，有些以飞沫为介质通过呼吸道传播。急性胃肠炎病毒属于不同的病毒科，基因组差异很大，但感染后导致的临床表现很相似，均以腹泻和呕吐为主。与急性胃肠炎有关的病毒种类较多，包括轮状病毒、杯状病毒、星状病毒和肠道腺病毒等，其中较为重要的、研究较多的是轮状病毒。

（一）轮状病毒

轮状病毒（rotavirus，RV）因电镜下的病毒颗粒形态酷似"车轮状"而得名，属于呼肠孤病毒科，是引起人类、哺乳动物和鸟类腹泻的主要病原体。根据病毒结构蛋白VP6 的抗原性，将轮状病毒分为 A~G 7 个组，其中 A 组轮状病毒是世界范围内引起婴幼儿重症腹泻最常见的病原体，B 组轮状病毒主要引起成人腹泻，C 组主要引起散发病例，其他组主要感染各种动物。

1. 生物学性状。

轮状病毒颗粒为球形，无包膜，在粪便和细胞培养中以两种形态存在：一种是完整的实心光滑型颗粒，具有内外双层衣壳，具感染性，直径 70~75nm；另一种为不含外壳的粗糙型颗粒，不具感染性，大小 50~60nm。病毒外衣壳上具有型特异性抗原，内衣壳上具有共同抗原。病毒衣壳呈 20 面体立体对称，衣壳内部为双链 RNA，由 11 个基因片段组成，长 18.5kb。轮状病毒有 6 种结构蛋白（VP1~VP4、VP6、VP7）和 6 种非结构蛋白（NSP1~NSP6）。其中 VP4 和 VP7 位于外衣壳，决定病毒的血清型，也是重要的中和抗原。非结构蛋白为功能性酶或调节蛋白，在病毒复制和致病性中发挥作用，如 NSP4 具有肠毒素作用，与腹泻症状有关。

2. 致病性。

人群对轮状病毒普遍易感，A 组轮状病毒是引起婴幼儿腹泻的主要病原体之一，其主要感染小肠上皮细胞，造成细胞功能受损，引起腹泻。轮状病毒主要在深秋和初冬季节流行，其引起的疾病在我国常被称为"秋季腹泻"，感染通过粪－口途径，也可通过呼吸道传播。临床表现为突然发病，发热，水样腹泻每日可达 5~10 次或以上，伴呕吐，一般持续 3~8d，病情严重者可出现脱水和酸中毒症状，若不及时治疗，可导致患儿死亡。B 组轮状病毒可引起成人腹泻，在我国有过暴发流行的报道。

轮状病毒感染后可诱导型特异性抗体的产生，其中分泌型 IgA 的作用最为重要，对同型病毒感染有保护作用，但对不同型轮状病毒的感染只有部分保护作用。婴幼儿免疫系统发育尚不完善，分泌型 IgA 含量低，所以易出现重复感染。轮状病毒感染后诱发的特异性细胞免疫具有交叉保护作用。

3. 防治与消毒。

轮状病毒感染目前尚无特效治疗药物。对于免疫功能正常的感染者，感染具有自限性，通常几天内自愈。治疗以补液为主，其次为对症治疗，注意纠正水、电解质紊乱。目前，尚无比较理想的轮状病毒疫苗。

轮状病毒对理化因素有较强的抵抗力，耐酸、碱、乙醚、三氯甲烷和反复冻融，不耐热，但在室温下相对稳定，在粪便中可存活数天到数周。95％乙醇是轮状病毒最有效的灭活剂。

控制传染源和切断传播途径是预防轮状病毒感染的最主要方法，其中消毒污染物品和加强洗手很关键。对于婴儿，提倡母乳喂养，重视水源和环境卫生对于降低感染率非常重要。

(二) 杯状病毒、肠道腺病毒、星状病毒

杯状病毒（calicivirus）为单正链 RNA 病毒，引起人类急性胃肠炎的人杯状病毒主要包括两个属：诺如病毒（norovirus，NV）和沙波病毒（sapovirus，SV）。诺如病毒是全球引起急性病毒性胃肠炎暴发流行的主要病原体之一，传染性强，秋冬季高发，可累及任何年龄组。多数感染者具有自限性，预后较好。诺如病毒对热、乙醚和酸稳定，60℃ 30min 仍有感染性。沙波病毒主要引起 5 岁以下小儿腹泻，但发病率很低。

肠道腺病毒（enteric adenovirus，EAd）是引起婴儿病毒性腹泻的主要病原体之一，属于人类腺病毒 F 组，核酸为双链 DNA。腺病毒急性胃肠炎主要发生在 5 岁以下小儿，引起水样腹泻，可伴有咽炎、咳嗽等呼吸道症状，发热及呕吐症状较轻。

星状病毒（astrovirus）包括哺乳动物星状病毒属（mamastrovirus）和禽星状病毒属（avastrovirus），主要引起哺乳类和鸟类腹泻。星状病毒引起婴幼儿腹泻症状较轻，在温带地区，冬季为流行季节，发病率只占病毒性腹泻的 2.8%，感染后可获得较牢固的免疫力。

四、肝炎病毒

肝炎病毒是指一类主要侵犯肝脏并引起病毒性肝炎的病毒。人类肝炎病毒有甲型肝炎病毒（hepatitis A virus，HAV）、乙型肝炎病毒（hepatitis B virus，HBV）、丙型肝炎病毒（hepatitis C virus，HCV）、丁型肝炎病毒（hepatitis D virus，HDV）和戊型肝炎病毒（hepatitis E virus，HEV），在分类学上分别隶属于不同病毒科的不同病毒属。甲、戊型肝炎传播以粪-口途径为主，引起急性肝炎，不发展成慢性肝炎或慢性病毒携带者；乙、丙、丁型肝炎主要通过血液和体液传播，除引起急性肝炎外，主要呈慢性感染，并与肝硬化及原发性肝细胞癌的发生密切相关；丁型肝炎病毒是一种缺陷病毒，必须与 HBV 等嗜肝 DNA 病毒共生时才能复制。

(一) 甲型、戊型肝炎病毒

HAV 为小 RNA 病毒科嗜肝病毒属，HEV 属于肝炎病毒科戊型肝炎病毒属。两种病毒均通过消化道途径传播，在我国均引起过大流行。

1. 生物学性状。

HAV 呈球形，较小，直径 27~32nm，无包膜，核酸为单正链 RNA，长约 7.5kb，抗原性稳定，仅有一个血清型。根据基因序列的同源性，可将 HAV 分为 7 个基因型（Ⅰ~Ⅶ型），其中Ⅰ型可分为ⅠA、ⅠB，Ⅲ型可分为ⅢA、ⅢB。Ⅰ、Ⅱ、Ⅲ、Ⅶ型可感染人类，我国主要流行ⅠA 型。HAV 主要宿主为人类及灵长类动物，可在多种原代及传代细胞中增殖。

HEV 呈球形，直径 32~34nm，无包膜，形似杯状，曾归于杯状病毒科，核酸为单正链 RNA，长约 7.5kb，至少存在 8 个基因型，在我国主要流行基因型Ⅰ和基因型Ⅳ。

2. 致病性

HAV经口侵入人体，首先在口咽部或唾液腺中初步增殖，然后到达肠黏膜及局部淋巴结中大量增殖，并侵入血液形成病毒血症，最终侵犯靶器官肝脏，在肝脏中增殖后通过胆汁随粪便排出。HAV在肝细胞内增殖缓慢，一般不直接造成肝细胞的损害，其致病机理主要与免疫病理反应有关。HAV感染后可获得持久的免疫力。

HEV经粪－口途径传播，病毒经胃肠道进入血流，在肝细胞内复制，然后释放到血液和胆汁中，经粪便排出体外。灵长类动物、猪、羊、牛等以及啮齿类动物也可感染HEV，成为散发性戊型肝炎的传染源。HEV通过对肝细胞的直接损伤和免疫病理作用引起肝细胞的炎症或坏死。戊型肝炎临床表现与甲型肝炎相似，孕妇感染HEV后病情常较重。戊型肝炎为自限性疾病，患者不发展为慢性肝炎或病毒携带者。

3. 防治与消毒。

HAV疫苗接种效果良好，目前已在我国大规模使用。甲型肝炎为自限性疾病，目前尚无有效的抗病毒药物，临床上以对症支持疗法为主。甲型肝炎的预防以做好宣教工作，加强食物、水源和粪便管理为主。HEV目前尚无疫苗，其防治方法与HAV相似。

HAV对理化因素有较强的抵抗力，耐酸、乙醚、三氯甲烷等有机溶剂，耐热，在60℃可存活4h。在淡水、海水、泥沙和毛蚶等水生贝类中可存活数天到数月。对紫外线、甲醛和含氯消毒剂敏感，100℃5min可使之灭活。HEV不稳定，对高盐、氯化铯、氯仿敏感。

（二）乙型肝炎病毒、丙型感染病毒、丁型肝炎病毒

HBV属于嗜肝DNA病毒科正嗜肝DNA病毒属，HCV属于黄病毒科丙型肝炎病毒属，HDV为缺陷病毒，尚未确定分类学归属。HBV、HCV感染是全球性的公共卫生问题，我国是乙型肝炎的高发国，人群HBV携带率为8%~9%，HCV感染率也较高，达3.2%。这三种病毒的主要传播途径均为血液传播，也可通过性传播及密切接触传播，HBV还可以通过母－婴途径传播。

1. 生物学性状。

HBV有三种不同形态的颗粒，即大球形颗粒（Dane颗粒）、小球形颗粒和管型颗粒，只有Dane颗粒具有完整的结构，有感染性。Dane颗粒直径约为42nm，具有双层结构，外层相当于病毒的包膜，由脂质双层和包膜蛋白组成，S蛋白为HBV表面抗原（HBsAg），内层为病毒的核衣壳，衣壳蛋白为HBV核心抗原（HBcAg），衣壳内部含有环状部分双链DNA和DNA多聚酶。HBV基因组为不完全双链DNA，长链约3200bp。HBV可分为A~H 8个基因型，各基因型又可分为不同亚型。A型主要见于美国和西欧，我国及亚洲地区主要流行B型和C型。HBsAg大量存在于感染者的血液中，是HBV感染的主要标志；HBcAg作为HBV的衣壳蛋白，一般不游离于血液循环中；HBV的e抗原（HBeAg）游离于血液循环中，其消长与病毒颗粒及病毒DNA多聚酶的消长基本一致，故可作为HBV复制及具有强传染性的指标之一。

HBV通过PreS1和PreS2与肝细胞表面特异性受体结合，吸附到肝细胞表面，继而进入肝细胞，在胞浆中脱去衣壳，完成复制过程。现在的研究发现，HBV亦可感染

单核细胞，在脾、肾、胰、骨髓、淋巴结等器官或组织中也可检出 HBV DNA。黑猩猩是研究 HBV 的最佳动物模型。

HCV 呈球形，有包膜，核酸为单正链线状 RNA，长度约 9.5kb，病毒的结构蛋白包括核心蛋白 C 和包膜蛋白 E1、E2，编码 E1 和 E2 的基因具有高度变异性，导致包膜蛋白的抗原性发生快速变异。这种变异引起的免疫逃逸作用是病毒在体内持续存在、感染易于慢性化的主要原因。根据 HCV 基因组同源性，可以将 HCV 分为 6 个基因型，11 个亚型，我国以 1a、2a、2b 亚型较为多见。HCV 体外培养困难，尚无理想的细胞培养模型，黑猩猩是研究 HCV 理想的动物模型。

HDV 为球形，有包膜，包膜蛋白为 HBV 的 HBsAg，病毒颗粒内部为 RNA 和与之结合的 HDV 抗原（HDAg）。HDV RNA 为单负链环状 RNA，长度约 1.7kb，是已知最小的动物病毒基因组。HDAg 可刺激机体产生抗体，可从感染者血液中检出抗-HD。黑猩猩、土拨鼠和北京鸭可作为研究 HDV 的动物模型。

2. 致病性。

HBV 引起乙型肝炎，临床表现呈多样性，可表现为无症状 HBV 携带者、急性肝炎、慢性肝炎及重症肝炎。免疫病理反应以及病毒与宿主细胞间的相互作用是肝细胞损伤的主要原因，机体对 HBV 的免疫耐受常常是导致 HBV 持续性感染的主要原因。HBV DNA 可以发生变异，导致病毒的抗原性和机体特异性免疫应答改变，从而形成免疫逃逸；HBV 感染者在长期接受抗病毒治疗的过程中，可使 HBV 的 P 区基因发生突变导致耐药性变异。HBV 感染与原发性肝细胞癌有密切关系，其成因主要在于病毒 X 基因编码的 X 蛋白通过广泛的反式激活作用和多种生物学作用影响细胞周期，促进细胞转化为癌细胞。

HCV 感染者临床表现为急性肝炎、慢性肝炎和无症状携带者。HCV 感染极易慢性化，40%～50%的丙肝患者可转变为慢性肝炎，约 20%的慢性丙肝可发展成肝硬化，有一部分发展为肝癌。HCV 感染易于慢性化的可能机制：HCV 基因变异性高，导致免疫逃逸；病毒在体内呈低水平复制，病毒载量低，不易诱导高水平的免疫应答；HCV 可存在于肝外组织，如外周血单核细胞中，使病毒不易被清除。HCV 致病机制与病毒的直接致病作用、免疫病理反应及细胞凋亡有关。

HDV 为缺陷病毒，需有 HBV 或其他嗜肝 DNA 病毒的辅助才能完成复制、表达抗原及引起肝损害。HCV 可与 HBV 同时感染靶细胞，称为联合感染；若 HBV 感染者又继发感染 HDV，称为重叠感染。重叠感染会加重乙型肝炎病情，易于发展成重型肝炎。HDV 致病机制与病毒直接损伤和机体的免疫病理反应有关。HDAg 可刺激机体产生抗体，但不能清除病毒。HDV 感染呈世界性分布，我国各地 HBsAg 阳性者中 HDV 的感染率为 0～10%。

3. 防治与消毒。

加强对献血者的筛选，可以大大降低 HBV、HCV 及 HDV 的传播。患者的血液、分泌物和排泄物，用过的食具、药杯、衣物等均需消毒，提倡使用一次性注射器具。这三种病毒引起的肝炎尚无特异性疗法，急性乙型肝炎一般不推荐使用抗病毒治疗，除非重症和急性肝衰竭患者。慢性乙肝可用免疫调节剂、护肝药物及抗病毒药联合治疗。常用的抗病毒药有 IFN－α、拉米夫定、阿德福韦酯和恩替卡韦等。丙肝治疗首选 IFN－α和利巴韦林联合治疗。推广 HBV 疫苗接种可以大大降低 HBV 和 HDV 的感染率，HCV 尚无理想疫苗。

HBV 对外界抵抗力强，对低温、干燥、紫外线均有耐受性，不被 70% 乙醇灭活。消毒 HBV 污染的物品需用过氧化物类或含氯消毒剂，100℃ 加热 10min 可灭活 HBV，但并不破坏 HBsAg 的抗原性。HCV 对理化因素抵抗力不强，对有机溶剂敏感，100℃ 5min、紫外线照射、甲醛及含氯消毒剂均可使之灭活。血液或血液制品经 60℃ 处理 30min 可使 HCV 的传染性消失。

五、虫媒病毒

虫媒病毒是指通过吸血的节肢动物叮咬易感的脊椎动物而传播的病毒。节肢动物既是病毒的传播媒介，又是储存宿主。目前，已证实的传播媒介达 586 种，主要是蚊和蜱。大多数虫媒病毒既引起自然疫源性疾病，又引起人兽共患病。由于节肢动物的分布、消长和活动与自然环境和季节密切相关，所以虫媒病毒具有明显的地方性和季节性。在我国主要流行的有登革病毒、流行性乙型脑炎病毒、森林脑炎病毒、基孔肯雅病毒等。

（一）登革病毒

登革病毒（Dengue virus，DENV）是登革热（DF）、登革出血热/登革休克综合征（DSS）的病原体，埃及伊蚊和白纹伊蚊是登革病毒的主要传播媒介，人类和灵长类动物是登革病毒的自然宿主。登革热广泛流行于全球的热带、亚热带地区，我国南方常常发生登革热的流行或暴发流行。

1. 生物学性状。

登革病毒属于黄病毒科黄病毒属，有包膜，基因组长约 11kb，编码 3 种结构蛋白和至少 7 种非结构蛋白。3 种结构蛋白为衣壳蛋白（C 蛋白）、膜蛋白（M 蛋白）和包膜蛋白（E 蛋白）。E 蛋白是病毒的主要包膜糖蛋白，能与易感细胞表面的特异性受体结合，并与病毒的吸附、穿入和细胞融合有关。E 蛋白含有型、亚群、群、黄病毒亚组、黄病毒组等特异性抗原表位，是登革病毒分型的依据。E 蛋白具有中和抗原表位，能诱导产生中和抗体，还具有血凝素活性。

灵长类动物对登革病毒易感，小白鼠乳鼠也可作为实验动物。多种哺乳类及昆虫来源的传代细胞对登革病毒敏感，病毒增殖能引起明显的细胞病变。

2. 致病性。

在热带和亚热带丛林地区，灵长类动物是登革热主要传染源。在城市和乡村地区，患者和隐性感染者是登革热主要传染源。登革病毒通过蚊虫的叮咬而传播，形成人—蚊—人循环。儿童登革热发病率较高。

登革病毒进入人体，先在毛细血管内皮细胞和单核细胞系统内增殖，经血液扩散，引起疾病。登革热表现为两种不同的临床类型。典型登革热病情较轻，以高热、头痛、皮疹、全身肌肉和关节痛等为临床特征，其发热一般持续 3~7d 后恢复正常，部分患者在热退后 1～5d 体温再次升高，热型表现为双峰热或马鞍热，少数患者疼痛剧烈。DHF/DSS 是登革热的严重临床类型，可在出现典型登革热症状后出现严重出血现象，表现为皮肤大量紫癜及瘀斑、鼻出血、消化道及泌尿生殖道出血等，并可进一步发展为出血性休克，病死率高。其病理改变是全身血管通透性增高，血浆渗漏，从而导致广泛的出血和休克，发病机制尚未完全清楚。

3. 防治与消毒。

在登革热流行期间，典型感染者只占全部感染者的小部分，单纯隔离患者不足以控制流行。目前国际上已有登革病毒疫苗在进行临床试验，但尚未取得理想的预防效果。预防的重点应放在消灭伊蚊和防止被伊蚊叮咬。

登革病毒对理化因素的抵抗力较弱，对酸、脂溶剂、洗涤剂及胰蛋白酶均不耐受，用乙醚、紫外线、0.65％甲醛溶液或 50℃30min 处理即可灭活。

（二）流行性乙型脑炎病毒

流行性乙型脑炎病毒（epidemic type B encephalitis virus）简称乙脑病毒，经蚊子叮咬传播，引起流行性乙型脑炎，简称乙脑。乙脑曾经是我国和亚洲其他国家及地区的一种严重的急性传染病，病死率较高，常留下神经系统后遗症。

1. 生物学性状。

乙脑病毒属于黄病毒科黄病毒属，病毒颗粒呈球形，有包膜，包膜上含有糖蛋白刺突。基因组为单正链 RNA，基因组全长 10976bp，编码 3 种结构蛋白和至少 7 种非结构蛋白。3 种结构蛋白包括衣壳蛋白（C 蛋白）、膜蛋白（M 蛋白）和包膜蛋白（E 蛋白）。C 蛋白在病毒的复制、转录调节、装配及释放过程中起重要作用；E 蛋白含有型、属和亚组特异性抗原表位和中和抗原表位，并具有血凝活性。乙脑病毒抗原性稳定，只有一个血清型，根据 E 蛋白基因的同源性，可将乙脑病毒分为 5 个基因型，各基因型的分布有一定的区域性。

乙脑病毒能在白纹伊蚊 C6/36、Vero 细胞及 BHK21 细胞中增殖并引起明显的细胞病变，病毒在细胞中连续培养后毒力下降，目前使用的减毒活疫苗株就是依据此原理选育而来。

2. 致病性。

乙脑主要在亚洲的热带和亚热带国家流行，我国是乙脑主要流行国家。乙脑的流行与蚊虫密度密切相关，以夏、秋季为主，主要在 7、8、9 三个月。人群对乙脑病毒普遍易感，但感染后多表现为隐性感染及顿挫感染，显性感染与隐性感染的比例约为 1：300。猪是乙脑病毒的主要传染源和中间宿主。

病毒经蚊子叮咬进入人体后，先在皮肤毛细血管内皮细胞和局部淋巴结等处增殖，进入血液引起第一次病毒血症，病毒随血液播散到肝、脾等网状内皮系统的细胞中继续增殖后再次入血，引起第二次病毒血症，临床表现为发热、头痛、寒战、全身不适等流感样症状。免疫力不强的患者，病毒可突破血－脑屏障侵犯中枢神经系统，出现高热、头痛、意识障碍、抽搐和脑膜刺激征等，严重者可出现昏迷、中枢性呼吸衰竭或脑疝，病死率高达 10％～30％，5％～20％的重症患者留下痴呆、失语、瘫痪及精神障碍等后遗症。乙脑病毒的致病机制可能与免疫病理反应有关。

3. 防治与消毒。

目前对乙型脑炎尚无特效的治疗方法，对症治疗为主。预防乙型脑炎的关键措施包括接种疫苗、防蚊灭蚊和动物宿主管理。乙脑疫苗有灭活疫苗和减毒疫苗两类，我国主要使用乙脑减毒活疫苗，预防效果良好。

乙脑病毒对理化因素抵抗力不强，对酸、乙醚、三氯甲烷等脂溶剂及化学消毒剂敏感，不耐热，56℃30min 即可灭活病毒。

六、出血热病毒

出血热是一大类疾病的统称，以高热、出血、低血压为主要共同临床特征，并有较高的病死率。引起出血热的病毒种类很多，它们分属于 5 个病毒科的 7 个病毒属，并有不同的媒介和途径传播，引起不同的出血热。我国发现的出血热病毒有汉坦病毒、克里米亚－刚果出血热病毒。埃博拉病毒可引起高致死性的出血热，自 1976 年以来已在非洲暴发数次大流行，近年来其在非洲的暴发引起了世界的关注。

（一）汉坦病毒

汉坦病毒（Hantaan virus）在临床上主要引起两种急性传染病：一种是以发热、出血、急性肾功能损害和免疫功能紊乱为主要特征的肾综合征出血热（hemorrhagic fever with renal syndrome，HFRS）；另一种是以肺浸润及肺间质水肿，迅速发展为呼吸窘迫、呼吸衰竭为特征的汉坦病毒肺综合征（hantavirus pulmonary syndrome，HPS）。中国是世界上 HFRS 疫情最严重的国家，流行范围广、发病人数多、病死率较高，但我国尚未见 HPS 的病例报道。

1. 生物学性状。

汉坦病毒属于布尼亚病毒科汉坦病毒属，有包膜，核酸为单股负链 RNA，分为 L、M、S 三个片段，分别编码病毒的 RNA 聚合酶（L）、包膜糖蛋白（G1 和 G2）和核衣壳蛋白（NP），G1 和 G2 上均有中和抗原位点，G2 上有血凝活性位点。汉坦病毒颗粒具有多形性，多数呈圆形或卵圆形。

实验室常用非洲绿猴肾细胞（Vero E6）来分离培养该病毒，大多不产生明显的细胞病变，通常需要采用免疫学方法来证实。

2. 致病性。

HFRS 传播途径多样，包括动物源性传播（经呼吸道、消化道和伤口途径）、垂直（胎盘传播）和虫媒（螨媒）传播，其中动物源性传播是主要途径。在我国，汉坦病毒的主要宿主和传染源是黑线姬鼠和褐家鼠，主要存在姬鼠型疫区、家鼠型疫区和混合型疫区。HFRS 的发生和流行具有明显的地区性和季节性，这与宿主动物的分布与活动密切相关。HFRS 典型发病过程分为发热期、低血压休克期、少尿期、多尿期和恢复期。HFRS 的发病机制及病理变化很复杂，目前认为与病毒的直接损伤作用和免疫病理损伤均有关。HFRS 病后可获得稳定而持久的免疫力，但隐性感染产生的免疫力不持久。尚未见 HFRS 患者造成周围人群感染的报道。

3. 防治与消毒。

对于 HFRS 早期患者，一般采取以卧床休息以及"液体疗法"（输液调节水与电解质平衡）为主的对症治疗措施，利巴韦林具有一定疗效。目前，国内所使用的 HFRS 疫苗为灭活双价疫苗，对预防 HFRS 有较好的效果。

汉坦病毒抵抗力不强，对酸和脂溶剂敏感，一般消毒剂如苯扎溴铵等即可灭活病毒，56～60℃1 小时、紫外线照射也可灭活病毒。

（二）埃博拉病毒

埃博拉病毒（Ebola virus）可引起高致死性的出血热，临床表现为高热、全身疼痛、广泛性出血、多器官功能障碍和休克。该病病死率为 50%～90%，是致死率最高的病毒之一。

1. 生物学性状。

埃博拉病毒属于丝状病毒科，病毒颗粒为多形性的细长丝状，直径为 80nm，长度 800～1400nm，有包膜，其核酸为单股负链 RNA，长约 12.7kb，编码 7 种蛋白质。埃博拉病毒在胞浆内增殖，出芽释放。常用的培养细胞为 Vero 细胞、MA－104 细胞、SW－13 细胞等。

2. 致病性。

埃博拉病毒主要在猴群中传播，通过猴传给人，并在人间传播和流行。病毒传染性强，主要通过接触患者或已感染的动物的血液、体液、分泌物以及排泄物等途径传播，人与人之间还可通过气溶胶造成吸入性传播，人群普遍易感。埃博拉出血热发病无明显季节性，患者多为青壮年，与患者密切接触有关。病毒通过皮肤黏膜侵入宿主，主要在肝内增殖，也可在血管内皮细胞、单核－巨噬细胞系统及肾上腺皮质细胞等增殖，导致组织细胞溶解、器官坏死和严重的病毒血症。免疫损伤在疾病发展过程中起到重要作用，过度的免疫活化使细胞因子水平显著升高，进而导致毛细血管通透性增加，引起皮疹、广泛性出血和低血容量性休克等。

临床特征为突然发病，开始表现为高热、头痛、肌痛等，随后病情迅速发展，出现恶心、呕吐、腹痛、腹泻等，接着可发生出血现象，表现为黏膜出血、呕吐、黑便等，发病 7～16 天，患者常因休克、多器官功能障碍而死亡。

3. 防治与消毒。

埃博拉出血热主要是采取对症治疗和支持疗法，包括恢复水、电解质平衡，控制出血，肾衰竭时进行透析治疗等。埃博拉病毒尚无疫苗，需要采用全面的预防控制措施阻断传播链，包括患者隔离、严格消毒患者接触过的物品及其分泌物、排泄物和血液等，尸体应立即火化。与患者密切接触者应受到监视，出现发热立即隔离，并采取严格的防护措施保护医护人员不被感染。

埃博拉病毒抵抗力不强，对紫外线、脂溶剂、酚类及次氯酸敏感，60℃30min 可灭活病毒。但体液、分泌物中的病毒可稳定地保持其感染性。

七、疱疹病毒

疱疹病毒（herpes virus）是一群有包膜的 DNA 病毒，归属于疱疹病毒科，现已发现 100 多种疱疹病毒，分 α、β、γ 三个亚科，可感染人和多种动物。感染人的疱疹病毒称为人疱疹病毒（human herpes virus，HHV），目前有 8 种。α 疱疹病毒亚科有单纯疱疹病毒（1 型和 2 型）、水痘-带状疱疹病毒，均可感染上皮细胞，潜伏于神经细胞；β 疱疹病毒亚科有人巨细胞病毒、人疱疹病毒（6 型和 7 型），可感染并潜伏在多种组织中；γ 疱疹病毒亚科有 EB 病毒和人疱疹病毒（8 型），主要感染和潜伏在淋巴细胞。

（一）疱疹病毒的主要生物学特性

病毒颗粒呈球形，直径为 150~200nm，衣壳呈二十面体立体对称，衣壳周围有一层被膜，最外层是包膜，含有糖蛋白。病毒核酸很大，为线性 dsDNA，长度为 125~245kb。疱疹病毒基因组除编码病毒多种结构蛋白外，还编码多种功能蛋白（如 DNA 多聚酶、解旋酶、胸苷激酶、转录因子、蛋白激酶），参与病毒复制或涉及核酸代谢、DNA 合成、基因表达、调控等，是抗病毒药物作用的靶点。病毒在细胞核内复制和装配，通过核膜出芽，由胞吐或细胞溶解方式释放病毒。病毒可通过细胞间桥直接扩散，感染细胞可与邻近未感染的细胞融合，形成多核巨细胞。病毒感染细胞后，可表现为溶细胞性感染、潜伏感染或细胞永生化（EB 病毒）。病毒建立潜伏感染后可持续存在于宿主体内，在免疫功能下降时激活，开始新的复制周期。有些疱疹病毒（如单纯疱疹病毒）可通过垂直传播感染胎儿造成先天性畸形。有些疱疹病毒感染会导致相关肿瘤高发，如 EB 病毒导致鼻咽癌。病毒感染的控制主要依赖于细胞免疫。

疱疹病毒复制方式相似。首先，病毒膜蛋白与靶细胞表面受体相互作用，病毒包膜与细胞膜融合，病毒基因释放至核内，开始转录和翻译。产生的病毒蛋白质分为即刻早期蛋白、早期蛋白和晚期蛋白。即刻早期蛋白可反式激活和调节早期和晚期蛋白基因的表达，加快晚期蛋白合成速度。早期蛋白主要为转录因子和聚合酶等，参与病毒 DNA 复制、转录和蛋白质合成。晚期蛋白主要是结构蛋白，在病毒基因组复制后产生。DNA 复制和装配在细胞核内进行，核衣壳通过核膜或高尔基体获得包膜。病毒在增殖期产生即刻早期蛋白，抑制细胞 DNA 修复酶功能，使病毒基因组维持线性，进行 DNA 复制和转录，产生感染性病毒颗粒；而在潜伏感染时，细胞 DNA 修复酶将病毒线性 DNA 环化，环化的 DNA 基因组潜伏在细胞中，不能翻译蛋白，维持潜伏状态。

疱疹病毒对外界抵抗力不强，一般对脂溶剂敏感，常用的含氯消毒剂、过氧化物及醛类消毒剂均可使之灭活。

（二）单纯疱疹病毒

单纯疱疹病毒（herpes simplex virus，HSV）有两种血清型：HSV-1、HSV-2。其感染类型有三种形式：原发感染、潜伏感染和复发性感染。密切接触和性接触是主要传播途径。HSV-1 可致龈口炎、唇疱疹、角膜结膜炎、脑炎。HSV-2 可致生殖器疱疹和新生儿疱疹。免疫功能低下的患者（器官移植、血液病患者或艾滋病患者等）易发生严重的疱疹病毒感染。

阿昔洛韦、更昔洛韦可用于生殖器疱疹、疱疹性脑炎及复发性疱疹病毒感染等，但不能清除潜伏状态的病毒。

（三）人巨细胞病毒

人巨细胞病毒（human cytomegalovirus，HCMV）目前只确定一个血清型，但病毒株抗原性不同，可分为 3~4 个亚型。人类是 HCMV 唯一的宿主。HCMV 是引起胎儿先天性畸形的最常见的病原体，目前尚无感染动物模型。HCMV 形态结构与 HSV 相似，基因组长 240kb，编码超过 200 个蛋白质，其包膜蛋白具有 Fc 受体的功能。HCMV 在体外仅能在成纤维细胞中增殖，出现细胞病变需要 2~6 周。在患者标本中可见核内和细胞质嗜酸性包涵体，特别是核内可出现周围绕有一轮晕的大型包涵体。HCMV 感染极为普遍，我国成人 HCMV 抗体阳性率达 60%~90%。其造成的感染类型包括先天性感染、围生期感染、儿童和成人原发感染、免疫功能低下者感染。HCMV 感染后产生的抗体不具有中和感染的能力，依赖于细胞免疫抑制病毒。

健康人感染 HCMV 后，病情常为自限性。严重的感染一般选用更昔洛韦、膦甲酸钠等。

（四）EB 病毒

EB 病毒（Epstein-Barr virus，EBV）的形态和结构与其他疱疹病毒相似，具有嗜B 淋巴细胞特性。EB 病毒通过膜蛋白 gp350/gp220 与 B 淋巴细胞表面的 CD21 或 CR2 结合而启动进入细胞的程序。EBV 主要经唾液传播，也可经性传播，感染非常普遍，我国 3 岁左右儿童 EBV 抗体阳性率高达 90% 以上。EBV 进入人体后具有潜伏和转化的特性，在原发感染中，约有半数患者表现为传染性单核细胞增多症。EBV 所致疾病还包括非洲儿童恶性淋巴瘤、鼻咽癌及淋巴组织增生性疾病。95% 的传染性单核细胞增多症患者均可恢复，对于出现明显症状的病例，可采用更昔洛韦、干扰素治疗。

八、逆转录病毒

逆转录病毒科（Retroviridae）病毒是一组含有逆转录酶的 RNA 病毒，对人体致病的主要是慢病毒属中的人类免疫缺陷病毒（human immunodeficiency virus，HIV）和 δ 逆转录病毒属中的人类嗜 T 细胞病毒（human T lymphocyte virus，HTLV）。

（一）逆转录病毒的主要特性

逆转录病毒呈球形，直径 80~120nm，有包膜，表面有糖蛋白刺突，核衣壳内含有逆转录酶和整合酶，基因组由两条相同的单正链 RNA 组成，具有 gag、pol、env 3 个结构基因和多个调节基因。病毒需借助膜蛋白和细胞表面受体的特异性结合才能进入靶细胞，脱壳后释放的 RNA 先逆转录为双链 DNA，然后在整合酶的作用下整合到细胞染色体 DNA 中，构成前病毒。

（二）人类免疫缺陷病毒

HIV 是获得性免疫缺陷综合征（acquired immunodeficiency syndrome，AIDS）的病原体。HIV 分为 HIV-1 型和 HIV-2 型，HIV-1 在全球流行，HIV-2 主要在西非和西欧局部流行，全球已有数千万人感染了 HIV。HIV 主要通过性接触、血液和母婴途径传播。中国在艾滋病流行初期以血液途径（非法采供血、静脉吸毒）传播为主，近年来，性传播途径成为主要途径，包括同性性传播和异性性传播，其中同性性传播途径感染人数上升很快。截至 2014 年底，中国存活 HIV-1 感染者超过 50 万，仍有约 40％的感染者未被发现。

1. 生物学性状。

HIV-1 基因组全长 9.181kb，3 个结构基因 gag、pol、env 分别编码衣壳蛋白（p24、p17 和 p7）、功能蛋白（逆转录酶、RNA 酶 H、蛋白酶和整合酶）以及膜蛋白（gp120 和 gp41）。病毒的调节基因还翻译多种调节蛋白：Tat、Rev、Nef、Vif、Vpr、Vpu。HIV-1 进入细胞需要病毒膜蛋白与细胞膜表面 CD4 分子、趋化因子受体（CCR5、CXCR4）的结合，CCR5 基因缺失或纯合突变的个体可以避免 HIV-1 的感染。

由于 HIV-1 逆转录酶缺乏校对功能，HIV-1 基因很容易产生突变，形成众多的基因亚型，分为 M 组、O 组和 N 组，M 组又分为 A～K11 个亚型，还有众多的重组亚型。O 组和 N 组毒株主要局限于非洲西部流行。

2. 致病性。

HIV 进入人体后，侵犯表达 CD4 分子的淋巴细胞，主要是 $CD4^+$ T 淋巴细胞，导致其数量进行性下降，细胞功能亦严重受损。病毒在血液和淋巴结等组织大量繁殖，导致机体免疫系统处于异常的长期活化状态。$CD4^+$ T 淋巴细胞数量下降和功能损伤到一定程度，病毒载量开始升高，感染者表现为持续低热、盗汗、全身倦怠、慢性腹泻及全身淋巴结肿大等，进入艾滋病（AIDS）期，出现机会性感染症状（细菌、病毒、真菌、原虫感染）及 AIDS 相关肿瘤（卡波西肉瘤、恶性淋巴瘤、Burkitt 淋巴瘤、生殖道恶性肿瘤等）。如不及时进行治疗，2 年内病死率较高。

艾滋病难以治愈的原因在于人体免疫系统跟不上病毒基因的变异，不能产生持续有效的体液和细胞免疫；高效抗逆转录病毒治疗（highly active antiretroviral therapy，HAART）虽然可以杀灭血浆中的病毒，但对于 HIV 潜伏库中的"前病毒"无能为力。

3. 防治与消毒。

HAART 的药物主要有四种：逆转录酶抑制剂、蛋白酶抑制剂、病毒入胞抑制剂和整合酶抑制剂，这些药物组合可以有效抑制 HIV 病毒载量，但病人不能停药，需终生治疗。目前，愈来愈多的数据支持在发现感染 HIV 时，即开始 HAART 治疗。艾滋病疫苗的研制面临多重困难，减少 HIV 感染需要做到综合防治。

HIV 对理化因素抵抗力较弱，常用消毒剂均可有效杀灭病毒。病毒不耐热，干燥环境易灭活，阳光直射对病毒有灭活作用。HIV 对紫外线不敏感。

（三）人类嗜 T 细胞病毒

HTLV 是引起人类恶性肿瘤的 RNA 肿瘤病毒。HTLV-1 主要感染 CD4$^+$ T 淋巴细胞，引起成人 T 淋巴细胞白血病（ALT），也能引起热带下肢痉挛性瘫痪和 B 细胞淋巴瘤；HTLV-2 引起毛细胞白血病。

HTLV-1 传染途径与 HIV 类似，ALT 多发于 40 岁以上成人，HTLV 感染后多无临床症状，经长期潜伏，约 1/20 的感染者发展为 ALT。ALT 分为急性型、淋巴瘤型、慢性型和隐匿性。临床症状为淋巴结肿大、肝脾肿大、皮肤损害等。急性型、淋巴瘤型病情进展快，预后不良。日本、印度和非洲为 ALT 的高发区，我国福建沿海和北方少数民族有小流行。

目前，HTLV 感染尚无疫苗，控制措施为及时发现感染、切断感染途径。治疗可采用逆转录酶抑制剂、IFN-α、联合化疗等综合方案。

九、其他病毒

还有一些常见的致病病毒分布在各科、属，如狂犬病病毒（rabies virus）、人乳头瘤病毒（human papillomavirus，HPV）、痘病毒（poxvirus）等。

（一）狂犬病病毒

狂犬病病毒属于弹状病毒科狂犬病病毒属，形似子弹，核酸为 RNA，有包膜，病毒包膜由外层糖蛋白 G 和内层基质蛋白 M2 组成，G 蛋白为包膜刺突蛋白，决定病毒的感染性、血凝性和毒力。病毒进入神经细胞的第一步是 G 蛋白与神经细胞表面的乙酰胆碱受体（AChR）结合。狂犬病病毒可感染人、犬、猫及野生动物（狼、狐狸）等，其在感染生物中枢神经细胞中增殖时，在胞浆中形成一个或多个圆形或椭圆形、直径为 20~30nm 的嗜酸性包涵体，称为内基小体（negri body）。狂犬病病毒通过带毒动物咬伤、抓伤或密切接触感染人体，潜伏期通常为 3~8 周。侵入周围神经后逐渐进入脊髓和中枢神经系统，侵犯脑干和小脑等处神经元，导致细胞病变，临床上表现为恐水、呼吸困难和吞咽困难等，可引起心血管功能紊乱或猝死。狂犬病一旦发病，病死率近乎 100%。

狂犬病病毒灭活疫苗接种可有效控制狂犬病的发生，人被可疑患病动物咬伤后，应立即对伤口进行处理，可用清水、3%~5%肥皂水或 0.1%苯扎溴铵充分清洗伤口，对于严重咬伤有较深伤口的患者，应该对伤口深部进行灌流清洗，再用 75%乙醇或碘伏消毒。伤口严重时，应联合人或马抗狂犬病免疫球蛋白进行被动免疫，必要时联合使用干扰素以增强保护效果。

狂犬病病毒对热、紫外线、日光、干燥的抵抗力弱，酸、碱、脂溶剂、肥皂水、去垢剂可灭活病毒。

（二）人乳头瘤病毒

HPV 属于乳头瘤病毒科乳头瘤病毒属，无包膜，基因组是双链环状 DNA。根据核酸序列的同源性，HPV 可分为 100 余型，主要引起人类皮肤黏膜的增生性病变，其中高危型为 HPV16 和 HPV18 型，与人子宫颈癌等恶性肿瘤的发生密切相关，低危型 HPV6 和 HPV11 型引起生殖器尖锐湿疣。HPV 根据感染部位可分为嗜皮肤性和嗜黏膜性两大类，通过直接接触感染者的病变部位或间接接触被病毒污染的物品而感染。由于 HPV 型别不同，所致疾病还包括皮肤疣、跖疣、扁平疣、生殖道湿疣和喉部乳头瘤等。

HPV 引起的皮肤症状可通过局部用药或冷冻、电灼、激光、手术等治疗，对局部治疗的疗效评估应特别慎重。全身治疗可采用 α 干扰素、阿昔洛韦、左旋咪唑等药物及中药或物理治疗等方法，但疗效皆难以肯定。HPV 疫苗包括治疗性疫苗和预防性疫苗，预防性疫苗对于预防子宫颈癌以及生殖器疣有较好效果。

第三节　亚病毒传染因子

一、亚病毒传染因子分类

对亚病毒研究的深入逐渐模糊了生物大分子与生物之间的界限，亚病毒甚至不具备病毒的基本结构，仅仅为核酸分子或蛋白质分子，这些分子具有可以借助周围的其他分子进行复制，且具有传染性的共同特性。因此，亚病毒也被称为亚病毒传染因子。近年来发现的亚病毒传染因子越来越多，按照新的分类标准可分为三类：卫星病毒（satellite viruses）、类病毒（viroid）和朊粒（prion）。卫星和卫星病毒与类病毒在分类特征上难以绝对区分。

二、卫星病毒

卫星病毒包括 dsDNA 卫星病毒、ssDNA 卫星病毒、ssDNA 卫星病毒、dsRNA 卫星病毒、ssRNA 卫星病毒、ssRNA 卫星病毒。卫星和卫星病毒基因组的复制和子颗粒的衣壳化需要辅助病毒的存在，当卫星可以编码自身的衣壳蛋白时就称为卫星病毒。

三、类病毒

类病毒是环状的裸露的 RNA 分子，基因组非常小，只有 246~375bp，不编码任何蛋白质，可以多种方式传播。类病毒 RNA 通过黏附、胞饮、吞噬等作用进入细胞后，可以避免 RNA 酶的降解，进入细胞核后被宿主细胞的 RNA 酶II以滚环方式复制，产生多体的反基因组有义 RNA 分子，然后产生多体的基因组有义 RNA，经过剪切和环化生成子代类病毒。一些类病毒 RNA 呈锤头状结构，复制时可以不借助其他酶类而进行自剪切，因此也称为"锤头状核酶"。还有一类类病毒基因组为 350bp 左右的环状 RNA，同时也是 ssRNA 卫星病毒，被称为拟病毒（virusoid），有些拟病毒 RNA 也能自剪切。

丁型肝炎病毒是 HBV 的卫星，基因组在类病毒中显得很大（1.7kb），但其 RNA 具有独特的环状结构，有自剪切功能，具有与类病毒相似的复制方式，但病毒核酸进入细胞核复制时需要一个自身基因编码的抗原。因此，HDV 是一种独特的、兼有卫星和类病毒特性的嵌合分子。由于其复制需要借助于 HBV，控制 HBV 即可控制 HDV。

四、朊病毒

朊病毒又称朊粒，是一种宿主基因编码的、构象异常的蛋白质，具有自我复制的能力和传染性。朊粒是人和动物传染性海绵状脑病（transmissible spongiform encephalopathy，TSE）的病原体。

（一）生物学性状

朊粒的本质是一种异常折叠的朊蛋白（prion protein，PrP），分子量为 $27\sim30$ kDa，在电镜下呈纤维状或杆状，称为羊瘙痒病相关纤维，在某些 TSE 的脑组织中，朊粒可聚集形成光学显微镜下可见的淀粉样斑块。人类和多种哺乳动物有编码 PrP 的基因。正常情况下，PrP 基因编码产生的细胞型朊蛋白（PrP^c）是一种正常功能的糖基化膜蛋白，有 253 个氨基酸，在多种组织尤其是中枢神经系统神经元中普遍表达。PrP^c 的分子构象主要是由 α 螺旋组成，对蛋白酶 K 的消化作用敏感，可溶于非变性去垢剂，没有致病性。在某些因素的作用下，PrP^c 蛋白错误折叠，构象发生异常改变，形成具有致病性和传染性的羊瘙痒病朊蛋白（scrapie prion protein，PrP^{Sc}），以 β 折叠为主，对蛋白酶 K 产生抗性，具有致病性和传染性。PrP^c 转变为 PrP^{Sc} 的机制尚不是很清楚，现在认为有以下三种可能的方式：①外源性 PrP^{Sc} 入侵，催化体内 PrP^c 构象转变，成为 PrP^{Sc}，见于传染性朊粒病；②体内 PrP 基因突变使 PrP^c 结构失去稳定性，自发转变为 PrP^{Sc}，见于遗传性朊粒病；③自发性的 PrP^c 异常折叠形成 PrP^{Sc}，见于散发性朊粒病，这种情况很少见。

（二）致病性

朊粒病是一种人和动物的慢性退行性、致死性中枢神经系统疾病，即传染性海绵状脑病（TSE）。该病的共同特点：①潜伏期长，可达数年至数十年，一旦发病，病情呈亚急性、急性进展；②患者以痴呆、共济失调、震颤等中枢神经系统症状为主要临床表现；③病理学特征是脑皮质神经元空泡变性、死亡，星形胶质细胞增生，脑皮质疏松呈海绵状，并有淀粉样斑块形成，脑组织中无炎症反应；④朊粒的免疫原性低，不能诱导机体产生特异性的免疫应答。

动物朊粒病包括羊瘙痒病和牛海绵状脑病（疯牛病），主要的人类朊粒病包括库鲁病（Kuru disease）、克－雅病（Creutzfeld－Jakob disease，CJD）及变异型克－雅病（variant CJD，vCJD）。库鲁病临床表现为共济失调、颤抖等，晚期患者多继发感染死亡，其传播与原始宗教仪式食尸有关，发生于巴布亚新几内亚高原 Fore 部落。杜绝这一恶习后，库鲁病随之逐渐消失。克－雅病临床表现为进行性发展的痴呆、肌痉挛、小脑共济失调、运动性失语，并迅速发展为半瘫、癫痫，甚至昏迷。患者最终死于感染或中枢神经系统功能衰竭。克雅病病因分为家族性、散发性和医源性三种类型。家族性 CJD 约占 15%，具有家族性常染色体的显性遗传，有 PrP 基因的突变；散发性 CJD 约占 85%，并未鉴定出 PrP 基因的突变，病因不明；克雅病患者某些组织或器官中（尤其是神经、淋巴组织）含有朊粒，可污染医疗器械造成医源性传播。变异型克雅病是一种新出现的人类传染性海绵状脑病，与典型 CJD 在易感年龄、临床症状与病程、脑电图、影像学以及病理学改变等方面均有明显不同，主要症状为进行性精神异常的行为改变，运动失调、痴呆等。现已证明人变异型克雅病的发生与疯牛病密切相关。

朊粒可在鼠神经母细胞瘤细胞 Neuro2a 和大鼠嗜铬细胞瘤细胞 PC12 中增殖，也成功建立了多种动物模型，为研究朊粒病奠定了基础。

（三）防治与消毒

朊粒病没有有效药物，也没有疫苗，预防措施主要为切断传播途径。朊粒对理化因素抵抗力强，能抵抗蛋白酶 K 的消化作用，标准的压力蒸汽灭菌（121.3℃，20min）不能破坏朊粒，需要高压蒸汽 134℃超过 2h 才能使之失去传染性。朊粒对辐射、紫外线及常用消毒剂也有很强的抗性。

目前，灭活朊粒传染性的主要做法是对患者的手术器械、血液、体液等污染物彻底灭菌处理，彻底销毁含朊粒的动物尸体。具体措施包括：室温用 1mmol/L NaOH 溶液处理 1h 后，再用高压蒸汽灭菌 134℃ 2h；对带有 PrP^{Sc} 的提取物、血液等要用 100g/L 漂白粉溶液或 5% 次氯酸钠处理 2h 以上。

预防朊粒传染，医护人员需严格遵守安全操作规程，加强防范意识。严禁朊粒病患者及任何退行性中枢神经系统疾病患者捐献器官。防止动物感染需禁用牛、羊等动物的骨肉粉作为饲料添加剂喂养牛、羊等反刍动物。海关检疫要加强对流行羊瘙痒病和疯牛病的国家进口的活牛（包括胚胎）或者牛制品等的检疫，杜绝输入性感染。

小　结

病毒种类繁多，通常对理化因素的抵抗力不强，但病毒隐藏于细胞、组织中，传染途径多样，可以通过多种方式排出人体，也可通过多途径传染给易感者，如埃博拉病毒。有些病毒从宿主细胞或宿主排出数量巨大，要达到理想的消毒效果并不容易，尤其对于呼吸道传播病毒，由于其传播空间广，缺少高效的消毒手段，只有通过加强个体或群体防护的手段阻断传播。因此，做好病毒性传染病的消毒工作，需要综合考虑病毒特性和个体、群体的易感性，根据传播方式、传播介质、病毒抵抗力等多种因素来选择合适的消毒方法。

思考题

1. 如何做好埃博拉病毒的消毒工作？
2. 包膜病毒和非包膜病毒对理化因素的抵抗力有什么差别？
3. 病毒的传播途径有哪些？对于选择消毒方法有什么影响？
4. 判断病毒的灭活效果最好选择什么指标？
5. 如何预防朊粒传染？

（王晓辉）

第七章　消毒指示微生物

消毒学效果评价中，能起到指示消毒效果作用的微生物，称为消毒指示微生物（disinfection indicator microorganism），主要包括指示真菌、指示细菌、指示细菌芽胞、指示病毒及指示噬菌体等。

第一节　指示真菌

一、选择指示真菌的意义

指示真菌（indicator fungus）指用作消毒指示微生物的真菌。真菌是一大类真核细胞型微生物，其细胞核高度分化，有核膜和核仁，胞浆内有完整的细胞器。细胞壁由几丁质或纤维素组成，不含叶绿素。真菌包括酵母和霉菌两大类，后者又分为菌丝和孢子。与医学有关的真菌达400余种，常见的有50~100种，可引起人类感染性、中毒性及超敏反应性疾病。随着医学的发展，对真菌病的防治越来越引起人们的关注。为减少和控制真菌病，对真菌的消毒工作十分重要。因此，评价消毒品的杀真菌作用，提供其实用的使用剂量十分有意义。

选择指示真菌的目的是在消毒和灭菌试验中，将其替代有传染性危险的、难以培养、难以标准化的其他类似真菌，用于评价消毒和灭菌效果。选用指示真菌具有以下优点：①选用安全性已知的指示真菌有利于实验人员的自身保护；②选择代表性的指示真菌可以大大减少工作量，因为用每种真菌来做试验是不实际的；③使用指示真菌可以评价比较不同消毒剂的杀真菌作用；④根据杀灭指示真菌的消毒因子的使用剂量，可以合理推测同种消毒剂对其他真菌的杀灭剂量。

二、常见的指示真菌

目前，对真菌消毒效果的评价各国仍没有统一的方法及标准，尤其是在指示真菌的选择方面。指示真菌应该选择与致病力最强且对消毒因子抵抗力最强的真菌的抵抗力相当或略高的非致病菌，或条件致病菌的国际标准菌株；对不同的杀菌因子也应该选择对该因子抗力最强的标准菌株。由于多数真菌对消毒剂的抵抗力仍不明确，所以选用的指示真菌种类较多，如致病真菌炎芽生菌、厌恶球孢子菌、荚膜组织胞浆菌等。下面列举了几种常见的指示真菌。

1. 须毛癣菌（*Trichophyton mentagrophytes*）：又名须发毛癣菌、须癣毛癣菌、

石膏样毛癣菌，属于毛癣菌属，是引起人类皮肤感染的第二大病原真菌，可引起头癣、股癣、手足癣和甲癣，以及一些罕见的疾病如深部蜂窝状毛囊炎、Majocchi 肉芽肿等。在沙氏培养基上，亲人型的须毛癣菌多表现为茸毛至棉毛状菌落，且镜下可见较多细小的小分生孢子和螺旋菌丝；而亲动物型的须癣毛癣菌多表现为颗粒状，且镜下可见到较多棒状的大分生孢子和螺旋菌丝。

2. 白假丝酵母（*Candida albicans*）：又名白色念珠菌，属于假丝酵母属，是本属最常见的致病菌，可引起皮肤、黏膜、内脏、中枢神经系统的急性或慢性炎症，即白假丝酵母病。镜下菌体呈圆形或卵圆形，特征结构为厚膜孢子。在普通琼脂、血琼脂及沙氏培养基上均生长良好，以出芽方式繁殖。37℃，培养 2~3d 后出现灰白或奶油色，表面光滑，且带有浓厚酵母气味的典型类酵母型菌落，继续培养后，可观察到菌落变大、颜色变深，质地变硬或有褶皱。

3. 黑曲霉（*Aspergillus niger*）：属于曲霉属，在自然界分布极广。在沙氏培养基上发育良好，37℃培养，起初可见白色绒毛状菌落，以后迅速蔓延生长，此时菌丝体为白色；而后孢子成熟，变为中央呈黑色厚绒状的菌落，中心可见孢子形成的黑色颗粒，有环状沟纹。载片培养物镜检可见菌丝发达而多分枝，顶端可见球形或近球形的顶囊，顶囊上以辐射方式生长两层杆状小梗，分生孢子头呈黑褐色放射状，宛若菊花。

4. 烟曲霉（*Aspergillus fumigatus*）：属于曲霉属，广泛存在于谷物、土壤、霉腐物等，是引起人和动物曲霉病的重要病原菌，能够感染肺部和其他器官，还可引起过敏。该菌在查氏琼脂、查氏酵母膏琼脂、麦芽汁琼脂上生长良好。该菌在查氏培养基上生长迅速，25℃培养 8d 后，菌落直径可达 50~56mm，其中心稍凸起或平坦，有的有少量辐射状皱纹，质地由丝绒状到絮状，或者是丝绒状到颗粒状，或一直都是絮状。分生孢子头呈球形或近球形。

三、全球主要国家和地区批准使用的指示真菌

（一）中国

中国常用的杀真菌试验主要按照中国卫生部 2002 年发布的《消毒技术规范》的内容。在实际应用中主要针对产品监督检验和产品申报卫生许可检验，其目的是在实验室内测定消毒剂杀灭悬液中或载体上真菌繁殖体或真菌孢子所需剂量，以验证对真菌及其孢子的实用消毒剂量。选用的指示真菌是白假丝酵母（ATCC 10231）和黑曲霉菌（ATCC 16404）。根据试验方法的不同，试验中需要制备指示真菌菌悬液，含菌量为 $1 \times 10^7 \sim 5 \times 10^7$ CFU/ml；或者菌片，其中的回收菌数应达 $5 \times 10^5 \sim 5 \times 10^6$ CFU/片。

1. 操作步骤：①将实验用试剂（包括消毒剂和实验用菌悬液）置于（20±1）℃水浴箱内备用；②根据实验目的和产品说明书合理分组，包括试验组、阳性对照组、阴性对照组；③计算各个试验的杀灭对数值。

2. 结果评价：①产品监督检验，按产品使用说明书指定的使用浓度和作用时间，重复试验 3 次，在悬液定量杀灭试验中，要求对白假丝酵母繁殖体和黑曲霉菌孢子各次试验的杀灭对数值均大于或等于 4.00 $\log_{10}$；在载体定量杀灭试验中，要求各次试验的

杀灭对数值均大于或等于 3.00 log₁₀，可判定该产品对真菌污染物消毒合格。②产品申报卫生许可检验，按产品使用说明书指定的使用浓度和 3 个作用时间，重复试验 3 次，要求悬液定量杀灭试验在产品使用说明书规定使用浓度与最短作用时间，以及最短作用时间的 1.5 倍时，各次试验的杀灭对数值均应大于或等于 4.00 log₁₀；在产品使用说明书规定使用浓度与最低作用时间的 0.5 倍时，允许杀灭对数值小于 4.00 log₁₀，可判为实验室试验该产品对真菌污染物消毒的有效剂量。用载体浸泡定量杀灭试验评价杀菌效果时，要求在产品使用说明书规定使用浓度与最短作用时间，以及最短作用时间的 1.5 倍时，各次试验的杀灭对数值大于或等于 3.00 log₁₀；在产品使用说明书规定使用浓度与最短作用时间的 0.5 倍时，允许杀灭对数值小于 3.00 log₁₀，可判为实验室试验该产品对真菌污染物消毒的有效剂量。

（二）美国

美国分析化学家协会（AOAC）的杀真菌试验是应用最多的杀真菌试验之一，标准号：AOAC 955.17-1995，名称为《消毒剂的杀真菌活性·用须毛癣菌》（Fungicidal activity of disinfectants. Using *Trichophyton mentagrophytes*）。本试验的指示真菌为须毛癣菌（ATCC 9533）。该菌株分离自患皮癣病患者的足部病灶。该实验需要制备 $1.25×10^8$～$1.55×10^8$ CFU/ml 的分生孢子悬液，其应用浓度为 $5×10^6$ CFU/ml；杀真菌剂稀释液的稀释度范围应包括该杀真菌剂 5～15min 内杀灭真菌的临界浓度。

1. 操作步骤：①分别取不同浓度的杀真菌剂稀释液以及酚对照溶液 5ml 置于 25mm×150mm 试管中，并将试管按浓度递增的顺序排列放置于 20℃水浴加热。②吸取真菌悬液 0.5ml，放入稀释液的第一管中，每个稀释液试管间隔 30s 加菌，直至最后一管。③作用 5、10、15min 之后，用直径为 4mm 的接种环从每管取一环接种在 10ml 葡萄糖肉汤中。④为排除接种物中残留的杀真菌剂抑制真菌生长，可以从上述接种后的葡萄糖肉汤中取一环再接种至另一葡萄糖肉汤中，或者在葡萄糖肉汤中加入相应的中和剂。⑤接种后的肉汤在 25～30℃培养 10d 之后观察结果。

2. 结果判断：在 10min 内杀灭真菌孢子的杀真菌剂最高稀释度，一般可认为是用于消毒被真菌污染的表面的最高期望稀释度。

（三）欧洲

欧盟中涉及杀真菌剂的杀真菌试验的标准较多，主要介绍以下两个标准。

1. 2005 年，欧洲标准化委员会（European Committee for Standardization，CEN）发布了标准 EN 1275-2005《化学消毒剂和抗毒剂杀真菌的基础活性——试验方法和要求》（第一阶段）。其中选用的指示真菌为白假丝酵母（ATCC 10231）和黑曲霉（ATCC 16404）的孢子，前者作为酵母菌的代表，后者作为霉菌的代表。根据消毒剂和抗毒药特殊用途，可以加选下列菌株：酿酒酵母（*Saccharomyces cerevisiae*）（ATCC 9763）、（DSM 1333）或酿酒酵母糖化变种（*Saccharomyces cerevisiae* var. *diastaticus*）（DSM 70487）。

（1）操作步骤：①制备 $1.5×10^6$～$5×10^6$ CFU/ml 的菌悬液，配制消毒剂，最高浓度为使用浓度的 1.25 倍，至少设置三个浓度；②将所有实验试剂都先置 20℃ 水浴加热；③各个浓度的消毒剂与菌悬液分别作用 5min、15min、30min、60min；④反应完成后，取 1ml 消毒剂和菌悬液混合物于 9ml 中和剂中，也可取 0.1ml 进行过滤除菌，用中和剂清洗；⑤中和之后，吸取 1ml 接种于麦芽浸膏琼脂培养基中；⑥30℃ 培养 48h，可根据实际情况延长培养 24h 之后观察结果。

（2）结果判断：所测消毒剂杀灭指数在 20℃、60min 内或低于 60min 内为 10^4，可认为通过该试验。

2. 1998 年，欧洲标准化委员会发布的标准 EN 1650-1998《化学消毒剂和抗毒剂 -定量悬浮实验评价食品、工业、家用和机构区域中使用的化学消毒剂和抗毒剂的杀真菌活性 试验方法与要求》（第二阶段/第一步）。其选用的指示真菌为酿酒酵母。

第二节　指示细菌

一、选择指示细菌的意义

指示细菌（indicator bacteria）指用作消毒指示微生物的细菌。

细菌是原核生物界的一种单细胞微生物，有广义和狭义之分。广义的细菌包括各类原核细胞性微生物，包括细菌、放线菌、支原体、衣原体、立克次体、螺旋体。狭义的细菌是指广义之中的细菌，较其他原核细胞性微生物而言，其数量最大、种类最多。

中国卫生部 2002 年发布的《消毒技术规范》中规定，所有消毒剂都需要进行微生物杀灭试验。选择合适的指示微生物对消毒剂、消毒器械的鉴定十分重要。按用途选择指示细菌进行细菌杀灭试验需要遵循以下原则：①不同用途的消毒剂和消毒器械，选择的细菌种类不同；②若特指对某种细菌有效时，需进行相应细菌的杀灭试验；③对于专用于灭菌，不作他用的消毒剂，只需做枯草杆菌黑色变种芽胞杀灭试验；④对既用于灭菌又用于消毒的消毒剂，需按要求选择相应细菌进行试验；⑤对枯草杆菌黑色变种芽胞杀灭试验达到消毒要求的消毒剂，在不低于此浓度用作消毒时可不进行其他微生物的杀灭试验。

二、常见的指示细菌

（一）金黄色葡萄球菌和白色葡萄球菌

在评价消毒剂消毒效果时，中国选用金黄色葡萄球菌（ATCC 6538）作为细菌繁殖体中化脓性球菌的代表；白色葡萄球菌（8032），作为空气中细菌的代表。用于手、皮肤和黏膜、足、中水平消毒医疗器械、低水平消毒医疗器械、一般物品表面和织物的消毒剂，都必须做金黄色葡萄球菌的杀灭试验；用于空气的消毒剂必须做白色葡萄球菌杀灭试验。

金黄色葡萄球菌和白色葡萄球菌二者均属于葡萄球菌属。该属细菌为革兰阳性菌，无芽胞，无鞭毛，体外培养一般不形成荚膜。在普通培养基上生长良好，形成圆形、隆起、表面光滑、湿润、边缘整齐的不透明菌落。不同的葡萄球菌可产生不同的脂溶性色素并使菌落着色。

金黄色葡萄球菌能够引发人体产生的疾病有侵袭型和毒素型两种。前者以各种化脓性脓肿为主，一般发生在皮肤组织，但有时也会发生于组织器官，甚至波及全身。后者常见的有食物中毒、烫伤样皮肤综合征、毒性休克综合征。表皮葡萄球菌是人体皮肤和黏膜的正常菌群，当机体免疫功能低下或进入非正常寄居部位时，可引起感染。它是医院感染的常见重要病原菌，而且其耐药菌株日益增多，诊治困难。

（二）龟分枝杆菌脓肿亚种

在评价消毒剂消毒效果时，中国选用龟分枝杆菌脓肿亚种（*Mycobacterium chelonae* subsp. *abscessus*）ATCC 93326 作为人结核分枝杆菌的代表。用于医疗器械和用品的中水平消毒的消毒剂，必须做龟分枝杆菌脓肿亚种的杀灭试验。结核分枝杆菌是引起结核病的病原体，可通过呼吸道、消化道和破损的皮肤黏膜进入人体，侵犯组织器官引起病变，其中以肺结核最常见。目前，我国的结核病发病率居高不下，肺结核报告发病数仅次于病毒性肝炎，位列第二，防控形势十分严峻。消毒是切断传染病传播的有效方式，所以某些用途消毒剂的杀分枝杆菌效力需要评估。

龟分枝杆菌和结核分枝杆菌均属分枝杆菌属。该属细菌是一类细长略弯曲的杆菌，有分枝生长的趋势。其胞壁中含有大量脂质，可达菌体干重的40%左右，无鞭毛、芽胞，也不产生内、外毒素。龟分枝杆菌是一种常见的环境腐生菌，在水和灰尘中广泛分布，可引起医院感染，常可引发皮肤创伤后脓肿。在定量杀灭试验中，相对结核分枝杆菌而言，其生长速度较快，分离培养5~7d即可见到粗糙型菌落，而结核分枝杆菌需分离培养21~27d才出现肉眼可见菌落。此外，它对人体的危害性比结核分枝杆菌小。

（三）枯草杆菌黑色变种

在评价消毒剂消毒效果时，中国选用枯草杆菌黑色变种（*Bacillus subtilis* var. *niger*）芽胞（ATCC 9372）作为细菌芽胞的代表。用于灭菌与高水平消毒医疗器械和用品的消毒剂，必须做杀芽胞试验。

枯草芽胞杆菌黑色变种属于芽胞杆菌属，营养细胞为杆状，呈单个或短链状排列，革兰染色阳性；芽胞为椭圆形，中生，不膨大；在胰胨大豆琼脂培养基上菌落表面光滑，不透明，圆形，在含有机氮培养基上菌落呈褐色或棕红色。目前国际上较权威的菌种保藏机构如美国典型培养物保藏中心（ATCC）、德国微生物菌种保藏中心（DSMZ）、日本技术评价研究所生物资源中心（NBRC）等已经将 ATCC 9372 由枯草芽胞杆菌黑色变种更名为萎缩芽胞杆菌，国内目前仍然将 ATCC 9372 称为枯草芽胞杆菌黑色变种。

（四）铜绿假单胞菌

在评价消毒剂消毒效果时，中国选用铜绿假单胞菌（*Pseudomonas aeruginosa*）（ATCC 15442）作为医院感染中最常分离的细菌繁殖体的代表。用于皮肤和黏膜、中水平消毒的医疗器械和用品、低水平消毒的医疗器械和用品的消毒剂，必须做铜绿假单胞菌杀灭试验。

铜绿假单胞菌属于假单胞菌属，为革兰阴性杆菌，有荚膜和鞭毛，无芽胞。在普通培养基上生长良好，最适生长温度为 35℃，在 4℃ 不生长，而在 42℃ 时可以生长，在生长过程中可产生绿色水溶性色素。铜绿假单胞菌广泛分布在医院环境中，是人体的正常菌群之一，条件致病。其感染多见于皮肤黏膜受损部位，也多见于长期化疗或使用免疫抑制剂的患者。铜绿假单胞菌的感染表现为局部化脓性炎症，也可引起中耳炎、菌血症等。医院感染中由该菌引起者占 10% 左右，因此选它作为医院感染的代表菌株，进行消毒剂的杀灭试验。

（五）大肠埃希菌

在评价消毒剂消毒效果时，中国选用大肠埃希菌（*Escherichia coli*，8099）作为细菌繁殖体中肠道菌的代表。用于手、一般物品表面和织物、食（饮）具、饮用水和游泳池水、瓜果、蔬菜的消毒剂，必须做大肠埃希菌的杀灭试验。

大肠埃希菌是埃希菌属在临床中最常见、最重要的一个菌种，为肠道正常菌群，革兰阴性，多数菌株周身有鞭毛，有菌毛，无芽胞。在人和动物肠道中繁殖速度较慢，成倍增长的时间为 1 天。大肠埃希菌在土壤表层可以存活数月。所致疾病分为胃肠炎和肠道外感染两大类，后者以化脓性感染和泌尿道感染最为常见，还可引发新生儿脑膜炎。

三、全球主要国家和地区批准使用的指示细菌

（一）中国

1. 消毒相关产品效果鉴定选用的指示细菌。
（1）微生物杀灭试验：可以参考本节"二、常见的指示细菌"中的内容。
（2）消毒剂模拟现场和现场消毒鉴定试验：大肠埃希菌（8099 或 NCTC 10538）、枯草杆菌黑色变种（ATCC 9372）芽胞、金黄色葡萄球菌（ATCC 6538）。
（3）灭菌与消毒指示器材鉴定试验：嗜热脂肪杆菌芽胞（ATCC 7953 或 SSI K31）。
（4）灭菌医疗用品包装材料鉴定试验：金黄色葡萄球菌（ATCC 6538）、枯草杆菌黑色变种（ATCC 9372）芽胞。
（5）抗（抑）菌试验：金黄色葡萄球菌（ATCC 6538）、大肠埃希菌（8099）、白假丝酵母（ATCC 10231）。
（6）隐形眼镜护理液鉴定试验：大肠埃希菌（ATCC 8739 或 8099）、金黄色葡萄球菌（ATCC 6538）、铜绿假单胞菌（ATCC 9027）、白假丝酵母（ATCC 10231）、茄科镰刀霉菌（ATCC 36031）。
（7）一次性使用卫生用品鉴定试验：金黄色葡萄球菌（ATCC 6538）、大肠埃希菌（8099 或 ATCC 25922）、白假丝酵母（ATCC 10231）、短小杆菌 E 601（ATCC 27142）芽胞。
2. 医疗卫生机构是消毒、灭菌方法使用最主要的领域。
生物检测法是常用的监测方法之一，应根据不同的消毒灭菌方法和对象选择合适的

指示微生物。消毒相关活动消毒效果监测选用的指示细菌具体如下。

　　（1）压力蒸汽灭菌法：嗜热脂肪杆菌（ATCC 7953 或 SSI K31）芽胞。

　　（2）干热灭菌、环氧乙烷灭菌法：枯草杆菌黑色变种（ATCC 9372）芽胞。

　　（3）紫外线消毒法：菌落总数。

　　（4）手和皮肤、物体表面、空气消毒：菌落总数。

（二）美国

　　美国环境保护局（EPA）将消毒剂分为高、中、低水平消毒剂。高水平消毒剂（HLDs）可以杀死除大量细菌芽胞外的所有微生物。现在高水平消毒剂的管辖权属于美国食品药品管理局（FDA）；中水平消毒剂可以杀死分枝杆菌、细菌繁殖体以及大多数的细菌；低水平消毒剂可以杀死部分病毒和细菌繁殖体。在美国，消毒剂的检测方法包括美国材料试验学会国际（ASTM International）和美国官方分析化学家协会国际（AOAC International）等机构推荐的方法。ASTM 推荐的 E1174《评价卫生人员洗手液配方效果的标准试验方法》，现行标准号为 ASTM E1174-2013，其中选用的指示细菌为黏质沙雷氏菌（*Serratia marcescens*，ATCC 14756）和大肠埃希菌（ATCC 11229）。

（三）欧洲

　　欧盟的成员国众多，为保证各国之间的合作顺利，欧洲标准委员会（CEN）发布了 TC 216，其目标是对消毒学实验中的各个术语、条件、检测方法进行标准化，内容包括在实际使用中化学消毒剂和抗毒剂的潜在功效、使用要求、外部标签等。

　　按照 ENTC 216 的规定，消毒相关产品的消毒效果的评价实验分为三个阶段：第一阶段为杀微生物基本试验，即检测消毒品对指示微生物的杀灭作用。第二阶段为模拟现场试验，就是在实验室中模拟消毒剂的实际使用情况，检测其是否依然具有杀菌效果。模拟情况中需要选择合适试验菌株、干扰物质、温度、反应时间。第三阶段为现场试验，现场试验的花费较高，难以标准化，重复性不高，准确度无法保证。不同消毒对象的消毒剂鉴定实验，选用的指示细菌不同，以第二阶段的实验为主。

　　以 EN 1040 为例：1997 年发布的 EN 1040《化学消毒剂和抗毒剂 定量悬浮实验评价化学消毒剂与抗毒剂杀灭细菌的基础活性 试验方法和要求》（第一阶段），现行标准为 BS EN 1040-2005，其选用的指示细菌为铜绿假单胞菌（ATCC 15442）和金黄色葡萄球菌（ATCC 6538）。

第三节　指示病毒

一、选择指示病毒的意义

　　指示病毒（indicator virus）指用作消毒指示微生物的病毒。选择指示病毒的目的是在消毒和灭菌试验中，评价消毒和灭菌效果时，用其替代有传染性危险的、培养困难的、难以标准化的病毒。在国外文献中，指示病毒的英文名称有多种表述，如 indicator virus 或 virus indicator，也有模型病毒（model for virus）、替代病毒（surrogate for virus，surrogate virus，virus surrogate，viral surrogates）或测试病毒（test virus）等名称。

寻找各种核酸类型的致病性病毒的理想指示病毒，一直是国内外消毒学界关注的焦点问题之一。比如，选用乙肝病毒作为嗜肝 DNA 病毒的替代病毒，用于研究杀微生物剂对其的杀灭效果；选用猫杯状病毒作为人类诺如病毒的替代病毒；选用猫冠状病毒或者禽传染性支气管炎病毒作为 SARS 病毒的替代病毒。20 世纪 70 年代中期，在美国共有 21 个实验室开展了病毒灭活实验研究，所使用的病毒包括虫媒病毒、腺病毒、疱疹病毒、黏液病毒、乳多孔病毒、小 RNA 病毒、痘病毒和鼻病毒等 8 个科共 39 种。现在有越来越多选择噬菌体作为指示病毒的研究，这部分内容在本章第四节中详细介绍。但是目前仍没有一家实验室具备开展如此多病毒灭活试验的条件。测试所有消毒剂对全部已知病毒的灭活作用，相当费时费力，既不可能也没有必要。所以，替代病毒或指示病毒就是一种合理的替代试验方式。

尽管在测试化学消毒剂对细菌芽胞、分枝杆菌、真菌和细菌繁殖体的杀灭效果方面应用替代物已经是长期不争的事实，但在灭活病毒试验中用病毒的替代物却在某些司法和管理部门一直存在争议。例如，美国 EPA 并不接受任何使用通用的替代病毒进行灭活病毒试验的主张，要求一个给定的产品测试使用的每一种病毒都要在产品标签上标明。但这也存在诸多缺点，主要缺点是在测试要求上把病毒和其他种类的病原体分开，使得产品消毒效果鉴定增加不必要的经费和时间消耗；同时会导致需要使用那些可能难以安全处置的病毒，如 HIV 或者汉坦病毒；另外，这样做促使某些产品标签上列出易杀灭的病毒，从而增加了不公平的市场竞争；有些标签宣称产品能杀灭的病毒（如流感病毒），并非用化学消毒方法就能使其得到有效控制。

二、选择指示病毒的原则

（一）安全性

任何的实验操作，安全都是排在第一位的。指示病毒的安全性需要格外注意，最好选用疫苗株。从病人身上新分离的病毒具有较高的危险性，而且在实验室中可能难以培养。生物安全等级高于 Ⅱ 级的微生物都不能用作替代病毒。如果有安全有效的疫苗，应该给处理病毒的人员进行接种，以进一步降低实验室获得性感染的危险。

（二）可操作性

指示病毒应相对容易处理，在消毒学实验中对病毒的定量检测较多，所以其感染能力也应便于在细胞培养系统进行定量检测。在可能范围内，尽量使用敏感细胞接种培养的病毒，其次是用鸡胚接种培养的病毒，最后才选择用实验动物接种培养的病毒，应该尽量避免使用外来的或濒临灭绝的动物进行病毒培养和定量检测。

（三）稳定性

指示病毒应该能稳定地保存和存活，在载体试验所需的接种物的起始干燥阶段应该能够保持良好活性。

（四）便于大量培养

。指示病毒能够高滴度大量培养对于实验室灭活试验非常重要。一般杀灭试验中都需要较高滴度的微生物量，用以补偿杀灭试验中的稀释和进行高浓度微生物的杀灭性能试验。慢性乙肝病毒携带者血浆中的乙肝病毒或许可以成为例外。在灭活试验中，乙肝病人体液所含的病毒野生株可以用作效应病毒，不受野生株病毒应用的限制。从体液中浓缩传染性病原体非常困难、费用高、过程烦琐，许多检测实验室达不到相应要求。

（五）抵抗力有代表性

指示病毒应该具有一定的抵抗力，方能在现场条件下反映所替代的同一抵抗力等级的病毒，且具有代表性。通过向病毒悬液中添加一定量的有机物甚至土壤等保护剂，能够进一步提高试验病毒对消毒剂的抵抗力等级。

（六）容易标准化

在标准实验中，使用特点明确、结构组成已经清楚了解的指示病毒，可方便不同实验室的数据进行比较，其结果也更有意义，而且还可以为样品检测提供标准化的检测条件。如果使用病毒的野生株则不可能达到这种标准化效果，所以一般不选用病毒的野生株。

（七）其他参考条件

（1）现场中目标微生物的未知性：在绝大多数现场环境中，目标病原体（将要杀灭的病原体）具有未知性，如血液和粪便中可能含有不止一种致病生物。如果一个产品仅能够杀灭目标病原体中弱抵抗力者，那么这种消毒剂的应用就会造成一种错误的安全感，应对抵抗力强的病原体进行进一步筛选试验。在可能的情况下，希望选择具有更广谱消毒能力的产品。

（2）未知病毒病原体：随着新的病原体被不断发现，许多新发病原体对实验室来说具有极高的危险性，或者难以在实验室中进行操作。然而，通过选择合适的替代病毒，应该能够预测一个产品对此类新发病原体的杀灭效果。

（3）尚不能培养的病毒：某些重要的人类病原体，如诺如病毒，在实验室中还不能进行培养，使用合适的替代病毒是预测化学消毒剂对这些病原体杀灭活性的唯一方法。虽然人乙肝病毒能感染黑猩猩，但应用此类珍稀动物来检测消毒剂很难实现。

（4）统计效能：判断一个产品是否可以用作消毒剂，要求该产品符合已有的特定产品评价标准，而且要求在可预测的基础上，不同批次产品重复同一试验也应达到要求。因此，产品性能检测数据的任何统计学分析，都需要足够次数的重复试验来确定重复性和推断变异度。在使用濒危动物进行消毒剂产品的检测时，伦理学观点是非常重要的考虑因素。即使撇开伦理因素，使用珍稀动物进行消毒剂检测也难以获得足够数据以满足统计学分析的要求。

三、使用指示病毒可能存在的缺点

（一）可能高估和低估消毒相关产品的效能

选用指示病毒是用来代表某一特定类型的生物体，以评价产品性能，因为现场应用中的目标生物体是未知的，指示病毒应该比其所代表的生物体类型具有更强的抗性。对细菌和真菌而言，这种判断在很大程度上是有问题的，因为培养条件和时间变化可能改变该类生物的抵抗力等级。但是，对于某些难以在体外培养的病毒和寄生虫，不太可能评价具有临床意义的抵抗力，基于对其结构和在混悬液中特性的了解，可以做出是否是最合适的指示病毒的判断。如果不经过合理的选择和检测，用给定指示病毒所得到检测结果就不能反映指示病毒所代表病原体对消毒剂的抗性或敏感性。如果所选择的指示病毒对化学消毒剂的抗性远远高于它所代表的病原体的等级，就会导致应用于现场的某些消毒相关产品不能通过测试；如果指示病毒较其代表类型的生物体更容易被化学消毒剂灭活，评价通过的注册产品在现场应用中可能会也可能不会表现出应有的效果。为了克服这种缺陷，常选择两种甚至多种替代病毒来检测消毒剂对某一类型生物体的活性。

（二）反复传代后可能产生性状改变

随着实验室中病毒传代次数的增加，指示病毒也会产生一些性状改变，并可能升高或降低本身对消毒剂的敏感性。尽管这些改变不能完全避免，但是标准的方法能够减小这些改变对消毒剂测试方法的影响。通常指示病毒在经过一定传代次数后应该弃用，重新从冷冻的保藏物或类似 ATCC 的保藏机构中获得新鲜培养物。此外，标准化的测试方法，包括对测试生物抗性设立的内对照，能够保证试验的连续性。这一点是野生分离株不可能做到的。

（三）代表性不够，不能反映自然病原体的抵抗力

以上的缺点在使用指示病毒过程中，能够通过对检测方法采用一定的严格规定来克服，至少可部分克服。但随着我们对自然形成的生物膜或自然散播病原体的进一步了解，用来评价消毒剂的检测方法会逐渐改变以适应这些新的信息。如果方法一成不变，那么选用的指示病毒的代表性则会不够，不能反映自然病原体的抵抗力，那研究出的消毒剂、消毒器械的实用性将降低，无法达到要求。

四、全球主要国家和地区批准使用的指示病毒

（一）中国

2002 年，规定用脊髓灰质炎病毒Ⅰ型疫苗株和艾滋病病毒Ⅰ型美国株作为指示病

毒，分别代表肠道致病病毒和艾滋病病毒，并对悬液定量灭活病毒试验方法做出详细规定，但没有规定载体试验方法。

以脊髓灰质炎病毒Ⅰ型疫苗株为指示病毒的灭活实验，可采用 VERO 细胞系、BGM 细胞、Hela 细胞系或 FL 细胞系，作为脊髓灰质炎病毒Ⅰ型疫苗株的宿主细胞。本实验目的在于测定消毒剂对 PV 灭活所需的剂量，以验证病毒污染物的实际消毒使用剂量。可采用终点稀释法或噬斑法计算消毒作用前后样本中的病毒滴度进而计算灭活对数值。

（二）美国

1996 年，美国材料与试验协会（ASTM）批准评价病毒灭活剂对悬液中病毒灭活效果的标准试验方法，标准号为 E-1052-96；评价病毒灭活剂对无生命环境物表上病毒的灭活效果的标准试验方法，标准号为 E-1053-96，为列入北美 4 个载体试验方法目录的第一个定量载体试验。该标准列出了对液体化学消毒剂有不同抵抗力的 10 种不同的病毒，并建议只有至少对脊髓灰质炎病毒、疱疹病毒和腺病毒等病毒灭活符合要求的，才能宣称该消毒剂对病毒有杀灭作用。ASTM 还批准利用成人志愿者的指垫测定洗手剂的去除病毒效果的标准试验方法，标准号为 E-1838-96。

（三）欧洲

2002 年，欧洲标准化委员会（CEN）制定并批准了《化学消毒剂和防腐剂 人类医学中使用的化学消毒剂和抗毒剂的病毒定量悬浮试验 试验方法和要求（第 2 阶段，第一步）》，标准号为 BS EN 14476，目前已更新至 BS EN 14476-2013。

（四）加拿大

1997 年，加拿大通用标准委员会（CGSB）批准了《应用于环境表面和医疗器械抗菌剂杀菌的评价》，标准号为 CGSB 2.161-97-CAN/CGSB-1997。其中推荐的指示病毒为脊髓灰质炎Ⅰ型 Sabin 疫苗株。

（五）德国

1979 年，德国兽医学会已经公开发布一个用于消毒剂杀灭病毒活性的详细草案。实验方法中使用了在 20% 的小牛血清中含 ID_{50} 为 10^6 CFU/ml 的病毒悬浮液。实验中用了 4 种病毒，2 种有包膜和 2 种无包膜，肠道致细胞病变的小牛孤儿病毒（属于小RNA 病毒）、传染性犬肝炎病毒（属于腺病毒）、新城疫病毒（属于副黏病毒）和牛痘病毒（属于痘病毒）。在悬浮实验中，用和不用 20% 的牛血清，两个实验都要做。在载体试验中，用木头和纱布也给予了规定说明（病毒在 37℃ 干燥 90 min），加入适当稀释浓度的消毒剂后，作用 15min、30 min、60 min 和 120 min。实验样品被接种到细胞培养物和鸡胚中。消毒剂对细胞培养物和鸡胚的毒性必须单独评价，按照完全灭活或限定的杀病毒活性的有效浓度，对消毒剂进行评价。

2008 年，德国病毒性疾病控制协会（DVV）发布的《DVV 和 RKI 关于人类疾病场所用化学消毒剂杀病毒效果检验的指南》中选用腺病毒 2 型、牛痘病毒和乳多孔病毒 SV40。其要求在悬液法中，病毒减少 $4\log_{10}$ 才能达到灭菌要求。

（六）法国

1989 年，法国标准化协会（AFNOR）发布的 AFNOR T72-180 中列出，化学消毒剂的病毒灭活实验要求使用的指示病毒是脊髓灰质炎病毒 I 型疫苗株、腺病毒 5 型和牛痘病毒。

（七）英国

1970 年，英国农业、渔业和食品部颁布了一个实验方案，用于评价批准消毒家禽疫病的消毒剂灭活病毒的效果。指示病毒为新城疫病毒和鸡瘟病毒代表禽流感病毒。

目前，因用指示病毒作消毒效果评价而制定的标准比较少，没有统一的国际标准。因此，筛选指示病毒和制定统一的地区标准乃至国际标准是今后消毒学界面临的巨大任务。

五、常规监测中的指示病毒

由于病毒缺少编码能量代谢或蛋白质合成所需原件的遗传信息，所以只有在活细胞内方可显示其生命活性。病毒一旦排出体外，如果不能迅速进入宿主细胞，病毒会逐渐死亡，其存活时间受环境因素影响明显。由于消毒和灭菌处理的对象多为无生命体，所以在对消毒后场所、机构、物品的日常监测中，关于指示病毒的监测较少。中国的《医疗机构水污染物排放标准》（GB 18466-2005）规定，收治了传染病病人的医院应加强对肠道病毒的监测。同时收治的感染上同一种肠道病毒的乙类传染病病人数超过 10 人，或丙类传染病病人数超过 20 人时，应及时监测该种传染病病原体并要求不得检出。

第四节　指示噬菌体

一、选择指示噬菌体的意义

指示噬菌体（indicator bacteriophage）指用作消毒指示微生物的噬菌体。噬菌体（bacteriophage）是一类能感染细菌、放线菌、真菌、螺旋体等微生物的病毒，属于专性细胞内寄生的微生物。由英国科学家特沃特（Frederick William Twort）于 1915 年在英格兰，以及加拿大出生的法国微生物学家代列耳（Félix d' Herelle）于 1917 年在法国巴黎的巴斯德研究所分别独立发现。噬菌体在自然界中分布广泛，凡是有细菌的场所均可能存在相应的噬菌体。按照核酸分类，噬菌体可分为双链 DNA（dsDNA）噬菌体、单链 DNA（ssDNA）噬菌体、双链 RNA（dsRNA）噬菌体、单链 RNA（ssRNA）噬菌体。

目前，国内外针对消毒剂、消毒器械的消毒效果评价，多选择哺乳动物病毒作为指示病毒，如脊髓灰质炎病毒、疱疹病毒、腺病毒及牛痘病毒等（具体见本章第三节相关内容）。由于噬菌体具有严格的宿主特异性，对人类和动物均不具有感染性，从而可保证试验的安全性。噬菌体的灭活试验和病毒的灭活试验大部分的实验原理类似，但噬菌体的培养和计数方法过程比病毒经济、省时，试验程序上的简便性和可操作性比较强。因此选择合适的噬菌体作为病毒灭活指示物是消毒试验方法学研究中令人感兴趣的课题。

二、噬菌体作肠道病毒的指示病毒的价值

在噬菌体中，性菌毛噬菌体（肠杆菌噬菌体）（F-RNA male-specific phages）从理论上来看，应该是肠道病毒的最好指示病毒，两者几乎都从人体和其他温血动物的粪便中来，就组成、结构和大小而言，也类似于人类肠道病毒。以 MS2 和 f2 噬菌体为例，其与典型的肠道病毒——脊髓灰质炎病毒相比，均为 20 面体结构的单链线状 RNA 病毒，而且已有研究表明，在许多物理、化学性质方面两者也类似。

噬菌体的上述特征从理论上证实了其作为水体中肠道病毒的指示病毒的价值。与常用的作为粪便污染指示菌的大肠菌群和粪链球菌相比，噬菌体的生物结构、体积大小、组成成分和复制方式与肠道病毒更加相似。另外，噬菌体满足作为水体中肠道病毒指示物的基本要求：噬菌体在有肠道病毒污染的水体中普遍存在；它们的数量甚多，与肠道病毒相似或更多；对水体净化和消毒处理的抵抗力至少与肠道病毒相当；在粪便污染的水中容易找到，在未污染的水中不能发现；它们不会在水中繁殖；不具有致病性，可以通过简单、快速、低廉的方法检测。许多实验室和现场实验也证实了噬菌体作为肠道病毒的指示病毒的可行性。

通过对淡水和海水的研究，1948 年，格林（Guelin A.）第一个提出用噬菌体作为肠道病毒的指示病毒。此后，在实验室条件下对不同噬菌体在自然水体中的存活情况及其对常用消毒剂的抵抗力做了研究。研究结果表明，大多数噬菌体在水体中生存时间比肠道病毒长，并且对于常用消毒剂，如氯，抵抗力与肠道病毒相似。在对从污水深度处理得到的饮用水中噬菌体和病毒的实验研究中，也得到相似的结果。噬菌体已经作为病毒的模型或代用病毒成为对处理前、后饮用水的常规监测项目，同时作为家用净水器效果评价的指标。

噬菌体在实验室的实验中作为肠道病毒指示病毒的可行性可能更高，因为在实验室严格控制的实验条件下，可对噬菌体和病毒的存活清况进行直接比较。

三、噬菌体作肠道病毒的指示病毒的研究现状

（一）水质的消毒效果评价

目前研究较多的是 F－特异性大肠埃希菌噬菌体 ［male-specific coliphages（F⁺）］和体细胞大肠埃希菌噬菌体（somatic coliphage）。前者是性菌毛噬菌体，通过 F⁺ 性菌毛感染其宿主菌，在生物学特性和对消毒剂的抗性上最接近肠道病毒，适宜作肠道病毒的指示物；后者是菌体噬菌体，通过细胞外膜感染宿主菌株。由于大肠菌群等细菌指标已有效表征了样品的一般卫生情况，所以近年来更加重视肠道病毒污染状况的有效评价，F－特异性大肠埃希菌噬菌体的研究更多。其中研究最多的是 MS2 和 f2 噬菌体。

（二）消毒剂、消毒器械的消毒效果评价

已经有许多实验噬菌体作为替代病毒，无论是单独使用还是与其他哺乳动物病毒同时使用，用于研究杀微生物剂的效力。1984 年，勒佩吉（Lepage）和雷蒙德（Romond）使用 T2 噬菌体、MS2 噬菌体和 ØX174 噬菌体来检测碘伏、乙醛、次氯酸盐、季铵盐和两性化合物杀灭病毒的活性。1983 年，ØX174 噬菌体能够同时用于悬液法和载体法，来检测消毒剂杀火病毒的活性。1993 年，MS2 噬菌体已经被用作指示病毒，以评估洗手过程中消毒剂的杀灭病毒的活性。

四、全球主要国家和地区批准使用的指示噬菌体

（一）国际标准化组织

饮用水消毒效果评价：国际标准化组织（ISO）于 1995 年制定了以 MS2 噬菌体（NCTC 2487 或 ATCC 15597 - B1）作指示病毒用于水质评价的国际标准（ISO 10705-1），确立了噬菌体检查和计数的标准方法，结果用 1ml 水中空斑形成单位（PFU）来表示。

（二）欧洲

消毒剂、消毒器械消毒效果评价：标准化委员会制定的食品标准 EN 13610-2002《化学消毒剂 评价食品和工业领域中使用的化学消毒剂抵御噬菌体的杀病毒作用的定量悬浮试验-试验方法和要求》中使用的噬菌体是乳酸乳球菌乳酸亚种（*Lactococcus lactis* subsp. *lactis*）噬菌体 P001 和 P008。

（三）中国

目前，中国的相关标准中还没有使用噬菌体灭活实验进行消毒剂、消毒器械的功效评价的标准。

小　结

选择合适的指示微生物是消毒效果评价的关键，按照消毒品作用对象的不同，可以将指示微生物分为指示真菌、指示细菌、指示细菌芽胞、指示病毒和指示噬菌体。目前对真菌消毒效果的评价各国仍没有统一的标准，尤其是在标准菌株的选择方面。本章介绍了指示真菌的选用原则，常用的几种指示真菌，以及目前中国、美国、欧洲已经批准的杀真菌实验。各国对消毒效果评价用指示细菌的选择有很多，本章详细介绍了指示细菌的选用原则，常见的指示细菌，并列举了中国、欧洲、美国的标准或规定中推荐的指示细菌。寻找各种核酸类型的致病性病毒的理想指示病毒，一直是国内外研究的焦点。本章详细介绍了指示病毒的选用原则，使用指示病毒可能存在的缺点，并列举了国内外已经批准的病毒灭活实验。噬菌体具有很高的作为肠道病毒的指示病毒的价值，其中研

究的最多的是 MS2 和 f2 噬菌体，目前已经有批准将噬菌体作为指示病毒的国际标准和欧盟标准。

思考题

1. 选用指示真菌的原则是什么？
2. 选用指示细菌应遵循什么原则？
3. 选用指示病毒应遵循的原则是什么？
4. 选择噬菌体作为指示病毒有什么意义？

（陈昭斌　李虹霖）

第八章　消毒相关产品检验与安全性评价概述

第一节　消毒相关产品的定义、分类与特性

一、消毒相关产品的定义

消毒相关产品（disinfection related product）指与消毒密切相关的产品，包括消毒品、消毒指示品、消毒包装品、消毒后产品等。消毒品（disinfection product）是消毒产品的简称，指能产生各种消毒因子，且能用于消毒处理的产品，包括灭菌剂、消毒剂、抗毒剂、抗菌剂、抑菌剂、防保剂和各种消毒器等。消毒剂指用于消毒的药剂。消毒器指用于消毒的器械。消毒后产品指用消毒因子处理后的产品，包括一次性使用的医疗用品和一次性使用的卫生用品等。

二、消毒相关产品的分类

消毒相关产品种类繁多，作用机制、作用对象及作用效果也各不相同，为了方便管理和规范，应当对消毒相关产品进行分类。

（一）根据消毒相关产品的用途分类

1. 消毒品。

（1）消毒类药剂：①消毒剂，如过氧乙酸；②灭菌剂，如戊二醛；③抗毒剂，如碘伏；④抗菌剂，如银离子类抗菌剂；⑤抑菌剂，如 A．SAP（有机大豆抑菌液）；⑥防保剂（防腐保存剂、防腐剂、保存剂），如山梨酸钾等。

（2）消毒器械：用于医疗用品消毒的高压蒸汽灭菌器、用于餐饮具消毒的餐具消毒机等。

2. 消毒指示品。

（1）生物指示器：用于测定低温蒸汽甲醛、紫外线消毒效果的指示物等。

（2）化学指示器：用于测定压力蒸汽灭菌的指示物（包括指示卡、指示胶带、指示标签和 BD 试纸）等。

（3）物理指示器：用于指示高压蒸汽灭菌器灭菌过程中灭菌锅内压强、温度的仪表等。

3. 消毒包装品。

灭菌包装物，如用于压力蒸汽灭菌且带有灭菌标识的包装物等。

4. 一次性使用医疗用品。

（1）输注类，如一次性使用无菌注射器（针）等。

（2）导管类，如一次性使用体外循环器等。

（3）诊断、治疗器具类，如一次性使用导尿包等。

（4）透析器具类，如一次性使用透析器等。

（5）麻醉器具类，如一次性使用麻醉穿刺导管等。

（6）手术巾、敷料类，如一次性使用无菌手术敷料包等。

（7）护理器材类，如一次性使用尿壶（杯、袋）等。

（8）其他类，未纳入上述一次性使用医疗用品管理的其他物品，如一次性使用消毒棉签等。

5. 卫生用品。

（1）妇女经期卫生用品，如卫生巾（纸、带）等。

（2）尿布等排泄物卫生用品，如尿裤等。

（3）皮肤、黏膜卫生用品，如湿巾（纸）等。

（4）隐形眼镜护理用品，如隐形眼镜护理液等。

（5）其他类，未纳入上述卫生用品管理的其他物品，如一次性卫生用品纸巾（纸）等。

6. 未纳入上述消毒相关产品管理的其他物品。

（二）根据消毒相关产品使用后造成人体感染的风险程度分类

第一类是具有较高风险，需要严格管理以保证安全、有效的消毒相关产品，包括用于医疗器械的高水平消毒剂和消毒器、灭菌剂和灭菌器、抗毒剂、皮肤黏膜消毒剂、生物指示器及灭菌效果化学指示器。

第二类是具有中度风险，需要加强管理以保证安全、有效的消毒相关产品，包括第一类产品以外的消毒剂、消毒器、化学指示器，以及带有灭菌标识的灭菌物品包装物、抗（抑）菌制剂。

第三类是风险程度较低，实行常规管理可以保证安全、有效的除抗（抑）菌制剂外的卫生用品。

同一个消毒相关产品涉及不同类别时，应当以较高风险类别进行管理。

三、消毒相关产品的特性

随着生活水平不断提高，人们对自身清洁及生活环境质量越来越重视，消毒相关产品也得到了广泛应用：有针对家居衣物及瓜果蔬菜的消毒剂，有应用于消毒碗柜的消毒器械，也有用于卫生保健的一次性使用卫生用品，也有针对伤口处理及疾病处理的一次性使用医疗用品。消毒相关产品种类繁多，成分含量、原料来源、作用机制及其作用对象也各不相同，但均具备功效性、安全性及相对稳定性的基本特性。消毒相关产品的功效性指根据消毒相关产品的使用说明，使用后能达到其标明的功能和效果，表达其使用属性、体现其使用价值。安全性是指消毒相关产品的毒理学试验四个阶段的试验结果原则上均符合消毒相关产品安全性毒理学评价基本原则，按照使用说明不会对人体造成健康损害。相对稳定性是指消毒相关产品在保质期内无变性、无微生物污染。

第二节　消毒相关产品的质量标准

标准，即衡量事物的准则，指某一事物或某项工作应该达到的水平、尺度和必须遵守的规定。规定产品质量特性应达到的技术要求，称为"产品质量标准（product quality standard）"。消毒相关产品质量标准是消毒相关产品生产、检验和评定质量的技术依据。在我国，消毒相关产品的质量标准主要由国家质量监督检验检疫总局及国家卫计委负责组织制定，主要包括以下几个方面。

一、消毒液的质量标准

（一）对消毒液原材料的要求

不同类别的消毒液依据其不同的有效成分对其原材料有不同的要求。

1. 次氯酸钠类消毒液。

（1）次氯酸钠溶液：原料质量应当符合《次氯酸钠溶液》（GB 19106）中规定的 A 型质量标准，有效氯含量大于等于 10％。

（2）烷基磺酸钠：原料质量应当符合《工业烷基磺酸钠》（QB/T 1429）中的规定。

（3）烷基苯磺酸：原料质量应当符合《工业直链烷基苯磺酸》（GB/T 8447）中的规定。

（4）氢氧化钠：应当符合《工业用氢氧化钠》（GB 209）中的规定。

（5）水：符合《生活饮用水卫生标准》（GB 5749）中的生活饮用水规定，或在生活饮用水规定基础上进一步净化得到的水。

2. 戊二醛类消毒液。

（1）戊二醛：应为医用或药用级，标示含量为 50％。

（2）脂肪醇聚氧乙烯醚：应符合国家或行业有关产品质量要求，含量大于等于 99％。

（3）十二烷基二甲基苄基氯化铵或十二烷基二甲基苄基溴化铵：应符合国家或行业有关产品质量要求，含量大于等于 45％。

（4）亚硝酸钠：应为医用级或分析纯，并符合国家或行业有关要求，含量大于等于 98％。

（5）碳酸氢钠：应为食用级或分析纯，并符合国家或行业有关要求，含量大于等于 98％。

（6）水：纯化水。

（二）对消毒液的要求

对消毒液的要求主要包括对感官性状、有效成分含量、pH 值、杀灭微生物能力、允许使用浓度、使用方法及使用条件的要求。

（三）对标签说明书的要求

消毒剂产品说明书应当符合《消毒产品标签说明书管理规范》，并按照其相应规范要求标明注意事项。

例如，次氯酸钠类消毒液，在其标签的注意事项中至少要标明下列内容：①对金属有一定的腐蚀性；对织物有一定的漂白性。②产品应贮存在阴暗干燥处和通风良好的清洁室内。③运输时应有防晒、防雨淋等措施；装卸应避免倒置。

二、消毒器械的质量标准

消毒器械的质量标准应当包括名称与型号、原材料、主要元器件技术参数、技术要求（包括杀菌因子强度、杀灭微生物指标）及其检验方法、型式检验项目、出厂检验项目等。例如，紫外线杀菌灯、食具消毒柜、压力蒸汽灭菌器的卫生质量应当分别符合《紫外线杀菌灯》（GB 19258）、《食具消毒柜安全和卫生要求》（GB 17988）、《压力蒸汽灭菌器》（GB 15981）等国家标准的相关要求。

例如，紫外线杀菌灯（ultraviolet germicidal lamp）为一种采用石英玻璃或其他透紫外线玻璃的低气压汞蒸气放电灯，放电产生以波长 253.7nm 为主的紫外辐射，其紫外辐射能杀灭细菌和病毒。在紫外线杀菌灯对应的质量标准《紫外线杀菌灯》（GB 19258-2012）中，其"技术要求"：灯的设计及其结构应使其在正常使用中性能可靠，对使用者和周围环境不产生危险，其杀菌作用一般通过进行所有规定的试验来检验合格性。对紫外线杀菌灯的质量具体要求包括不同类型灯的安全要符合相应国家标准，紫外灯的玻管不得影响紫外线透过，灯头的型式和尺寸、灯的启动特性、初始电参数、辐射通量、辐射照度、初始臭氧产出率及辐射通量维持率皆应当符合相关标准。

三、一次性使用卫生用品的质量标准

一次性使用卫生用品（disposable sanitary product）指使用一次后即丢弃的、与人体直接或间接接触的、为达到人体生理卫生或卫生保健（抗菌或抑菌）目的而使用的各种日常生活用品。产品性状可以是固体，也可以是液体，例如，一次性使用手套或指套（不包括医用手套或指套）、纸巾、湿巾、卫生湿巾、电话膜、帽子、口罩、内裤、妇女经期卫生用品（包括卫生护垫）、尿布等排泄物卫生用品（不包括皱纹卫生纸等厕所用纸）等。

一次性使用卫生用品的质量标准包括原材料的卫生质量要求（包括级别、纯度）、技术要求（包括感官指标、理化指标、微生物学指标、杀灭微生物指标）及其检验方法、型式检验项目、出厂检验项目等。产品技术要求应当符合国家卫生法律法规、规范和规定，并不低于相应产品卫生标准；检验方法应当符合国家卫生法律法规、标准、规范和规定要求。我国现行的一次性使用卫生用品的卫生质量标准为《一次性使用卫生用品卫生标准》（GB 15979－2002）。

四、一次性使用医疗用品的质量标准

一次性使用医疗用品分为灭菌的一次性使用医疗用品和消毒的一次性使用医疗用品。灭菌的一次性使用医疗用品指进入人体组织，无菌、无热源、无溶血反应和无异常毒性检验合格，出厂前必须经灭菌处理的，可直接使用的一次性使用医疗用品。消毒的一次性使用医疗用品指接触皮肤、黏膜，无毒害，检验合格，出厂前必须经过消毒处理，可直接使用的一次性使用医疗用品。

我国现行的一次性使用医疗用品的卫生质量标准为《一次性使用医疗用品卫生标准》（GB 15980－1995）。

第三节　消毒相关产品的卫生标准

卫生标准指对人体健康具有卫生学意义的物理、化学和生物因素的最大容许值的规定，即以保障各类人群健康为直接目的而正式批准颁布的，针对与人的生存、生活、劳动和学习等有关的各种自然和人为环境因素的量值规定，以及为保证实现这些规定所必须遵守的技术行为规定。消毒相关产品在日常生活中应用广泛，与健康息息相关。在我国，消毒相关产品生产及上市必须符合国家相关卫生标准。

一、消毒剂的卫生标准

含有不同有效成分的消毒剂或作用对象不同的消毒剂应根据不同的卫生标准进行管理及监督。根据消毒剂的不同有效成分，相应的卫生标准有《二氧化氯消毒剂卫生标准》（GB 26366－2010）、《胍类消毒剂卫生标准》（GB 26367－2010）、《含碘消毒剂卫生标准》（GB 26368－2010）、《季铵盐类消毒剂卫生标准》（GB 26369－2010）、《含溴消毒剂卫生标准》（GB 26370－2010）、《过氧化物类消毒剂卫生标准》（GB 26371－2010）、《戊二醛消毒剂卫生标准》（GB 26372－2010）、《乙醇消毒剂卫生标准》（GB 26373－2010）及《酚类消毒剂卫生要求》（GB 27947－2011）等。根据消毒剂的不同作用对象，其相应的卫生标准有《空气消毒剂卫生要求》（GB 27948－2011）、《医疗器械消毒剂卫生要求》（GB/T 27949－2011）、《手消毒剂卫生要求》（GB 27950－2011）、《皮肤消毒剂卫生要求》（GB 27951－2011）、《疫源地消毒剂卫生要求》（GB 27953－2011）等。

消毒剂的卫生标准一般从以下几个方面进行规定：原料要求、技术要求、应用范围、使用方法、检验方法、标志和包装、运输和贮存、标签和说明书及注意事项。

以含碘消毒剂为例，参考《含碘消毒剂卫生标准》（GB 26368－2010）的内容。

（一）原料要求

1. 碘和碘化钾及乙醇。

应使用医药级、化学纯级或其上级别；应符合《中华人民共和国药典》（二部）

（2010 年版）的规定。

2. 聚醇醚类表面活性剂。

应使用化学纯或其以上级别；活性物含量大于或等于 99％，羟值为 80±5，灰分小于或等于 0.5％。

3. 聚乙烯基吡咯烷酮类表面活性剂。

应使用医药级及其以上级别，应符合《中华人民共和国药典》的规定。

4. 生产用水。

应使用去离子水。

（二）技术要求

对含碘消毒剂（碘酊和碘伏）的理化性能（包括感官性状、各成分含量范围、pH 值、稳定性）及杀灭微生物指标（包括杀灭对象、试验方法、试验浓度、作用时间、杀灭对数值）做了详细规定。

（三）应用范围

1. 碘酊。

适用于手术部位、注射和穿刺部位皮肤以及新生儿脐带部位皮肤消毒，不适用于黏膜和敏感部位皮肤消毒。

2. 碘伏。

适用于外科手及前臂消毒，手术切口部位、注射及穿刺部位皮肤以及新生儿脐带部位皮肤消毒，黏膜冲洗消毒，卫生手消毒。

（四）使用方法

1. 碘酊。

用无菌棉拭或无菌纱布蘸取碘酊，在消毒部位皮肤进行 2 遍以上擦拭，再用棉拭子或无菌纱布蘸取 75％医用乙醇擦拭脱碘即可。使用浓度为有效碘 18～22 g/L，作用 1～3 min。

2. 碘伏。

（1）外科术前手消毒。①在常规刷手的基础上，用无菌纱布蘸取使用浓度的碘伏均匀擦拭从手指尖擦至上臂下 1/3 部位皮肤；②直接用无菌刷蘸取使用浓度的碘伏从手指尖刷手至上臂下 1/3 部位皮肤，然后擦干即可。使用浓度均为有效碘 2～10 g/L，作用 3～5min。

（2）注射和穿刺部位皮肤、手术切口部位皮肤以及新生儿脐带消毒。可用无菌棉拭蘸取使用浓度碘伏在消毒部位擦拭 2 或 3 遍。使用浓度均为有效碘 2～10g/L，作用 1～3min。

（3）黏膜冲洗消毒。可用有效碘浓度 250～500mg/L 的碘伏稀释液直接对消毒部位进行冲洗或擦洗。

（五）检验方法

（1）外观检查：将样品置于无色透明玻璃瓶或玻璃杯内，迎亮光目测样品。

（2）理化检验和消毒效果检验按照《消毒技术规范》（2002 年版）的方法进行。

（六）标志和包装

标志应当符合《包装储运图示标志》（GB/T 191－2008）的要求，运输包装应标明：产品名称、厂名和厂址、商标、规格、数量、有效期、卫生许可证号、贮藏条件，以及是否需要防潮、避光等。包装材质应符合无毒级包装材料要求。外包装采用瓦楞纸包装箱，应捆扎牢固，正常运输、装卸时不得松散。

（七）其他

《含碘消毒剂卫生标准》（GB 26368－2010）还对含碘消毒剂的运输和贮存、标签和说明书及其注意事项做了明确规定。

二、消毒器械卫生标准

对于消毒器械的管理，不同的器械、不同的作用对象依照不同的卫生标准。例如，紫外线杀菌灯可以用于对生活饮用水、空气等进行消毒处理。针对紫外线杀菌灯的不同消毒作用对象，关于紫外线杀菌灯的卫生标准有《生活饮用水紫外线消毒器》（CJ/T 204－2000）及《紫外线空气消毒器安全与卫生标准》（GB 28235－2011），除此之外，对于紫外线杀菌灯的生产质量管理还有标准《紫外线杀菌灯》（GB 19258－2012）。

《紫外线空气消毒器安全与卫生标准》（GB 28235－2011）规定了紫外线空气消毒器的规格和分类、名称与型号、技术要求、应用范围、使用方法、检验方法、标志与包装、运输与贮存、标签和使用说明书及注意事项。紫外线空气消毒器（ultraviolet appliance for air disinfection）指利用紫外线杀菌灯、过滤器和风机组合成的一种以消毒为目的的设备，其过滤器和风机不具有杀菌的作用。在《紫外线空气消毒器安全与卫生标准》（GB 28235－2011）的"卫生技术要求"中明确规定了对紫外线空气消毒器的各组件的原材料要求：①消毒器面板前壳体、后壳体及底座、循环风叶及电机、灯座、微电脑定时控制线路板、保险丝盒（或保险器）及指示灯、开关等应采用丙烯腈－丁二烯－苯乙烯共聚物作为原材料；②空气进口栅、出口栅应采用铝合金或丙烯腈－丁二烯－苯乙烯共聚物作为原材料；③初效过滤器、紫外线遮挡中效过滤器的过滤网应采用铝合金边框、铝板网及活性炭纤维滤材作为原材料，H 型（或 U 型）紫外线杀菌灯应采用石英玻璃作为原材料；④柜机机体应采用冷薄板及镀锌板作为原材料。除了对原材料的规定，标准对各元件的功效及要求也做了明确的规定。

三、一次性使用卫生用品卫生标准

中国的《一次性使用卫生用品卫生标准》（GB 15979－2002）规定了一次性使用卫生用品的产品和生产环境卫生标准、消毒效果生物监测评价标准和相应检验方法，以及原材料与产品生产、消毒、贮存、运输过程的卫生要求和产品标识要求。

（一）产品卫生指标

1. 外观必须整洁，符合该卫生用品固有性状，不得有异常气味与异物。
2. 不得对皮肤与黏膜产生不良刺激与过敏反应及其他损害作用。
3. 不同种类的产品须符合对初始污染菌、细菌菌落总数、大肠菌群、致病性化脓菌（指铜绿假单胞菌、金黄色葡萄球菌与溶血性链球菌）、真菌菌落总数的微生物学指标的不同要求。
4. 卫生湿巾、抗菌（或抑菌）产品除必须达到上述初始污染菌等同类同级微生物学标准外，对大肠埃希菌、金黄色葡萄球菌及白假丝酵母的杀灭率或抑菌率另有要求，且其杀菌作用或抑菌作用在室温下至少须保持 1 年。
5. 任何经环氧乙烷消毒的卫生用品出厂时，环氧乙烷残留量必须小于或等于 250μg/g。

（二）生产环境卫生指标

《一次性使用卫生用品卫生标准》（GB 15980－1995）除规定了产品本身的卫生指标，还对产品的生产环境的卫生指标进行了规定。
（1）装配与包装车间空气中细菌菌落总数应小于 2500 CFU/m³。
（2）工作台表面细菌菌落总数应小于 20 CFU/cm²。
（3）工人每只手表面细菌菌落总数应小于 300 CFU，并不得检出致病菌。

（三）消毒效果生物监测评价

1. 环氧乙烷消毒：对枯草杆菌黑色变种（ATCC 9372）芽胞的杀灭指数应大于或等于 10^3。
2. 电离辐射消毒：对短小杆菌 E601（ATCC 27142）芽胞的杀灭指数应大于或等于 10^3。
3. 压力蒸汽消毒：对嗜热脂肪杆菌（ATCC 7953）芽胞的杀灭指数应大于或等于 10^3。

（四）原材料的卫生要求

1. 原材料应无毒、无害、无污染；原材料包装应清洁，清楚标明内含物的名称、生产单位、生产日期或生产批号；影响卫生质量的原材料应不裸露；有特殊要求的原材料应标明保存条件和保质期。
2. 对影响产品卫生质量的原材料应有相应检验报告或证明材料，必要时需进行微生物监控和采取相应措施。
3. 禁止使用废弃的卫生用品作原材料或半成品。
此外，标准对生产环境与过程、消毒过程、包装、运输与贮存、产品标识的要求也做了详细规定。

四、一次性使用医疗用品卫生标准

中国的《一次性使用医疗用品卫生标准》（GB 15980－1995）规定了一次性使用医疗用品（包括灭菌的和消毒的一次性使用医疗用品）灭菌、消毒前后的卫生标准，包括灭菌与消毒标准、生产卫生要求、产品包装标志等。

（一）灭菌与消毒标准

1. 须用环氧乙烷或电离辐射或其他经卫计委审查合格的方法进行灭菌和消毒。

所用灭菌与消毒设备必须有产品合格证和卫生许可证。经环氧乙烷灭菌或消毒出厂时，环氧乙烷残留量不超过 $10\mu g/g$。

2. 灭菌与消毒的微生物指标。

（1）产品初始污染菌数：灭菌产品管道类内腔每件次小于或等于 10CFU，外部每件次小于等于100 CFU；非管道类每件次小于或等于 100CFU；敷料类每克小于或等于100CFU；消毒产品每件次或细克小于或等于1000CFU。

（2）灭菌与消毒产品均不得检出致病菌。

（3）生产、装配、包装车间空气中细菌总数，灭菌与消毒产品分别小于或等于 $500CFU/m^3$ 和 $2000CFU/m^3$；物体表面细菌总数分别小于等于 $10CFU/m^2$ 和 $20CFU/cm^2$。

（4）生产工人单手细菌总数小于等于300CFU。

3. 灭菌与消毒效果评价标准。

（1）灭菌效果评价标准。①环氧乙烷灭菌：以枯草杆菌黑色变种（ATCC 9372）芽胞为指示菌，灭活指数达到 10^6；②电离辐射灭菌：以短小杆菌 E601（ATCC 27142）芽胞为指示菌，灭活指数达到 10^6；③用其他方法灭菌：所用指示菌的灭活指数达到 10^6。

（2）消毒效果评价标准。①环氧乙烷消毒：以枯草杆菌黑色变种（ATCC 9372）芽胞为指行示菌，灭活指数达到 10^3；②电离辐射消毒：以短小杆菌 E601（ATCC 27142）芽胞为指示菌，灭活指数达到 10^3；③用其他方法消毒：所用指示菌的灭活指数达到 10^3；④产品的毒性、热原及溶血反应检验按《一次性使用输液器 重力输液式》（GB 8368－2005）、《一次性使用输血器》（GB 8369－2005）规定执行。

（二）生产卫生要求

1. 厂区卫生要求。

（1）厂区位置应远离交通主干道、码头、货场等有严重空气和水源污染区 500 m以上，周围环境整洁，并绿化防尘；生产区厂房周围应达到四无，无积水、无杂草、无垃圾、无蚊蝇害虫孳生地。

（2）厂区布局合理，生产区与行政办公区分开，生产区应置于主风向的上风侧。

（3）冲洗用水的水质要符合《中华人民共和国药典》中注射用水的标准。

（4）污水排放要符合《医院污水排放标准》（GB J48－83）。

2. 生产车间卫生要求。

（1）生产车间布局要符合生产工艺流程。零部件生产、装配、包装、运输等不得逆向与交叉。原料运入、产品运出应有严格规程。消毒或灭菌与未消毒或未灭菌物品必须分开放置和运输。

（2）室内装修应选用易清洗、耐消毒并无颗粒脱落的材料。地、墙、天棚等表面应光滑平整，无裂缝、不积尘，并安装足够的低臭氧紫外线灯（30W/10m²），进行空气消毒。

（3）进入装配、裁剪、包装等车间前，要在缓冲室更换清洁的鞋、衣帽、工作服，戴口罩，清洗消毒双手。缓冲室应划分污染区与清洁区，并有明显标志。要设置室内水冲卫生间。

（4）灭菌产品生产车间（控制区）要达 10 万级净化标准，要配备空调净化系统，另应设有风淋、淋浴及消毒设施。消毒产品生产车间要求清洁，要有通风防尘设备。均应有防蝇、蚊、蟑螂、鼠和防异物混入等设备。

（5）生产出的产品要及时包装，运输工具要专用。包装后的产品，应贮存在相对湿度不超过 80%、无腐蚀性气体和通风良好的清洁室内。

（6）生产过程产生的有毒有害物质的浓度或量应符合国家有关标准。

3. 生产人员卫生要求。

（1）从事产品生产的工作人员以及消毒与灭菌人员，上岗前与上岗后每年必须进行健康检查，患有活动性肺结核、病毒性肝炎、痢疾、伤寒或存在慢性带菌、淋病及化脓性或渗出性皮肤病的患者，不得从事生产相关工作。

（2）对生产人员必须进行卫生知识（包括生产卫生、个人卫生）、有关卫生标准、技术规范以及灭菌与消毒技术培训，达到合格后方可上岗。

（三）产品包装标志

1. 每套产品用塑料袋密封包装，小包装上应标明：制造厂名称、地址和商标，产品名称和型号，卫生许可证号，使用说明，灭菌方法和有效期，生产日期。

2. 中包装用塑料袋密封，中包装上应标明：制造厂名称和商标、产品型号和数量、生产日期、出厂批号、使用说明书。

3. 大包装箱上应标明：产品名称、型号和数量，制造厂名称和地址，卫生许可证号，产品出厂批号和灭菌日期，灭菌合格证和有效期。

为了加强消毒相关产品生产企业的卫生管理，保证消毒相关产品卫生质量和消费者的使用安全，依据《中华人民共和国传染病防治法》及其《实施办法》《消毒管理办法》的有关规定，卫生部制定了《消毒产品生产企业卫生规范》（2009 版）。

第四节　消毒相关产品卫生安全评价内容

消毒相关产品不仅要符合其相应的功效要求，还应保证其在使用的条件下，对接触人群无健康损害，因此，必须对消毒相关产品进行卫生安全性评价。

为规范消毒相关产品的生产经营行为，保障用于传染病防治的消毒相关产品的有效性、安全性，国家卫生计生委于 2014 年组织修订了《消毒产品卫生安全评价规定》，该规定适用于在中华人民共和国境内生产、经营的不需要行政审批的第一类、第二类消毒产品。《消毒相关产品卫生安全评价规定》中第四条明确指出产品责任单位（即生产企业或委托方或进口产品的在华责任单位）应当在第一类、第二类消毒产品首次上市前自行或者委托第三方进行卫生安全评价，并对评价结果负责。卫生安全评价合格的消毒相关产品方可上市销售。

根据《消毒产品卫生安全评价规定》，消毒相关产品卫生安全评价内容包括产品标签（铭牌）、说明书、检验报告（含结论）、企业标准或质量标准、国产产品生产企业卫生许可资质、进口产品生产国（地区）允许生产销售的批文情况。其中，消毒剂、生物指示物、化学指示物、带有灭菌标识的灭菌物品包装物、抗（抑）菌制剂还包括产品配方，消毒器械还应当包括产品主要元器件、结构图。

一、消毒相关产品配方及原材料卫生安全评价

（一）消毒相关产品配方的卫生安全评价

消毒相关产品的配方应当与实际生产的一致，包含原材料的名称、CAS 号〔即美国化学会的下设组织化学文摘服务社（Chemical Abstracts Service，CAS）为每一种出现在文献中的物质分配的一个唯一的数字识别号码〕、原材料商品名称、原材料纯度、原材料投加量及原材料投加百分比。

（二）消毒相关产品原材料的卫生安全评价

消毒相关产品原材料的级别、纯度和消毒器械主要元器件等原材料应当符合相应消毒相关产品卫生标准、技术规范和企业标准的要求，且消毒相关产品原（材）料不得含有国家规定的禁用物质。例如，消毒相关产品禁止使用抗生素、抗真菌药物、激素等物料。消毒相关产品生产用水的水质应符合相关要求：隐形眼镜护理用品的生产用水应为无菌的纯化水；灭菌剂、皮肤黏膜消毒剂和抗（抑）菌制剂的生产用水应符合纯化水要求；其他消毒剂、卫生用品的生产用水应符合《生活饮用水卫生标准》（GB5749－2006）的要求。消毒器械的结构图应当与实际生产产品的结构一致，并标明主要元器件名称、技术参数和数量。

例如：次氯酸钠类消毒剂和戊二醛类消毒剂配方、原料的级别、含量等质量应符合《次氯酸钠类消毒剂卫生质量技术规范》和《戊二醛类消毒剂卫生质量技术规范》的要求，其中次氯酸钠类消毒剂含量波动范围应在±15％内。

二、消毒相关产品的标签、说明书的卫生安全评价

消毒相关产品的标签（铭牌）、说明书应当符合《消毒产品标签说明书管理规范》和相关卫生标准的要求。消毒相关产品的标签（含说明书）和宣传内容必须真实，不得出现或暗示对疾病的治疗效果。

三、消毒相关产品的卫生安全评价检验

消毒相关产品的卫生安全评价应当包括消毒相关产品检验结果，所有检验项目应当使用同一个批次产品完成（检验项目及要求见本章第五节）。消毒相关产品的检验应当在具备相应条件的消毒相关产品检验机构进行。消毒相关产品检验机构应当符合消毒管理的有关规定，通过实验室资质认定，在批准的检验能力范围内从事消毒相关产品检验活动。消毒相关产品卫生安全评价检验应在省级以上卫生行政部门认定的消毒相关产品检验机构进行。紫外线杀菌灯、压力蒸汽灭菌器、食具消毒柜等消毒器械产品首次上市前的电器安全性能的测定应在市级以上具有法定计量认证资质的检验机构进行。检验方法依据消毒相关产品卫生标准、技术规范和检验规范开展，如《消毒技术规范》。如果卫生标准、技术规范没有明确检验方法，可按照企业标准进行检验。

2002 年版《消毒技术规范》的"第二部分 消毒相关产品检验技术规范"中详细阐述了消毒相关产品检验的方法，包括消毒相关产品消毒效果检验技术规范、消毒相关产品理化检验技术规范及消毒相关产品毒理学实验技术规范三个部分。

消毒相关产品的卫生安全评价应当形成完整的《消毒相关产品卫生安全评价报告》，评价报告包括基本情况和评价资料两部分。卫生安全评价报告在全国范围内有效。第一类消毒相关产品卫生安全评价报告有效期为四年，第二类消毒相关产品卫生安全评价报告长期有效。

第五节　消毒相关产品的检验项目及要求

为了规范消毒相关产品的质量，保证消毒相关产品的有效性、安全性，需要对消毒相关产品进行安全性评价，因此需要对消毒相关产品进行检验。不同类别的消毒相关产品，其检验的项目不同，主要包括杀灭微生物试验、消毒效果鉴定试验、抗（抑）菌试验、现场和模拟试验、含量测定、稳定性测定、金属腐蚀性试验及毒理学试验等。

一、消毒剂检验项目及要求

1. 所有消毒剂均须进行：消毒剂的外观检测、有效成分含量测定、pH 值测定、稳定性试验、实验室对微生物杀灭效果测定、模拟现场试验或现场试验。

2. 根据消毒剂消毒对象的不同而确定是否需要做：连续使用稳定性试验，铅、砷、汞的测定，金属腐蚀性试验，毒理学安全性检测，总体性能试验。具体要求见附录三附件 2 表 1 "消毒剂检验项目及要求"。

二、消毒器械检验项目及要求

消毒器械的检验项目有 7 项，有些项目又包含若干分项。具体要求见附录三附件 2 表 2 "消毒器械检验项目及要求"。

1. 所有消毒器必须做：消毒器实验对微生物杀灭效果测定、模拟现场试验或现场试验。

2. 根据消毒器消毒对象的不同而确定是否需要做：主要杀菌因子强度测定，铅、砷、汞的测定，金属腐蚀性试验，毒理学安全性检测，总体性能试验。

三、消毒指示品检验项目及要求

消毒指示品的检验项目有 9 项，有些项目又包含若干分项。具体检验项目及要求见附录三附件 2 表 3 "消毒指示物检验项目"。

1. 所有消毒指示品均须做消毒指示品的稳定性试验。

2. 根据消毒指示品的不同而确定是否需要做：生物指示物含菌量测定、存活时间和杀灭时间测定、D 值测定、测定相应消毒灭菌因子条件下的化学指示物颜色变化情况、影响因素试验、测定相应消毒灭菌因子条件下指示微生物存活情况、紫外线强度比较测定、消毒剂浓度比较测定。

四、消毒包装品检验项目及要求

消毒包装品的检验项目有 9 项，具体检验项目及要求见附录三附件 2 表 4 "带有灭菌标识的灭菌物品包装物检验项目"。

1. 纸质和非纸质的：包装材料一般检查、无菌有效期试验、灭菌因子穿透性能测定、灭菌对包装标识的影响试验、包装材料有效期试验。

2. 根据纸质和非纸质、透气和不透气而确定是否做以下项目的检验：消毒包装品的质量测定、包装材料不透气性试验、透气性材料微生物屏障试验、微生物通透性试验。

五、抗（抑）菌品检验项目及要求

抗菌剂的检验项目有 10 项必须做，2 项根据情况决定是否做。抑菌剂有 10 项必须做，2 项根据情况决定是否做。具体检验项目及要求见附录三附件 2 表 5 "抗（抑）菌制剂检验项目及要求"。

1. 抗菌制剂检验项目：有效成分含量测定、稳定性试验、pH 值测定、细菌菌落总数、大肠菌群、真菌菌落总数、致病性化脓菌、大肠埃希菌杀灭试验、金黄色葡萄球菌杀灭试验和毒理学指标检测为必须检验项目，白假丝酵母杀灭试验和其他微生物杀灭试验为选做检验项目。

2. 抑菌制剂检验项目：有效成分含量测定、稳定性试验、pH 值测定、细菌菌落总数、大肠菌群、真菌菌落总数、致病性化脓菌、大肠埃希菌杀灭试验、金黄色葡萄球菌杀灭试验和白假丝酵母杀灭试验为必须检验的项目，其他微生物杀灭试验和毒理学指标检测为选做检验项目。

第六节　消毒相关产品检验的质量控制

消毒相关产品的检验涉及的样品种类繁多，检验内容广泛，包括理化检验、微生物检验及毒理学检验等。为保证检验结果可靠准确，需要对消毒相关产品检验的整个过程采取一定的质量控制管理措施。质量控制指为了使分析结果具有一定代表性、可靠性和可比性所采用的科学管理方法，分为现场质量控制和实验室质量控制。实验室质量控制又分为实验室内质量控制和实验室间质量控制。现场质量控制是获得高质量分析结果的基础和条件，实验室质量控制是保证实验室快速出具可靠数据的关键。

一、实验室内部质量控制

任何提供检测数据的实验室都须进行实验室内部质量控制。

（一）定义

实验室内部质量控制（intra laboratorial quality control）指实验室检测人员在检验过程中进行的自我质量控制，质量管理部门对过程的质量监控，以及对已完成的质量活动进行质量检查，及时发现随机误差或偶然误差，并采取相应的纠正措施以确保检验结果的准确性。

（二）目的和意义

目的在于将实验误差控制在检测方法允许的范围内，以保证检测结果的准确度和精密度能达到要求。

实验室内质量控制是对从样品开始到出具检验报告全过程的控制，包括样品验收、检样、制备、检验方法选择、检测结果审查和出具结果报告。任何一个实验室都有可能出现误差，这就要求检验人员了解误差产生的原因及其大小，及时采取有效的措施将其控制在允许的范围内，确保检验结果具有代表性。

二、实验室间质量控制

除实验室内质量控制外，现代的分析检验也要求协同工作的实验室之间的测试结果要有一致性和可比性。因此，需要进行实验室间质量控制。

（一）定义

实验室间质量控制（inter laboratorial quality control）是指由上一级主管部门对其所属各检测实验室及其检测人员的检测质量进行定期或不定期的检查考核。

（二）目的和意义

实验室间质量控制常用于实验室性能评价和分析人员的技术评定，还用于仲裁实验和协作实验等方面。协作实验是以特定目的，如分析方法标准化、标准物质的协作定值、完成某项质量调查或科研任务等，按照预定程序组织一定数量的实验室而进行的合作研究。

（三）基本程序

1. 成立机构。通常由上级主管部门的实验室或专门组织的专家组成，技术组计划和负责方案设计，并组织督促计划的落实。

2. 制订计划。根据目的和要求，制订出切实可行的工作计划，内容包括实施范围、测定项目、检验方法、考核方式、检验标准、数据报表和结果评定。

检测项目一般以常规项目为主。为减少各实验室的系统误差，使所得数据有可比性，使用统一方法，首选国家或部门规定的标准分析方法。

3. 制备考样。实验室间质量控制的考核样品，其浓度水平应与常规检测的样品浓度水平相当或相近。考核样品性能须均匀、稳定，浓度要符合要求。注意标准样品及考核样品要在规定的条件下保存。

4. 检验测试。按统一方法及规定的期限对考核样品进行检验测试，按设计好的测定结果报告表上报测定结果。一般要求报出平行 2 份空白实验值和平行 2 份考核样品测定值。

5. 结果评价。主管机构对上报的检验结果进行统计处理，做出质量评价，最后将评价结果返回各实验室，以检查是否存在系统误差。

小　结

本章首先简要介绍了消毒相关产品的定义、分类标准，以及不同的消毒相关产品的特性。之后提出了"质量标准"和"卫生标准"的定义，引出了"消毒相关产品质量标准"和"消毒相关产品卫生标准"的内容，列出了消毒液、消毒器械、一次性使用卫生用品、一次性使用的医疗用品的质量标准和卫生标准中应包含的内容。最后依据相关规定，介绍了消毒相关产品安全性评价应包含的内容，以及不同类别消毒相关产品详细的检验项目及要求。同时，介绍了消毒相关产品检验质量控制的内容，包括实验室内部的质量控制和实验室间的质量控制，目的是获得准确可靠的实验数据。

思考题

1. 消毒相关产品的定义是什么？如何分类？
2. 消毒相关产品质量标准主要包含哪几方面的内容？
3. 卫生标准的定义是什么？消毒相关产品的卫生标准主要包含哪几方面的内容？
4. 消毒相关产品安全性评价包含的内容有哪些？
5. 消毒相关产品的检验主要包含哪些试验？

（陈昭斌　陈　倩）

第九章　消毒相关产品样品的采集、保存和处理

第一节　消毒相关产品样品的采集和保存

正确的样品采集方法和合理的保存是保证分析质量的必要前提，是检测成败的关键。通常要求所采集的样品必须具有代表性，同一批次样品数量应当满足卫生质量检验、标签（铭牌）和说明书判定、留样的需要；样品采集后应尽快送检，在产品标识或相关规定的保存条件下保存；样品在有效期或保质期内，应包装完好，若样品保存不当，可能造成待测成分的损失或污染，必然会使检验结果出现较大的偏差甚至错误。

一、消毒相关产品样品的采集

消毒相关产品样品的采集（collection of disinfection related products sample）要求在生产部门、销售部门或使用单位采集具有代表性的产品样品，样品不得从破损或泄漏的包装中采集。

在样品采集前，应首先审查样品的标签、说明书，清楚其生产日期、生产批号、使用范围、使用方法、有效期，了解样品的存放条件以及包装情况等。要求受试样品必须是按照既定的生产工艺和配方进行规范化生产的消毒相关产品，其成分和浓度与实际生产和销售的相同。毒理学试验用消毒相关产品样品，在采集样品的同时，需提供受试样品与毒性有关的物理、化学性质的资料，以及消毒剂的配方、主要成分的化学结构、含量和 pH 值等。其中，植物成分组配的消毒剂可不提供化学结构。在采样的同时应详细填写采样表格，记录现场情况，采样地点、时间，所采集的样品名称、样品编号，采样单位及采样人等内容。根据样品情况，选用合适的采样容器。

（一）试验样品批次（件）的要求

消毒相关产品包括消毒品（消毒剂、消毒器械）、消毒后产品（一次性使用卫生用品和一次性使用医疗用品）、消毒指示品和消毒包装品等。消毒剂通常要求采集或送检3个批号的产品，在理化试验时，需检测3批样品，每批取1个样品，平行测定2次，取平均值报告结果；在杀灭试验时，取3批样品中含量最低者进行试验。在毒理试验中，取3批样品中含量最高者进行试验。对于消毒器械，则需采集3件样品，大型器械可只采集1件样品，样品包装和标识应与拟销售产品完全相同。化学指示物、生物指示物、灭菌包装品、一次性使用卫生用品和一次性使用医疗用品与消毒剂一致，要求采集

或送检 3 批样品。

（二）消毒相关产品的样品采集方法

消毒相关产品种类不同，采集方法和要求不尽相同。消毒器械较为简单，按其实际类型及需检测的项目随机采集 1～3 件样品即可，而消毒剂产品、一次性使用卫生用品和一次性使用医疗用品有着不同的采样要求。

1. 消毒剂产品。

消毒剂可用于多种消毒用途，如医疗卫生用品、灭菌、皮肤、黏膜、餐饮具、瓜果、蔬菜、水、物体表面、空气和排泄物、分泌物等污物的消毒。对消毒剂的采集，根据不同的物理形态，在《生活饮用水化学处理剂卫生安全评价规范》中，规定了不同的采集方法。气体样品的采集需要使用气体采样管进行，样品的采集应遵照生产厂家的详细说明和安全措施。液体样品和固体样品的采集方法相同，采集时批量样品和包装样品采集方法有别，批量样品要求在批量产品的储存容器中，于不同深度、不同部位，分别采集每份约 100ml（g）的五份独立样品，将五份样品充分混合成约 500ml（g）的混合样品。采样时注意采集样品的容器以及取用样品的工具应该清洁，避免样品受到污染；包装样品则可从一批包装中采集一个混合样品，采集数量约为该包装的 5%，最少为 5 个，最多为 15 个。如果包装少于 5 个，则采样方法与批量产品的采集方法相同。

2. 一次性使用医疗用品。

一次性使用医疗用品样品的采集通常采用随机抽样方法进行，使得样品具有良好的代表性。样品最小销售包装应完整无破损（包装破损即可视为不合格产品、禁止出售），检测前不得开启。对单一品牌、型别（或规格）产品鉴定取样，随机选取不同 3 个批号的产品；对同一品牌、不同型别（或规格）产品鉴定取样，需分别对不同型别（或规格）产品进行随机抽检，对每个型别（或规格）产品随机选取不同 3 个批号产品；对不同品牌、不同型别（或规格）产品鉴定取样，分别对不同品牌、型别（或规格）产品进行随机抽检，对每个品牌的每一个型别（或规格）产品随机选取不同 3 个批号的产品。

根据检验要求，从上述一次性使用医疗用品每个批号产品中随机抽取 3 个大包装，尽量选自多个大包装，不得在同一批号同一包装内的邻近部位集中选取所需全部样品。当进行检测时，根据检测项目要求进行抽样测定。

若检测细菌或真菌污染总菌数，每个大包装中随机抽取 20 个最小销售包装产品，每个最小销售包装要满足检验最低需要量，例如每个最小销售包装产品重量应在 10g 以上，棉签等每个包装内数量达到 5 支以上，如果重量低于 10g 或数量少于 5 支时，适当增加抽取产品的最小销售包装数量；若检测医疗用品经灭菌处理后是否达到无菌标准，敷料、手术衣等织物或纸制品，从每个大包装中随机抽取 8 个最小销售包装产品作为该品牌、批号产品抽检样品；针灸针、注射器、输液器等器具，从每个大包装中随机抽取 28 个最小销售包装产品作为该品牌、批号产品抽检样品。抽取的样品中，1/4 样品用于首次检测，1/4 样品用于留样，2/4 样品用于必要时的复测。

卫生监督抽查时略有不同，细菌或真菌污染总菌数的检测抽查需从每个大包装中随机抽取 5 个最小销售包装产品，每个最小销售包装需满足检验最低需要量。若进行无菌检验抽查，对敷料、手术衣等织物或纸制产品，从每个大包装中随机抽取 2 个最小销售包装产品作为该品牌、批号产品抽检样品；针灸针、注射器、输液器等器具，从每个大包装中随机抽取 7 个最小销售包装产品作为该品牌、批号产品抽检样品。其中 1/3 样品用于首次检测，2/3 样品用于必要时的复测。

3. 一次性使用卫生用品。

一次性使用卫生用品鉴定试验采样较为简单，即于同一批号的三个运输包装中至少抽取 12 个最小销售包装样品，1/4 样品用于检测，1/4 样品用于留样，另 2/4 样品必要时用于复检。

4. 隐形眼镜护理液。

隐形眼镜护理液的样品采集亦采用随机抽样方法进行，采集的样品中，随机抽取 3 个批号的最小容量包装产品进行测试，每个批号至少抽取 3 件，1/3 用于检测、必要时复测、留样。

5. 其他。

在消毒剂与消毒器械消毒效果鉴定实验时，通常根据使用说明书模拟消毒过程，然后直接进行菌落培养和鉴定。在空气消毒效果鉴定试验时，需对消毒后的空气进行采集。在空气消毒器械模拟现场试验时，用六级筛孔空气撞击式采样器采样，采样时将采样器放在柜室中央 1m 高处，按采样器使用说明书进行空气的采集；在对空气消毒剂进行实验室试验时，用液体撞击式采样器采样，采样器置柜内中央处。

当进行多用途消毒剂与消毒器械消毒效果鉴定和监测时，在现场或模拟现场试验中，其鉴定或监测的消毒对象原则上是在类似物品中最难达到消毒合格者：医疗器械消毒或灭菌选用止血钳；皮肤消毒选择人体前臂屈面皮肤；织物消毒选择棉布；一般物品表面（包括木质、塑料、橡胶、玻璃）消毒选择木质表面；餐具消毒选用竹（木）筷，不用于筷子消毒的可选用瓷质碗盘；地面消毒选择水泥地面；手消毒选择五指屈面。对于特指消毒对象而又在上述物品中不能选出有代表性物品时，则需用该特指对象进行试验。

二、消毒相关产品样品的保存

样品采集后，应当及时送交获得实验室资质认定的检验机构检验，样品按照规定程序交接，样品包装应当保持完好，并及时检测。若样品无法及时检测，样品的保存（preservation of sample）期间，需保持其原有的性质和性状，注意避免待测成分损失和样品的污染，通常在室温、避光、干燥条件下（或按说明书标明的保存条件）保存，并在有效期进行上述的抽样测定，启封后在有效期内使用。

按照批量样品进行采集的消毒剂样品，分装在 3 个密封防潮的玻璃或适宜的容器中，容器需清洁、无菌，防止样品有效成分损失或被污染。每个样品的容器上应标明产品名称、生产厂家、产地、批号、样品包装类型、采集日期以及采集负责人。其中一份样品用于分析，另两份样品以备重新评价，保存期为一年。

若采集的样品为灭菌后的物品，应放入洁净区的柜橱（或架子上、推车内）；柜橱或架子应由不易吸潮、表面光洁的材料制成，表面再涂以不易剥蚀脱落的涂料，使之易于清洁和消毒；灭菌物品应放于离地高 20～25cm，离天花板 50cm，离墙远于 5cm 处的载物架上，顺序排放，分类放置，并加盖防尘罩；无菌物品储存在密闭柜橱并有清洁与消毒措施，专室专用，专人负责，并限制无关人员出入。

第二节　消毒相关产品样品的前处理

消毒相关产品样品采集后，或直接抽样检验，或经适当保存后抽样检验。检验前须对样品进行适当的处理，使其能满足检验方法的要求，通常包括样品的粉碎、混匀和分取，并根据不同的检测目的，对样品进行适当的溶解、消解、提取、净化和浓缩等。

一、样品的制备

样品的粉碎、混匀和分取可以统称为样品的制备（preparation of sample）。抽检的样品量通常较检验所需的样品量多，因此在样品检验之前，必须经过样品制备的过程，使检验样品具有均匀性和代表性，以获得可靠的检验结果。对于消毒剂，液体样品可直接振荡混匀后取出所需的测试样品；粉剂和片剂通常取出所需量的 10 倍，经研磨粉碎后，根据分析方法的要求过筛，过筛时要求样品全部通过规定的筛孔，未通过的部分样品应再粉碎后过筛，不得随意丢弃；气体消毒剂，可经流量计与空气混合成一定浓度后进行使用。对于一次性使用卫生用品和一次性使用医疗用品，通常取样品多个部位或多个样品剪碎混匀后，再进行样品前处理。

二、样品前处理

样品前处理（pretreatment of sample）是检验过程中十分重要的环节，其效果的好坏直接关系到检验工作的成败。样品种类、检验目的和检验方法不同，所使用的样品前处理方法不同。消毒相关产品的检验主要分为三个部分，即消毒效果检验、理化检验和毒理学试验。对同一样品，这三种检验对应的样品前处理方法差别较大。

（一）消毒产品消毒效果检验的样品前处理

在消毒效果检验时，不同的消毒相关产品，样品前处理不同。

1. 消毒产品的前处理：消毒剂的处理较为简单，通常使用原形样品或用稀释液适当稀释即可。若进行消毒剂模拟现场和现场消毒鉴定试验以及消毒效果鉴定，则通常对指定物品消毒后，直接进行菌落的培养和鉴定。对于一次性使用医疗用品和卫生用品，则在混匀剪碎后，根据检测目的进行不同的样品处理，所有的操作严格无菌，防止污染。

2. 消毒器：一般无须进行前处理，按其规定的消毒效果鉴定试验进行。

3. 消毒指示品：消毒指示品包括生物指示器、化学指示器和物理指示器，一般无须进行前处理，按其规定的消毒效果鉴定试验进行。

4. 消毒包装品：其样品前处理按其规定进行。

5. 一次性使用医疗用品：其样品前处理按其规定进行。

当检验一次性使用医疗用品的细菌或真菌污染时，在所选最小销售包装内，各选 1 个样品或在样品的不同部位剪取 10g 样片，或采用无菌棉拭子涂抹法采样。将样品、样片或棉拭子剪碎后放入洗脱液试管中，震荡 20s 或振打 80 次，待样本碎片沉淀后，取各管洗液分别进行检测。无菌检验时，注射针、针灸针、缝合针、棉签等样本可直接接种；敷料、手术衣等非管道类样本，于样品不同部位剪取约 1cm×3cm 大小的样片 21 片，即可接种；输液（血）器等导管类样本、注射器样本，需用无菌洗脱液注入振摇后，洗脱液接种培养；无菌棉拭子涂抹法采样的样品，直接接种即可。

6. 隐形眼镜护理液。

当进行隐形眼镜护理液鉴定试验时，若为液体样品，直接取样检验，如其中含有抑菌成分，可用薄膜过滤或中和剂中和后再取样。固态样品，需用 0.03mol/L 磷酸盐缓冲液溶解，若其中含有抑（抗）菌成分，则用中和剂代替磷酸盐缓冲液。

7. 一次性使用卫生用品。

当进行微生物污染鉴定时，需在 100 级净化条件下用无菌方法打开包装，从中取样，剪碎后加入 200ml 灭菌 0.9％氯化钠溶液（如产品中含有抑菌或杀菌成分，须加入相应的中和剂）中，充分混匀用于检验。液体产品用原液直接作样液（如产品中含有抑菌或杀菌成分，须在样液中加入相应的中和剂）。如被检样品含有大量吸水树脂材料而导致不能吸出足够样液时，稀释液量可按每次 50ml 递增，直至能吸出足够的测试用样液。

其他消毒后产品的消毒后效果检验和样品前处理参照书中相关章节进行。

（二）毒理学试验的样品前处理

大多消毒相关产品进行毒理学实验时，多使用原液或原片，或适当稀释后使用。有些毒性试验，须将样品处理为合适的性状来使用。比如进行急性经口毒性试验、亚急性毒性试验、亚慢性毒性试验、致畸胎试验、慢性毒性试验和致癌试验时，需要对动物进行灌胃，灌胃液需要以水或食用植物油为溶剂，将消毒相关产品配制成溶液，或采用 0.5％羧甲基纤维素配制成混悬液。当急性吸入毒性试验时，则须将消毒剂挥发后输入染毒柜，易挥发液体消毒剂，可通过空气鼓泡或适当加热促使其挥发后输入染毒柜；气体消毒剂，可通过流量计将其与空气混合成一定浓度输入染毒柜。若消毒剂采取喷雾法在现场使用时，可采用喷雾器或超声雾化器使其雾化后输入染毒柜。进行一次性卫生用品阴道黏膜刺激试验，干样产品需要按 1g/10ml 的比例加入灭菌 0.9％氯化钠溶液，密封于萃取容器中，置于（37±1）℃下 24 h，冷却到室温，搅拌后吸取样液使用；湿样产品则挤出湿巾里的添加液使用。

（三）理化检验的样品前处理

消毒相关产品的理化检验主要根据样品的种类、待测指标、检验方法来确定样品前处理。根据待测指标分类，消毒相关产品的理化检验主要包括有效成分含量的测定、pH 值的测定和重金属的测定。

1. 有效成分含量的测定。

在消毒技术规范中，消毒相关产品原料或单方制剂的测定法多采用化学分析的方法，容量法占90%以上，其次为色谱方法，包括气相色谱法和液相色谱法。复方消毒相关产品有效成分含量测定则要求首选仪器分析法，如色谱分析法、光学分析法以及电化学分析法等，化学分析法经证实可靠者，也可以采用。采用的分析方法不同，样品前处理亦有所不同。

（1）直接检验：取部分液体样品，样品浓度在有效成分浓度范围，符合分析方法要求时，可直接或过滤后用于分析，如气相色谱测定乙醇、容量法测定臭氧等。

（2）溶剂溶解和提取：当样品呈固态或液体样品中有效成分浓度高于分析方法要求时，溶剂溶解稀释和提取是必要的，主要目的有三个：一是将液体样品中有效成分的浓度稀释至适合分析的范围，如有效氯的测定，要求吸取样品适量，使其相当于有效氯含量约0.6g，蒸馏水定容混匀；二是将固体样品溶解，制成样液，满足分析所需的形态；三是去除部分干扰成分，即依据相似相溶的原则，用适当的溶剂将某种待测成分从固体样品或样液中提取出来，而与其他基体成分分离。消毒相关产品技术规范中关于有效成分测定方法，90%以上使用此法进行样品前处理。

在选择溶解或稀释溶剂时，容量分析法主要为蒸馏水，以利于后续分析。其中，醋酸氯己定的容量分析法较为特殊，该法仅适合非水样品，若为含水样品，则需要水浴加热挥干水，再用丙酮与冰醋酸溶解后滴定。

色谱测定对使用的溶剂有着更多的要求：①与样品和待测物互溶。即根据相似相溶原理进行溶剂的选择，大多消毒剂及其中的有效成分多与水/醇互溶，因此，水与甲醇是最常用的试剂。如高效液相色谱测定醋酸氯己定时，用水作为溶剂；高效液相色谱测定甲酸、水杨酸和山梨酸含量时，用甲醇作为溶剂。②所选用的试剂与仪器要匹配。液相色谱-紫外检测分析时，所选试剂的截止波长要大于测定波长；气相色谱测定时，若用水溶解样品，则必须用允许进水样的分离柱。此外，液相色谱的溶剂效应不可忽视，一般不宜使用极性强于流动相的溶剂。③不影响待测组分的测定。这要求待测组分在所选用的溶剂中性质稳定，不易分解，在色谱分析时，试剂和待测组分能得到有效分离。

溶剂提取的方式有多种，消毒相关产品样品最常采用振荡溶解提取，即将样品放入溶剂中，振荡一定时间，从样品中提取待测成分，方法简单有效。当样品溶解性不好时，可辅以超声提取、微波提取等方式，增加样品的溶解和有效成分的溶出。

（3）液液萃取：液-液萃取法（liquid-liquid extraction）是利用溶质在两种互不相溶的溶剂中分配系数不同，将待测组分从一种溶剂中转移到另一种溶剂中，而与其他组分分离，是一种常用的分离净化方法。在消毒产品的样品检验中，液体样品可直接加入萃取剂进行萃取，固体样品通常加入溶剂提取后，再加入萃取剂进行萃取。如气相色谱测定甲酚皂时，先在样品中加入氯化氢溶液（盐酸）和水振荡溶解，再加入乙醚萃取，取乙醚层进样分析。萃取溶剂的选择要求与提取溶剂基本一致，此外还要求萃取溶剂与样液能分层。如果溶剂不能满足仪器分析的要求，可以将其挥干后，选择合适的溶剂溶解残渣后进样检测。

2. pH 值的测定。

《消毒技术规范》要求，所有消毒剂均需测定消毒剂原液的 pH 值。固体消毒剂应测定最高应用浓度的 pH 值；对于需调节 pH 值后使用的，则应在 pH 值调节剂加入前后分别测定 pH 值。因此，对于消毒剂来说，或使用原液，或将固体溶解稀释至最高应用浓度后即可测定其 pH 值。

灭菌医疗用品包装材料鉴定试验亦需要测定 pH 值，测定方法参照《纸、纸板和纸浆水提物 pH 值的测定》（ISO-6588-2：2012），采取其中的回流萃取方法进行样品前处理，即将样品粉碎成约 5mm×5mm 碎片，放入带塞细颈玻璃烧瓶中回流。具体操作时，将蒸馏水加入另一同样带塞细颈玻璃烧瓶内，连接回流冷凝器，将水加热到接近沸腾。移去冷凝器，将接近沸腾的水加入含有样品的烧瓶内，连接冷凝器慢煮 1h。用冷凝器快速冷却至 20～25℃，静置沉淀纤维，将抽提液倒入小烧杯内，进行 pH 值测定。

3. 重金属的测定。

金属的测定通常采用紫外可见分光光度法、原子吸收分光光度法、原子荧光分光光度法和电感耦合等离子体发射光谱法等，通常要求待测元素以无机离子的形态存在，因此在测定前，样品须进行无机化处理。无机化处理通常是指采用高温和/或强氧化条件，使样品中的有机物分解并挥发逸出，待测元素以无机离子的形式被保留下来用于分析的样品前处理方法。根据操作方式的不同，可分为湿消化法和干灰化法两大类。

（1）湿消化法：湿消化（wet digestion）是在样品中加入氧化性强酸，通过加热破坏有机物，使待测的无机成分释放出来并被保留，用于分析测定。该法为最常用的无机化处理方法之一，它消化分解有机物的速度快，加热温度相对较低，可以减少待测成分的挥发损失。但因使用氧化性挥发强酸，消化时会产生大量的有害气体，消化液反应剧烈时容易发生爆溅，消化过程中也可能出现炭化，造成待测物的损失，因此需要操作人员随时照管。此外，大量消化试剂的使用，容易造成过高的空白值。

常用的强酸有硝酸、高氯酸、硫酸等，有时可以加入氧化剂或催化剂，以加速样品的氧化分解。硝酸具有较强的氧化能力，能将样品中有机物氧化生成 CO_2 和 H_2O，而自身分解成 O_2 和 NO_2。但其沸点较低，易挥发，消化过程中需经常放冷补充，消化完成后消化液常含有较多的氮氧化物，必要时需加热或加水加热除去。冷的高氯酸没有氧化能力，在加热条件下能产生氧和氯，具有强氧化性，氧化能力高于硝酸和硫酸，几乎所有的有机物都能被其分解，高氯酸沸点较高（203℃），氧化能力较为持久，消化样品的速度快。但需注意，高氯酸在直接接触还原性较强的物质如乙醇、脂肪、糖类、甘油等时，容易发生爆炸，因此不单独使用高氯酸，且勿使消化液烧干。对于消毒相关产品样品，若乙醇作为有效成分或含有乙醇，需将样品加热挥走乙醇后，再加入酸进行消解。热的浓硫酸具有一定的氧化性，但其氧化能力弱于高氯酸和硝酸，它对有机物有强烈的脱水作用，使其炭化，并进一步氧化生成二氧化碳。硫酸沸点高（338℃），不易挥发损失，可保证消化长时间持续进行。在实际工作中，除单独使用浓硫酸消化法外，经常采取两种不同的氧化性酸配合使用，以达到加快消化速度、完全破坏有机物的目的。

湿消化有多种操作方式，传统的是敞口消化法，为了更高效省时，密封罐消化法、微波消解法、加压消解法等技术应用越来越广泛，其中微波消解发展最快。微波消解法与常规敞口湿消化法相比，具有样品消解时间短（几十秒至几分钟）、消化试剂用量少、空白值低的优点，也减少了常规消解产生大量酸雾对环境的污染。

微波消解法（microwave-assisted digestion）利用微波加热密封容器中的消解液，在高温高压条件下对样品进行消解。消化液吸收微波能量后，消化介质的分子相互摩擦，产生高热，交变的电磁场使介质分子极化，高频辐射使极化分子快速转动，产生更为猛烈的摩擦、碰撞和震动，使样品与试剂接触界面不断更新。微波加热由内及外，具有比传统消解更高的效率和更快的消化速度。

微波消解装置主要由微波加热腔、消化容器、电子控制设备等组成。消化时，称取适量样品置于消解罐中，加入适量的酸和消解所需试剂，盖好罐内盖和外盖，插好温控探头，放入炉中相应位置，关闭炉门，设定好微波消解程序，即可进行样品消化。消解完成后，冷却 5~10 min，取出消化罐，继续冷却至室温。为了适合分析，通常还需在电热板上开盖蒸干酸，或转移至锥形瓶中挥酸至干。值得注意的是，微波消化罐容积通常不大，要根据说明书使用，不能加入超过规定的最高样品量（通常不超过 0.3 g）和酸体积（所加消解试剂的总量最好不超过罐容积的三分之一）。

微波消解常用的消化试剂有硝酸、盐酸、氢氟酸和过氧化氢等，通过密封增压，这些试剂具有很强的消化能力。通常不推荐使用硫酸、高氯酸和磷酸。硫酸和磷酸挥发性小，微波消解常用的聚四氟乙烯消化罐，其最高使用温度为 260 ℃ 左右，在使用硫酸或磷酸时容易达到较高温度而损坏消化罐；使用高氯酸则极容易引起爆炸，特别是有机物含量较高时。此外，微波消解不可直接用于易燃易爆样品（包括含有挥发性溶剂的样品）的消解，而消毒剂样品常含有乙醇等物质，须在消解前加热除去。

（2）干灰化法：干灰化法（dry ashing）是直接利用高温除去样品中的有机质。高温下，样品中的有机物氧化分解成二氧化碳、水和其他气体而挥发，留下的无机物供测定用。干灰化法也是无机化处理的常规方法之一。干灰化法操作简便，试剂用量少，空白值较低；能同时处理多个样品，灰化过程中不需一直看守，省时省事。但因灰化时间长，温度高，容易造成待测组分的挥发损失。高温灼烧时，可能使坩埚材料的结构改变，形成微小空穴对待测组分有吸留作用，导致待测组分损失。基于上述问题，可加入适量的助灰化剂，例如测定砷的时候，通常加入氧化镁和硝酸镁，能使砷转变成不挥发的焦砷酸镁（$Mg_2As_2O_7$），减小砷的挥发损失，同时氧化镁能起到衬垫坩埚的作用，减少坩埚吸留。在规定的灰化温度和时间内，如样品仍不能灰化完全，可以加入适量酸或水，帮助灰分溶解，解除低熔点灰分对炭粒的包裹。例如重金属分析时，加入盐酸和硝酸进行灰化，可提高灰分的溶解度。但酸不能加得太多，否则产生的酸雾会造成对高温炉的损害。

干灰化时，将样品置于瓷坩埚中，先于电炉上脱水、炭化，再置于 500~600 ℃ 的高温电炉中灼烧灰化。因有机物在加温时会有大量的黑烟，因此样品须先炭化，除去黑烟，以防止灰化炉被熏黑污染；此外，样品炭化后，在高温灼烧时，不会因反应剧烈而发生爆溅、膨胀溢出；若不经炭化而直接灰化，高温可使得样品表面瞬间炭化，形成碳粒包裹，使得灰化不完全。

小　结

正确地样品采集、保存以及合理的样品处理是保证质量分析的必要前提。本章首先明确了消毒相关产品样品的采集要求，分别介绍了消毒剂、一次性使用医疗用品、一次性使用卫生用品、隐形眼镜护理液以及其他消毒相关产品的采样方法，并且指出了保存样品的注意事项。之后，根据消毒相关产品样品的种类、检验目的和检验方法，详细介绍了消毒产品消毒效果检验、理化检验和毒理学实验的样品前处理方法。

思考题

1. 采集样品的基本原则是什么？采集样品的数量应满足什么要求？

2. 样品保存的基本原则是什么？

3. 什么是样品制备？样品制备时需要注意什么？

4. 当使用色谱方法测定消毒剂中的有机指标时，对溶解或处理样品使用的溶剂有哪些主要的要求？

5. 测定重金属时，为什么需要对样品进行无机化处理？

（邹晓莉）

第十章 消毒相关的感官检验和一般理化检验

消毒相关产品的感官检验和一般理化检验是依靠检验技术人员的感觉器官进行的检验和使用简单的仪器进行物理化学参数的检验。其具有简单易行的特点，反映的是消毒相关产品质量和性状的常规检测项目。消毒相关产品的感官检验包括视觉检验、嗅觉检验和触觉检验等。消毒相关产品的一般理化检验主要包括有效成分含量测定、pH 值测定和有毒有害物质检测，其中，在进行有效成分含量测定时须进行稳定性测定，这也是本章介绍的重点，其他相关内容参见相关章节。此外，用于金属消毒的产品还应进行金属腐蚀性测定。

第一节 消毒相关产品的感官检验

感官检验（sensory test）以人的感觉为基础，是利用人的视觉、听觉、嗅觉、味觉和触觉等感知物质的特征或者性质，对样品的色、味、形和质等进行综合性评价的一种检验方法。感官检验简便易行、直观实用，具有理化检验和微生物检验不能替代的功能，通过对消毒相关产品感官性状的综合性检查，可以及时有效地检查出样品质量是否存在异常，如果样品的感官检验不合格，或者已经发生明显的破损，则不必再进行理化检验和微生物检验，因此，感官检验通常首先进行。

由于感官检验有一定的主观性，易受检验者个人的喜好、健康情况等影响，通常采用多人检验的方式，组织具有感官检验能力和相关知识的专业人员 3 或 4 名，共同进行检验。检验场所应远离其他实验室，安静隔音、整洁明亮、通风良好，不受外界干扰，无异味。检验人员必须保持身体健康、良好的精神状态和情绪，不能有任何感觉方面的缺陷；个人卫生条件较好，无明显个人气味；具备所检验产品的专业知识并对所检验的产品无偏见。将样品进行编号，经多人的感官评价，进行统计分析后，得出样品的感官检验结果。

进行感官检验时，通常先进行视觉检验，再进行嗅觉检验，然后进行味觉检验及触觉检验。在消毒相关产品的感官检验中，以视觉和嗅觉检验为主，很少使用味觉和触觉检验，因此本章仅对视觉检验和嗅觉检验详加叙述。

一、视觉检验

通过被检验物作用于视觉器官所引起的反应对样品进行评价的方法称为视觉检验，这是判断消毒相关产品质量的一个重要感官检验方法。检验时，视觉检验应在白天的散射光线下进行，以免灯光昏暗发生错觉。应从外往里检验，先检验整体外形，再检验内容物。

（一）消毒器械

首先观察设备标签和说明书，有无异物或玷污，是否完整并与内容物相符，是否符合《消毒产品标签说明书管理规范》及相关标准、规范的要求；消毒器械设备，表面应喷涂均匀，颜色一致；设备表面应无留痕、起泡、漏漆、剥落现象，设备外表整齐美观，无明显的锤痕和不平，盘面仪表、开关、指示灯、标牌应安装牢固端正；设备外壳及骨架的焊接应牢固，无明显变形或烧穿缺陷。

（二）消毒剂产品

首先检查消毒剂的包装。包装应无破损，密封可靠不得泄漏；包装容器与材料应符合相应的标准和有关规定，塑料包装应使用不易老化和破损、气密性好、耐腐蚀、有足够强度的材料。包装上应有牢固清晰的标签，上面标明生产厂名、厂址、产品名称、商标、规格、净含量、批号或生产日期、执行标准编号及 GB/T191 中规定的防止倒置和防湿标志。包装内应附有相应的说明书。

其次检查内容物。液体消毒剂产品应不分层，无悬浮或沉淀；颗粒、粉状、片剂产品均匀无杂质、不结块，片剂外观性状完好；气雾型消毒剂应雾粒均匀。《食品安全国家标准　消毒剂》规定（GB 149302－2012），在产品或最小销售包装上应标识"食品接触用"字样和产品的材质。一些特殊的消毒剂应该有特有的颜色，如碘酊为棕红色澄清液，碘伏为黄棕色至红棕色液体，溴氯－5,5－二甲基乙内酰脲为白色或类白色结晶性粉末、颗粒或片剂，1,3－二溴－5,5－二甲基乙内酰脲为白色或淡黄色粉末、颗粒及片剂。在进行这些消毒剂的稳定性实验时，一定要注意消毒剂有无颜色变化。

（三）一次性医疗用品和卫生用品

首先检验包装有无破损，有无削弱其功能的洞孔、裂缝、撕裂、皱痕或会影响其功能的局部加厚或变薄。包装内医疗用品应无未经保护的、可能会破坏包装的尖锐边缘或突出物。灭菌医疗用品的包装及其标识不因灭菌而变色，不因灭菌而变得难以辨认。内容物与标识相符，表面干净、整洁、无破损，符合该医疗或卫生用品固有性状。

（四）隐形眼镜护理液

隐形眼镜护理液要求必须为"澄清液体"，需根据《中华人民共和国药典》（2015年版四部通则）"0902 澄清度检查法"进行测试，使用浊度标准液作为澄清度检查的标准。药典规定"澄清"系指溶液的澄清度相当于所用溶剂，或未超过 0.5 号浊度标准液。

二、嗅觉检验

通过被检物作用于嗅觉器官而引起的反应评价样品的方法称为嗅觉检验。检验时距离样品要由远而近，防止强烈气味的突然刺激。气味是一些具有挥发性的物质形成的，对于味淡的样品可微微加热或振摇后闻其气味，液体样品可取少许滴在清洁的手掌上摩擦，以增加气味的挥发。要注意的是，同样的气味，因个人的嗅觉反应不同，故感受喜爱与厌恶的程度也不同。同时嗅觉敏感度易受环境温度、湿度、气压等的影响，因此要求最好在恒温、恒湿和无异味的房间进行。人的嗅觉适应性特别强，即对一种气味较长时间的刺激很容易顺应，在检验时无须过度进行。消毒器械和医疗卫生用品进行嗅觉检验时，多注意是否有霉味或异味。消毒剂则要求无异味，一些特殊的消毒剂具有独特的味道，在感官检验时需特别注意，如含碘消毒剂中的碘酊有碘和乙醇气味，碘伏有碘的气味，季铵盐消毒剂有芳香气味，含过氧乙酸的产品应有刺激性气味并带有醋酸味，戊二醛消毒液有醛刺激性气味，乙醇消毒剂具有乙醇固有的气味，酚类消毒剂应符合酚类消毒剂特有的嗅觉特征。一些消毒器械所产生的消毒化学因子，如次氯酸钠、臭氧、二氧化氯等具有特征性的气味，通过嗅觉检验也能提供一些参考。

其他消毒相关产品的视觉和嗅觉检验按其质量标准和卫生标准进行。

第二节　消毒相关产品的 pH 值测定

pH 值是水溶液中酸碱度的一种表示方法，即指溶液中氢离子（H^+）活度（α）的负对数，$pH=-\lg(\alpha_{H^+})$。例如：$\alpha_{H^+}=0.000001=10^{-5}\,mol/L$，$pH=-\lg 10^{-5}$，即 pH 值为 5。pH 的范围从 0 到 14，pH 值愈小，溶液的酸性愈强。pH 值等于 7 表示中性，小于 7 为酸性，大于 7 则为碱性。

一、消毒相关产品 pH 值的卫生标准

所有消毒剂需测定消毒剂原液的 pH 值，固体消毒剂应测定最高应用浓度的 pH 值，对于需调节 pH 值后使用的消毒剂，则应在 pH 值调节剂加入前后分别测定 pH 值。灭菌医疗用品包装材料要求测定其水提取物的 pH 值。此外，在进行 pH 值对消毒效果影响实验时，也需要对消毒相关产品的 pH 值进行测定。

消毒剂 pH 值须符合产品质量要求，一些消毒剂 pH 值要求在一定范围内，例如胍类消毒剂中，醋酸氯己定消毒剂 pH 值要求在 7.0～9.0，葡萄糖酸氯己定消毒剂在 6.0～8.0，聚六亚甲基双胍消毒剂在 5.5～7.5；含碘消毒剂中，碘酊 pH 值要求在 4.0～5.0，碘伏在 2.0～4.0；戊二醛消毒剂，加 pH 值调节剂前 pH 值要求在 3.5～4.5，加 pH 值调节剂后 pH 值在 7.5～8.0；酚类消毒剂，苯酚和甲酚消毒剂要求 pH 值在 6.0～10.0，对氯间二甲苯酚 pH 值在 7.7～10.5，三氯羟基二苯醚 pH 值在 5.5～8.5。灭菌医疗用品包装材料水提取物的 pH 值应在 5.0～8.0。隐形眼镜护理液 pH 值在 6.5～7.8。

二、pH 值的测定方法

pH 值的测定方法通常有玻璃电极法、标准缓冲溶液比色法和 pH 试纸法。玻璃电极法测定准确，干扰少。标准缓冲溶液比色法简易方便，但影响因素较多。pH 试纸法

测定快速简单，但准确度不高。这里仅详述最常用的玻璃电极法。

（一）测定原理

玻璃电极法是一种电位测定法，通常以玻璃电极为指示电极，饱和甘汞电极为参比电极，插入溶液中组成原电池。在25℃时，溶液每变化1个pH单位，电位差改变为59.16mv，仪器上直接以pH值的读数表示。温度差异在仪器上有补偿装置。此法测得的pH值可准确到0.01个pH值单位。

水的颜色、浊度、胶体物质、氧化剂、还原剂及高含盐量均不干扰测定；但在pH值小于1的强酸性溶液中，会有所谓"酸误差"，可按酸度测定；在pH值大于10的碱性溶液中，大量钠离子存在会产生误差，使读数偏低，通常称为"钠差"。使用特制的"低钠差"电极，或选用与被测溶液的pH值相近似的标准缓冲溶液可消除"钠差"。

（二）pH值的测定

玻璃电极法采用单标准比较法测定水样pH值，在相同条件下分别测定pH值标准缓冲溶液与样液的pH值，以pH值标准缓冲溶液为基准，通过比较求出水样的pH值。实际操作时，参考该书样品前处理的章节，将消毒相关产品处理成待测样液后，首先将玻璃电极和饱和甘汞电极插入已知pH值的标准缓冲溶液中组成原电池，对仪器进行校准（称为定位）；然后换上待测样液，与同一对电极组成原电池，即可在仪器上直接读出样液的pH值。几种常用标准缓冲溶液在不同温度下的pH值见表10-2-1。

表10-2-1　常用标准缓冲溶液的pH值

温度（℃）	0.05mol/L 柠檬酸二氢钾	0.05mol/L 邻苯二甲酸氢钾	0.025mol/L 磷酸二氢钾和磷酸二氢钠	0.01mol/L Na₂B₄O₇
10	3.820	3.998	6.923	9.332
15	3.802	3.999	6.900	9.276
20	3.788	4.002	6.881	9.225
25	3.776	4.008	6.865	9.180
30	3.766	4.015	6.853	9.135

玻璃电极法测定pH值时，玻璃电极在使用前应先放入蒸馏水中浸泡24h以上，目的是使玻璃膜表面溶胀形成水化层，减少并稳定不对称电位，保持其传感灵敏性。每次更换标准缓冲液或样品液前，应用蒸馏水充分洗涤电极，然后将水吸尽，再对所换的标准缓冲液或样品液进行测定。为减少空气和水样中二氧化碳的溶入或挥发，样液制备好了应立即测定，直接测定的消毒剂不应提前打开容器。用标准溶液校正仪器，选择与样液pH值最接近的标准溶液进行定位，其pH值与样液pH值相差不超过2个pH单位，测定前可用pH值试纸初步确定样液pH值范围。以有机物为溶剂的样品，用常规pH值计无法准确测定，通常采用pH值试纸粗略测定pH值即可。

第三节　消毒相关产品的稳定性测定

稳定性测定是考察消毒相关产品在一定温度、湿度、光线等条件下随时间的变化规律的试验，以检验产品在有效期内是否稳定或检验产品的稳定时间。所有消毒剂均应进行稳定性试验，其中消毒剂模拟现场和现场消毒需要进行连续使用稳定性试验，灭菌与消毒指示器材、隐形眼镜护理液和一次性使用卫生用品亦需进行稳定性试验。

一、消毒剂的稳定性试验

目前，相关标准对大多消毒剂的稳定性要求是在规定的保存条件和时间内，有效成分的含量下降率小于或等于10%。也有一些要求特殊的，例如空气消毒剂要求，液体消毒剂在产品有效期内的有效成分下降率应小于或等于15%；过氧化物类消毒剂要求有效成分含量不得低于标准中标示量的下限值。对于稳定时间的要求，不同的消毒剂亦不同。多数消毒剂的稳定性要求为完整包装、在产品规定的储存条件下不少于12个月，例如二氧化氯消毒剂、季铵盐类消毒剂、含溴消毒剂、乙醇类消毒剂等；一些产品要求在其规定的储存条件下，在产品有效期内保持稳定，例如过氧化物类消毒剂；一些消毒剂要求的稳定性有效期更长，如胍类消毒剂为大于等于24个月，酚类消毒剂产品要求在常温避光条件下有效期应不低于1年。

稳定性测定可用加速实验法37℃ 90d 和/或54℃ 14d，也可选用室温留样法。以化学成分为主的消毒剂，用化学法进行稳定性实验；以植物为主要有效成分的消毒剂，用微生物法进行稳定性实验；以化学成分和植物为有效成分的消毒剂，同时用化学法和微生物法进行稳定性实验。

（一）外观检查

进行稳定性试验的样品，在一定条件下保存一定时间后取出测定。除测定有效成分含量或杀灭微生物效果外，首先必须进行外观检测，例如观察记录消毒剂有无颜色变化；液体消毒剂应观察记录有无沉淀或悬浮物产生，对片剂应观察记录外观性状是否完好。此外，加速试验测定结果应对其性状变化进行描述，若因有颜色等性状变化而无法进行有效成分测定时，以室温留样法结果为准。

（二）化学测定法

1. 加速试验法

加速试验法是指利用温度、湿度、光照等条件的变化，加速样品的降解，在短时间内考察样品的稳定性。消毒相关产品的稳定性加速试验主要是在较高的温度下进行短时间的保存，以预测样品在室温条件下的稳定性。通常取包装好的消毒剂，置37℃恒温保存3个月（粉剂、片剂要求相对湿度大于75%）或54℃恒温保存14d。于放置前、后分别测定消毒剂有效成分含量。每次检测样品为三批，每批样品重复测2次，取其平均值即可。

加速试验法结果评价以有效成分下降率超过 10％为不符合要求。若经 37℃存放 3 个月的样本，其杀菌有效成分含量下降率小于或等于 10％，可将贮存有效期定为 2 年；经 54℃存放 14d 者，杀菌有效成分下降率小于或等于 10％，则贮存有效期可定为 1 年。未通过加速试验的消毒剂，或欲观察 2 年以上储存有效期的消毒剂，可按室温留样法测定其储存有效期。

2. 室温留样法

室温留样法是将样品贮存于通常室温条件下，定期记录和考察有关的稳定性指标，通过与存放前结果比较，以确定该产品有效期的方法。消毒相关产品的稳定性室检测用温留样法放置温度为（25±2）℃，将已测有效成分含量并包装好的消毒剂按产品保存期时限（企业提供），取样测定有效成分含量，有效成分含量下降率小于或等于 10％为合格。

（三）微生物测定法

微生物测定法测量消毒相关产品稳定性的贮存方法同化学测定法。在杀灭或抑制微生物试验中，所用试验微生物应为使用说明书中拟杀灭或抑制微生物中抗力最强者。对只使用原液消毒的消毒剂，直接用其原液进行杀菌或抑菌试验。对需稀释后使用的消毒剂，则以其使用说明书中杀菌合格最低浓度的溶液进行试验。实验作用时间、分组及其他试验条件均应与原杀灭试验相同。贮存后样品增加 10％的浓度，若对微生物的杀灭效果仍能达到消毒的要求，可判为合格，同时定出贮存有效期。

（四）消毒剂模拟现场和现场消毒连续使用稳定性试验

消毒剂模拟现场和现场消毒鉴定试验需要进行连续使用稳定性试验，以验证消毒剂在反复取放浸泡医疗器械条件下的使用有效期，即放入器械至说明书上连续使用的最长时间，吸取消毒液样本。医疗器械消毒按消毒剂对医疗器械的消毒模拟现场试验，医疗器械灭菌按消毒剂对医疗器械的模拟现场灭菌试验方法，测定该消毒液对芽胞的杀灭效果。试验重复 3 次，3 次试验均达到合格要求，可判为连续使用稳定性试验合格。

二、灭菌与消毒指示器材的稳定性试验

灭菌与消毒指示器材需要在规定的贮存条件，或在室温、避光、干燥条件下，保存至一定的时间后，取样进行鉴定时间，若鉴定结果符合相关指示器材的合格要求，可视为该指示器材稳定性合格。如压力蒸汽灭菌生物指示物，在规定的贮存条件下，按使用说明书规定的有效期限抽样检测，先观察外观，特别注意指示物中的培养液颜色有无变化。在外观正常情况下，进一步进行生物指示物含菌量、存活时间、杀灭时间的测定。菌量数下降小于 50％，存活时间和杀灭时间又在规定合格范围内，该贮存期可视为产品的有效保存期；压力蒸汽灭菌化学指示卡，在室温、避光、干燥条件下，保存至一定时间（至少半年），用实验室试验方法进行检测，若结果符合要求，可视为指示卡在该保存期内性能稳定。

三、隐形眼镜护理液的稳定性试验

隐形眼镜护理液成品的稳定性与消毒剂稳定性测定方法一致。为确定多次量隐形眼镜护理液开封后的抛弃日期，选择消毒效果试验中抗力最强的一种细菌与一种酵母菌，在不同时间接种和取样，进行细菌培养并活菌计数。接种日期为试验开始、拟抛弃日期的25%、50%、75%、100%，取样日期为拟抛弃日期的25%、50%、75%、100%及拟抛弃日期后2周。在第14d，以细菌减少对数值大于或等于$3.00\log_{10}$，酵母菌减少对数值大于或等于$1.00\log_{10}$，并且在以后至抛弃日期细菌与酵母菌的活菌计数不再增加为合格。

四、一次性使用卫生用品的稳定性鉴定

一次性使用卫生用品需对其杀菌性能、抑菌性能进行稳定性鉴定。同消毒剂一样，可采取自然留样和加速试验进行样品保存，然后抽样进行抑菌或杀菌性能测试。自然留样，其杀菌率或抑菌率达到规定的标准值，产品的杀菌或抑菌作用有效期为自然留样时间。54℃ 14d 加速试验，其杀菌率或抑菌率达到规定的标准值，产品的杀菌或抑菌作用有效期为室温保存至少1年。37℃保存3个月加速试验，其杀菌率或抑菌率达到规定的标准值，产品的杀菌或抑菌作用有效期为室温下至少保持2年。

第四节 消毒剂对金属腐蚀性的测定

金属腐蚀是指金属与环境间的物理、化学因子相互作用，其结果是金属的性能发生变化，并常可致金属、环境或由其作为组成部分的技术体系的功能受到损伤。金属腐蚀性则指给定的腐蚀体系内（一种或多种金属和影响腐蚀的环境要素所组成的体系），环境引起金属腐蚀的能力，通常以腐蚀速率（corrosion rate）来表示和评价。腐蚀速率是指单位时间内金属的腐蚀效应，腐蚀速率的表示方法取决于技术体系和腐蚀效应的类型，可采用单位时间内腐蚀深度的增加或单位时间内单位面积上金属的失重或增重等来表示。腐蚀效应可随时间变化，且在腐蚀表面的各点上不一定相同。因此，除腐蚀速率的报告，应同时说明腐蚀效应的类型、时间关系和位置。对于消毒相关产品而言，金属腐蚀性试验主要检测消毒剂和杀菌器械所产生化学杀菌因子对金属的腐蚀性。

金属腐蚀性测定有多种方法，如化学浸泡试验、盐雾试验、大气暴露试验等，在消毒相关产品腐蚀性试验中，多使用化学浸泡试验。化学浸泡试验既可用于评定全面腐蚀行为，也可用于评定局部腐蚀行为。根据试片与溶液的相对位置，浸泡实验分为全浸试验、半浸试验和间浸试验三种。全浸试验是将试片完全浸入溶液，此法操作简便，重现性好。半浸试验又称水线腐蚀试验，试片的一部分浸入溶液，而且使试片的尺寸（尤其是液面上下的面积比）保持恒定，使气相和液相交界的"水线"长期保持在试片表面的固定位置上，在"水线"附近可以观察到严重局部腐蚀。间浸试验是使试片按照设定的循环程序，重复交替地暴露在溶液和气相中，又称交替浸泡试验。试验时需严格控制环境的温度和湿度，以保证试片表面的干湿变化频率。

一、消毒相关产品的金属腐蚀性试验

消毒相关产品进行金属腐蚀性试验的目的是测定消毒剂对各种金属的腐蚀程度，以注明在使用时是否需给予应有的注意。用于金属物品消毒的消毒剂和消毒器械应进行本项检测，试验浓度应选择最高使用浓度。金属腐蚀性测定的方法有多种，消毒相关产品金属腐蚀性测定的方法为均匀腐蚀全浸试验，也称挂片试验，即把金属材料制成特定形状和尺寸的试片，在选定的介质中浸泡一定时间，取出后，通过称重的方法，评定金属材料的腐蚀行为。

（一）金属片的要求

消毒相关产品的金属腐蚀性试验所使用的金属在性状、规格、预处理等方面都有一定的要求。所用金属片大小、厚薄应严格一致，表面需磨光。金属样片仅可使用一次，否则影响试验的准确性。金属片圆形，直径 24.0 mm，厚 1.0 mm，穿一直径为 2.0 mm 小孔，表面积总值约为 9.80 cm² （包括上、下、周边表面与小孔侧面），光洁度为 6。使用的原料碳钢规格需符合中华人民共和国国家标准《碳素结构钢》（GB/T 700－2006），铜原料规格需符合国家标准《铜及铜合金带材》（GB/T 2059－2008），铝原料规格需符合国家标准《铸造铝合金》（GB/T 1173－2013），不锈钢原料需符合国家标准《不锈钢棒》（GB/T 1220－2007）。注意碳钢易氧化生锈，应保存于油中。

在浸泡待测样液前，金属片需清洁、脱脂、干燥和称重。即将金属片放入有表面活性作用的清洁剂中浸泡 10 min，充分去油，洗净；亦可用氧化镁糊剂涂抹除油后洗净；以 120 号粒度水砂纸磨去金属片两面和周边表面的氧化层，每张砂纸只能磨一种金属材料。再用自来水冲净。测量片的直径、厚度、孔径（精确至 0.1 mm）。用无水丙酮或无水乙醇再次脱脂。置 50℃ 恒温箱中干燥 1 h，待其温度降至室温后称重（每金属片待天平归零后称重 3 次，精确至 0.1 mg，取其平均值作为试验前重量）。降温时称重最好放入干燥器中进行。称重时，勿以手直接接触样片，应戴洁净手套。

（二）浸泡

按消毒剂最高使用浓度配制试验用消毒液，20～25℃ 条件下浸泡试验金属样片。一个容器盛的消毒液只能浸泡同一种金属。浸泡时，金属片需浸泡在 200 ml 消毒液中。金属样片用塑料线系以标签，编号和注明日期，悬挂于消毒液中，一次性浸泡 72 h。易挥发性或有效成分不稳定的消毒剂，根据情况，酌情定时更换消毒液，直至浸泡 72 h。需换消毒剂溶液时，操作应迅速，勿使样片暴露在空气中过久。每种金属每次试验放置 3 片样片。浸泡时，若同种金属每一样片相隔 1 cm 以上，可在同一容器内（含 600 ml 消毒液）进行。

（三）冲洗

浸泡到规定时间后，取出金属片，先用自来水冲洗，再用毛刷或其他软性器具去除腐蚀产物。如仍有清除不掉的腐蚀产物，可按下列方法清除［参见《金属材料实验室均匀腐蚀全浸试验方法》（JB/T 7901）]：铜片在室温下浸泡于氢化氢溶液（500ml36％～38％ 氢化氢溶液加蒸馏水至1000ml，氢化氢溶液比重为1.19）中 1～3min；碳钢片置含锌粉 200 g/L 的氢氧化钠溶液中，煮沸 5～30 min；铝片浸泡于三氧化铬（铬酸）磷酸溶液（三氧化铬 20 g，磷酸 500ml，加蒸馏水至1000ml；磷酸比重为1.69）中，升温至 80℃，持续 5～10min。如还未清除干净，可在室温浸于硝酸（比重1.42）溶液中1min。不锈钢浸泡于 60℃硝酸溶液（66％～68％硝酸 100 ml，加蒸馏水至 1000 ml）20 min。或浸于 70℃柠檬酸铵溶液（柠檬酸铵 150 g，加蒸馏水至 1000 ml）中 10～60 min。

（四）称重

金属样片除去腐蚀产物并清洗后，用粗滤纸吸干水分，置于垫有滤纸的平皿中，放入 50℃ 温箱，干燥 1h，用镊子夹取，待其温度降至室温后分别在天平上称重。天平回零后称 3 次，以其平均值作为试验后重量。样片在用化学法去除腐蚀物时，需设相应空白对照以校正误差。空白对照样片除不经消毒剂浸泡，其余与试验组样片同样处理和称重，并计算其平均失重值。试验的全过程应同时设不锈钢片浸泡蒸馏水的对照，浸泡前后的重量差应小于 0.3 mg。否则，应在找出原因后，重新试验。

二、金属腐蚀性试验结果与评价

观察与记录金属片外观和颜色变化，并以金属腐蚀速率（R）平均值表达，在计算时应减去空白对照组样片的失重值。腐蚀速率计算公式如下：

$$R = \frac{8.76 \times 10^7 \times (m - m_t - m_k)}{S \times t \times d}$$

式中，R 为腐蚀速率，[mm/a（毫米/年）]；m 为试验前金属片重量，g；m_t 为试验后金属片重量，g；m_k 为化学处理去除腐蚀产物样片失重值，g。试验中未进行化学清除处理者，计算时在公式中删去 m_k 值；S 为金属片的表面积总值，cm²；t 为试验时间，h；d 为金属材料密度，kg/m³。

金属腐蚀性分级标准见表 10-4-1。

表 10-4-1 金属腐蚀性分级标准

腐蚀速率 R（mm/a）	级别
<0.0100	基本无腐蚀
0.0100～<0.100	轻度腐蚀
0.100～<1.00	中度腐蚀
≥1.00	重度腐蚀

小 结

本章主要介绍了消毒相关产品的感官检验和一般理化检验。感官检验是消毒相关产品检验中不可缺少的一种简单检验方法，是以人的感觉为基础，对样品的色、味、形和质等进行综合性评价的一种检验方法，主要介绍了视觉检验和嗅觉检验。一般理化检验包括 pH 值的测定、稳定性测定和消毒剂对金属腐蚀性的测定等。pH 值对消毒相关产品质量和作用有很大的影响，所以消毒相关产品的 pH 值测定十分重要，其测定方法通常包括玻璃电极法、标准缓冲液比色法和 pH 试纸法，此处详细介绍了最常用的玻璃电极法。稳定性测定是为了检验消毒相关产品在有效期是否稳定或稳定时间。本章详细介绍了消毒剂、灭菌与消毒指示器材、隐形眼镜护理液和一次性使用卫生用品的稳定性测定。针对消毒相关产品而言，金属腐蚀性试验主要检测消毒剂和杀菌器械所产生化学杀菌因子对金属的腐蚀性，对此本章做了介绍。

思考题

1. 什么是感官检验？进行感官检查时，如何避免个人主观性的影响？
2. 进行消毒剂的包装检查时主要检查哪些方面？
3. 为什么要进行消毒剂 pH 值的测定？pH 值的测定方法通常有哪些？
4. 消毒剂的稳定性测定是指什么？为什么要进行稳定性试验？稳定性测定的主要方法有哪些？
5. 什么是金属腐蚀性？均匀腐蚀全浸试验如何进行？
6. 金属腐蚀性依据什么标准来进行分级？

（邹晓莉）

第十一章　消毒剂无机有效成分含量测定

常用消毒剂按成分可以分成两大类：无机消毒剂和有机消毒剂。无机消毒剂主要包括含氯消毒剂、含碘消毒剂、含溴消毒剂、过氧化物类消毒剂、二氧化氯类消毒剂、臭氧消毒剂和酸性氧化电位水等七种。本章重点介绍这些无机消毒剂中有效成分的测定方法。

第一节　含氯消毒剂有效氯含量测定

含氯消毒剂（chlorine-containing disinfectant）是指溶于水后产生具有杀灭微生物活性的次氯酸的一类消毒剂，其杀灭微生物的有效成分常以有效氯表示。

含氯消毒剂杀菌谱广，对细菌繁殖体、病毒、真菌孢子及抗力最强的细菌芽胞都有杀灭作用。常用于饮用水消毒，亦可用于畜舍、禽舍、用具、运输车辆、洗手等消毒。

含氯消毒剂包括无机氯化物和有机氯化物两类：无机氯化合物如次氯酸钠（有效氯 10%～12%）、漂白粉（有效氯 25%）、漂粉精（有效氯 80%～85%）、氯化磷酸三钠（有效氯 3%～5%），有机氯化合物如二氯异氰尿酸钠（有效氯 60%～64%）、三氯异氰尿酸（有效氯 87%～90%）、氯胺 T（有效氯 24%）等。

无机氯性质不稳定，见光、遇热、受潮及吸收 CO_2 均会分解，挥发出具有刺激性特殊臭味的氯气，从而逐渐丧失其有效成分。有机氯相对稳定，但是溶于水之后均不稳定。故这类消毒剂都无法久存，应密闭保存于阴暗干燥处，时间不超过 1 年。如存放日久，应测实际有效氯含量，校正配制用量。漂白粉精的粉剂和片剂的有效氯含量高达 60%～70%，使用时可按比例减量。

含氯消毒剂的有效成分为次氯酸。次氯酸分子量小，易扩散到细菌表面并穿透细胞膜进入菌体内，氧化细胞酶的巯基，破坏细胞质代谢，使菌体蛋白氧化，导致细菌死亡。

这类消毒剂在酸性环境中杀菌力强而迅速，使用时溶液 pH 值越高，杀菌作用越弱，pH 值 8.0 以上，可失去杀菌活性；有机物明显影响其杀菌作用；温度每升高 10℃，杀菌时间可缩短 50%～60%。

一、几种常用含氯消毒剂

（一）漂白粉

漂白粉（bleaching powder）也称含氯石灰或氯化石灰（chloride of lime,

chlorinated lime)，又称次氯酸钙混合物（calcium hypochlorite mixtures），是一种白色颗粒状粉末，主要成分是次氯酸钙，其他成分为氢氧化钙、氯化钙、氧化钙，有效氯含量 25%～32%。

1. 使用方法和范围。

用漂白粉配制水溶液时应先加少量水，调成糊状，然后边加水边搅拌成乳液，静置沉淀，取澄清液使用。漂白粉干粉可用于铺垫墓葬，地面和人、畜排泄物的消毒，其水溶液可用于餐具、饮用水消毒，污水处理，粪便处理等。注意漂白粉对织物的漂白作用和对各类物品如金属制品的腐蚀作用，操作时应做好个人防护。漂白粉应保存在密闭容器内，放在阴凉、干燥、通风处。

2. 毒性。

主要为皮肤黏膜刺激作用。小鼠急性经口 LD_{50} 为 2710 mg/（kg·bw），属低毒。

（二）漂白粉精

漂白粉精（calcium hypochlorite）又称漂粉精，即次氯酸钙（calcium hypochlorite），是白色粉末，比漂白粉易溶于水且稳定，成分为次氯酸钙，含杂质少，有效氯含量 80%～85%。使用方法范围、中毒表现和处理见“漂白粉”。

（三）次氯酸钠

次氯酸钠（sodium hypochlorite）为无色至浅黄绿色液体，有铁存在时呈红色。溶于冷水，在热水中分解为氯化钠、氯酸钠和氧。有效氯含量 10%～12%，含碱度 2%～3% 的溶液可储存 10～15d。

1. 使用方法和范围。

次氯酸钠用于中水（即再生水，其水质介于污水和自来水之间，是城市污水、废水净化处理后的水）、污水消毒时一般将原液稀释成 30% 的浓度后使用，使用时直接用耐腐蚀计量泵加入水系统，宜将水系统的 pH 值控制在 6.0 以下，常用于耗氯量较少的水系统。次氯酸钠在水处理领域用作净水剂、消毒剂、杀菌剂；用于工业水和游泳池水的杀菌消毒和灭藻；也用于分解有机物，以及用作去除铁、锰的助剂等。

2. 毒性。

小白鼠灌胃属实际无毒级，无明显蓄积作用，无致突变活性。含有效氯 6.82% 的消涤净（以次氯酸钠为主要成分）小鼠急性经口 LD_{50} 为 5000 mg/（kg·bw），属无毒。低浓度对皮肤无刺激性。高浓度对皮肤、黏膜有较强的刺激作用。

（四）二氯异氰尿酸钠

二氯异氰尿酸钠（sodium dichloroisocyanurate）为有机氯消毒剂，又名优氯净（euchlorine），白色晶体，性质稳定，有效氯含量 60%～64%，水溶液稳定性较差。二氯异氰尿酸钠水解常数较高，杀菌能力较其他氯胺类消毒剂为强。与次氯酸盐类消毒剂相比，在低浓度下，二氯异氰尿酸钠作用较慢；在高浓度下，因其溶液可保持弱酸性，所以杀菌效果有时可优于次氯酸盐类，具有高效、广谱、稳定、溶解度高、毒性低等优点。

1. 使用方法和范围。

加水即溶解于水中，根据消毒对象选择浓度用量，水溶液可用于喷洒、浸泡、冲洗、洗擦等消毒方式，可杀灭肠道致病菌、化脓性球菌、致病性酵母菌和细菌芽胞，并能灭活肝炎病毒等致病微生物。亦可用干粉直接消毒污染物，处理粪便等排泄物，用法同漂白粉，直接喷洒地面，剂量为 $10\sim20g/m^2$，与多聚甲醛干粉混合点燃，气体可用于熏蒸消毒；可与 92 号混凝剂（以聚羟基氯化铝为基础加铁粉、硫酸、双氧水等合成）以 1∶4 混合成为"遇水清"，作饮用水消毒用；还可与磺酸钠配制成各种消毒洗涤液。

2. 毒性。

二氯异氰尿酸钠属低毒消毒剂，蓄积毒性极微，无致突变和致畸变作用。大鼠经口 LD_{50} 为 604 mg/（kg・bw），小鼠经口 LD_{50} 为 8380 mg/（kg・bw）。

（五）氯胺 T

氯胺 T（chloramine T）为有机氯消毒剂，有效氯含量 24％～26％，性质较稳定，密闭保持 1 年，仅丧失有效氯 0.1％。氯胺 T 为白色微黄色晶粉，有轻微氯味，微溶于水，25℃时溶解度为 1.1g/L，溶液弱碱性，可形成次氯酸，水解常数 4.9×10^{-8}。刺激性和腐蚀性较小，作用较次氯酸缓慢。

1. 使用方法和范围。

为外用消毒药，对细菌繁殖体、病毒、真菌孢子、细菌芽胞均有杀灭作用。适用于饮用水、食具，以及各种器具，水果、蔬菜的消毒，创面、黏膜冲洗。作创口洗涤剂一般用1％～2％水溶液，黏膜消毒剂浓度为 0.1％～0.2％，饮用水消毒剂为 4 mg/L。与各种铵盐复配可促进其杀菌作用。

2. 毒性。

鼠急性经口 LD_{50} 为 1640 mg/（kg・bw），为低毒消毒剂。

二、有效氯测定方法

有效氯的测定按《消毒技术规范》（2002 年版）规定采用碘量法。

1. 原理。

含氯消毒剂遇水释放出次氯酸，在酸性条件下，次氯酸将碘化钾定量氧化成单质碘。以硫代硫酸钠标准溶液滴定析出的单质碘，以淀粉为指示剂滴定至蓝色消失。根据消耗硫代硫酸钠的体积计算有效氯的含量。

2. 测定。

（1）样品处理：精密吸取适量液体含氯消毒剂，使其相当于有效氯约 0.6g，置于 100ml 容量瓶中，加蒸馏水至刻度，混匀。对固体含氯消毒剂，精密称取适量使其相当于有效氯约 0.6g，置烧杯中以蒸馏水溶解，转入 100ml 容量瓶中。用蒸馏水洗称量杯及烧杯 3 次，洗液全部转入容量瓶，蒸馏水定容到刻度，摇匀。

（2）测定步骤：向 100ml 碘量瓶中加 2mol/L 硫酸 10ml，100g/L 碘化钾溶液 10ml 和混匀的消毒剂稀释液 10.0ml。此时，溶液呈现棕色。立即密塞振摇混匀后加蒸馏水于碘量瓶盖缘水封，暗处放置 5 min。打开瓶盖，让盖缘蒸馏水流入瓶内，同时用蒸馏水冲洗盖底部及瓶壁。尽快用硫代硫酸钠标准溶液滴定游离碘，边滴边摇匀。待溶液呈淡黄色时加入 5 g/L 淀粉溶液 10 滴，溶液立即变蓝色。继续滴定至蓝色消失，记录用去的硫代硫酸钠标准溶液总量，并将滴定结果用空白试验校正。重复测两次，取两次平均值进行以下计算。

（3）结果计算：1mol/L 硫代硫酸钠滴定液 1ml 相当于 0.03545g 有效氯，按下列公式（1）和（2）计算有效氯含量：

$$X(\%) = \frac{c(V_{st} - V_0) \times 0.03545}{m} \times 100\% \tag{1}$$

$$X(g/L) = \frac{c(V_{st} - V_0) \times 0.03545}{V} \times 1000 \tag{2}$$

式中，X 为有效氯含量，%或 g/L；c 为硫代硫酸钠标准溶液浓度，mol/L；V_{st} 为滴定用去的硫代硫酸钠标准溶液体积，ml；V_0 为空白消耗硫代硫酸钠标准溶液体积，ml；m 为碘量瓶中所含消毒剂原药质量，g；V 为碘量瓶中含液体消毒剂原液体积，ml。

注：公式（1）用于计算固体样品中有效氯含量；公式（2）用于计算液体样品中有效氯含量。

3. 说明。

（1）由于碘具有挥发性，所以滴定必须使用碘量瓶。在暗处放置前，最好在瓶塞口吹些水，让其密闭。

（2）次氯酸与碘化钾的反应速度较慢，在稀溶液中更慢，故在加水稀释前应放置 5min，使反应完全。

（3）放置 5min 后为防止碘挥发至瓶塞和瓶壁上，需用水冲洗。打开瓶塞应立即滴定。

（4）碘含量高时溶液呈棕色，此时加入淀粉，碘会嵌入淀粉的链状结构中不易与硫代硫酸钠反应。这部分嵌入的碘一方面会造成终点颜色变化不敏锐，另一方面会使测定结果偏低。因此淀粉指示剂应在滴定至溶液呈浅黄色，碘含量较低时加入。

（5）加入淀粉指示剂后要注意控制滴定速度，以免超过终点。

第二节 含碘消毒剂有效碘含量测定

含碘消毒剂（disinfectants containing iodine）主要有碘酊（iodine tincture）、碘伏（iodophor）等。此类消毒剂起杀菌作用的主要是碘，含碘消毒剂的质量是以有效碘的含量来加以控制的。《含碘消毒剂卫生标准》（GB 26368－2010）中规定：碘酊的有效碘含量应在 1.8%～2.2%，碘伏的有效碘须在 2～10 g/L。

含碘消毒剂应用非常广泛，其消毒范围已涉及临床、卫生、日常生活、农牧养殖业和饮用水等。碘杀菌谱广，对细菌繁殖体、部分细菌芽胞、病毒、原虫、霉菌等的杀灭效果好，对黏膜刺激性小，毒性低，但当与有机物共存时效力下降，且易见光分解。可制成碘酊或碘液对皮肤消毒，也可用于畜舍、洗手、用具、运输车辆消毒，医院主要用于外科手术前的手消毒。

碘是一种活动性很强的元素，具有一般消毒剂所没有的良好的渗透性，所以成为一种极好的杀灭微生物药剂。碘类消毒剂中起杀菌作用的主要是游离碘和次碘酸。游离碘能迅速穿透细胞壁，次碘酸具有很强的氧化作用，对不同的病原体，它们的杀灭力不尽相同。对细胞和芽胞，游离碘的灭活效果分别高于次碘酸 2～3 倍和 6 倍，而对病毒的灭活效果次碘酸要高于碘 5 倍。初步的研究推测，碘通过多种途径与病原体发生反应。游离状态的碘原子具有较强的氧化作用，可以破坏病原体的细胞膜结构及蛋白质分子；碘还通过与羟基、氨基、烃基、巯基结合导致蛋白质变性沉淀，使微生物灭活。有的含碘消毒剂中还含有酒精，酒精分子具有很强的渗透能力，能穿过病原体表面的膜，使构成病原体生命基础的蛋白质凝固变性。

一、常见含碘消毒剂

（一）碘

碘（iodine）在常温下为灰黑色或蓝墨色，有异臭，易挥发，微溶于水，易溶于乙醇、乙醚或二硫化碳。碘具有抗菌谱广，对组织毒性小的特点。50mg/L 碘的溶液可在 10min 内杀灭细菌繁殖体，60mg/L 的碘溶液作用 30min 可杀灭芽胞。但它也存在着水溶性差，室温下易升华为气体，易分解、含量不稳定，对皮肤黏膜有刺激性和较强的腐蚀性等缺点。

1. 使用方法和范围。

临床上碘消毒剂的常用剂型有碘酊或碘酒（一般有效碘含量为 2％）、碘甘油（常用浓度为 1％～3％）、碘仿粉及复配制剂等。碘酒或碘酊即内含 2％碘及 1％～5％碘化钾（KI）的酒精溶液，呈棕黄色，有很强的杀菌和消肿作用。碘酒主要用于皮肤消毒、毒虫叮咬及疔疖等皮肤感染，广泛用于外科手术前、注射前的皮肤消毒；小切口、擦伤的处理，作用 1min，再用 70％乙醇擦净残余碘（脱碘）。不适宜用于眼、口腔、阴道宫颈黏膜及新生儿皮肤黏膜的消毒，应避免误食，且不能与红药水同时涂抹于一处。碘酊因易挥发而不稳定。1％碘酊 15～30 min 能完全破坏 HBsAg 的抗原性。水中保持余碘 5～6mg/L，作用 10 min，可达到消毒水的目的。

碘仿和碘甘油稳定性好。碘甘油刺激性小，特别适合于黏膜的消毒，一般使用浓度为 1％～3％，临床上主要用于口腔黏膜疾患、皮肤溃疡、耳道炎、褥疮。碘仿具有杀菌、抑菌、收敛、防腐等作用，能减少创面的渗出，使创面干燥，并促进伤口愈合。

游离碘消毒剂被推荐作为某些外科器械的紧急消毒处理，特别适合于不耐热的物品的消毒，如导液管、刀片、橡胶塑料制品、外科缝线等，一般采用 0.2％～2％有效碘浓度，浸泡 1～5 min，再用 70％乙醇洗净。

2. 毒性。

低浓度碘的吸收对人体的影响不大，空气中允许的阈值为 1mg/m³。碘能经皮肤吸收，同口服相同，进入体内后迅速转化成碘化物，主要以甲状腺球蛋白的形式储存在甲状腺内，经弥散可通过胎盘。主要从尿排泄，少量从粪、唾液、乳汁中排出。碘的口服致死剂量是 2~3g，主要是对消化道的腐蚀作用，引起呕吐、腹痛、腹泻，1~3d 后发生尿闭，中毒者可由于循环衰竭、喉头水肿而窒息。碘的腐蚀性较氯轻微，但可使物品着色，遇淀粉呈深紫色，天然纤维织物沾上碘酊液后不易洗脱。

（二）碘伏

碘伏（iodophor）为碘与不同载体及碘化钾等组分结合而成的紫黑色液体，可缓慢释放碘，保持较长时间的杀菌作用。碘伏的载体大体可分成三类：①表面活性剂（非离子、阳离子或阴离子）；②聚合物，如聚乙烯吡咯烷酮（PVP）、聚维酮；③天然物（淀粉、糊粕、纤维素）。其中，以非离子表面活性剂作载体效果最好。碘伏的颜色一旦改变，就失去了消毒力，故通常将磷酸混入碘伏保存，以保存其酸性。

碘伏特别是 PVP-I 对组织无刺激性，无过敏反应，不染色，安全无毒，储存稳定，兼有清洁剂的作用。作用广谱且效率高，对各种细菌、芽胞、病毒以及真菌都具有较好的消毒功效，尤其对乙肝病毒（HBV）有较强的灭杀作用，并且作用快速；但对金属可能有腐蚀性（pH 值小于 2）。一般碘伏要求在一定的 pH 值范围内使用（在 pH 值小于 4 时，甚至有机物存在的条件下，仍具较好的杀菌作用），其灭菌浓度为10mg/L（1min），常规的消毒浓度为 15~75mg/L。

1. 使用方法及范围。

（1）术前及手、物体、器械表面消毒：用 0.5％碘伏原液（浓度为 5000mg/L）稀释 20~25 倍（浓度达 200~250mg/L）用于工作人员手的浸泡及物体表面擦洗、器械初步处理等清洁消毒，还用于术前皮肤及注射穿刺部位皮肤的消毒。术前消毒亦可直接用无菌刷蘸取有效碘浓度 2~10g/L 的碘伏从手指尖刷手至前臂和上臂下 1/3 部位皮肤，作用 3~5min，然后擦干即可。

（2）伤口换药、清创：以 250~500mg/L 碘伏稀释液替代外用盐水用于各类伤口换药，能降低伤口感染率，促进愈合，特别是各类复合外伤；用该液体清创擦洗，除了起清洁消毒作用，碘伏中的表面洁性剂还可保护创面，减少渗出。用碘伏替代新洁尔灭可用于导尿时尿道口消毒，因其无刺激而减少患者的痛苦。

（3）黏膜冲洗消毒：碘伏无刺激性，因而可用含有效碘 250~500mg/L 的碘伏稀释液直接对眼、口腔黏膜及新生儿皮肤黏膜等部位进行冲洗或擦洗。

（4）贵重器械或特殊器械消毒：以碘伏原液浸泡或擦拭 2~3min 后，经清水冲洗，再浸泡几分钟即可使用。

（5）由于表面活性剂具有清洗作用，碘伏可以用于蔬菜瓜果、食品加工器具等的清洗消毒。

（6）一般非离子表面活性剂价格比聚乙烯吡咯烷酮的价格要低得多，碘伏生产成本较低，使其适宜于养殖业如养殖场的消毒及鱼、虾、畜、禽疾病的防治。

2. 毒性。

动物毒性实验表明，碘伏的毒性比碘制剂低，属低毒类，一般人使用 PVP-I 不易产生过敏反应，对皮肤、黏膜无刺激，毒理试验毒性很小。肾功能正常时，蓄积毒性微小。不过国外也有报道认为，产房内应慎用碘伏类消毒剂，甲状腺功能紊乱的患者也应避免长期、大量应用碘类消毒剂。PVP－I 溶液小鼠急生经口 LD_{50} 为 5030 mg/（kg·bw），属实际无毒级。

二、有效碘的测定

有效碘的测定按《消毒技术规范》（2002 年）的方法进行。

1. 原理。

在酸性介质中，样品中的游离碘与硫代硫酸钠标准溶液反应，以淀粉为指示剂，当淀粉蓝色消失时代表游离碘刚好作用完全。根据消耗硫代硫酸钠的体积计算样品中有效碘含量。

2. 测定。

（1）样品处理：精密取含碘消毒剂适量，使其相当于有效碘约 0.25g，置 100 ml 容量瓶中并加入醋酸 5 滴，用水稀释至刻度，摇匀。

（2）测定步骤：取适量样品处理溶液，用 0.1 mol/L 硫代硫酸钠标准溶液滴定，边滴边摇匀。待溶液呈淡黄色时加入 5g/L 淀粉溶液 10 滴（溶液立即变蓝色），继续滴定至蓝色消失，记录用去的硫代硫酸钠滴定液总量，并将滴定结果用空白试验校正。重复测两次，取两次平均值进行以下计算。

（3）结果计算：由于 1mol/L 硫代硫酸钠滴定液 1 ml 相当于 0.1269 g 有效碘，按以下公式（1）和（2）计算有效碘含量：

$$X(\%) = \frac{cV_{st} \times 0.1269}{m} \times 100\% \tag{1}$$

$$X(g/L) = \frac{cV_{st} \times 0.1269}{V} \times 1000 \tag{2}$$

式中，X 为有效碘含量，%或 g/L；c 为硫代硫酸钠滴定液浓度，mol/L；V_{st} 为滴定用去的硫代硫酸钠滴定液体积，ml；m 为碘量瓶中所含消毒剂原药的质量，g；V 为碘量瓶中含液体消毒剂原液体积，ml。

注：公式（1）用于计算固体样品中有效碘含量。公式（2）用于计算液体样品中有效碘含量。

3. 说明。

参见有效氯的测定。

第三节　含溴消毒剂有效溴含量测定

含溴消毒剂（disinfectant with bromine）是指溶于水后，能水解生成次溴酸，并发挥杀菌作用的一类消毒剂。这类消毒剂具有高效杀菌、使用成本低、不易燃、不易爆、方便运输和存放、腐蚀性低，气味清淡刺激性小、效果稳定持久，应用受 pH 值和有机物干扰小，杀菌后的剩余产物在自然条件下被分解为氨、二氧化碳和水，无残留且不污染环境等特点，因而是目前国际上公认的新一代安全、稳定、高效、广谱的消毒剂，在美国、日本、西欧等国家和地区得到广泛认可，被美国环保局批准，并取得 FDA 认证。我国卫计委已批准其为高效消毒剂。

溴化物作为消毒剂起源于 20 世纪 30 年代，最早用于水消毒，由于液体溴使用有风险，后来科学家发明了固体含溴消毒剂，包含溴氯－5,5－二甲基乙内酰脲（bromochloro－5,5－diemethylhydantoin）和 1,3－二溴－5,5－二甲基乙内酰脲，（1,3－dibromo－5,5－diemethylhydantoin）两种成分。后者俗名二溴海因，是一种白色或微黄色结晶性固体，分子式 $C_5H_6Br_2N_2O_2$，分子量 285.94，熔点 180℃。二溴海因溶于水释放出溴，其氧化能力的标志为有效溴（available bromine），即含溴消毒剂氧化能力相当的溴量，按照《含溴消毒剂卫生标准》（GB 26370－2010）的标准，二溴海因在含溴消毒剂中的质量分数应在 96.0%～99.0%，有效溴（以 Br 计）的质量分数应控制在 107%～111%，且在有效期内有效溴下降率不得超过 10%。

含溴消毒剂作用原理与含氯消毒剂基本相似，但比含氯消毒剂杀菌速度快。其在水中水解主要形成有超强氧化性的次溴酸，以次溴酸的形式释放出溴。二溴海因释放溴的反应很快发生，在水中迅速形成大量杀菌的次溴酸，将生物体内的生物酶（如带有疏基的酶）氧化分解而失效，破坏细胞壁，释放细胞内容物，导致 DNA 双链断裂，达到迅速杀灭细菌繁殖体、细菌芽胞、真菌、病毒、藻类和某些寄生虫的目的。

一、二溴海因的使用方法与毒性

1. 使用方法和范围。

二溴海因用于杀菌剂、灭藻剂，可有效杀灭各种细菌、真菌、病毒、藻类等；可广泛用于水产养殖中，有效防治鱼、鳖、蟹、虾、蛙及贝等的各种细菌性、真菌性病；或用于地工业用水、自来水、生活污水和游泳池的消毒杀菌。但不适用于手、皮肤、黏膜和空气消毒。

二溴海因现用现配，根据用量及浓度加水溶解即可，勿用 40℃ 以上热水调配溶液。搅拌均匀即可使用，其使用方法和范围详见表 11-3-1。

表 11-3-1　二溴海因使用方法和范围

工位	用途	配制方法	有效溴浓度	接触时间	消毒频率	备注
周转	设备器具、周转容器	5g 含溴消毒剂＋10L 水	200 mg/L	20 min	每次周转前	完全浸泡、擦拭或喷洒至表面湿润
冲洗	餐具消毒（线上）	400g 含溴消毒剂＋1 吨水	160 mg/L	8 h	1 次	应安排在除渣、浸泡、冲刷之后，避免强碱对消毒剂的影响，根据实际生产选择投药点
	餐具消毒（浸泡）	500g 含溴消毒剂＋1 吨水	200 mg/L	15～30 min	8h 1 次	完全浸泡
通用	抹布、拖把、洁具	5g 含溴消毒剂＋8L 水	250 mg/L	20～30 min	24h 1 次	使用完的洁具清洗后浸泡在消毒溶液中

工位	用途	配制方法	有效溴浓度	接触时间	消毒频率	备注
包装	包装车间	5g 含溴消毒剂+20L 水	100 mg/L	15min	24h 1 次	按从上到下、从内到外的顺序喷洒、喷雾消毒
	地面、墙面	5g 含溴消毒剂+20L 水	100 mg/L		24h 1 次	按从上到下、从内到外的顺序拖擦或喷洒表面，湿润即可
	操作手套	1g 含溴消毒剂+4L 水	100 mg/L	15～20 min	2h 1 次	统一集中处理，完全浸泡
	操作工人手部消毒	1g 含溴消毒剂+8L 水	50 mg/L	15s	每次进入包装间	完全浸泡
	踩踏池	5g 含溴消毒剂+20L 水	100 mg/L	5s	每次进入包装间	

2. 毒性。

急性经口毒性试验属于实际无毒级，经骨髓细胞微核试验无致微核作用，对皮肤无刺激。

二、二溴海因及有效溴含量测定

按照《消毒技术规范》（2002 年版），二溴海因含量及有效溴含量测定采用碘量法。

1. 原理。

在酸性溶液中，二溴海因使碘化钾氧化而析出定量的碘，以淀粉溶液为指示剂，用硫代硫酸钠标准溶液滴定析出的碘。根据消耗硫代硫酸钠的量计算有效溴及二溴海因的含量。

2. 测定。

（1）样品处理：称取样品 0.15g（精确至 0.0002g），置于先加有 125ml 蒸馏水、2g 碘化钾的 250ml 碘量瓶中，在电磁搅拌器上充分搅拌，使样品完全溶解。

（2）测定步骤：在装有样品的碘量瓶中加硫酸溶液（1+8）20ml，用 20ml 蒸馏水冲洗瓶口及瓶壁，迅速加盖水封，置暗处 5min，然后用硫代硫酸钠标准溶液滴定至溶液变淡黄色，加入淀粉指示剂继续滴定至蓝色消失，记录消耗的硫代硫酸钠标准溶液的体积，同时做空白对照实验两次，结果取平均值。

（3）结果计算：按式（1）计算二溴海因含量，按公式（2）计算有效溴含量。

$$X(\%) = \frac{(V_1 - V_2) \times c \times M/4}{m \times 1000} \times 100\% \qquad (1)$$

式中，X 为二溴海因含量，%；V_1 为硫代硫酸钠标准滴定溶液的消耗体积，ml；V_2 为空白对照滴定硫代硫酸钠标准溶液消耗体积，ml；M 为二溴海因（1,3-二溴-二甲基乙内酰脲）的摩尔质量（M=285.94），g/mol；m 为称取样品的质量，g；c 为硫代硫酸钠标准溶液浓度，mol/L。

$$X(\%) = \frac{(V_1 - V_2) \times c \times M}{m \times 1000} \times 100\% \qquad (2)$$

式中，X 为有效溴含量，%；V_1 为硫代硫酸钠标准滴定溶液的消耗体积，ml；V_2 为空白对照滴定硫代硫酸钠标准溶液消耗体积，ml；M 为有效溴（以 Br 计）的摩尔质量（M=79.90），g/mol；m 为称取样品的质量，g；c 为硫代硫酸钠标准溶液浓度，mol/L。

3. 说明。

（1）硫酸属强酸，具有腐蚀性，使用时应注意防护，若溅到身上，立即用大量水冲洗，避免吸入或接触皮肤。

（2）测量结果保留三位有效数字。两次平行测定结果的绝对差值不大于两次测定值算术平均值的 0.5%。

（3）其余参见有效氯的测定。

第四节　过氧化物类消毒剂含量测定

过氧化物类消毒剂（peroxide disinfectants）指分子结构中含有二价过氧基"−O−O−"，能产生具有杀菌能力的活性氧的一类消毒剂。具有强氧化能力，各种微生物对其十分敏感，可将所有微生物杀灭。这类消毒剂包括过氧化氢、过氧乙酸、过氧戊二酸、二氧化氯和臭氧等。其中，以过氧乙酸的杀菌能力最强，因而使用最广泛。它们的优点是消毒后在物品上无毒性残余。缺点是不稳定，刺激性强，长期使用对人和动物的眼睛、呼吸道黏膜及环境有强力破坏作用。本节主要介绍过氧化氢、过氧乙酸和过氧戊二酸这三种过氧化物类消毒剂。

《过氧化物类消毒剂卫生标准》（GB 26371−2010）中规定，消毒剂中的有效成分过氧化氢（以 H_2O_2 计）的质量分数在 3.0%～6.0%，过氧乙酸（以 $C_2H_4O_3$ 计）质量分数在 15%～21%。其中没有涉及过氧戊二酸。

一、过氧乙酸

过氧乙酸（peroxyacetic acid）具有很强的氧化作用，可将菌体蛋白质氧化而使微生物死亡，对多种微生物，包括芽胞及病毒都有高效、快速的杀灭作用。

（一）使用方法与毒性

1. 使用方法和范围。

过氧乙酸适用于耐腐蚀物品、环境、室内空气等的消毒。专用机械消毒设备适用于内镜的灭菌。0.2%可用于手、纺织品和日用品的消毒；0.5%用于地面、墙壁、家具的消毒；1%用于体温表的消毒；用于空气消毒时，每立方米空间用2%的溶液8ml即可。

消毒可采用如下几种方式：

（1）浸泡法：将待消毒的物品浸没于装有过氧乙酸的容器中，加盖。对一般物体表面，用0.1%～0.2%（1000～2000mg/L）过氧乙酸溶液浸泡30min；对耐腐蚀医疗器械的高水平消毒，采用0.5%（5000mg/L）过氧乙酸冲洗作用10min，用无菌方法取出后采用无菌水冲洗干净，无菌巾擦干后使用。

（2）擦拭法：大件物品或其他不能用浸泡法消毒的物品用擦拭法消毒。消毒使用的浓度和作用时间同浸泡法。

（3）喷洒法：用于环境消毒时，用 0.2%～0.4%（2000～4000mg/L）过氧乙酸溶液喷洒，作用 30～60min。

（4）喷雾法：采用电动超低容量喷雾器，使用 5000mg/L 过氧乙酸溶液，按照 20～30 ml/m³ 的用量进行喷雾消毒，作用 60min。

（5）熏蒸法：使用 15% 过氧乙酸（7ml/m³）加热蒸发，在相对湿度 60%～80% 的环境下，室温熏蒸 2 h。

（6）使用以过氧乙酸为灭菌剂的专用机械消毒设备灭菌内镜时，应遵循卫计委消毒相关产品卫生许可批件的适用范围及操作方法。

2．毒性。

过氧乙酸为腐蚀性酸类，对组织有直接破坏作用。它可使组织蛋白形成酸性蛋白盐（acid proteinate）而溶于酸中，使血红素形成黑褐色的酸性羟基高铁血红素（acid hematin）而沉淀。本品的强烈刺激可以使血管张力反射消失。

（二）过氧乙酸含量的测定方法

按《过氧化物类消毒剂卫生标准》（GB 26371－2010）的要求，过氧乙酸含量测定按国家标准《过氧乙酸溶液》（GB/T 19014－2008）执行。

1．原理。

在酸性条件下，过氧乙酸中的过氧化氢用高锰酸钾标准溶液滴定至过氧化氢恰好作用完毕，释放出定量的氧气，然后用间接碘量法测定过氧乙酸的含量依据的反应方程式如下：

$$2KMnO_4 + 3H_2SO_4 + 5H_2O_2 = 2MnSO_4 + K_2SO_4 + 5O_2 + 8H_2O$$
$$2KI + 2H_2SO_4 + CH_3COOOH = 2KHSO_4 + I_2 + CH_3COOH + H_2O$$
$$2KI + 2H_2SO_4 + H_2O_2 = 2KHSO_4 + 2H_2O + I_2$$
$$I_2 + 2Na_2S_2O_3 = 2NaI + Na_2S_4O_6$$

2．测定。

（1）样品处理：精密吸取样品适量，使其相当于过氧乙酸约 0.7g，于 100 ml 容量瓶中用蒸馏水稀释至刻度，混匀。

（2）测定步骤：向 100 ml 碘量瓶中加 2 mol/L 硫酸 5ml，100g/L 硫酸锰 3 滴，精密加入混匀的过氧乙酸稀释液 5.0ml，摇匀并用 0.01mol/L 高锰酸钾标准溶液滴定至溶液呈粉红色。随即加 100g/L 碘化钾溶液 10 ml 与 30g/L 钼酸铵 3 滴，摇匀并用 0.05mol/L 硫代硫酸钠标准滴定溶液（装于 25ml 滴定管中）滴定至淡黄色。加入 5g/L 淀粉溶液 3 滴（溶液立即变蓝色），继续用硫代硫酸钠标准滴定溶液滴定至蓝色消失，记录硫代硫酸钠标准滴定溶液的总用量。重复测两次，取两次平均值进行以下计算。

（3）结果计算：由于 1 mol/L 硫代硫酸钠 1 ml 相当于 0.03803 g 过氧乙酸，按下式计算过氧乙酸含量：

$$X(\text{g/L}) = \frac{cV_{st} \times 0.03803}{V} \times 1000$$

式中，X 为过氧乙酸含量，g/L；c 为硫代硫酸钠标准滴定溶液的浓度，mol/L；V_{st} 为滴定中用去的硫代硫酸钠标准滴定溶液的体积，ml；V 为碘量瓶中所含过氧乙酸样液体积，ml。

3. 说明。

（1）高锰酸钾滴定至 30s 内不褪色的粉红色后要立即加入碘化钾等溶液，动作慢生成的氧气要损失。

（2）参见有效碘的测定。

二、过氧化氢

过氧化氢（hydrogen peroxide），其化学式为 H_2O_2，是一种强氧化剂，天然存在于空气和水中，光照、闪电和微生物均可产生过氧化氢。过氧化氢溶于水，就成了人们常说的过氧化氢溶液（双氧水）。其实，早在 18 世纪，人类就发现并开始使用过氧化氢溶液，在食品工业中，过氧化氢主要用于软包装纸的消毒、罐头厂的消毒、奶和奶制品杀菌、面包发酵、食品纤维的脱色等，同时也用作生产加工助剂。此外，在饮用水处理、纺织品漂白、造纸工业、医学工业以及家用洗涤剂制造等领域，双氧水也都发挥着重要的作用。

过氧化氢的消毒杀菌原理与高锰酸钾相似，是利用过氧化氢中尚未结合成氧分子的氧原子很强的氧化能力，与细菌接触时，能破坏组成细菌的蛋白质，使之死亡。杀灭细菌后剩余的物质是无任何毒害、无任何刺激作用的水，不会形成二次污染。因此，双氧水是伤口消毒的理想消毒剂。但不能用浓度大的双氧水进行伤口消毒，以防灼伤皮肤及患处。

（一）使用方法与毒性

1. 使用范围和方法。

过氧化氢适用于外科伤口、皮肤黏膜冲洗消毒，以及室内空气的消毒。

（1）伤口、皮肤黏膜消毒：采用 3%（30g/L）过氧化氢冲洗、擦拭，作用 3~5min。

（2）室内空气消毒：使用气溶胶喷雾器，采用 3%（30g/L）过氧化氢溶液按照 20~30 ml/m³ 的用量喷雾消毒，作用 60min。

2. 毒性。

浓度为 3% 的过氧化氢未发现明显的皮肤、眼、消化道的毒性作用。浓度大于 10% 的过氧化氢有较强的氧化性和腐蚀性，可引起皮肤、眼、消化道的化学性烧伤。

（二）过氧化氢含量的测定

按照《过氧化物类消毒剂卫生标准》（GB 26371-2010）的要求，过氧化氢含量的测定按《工业过氧化氢》（GB 1616-2014）的规定进行，采用高锰酸钾滴定法。

1. 原理。

过氧化氢在稀硫酸介质中，能被高锰酸钾定量氧化，生成氧气，当过氧化氢作用完，稍过量的高锰酸钾使溶液呈现淡粉色，且 30s 内不褪色，此时为滴定终点。根据消耗高锰酸钾标准溶液的体积可以计算过氧化氢的含量。

2. 测定。

（1）样品处理：精密吸取样品适量，使其相当于过氧化氢约 0.3g，于 100 ml 容量瓶中用蒸馏水稀释至刻度，混匀。

（2）测定步骤：取过氧化氢稀释液 10.0 ml，置 100 ml 碘量瓶中，加入 2 mol/L 硫酸 20 ml 与 100g/L 硫酸锰 3 滴，摇匀。用 0.02 mol/L 高锰酸钾标准滴定溶液（装于 25ml 滴定管中）滴定至溶液呈粉红色，记录高锰酸钾标准滴定溶液的用量。重复测两次，取两次平均值进行以下计算。

（3）结果计算：因 1 mol/L 高锰酸钾滴定液 1 ml 相当于 0.08505g 过氧化氢，故可按下式计算过氧化氢含量：

$$X(g/L) = \frac{cV_{pp} \times 0.08505}{V} \times 1000$$

式中，X 为过氧化氢含量，g/L；c 为高锰酸钾标准滴定溶液的浓度，mol/L；V_{pp} 为消耗的高锰酸钾标准滴定溶液的体积，ml；V 为碘量瓶中所含过氧化氢样液的体积，ml。

3. 说明。

（1）高锰酸钾滴定过氧化氢不能用盐酸或硝酸来控制酸度。

（2）开始反应时速度慢，滴入第 1 滴溶液不易褪色，待 Mn^{2+} 生成之后，由于 Mn^{2+} 的自动催化作用，加快了反应速度，故能顺利地滴定至终点。

（3）由于双氧水受热要分解，故不能通过加热来加快反应速度。

三、过氧戊二酸

过氧戊二酸（perglutaric acid）可作为消毒剂使用，以过氧乙酸为代表的过氧化物类消毒剂具有高效低毒的特点，但也有明显的缺点，即为液体剂型、稳定性差、腐蚀性强、高浓度有爆炸危险，给运输、贮存、使用均带来不便。1978 年，德国的科学家利用戊二酸酐和过氧化氢合成了液体过氧戊二酸，随后固体过氧戊二酸问世。由于过氧戊二酸具有杀菌作用强、毒性小、不污染环境、固体安全稳定易于运输等特点，被视为一种高效新型消毒剂在医疗卫生、农业、畜牧业和食品加工业等诸多领域得到应用。

过氧戊二酸分子式为 $C_{10}H_{14}O_8$，相对分子质量为 262，呈白色粉末状，有轻度刺激性气味，味酸苦，可燃，熔点为 80～100℃（边熔边分解），室温下相对稳定，长期保存应放在冰箱里。固体制剂难溶于水，可溶于乙醇、氯仿、乙酸等有机溶剂和过氧化氢，但不溶于烃类物质，有效成分含量为 53%～85%，含量与稳定性有密切关系，含量愈高稳定性愈好。一般情况下，在室温下储存 1 年，其浓度下降不大于 10%。液体过氧戊二酸无色透明，pH 值 2.3～2.4，可溶于水，挥发性小，有轻度刺激性气味。有效成分含量为 20%～40%，稳定性较固体稍差。

过氧戊二酸属于过羧酸消毒剂，消毒原理同过氧乙酸。

（一）使用方法与毒性

1. 使用方法和范围。

由于过氧戊二酸固体难溶于水，配制时可先用95%乙醇将其溶解，用3ml乙醇加1g过氧戊二酸粉剂的比例混合，然后再用水稀释。适当的加温也可加速其溶解，如配制2%浓度的水溶液，可直接取其固体加到水中加温至50℃即可溶解。

过氧戊二酸在高剂量时对人体产生一定的刺激作用，因此实际应用时一般采用低剂量过氧戊二酸进行消毒灭菌。过氧戊二酸在低剂量时仍然维持较高的消毒效果且在一定的浓度下对皮肤、黏膜及眼睛无刺激，对环境无污染，成为理想的公共场所空气消毒剂。由于较强的广谱杀菌能力，其被用于各种杀菌消毒洗液和药品。戊二酸不但对寄生于动物身体组织上的细菌有杀灭作用，对植物病虫害也是较好的杀灭剂。过氧戊二酸已经成为食堂、医院等场所普遍使用的消毒剂。

2. 毒性。

2%过氧戊二酸对皮肤无刺激性，无蓄积毒性，无致微核和精子畸形作用。小鼠急性经口LD_{50}为2483 mg/（kg·bw），属基本无毒级。

（二）过氧戊二酸含量的测定

目前，过氧戊二酸尚无标准测定方法，这方面的研究鲜有报道。根据其性质，可采用碘量法进行含量测定。

第五节　二氧化氯含量测定

二氧化氯（chlorine dioxide）是一种极易溶于水的白色粉末，分子式ClO_2，分子量67.46。二氧化氯消毒剂（chlorine dioxide disinfectant）是指用亚氯酸钠或氯酸钠为主要原料生产的制剂（商品态），通过物理化学反应操作能产生以游离二氧化氯（应用态）为主要有效成分的一种消毒相关产品。《二氧化氯消毒剂卫生标准》（GB 26366－2010）规定，有效成分二氧化氯含量应不低于2000mg/L。

二氧化氯消毒剂灭菌谱广，可杀灭一切微生物，包括细菌繁殖体、细菌芽胞、真菌、分枝杆菌和病毒等，并且这些细菌不会产生抗药性。在常用消毒剂中，相同时间内达到同样杀菌效果，所需ClO_2浓度是最低的。杀灭异养菌所需ClO_2浓度仅为Cl_2的1/2。ClO_2对地表水中大肠埃希菌的杀灭效果比Cl_2高5倍以上。由于二氧化氯溶于水后，基本不与水发生化学反应，也不以二聚或多聚状态存在，所以它在水中的扩散速度与渗透能力都比氯快，特别在低浓度时更突出，因而作用快速持久，对孢子的杀灭作用比氯更强。

美国FDA和美国国家环境保护局（EPA）经过长期科学试验和反复论证，在考验了二氧化氯灭菌消毒剂ClO_2对饮用水的处理效果后，确认二氧化氯在医疗卫生，食品加工中的消毒灭菌，食品（肉类、水产品、果蔬）的防腐、保鲜，环境、饮用水和工业循环及污水处理等方面是杀菌、清毒、除臭的理想药剂，是国际上公认的氯系消毒剂中最理想的更新换代产品。

但是二氧化氯对金属有腐蚀性，对织物有漂白作用，消毒效果受有机物影响很大，其活化液和稀释液不稳定。

二氧化氯对微生物细胞壁有较强的吸附穿透能力，可有效地氧化细胞内含巯基的酶，还可以快速地抑制微生物蛋白质的合成来破坏微生物。

一、使用方法与毒性

（一）使用方法和范围

1. 适用范围。

二氧化氯消毒剂可用于环境和物体表面的消毒，食品加工器具、餐饮具、蔬菜和水果等的消毒，生活饮用水（包括二次供水）、游泳池水、医院污水、城市中水的消毒处理，非金属医疗器械等的消毒。作为强氧化剂，它还具有除藻、剥泥、防腐、抗霉、保鲜、除臭、氯化及漂白等多方面的功能，用途十分广泛。

2. 使用方法。

（1）消毒液配制：使用前，在二氧化氯稳定液中先加活化剂。根据有效含量按稀释定律，用灭菌蒸馏水将二氧化氯稀释成所需浓度。

（2）消毒处理：常用消毒方法有浸泡、擦拭、喷洒等。

1）浸泡法：将清洗、晾干的待消毒或灭菌物品浸没于装有二氧化氯溶液的容器中，加盖。对细菌繁殖体污染物品的消毒，用 100mg/L 二氧化氯溶液浸泡 30min；对肝炎病毒和结核杆菌污染物品的消毒，用 500mg/L 二氧化氯溶液浸泡 30min；对细菌芽胞污染物品的消毒，用 1000mg/L 二氧化氯溶液浸泡 30min。

2）擦拭法：对大件物品或其他不能用浸泡法消毒的物品用擦拭法消毒。消毒所有药物浓度和作用时间参见浸泡法。

3）喷洒法：对一般污染的表面，用 500mg/L 二氧化氯溶液均匀喷洒，作用 30min；对肝炎病毒和结核杆菌污染的表面，用 1000mg/L 二氧化氯溶液均匀喷洒，作用 60min。

4）饮用水消毒法：在饮用水源水中加入 5mg/L 的二氧化氯，作用 5min，使大肠埃希菌数达到饮用水卫生标准。

（二）毒性

二氧化氯消毒剂小鼠急性经口 LD_{50} 大于 10000mg/（kg·bw），属实际无毒级产品，积累性试验结论为弱蓄积性物质。用其消毒的水体不会对口腔黏膜、皮膜和头皮产生损伤。

由于二氧化氯不与水体中的有机物作用生成三卤甲烷等致癌物质，因此对高等动物细胞、精子及染色体无致癌、致畸、致突变作用。二氧化氯对还原性气体（如 H_2S）、还原性阴离子（如 SO_3^{2-}、CN^-）和阳离子（如 Mn^{2+}）的氧化效果以去毒为主，对有机物的氧化降解以含氧基团的小分子化合物为主。这些产物到目前为止，均证明是无毒害用的，其安全性被世界卫生组织（WHO）定为 AI 级，并且其使用剂量极低，因此用二氧化氯消毒十分安全。

二、测定方法

(一) 分光光度法（第一法）

1. 原理。

使用石英比色皿，采用紫外－可见分光光度计在 190～600 nm 波长范围内扫描，观察二氧化氯水溶液特征吸收峰，二氧化氯的最大吸收峰在 360 nm 处，可作为定性依据。但氯气在此也有弱吸收，产生干扰。采用二氧化氯水溶液在 430nm 处的吸收，吸光度与二氧化氯含量成正比，且氯气、ClO_2^-、ClO_3^-、ClO^- 在此无吸收，可作为定量依据。

2. 测定。

(1) 二氧化氯标准贮备溶液和标准溶液的制备。

1) 二氧化氯标准贮备溶液制备：亚氯酸钠溶液与稀硫酸反应，可产生二氧化氯。氯等杂质通过亚氯酸钠溶液除去。用恒定的空气流将所产生的二氧化氯带出，并通入纯水配成二氧化氯标准贮备溶液，在每次使用前，其浓度以碘量法测定。二氧化氯溶液应避光、密闭，并冷藏保存。

2) 二氧化氯标准贮备溶液制备方法（图 11－5－1）：在 A 瓶（洗气瓶）中放入 300ml 水，A 瓶封口上有两根玻璃管，一根玻璃管（L_1）下端插至近瓶底，上端与空气压缩机相接，另一根玻璃管（L_2）下端口离开液面 20～30mm，其另一端插入 B 瓶底部。B 瓶为高强度硼硅玻璃瓶，滴液漏斗（E）下端伸至液面下，玻璃管（L_3）下端离开液面 20～30mm，另一端插入 C 瓶底部。溶解 10g 亚氯酸钠于 750ml 水内并倒入 B 瓶中，在分液漏斗中装 20ml 硫酸溶液（1∶9，体积比）。C 瓶结构同 A 瓶，瓶内装有亚氯酸钠饱和溶液。玻璃管（L_4）插入 D 瓶底部，D 瓶为体积 2L 的硼硅玻璃收集瓶，瓶中装有 1500ml 水，用以吸收所发生的二氧化氯，余气由排气管排出。D 瓶上的另一根玻璃管（L_5）下端离开液面 20～30mm，上端与环境空气相通而作为排气管，尾气由排气管排出。整套装置应放在通风橱内。

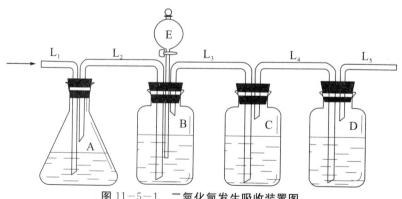

图 11－5－1　二氧化氯发生吸收装置图

启动空气压缩机，使空气均衡通过整个装置。每隔 5min 由分液漏斗加入 5ml 硫酸溶液，加完最后一次硫酸溶液后，空气流量持续 30min。所获得的黄色二氧化氯标准溶液放于棕色瓶中密闭避光 4℃冷藏保存，其浓度应为 250～600mg/L［按照《稳定性二氧化氯溶液》（GB/T 20783－2006）中 6.1 的碘量法进行测定］。

3）二氧化氯标准溶液的制备：临用前吸取一定量二氧化氯标准贮备液（按第一法准确标定），用双蒸水稀释至浓度为 250mg/L。

（2）测定步骤。

1）标准曲线的绘制：分别取 0.0ml、4.0ml、10.0ml、20.0ml、40.0ml、60.0ml、80.0ml、100.0ml 二氧化氯标准溶液于 100ml 容量瓶中，加双蒸水至刻度，配成浓度为 0mg/L、10mg/L、25mg/L、50mg/L、100mg/L、150mg/L、200mg/L、250mg/L 的二氧化氯溶液，以蒸馏水为空白对照于 430nm 处测定吸光度值，以二氧化氯的质量（mg）对吸光度值进行线性回归，并绘制标准曲线。

2）样品测定：直接取消毒剂溶液或其稀释液以蒸馏水为空白对照于 430nm 处测定其吸光度值，根据标准曲线方程计算其中所含二氧化氯的浓度（mg/L）。

（3）结果计算：按下式计算样品中二氧化氯的含量。

$$X(\text{mg/L}) = \frac{\rho \times V_1}{V_2}$$

式中，X 为消毒剂中二氧化氯含量，mg/L；ρ 为根据标准曲线计算出的样品测定液中二氧化氯的浓度，mg/L；V_1 为消毒剂稀释后体积，ml；V_2 为消毒剂稀释前体积，ml。

3. 说明。

（1）在实验操作时要防止阳光直射，准备工作要充分到位，尽可能缩短操作时间，以防止二氧化氯因挥发、分解而影响测定的准确性。

（2）方法检出限 10mg/L，标准曲线线性范围 10～250mg/L，方法平均回收率103.3%，相对标准偏差小于 10%。

（二）五步碘量法（第二法）

1. 原理。

该法基于水中 Cl_2、ClO_2、ClO_2^- 及 ClO_3^- 在不同 pH 值条件下分别与碘离子反应生成 I_2，并用硫代硫酸钠溶液滴定游离 I_2 的过程。在分析过程中，分别在水样中加入磷酸盐缓冲液、草酸、稀硫酸、溴化钾、盐酸等，改变水样的 pH 值，区分测定上述 4 种氯氧化物的含量。反应条件及反应式如下：

pH 值≤7 时，$Cl_2 + 2I^- = I_2 + 2Cl^-$ （1）

pH 值=7 时，$2ClO_2 + 2I^- = I_2 + 2ClO_2^-$ （2）

pH 值≤2 时，$2ClO_2 + 10I^- + 8H^+ = 5I_2 + 2Cl^- + 4H_2O$ （3）

pH 值≤2 时，$ClO_2^- + 4I^- + 4H^+ = 2I_2 + Cl^- + 2H_2O$ （4）

pH 值≤0.1 时，$ClO_3^- + 6I^- + 6H^+ = 3I_2 + Cl^- + 3H_2O$ （5）

ClO_2 还原成 Cl^- 需要转移五个电子，这一过程分两步完成。第一步 ClO_2 转移 1 个电子，生成 ClO_2^-，如果反应条件控制在 pH 值为 7 的环境，则反应到此停止，如（2）所示。它相当于 1/5 的 ClO_2 被还原。如果将 pH 值调至 2，则反应继续进行，转移另外 4 个电子，将 ClO_2^- 完全还原成 Cl^-，如（4）所示。

2. 测定。

（1）样品采集：应用清洁干燥的棕色广口瓶采集样品。采样时，将发生器采样口的管子直接插到瓶底，打开采样口阀门，直至样品溶液溢出达采样瓶体积的一倍时，关闭阀门，立即盖上瓶盖。

（2）测定步骤：

1）在 500ml 的碘量瓶中加 200ml 蒸馏水、1ml 磷酸盐缓冲液，吸取 1.0～10.0 ml 二氧化氯溶液或稀释液于碘量瓶中，加入 10ml 碘化钾溶液，混匀。用 0.01mol/L 硫代硫酸钠滴定液滴定至淡黄色时，加 1ml 淀粉溶液，继续滴至蓝色刚好消失为止，记录读数为 A。

2）在上述滴定出 A 值的溶液中再加入 2.5mol/L 盐酸溶液 2.5ml，并放置暗处 5min。用 0.01mol/L 硫代硫酸钠滴定液滴定至蓝色消失，记录读数为 B。

3）在 500ml 碘量瓶中加 200ml 蒸馏水、1ml 磷酸盐缓冲液，吸取 1.0～10.0ml 二氧化氯溶液或稀释液加于碘量瓶中，然后通入高纯氮气吹至黄绿色消失，再加入 10ml 碘化钾溶液，用硫代硫酸钠滴定液滴定至淡黄色时，加 1ml 淀粉溶液，继续滴至蓝色刚好消失为止，记录读数为 C。

4）在上述滴定出 C 值的溶液中再加入 2.5mol/L 盐酸溶液 2.5ml，并放置暗处 5min。用 0.01mol/L 硫代硫酸钠滴定液滴定至蓝色消失，记录读数为 D。

5）在 50ml 碘量瓶中加入 1ml 溴化钾溶液和 10ml 浓盐酸，混匀并再加 1.0～10.0ml 二氧化氯溶液，立即塞住瓶塞并混匀。置于暗处反应 20min，然后加入 10 ml 碘化钾溶液，剧烈振荡 5s，立即转移至装有 25ml 饱和磷酸氢二钠溶液的 500ml 碘量瓶中，清洗 50ml 碘量瓶并将洗液转移至 500ml 碘量瓶中，使溶液最后体积在 200～300ml。用 0.01mol/L 硫代硫酸钠滴定液滴定至淡黄色时，加 1ml 淀粉溶液，继续滴至蓝色刚好消失为止。同时用蒸馏水作空白对照。得读数 E＝样品读数－空白读数。重复测两次，取两次平均值进行以下计算。

（3）结果计算：

$$ClO_2(mg/L) = \frac{(B - D) \times c \times 16863}{V}$$

$$ClO^{2-}(mg/L) = \frac{D \times c \times 16863}{V}$$

$$ClO^{3-}(mg/L) = \frac{[E - (A + B)] \times c \times 13908}{V}$$

$$Cl_2(mg/L) = \frac{\left[A - \frac{(B - D)}{4}\right] \times c \times 35450}{V}$$

式中，A、B、C、D、E 为上述各步中硫代硫酸钠标准滴定溶液用的量，ml；V 为二氧化氯溶液的样品体积，ml；c 为硫代硫酸钠标准滴定溶液的浓度，mol/L。

3. 说明。

（1）移取分析试样时，应将移液管插入样品瓶的底部取样，取样操作宜在通风橱内进行。

（2）样品避光保存，2h 内使用，如超过 2h，应重新取样。

（3）方法检出限为 0.1mg/L，平均回收率 98.0%，相对标准偏差小于 10%。

（4）在实验操作时要防止阳光直射，准备工作要充分到位，尽可能缩短操作时间，以防止二氧化氯因挥发、分解而影响测定的准确性。

第六节　臭氧含量测定

臭氧（ozone）是氧气的同素异形体，化学式为 O_3，活泼性强，易分解，易溶于水，在常温下为淡蓝色、具有独特腥臭味的气体，其密度是空气的 1.68 倍，在空气中易于沉降扩散。在酸性介质中，其还原电位仅次于氟，是氯的 600 倍，为已知最强的氧化剂之一。臭氧广泛存在于自然界中，雷雨过后的空气有一种"清新"的感觉便是因为雷雨作用于空气产生臭氧。

臭氧在常温下为爆炸性气体，在水中的溶解度较低（3%）。臭氧稳定性极差，在常温下可自行分解为氧。所以臭氧不能瓶装储备，只能现场生产，立即使用。

由于臭氧的强氧化性和广谱性，因而具有消毒、杀菌、除臭、防霉、保鲜等功能。臭氧在其消毒杀菌过程结束后具有自解还原成氧气、不产生任何残留和二次污染的特性，因而被称为"绿色环保元素"，实属当今人类最理想的消毒杀菌方式之一，并越来越广泛地被应用于化工、石油、纺织、食品及香料、制药等各个领域。

臭氧消毒原理可以认为是一种氧化反应。

（1）臭氧对细菌灭活的机制：臭氧对细菌的灭活反应进行得很迅速。与其他杀菌剂不同，臭氧能与细菌细胞壁脂类双键反应，穿入菌体内部，作用于蛋白质和脂多糖，改变细胞的通透性，从而导致细菌死亡。臭氧还作用于细胞内的核物质，如核酸中的嘌呤和嘧啶，破坏 DNA。

（2）臭氧对病毒的灭活机制：臭氧对病毒的作用首先表现在病毒的衣壳蛋白的四条多肽链，并使 RNA 受到损伤，特别是形成它的蛋白质。噬菌体被臭氧氧化后，电镜观察可见其表皮被破碎成许多碎片，从中释放出许多核糖核酸，干扰其吸附到寄存体上。

（3）臭氧消毒的特点：①高效性。臭氧是一种高效灭菌剂。国际卫生组织对消毒灭菌剂的功效，曾进行过归纳比较，对大肠埃希菌的杀灭效果排列如下：臭氧（O_3）>次氯酸（HClO）>二氧化氯（ClO_2）>银离子（Ag^+）>次氯酸根（ClO^-）>高铁酸盐（FeO_4^{2-}）>氯氨（NCl_3）。臭氧灭菌速度较氯气快 600～3000 倍。②高洁性。臭氧是利用空气中的氧气产生的，消毒氧化过程中，多余的氧原子（O）在 30 min 后又结合成为氧分子（O_2），不存在任何有毒残留物，故称"环保消毒剂"。③广谱性。臭氧对细菌、病毒等微生物内部结构有极强的氧化破坏性，可达到杀灭细菌繁殖体、芽胞、肝炎病毒（甲、乙型）、真菌和原虫（如其包囊）等各种微生物，以及破坏肉毒杆菌毒素 C 及立克次体等。臭氧还具有很强的除霉、腥、臭等有机异味的功能，对中药材及其他原辅材料的防霉、防虫蛀等有明显的作用。同时，除铂、金、铱、氟外，臭氧几乎可与周期表中所有的元素反应，并可将过渡金属元素氧化到较高或最高氧化态，形成更难溶的氧化物。对于氟以外的非金属元素，臭氧也可将其从各种低氧化态氧化，直至出现最高氧化态。因此，臭氧可用于消除酚、氰、亚硫酸盐、亚硝酸盐等多种有机或无机污染物、有毒物。

一、使用方法与毒性

（一）使用方法和范围

臭氧是一种广谱杀菌剂，可杀灭细菌繁殖体和芽胞、病毒、真菌等，并可破坏肉毒杆菌毒素 C。早在 19 世纪，因为臭氧的特殊作用，其被广泛地应用于水处理、空气消毒、物品表面消毒、食品保鲜等。现在，臭氧已经越来越深入到人们日常生活的各个方面。

1. 水处理。

水处理是臭氧应用最为广泛的一个领域。①饮用水消毒：自从世界卫生组织确认经氯消毒的饮用水能够致癌以后（致癌物质为卤代有机物如氯仿等），臭氧便作为最安全可靠的饮用水消毒方法在世界各地迅速地发展起来，现在世界上已有数千座臭氧水处理厂，欧美、日本、加拿大等国家的自来水厂应用臭氧进行饮用水消毒已达到普及程度。②废水处理：臭氧可增加水中的溶解氧，去除水中的微粒，控制藻类生长，提高水的透明度，使水清澈发蓝，因而广泛用于废水的处理中，以达到安全回用或安全排放的目的。它具有反应速度快、使用方便、不受 pH 值影响、不产生二次污染、就地生产不用运输等一系列优点。污水先进入一级沉淀地，净化后进入二级净化池，处理后进入调节储水池，通过污水泵抽入接触塔，在塔内与臭氧充分接触 10～15min 后排放。一般加入臭氧量的浓度为 0.5～1.5mg/L，水中保持剩余臭氧浓度 0.1～0.5mg/L，对于质量较差的水，加臭氧量应在 3～6mg/L。③冷却水处理：近年来，臭氧对水的处理又拓宽到一个新的领域——臭氧处理冷却水。臭氧可以作为唯一的处理药剂来代替其他的冷却水处理剂，达到杀菌、除垢、缓蚀、氧化有机物等多方面的目的。能使冷却水系统在极低的排污量甚至在零排污下运行，从而节水节能，并且不存在任何环境污染问题。④游泳池水的处理：臭氧消毒游泳池水的优点是杀菌力强、速度快，对肠道菌和病毒均有杀灭作用；对游泳设施不造成腐蚀和毁坏；能改善水质，脱色、除臭，处理后的水晶莹清澈；对游泳者无刺激性。缺点是臭氧在水中分解快，消毒作用持续时间短，不能清除持续污染。一般来说，臭氧的投入量为 1.0～1.7mg/L，接触时间 1～2min，即可获得理想的消毒效果，水质也会有明显的改善，用于游泳池循环水处理，投入臭氧量为 2mg/L。

2. 空气消毒。

利用臭氧对空气进行消毒是目前最为有效、方便、快捷的方式之一。臭氧的除臭能力很强，可对空气进行杀菌、净化，预防疾病交叉感染。空气中的烟味、腥味、臭味等异味，使用臭氧都可以除掉，并能同时杀灭空气中的细菌，可用于清除卧室、客厅、厨房、卫生间等处的异味。臭氧气体对室内的被褥、衣物、地毯、衣柜、鞋柜、钱币等也具有杀菌、消毒、防霉、除尘螨的功效。臭氧对空气中的微生物有明显的杀灭作用，采用 30 mg/m³ 浓度的臭氧，作用 15min，对自然菌的杀灭率达到 90% 以上。

3．物体表面消毒。

饮食用具、理发工具、食品加工用具、衣物等放密闭箱内消毒。臭氧对污染物品表面的微生物有杀灭作用，可用于手术室、病房、工厂无菌车间等场所的空气消毒。但作用缓慢，一般要求浓度 $60mg/m^3$，相对湿度大于或等于 70%，作用 $60\sim120min$ 才能达到消毒效果。

（二）毒性

臭氧属于有害气体，浓度为 $0.1mg/m^3$ 时，对眼、鼻、喉有刺激的感觉；浓度 $3\sim30mg/m^3$ 时，出现头疼及呼吸器官局部麻痹等症状；臭氧浓度为 $15\sim60\ mg/m^3$ 时，则对人体有危害。其毒性还和接触时间有关，例如长期接触 $4\ mg/m^3$ 以下的臭氧会引起永久性心脏障碍，但接触 $20\ mg/m^3$ 以下的臭氧不超过 $2h$，不会对人体造成永久性危害。因此，臭氧浓度的允许值定为 $0.1\ mg/m^3$（8h）。由于臭氧的臭味很浓，浓度为 $0.02\sim0.04\ mg/m^3$ 时，就能被人感觉到，因此，世界上使用臭氧已有一百多年的历史，至今也没有因臭氧中毒而导致死亡的报道。

二、臭氧（O_3）含量的测定

臭氧浓度检查方式大致可分为化学分析法、物理化学分析法、物理分析法三类。

（一）化学法（碘量法）

碘量法是最常用的臭氧测定方法，我国和许多国家均把此法作为测定气体臭氧的标准方法。我国《消毒技术规范》（2002 年版）和建设部发布的《臭氧发生器臭氧浓度、产量、电耗的测量》标准（CJ/T 3028.2－1994）中都规定使用碘量法。

1．原理。

强氧化剂臭氧（O_3）与碘化钾（KI）水溶液反应生成游离碘（I_2）。臭氧还原为氧气。反应式为：

$$O_3 + 2KI + H_2O \rightarrow O_2 + I_2 + 2KOH$$

游离碘显色，其在水中浓度由低至高呈浅黄至深红色。利用硫代硫酸钠标准溶液滴定，游离碘变为碘化钠（NaI），反应终点为完全褪色。反应式为：

$$I_2 + 2Na_2S_2O_3 \rightarrow 2NaI + Na_2S_4O_6$$

两反应式建立起 O_3 反应量与 $Na_2S_2O_3$ 消耗量的定量关系，根据消耗硫代硫酸钠标准溶液的体积可以计算臭氧浓度。

2．测定。

（1）样品前处理。①水样：精密吸取样本 $100.0\sim300.0ml$（浓度较低，但不低于 $10mg/L$ 时，取 $400.0\ ml$）置于 $500\ ml$ 带塞锥形瓶中，加 $200g/L$ 碘化钾溶液 $20ml$，混匀。再加 $3\ mol/L$ 硫酸溶液 $5ml$，瓶口加塞，静置 $5min$。取样涉及水流量时，水流量应按企业使用说明书设定。②空气或臭氧发生器产生臭氧气体：将吸收液（蒸馏水 $350\ ml$ 与 $200g/L$ 碘化钾溶液 $20\ ml$）装于 $500\ ml$ 带塞锥形瓶中，从空气采样器口或臭氧发生器排气管处采臭氧气体 $5L$ 以上，加 $3\ mol/L$ 硫酸溶液 $5ml$，瓶口加塞，静置 $5min$。

（2）样品测定：上述两种样品均用 0.05mol/L 硫代硫酸钠标准溶液滴定至溶液呈淡黄色时加 5g/L 淀粉溶液 1ml，继续滴定至无色。记录用去硫代硫酸钠标准滴定溶液总量，并将滴定结果用空白试验校正。重复测定两次。

（3）结果计算：取两次测试平均值计算臭氧浓度。因 1mol/L 硫代硫酸钠滴定液 1ml 相当于 24.00 mg 臭氧，故臭氧含量可按下式计算：

$$X(\text{mg/L}) = \frac{c \times V_{st} \times 24.00}{V}$$

式中，X 为臭氧含量，mg/L；c 为硫代硫酸钠标准溶液的浓度，mol/L；V_{st} 为硫代硫酸钠滴定液消耗体积，ml；V 为臭氧水升数或其气体采样体积，L。

3. 说明。

（1）碘量法优点为显色直观，不需要贵重仪器。缺点是易受其氧化剂如 NO、Cl_2 等物质的干扰，在重要检查时应减除其他氧化物质的影响。

（2）参见有效碘的测定。

（二）物理化学分析法（比色法）

1. 原理。

比色法是根据臭氧与不同化学试剂的显色（DPD，二己基对苯二胺显色）或脱色（靛蓝染料脱色）反应程度来确定臭氧浓度的方法，多用于检查水溶解臭氧浓度。

2. 测定。

（1）按比色手段分为人工色样比色与光度计比色。国内检查瓶装水臭氧溶解浓度有使用碘化钾、邻联甲胺等比色液的，其方式是比较样品显色液管，确定测样臭氧溶解度值（0.05～0.08mg/L）。要求精确结果的，则利用分光光度计检查。

（2）利用显色反应做成商品化的臭氧检查管。将臭氧氧化可变化试剂浸渍在载体上，作为反应剂封装在标准内径的玻璃管内做成检查管，使用时将检查管两端切断，把抽气器接到检查管出气端吸取定量臭氧气体，臭氧浓度与检查管内反应剂柱变色长度成正比，通过刻度值读取浓度值。

3. 说明。

（1）比色法的优点是受其他氧化剂干扰少。

（2）德国、日本和我国都生产臭氧检查管，浓度范围分为高（1000mg/m³）、中（10 mg/m³）、低（3mg/m³）三种，用于检查空气臭氧浓度，适于现场检测，使用简便，但精度低（±15％）。

（三）物理方法（紫外分光光度法）

1. 原理。

利用臭氧对 254nm 波长的紫外线特征吸取的特性，用紫外分光光度计，选择合适长度的吸取池，依据朗伯－比尔定律（Lambert-Beer law）进行定量检测。

2. 测定。

可以检查浓度为 0.003～2 mg/m³ 的臭氧。其线性在 4 或 5 个数量级内都良好。紫外分光光度法已作为我国环境空气中测定臭氧的标准方法，具体测定步骤见标准《环境空气 臭氧的测定 紫外光度法》（HJ590−2010）。

3. 说明。

紫外分光光度法不但适用于检查气体中臭氧浓度，还适用于检查水中溶存的臭氧浓度。

第七节　酸性氧化电位水测定

酸性氧化电位水（acidic electrolyzed-oxidizing water，AEOW）系普通自然原水（如自来水等）中加入少量氯化钠（低于 0.1%），经过特殊的离子交换隔膜电解装置进行微电解处理，在阳极区产生的具有高氧化还原电位（oxidation reduction potential，ORP）和低 pH 值的特殊离子水。

酸性氧化电位水最早是在 1980 年在日本开始应用的，当时日本国内发现它对 MRSA（有"超级病菌"之称的耐甲氧西林金黄色葡萄球菌）有显著杀菌效果。随后，日本厚生省批准了将其用于医疗设备消毒，主要用于内镜消毒和手的清洗消毒。

以前，我国对酸性氧化电位水的名称没有统一，在公开发表的文章和宣传材料中有"强氧化离子水""酸性电位水""氧化电位水""酸性氧化电位水""氧酸化电位水""强酸化水""强酸性水"及"氧离子水"等提法，这些名词基本都是从日文翻译过来的。从酸性氧化电位水本身的性质及生成机制来看，酸性（低 pH 值）和高氧化还原电位（高 ORP 值）是其主要特征，也是其具有强杀菌消毒功能的机理所在，故而，酸性氧化电位水的名称较为恰当。在国家卫生部 2002 年发布的《消毒技术规范》中正式将其名称规定为"酸性氧化电位水"，规范了其定义、效果、作用及其在医疗领域的部分运用。

一、使用方法与毒性

（一）使用方法和范围

1. 电位水的种类。

自来水中的成分除了自身分解所产生的 H^+ 及 OH^- 离子外，还包含 O_2（氧）、CO_2（二氧化碳）、H_2CO_3（碳酸）、矿物质（钠、钾、镁、钙）及自来水公司为了消毒而添加的微量漂白粉（产生余氯）等物质。

经电解后，阳极氢离子富集，浓度升高，其他生成物为气体状态（氯气、氧气等），其中部分气体溶入水中，形成具有氧化性的离子，由于酸性的载体是氢离子 H^+，所以 H^+ 越多，酸性就越强，因此阳极就产生同时具有酸性和高氧化电位特征的酸性氧化电位水。同时，阴极产生氢气，水中富集 OH^-，呈碱性，得到碱性离子水。

不同电解程度产生不同功用的酸性氧化电位水。自然原水中添加少量氯化钠（低于 0.1%）而制得的酸性氧化电位水 pH 值在 2.7 以下、高氧化还原电位值（ORP）在 1100mV 以上的酸性氧化电位水，具有充分的杀菌、消毒效果，称为酸性氧化电位消毒水；不添加氯化钠制得的 pH 值在 4.0 以下的酸性氧化电位水对皮肤毛孔等有收敛作用，且水中富含活性氧，可以作为美容水使用，同时具有抑制细菌生长、繁殖的功效，通常称为弱酸性美容水。

2. 酸性氧化电位水的特点。

（1）高氧化还原电位值：对水进行微电解时，阳极区产生的酸性氧化电位水中的中间反应产物或者副反应产物具备一个共同的特征，那就是它们的氧化还原电位 ORP 值都非常高（一般高于 1100mV），这使得酸性氧化电位水在宏观上也具有很高的氧化还原电位，具有很强的氧化性。

（2）低 pH 值：氢离子在阳极区的富集使得阳极室的 pH 值可以达到 2.7 以下。低的 pH 值和高的 ORP 值是微电解水阳极产物的显著特征，同时也是"酸性氧化电位水"这个名称的由来。

（3）富含活性氧成分：分析水微电解反应的基本反应及中间反应、副反应可以看出，阳极室产生的酸性氧化电位水中含有丰富的活性物质，如新生态氧、活性原子态氧、羟基氧以及臭氧等。

（4）水分子团小：普通的自然原水中，由于水分子之间的氢键作用，很多水分子依靠氢键结合成水分子团。通过分析对比磁共振谱峰的半峰宽发现，电解后的离子水的水分子团比自然原水的水分子团的一半还小。而水分子的活泼程度，如渗透能力、溶解能力等，随着水分子团的减小而增大。所以，电解后的酸性氧化电位水具有很强的活泼性。因其活泼性高，酸性电位水具有保鲜、美容的功效。

（5）有效氯含量低：在通常采用的制备条件下（原料中氯化钠含量低于 0.1%），酸性电位水产品中有效氯含量一般在 50～70mg/L。而酸性氧化电位水所具备的强酸性（pH 值小于 2.7）、高氧化还原电位（ORP 大于 1100mV），使得即使在如此之低的"痕量"余氯的情况下，酸性氧化电位水仍具有广谱、快速的杀菌消毒效果。

（6）使用后无残留：酸性电位水作用于带有细菌、病毒或其他可溶性有机物的物体表面之后，其中有效成分（如有效氯和活性氧化性中间体粒子等）会迅速与物体表面的细菌、病毒或可溶性有机物发生作用，细菌等有机体被迅速氧化分解；而酸性氧化电位水本身也随之被还原为普通水。即使酸性电位水附着的物体表面没有或者没有足够量的细菌等有机物，酸性电位水中的有效成分也会因为与空气中还原性的杂质微尘反应而被还原失效。所以，酸性氧化电位水在实际应用后无任何残留。

（7）对皮肤、黏膜等无任何刺激性：国内外大量试验表明，酸性电位水无毒，对人体的皮肤、黏膜组织等无任何刺激性，完全可以直接作用于人体皮肤、黏膜等组织表面。

（8）对伤口创面的轻微麻醉作用：酸性氧化电位水不仅没有任何刺激性，而且将酸性电位水直接作用到伤口创面上时，还具有轻微的麻醉作用，可以直接用于伤口创面的清洗、消毒。

3. 使用范围。

高电位、低 pH 值、有效氯构成了酸性氧化电位水强大的消毒杀菌基础。从生物学的角度，微生物（细菌、病毒）最适应的生存环境的 pH 值为 4.0～9.0。而生成后的酸性氧化电位水的 pH 值在 2.7 以下，完全超越了任何微生物的生存范围。因此，各种细菌、病毒等病原微生物在酸性氧化电位水中无法生存而迅速灭活。其用于灭菌前手工清洗手术器械及内镜的消毒，手、皮肤和黏膜的消毒，食炊具、食品加工器具及瓜果蔬菜的消毒，一般物体表面、卫生洁具和环境的消毒，织物类物品的消毒。

4. 使用方法。

需要消毒的物品洗净后直接使用新鲜生产的酸性氧化电位水冲洗浸泡 3～5min，净水冲净，无菌布擦干或后续消毒即可。

（二）毒性

酸性氧化电位水对大、小鼠急性经口毒性属实际无毒类，对皮肤和黏膜无明显刺激性，无致微核和致精子畸形作用。亚急性毒性目前亦尚未发现。因此，酸性氧化电位水在国内外的安全性评价中均为安全。

二、含量测定

按照国家标准 GB 28234－2011 的要求，酸性氧化电位水的主要有效成分是次氯酸，含量以有效氯表示，应为（60±10）mg/L。故有效成分含量测定参见本章第一节有效氯含量测定方法，亦可采用精密有效氯检测试纸（其有效氯范围应与酸性氧化电位水的有效氯含量接近，具体使用方法见试纸使用说明书）粗略测量。

其他有效成分指标的检测简介如下：

1. pH 值试纸检测方法。

pH 值应在 2.0～3.0。使用精密 pH 值检测试纸，其 pH 值范围应与酸性氧化电位水的 pH 值接近，具体使用方法见 pH 试纸使用说明书。

2. 氧化还原电位（ORP）的检测方法。

氧化还原电位（ORP）大于等于 1100mV。

（1）取样：开启酸性氧化电位水生成器，待出水稳定后，用 100ml 烧杯接取酸性氧化电位水，立即进行检测。

（2）检测：氧化还原电位检测可采用铂电极，在酸度计"mV"档上直接检测读数。具体使用方法见使用说明书。

3. 氯离子检测方法。

残留氯离子应小于 1000mg/L。

（1）取样：按使用说明书的要求开启酸性氧化电位水生成器，待出水稳定后，用 250ml 磨口瓶取酸性氧化电位水到瓶满后，立即盖好瓶盖，送实验室进行检测。

（2）检测：采用硝酸银容量法或离子色谱法，详细方法见《生活饮用水标准检验方法 金属指标》（GB/T 5750.5－2006）。

小　结

本章重点介绍了常用无机消毒剂的使用、毒性及其有效成分的测定方法，包括含氯消毒剂，如漂白粉、次氯酸钠、二氯异氰尿酸钠、氯胺 T，含碘消毒剂，如碘、碘伏，含溴消毒剂，如二溴海因，过氧化物类消毒剂，如过氧化氢、过氧乙酸、过氧戊二酸，二氧化氯消毒剂，臭氧消毒剂和酸性氧化电位水。就检测方法而言，主要阐述了其原理、测定和说明，而测定中重点介绍了样品的制备、测定的步骤及结果的计算。

思考题

1. 简述含氯消毒剂的消毒原理。
2. 有效氯含量测定方法的原理是什么？
3. 简述含碘消毒剂的消毒原理。
4. 阐述有效碘测定方法的原理。
5. 二溴海因中有效溴（以 Br 计）测定方法的原理是什么？
6. 过氧乙酸含量测定方法的原理是什么？
7. 简述过氧化氢的消毒原理。
8. 过氧化氢含量测定方法的原理是什么？
9. 二氧化氯含量测定有几种方法？请说明方法原理。
10. 臭氧含量测定有几种方法？请说明方法原理。
11. 简述酸性氧化电位水的消毒原理。

（曾红燕）

第十二章 消毒剂有机有效成分含量测定

消毒相关产品中有机有效成分含量测定是消毒相关产品理化检验的重要内容。常见的有机类化学消毒剂包括醛类消毒剂、烷基类消毒剂、醇类消毒剂、酚类消毒剂、胍类消毒剂和季铵盐类消毒剂等。本章重点介绍上述有机类化学消毒剂中常见有效成分含量测定。

第一节 醛类消毒剂含量测定

醛类化合物是一类含有醛基的有机化合物，其结构式为 $R\!-\!\overset{\overset{\displaystyle O}{\|}}{C}\!-\!H$ ，结构通式为 $R\!-\!CHO$。醛类物质既可用于消毒灭菌，也可用于抗菌和防腐保存。醛类消毒剂对微生物的作用主要靠醛基作用于菌体蛋白的巯基、羟基、羧基、氨基，使之烷基化，从而引起蛋白质变性、凝固，导致微生物死亡。用作灭菌剂的有甲醛、戊二醛，用作高效消毒剂的有邻苯二甲醛。此外，具有不同程度杀细菌芽胞作用的醛类还有乙二醛、丙二醛、丁二醛和己二醛等，但目前应用不多。本节所指的醛类消毒剂主要包括甲醛、戊二醛和邻苯二甲醛。

醛类化合物具有很高的反应活性：醛基可以发生还原反应还原成伯醇；发生氧化反应氧化成羧酸；羰基在亲核加成反应时与亲核试剂发生反应。醛类化合物的分析检测原理大多根据它们的这些化学性质和反应特性来设计。本节就醛类消毒剂中有效成分甲醛、戊二醛和邻苯二甲醛的理化性质、消毒灭菌特点和检测方法分别进行简要阐述。

一、甲醛

甲醛（formaldehyde），化学结构式为 $\overset{\overset{\displaystyle H\quad H}{\diagdown\!\diagup}}{\underset{\overset{\displaystyle \|}{O}}{C}}$ ，分子式为 CH_2O，是一种无色具有强烈刺激性气味的气体。易溶于水、醇和醚，化学性质活泼，容易发生聚合。用于消毒的甲醛通常为 $35\%\sim40\%$ 甲醛水溶液和多聚甲醛。前者又称福尔马林液，能与水、乙醇混溶，溶液呈酸性；后者为白色粉末状聚合物，含 $91\%\sim99\%$ 甲醛，常温下不断分解放出甲醛气体，难溶于水，可溶于热水或碱溶液。甲醛具有中等毒性，对皮肤和黏膜有强烈刺激作用。

甲醛属于高效消毒剂，杀菌谱广，对细菌繁殖体、细菌芽胞以及真菌、病毒等均有杀灭作用，但作用时间较长。甲醛通过加热熏蒸或化学熏蒸方式可用于被污染设施和大型设备的消毒处理。

国内外常见的甲醛分析方法有氧化还原滴定法、电化学传感器法、紫外－可见光谱法、气相色谱法、高效液相色谱法以及质谱法等。甲醛消毒剂中甲醛含量的测定方法主要采用化学分析法如滴定法、比色法等进行常量分析。

（一）滴定法

国内主要采用《消毒技术规范》（2002 版）推荐的氧化还原滴定法（redox titration）进行甲醛含量的测量。

1. 原理。

在碱性溶液中，碘可氧化甲醛形成甲酸，多余的碘用硫代硫酸钠滴定，根据碘的消耗量计算甲醛的含量。

2. 说明。

该法具有操作简便、成本低等特点，但滴定分析时间较长，在进行大样本量分析时效率不高，仅适于常量分析。

（二）比色法

甲醛测量常用的比色法有乙酰丙酮法、酚试剂法、4－氨基－3－联氨－5－硫基－1,2,4－三氮杂茂吸收光谱法［AHMT（4－amino－3－hydrazino－5－mercapto－1,2,4－triazol）法］和变色酸法。虽然这些比色法不是消毒产品甲醛测定的推荐方法，但部分仍能推广应用于消毒样品的分析。

1. 乙酰丙酮法。

乙酰丙酮法是文献报道较多的甲醛测定方法。

（1）原理：甲醛与乙酰丙酮及铵离子反应，生成稳定的黄紫色化合物，在波长413nm 处测定吸光度值，以此计算出甲醛含量。

（2）说明：该法特异性强，受乙醛、苯酚、甲醇、乙醇等物质干扰小，适用于化妆品、食品和空气中甲醛的测定。

2. 酚试剂法。

（1）原理：利用甲醛与酚试剂反应生成嗪，嗪在酸性溶液中被高铁离子氧化生成蓝绿色化合物，在波长 630nm 处测定吸光度，以此计算出甲醛含量。

（2）说明：该法为公共场所空气中甲醛浓度测量标准分析方法。

3. AHMT 法。

（1）原理：依据甲醛与 4－氨基－3－联氨－5－硫基－1,2,4－三氮杂茂（Ⅰ）在碱性条件下缩合成 4－氨基－3－联氨－5－硫基－1,2,4－三氮杂茂（Ⅱ），然后经高碘酸钾氧化成 6－硫基－5－三氮杂茂［4,3－b］－S－四氮杂茂（Ⅲ）紫红色化合物，在波长550nm 处测定吸光度，以此计算出甲醛含量。

（2）说明：该法可用于大气、生活饮用水中甲醛含量测定。

4. 变色酸法。

（1）原理：在浓硫酸溶液中，甲醛与变色酸反应形成紫色化合物，据此检测并计算出甲醛含量。

（2）当乙醛在 0.7mg 以下时，不影响测定，酚含量在 2μg 以上时，测定结果偏低。

二、戊二醛

戊二醛（glutaraldehyde），化学结构式为 H〔结构式图〕H ，分子式为 $C_5H_8O_2$，是无色透明油状液体。它易溶于水和乙醚、乙醇等有机溶剂，化学性质活泼，易挥发、聚合和氧化。戊二醛消毒剂为无色的透明液体、无沉淀物、有醛类刺激性气味，其中戊二醛含量为 2.0%～2.5%，主要适用于不耐热的医疗器械、器具与物品的浸泡消毒与灭菌。戊二醛对人有毒性，对眼睛、皮肤和黏膜有强烈的刺激作用，我国卫生标准规定，接触皮肤或黏膜的消毒剂中戊二醛含量限值为 0.10%。

国内外常见的戊二醛消毒剂分析方法有滴定分析法、电化学分析法、光谱法、色谱法等。化学分析中的酸碱滴定法、电化学分析法中的电位滴定法、光谱法中的紫外可见分光光度法可用于戊二醛消毒剂的日常分析。如果要进行微量戊二醛残留分析或者检测复方消毒剂中戊二醛含量，则应采用色谱法，如气相色谱法或高效液相色谱法。

（一）酸碱滴定法

三乙醇胺－盐酸羟胺滴定法是《戊二醛消毒剂卫生标准》（GB26372－2010）和《消毒技术规范》（2002 版）推荐的检测方法。

1. 原理。

戊二醛与三乙醇胺溶液反应，以含溴酚蓝的盐酸羟胺中性溶液作指示剂，用硫酸标准溶液滴定剩余三乙醇胺溶液，根据硫酸标准溶液的用量计算戊二醛的含量。通常 1mol/L 硫酸滴定液 1ml 相当于 0.1001g 戊二醛。

2. 说明。

该法对检测条件要求简单，易于推广。但是该法的滴定终点以溴酚蓝在中性条件下为蓝绿色来指示，而溴酚蓝颜色的特殊变化区域不在中性 pH 值范围，因此终点指示不易判断；戊二醛与三乙醇胺溶液反应时间长，要达 1h 才能进行滴定分析；戊二醛溶液的 pH 值会影响该法测量准确性，而碳酸氢钠（pH 调节剂）和亚硝酸钠（防锈剂）会对戊二醛含量测定产生负干扰，甲醛、乙二醛会产生正干扰。

（二）电位滴定法

1. 原理。

电位滴定法（potentiometric titration）将戊二醛消毒液中插入铂（Pt）复合电极，随着硫酸滴定剂的加入，由于发生化学反应，戊二醛浓度不断变化，指示电极的电极电位也相应地变化，在等电点附近发生电位突跃，根据测定铂复合电极电动势的变化确定滴定终点，依据滴定剂消耗量计算戊二醛含量。

2. 说明。

该法具有终点判断准确、准确度高、精密度好等优点。

（三）紫外可见分光光度法

1. 原理。

戊二醛在波长 233nm 处有特征吸收峰，据此可用紫外可见分光光度法（ultraviolet spectrophotometry，UV）测定戊二醛含量。

2. 说明。

该法具有简便、快速、准确等优点，适于快速检验消毒剂中的戊二醛含量。在醋酸的酸性条件下，戊二醛可与对氨基苯磺酸生成希夫碱，在 278nm 波长处有最大吸收值，该反应可用于戊二醛含量测定。在强酸性条件下，戊二醛与 4－硝基苯胺缩合生成有色的亚胺类化合物，采用紫外可见分光光度计于波长 480nm 处测定吸光度值，可以计算戊二醛含量。

三、邻苯二甲醛

邻苯二甲醛（ortho-phthalaldehyde，OPA），化学结构式为 [结构式]，分子式

为 $C_8H_6O_2$，是淡黄色针状结晶，易溶于乙醇，微溶于水、石油醚。邻苯二甲醛消毒剂是一种新型化学消毒剂，1999 年美国 FDA 批准使用，作为戊二醛消毒剂的替代品，适用于不耐热诊疗器械、器具与物品的浸泡消毒。

邻苯二甲醛消毒剂分为单方和复方两种制剂。单方邻苯二甲醛消毒剂为邻苯二甲醛水溶液，而复方为邻苯二甲醛与乙醇、EDTA－Na、AEO－9、季铵盐等进行复配。由于单方邻苯二甲醛消毒剂杀菌能力较弱，市场上多为复方制剂。目前邻苯二甲醛含量检测主要有滴定法、紫外分光光度法和高效液相色谱法。

（一）滴定法

邻苯二甲醛与戊二醛化学结构中都含有双醛基，故其含量测定可参照戊二醛含量测定方法三乙醇胺－盐酸羟胺滴定法进行。

1. 原理。

OPA 与三乙醇胺－盐酸羟胺反应释放出盐酸，盐酸与三乙醇胺定量反应，剩余的三乙醇胺用硫酸标准溶液定量滴定。若滴定反应过程中，邻苯二甲醛中只有一个醛基参与反应，则 1mol/L 硫酸标准滴定溶液 1ml 相当于 0.2682 g 戊二醛；邻苯二甲醛两个醛基均参与反应，则 1mol/L 硫酸标准滴定溶液 1ml 相当于 0.1341g 戊二醛。

2. 说明。

滴定法适用于单方邻苯二甲醛消毒液有效成分含量测定。

（二）紫外分光光度法

1. 原理。

邻苯二甲醛乙醇水溶液在波长 258nm 处有最大光度吸收，可通过绘制工作标准曲线测量样品中邻苯二甲醛含量。

2. 说明。

①由于邻苯二甲醛水溶解度低，在制作标准曲线时需采用少量乙醇超声溶解邻苯二甲醛后再用去离子水定容；②该法操作简单，准确度和精密度较好，适用于单方邻苯二甲醛消毒液中有效成分含量测定；③该法用于复方邻苯二甲醛消毒剂中 OPA 含量的测定时测定值常高于实际值，可能复方中其他成分如季铵盐或季铵盐与 OPA 反应形成的其他物质在 259nm 处有吸收峰存在，干扰 OPA 含量测定。

（三）高效液相色谱法

邻苯二甲醛消毒剂可用反相高效液相色谱法（reversed phase high performance liquid chromatography，RP－HPLC）进行检测。

1. 原理。

样品中邻苯二甲醛用反相高效液相色谱柱分离，在 220nm 波长处检测吸光度值，根据保留时间定性、峰面积定量。

2. 测定。

色谱参考条件为：反相 C_{18} 色谱柱分离，乙腈水溶液（6∶4，V/V）为流动相，柱温 40℃，在波长 220nm 处检测 OPA 色谱峰面积，标准曲线法定量分析。

3. 说明。

高效液相色谱法准确度高，检出限低，可用于微量 OPA 的测量。该法受其他物质干扰小，适用于单方和复方邻苯二甲醛消毒液中 OPA 含量测定。

第二节　烷基化类消毒剂含量测定

烷基化类消毒剂通过对微生物蛋白质分子的烷基化作用，干扰酶的正常代谢而使微生物死亡。其液体与气体都有杀菌作用，但大多作为气体消毒剂使用。

环氧乙烷是最常见的烷基化类消毒剂，也是一种重要的低温灭菌剂。此外，环氧丙烷（methyloxirane）作为一种新的较安全的熏蒸剂，用于文物保护领域的杀虫灭菌。本节就烷基化类消毒剂中有效成分环氧乙烷的理化性质、消毒灭菌特点和检测方法进行简明阐述。

一、环氧乙烷

环氧乙烷（ethylene oxide，EO）别名氧化乙烯，化学结构式为 ▷，分子式为 C_2H_4O，常温时为无色透明液体，具有乙醚的气味。其沸点为 10.8℃，室温下易挥发成气体，且具有一定压力，必须罐装于密闭耐压容器中。环氧乙烷能溶于水、乙醇和乙醚，在水中与金属盐类反应可生成金属氢氧化物，使溶液 pH 值升高。环氧乙烷化学性质非常活泼，在空气中易燃易爆，需与惰性气体混合，在密闭的环氧乙烷灭菌器内使用。

环氧乙烷气体杀菌力强、杀菌谱广，可杀灭各种微生物包括酵母菌、霉菌、细菌繁殖体、病毒、细菌芽胞等，属灭菌剂。环氧乙烷穿透力很强，可不损害灭菌的物品，故多数不宜用一般方法灭菌的物品均可用环氧乙烷消毒和灭菌。例如，电子仪器、光学仪器、医疗器械、书籍、文件、皮毛、棉、化纤、塑料制品、木制品、陶瓷及金属制品、内镜、透析器和一次性使用的诊疗用品等。

环氧乙烷可刺激身体表面并引起强烈反应，具有致癌和致突变作用，大量吸入可引起急性中毒，同时环氧乙烷有一定吸附作用，环氧乙烷消毒后会以原形和两种副产物氯乙醇乙烷和乙二醇乙烷残留在被消毒物品和包装材料内。因此环氧乙烷残留量是物品经环氧乙烷灭菌消毒后必须检测的项目。国家卫生标准规定一次性使用医疗用品经环氧乙烷消毒后出厂时环氧乙烷残留量小于等于 $10\mu g/g$（GB 15980－1995），同时也规定一次性使用卫生用品经环氧乙烷消毒后出厂时，环氧乙烷残留量必须小于等于 $250\mu g/g$（GB 15979－2002）。

环氧乙烷含量测定方法主要有滴定分析法和气相色谱法。滴定分析法是《消毒技术规范》（2002 版）规定的环氧乙烷含量测定第一法，而气相色谱法为第二法。同时，气相色谱法也是《一次性使用医疗用品卫生标准》（GB 15980－1995）和《一次性使用卫生用品卫生标准》（GB 15979－2002）中推荐的环氧乙烷残留量检测方法。

（一）滴定分析法

1. 原理。

环氧乙烷在水中与氯化镁反应可生成氢氧化镁，后者与盐酸发生中和反应；以甲基橙为指示剂，用氢氧化钠标准溶液滴定剩余的盐酸溶液至中性，指示剂由红色变为黄色，达到滴定终点。依据环氧乙烷间接消耗的氢氧化钠溶液的量可推算出溶液中环氧乙烷的含量。

2. 测定。

（1）测定方法：取 20 ml 盐酸－氯化镁溶液放入 40 ml 称量瓶中，盖上瓶盖，称重。于冰瓶中取出装有环氧乙烷样品的容器，取样品适量，使其相当于环氧乙烷 40～50mg，尽快置于称量瓶中，重新盖上瓶盖，混匀，称重。两次重量差即为环氧乙烷样品重量。然后，加 5g/L 甲基橙溶液 1 滴作为指示剂，用 0.1 mol/L 氢氧化钠标准滴定溶液（装入 25ml 滴定管中）滴定。当红色溶液变成橙色时，记录氢氧化钠滴定液用量。同时以蒸馏水代替环氧乙烷重复上述操作（空白对照）。重复测两次，取两次的平均值进行以下计算。

（2）结果分析：由于 1 mol/L 氢氧化钠滴定液 1 ml 相当于 0.04405g 环氧乙烷，故可用下式计算其含量：

$$X_i = \frac{c \times (V_2 - V_1) \times 0.04405}{m} \times 100\%$$

式中，X_i 为样品中环氧乙烷含量，%；c 为氢氧化钠标准溶液浓度，mol/L；V_1 为样品消耗的氢氧化钠标准滴定溶液体积，ml；V_2 为空白对照溶液消耗的氢氧化钠标准滴定溶液体积，ml；m 为环氧乙烷样品的质量，g。

（二）气相色谱法（gas chromatography，GC）

1. 原理。

样品进样气相色谱仪，经色谱柱分离后，用氢火焰离子化检测器（FID）检测环氧乙烷，绘制工作标准曲线，以色谱峰的保留时间定性，环氧乙烷色谱峰对应的峰面积或峰高定量。

2. 测定。

整个分析过程中，进样前的样品处理和气相色谱分离是两个关键步骤，下面分别阐述。

（1）样品前处理：样品前处理方法取决于分析目的。当测定空气中环氧乙烷残留量时，需用大气采样器在现场采集一定量的空气，取适量体积如 0.1 ml 空气样品直接进样分析。当测定物品和器械中环氧乙烷残留量时，为了获得出厂后物品在实际使用中可能释放的环氧乙烷最大量值，需用样品浸提的方法制备分析试样。通常有两种基本的浸提方法用于确定医疗器械和卫生用品的灭菌环氧乙烷残留量：模拟使用浸提法（simulated-use extraction）和极限浸提法（exhaustive extraction）。

1）模拟使用浸提法：模拟产品使用的过程，用水来提取残留物质，以此评价使用者在日常使用物品过程中所接触到的残留量。需要注意的是，模拟使用浸提法应在对预期使用最为严格的条件下进行。浸提样品的时间应大于或等于产品使用一次所用的最长时间，浸提温度采用产品实际使用中的最高温度。模拟使用浸提法是评价环氧乙烷残留量是否超出限值的仲裁方法。

实验中一般用水或其他水溶液作为浸提液回收环氧乙烷的残留量。这些水溶液用于洗脱样品上的环氧乙烷残留物而不溶解样品物质本身。如果是将水溶液注入医疗器械来模拟产品使用，器械应被充满并排出残留空气。如果不能马上进行测定，应从样品中分离出浸提液，密封于盖内衬有聚四氟乙烯衬垫的瓶中。管瓶的液面上空间应少于总体积的 10%。浸提液允许在 4℃下储存 4d。

2）极限浸提法：浸提到下次浸提液中的环氧乙烷的量不足第一次浸提测得值的 10%，或浸提到测得的累计残留量无明显增加。极限浸提法用于测定产品上的全部残留量。浸提过程包括热浸提和溶剂浸提两种。

热浸提：称取 1g 样品，精确到 0.1mg，放入一有盖的 15ml 带塞子的管瓶中，把管瓶密封后放到 100℃的烘箱内，加热 1h 后取出，放至室温。取样前用力摇晃。两次抽取 100μl 气体，进样测定。

溶剂浸提：溶剂浸提分两种检测方式：①称取 1g 样品，精确至 0.1mg，放入一有盖的玻璃容量瓶中，使玻璃器皿的顶空体积尽量减少，加入 10 ml 浸提液，密封，室温放置 24 h，两次抽取 1~5μl 浸提液，进样测定。水、乙醇、丙酮和二甲基甲酰胺等可被作为浸提液用于极限浸提残留的环氧乙烷。②称取 5g（或 0.5g）样品，精确至 0.1 mg，将样品切成小片（管状样品切成 5mm 长，片状样品切成 10 mm²），放入一容积为 100 ml（或 10 ml）顶空瓶中，密封后在 70℃ 下加热 3 h。重复抽取 100~1000 μl 气体，进样测定。

（2）色谱条件：色谱分离浸提方法决定色谱分离条件的选择。

1）模拟产品使用的浸提法。使用含 3％Carbowax 20M 的 Chromosorb 101 60~80 目的色谱柱，在 60~75℃ 测定环氧乙烷，进样体积为 1~5μl。

2）极限浸提法：①热极限浸提法。使用含 3％ Carbowax 20M 的 Chromosorb 101 60~80 目的色谱柱，在 125℃ 测定，进样体积为 100μl。乙醇浸提后使用含 10％ Carbowax 20M 的 Chromosorb W AW 80~100 目的色谱柱，在 120℃ 测定，进样体积为 1μl。②乙醇溶剂极限浸提法。乙醇浸提后分析乙醇浸提液上方顶空气体使用含 25％ Flexol 8N8 的 Chromosorb W AW 80~100 目的色谱柱，在 50℃ 测定，进样体积为 100~1000 μl。③丙酮或二甲基甲酰胺溶剂极限浸提法。丙酮或二甲基甲酰胺浸提后使用 Chromosorb 102 80~100 目的色谱柱，在 60~170℃ 测定，进样体积为 1~5μl。当溶剂峰和环氧乙烷峰分离效果不好时，可用 GDX401（二乙烯苯、含氮杂环单体共聚物）色谱柱代替 Chromosorb 101（苯乙烯、二乙烯苯共聚物）色谱柱，以改善分离效果。

3. 说明。

环氧乙烷消毒后，立即从同一消毒批号的三个大包装中随机抽取一定量小包装样品，采样量至少应满足规定所需测定次数的量。分别于消毒后 24h 及以后每隔数天进行残留量测定，直至残留量降至国家卫生标准限值以下。

样品在运输过程中应储存在干冰中。测试过程中，标准溶液和样液都要存放在含有冰块的水中，以确保测定结果的准确可靠。实验应在通风橱里冰水浴中操作，所用的移液管、容量瓶也需冷冻 10 min 后方可使用。

当用乙醇作为浸提液时，可向提取液中加入氢溴酸，环氧乙烷与氢溴酸反应生成二溴乙醇，经气相色谱分离后用电子捕获检测器（ECD）检测；也可用氧化丙烯作为内标物，进行内标标准曲线法定量分析。

第三节　醇类消毒剂含量测定

醇类消毒剂属于中效消毒剂，主要用于手和皮肤消毒。短链脂肪族醇类杀灭微生物的作用快，其杀菌作用随相对分子质量的增加而增强，其中最具实用杀菌价值的是乙醇、异丙醇和正丙醇。本节就醇类消毒剂中有效成分乙醇和异丙醇的理化性质、消毒作用特点和检测方法分别进行阐述。

一、乙醇

乙醇（ethanol），其水溶液俗称酒精（alcohol），化学结构式为 $H-\overset{\displaystyle H}{\underset{\displaystyle H}{C}}-\overset{\displaystyle H}{\underset{\displaystyle H}{C}}-OH$，

分子式为 C_2H_6O，为无色透明液体；沸点为 78.5℃，易挥发，有辛辣味，易燃烧。乙醇易溶于丙三醇、氯仿等溶剂，能与水以任意比例混合。

乙醇分子可进入蛋白质分子的肽链，使蛋白质变性发生沉淀；也可破坏微生物酶系统，阻碍其正常代谢。60%～85%的乙醇十分容易渗透到细菌体内，破坏细菌细胞使其溶解，因此该浓度范围的乙醇可杀灭细菌繁殖体、分枝杆菌、酵母菌和真菌。乙醇容易灭活亲脂性病毒和许多亲水性病毒，但对甲型和乙型肝炎病毒、人肠道 EV71 病毒的杀灭效果弱，对细菌芽胞完全无效。

乙醇消毒剂为无色澄清透明液体，广泛用于手和皮肤消毒，也可用于体温计、血压计等医疗器具、精密仪器的表面消毒；不宜用于空气消毒及医疗器械的浸泡消毒。乙醇消毒剂的有效成分乙醇含量一般在 70%～80%（体积分数）。

乙醇的检测方法主要有氧化还原滴定法、电化学分析法、红外光谱法、气相色谱法、酶法及比重法等。氧化还原滴定法、酶法和气相色谱法可用于血中乙醇含量的测定。电化学分析法、红外光谱法和气相色谱法适用于呼出气体中乙醇含量的测定。乙醇消毒剂中乙醇含量检测的推荐方法有气相色谱法和比重法（GB 26373－2010）。下面分别介绍这两种方法的测定原理、测定条件和步骤及结果分析。

（一）气相色谱法

1. 原理。

样品经极性气相色谱柱分离，用火焰离子化检测器检测，测量色谱峰峰高，标准曲线法定量。

2. 测定。

（1）色谱条件：色谱柱为 2.0 m×4 mm 玻璃柱；固定相为 GDX－102 0.2～0.3mm（60～80 目）；柱温为 180℃；进样口温度和检测器温度为 230℃；载气（N_2）流速为 45ml/min；氢气流速为 45ml/min，空气流速为 450 ml/min。

（2）标准曲线绘制：配制浓度分别为 0.1%、0.2%、0.3%、0.5%、1.0% 及 2.0%的乙醇标准系列，取 1μl 标准溶液进入气相色谱仪，测量色谱峰峰高，以乙醇峰高对其含量绘制标准曲线。

（3）试样测定：直接取 1 μl 样品溶液或稀释液进入气相色谱仪，按色谱条件进行测定，记录色谱峰的保留时间和峰高，如果检出被测乙醇的色谱峰的保留时间与标准品相一致，则可确认样品中存在被测乙醇，然后以色谱峰高与标准系列比较进行定量。

（4）结果分析：样品中乙醇含量按下式进行计算。

$$X_i = c \times \frac{V_1}{V_2}$$

式中，X_i 为样品中乙醇浓度，%；c 为样品测定溶液中乙醇浓度，%；V_1 为样品稀释后定容的体积数，ml；V_2 为取样品原液的体积数，ml。

3. 说明。

在重复性条件下获得的两次独立测定结果的绝对差值不得超过算术平均值的 5%。

（二）比重法

比重法适用于仅含乙醇和水的溶液。

1. 原理。

乙醇体积浓度，是指在 20℃时乙醇水溶液中所含乙醇的体积与在此同一温度下该溶液总体积之百分比〔见国家标准《酒精通用分析方法》（GB/T394.2－2008）〕。

2. 测定。

（1）测定步骤：于室温 20℃左右，在量筒中加入适量乙醇样品溶液，其量以使酒精比重计放入后能充分浮起为准。将比重计下按后，缓慢松手，当其上浮静止且溶液无气泡时，读取液面处刻度即为乙醇在水中的体积分数。

（2）结果分析：消毒液经 54℃存放 14d 后，产品中乙醇含量的降解率应小于等于 10%；经室温存放 12 月后，产品中乙醇含量的降解率应小于等于 10%。同时还应观察记录消毒液有无颜色变化，有无沉淀或悬浮物产生，性状变化的记录应写进检测报告。

3. 说明。

在重复性条件下获得的两次独立测定结果的绝对差值不得超过算术平均值的 5%。

二、异丙醇

异丙醇（isopropyl alcohol，IPA）别名二甲基甲醇、2－丙醇，化学结构式为

OH

，分子式为 C_3H_8O，为无色透明液体；沸点为 82.5℃，易挥发，有较浓的醇的气味。异丙醇可与水、甲醇、乙醇、乙醚、氯仿等混溶。常温下可引火燃烧，其蒸气与空气混合易形成爆炸性混合物。异丙醇容易产生过氧化物，使用前有时需要鉴定。

异丙醇的杀菌效果与乙醇类似甚至略强。70%异丙醇 10 min 可灭活乙型肝炎病毒、丙型肝炎病毒和人类免疫缺陷病毒。国家卫生标准规定，70%异丙醇可用于细菌繁殖体污染的手和皮肤的消毒处理，一般揉搓 1～3 min，或者擦拭两遍，作用 1～3 min。异丙醇消毒剂主要是复方消毒剂，有效成分为异丙醇、正丙醇和其他低效消毒剂，其中异丙醇含量为 50%～70%（V/V），常用于手和皮肤的快速高效消毒。

手消毒剂和皮肤消毒剂中异丙醇含量测定常用气相色谱法，现将气相色谱法阐述如下。

1. 原理。

样品溶液经极性气相色谱柱（如聚乙二醇固定液）分离，火焰离子化检测器检测后，进行峰高或峰面积定量。

2. 测定。

样品溶液既可简单处理后直接进样，也可通过顶空方式进样。气相色谱质谱联用技术可用于消毒剂中复合醇的鉴定。

第四节　酚类消毒剂含量测定

酚类消毒剂是指以酚类化合物为主要原料，添加表面活性剂、乙醇或异丙醇为增溶剂，或以乙醇、异丙醇、水作为溶剂，不添加其他杀菌成分的消毒剂。酚类消毒剂属于中效消毒剂，可以杀灭除细菌芽胞以外的各种病原微生物。《酚类消毒剂卫生要求》（GB 27947－2011）规定了酚类消毒剂的有效成分主要是指苯酚、甲酚、对氯间二甲苯酚、三氯羟基二苯醚等酚类化合物（phenolic compounds）。本节就上述四种酚类消毒剂有效成分的理化性质、消毒作用特点和检测方法分别进行阐述。

一、苯酚

苯酚（phenol）的化学结构式为 OH，分子式为 C_6H_6O，是一种具有特殊气味的无色针状晶体。熔点为 40.6℃，微溶于冷水，在 65℃时与水互溶，易溶于乙醇、乙醚、氯仿等有机溶剂；其水溶液呈弱酸性，pK_a 值 9.98。苯酚对皮肤和黏膜有强烈的腐蚀作用，可抑制中枢神经或损害肝、肾功能。

以苯酚为主要杀菌成分的消毒剂主要适用于物体表面和织物等消毒，其苯酚有效成分含量应小于等于 5.0%（质量分数），且 pH 值在 6.0～10.0。消毒结束后应对所处理的对象以清水进行擦拭或洗涤，去除残留的消毒剂。

苯酚化学性质活泼，能发生酸碱反应、显色反应、取代反应、氧化反应和缩合反应等。消毒剂中苯酚含量的测定方法有滴定分析法、气相色谱法和高效液相色谱法等。滴定分析法是《酚类消毒剂卫生要求》（GB 27947－2011）推荐的苯酚检测方法，适用于常量苯酚浓度的检测。对于一些复方消毒剂中苯酚含量测定，因其样品成分复杂，苯酚含量低，需选择高效液相色谱法或气相色谱法等灵敏度高的仪器分析方法进行准确测定。现将滴定分析法测定苯酚阐述如下。

1. 原理。

试样中的苯酚在酸性条件下与过量的溴充分作用后，多余的溴与碘化钾反应产生碘，以硫代硫酸钠标准溶液滴定，依据试样消耗的溴量，计算消毒剂中苯酚的含量。

2. 测定。

取适量消毒剂（使含苯酚约 0.75g）置于 500ml 容量瓶中，加水适量使样品溶解并稀释至刻度，充分混匀；精密吸取 25ml 置碘量瓶中，精确加入 0.05mol/L 溴滴定液 30ml，再加盐酸 5ml，立即密塞，振摇 30min，静置 15min 后，注意微开瓶塞，加碘化钾试液 6ml，立即密塞，充分振摇后，加三氯甲烷 1ml，以硫代硫酸钠标准溶液（0.1mol/L）滴定，至接近终点时，加入 0.5% 淀粉指示液 1ml，继续滴定至蓝色消失，并将滴定结果以空白试验校正。每 1ml 溴滴定液（0.05mol/L）相当于 1.569mg 的苯酚。

二、甲酚

甲酚（cresol）有三个同分异构体，分别是邻、对和间甲酚，例如邻甲酚的化学结

构式为 （结构式：OH CH₃ 苯环）。甲酚的分子式为 C_7H_8O，为无色或淡棕黄色澄清液体，具有酚臭气味，微溶于水，易溶于乙醇、氯仿、乙醚等有机溶剂以及氢氧化钠溶液。饱和水溶液呈弱酸性或中性。甲酚毒性与苯酚相似。

以甲酚为主要杀菌成分的消毒剂适用于物体表面和织物等消毒，不适用于皮肤和黏膜消毒；该类消毒剂中甲酚有效成分含量应小于等于 5.0%（质量分数），且 pH 值在 6.0～10.0。甲酚、植物油和氢氧化钠溶液混合可配成甲酚皂溶液。甲酚皂又称来苏儿，含粗甲酚 50% 左右，具有特殊气味，用水稀释后成乳白色泡沫状液体；医疗上用稀释后的甲酚皂对物品、器械、环境和排泄物等进行消毒。口服甲酚皂会造成急性中毒。

气相色谱法是检测消毒剂中甲酚含量的推荐方法（GB27947－2011）。下面就测定原理、色谱参考条件、校正因子测定、样品测定和结果分析等方面进行详细介绍。

1. 原理。

采用中等极性色谱柱分离，氢火焰离子化检测器检测，根据色谱峰保留时间定性，峰高或峰面积定量。

2. 测定。

（1）色谱参考条件：以含 20g/L 磷酸的己二酸乙二醇聚酯为固定相，涂布浓度为 4%～10%，氢火焰离子化检测器，柱温为 145℃，进样口和检测器温度为 200℃。

（2）校正因子测定：精密称取水杨醛约 1.3g，置 50 ml 容量瓶中，加乙醚使溶解并稀释至刻度，摇匀，作为内标溶液。另精密称取邻位甲酚对照品约 0.65g，至 25ml 容量瓶中，加乙醚使溶解并稀释至刻度，摇匀，作为对照品溶液。精密量取对照品溶液和内标溶液各 5ml，置具塞试管中，密塞，摇匀。取 1μl 混合样品注入气相色谱仪，测定色谱峰面积，按照下式计算邻位甲酚的校正因子，再乘以 1.042，即得间、对位甲酚的校正因子。

$$f_1 = \frac{m_i \times A_s}{A_i \times m_s}$$

式中，f_1 为邻位甲酚相对校正因子；A_i 为邻位甲酚峰面积；A_s 为内标物峰面积；m_i 为 1μl 混合样品中邻位甲酚质量，g；m_s 为 1μl 混合样品中内标物质量，g。

（3）样品测定：精密称取样品 1.0g，置分液漏斗中，加盐酸 0.1ml，摇匀，加水 3ml，摇匀，精密加入乙醚 20ml，轻轻振摇，静置分层，弃去水层，加水 5ml，轻轻振摇，分层，弃去水层。精密量取乙醚提取液 5ml 和内标溶液 5ml，置具塞试管中，摇匀，取 1μl 注入气相色谱仪测定。

（4）结果分析：样品中甲酚异构体含量按下式进行计算：

$$X_i = \frac{(A_1 \times f_1 + A_2 \times f_2) \times m_1}{A \times m} \times 100\%$$

式中，X_i 为样品中甲酚浓度，%；A 为内标物质峰面积；A_1 为邻位甲酚峰面积；A_2 为间、对位甲酚峰面积；f_1 为邻位甲酚相对校正因子；f_2 为间、对位甲酚相对校正因子；m_1 为内标物质质量，g；m 为样品中甲酚质量，g。

三、对氯间二甲苯酚

对氯间二甲苯酚（pera-chloro-meta-xylenol，PCMX）的化学名称为 3,5－二甲基－4－氯－苯酚，化学结构式为 ，分子式为 C_8H_9ClO，是一种白色结晶性粉末，水中溶解度低仅为 0.03%，易溶于醇、醚、聚二醇等有机溶剂和强碱性水溶液。

对氯间二甲苯酚是一种高效、低毒、广谱抗菌剂，杀菌能力较非卤化酚类消毒剂强 3~30 倍，对多数细菌繁殖体、真菌及霉菌都具有杀灭功效，适用于卫生洗手、皮肤、黏膜、物理表面和织物等消毒，其中黏膜消毒仅限于医疗机构诊疗处理前后。用于皮肤消毒和物体表面消毒的消毒剂中对氯间二甲苯酚有效成分含量应小于等于 2.0%（质量分数），而用于卫生洗手和黏膜消毒的消毒剂中对氯间二甲苯酚有效成分含量应小于等于 1.0%（质量分数）；该类消毒剂的 pH 值一般在 7.5~10.5。

消毒剂中对氯间二甲苯酚检测可用紫外分光光度法、气相色谱法、高效液相色谱法等。紫外分光光度法利用对氯间二甲苯酚在波长 280nm 处有紫外吸收特征进行检测，方法操作简便，适于常量分析。气相色谱法采用对芳香族化合物有较好选择性的色谱柱（如键合 5% 苯基二甲基聚硅氧烷聚合物），在 150℃ 柱温下分离样品中的对氯间二甲苯酚，用氢火焰离子化检测器进行检测，峰高或峰面积定量。气相色谱法灵敏度高、准确度好，适合于消毒液和卫生护理用品中对氯间二甲苯酚的测定。

高效液相色谱法是《酚类消毒剂卫生要求》（GB 27947－2011）推荐的测定消毒剂中对氯间二甲苯酚有效成分的检测方法。下面简单介绍该方法的测定原理、色谱参考条件、样品测定及注意事项。

1. 原理。

样品中对氯间二甲苯酚用反相高效液相色谱柱分离，在 220nm 波长处检测吸光度值，根据保留时间定性、峰面积定量。

2. 测定。

（1）色谱参考条件：色谱柱为 C_{18} 柱（150mm×4.6mm 内径，$5\mu m$）；流动相为甲醇/水（70/30，V/V），分析前经 $0.45\mu m$ 滤膜过滤及真空脱气；流量为 1.00 ml/min；紫外检测波长为 220nm；柱温为 25℃。

（2）样品测定：若消毒剂中对氯间二甲苯酚的标示浓度过高，需适当稀释，使其稀释后浓度在标准曲线线性范围内。对于膏体样品应先用流动相配制成水溶液，经 $0.45\mu m$ 滤膜过滤备用。在设定的色谱条件下，进样 $5\mu l$ 样品溶液进行分析。根据峰面积，从线性方程计算出相应的对氯间二甲苯酚浓度。根据取样量和稀释倍数，换算出样品中对氯间二甲苯酚的最终浓度。

3. 说明。

①如果遇到某些有干扰的消毒剂，可适当调整流动相或在流动相中加入适当的添加剂以达到最佳分离效果。②流动相 pH 值也会影响对氯间二甲苯酚分离效果，可通过调整流动相 pH 值来改善峰型。③对氯间二甲苯酚的紫外可见光谱显示：在 220nm 和 280nm 处对氯间二甲苯酚均有紫外吸收，220nm 处摩尔吸光系数稍大于 280nm 处摩尔吸光系数，但是 280nm 波长处紫外吸收光谱干扰较少。因此，在满足灵敏度条件下，也可选择 280nm 作为检测波长。

四、三氯羟基二苯醚

三氯羟基二苯醚（triclosan）在国际理论与应用化学联合会（International Union of Pure and Applied Chemistry，IUPAC）的中文命名为 2,4,4′-三氯-2′-羟基二苯醚，其化学名称为 5-氯-2-（2,4-二氯苯氧基）苯酚，别名三氯生，化学结构式为

，分子式为 $C_{12}H_7Cl_3O_2$，是一种白色晶状粉末，不溶于水，易溶于醇等有机溶剂和碱性溶液。

三氯羟基二苯醚是一种广谱、高效、低毒抗菌剂，其与醇复配可明显提高杀菌效果。三氯羟基二苯醚的杀菌机制：先吸附于细菌细胞壁上，进而穿透细胞壁，与细胞质中的脂质、蛋白质反应，导致蛋白质变性，进而杀死细菌。用于皮肤消毒的消毒剂中三氯羟基二苯醚有效成分含量应小于等于 2.0%（质量分数），而用于黏膜消毒的消毒剂中对氯间二甲苯酚有效成分含量应小于等于 0.35%（质量分数）。三氯羟基二苯醚复方消毒剂杀菌效果受 pH 值影响较大，pH 值增加，杀菌效果下降。《酚类消毒剂卫生要求》（GB 27947-2011）规定该类消毒剂的 pH 值应在 5.5~8.5。三氯羟基二苯醚作为皮肤和黏膜消毒剂有效成分已经得到广泛应用，不仅作为抗菌皂的主要成分，还用于个人护理产品和塑料的抗菌涂层。

消毒相关产品中三氯羟基二苯醚有效成分检测方法众多，包括分光光度法、化学发光法、气相色谱法、高效液相色谱法、气相色谱质谱联用法、超高效液相色谱串联质谱法等。

《酚类消毒剂卫生要求》（GB 27947-2011）推荐高效液相色谱法测定消毒剂中三氯羟基二苯醚有效成分。下面简单介绍该方法的测定原理、色谱参考条件、样品测定及注意事项。

1. 原理。

样品中的三氯羟基二苯醚用反相高效液相色谱柱分离，在 280nm 波长处检测吸光度值，根据保留时间定性、峰面积定量。

2. 测定。

（1）色谱参考条件：色谱柱为 C_{18} 柱（150mm×4.6mm 内径，5μm）；流动相为甲醇/水（80∶20，V/V），分析前经 0.45μm 滤膜过滤及真空脱气；流量为 1.50 ml/min；

检测波长为 280nm；柱温为 25℃。

（2）样品测定：同对氯间二甲苯酚测定相同。

3. 说明。

①复方消毒相关产品成分复杂，而三氯羟基二苯醚含量较低，可适当改变流动相组分和配比，来调整流动相极性，使待测物色谱峰与干扰物色谱峰分离，以达到最佳分离效果。②流动相 pH 值也会影响三氯羟基二苯醚分离效果，可通过调整流动相 pH 值来改善峰型。③选择合适的检测波长可提高分析的精密度，降低检出限。三氯羟基二苯醚的紫外可见光谱显示在 230nm 和 280nm 处三氯羟基二苯醚均有较强的紫外吸收，230nm 处的摩尔吸光系数稍大于 280nm 处的摩尔吸光系数，但是 280nm 波长处紫外吸收光谱干扰较少。因此选择 280nm 作为检测波长。

第五节　胍类消毒剂含量测定

胍类消毒剂属低效消毒剂，具有速效杀菌作用，对皮肤、黏膜无刺激性，对织物无腐蚀性，对不锈钢无腐蚀性，对其他金属基本无腐蚀或仅有轻度腐蚀。胍类消毒剂受有机物影响轻微，稳定性好。胍类消毒剂主要适用于外科手消毒、卫生洗手消毒、手术部位皮肤消毒、黏膜消毒、物体表面消毒等，不适用于结核杆菌、细菌芽胞污染物品的消毒。常用消毒方法有浸泡、擦拭和冲洗等。

胍类消毒剂都是含有效杀菌成分的醇和（或）水溶液，均为无沉淀、不分层液体。胍类消毒剂的有效杀菌成分主要包括醋酸氯己定、葡萄糖酸氯己定和聚六亚甲基双胍等。本节就胍类消毒剂有效成分聚六亚甲基双胍和氯己定的理化性质、消毒作用特点和检测方法分别进行简明阐述。

一、聚六亚甲基双胍

聚六亚甲基双胍（polyhexamethylenebiguanidine，PHMB）简称为聚六亚甲基胍，是一种无色透明液体，沸点 102℃。通常以盐酸聚六亚甲基胍形式用作消毒剂。盐酸聚六亚甲基胍（polyhexamethyleneguanidine hydrochloride）的化学结构式为（ —C_3H_6—NH—C—NH—C_3H_6— ）$_n$，分子式为（$C_7H_{16}N_3Cl$）$_n$，是一种白色无定形
$\qquad\qquad\qquad\qquad$|
$\qquad\qquad\qquad\quad$ NHHCl

粉末，易溶于水；水溶液无色无味，不燃不爆，对于各种金属材料基本无腐蚀，分解温度大于 400℃，对所处理表面无漂白作用，两年内不会变质。

盐酸聚六亚甲基双胍是一种新的胍类消毒剂，特点是杀菌广谱，对细菌繁殖体、真菌和藻类等都具有很强的杀灭作用，作用快速，稳定性好，可降解，实际无毒级。盐酸聚六亚甲基双胍主要用于皮肤黏膜消毒、一般物体表面消毒，以及除藻剂和防霉剂。

盐酸聚六亚甲基胍的杀菌机制：盐酸聚六亚甲基双胍中的胍基具有很高的活性，聚合物成正电性，容易被呈负电性的各类细菌、病毒所吸附，从而抑制细菌与病毒的繁殖，使其丧失生殖能力。聚合物形成的薄膜可堵塞微生物的呼吸通道，使微生物迅速窒息而死。盐酸聚六亚甲基胍是高分子聚合物结构，能使胍基的有效活性得以提高，所以

其杀菌效力大大高于其他胍类化合物（如氯己定）。

消毒剂中盐酸聚六亚甲基胍有效成分的检测方法有比色法、荧光法、毛细管电泳法和高效液相色谱法。其中，荧光法的测定原理是盐酸聚六亚甲基胍的胍基与茚三酮在碱性介质中发生定量反应，生成具有黄绿色荧光的产物，最大激发波长为405nm，最大发射波长为500nm。复方消毒剂中的表面活性剂性质和浓度以及反应时间与光线均会影响反应产物的荧光强度。毛细管电泳法的实验操作误差较大，重现性和稳定性相对较差。高效液相色谱法操作简便，分析速度快，选择性好，灵敏度高，适合复方化学消毒剂中盐酸聚六亚甲基胍的快速检测。

比色法是《胍类消毒剂卫生标准》（GB26367－2010）推荐的测定方法，仅适用于以聚六亚甲基胍为主要有效成分的消毒剂。下面简单介绍该方法的测定原理和样品测定。

1. 原理。

聚六亚甲基双胍和曙红 Y（Eosin 染料）发生显色反应，溶液颜色改变，在波长545nm 处测量吸光度值，标准曲线法定量。

2. 测定。

样品测定时用移液管吸取 10ml 浓度样品溶液至 25ml 容量瓶，加 1ml 醋酸溶液和2.5ml 曙红 Y 水溶液，以蒸馏水定容至 25ml，用力振摇，充分混匀。用紫外分光光度计测量 545nm 处吸光度值。

二、氯己定

氯己定（chlorhexidine）又名双氯苯双胍己烷，其化学名称为 1,6－双（正－对氯苯双胍）己烷，俗称洗必泰。氯己定是一种阳离子型化合物，对细菌有明显的亲和力，能破坏细菌细胞膜，抑制细菌代谢酶，从而对细菌产生杀灭作用。氯己定对革兰阳性菌的杀灭能力比对革兰阴性菌和真菌的强，对结核分枝杆菌、亲水病毒和细菌芽胞的杀灭效果差。氯己定与醇类消毒剂配伍可起到协同作用，增强杀菌效果，达到中效消毒剂水平。

氯己定适用于手、皮肤、黏膜等消毒，其有效成分包括盐酸氯己定、醋酸氯己定和葡萄糖酸氯己定。盐酸氯己定在水中溶解度小，其制剂以膏剂、涂剂为主，在实际应用中已基本被淘汰；醋酸氯己定和葡萄糖酸氯己定是目前常用的消毒剂。

（一）醋酸氯己定

醋酸氯己定（chlorhexidine acetate）或称氯己定醋酸盐，化学名称为 1,6－双氯苯双胍己烷二醋酸盐，分子式为 $C_{22}H_{30}N_{10}Cl_2 \cdot 2C_2H_4O_2$，为白色或类白色结晶粉末，无味，分解温度为 260℃，难溶于水，易溶于醇。醋酸氯己定杀菌范围广、性能稳定、干燥快速，广泛用于手、皮肤、黏膜、器械等消毒，并用作典型的防腐剂。其副作用小，主要是过敏反应、黏膜刺激性等。

常用消毒剂中醋酸氯己定含量的测定方法主要有化学滴定法、紫外分光光度法、双波长分光光度法和高效液相色谱法等。紫外分光光度法基于醋酸氯己定乙醇溶液在波长258nm 处有特征紫外吸收，通过标准曲线法进行定量分析。该法样品处理简单，测量快速，有较高的重现性和准确性，但最低检测浓度较高（1.0 mg/L），仅适合于成分不太复杂的消毒剂的常规分析。双波长分光光度法能有效排除某些复方配剂对测定的干扰，但使用时需要经试验选择合适的测定波长和参比波长，只适于样品中两组分在最大吸收波长下对紫外光吸收峰重叠的样品。化学滴定法和高效液相色谱法是《消毒技术规范》（2002 版）推荐的测定方法。下面分别介绍两种方法的测定原理、测量参考条件、样品测定、结果分析及注意事项。

1. 化学滴定法。

（1）原理：样品用丙酮和冰醋酸溶解，加甲基橙饱和丙酮溶液，用高氯酸滴定液滴定，甲基橙指示液显橙色时停止滴定，依据高氯酸滴定液使用量，换算出醋酸氯己定含量。

（2）测定。

1）测定步骤：精密称取样品适量，使其相当于醋酸氯己定约 0.15g，置于 100 ml 锥形瓶中，加丙酮 30 ml 与冰醋酸 2 ml，振摇使溶解后，加甲基橙饱和丙酮溶液 1.0 ml，用高氯酸滴定液（装入 25ml 滴定管中）滴定。待溶液显橙色，记录高氯酸滴定液用量。同时以不含醋酸氯己定的丙酮与冰醋酸溶液重复上述操作（空白对照）。重复测两次，取其平均值进行以下计算。

2）结果分析：根据 1 ml 的 1 mol/L 高氯酸滴定液相当于 0.3128 g 醋酸氯己定，故可按下式计算样品中醋酸氯己定含量：

$$X_i(\%) = \frac{c \times (V_1 - V_2) \times 0.3128}{m} \times 100\%$$

式中，X_i 为样品中醋酸氯己定浓度，%；c 为高氯酸滴定液浓度，mol/L；V_1 为样品所用高氯酸滴定液体积，ml；V_2 为空白对照所用高氯酸滴定液体积，ml；m 为醋酸氯己定样品质量，g。

（3）说明：①本法仅适用于非水溶液的样品。若为醋酸氯己定水溶液样品，则量取约含醋酸氯己定 0.15g 的溶液，置于预先称重的洁净蒸发皿（质量为 G_1）中。置水浴上加热蒸干，称重（质量为 G_2）。以 G_2 减去 G_1 即得醋酸氯己定质量。然后，用 30 ml 丙酮加 2 ml 冰醋酸，分 3 次将蒸发皿上不挥发物洗入碘量瓶中。待不挥发物全部溶解后，按上述方法测定并计算其含量。亦可以水溶液毫升数代入公式中的 m，计算醋酸氯己定的含量（g/L）。②本法最低检测浓度为 0.50mg/L。③本法操作简单，无须特殊设备，但影响因素较多，仅适用于成分简单的单方消毒剂中有效成分醋酸氯己定的测定。

2. 高效液相色谱法。

（1）原理：样品中的醋酸氯己定用反相高效液相色谱柱，在酸性介质中进行色谱分离，在 254nm 波长处检测吸光度值，根据保留时间定性、峰面积定量。

（2）测定。

1）参考色谱条件：色谱柱为 C_{18} 柱（150mm×4.6mm 内径，5μm）；流动相为 0.02mol/L 磷酸二氢钾溶液（pH 值 2.5）和乙腈（V/V＝65∶35），分析前经 0.45μm 滤膜过滤及真空脱气；流量为 1.0 ml/min；检测波长为 254nm；柱温为 25℃。

2）样品测定：在设定的色谱条件下，进 $10\mu l$ 经 $0.45\mu m$ 滤膜过滤的样品溶液进行分析。根据峰面积，从标准曲线的线性方程计算出相应的醋酸氯己定浓度。若消毒剂中醋酸氯己定的标示浓度过高，需适当稀释，使其稀释后浓度在标准曲线线性范围内。对于固体或膏体样品，应先用蒸馏水配制成水溶液。根据取样量和稀释倍数，换算出样品中醋酸氯己定的最终浓度。

（3）说明：①本法样品处理简单，分析快速，受产品基体或复方配剂成分的干扰小，测定结果准确，适用于单一成分或复方制剂、中药制剂等配方复杂、剂型多样的各类型产品。②方法最低检测浓度为 $0.01mg/L$。③样品中醇类物质如乙醇、正丙醇、异丙醇、丙三醇等会影响醋酸氯己定的测定。随醇浓度增加，影响加大。测定时使醇浓度不超过 15％ 为好。

（二）葡萄糖酸氯己定

葡萄糖酸氯己定（chlorhexidine gluconate）或称氯己定葡萄糖酸盐，化学名称为1,6－双（对氯苯双胍）正己烷二葡萄糖酸盐，分子式为 $C_{34}H_{54}Cl_2N_{10}O_{14}$，为白色或浅黄色结晶，能以任意比例溶于水或冰醋酸中，光照可能分解，须避光保存。

葡萄糖酸氯己定具有溶菌酶的作用，微生物周围吸附氯己定葡萄糖酸盐后可形成物理封闭，引起细胞膜的变性和破坏，从而抑制和杀灭微生物细胞，因而对细菌的抑制具有广谱性，且安全性能高、使用方便。对大肠埃希菌、铜绿假单胞菌、金黄色葡萄球菌、枯草杆菌有很强的杀灭作用。葡萄糖酸氯己定对黏膜组织刺激性小，无明显皮肤过敏性，广泛用于手、皮肤、黏膜等消毒，也应用于药品、卫生用品、医疗器械、食品、塑料、橡胶、涂料等领域，作为抗菌防腐剂。

葡萄糖酸氯己定含量测定方法有紫外可见分光光度法、滴定法和高效液相色谱法。紫外可见分光光度法是复方氯己定含漱液法定质量标准中建议的葡萄糖酸氯己定测定方法。该法基于溴－溴化十六烷基三甲铵比色法进行，方法操作烦琐，影响因素多，重现性差，且溴毒性较大，已经被弃用。滴定法是《消毒技术规范》（2002 版）推荐的消毒相关产品中有效成分葡萄糖酸氯己定含量的测定方法。方法检测原理和操作步骤参照醋酸氯己定测定。

高效液相色谱法是《中国药典》（2015 版）收录的葡萄糖酸氯己定含漱液中葡萄糖酸氯己定的含量测定方法。其原理是样品中的葡萄糖酸氯己定在 pH 值 3.0 的磷酸缓冲溶液介质中，流经反相 C_{18} 色谱柱进行色谱分离，并在波长 259nm 处检测吸光度值。

第六节　季铵盐类消毒剂含量测定

季铵盐是一类重要的阳离子表面活性剂，系叔胺和烷化剂反应而制得。季铵盐种类繁多，按照其结构不同，可分为单长链季铵盐、双长链季铵盐、双长链双季铵盐和其他季铵盐。单长链季铵盐常见的是烷基二甲基苄基卤化铵和烷基二甲基苯氧乙基卤化铵。前者以苯扎溴铵和苯扎氯铵为代表，后者以度米芬为代表。双长链季铵盐有双烷基双甲基卤化铵和双长链双季铵盐类，前者以双癸基二甲基氯化铵为代表，后者以 Gemini 型季铵盐为代表。其他重要的季铵盐主要有盐酸苯海拉明、盐酸普鲁卡因、氯化胆碱、维生素胆碱等。

季铵盐类消毒剂主要有单链季铵盐和双链季铵盐两类。单链季铵盐消毒剂包括苯扎溴铵、苯扎氯铵、度米芬等，属于低效消毒剂，只能杀灭细菌繁殖体（分枝杆菌除外）。双链季铵盐和醇类的复方制剂属于中效消毒剂，可以杀灭除细菌芽胞以外的各种病原微生物。采用双链和单链季铵盐，配以增效剂和稳定剂制成的季铵盐类消毒液，可通过熏蒸或喷雾的方式对空气进行消毒。

季铵盐类抗菌谱窄。作用机制：季铵盐类消毒剂自身携带正电荷，可以吸附于病原菌表面，形成微团，并逐步渗入细胞浆的类脂层和蛋白层，从而改变细胞膜通透性，使细胞内容物外渗，导致病原菌死亡；凝固蛋白质，使酶和结构蛋白变性，破坏病原菌的代谢，将病原菌杀死。季铵盐类消毒剂在有效浓度下能杀死细菌和真菌繁殖体（真菌孢子除外），杀灭革兰阳性菌的能力强于杀灭革兰阴性菌，对分枝杆菌属和真菌的抑制活性相对较弱。另外，由于季铵盐的作用部位为细胞膜，因而它们对脂质包膜病毒作用不大。季铵盐的消毒效果还受到有机物的影响，并且可能被阴离子表面活性剂和非离子表面活性剂、水、蛋白质和其他物质中和。

本节分别就季铵盐类消毒剂中的有效成分苯扎溴铵、度米芬、双癸基二甲基氯化铵的理化性质、消毒作用特点和检测方法进行简明阐述。

一、苯扎溴铵

苯扎溴铵（benzalkonium bromide）为八、十、十二、十四、十六、十八烷基二甲基苄基溴化铵的混合物，其主要成分是十二烷基二甲基苄基溴化铵，俗称新洁尔灭，化学结构式为 Br^-，$R = C_{8-18}H_{17-27}$，化学分子式为 $C_{22}H_{40}BrN$，为阳离子型表面活性物质，易溶于水或乙醇。水溶液为无色至淡黄色的澄清透明液体，有芳香气味，呈弱碱性，强力振摇可产生多量泡沫。苯扎溴铵是应用最广泛的一种季铵盐类消毒剂，有单方和复方制剂，主要用于皮肤、黏膜和伤口冲洗消毒。

化学消毒剂中苯扎溴铵含量测定方法有化学滴定法、电位滴定法、紫外分光光度法、高效液相色谱法等。化学滴定法是《消毒技术规范》（2002 版）和《中国药典》（2015 版）收录的方法，其测定原理基于以四苯硼钠为滴定液、溴酚蓝为指示剂的双相滴定法测定苯扎溴铵含量。该法是最常用的苯扎溴铵含量测定方法。但是，氧化还原滴定法是依靠指示剂颜色变化来指示滴定终点的，如果待测溶液有颜色或浑浊时，终点的指示就比较困难，或者根本找不到合适的指示剂。本法中三氯甲烷层先是蓝色逐渐加深，然后逐渐变浅，滴定终点时呈无色澄清液体，由于水层颜色也逐渐改变，因此滴定终点不易观察。

1. 电位滴定法。

电位滴定法测定苯扎溴铵的原理：以离子表面活性剂电极取代溴酚蓝指示剂，通过测量滴定过程中电位的变化以确定滴定终点。该法受溶液自身影响小，终点指示准确，方法重现性好，适用范围广，特别适合复方化学消毒剂中有效成分苯扎溴铵含量的测定。

2. 紫外分光光度法。

紫外分光光度法测定苯扎溴铵的原理：苯扎溴铵水溶液在波长 262nm 处有最大吸收值，基于此测定吸光度值进行定量。该法操作简便、分析时间短，但是抗干扰能力弱，仅适用于组分较为简单样品的常量分析。对于较为复杂的消毒剂样品，有单一组分干扰测定，可以通过加入合适的试剂或建立合理的数学模型达到消除或者扣除干扰的目的后，再用紫外分光光度法进行测定。利用在样品中加入脲，消除亚硝酸钠的干扰，可快速测定消毒液中苯扎溴铵含量；利用在样液中加入氨基磺酸铵和盐酸，消除亚硝酸钠的干扰，可以同时测定消毒液中苯扎溴铵和亚硝酸钠两个组分的含量；利用苯扎氯铵在 300nm 处无紫外吸收不干扰戊二醛测定，采用双波长分光光度法同时测定复方消毒剂中戊二醛和苯扎氯铵的含量；利用测定波长下复配成分的吸收光谱一阶导数值为零，采用导数-分光光度法测定复配消毒剂中的苯扎溴铵的含量。

3. 高效液相色谱法。

高效液相色谱法测定苯扎溴铵的原理：在离子对试剂（如烷基磺酸钠）存在下，利用反相色谱对样品中苯扎溴铵成分进行色谱分离，然后在 210nm 或 262nm 处检测吸光度值。该方法操作简便、专属性强、灵敏度高、结果准确可靠，适合于微量苯扎溴铵含量的检测。选择合适的色谱柱、流动相和相匹配的检测器是建立高效液相色谱法的关键。

4. 化学滴定法。

下面重点介绍化学滴定法测定苯扎溴铵的原理、样品测定、结果分析及注意事项。

（1）原理。

滴定开始前，苯扎溴铵先与溴酚蓝结合，生成蓝色配合物，溶入三氯甲烷层显蓝色。滴定至终点时，由于四苯硼钠和苯扎溴铵的结合力较溴酚蓝为强，故溴酚蓝指示剂逐渐从蓝色配合物中游离析出，转入水层，呈现淡紫色，同时三氯甲烷层的蓝色消褪而指示滴定终点。

（2）测定。

1）测定步骤：准确称取样品适量（液体样品取适量体积），使其相当于苯扎溴铵约 0.25g，置 250 ml 碘量瓶中。加蒸馏水 50 ml 与氢氧化钠试液 1 ml，摇匀。再加溴酚蓝指示液 0.4 ml 与三氯甲烷 10 ml。用四苯硼钠滴定液（装入 50 ml 滴定管中）滴定，边滴边摇匀，接近终点时尚须强力振摇。待三氯甲烷层的蓝色消失，记录四苯硼钠滴定液用量。重复测两次，取两次的平均值进行以下计算。同时做空白实验。

2）结果分析：根据 1 mol/L 四苯硼钠滴定液 1 ml 相当于 0.3984 g 苯扎溴铵，按公式（1）和（2）计算样品中苯扎溴铵含量：

$$X_i(\%) = \frac{c \times V_{stp} \times 0.3984}{m} \times 100\% \tag{1}$$

$$X_i(g/L) = \frac{c \times V_{stp} \times 0.3984}{V} \times 1000 \tag{2}$$

式中，X_i 为样品中苯扎溴铵含量，%或 g/L；c 为四苯硼钠滴定液的浓度，mol/L；V_{stp} 为四苯硼钠滴定液样品与空白体积差，ml；m 为碘量瓶中苯扎溴铵质量，g；V 为碘量瓶中苯扎溴铵原液体积，ml。式（1）用于固体样品中苯扎溴铵含量测定；式（2）用于液体样品中苯扎溴铵含量测定。

3. 说明。

①滴定过程应较慢，需不断振摇。近终点时更要逐滴滴加，强烈振摇，静置分层后再仔细观察，若滴定过程中振摇不充分，样品萃取不完全，可能使含量测定结果偏低。②四苯硼钠滴定液不稳定，需临用前标定。

二、度米芬

度米芬（domiphen bromide）化学名为十二烷基二甲基苯氧乙基溴化铵，化学结构

式为 $\text{\textcircled{}}\!-\!OCH_2CH_2\!-\!\overset{\overset{\displaystyle CH_3}{|}}{\underset{\underset{\displaystyle CH_3}{|}}{N^+}}\!-\!C_{12}H_{25}\cdot Br^-$ ，分子式为 $C_{22}H_{40}BrNO$，为阳离子型表面

活性物质，易溶于水或甲醇。

度米芬为广谱、高效季铵碱盐类消毒防腐剂，对革兰阳性、阴性细菌及真菌都有杀灭作用，一般短时间（1~10min）即起作用，主要用于皮肤、黏膜、伤口创面以及器械消毒。器械消毒时可加 0.4%~0.5% 的亚硝酸钠。

消毒相关产品中有效成分度米芬含量测定方法有化学滴定法、紫外分光光度法、高效液相色谱法等。化学滴定法测定度米芬基于以四苯硼钠为滴定液、溴酚蓝为指示剂的双相滴定法，测定原理与化学滴定法测定苯扎溴铵相似。紫外分光光度法是利用度米芬在 267.5nm 波长处有最大吸收，可以测定度米芬消毒液中的度米芬含量。高效液相色谱法是利用离子对试剂如十二烷基硫酸钠溶液作为流动相，在 pH 值为 3.0 的酸性介质中，用反相 C_{18} 色谱柱分离样品中的度米芬，在 269nm 处检测吸光度值进行定量分析。

三、双癸基二甲基氯化铵

双癸基二甲基氯化铵（didoctyl dimethyl ammonium chloride，DDAC）别名癸甲氯铵、双十烷基二甲基氯化铵等，是一种阳离子表面活性剂。化学结构式为

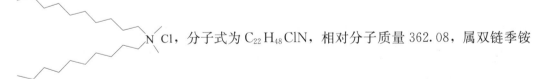

$N\;Cl$，分子式为 $C_{22}H_{48}ClN$，相对分子质量 362.08，属双链季铵

盐类化合物，常温下为淡黄色透明液体，易溶于水和有机溶剂，化学性质稳定，刺激性小。

双癸基二甲基氯化铵在医药卫生和民用方面用作消毒杀菌剂，又是毛织品的防蛀剂，也可用作油田注水杀菌剂和工业循环冷却水的杀菌灭藻剂。作为消毒剂使用时，可以通过破坏菌体细胞表面屏障的通透性，使菌体破裂；同时抑制或破坏细胞内生物氧化、呼吸代谢与产生能量等酶的活力，致微生物死亡。双癸基二甲基氯化铵属于第 3 代季铵盐类消毒剂，杀菌能力高于单链季铵盐类；同时，由于双癸基二甲基氯化铵与单链

季铵盐、聚六亚甲基双胍、戊二醛等复配使用具有显著的协同作用，使其在消毒领域的应用也越来越广泛。

对于单方制剂中双癸基二甲基氯化铵含量的测定，常采用银量法或四苯硼钠法等滴定分析法。复方消毒剂中双癸基二甲基氯化铵的含量测定尚无国标方法。可用反相高效液相离子对色谱方法对复方消毒液中双癸基二甲基氯化铵的含量进行测定。双癸基二甲基氯化铵是双链季铵盐类化合物，没有发色基团，不适合用常用的紫外或者荧光检测器进行检测，只能使用通用性检测器，比如蒸发光散射或示差折光检测器。色谱法，用带有蒸发光散射检测器的高效液相色谱仪对复方消毒液中双癸基二甲基氯化铵进行检测。

小　结

消毒相关产品中有机成分有效含量测定是消毒相关产品理化检验的重要内容。本章重点介绍了常见有机类化学消毒剂中有效成分含量的测定。常见的醛类消毒剂有甲醛、戊二醛和邻苯二甲醛，本章主要介绍了氧化还原滴定法和比色法测定甲醛含量；酸碱滴定法、电位滴定法和紫外分光光度法测定戊二醛；酸碱滴定法、紫外分光光度法和高效液相色谱法测定邻苯二甲醛。烷基化类消毒剂中主要介绍了环氧乙烷的理化性质、消毒灭菌特点和检测方法，常用的方法主要是滴定分析法和气相色谱法。醇类消毒剂中主要介绍乙醇和异丙醇的理化性质、消毒作用特点和检测方法，乙醇的检测方法主要介绍的是气相色谱法和比重法，异丙醇的则是气相色谱法。酚类消毒剂中介绍了苯酚、甲酚、对氯间二甲苯酚、三氯羟基二苯醚中有效成分的理化性质、消毒作用特点和检测方法，常见的方法有滴定分析法、气相色谱法、高效液相色谱法。胍类消毒剂中介绍了聚六亚基双胍和氯己定的理化性质、消毒作用特点和检测方法，常见的方法有比色法、滴定法、高效液相色谱法等。季铵盐类消毒剂中介绍了苯扎溴铵、度米芬、双癸基二甲基氯化铵的理化性质、消毒作用特点和检测方法，常见的方法有化学滴定法、电位滴定法、紫外分光光度法、高效液相色谱法等。

思考题

1. 常见的有机类化学消毒剂有哪些类别？请简述其适用范围。
2. 邻苯二甲醛消毒剂的测定方法主要有哪些？简述每一种测定方法的检测原理。
3. 如何确定医疗器械和卫生用品的灭菌环氧乙烷残留量？
4. 何种有机消毒剂主要用于手和皮肤消毒？举例说明它们的检测方法及原理。
5. 酚类消毒剂的有效化学成分有哪些？简述各自的消毒作用特点和检测方法。
6. 简述三氯生的化学结构、杀菌机制和检测方法。
7. 简述醋酸氯己定的消毒特点、适用范围和常见检测方法。
8. 以苯扎溴铵为例简述季铵盐类消毒剂的消毒作用机制、适用范围和检测方法。

（周　颖）

第十三章　消毒剂生物活性成分含量测定

第一节　生物消毒剂概述

生物消毒剂（biological disinfectants）是用于消毒的生物活性物质，包括植物提取物、抗菌肽、噬菌体、生物酶等。生物消毒剂是新型消毒剂，与传统化学消毒剂相比，具有杀菌特异性强、作用条件温和、不易产生耐药菌株、无刺激性及毒副作用低且无环境污染等优点，在环境卫生和临床消毒方面具有良好的发展应用前景。

一、植物提取物

植物会产生抗菌物质防御外来微生物的侵袭，这些抑菌成分有萜、生物碱、黄酮、苷、胺、酯、醇等。我国很多中草药就具有杀菌消炎的功能，市场上也有很多杀菌、消炎、止痒的中药复方制品用于皮肤病和妇科病的治疗或护理。

二、生物酶

生物酶是由活细胞产生的具有催化作用的有机物，大部分为蛋白质，也有极少部分为 RNA。生物酶具有以下几种特性：①高效性，酶的催化效率是一般无机催化剂的 $10^7 \sim 10^{13}$ 倍；②专一性，一种酶只能催化一类物质的化学反应，即酶是促进特定化合物、特定化学键、特定化学变化的催化剂；③低反应条件，一般催化剂需要高温、高压、强酸、强碱等剧烈条件，而酶催化可在较温和的常温、常压下进行；④易变性失活，在受到紫外线、热、射线、表面活性剂、金属盐、强酸、强氧化剂、强还原剂等因素影响时，酶的催化功能会因酶蛋白的二级、三级结构改变而失活。

生物酶广泛存在于各种生物中，而作为消毒剂使用的生物酶多为水解细胞壁的生物酶。细菌的细胞壁主要由肽聚糖（peptidoglycan）和小分子肽蛋白组成，β−1,4 糖苷键和肽键是细胞壁中的主要连接键。真菌和有些原生生物的细胞壁主要含几丁质。几丁质是由 N−乙酰葡萄糖胺以 β−1,4 糖苷键连接而成的多糖。根据生物酶细胞壁中不同的具体作用对象，水解细胞壁的生物酶主要分为溶菌酶（lysozyme）和几丁质酶（chitinase）。

1. 溶菌酶。

溶菌酶能溶解细菌、酵母菌或霉菌细胞的细胞壁而起到杀菌作用。溶菌酶按作用细胞壁的不同分为细菌细胞壁溶菌酶和真菌细胞壁溶菌酶。细菌细胞壁溶菌酶又可细分为

作用于 β−1,4 糖苷键的细胞壁溶解酶和作用于肽链尾端和酰胺部分的细胞壁溶解酶，而真菌细胞壁溶菌酶则包括酵母菌细胞壁溶解酶和霉菌细胞壁溶解酶。溶菌酶在等电点以下较广泛的 pH 值范围内，分子带正电荷，可与带负电荷的病毒蛋白直接结合，与 DNA、RNA、脱辅基蛋白形成复盐，使病毒失活。因此，该酶也具有抗病毒的作用。

溶菌酶广泛存在于鸟类和家禽的蛋清、哺乳动物的泪液、唾液、血浆、尿、乳汁等体液以及微生物中，其中以蛋清含量最为丰富。在应用上，因为人体细胞没有细胞壁，因此溶菌酶对人体安全无毒，已应用于口腔、五官、呼吸道、皮肤、泌尿生殖系统等处感染疾病的治疗。此外，溶菌酶还广泛用作天然的食品防腐剂。溶葡萄球菌酶（lysostaphin）是一种多肽内切酶，其作用位点是葡萄球菌细胞壁肽聚糖中的双甘氨肽（glycyl-glycine），杀菌能力强，细菌对之产生耐药的能力弱；金黄色葡萄球菌细胞壁中五甘氨酸（pentaglycin）含量较高，因此溶葡萄球菌酶能有效杀灭金黄色葡萄球菌的感染。以溶葡萄球菌酶制成的口腔清洁液，对口腔中的金黄色葡菌球菌、溶血性链球菌等都有良好的杀灭效果。

重组溶葡萄球菌酶是国际上研究较为成熟的生物工程类生物酶，稳定性好，最适作用 pH 值 10~11；在 pH 值 5~8 时，在 4℃可稳定 24h。溶葡萄球菌酶也因其特性被开发为生物酶杀菌消毒剂。此外，鉴于溶葡萄球菌酶和溶菌酶对细菌细胞壁肽聚糖的作用位点差异，为拓宽生物酶类消毒剂的杀菌谱和杀菌效能，国内外都积极研究制备以溶菌酶和溶葡萄球菌酶为主要成分的复合溶菌酶消毒剂，将消毒效果提高了几百倍，对革兰阳性的金黄色葡萄球菌、溶血性链球菌，革兰阴性的大肠埃希菌、铜绿假单胞菌，以及白假丝酵母都具有快速高效的杀灭效果，对流感病毒也有杀灭作用。现在，复合溶菌酶产品已经应用于临床消毒与治疗、水的消毒以及食品防腐保存等领域。

2. 几丁质酶。

几丁质酶破坏几丁质中的糖苷键，将之水解生成 N−乙酰基葡萄糖胺。几丁质不仅为真菌细胞壁的主要成分，还大量存在于虾、蟹、昆虫等甲壳类动物的外壳与软体动物如乌贼的软骨中。因此，自然界中侵袭真菌和甲壳、节肢类动物的生物，以及很多产生抗真菌感染物质的植物均会产生几丁质酶；哺乳动物也产生几种几丁质酶，如壳三糖酶（CHIT1）和酸性哺乳动物几丁质酶（acidic mammalian chitinase，AMCase）。国内外对几丁质酶的研究多集中于机制，其作为消毒剂的应用尚在开发中。

此外，可用于消毒的生物酶还有噬菌体裂解酶和核酶等。噬菌体裂解酶是在噬菌体基因组复制晚期合成的一类蛋白质，能水解细菌细胞壁的肽聚糖而杀菌。鉴于细菌抗药性的急速发展，新抗生素药物的匮乏及其开发的艰难，噬菌体裂解酶抗菌制剂的开发在当今蔚然成风。研究表明噬菌体裂解酶对肺炎链球菌、炭疽杆菌、金黄色葡萄球菌等致病菌都有很好的杀菌作用。美国的 Nelson DC 研究组和 Fischetti VA 研究组致力于发现各种噬菌体裂解酶，并利用分子生物学技术将之改良，制成不同类型的制剂，应用于多种感染的预防与治疗。但总体而言，其应用开发还远不够成熟。核酸酶是具有酶活性的 RNA，能与病毒特异性结合且无毒性。将核酶连接到玻璃、陶瓷支撑物上，对杀灭气溶胶态的病毒（如流感病毒）效果显著，对液相病毒也有较好的杀灭效果。但核酸酶作为消毒剂主要还在实验室阶段，尚未见工业应用。

三、抗菌肽

抗菌肽（antibacterial peptides）是生物体内产生的具有抗菌活性的多肽物质。迄今为止，人们已经从细菌、真菌、两栖类动物、昆虫、高等植物、哺乳动物以及人体中发现并分离获得具有抗菌活性的多肽，并将这些统称为抗菌肽。某些抗菌肽也能杀灭部分真菌、原虫、病毒及癌细胞，因此这部分抗菌肽也称为多肽抗生素（peptide antibiotics）。根据来源可将抗菌肽分为：①昆虫抗菌肽，如天蚕素（Cecropin）；②哺乳动物抗菌肽，如从猪身上分离的 Cecropin P1，以及人体产生的防御素，包括人 α−防御素（human α-defensin）、人 β−防御素（human β-defensin）、人 θ−防御素（human θ-defensin）等；③两栖动物类抗菌肽，如爪蟾素（magainins）；④鱼类、软体动物、甲壳类动物来源的抗菌肽，如 parasin Ⅰ、mytilin 和 myticin 等；⑤植物抗菌肽，如 thionin；⑥细菌抗菌肽，又称为细菌素（bacteriocin），包括有杆菌肽（bacitracin）、短杆菌肽 S（gramicidin S）、多黏菌素 E（polymyxin E）和乳链菌肽（nisin）4 种类型。其中，乳链菌肽是一种耐酸性物质，即使在胃的低 pH 值环境中也很稳定，能有效抑制革兰阳性菌如梭状芽胞杆菌和李斯特菌。芽胞杆菌产生的杆菌肽 mersacidin 对"超级耐药菌"——耐甲氧西林金黄色葡萄球菌（MRSA）具有良好的抑制作用，且对实验所用小鼠没有造成明显的损害。

抗菌肽数据库（antimicrobial peptide database，APD）是一个专门收录抗菌肽的数据库，其综合了蛋白质银行数据库（PDB）、Swiss-Prot 蛋白质知识库（Swiss-Prot Protein Knowledgebase）和美国国立医学图书馆（PubMed National Library of Medicine）的数据。该数据库收录成熟和有活性的肽段。

自从发现抗菌肽以来，学界已对抗菌肽的作用机制进行了大量研究。目前已知的是，抗菌肽是通过破坏细菌细胞膜而起作用的，比如天蚕素类抗菌肽作用于细胞膜，在膜上形成跨膜的离子通道，破坏膜的完整性，造成细胞内容物泄漏，从而杀死细胞。但严格地说，抗菌肽以何种机制杀死细菌至今还没有完全弄清楚。

抗菌肽具有广谱抗菌活性，对细菌有很强的杀伤作用，对某些耐药菌的杀伤力尤为引人注目，而且细菌对之不易产生耐药性。此外，某些抗菌肽对部分病毒、真菌、原虫和癌细胞等有杀灭作用，甚至能提高免疫力、加速伤口愈合过程。抗菌肽的广泛生物学活性显示了其在医学上良好的应用前景。目前在临床上已经得到广泛应用的有多黏菌素、杆菌肽、替考拉宁等。乳链菌肽对造成食品腐败的许多腐败菌有强烈的抑制作用，已被世界粮农组织和世界卫生组织批准为生物型防腐剂。此外，抗菌肽也已应用于饲料添加剂产业。抗菌肽大量广泛的应用取决于生产成本的降低，而随着转基因技术的进一步发展，抗菌肽已经可通过工程细菌或酵母菌而大量生产，因此其广泛应用也指日可待。

四、噬菌体

噬菌体（bacteriophages）是侵染细菌的病毒，但从广义上讲，是感染细菌、真菌或螺旋体等微生物的病毒的总称。噬菌体有宿主细胞的特异性，即噬菌体仅能在某种或几种近缘菌种内复制。能在短时间内连续完成吸附、侵入、增殖（复制与生物合成）、成熟（装配）和裂解（释放）5个阶段而实现繁殖的噬菌体，称为烈性噬菌体（virulent phage）。另有一类称为温和噬菌体（temperate phage），其在感染细菌后，不会在短时间内繁殖，但能将基因组整合于细菌的染色体上形成溶原状态（lysogeny），并随细菌的繁殖传至子代。带有噬菌体基因组的细菌称为溶原性细菌（lysogenic bacterium），而整合于细菌染色体上的噬菌体则称为前噬菌体（prophage）。前噬菌体可自发地或在某些理化和生物因素的诱导下脱离宿主菌基因组而进入溶菌周期，产生成熟噬菌体，导致细菌裂解。

20世纪早期和中期对噬菌体的集中研究对微生物学科的发展起到了重要的作用，噬菌体本身也被发展成为重要的分子和遗传学研究工具，但其医学和工业应用却一直没有引起重视。近年来，在抗生素耐药性快速发展传播，超级细菌出现并全球扩散，理化因子杀菌易导致菌群失调、环境污染等使致病菌易感人群扩大等现状的影响下，噬菌体的杀菌能力重新受到重视。噬菌体具有专一宿主谱，能裂解宿主，而且其只能在宿主内生长繁殖的依赖性很好地限制其对环境的干扰和影响，因此噬菌体抗菌技术具有突出的优势。大量研究表明，噬菌体是有效、安全的病原体治疗和生态环境净化的生物制剂，在应对多重耐药、治疗烧伤感染、净化炭疽菌污染场所、净化畜牧业环境、发酵工艺中的消毒以及食品消毒防腐等方面都具有极大的应用潜力。现在，噬菌体在工业和医疗卫生方面的应用发展迅速，美国食药监局（USFDA）已经批准将几种噬菌体产品投入食品消毒和防腐保存领域。

第二节　溶菌酶类消毒剂有效成分测定

消毒剂或其他样品中溶菌酶的测定包括溶菌酶含量和活性的测定。这些测量一般以溶菌酶标准品为参照。样品中溶菌酶活性，可通过检查其对指定敏感菌株的裂解作用来进行测定，测定方法有平板打孔测定法和光学测定法两种。光学测定法只适用于测定较窄范围浓度的溶菌酶，因此常需将待检品的浓度预先做适当的调整，使之适合于测定范围。鉴于此，需要以标准品配制一系列的浓度以绘制标准曲线，以资参照。平板打孔法则可在一个较宽的浓度范围内获得满意的测量结果。

一、溶菌酶蛋白浓度的测定

（一）考马斯亮蓝法

1. 原理。

染料考马斯亮蓝 G-250 与蛋白质结合后，形成蓝色的复合物，其最大光吸收波长由 465nm 变为 595nm。在一定蛋白浓度范围内，蛋白和染料结合后吸光度的变化符合朗伯-比尔定律（Lambert-Beer law）。通过测定 595nm 处的光吸收值的增加量，可对蛋白质浓度进行定量测定。溶菌酶是一种小分子蛋白，分子量约 14kD，由 129 个氨基酸组成，属一种碱性蛋白质。

2. 测定。

(1) 试剂配制：①测定缓冲液，含 0.9％ NaCl 溶液的 0.1mol/L 磷酸盐缓冲液，pH 值 6.2；②考马斯亮蓝 G-250 试剂，100mg 考马斯亮蓝 G-250 溶于 50ml 95％乙醇溶液中，加入 120ml 浓度为 85％的磷酸溶液，用蒸馏水稀释至 1000ml，滤纸过滤；③标准蛋白质溶液，用 0.1mol/L 的磷酸盐缓冲液（pH 值调至 7.0），配制 1mg/ml 牛血清蛋白溶液；④溶菌酶样品，溶于测定缓冲液。

(2) 标准曲线的测定：取 14 只无菌试管，分成 7 组，每组两个平行样，按表 13-2-1 加样后混匀，以 10 mm 石英比色杯，在 595nm 波长下测定每管样品的比色值。根据所测得的吸光度值 A_{595} 数据，以 A_{595} 为纵坐标，标准蛋白含量为横坐标，绘制标准曲线。

(3) 样品中蛋白质浓度的测定：测定方法同上。取适量待测样品，以磷酸盐缓冲液调整其浓度，使其测定值在标准曲线的线性范围内。根据所测定的 A_{595} 值，在标准曲线上查出样品中的蛋白质浓度（mg/ml）。

表 13-2-1　制备标准曲线加样表

试剂体积（ml）	管号						
	0	1	2	3	4	5	6
标准蛋白质溶液	0.00	0.01	0.02	0.03	0.04	0.05	0.06
测定缓冲液	0.10	0.09	0.08	0.07	0.06	0.05	0.04
考马斯亮蓝 G-250 试剂	5.0	5.0	5.0	5.0	5.0	5.0	5.0

(二) 分光光度法

1. 原理。

溶菌酶在 281 nm 波长处有最大吸收峰。溶菌酶标准品以 0.9％ NaCl 溶液溶解并稀释成不同浓度梯度，在 281 nm 波长处测定吸光度值绘制标准曲线，并求出标准曲线回归方程。试样经过处理，按溶菌酶标准品测定方法，测定试样中的吸光度，根据其吸光度值，由标准曲线回归方程计算试样中的溶菌酶含量。

2. 测定。

(1) 溶菌酶标准工作液：0.5g 溶菌酶标准品溶于 1000 ml 0.9％氯化钠溶液，得到 500 $\mu g/ml$ 的溶菌酶标准工作液，于 4℃密封保存备用，在一周内使用。

(2) 标准曲线的测量：分别吸取溶菌酶标准工作液 1 ml、2 ml、3 ml、4 ml、5ml 于 25ml 的容量瓶中，以 0.9％ NaCl 溶液稀释到刻度，混匀。以 0.9％ NaCl 溶液为参照，用 10 mm 石英比色杯在 281 nm 处依次测定各标准工作液的吸光度值 A_{281}。以溶菌酶标准工作液浓度为横坐标，以吸光度为纵坐标绘制标准曲线，求出标准曲线的回归方程。

(3) 样品中溶菌酶浓度的测定：将溶菌酶样品与适量 0.9％NaCl 溶液混匀，按测量标准曲线的步骤，在波长 281 nm 处测量样液的吸光度值，平行测定 3 次，取平均值，并由标准曲线回归方程计算样品溶液中的溶菌酶浓度。

二、溶菌酶活性的测定

（一）分光光度法

1. 原理。

溶壁微球菌是从空气中分离出的一种革兰阳性球菌，其对营养要求不高，在普通培养基上生长良好。溶菌酶通过溶解革兰阳性细菌的细胞壁而裂解细菌，使菌液在可见光范围内的吸光度降低。酶的活力表示为在特定条件下单位时间内转化底物的速度。本方法以溶壁微球菌为底物，用分光光度法，在 450 nm 波长处，以菌液在单位时间内吸光度降低程度为依据，测定溶菌酶活力。

2. 测定。

（1）溶壁微球菌菌液的制备：细菌接种于灭菌的固体培养基形成菌斑，再以无菌 0.9% NaCl 溶液洗脱，接种于灭菌的 LB 肉汤培养基。增菌 10 h，离心收集菌体后悬浮于 0.9% NaCl 溶液，再次离心收集菌体，如此重复 4 次。以 20% 甘油将菌体制成黏稠状，保存于 −60℃，半年内使用。实验前，以磷酸盐缓冲液溶解溶壁微球菌，调节 A_{450} 值至 1.2，于 4℃ 放置备用。

（2）样品中溶菌酶活性的测定：以上述分光光度法在 281 nm 波长处测定样品中的溶菌酶浓度。将含溶菌酶的样品和溶壁微球菌菌液混合，在 450 nm 处测定酶的活力，所用测定反应体系见表 13−2−2。

表 13−2−2　分光光度法测定样品中溶菌酶活性的反应体系

加样	测定液（ml）	空白液（ml）
溶菌酶样品	0.2	0.0
菌液	1.0	0.0
磷酸缓冲液	0.0	1.2

用空白液调零，先将溶菌酶样品液 0.2 ml 倒入 10 mm 的石英比色杯中，再加入 1.0 ml 菌液，马上计时，记录在 450 nm 处反应 15s 和 75s 时的读数为 A_1 和 A_2。按每分钟 A_{450} 值下降 0.001 为一个活力单位（U），则样品中溶菌酶的活力计算公式如下：

$$E_A = \frac{\Delta E_{450}}{0.001 \times E_w}$$

式中，E_A 为溶菌酶样液中的溶菌酶活力，U/mg；ΔE_{450} 为在两时间点测定的吸光度 A_1 和 A_2 之差；E_w 为 0.2 ml 溶菌酶样品液中含有的溶菌酶质量，mg。

0.2 ml 溶菌酶样品液中溶菌酶的质量 E_w 与样品溶液中溶菌酶浓度 c 之间的关系公式如下：

$$E_w = \frac{0.2 \times c}{1000}$$

式中，E_w 为 0.2 ml 溶菌酶样品液中含有的溶菌酶质量，mg；c 为样品溶液中溶菌酶浓度，mg/L。

（二）平板打孔法

1. 原理。

溶菌酶通过溶解革兰阳性细菌的细胞壁而裂解细菌，而革兰阴性菌的细胞壁肽聚糖层的外面含有脂多糖和脂蛋白，在一般情况下不受溶菌酶的影响。在含有溶壁微球菌（G$^+$）的琼脂上打孔，在孔中加入溶菌酶，在孔周围的溶壁微球菌被溶解，可见圆形透亮的溶菌环。溶菌环的大小与溶菌酶的含量成正比。

2. 测定。

（1）溶壁微球菌的准备：溶壁微球菌在使用前于琼脂斜面培养基上传代一次，然后再接种于普通琼脂平板37℃培养24h。用无菌磷酸盐缓冲液（PBS）洗下菌苔，以2000 r/min离心30 min，弃上清。加PBS轻轻混匀，2000 r/min离心30 min，弃上清，称沉淀物湿重，用PBS配成100g/L的浓菌液（菌液应在临用前配制，不宜存放过久），加热杀死，备用。

（2）称琼脂粉1g，加入PBS 100ml，加热溶解即成1％琼脂。

（3）取溶菌酶标准品，用PBS制成浓度为5mg/L、25mg/L、100 mg/L稀释液。

（4）取已配制好的菌液1ml，加到50～60℃已溶化的1％琼脂中，摇匀，倾注平板，待冷凝。

（5）用打孔器在溶壁微球菌琼脂平板上打孔，孔间距18～20mm，用牙签挑去孔内琼脂

（6）用毛细吸管取含溶菌酶的样品，加入琼脂孔内。同时在另一孔内加满标准溶菌酶作为阳性对照。

（7）置25～30℃培养18～24h，观察结果。

（8）标准曲线测定：在测定样品的同时，将各种浓度的溶菌酶标准液加于小孔中，同法测定溶菌环直径，用半对数纸，以溶菌酶浓度为纵坐标（对数坐标），溶菌环直径为横坐标，绘制标准曲线。从曲线上查出每毫升待检品所含溶菌酶的微克数。

3. 说明。

测量标准样品与待检样品溶菌现象的间隔时间应尽量缩短，最好能在同一块板上备有标准样品的对照，便于比较。

第三节　其他酶类消毒剂有效成分测定（几丁质酶活性的测定）

（一）原理

几丁质也称甲壳素，在软体类动物软骨和甲壳、节肢类动物的甲壳中大量存在，是绝大多数真菌细胞壁的主要成分，而在植物中却不存在。但高等植物普遍存在着几丁质酶，并可通过几丁质酶催化几丁质的水解，使植物具有抵御真菌侵染的能力。几丁质酶主要水解几丁质多聚体β-1,4键，产生N-乙酰基葡萄糖胺，水解可以是外切作用也可以是内切作用。几丁质酶的活性表示为样品每毫克蛋白中1min内由几丁质酶催化反

应生成的 N-乙酰基葡萄糖胺的量。

（二）测定。

1. 试剂准备。

（1）胶状几丁质的制备：称取粉末状几丁质 5.0 g，缓慢加入 200 ml 预冷（≤4℃）的浓氯化氢（HCl）溶液中，在磁力搅拌器上剧烈搅拌，待几丁质粉末均匀分散后，在水浴中轻度搅拌并缓慢加热至 37 ℃，混合物的黏度迅速增加，几分钟后黏度开始下降，混合物逐渐变得清亮。当几丁质基本上溶解完毕时，用玻璃棉过滤，将滤液倒入 2000 ml 预冷（≤4℃）的蒸馏水中，搅拌，几分钟后几丁质沉淀，溶液变得浑浊，30 分钟后停止搅拌，将悬液置于冰箱（≤4℃）沉淀过夜。过夜后倒掉上清，剩余部分用双层中性滤纸抽滤，沉淀用蒸馏水洗涤数次，待沉淀 pH 值达到 5 以上时，加数滴 1mol/L NaOH 使溶液呈中性。将上述中性沉淀物加到 200 ml 蒸馏水中，剧烈搅拌重新悬浮，即为胶状几丁质溶液。取该溶液 5ml，105℃烘箱中干燥至恒重，测定溶液几丁质的含量（胶状几丁质溶液的几丁质含量为 mg/ml），并将胶状几丁质溶液浓度稀释为 1%。

（2）1% 对二甲氨基苯甲醛（1% DMAB）的制备：称取 1 g 对二甲氨基苯甲醛，加入少量冰醋酸溶解，再加 1.25ml 1mol/L HCl 溶液，最终用冰醋酸定容至 100 ml，溶液呈黄色。

（3）饱和硼砂溶液的制备：称取 5.0 g 四硼酸钠（$Na_2B_4O_7 \cdot 10H_2O$）溶于 100 ml 加热的蒸馏水中，冷却后备用。

2. N-乙酰葡萄糖胺标准曲线的测定。

配制 100 μg/ml N-乙酰基葡萄糖胺（N-Acetyl-D-glucosamine，GlcNAc）母液，以蒸馏水稀释，配制成 0 μg/ml、12 μg/ml、5μg/ml、25μg/ml.0 μg/ml、37.5μg/ml、50.0 μg/ml、62.5μg/ml、75.0 μg/ml、87.5μg/ml 和 100.0 μg/ml 的溶液。将各溶液分别与 0.2 ml 饱和硼砂溶液混合，沸水浴 7 min，冷却后再加 2 ml 冰醋酸和 1 ml 1% 对二甲氨基苯甲醛（DMAB）溶液，37 ℃水浴保温 15min 后（溶液呈红色），585nm 处测定溶液吸光度值。

3. 几丁质酶活性的测定。

（1）几丁质酶样品中蛋白质含量的测定：采用考马斯亮蓝法测定样品中的蛋白质含量（mg/ml）。

（2）外切几丁质酶活性测定。①水解反应：将 0.4 ml 几丁质酶样品液、0.4 ml 醋酸缓冲液（0.05mol/L，pH 值 5.0）和 0.4 ml 胶体几丁质溶液（1%）混合，于 37 ℃水浴反应 2 h 后，4000 r/min 离心 10min，终止反应，所得上清液供后续步骤使用。②N-乙酰基葡萄糖胺量的测定：取 0.4 ml 上清液，加 0.2 ml 饱和硼砂溶液（上清液即刻变黄色），沸水浴 7 min，冷却后再加 2 ml 冰醋酸和 1 ml 1% 对二甲氨基苯甲醛（DMAB）溶液，37 ℃水浴保温 15min 后（溶液呈红色），585nm 处测定溶液吸光度值。③内切几丁质酶活性测定：取 0.4 ml 上清液，加入 40 μl 1% 蜗牛酶溶液，继续在 37 ℃反应 30 min，测定产生的 N-乙酰基葡萄糖胺量，测定方法同"②"，即得总几丁质酶活性。总几丁质酶活性减去外切几丁质酶活性，即为内切几丁质酶活性。

（三）说明

在几丁质酶的活性测量中，几丁质内切酶分解几丁质的产物能被蜗牛酶降解成单糖，从而使几丁质内切酶的活性得以通过显色反应来测定。此外，具体来源的几丁质酶的活性还可以用 ELISA 试剂盒来测试。

第四节　噬菌体滴度的测定（双层琼脂平板法）

（一）原理

噬菌体是一类专性寄生细菌等微生物的病毒，其个体形态极其微小，用常规微生物计数法无法测得其数量。当烈性噬菌体侵染细菌后会迅速引起敏感细菌裂解，释放出大量子代噬菌体，然后它们再扩散和侵染周围细胞，最终使含有敏感细菌的悬液由浑浊逐渐变清，或在含有敏感细菌的平板上出现肉眼可见的空斑——噬菌斑。

（二）测定

1. 菌种：敏感指示菌（大肠埃希菌）、含大肠埃希菌噬菌体的样本。

2. 培养基：卢里亚－贝尔塔尼（Luria-Bertani，LB）琼脂培养基或溶菌肉汤（lysogeny broth）琼脂培养基（含 1.5% 的琼脂）、LB 肉汤培养基、琼脂、上层 LB 半固体琼脂培养基（含琼脂 0.75%，为 LB 琼脂培养基含量的一半）、下层 LB 琼脂培养基（含琼脂 2% 的 LB 琼脂培养基）。

3. 倾注法：

（1）将融化后冷却到 45℃ 左右的下层 LB 琼脂培养基倾倒于 12 个无菌培养皿中，每皿约倾注 10ml，平放，待冷凝后在培养皿底部注明噬菌体稀释度待用。

（2）将大肠埃希菌于 37℃ 培养至对数生长中期（A_{600} 约为 0.5）。

（3）在细胞生长时，微波融化上层琼脂糖凝胶，分装至 12 个无菌培养管内，每管 5ml，维持在 45℃ 备用；此外，37℃ 预热下层 LB 琼脂平板备用。

（4）按 10 倍稀释法，吸取 0.5ml 大肠埃希菌噬菌体样本，注入 1 支装有 4.5ml LB 肉汤培养基的试管中，即稀释到 10^{-1}，混匀；如此依次重复稀释到浓度为 10^{-6} 稀释度。

（5）噬菌体与菌液混合将 12 支灭菌空试管分别标记 10^{-4}、10^{-5}、10^{-6} 和对照。分别从 10^{-4}、10^{-5} 和 10^{-6} 噬菌体稀释液中吸取 0.1ml 于上述编号的无菌试管中，每个稀释度设置 3 支平行对照管，在另外 3 支对照管中加 0.1ml 无菌水，并分别于各管中加入 0.2ml 大肠埃希菌菌悬液，振荡试管使菌液与噬菌体液混合均匀，置 37℃ 水浴保温 5min，让噬菌体粒子充分吸附并侵入菌体细胞。

（6）接种上层平板：将 12 支融化并保温于 45℃ 的上层半固体琼脂培养基 5ml 分别加入含有噬菌体和敏感菌液的混合管中，迅速混匀，立即倒入预热好的、有相应编号的下层培养基平板表面，并使其迅速地铺展。水平静置，凝固后置 30℃ 恒温培养 6~12h 后观察结果。

（7）观察并计数：观察平板中的噬菌斑，并记录结果。如有噬菌体，则在双层培养基的上层出现透亮无菌圆形空斑噬菌斑。以每个平皿 100 个左右为最佳的稀释度，噬菌体滴度计算公式：

$$N = Y/V \times X$$

式中，N 为滴度（PFU/ml）；Y 为平均噬菌斑数/皿；V 为取样量（ml）；X 为稀释度。

4．点种法：

（1）下层琼脂平板、上层琼脂、菌液制备方法均同上。

（2）采用 96 孔板对噬菌体进行 10 倍比系列稀释，稀释到 10^{-9}。每个稀释度都设置 3 个平行样。

（3）将在 45℃预热好的 5ml 顶层琼脂与 0.2 ml 菌液混合好后倾注到在 37℃预热好的下层琼脂平板上，边倾注边晃动使顶层琼脂菌液光滑地平铺于整个板面，静置凝固。在平皿底部标注好稀释度 10^{-1}，10^{-2}，10^{-3}，…，10^{-9}（注意空间利用）。准备 3 个平皿。

（4）用微量移液器依次从 96 孔板中相应的孔中吸取 10 μl 噬菌体稀释液，根据平皿标注点种在相应位置，静置待稀释液被吸收完全，将平皿倒置于 30℃恒温培养约 12h 后观察结果。

（5）挑取含有 10～30 个噬菌斑的稀释度计算噬菌体滴度：该稀释度平均噬菌斑数×100×稀释度（PFU/ml）。

（三）说明

1．噬菌体的滴度即 1ml 样品中所含侵染性噬菌体的数目。滴度的测定一般采用双层琼脂平板法。由于在含有特异敏感细菌宿主的琼脂平板上，一般 1 个噬菌体产生 1 个噬菌斑，故可根据每毫升样品中噬菌斑形成单位数（plaque forming unit，PFU）为单位，来表示噬菌体的滴度。双层琼脂平板法所形成的噬菌斑的形态、大小较一致，且清晰度高，故计数比较准确，因而被广泛应用。

2．在宿主细胞过量的情况下，噬斑的数量随着噬菌体的增加呈线性增加。因此，在感染以前，要将噬菌体进行稀释，而不是将宿主细胞稀释。

3．噬菌体稀释程度和选择哪几个稀释度做双层琼脂平板要视具体情况而定。

4．如果采用倾注法，每个稀释度 3 个平行样，而每一支固体培养基管都对应地需要 1 个平板，耗时耗材。如果需要快速但精度不是很高地测定噬菌体的滴度，可以采用点种法。

小　结

生物消毒剂是用于杀灭病原微生物的生物制品，包括植物提取物、抗菌肽、生物酶、噬菌体等生物活性物质。本章先对植物提取物、生物酶、抗菌肽、噬菌体做了简单概述，然后详细介绍了部分消毒剂有效成分的测定方法，包括溶菌酶蛋白浓度的测定方法、溶菌酶活性的测定方法和几丁质酶活性的测定方法。因噬菌体特有的生物学特性，将其应用于消毒剂的研究也是热点问题，所以本章以大肠埃希菌作为敏感菌为例，介绍了双层琼脂平板法测定噬菌体滴度的方法。

思考题

1. 什么是抗菌肽？如何分类？
2. 简述两种溶菌酶蛋白浓度的测定方法和原理。
3. 简述几丁质酶活性的测定方法和原理。
4. 设计一个实验测定噬菌体的滴度。

（吴艳霞）

第十四章　消毒器主要物理消毒因子强度测定

热力消毒是应用最早、使用最广泛、效果可靠的消毒和灭菌方法，可分为干热消毒与灭菌法和湿热消毒与灭菌法。

第一节　干热温度的测定

干热消毒与灭菌法指在干燥环境（如火焰或干热空气）进行消毒或灭菌的技术。一般有火焰消毒灭菌法和干热空气消毒灭菌法。①火焰消毒灭菌法是指用火焰直接烧灼的消毒灭菌方法。该方法具有迅速、可靠、简便等优点，适合于耐火焰材料（如金属、玻璃及瓷器等物品）或非回收废弃物的消毒与灭菌，常用有焚烧和灼烧两种方式。②干热空气消毒灭菌法是指用高温干热空气消毒灭菌的方法。该法适用于在高温下不损坏、不变质、不蒸发物品的消毒，如玻璃制品、金属制品、陶瓷制品，以及不允许湿热气体穿透的油脂（如油性软膏、注射用油等）和耐高温的粉末状化学药品等的消毒或灭菌，不适合橡胶、塑料及大部分药品的消毒灭菌。干热空气消毒与灭菌一般采用烤箱实现，可分为重力对流型烤箱、机械对流型烤箱、金属传导性烤箱和电热真空型烤箱等四大类，采用直接电阻丝、卤素电热管、红外及远红外线、碘钨灯等热源获得局部高温。

干热灭活微生物的机制主要是氧化作用。在高温和干燥条件下，微生物体内水分被蒸发，细胞的生命活动失去适宜的环境，蛋白质和代谢酶系发生不可逆的氧化变性甚至焚化，内源性分解代谢停止，最终导致细胞死亡。干热消毒与灭菌过程中，温度是杀灭微生物的唯一消毒因子。在干热状态下，由于热穿透力较差，微生物的耐热性较强，必须通过长时间高温的作用才能达到灭菌的目的。常用干热灭菌温度为 160～180℃，灭菌时间为 30～120min，不同物品灭菌温度和时间有所差异。

干热温度的测定方法主要有接触式和非接触式两类。常用于检测干热温度的方法包括接触式中的温度计法、温度传感器法，以及非接触式的红外辐射测温法等。

一、温度计法

1. 原理。

利用固体、液体、气体热胀冷缩的物理性质而设计的温度计来测量环境或物体的温度。

2. 测定。

使用温度计时，首先要确认它的量程（测量范围），然后看清它的最小分度值，也就是每一小格所表示的值。要根据被测目标预估温度和要求精度，选择适当的温度计。测量时，温度计的玻璃液泡应与被测对象充分接触，但玻璃液泡不能碰到被测物体的侧壁或底部。温度计需与周围温度保持足够时间，保证玻璃液泡与周围温度达到平衡。读数时，除留点温度计外，一般温度计在读数时不离开被测物体，且眼睛的视线应与温度计内的液面相平。

3. 说明。

（1）温度计是用于测量温度的常规手段。此处所称温度计是指狭义概念的膨胀式温度计，常用的有水银温度计和酒精温度计，具有结构简单、使用方便、测量精度相对较高、价格低廉的优点。传统的干热烤箱一般都配有温度计作为箱内温度的指示工具，可即时观察箱内温度情况。

（2）温度计应定期进行计量检定，并在计量有效期内使用，以保证其测量准确性。

二、温度传感器法

1. 原理。

利用一类能感受温度并转换成可输出信号的元器件组成的温度传感器来测量环境或物体的温度。

2. 测定。

现代常见干热烤箱多配置温度传感器，作为箱内温度恒定控制的重要回馈信号，并可将温度实时显示在面板上，或以数据形式记录下来。

以温度传感器为基础，合并信号转换系统和显示仪表所组成的仪器称为温度巡回检测仪或温度记录仪，是用于检测和校准设备温度的重要工具。温度巡回检测仪能够实现多路温度同时检测，广泛应用于设备的多点温度同时检测以及温度分布特性的描述，具体使用办法可参照温度巡回检测仪校准规范。

3. 说明。

温度传感器是现代仪器仪表自动控制和温度测量的重要构成部分。目前常用的温度传感器有热电偶、热电阻和半导体电阻等类型。

三、红外辐射测温法

1. 原理。

红外测温仪的测温原理基于黑体辐射定律。自然界中一切高于绝对零度的物体都在不停向外辐射能量，物体向外辐射能量的大小及其波长的分布与它的表面温度有着十分密切的联系，物体的温度越高，其所发出红外辐射的能力越强。红外探测器上所接收的辐射能力与转换信号强度成正比显示，从而间接测量出目标物温度。

2. 测定。

因不同品牌红外辐射测温仪在设计和使用中各有特点，使用时应严格按照仪器使用手册进行操作。测量目标物温度时，应将仪器感应窗对准要测的物体，安排好距离和光斑尺寸之比及视场，按触发器并在仪器的显示仪表上读出温度数据。

3. 说明。

（1）红外辐射测温法是一种非接触式测温技术，它具有温度测量范围宽、响应速度快、不扰动被测目标温度分布场、简便易用和稳定性好等优点，是近年来发展最快、应用最广泛的测温方法。红外辐射测温一般使用热电型探测器或光电探测器作为感应元件，并将感应温度转化为电信号在仪表上显示。在形式上，红外辐射测温法也是一种温度传感器法。

（2）红外辐射测温仪只测量表面温度，不能测量内部温度，也不能透过玻璃进行测温。此外，非接触式测温不可避免会受到环境条件的影响，如蒸汽、尘土、烟雾、环境温度等，需要根据仪器使用手册进行调整或补偿，使用时需要特别注意。

第二节　湿热温度与压力的测定

湿热消毒与灭菌法是指用饱和水蒸气、沸水、流通蒸汽或高温高压水蒸气为介质进行消毒或灭菌的方法。蒸汽潜热大，穿透力强，容易使蛋白质变性或凝固，最终导致微生物的死亡。该法的灭菌效率比干热灭菌法高，效果可靠，能够杀灭各种微生物，适用于一切耐高温材料的消毒灭菌，广泛应用于医疗和食品生产等领域的消毒与灭菌。

湿热消毒与灭菌方法包括煮沸法、流通蒸汽法、巴氏消毒法、间歇灭菌法、压力蒸汽灭菌法等，可根据消毒灭菌的目标和环境选择使用。其中，前四种方法通常归为常压湿热消毒与灭菌法。压力蒸汽灭菌法除具有常规蒸汽热力外，因处于较高的压力下，其穿透力比流通蒸汽更强，温度更高，极大地提高了杀菌效果，是目前灭菌效果最可靠的低成本灭菌手段。压力蒸汽灭菌器根据冷空气排出方法不同，可分为下排式压力蒸汽灭菌器、预真空压力蒸汽灭菌器和脉动真空压力蒸汽灭菌器。

在湿热作用下，微生物体内的蛋白质分子热运动加快，增加分子相互碰撞的概率，导致连接肽键的副键（如氢键）的断裂。分子有规律的紧密结构变为无序散漫的结构，大量疏水基因暴露于分子表面，互相结合成较大的聚合体，导致蛋白质的凝固、变性和沉淀，使微生物因蛋白质、核酸细胞壁和细胞膜破坏而死亡。

一、湿热温度测定

（一）温度计法

1. 原理。
温度计利用固体、液体、气体热胀冷缩的物理性质而设计，用来测量环境或物体的温度。

2. 测定。
一般湿热消毒灭菌过程中，水的温度是衡量水蒸气温度的重要参数，可以直接用适当量程的温度计对水的温度进行检测控制，或者直接检测局部空间内水蒸气的温度。在高压蒸汽灭菌条件下，由于灭菌空间具有密闭性，难以采用一般温度计进行直接检测，常用留点温度计来测量高压灭菌容器内消毒灭菌过程中出现的最高温度。

3. 说明。

留点温度计的构造与体温计相同，其水银柱随温度上升而升高，但不会随着温度的下降而下降，停留在并指示着曾经达到过的最高温度。常用留点温度计最高指示温度一般不低于 160℃，使用前应先将温度计内的水银柱甩到 50℃ 以下，然后放入消毒物品内最难消毒处，消毒灭菌完毕后取出，观察显示数值，留点温度计指示的温度即灭菌过程中达到的最高温度。该温度计的缺点是不能指示达到所指示温度的持续时间，仅可根据所达到的最高温度分析消毒效果。

（二）温度传感器法

1. 原理。

温度测定仪传感器利用部分材料或元器件能感受温度并转换成可输出信号的特性，测量和表征环境或物体的温度。其以温度传感器为核心，结合耐高温电池、数据储存芯片以及耐高温并能防水的外壳，可组成温度自动记录器，能够以设定的时间、频率完整记录高温杀菌空间内温度的数值。温度自动记录器中的数据可传输到电脑中，全面直观地了解杀菌工艺流程中温度变化情况。

2. 测定。

常压蒸汽消毒灭菌过程中，将温度测定仪传感器放置于需要测量的位点，通过外接显示面板直接监测即可。由于高压蒸汽消毒灭菌设备需要保证腔体的耐高压安全性，难以应用有线式温度传感器进行监测，可用温度自动记录器记录单点温度变化，或者用多个温度自动记录器组成热力分布验证系统来监测和评价高压灭菌器内热力分布和动态变化情况。

在使用热力分布验证系统时，可以将温度记录器逐一编号并放置在需要测定温度信息的点位上，随消毒物品一起进行消毒灭菌，每个温度记录器能够定时记录并储存所在点位温度信息。消毒或灭菌结束后，将温度记录器取出，连接电脑并将储存信息输入数据处理系统中，既能够重现出该消毒灭菌过程中各个点位的温度变化情况，也能够评判出高温灭菌容器内温度分布状态以及热穿透能力。

3. 说明。

（1）热力分布验证系统：又称热力杀菌高温温度记录仪，是由一组温度自动记录仪和相应分析设备组成的测试系统，能够记录并综合分析容器内不同位点的全程热力变化情况，是热力消毒监控和校准的最有效手段，广泛用于高压灭菌容器中温度的监测。

（2）在利用传感器式温度检测设备进行温度测量时，一定要严格按照设备说明书的指示进行操作。应特别注意传感器的有效测量范围、精度、最高耐受温度和时间是否满足设备预估温度和测量目的。所有传感器式温度检测设备都必须定期进行检定或校准，以保证监测数据的准确性。

（三）化学指示剂法

化学指示剂是检测压力蒸汽灭菌效果的最常用器材，用以保证每批次的消毒灭菌过程都能达到目标温度。主要的化学指示剂有：

（1）化学指示胶带或指示标签，这些化学指示材料一般是用某些热敏化学物质与其他辅料配成热敏油墨，然后印在特定的胶带或标签上而成。使用时，将指示胶带或指示卡与其他物品同时放到灭菌容器内，在规定的饱和蒸汽温度下，胶带上热敏油墨颜色就会发生变化，一般由淡黄色变为黑色，用以指示物品已经灭菌处理，但不能作为灭菌效果合格与否的判断依据。

（2）化学指示管，利用化学物质都有一定熔点的特性制成，只有当温度达到熔点时才会熔化，熔化了的物质冷却后再凝固，其形态与未熔化时的晶体或粉末相区别。化学指示管也只能指示灭菌过程中是否达到预定温度，不能指示预定温度持续时间。

（3）化学指示卡，又称为综合性化学指示卡或爬行式化学指示剂，是将热敏染料和辅料制备成的化学染料块密封于卡片槽内，灭菌处理过程中，只有达到足够的湿热温度，化学染料块才开始熔化并移动，且移动距离与条件温度持续时间呈正相关。常见121℃和132℃指示卡两种，既可指示灭菌时的最高温度，又可以指示达到灭菌温度后的持续时间，用以间接指示压力蒸汽灭菌效果。使用时将指示卡放入灭菌包内，灭菌后取出观察指示剂的爬行距离是否达到标准刻度即可。

二、湿热压力的测定

湿热消毒和杀菌过程中，水蒸气的温度和穿透力是关键因素。在压力蒸汽灭菌条件下，压力是促进水蒸气温度提升和穿透力增强的重要辅助条件（表 14-2-1），也成为衡量杀菌能力的关键因素。

表 14-2-1　不同压力下饱和蒸汽温度

不同单位压力表读数			对应温度（℃）
kPa	kg/cm²	lb/in²	
102.9	1.05	15.0	121
205.8	2.10	26.6	132

1. 原理。

测定压力的主要工具为压力表，是一类以波登管、膜盒或波纹管等弹性元件为感受器，以其在压力下发生的弹性形变，由表内机芯的转换结构转导至指针而引起指针转动来显示压力的仪表。

2. 测定。

所有压力蒸汽灭菌设备上都必须装配有压力表，可以实时显示所连通空间的压力值，保证消毒灭菌效果。很多自动控制压力灭菌容器也采用压力表输出参数作为反馈控制信息，以预先设置的程序控制灭菌过程中的升温、降温等行为。进行湿热压力消毒菌时，根据压力容器的参数应选择合理量程的压力表。按负荷状况的通用性，以选用全量程的 1/3~2/3 为宜，因为这一使用范围准确度较高，且在平稳、波动两种负荷下均可使用。使用范围最高不得超过度盘满刻度的 3/4。

3. 说明。

压力表应定期进行检定，以保证压力控制的安全性。根据我国压力表检定规程，至少每半年应由法定计量机构进行检定，如发现故障应及时修理或更换。

第三节　紫外线照射强度的测定

紫外线是电磁波谱中波长 100～400nm 一段辐射的总称，是可见光紫光端到 X 射线间的辐射，其与 X 射线的波长有部分重叠。紫外线可进一步被划分为 A 波紫外线（长波紫外线）、B 波紫外线（中波紫外线）和 C 波紫外线（短波紫外线），简称 UVA、UVB 和 UVC，波长范围分别为 315～400nm、280～315nm、100～280nm。在消毒领域，主要使用 C 波段 200～280nm 波长的紫外线，而杀菌力最强的波段为 280～250nm。通常紫外线杀菌灯采用的波长为 253.7nm。

紫外线具有杀菌谱广、使用方便、应用成本低等优点，能够杀灭几乎所有微生物，具有 100 多年的应用历史，至今仍被广泛应用于各个领域的消毒处理。同时，紫外线也具有穿透力弱、杀灭效果受外界因素影响多等弱点。不同的微生物对紫外线抵抗力差别很大，而且当微生物包裹污染物或周围环境存在杂质时，紫外线杀灭微生物的能力急剧下降，消毒效果难以确定，对目标物的消毒很难达到灭菌状态。因此，紫外线一般多用于以降低微生物数量为主的消毒措施，如室内环境空气消毒、物品表面消毒或某些特殊医疗器械，如医疗用口镜的快速消毒等方面。

日常应用的紫外线发生来源主要是紫外线杀菌灯，是在石英灯管内注入汞蒸气，通过在汞蒸气中放电即可产生紫外线，并辐射到周围环境中。该技术所产生的紫外线中 95% 波长为 253.7nm，还可产生部分波长 184.9nm 的紫外线。因波长 184.9nm 的紫外线能够激发空气中的氧气形成臭氧，故又称为高臭氧紫外线灯。若通过在石英玻璃中添加能够阻挡 184.9nm 紫外线的物质，仅让 253.7nm 紫外线透射出来，则称为低臭氧紫外线灯。目前，工厂或医疗单位广泛使用的主要为低臭氧紫外线灯。在一些以强力杀菌为目的的紫外线消毒柜中，鉴于臭氧也是重要的杀菌因子，多使用高臭氧紫外线灯，以发挥臭氧和紫外线的协同杀菌作用。

紫外线杀灭微生物的机制可能有几种途径，其中最主要的是通过破坏细菌核酸而导致细菌死亡。细菌的核酸 DNA 和 RNA 都很容易吸收紫外线，导致碱基受到破坏，如使核酸链断成嘧啶二聚体、嘧啶水化物等片段，从而失去核酸生物活性并导致死亡。此外，在较强的紫外线照射下，菌体中的蛋白质、糖类及脂类物质也都可能发生结构性破坏而造成生物活性丧失。紫外线对细菌的杀灭作用除了自身能量直接破坏细菌生物活性物质外，其产生的臭氧和在照射过程中可能在生物体内形成的氧自由基，也是破坏微生物生物活性的重要途径。

一、紫外线强度测定

（一）紫外线辐射照度计法

1. 原理。

紫外线辐射照度计是利用某些对紫外线特异敏感元件制作为传感器，结合信号处理、光电转换以及结果显示等系统制作的紫外线专用检测设备，能够直接检测特定位点紫外线强度，从而间接判定紫外线杀菌能力。该仪器是国家《消毒技术规范》（2002年版）所规定的用于测试紫外线强度的主要设备。

2. 测定。

（1）紫外线辐射照度计使用非常简单，在调节好照度计的电压和零点后，打开受光器盖子，将受光器置于打开的紫外线灯下垂直1m处接受照射，待照度计数字窗的数字停止变化，即可读取数值。测试结束后，应将照度计各开关回位，并盖上受光器盖子。

（2）由于不同型号仪器设计存在差异，使用前应阅读设备使用手册，并严格按照手册指示进行操作。此外，紫外线辐射照度计应定期送到法定计量单位进行计量检定，并在检定有效期内使用。按照我国计量检定规程，紫外线辐射照度计应至少每年检定一次。

3. 说明。

按光敏元件的不同，紫外线辐射照度计目前主要分为两类：一类是由日盲型紫外光电管作为光敏元件组成的仪器，具有性能稳定、准确、造价低的优点，但用途单一，量程只适合紫外线杀菌灯的测定；另一类是由硅光二极管作为光敏元件组成的仪器，其特点是性能稳定、线性好、灵敏度高和量程宽，可以测定多波长紫外线，但其造价高，且测定易受环境影响。

（二）化学指示卡法

1. 原理。

紫外辐照化学指示卡是将某些对紫外线具有特异敏感性的化学物质（如含氯高分子化合物）与辅料制成油墨，然后将油墨均匀涂布在纸片（卡）上制成的光敏纸片或纸卡。卡片上的油墨在一定照射时间内会随受紫外线照射的强度发生相应的色度变化。纸片或纸卡空白处应印有标准色块，至少应包含新出厂灯管最低标准辐射强度和使用中灯管最低允许辐射强度两个标准色块，以供比对判断。

2. 测定。

使用时，将被测紫外线灯打开，稳定5min后，把指示卡的正面（即光敏油墨面）朝向紫外线灯，距离光源中心点1m处照射1min后立即读数。由于紫外线作用，指示卡上的油墨颜色会发生变化，其变色的程度与紫外线辐照强度成正比，经与标准色块比较，即可判断紫外线灯辐照的强度范围。

3. 说明。

由于紫外线辐射照度计一次性投资较大，在一些常规使用紫外线消毒的企业和机构也可以采用化学指示卡的方法来检测紫外线照度的效果。化学指示卡具有价格低廉、特异性强，使用方便和稳定性好的优点，适用于一般单位对使用的紫外线灯进行自我监控，以判断新装紫外线灯是否合格以及使用中的灯管是否能够继续使用等情况。

第四节　电离辐射剂量的测定

电离辐射消毒与灭菌是利用 γ 射线、X 射线或其他高能电子束穿透物品，并杀死其中微生物的一种高效消毒灭菌方法。与其他消毒灭菌方法相比，电离辐射具有穿透力强、灭菌彻底、不污染环境以及无残留等优点，而且可以在常温下对预包装产品，包括密封包装的产品进行大批量灭菌，尤其适用于怕热怕湿物品的灭菌。其广泛用于医疗物品、药品和食品的灭菌处理。

γ 射线通常是在原子核进行衰变的过程中发射出来的，当原子核发生 α 或 β 衰变时，所产生的子核常处于不稳定的核激发态，子核从高能量激发态跃迁到能量较低的激发态或基态时，就会放出 γ 射线。实际应用的电离辐射类能量一般从天然核素^{60}钴或^{137}铯获得。X 射线的发射是由于原子内电子从外壳层跃迁到内壳层发射出来的，或由人工制造加速器产生的快中子轰击重金属产生。高能电子束主要采用电子加速器的方式来获得灭菌用高能粒子。

辐射对微生物的杀灭作用通常可分为直接作用和间接作用。直接作用是指射线能量直接作用于微生物体内的核酸、酶、蛋白质等生命物质，使其被激发或电离，激发态分子的共价键断裂或与其他分子反应经电子传递产生自由基，电离分解或与其他分子反应，导致微生物分子结构破坏而死亡。间接作用是指射线能量能够被微生物内生命重要分子周围物质如水吸收而激发或电离，产生激发的水分子、电子、水离子，或裂解为氢自由基、羟自由基，由此产生一系列有害分子与核糖核酸、蛋白质、酶进行氧化还原等反应，致微生物死亡。

电离辐射具有很多优点，但同时必须考虑电离辐射在使用过程中也存在很多危险因素，特别是辐射泄漏或操作不当对人体的危害，在使用过程中一定要严格按规程执行，做好防护措施。另外，要考虑辐射措施对被辐照物品的损害以及对环境的影响。

电离辐射剂量测定是对在辐射场中受照物质吸收能量的测量，用以衡量辐射处理灭菌能力。电离辐射来源及种类很多，其测定方法和技术类型多样，并仍在不断发展。目前主要测量方法有物理方法和化学方法。

一、物理方法

1. 原理。

通过测定受照射物质吸收能量后在物质中产生的温度和电离效应等物理变化，以及测定已知能量的带电粒子束载带的电荷来确定吸收剂量和照射量的方法。

2. 测定。

（1）量热法：根据射线通过物质后，物质将吸收的辐射能全部转变为热能（不转换成化学能和其他形式的能）的原理，用灵敏仪器测定被照射物质温度的变化来确定辐射剂量。因此，量热法是测量吸收剂量的绝对方法，适于测量各种类型射线的辐射剂量，其测量剂量率的范围为 $10^{-4}\sim10^4$ Gy/s。量热法主要用作一级标准来建立和校正一些其他的测量方法。历史上曾用量热法测量硫酸亚铁剂量计的吸收剂量，定出 G（Fe^{3+}）值为 15.6。

（2）电离室法：通过测量射线在气体中产生的电离效应来确定辐射剂量。常见的电离室剂量计有标准自由空气电离室和空腔电离室，用来测量 X 射线和 γ 射线的照射量和吸收剂量，是目前最常用的便携式辐射剂量探测器。

（3）电荷收集法：带电粒子的剂量可用量热法测量，但也可利用带电粒子带电的特征，通过收集和测量电荷的方法测量。用电荷收集法可测量加速器产生的电子、质子、氘核和氦核等的剂量。

3. 说明。

物理方法是剂量测量的绝对方法，但设备比较昂贵，技术要求苛刻。随着新型辐射检测设备的小型化开发和自动化检测，基于该方法的检测仪器已经广泛应用于各种环境中辐射剂量的检测，统称为辐射剂量探测器或检测仪。所有仪器的测量必须严格按照设备说明书进行操作和维护，并按要求进行校准。

二、化学方法

1. 原理。

射线与某些物质作用所产生的化学效应在一定的剂量范围内与该物质的吸收剂量成正比时，可用化学分析和仪器分析等方法测量被照射物质化学变化的程度以确定吸收剂量。

2. 测定。

使用最广的化学剂量计是硫酸亚铁剂量计，它通常使用由 0.4mol/L 硫酸配制的空气饱和的 10^{-3} mol/L 硫酸亚铁溶液。在射线作用下，Fe^{2+} 被氧化为 Fe^{3+}，测量形成的 Fe^{3+} 数量和使用已知的 G（Fe^{3+}）值，便可测得硫酸亚铁剂量计的吸收剂量。硫酸亚铁剂量计可用来测定 X 射线、γ 射线和快电子的吸收剂量，其剂量测定范围为 40～400Gy。硫酸亚铁剂量计的最大优点是制作简单、稳定性好，适于邮寄，因此可用于实验室间的比对研究，也可作为一种标准系统来校正和刻度其他剂量计。硫酸铈体系是另一种使用较为广泛的化学剂量计，它可在 $5\times10^2\sim1\times10^5$ Gy 范围内测量 γ 射线和快电子的剂量，因此它是一种测量大剂量的化学剂量计，可用于辐射加工工业。随着脉冲技术的发展，脉冲剂量率高达 $10^6\sim10^{10}$ Gy/s，一般剂量计均不能满足测量如此高的剂量率的要求。因此，由氧（或氧化二氮）饱和的 5×10^{-3} mol/L 的中性亚铁氰化钾溶液组成的亚铁氰化钾剂量计替代了硫酸亚铁和铈剂量计，用于测量脉冲辐射剂量。

3. 说明。

（1）化学剂量计制作简单，并可制成各种形状，不需要特殊的技术和设备，因此更适于一般实验室和工厂日常工作中使用。但化学剂量计必须用物理剂量方法（如量热法）校正。

（2）虽然电离辐射作用于许多化学体系都能产生化学变化，但是可以用于剂量测量的化学体系并不多，这是因为许多体系发生的化学变化与吸收能量之间的关系不清楚或过程复杂，或者许多化学体系不能满足化学剂量计所要求的条件（如辐射产额在多大范围内与剂量率、剂量以及射线的类型无关，剂量计是否易于制备和分析等）。

（3）随着辐射的广泛应用，有人利用辐射在某些化合物上产生游离态的酸性分子的特性，加上酸性敏感色素的变色作用，制成了"颜色剂量计"，可应用于医疗器械灭菌、食品保存等领域中。其主要优点是可以半定量地直观地反映辐照剂量大小，但测定值准确性较差，主要用于日常监控措施中以保障辐射质量。

第五节　微波照射功率的测定

微波通常是指波长从 1mm（3000 MHz）到 1m（300 MHz）的电磁波，其低频段与超短波波段相衔接，高频段与远红外相邻。由于它比一般无线电波的波长要短得多，故把这一波段的无线电波称为微波，可划分为分米波、厘米波和毫米波。干燥和消毒一般采用 915MHz 和 2450 MHz 两个专用频率。

微波的基本性质通常呈现为穿透、反射、吸收。对于玻璃、塑料和瓷器，微波几乎是全部穿透而不被吸收。生物体、水和含水材料对微波具有良好的吸收性能并可产生热能转换。而对金属类材料，微波则会全部反射，不吸收也不能穿透。正是利用这种特性，微波在食品加工领域首先得到广泛应用，并逐步用于消毒、检测及其他领域中。在消毒领域中，微波具有作用快速、杀菌谱广、无毒无残留、不污染环境等优点。利用微波对不同材料的选择性作用，对有损耗的介质可直接进行消毒，对无损耗的介质可借助有损耗的介质进行消毒，还可以用可透过微波而又无损耗的介质作为灭菌包装，应用非常方便。

目前，消毒灭菌用微波一般由驻波场谐振腔加热器产生，主要由磁控管、波导、腔体、反射板和混匀器等部件组成。以此为基础，根据应用需要而研制生产的还有各种类型的消毒设备，如微波牙钻消毒器、微波快速灭菌器等。逐步发展起来的微波诱导等离子体消毒技术以及与消毒剂协同灭菌的技术，使得微波消毒的应用范围和消毒效果进一步提升。

微波杀菌机制比较复杂，目前尚无统一认识，总的来说应该是微波热效应和非热效应共同作用的结果，其中以热效应为主。生物分子特别是微生物中水分子在受到微波照射后，分子内部会产生激烈运动，使分子两端带不同电荷形成偶极子。偶极子在交变电场中高速运动引起相互摩擦，从而使电磁能转变为热能，使被照射的物体迅速升温，导致微生物死亡。同时，微波照射的过程中，微生物等生物体在微波场中受到冲击和震荡，细胞外层结构破坏，细胞通透性增加，细胞内外物质平衡破坏，失去生存的环境而死亡。

一、微波功率计法测定微波照射功率

1. 原理。
微波功率的测定一般借助微波功率计进行。微波功率计的功能是根据微波特性，将微波功率定量转化为可测量信号并以数值结果进行显示。

2. 测定。

微波功率范围很宽，针对不同类型微波设计生产了不同类型的微波功率计，其采用的检测原理也有很大的差别。有的微波功率计针对不同微波功率配置不同类型的探头，在使用中应根据微波的预估功率，选用合适量程的功率计以及与所测功率范围相匹配的探头进行测量。

目前，测量微波功率的方法主要有两种，即流体（水或油）量热计法和扩展小功率计量程法。由此发展起来的功率计包括测辐射热式功率计、热电耦式功率计、微波晶体二极管式功率计等。如通常使用的吸收式功率计，在功率计探头表面用两种不同金属喷镀在薄膜基体上形成热电堆，放在同轴线的电场中间，它们既是终端吸收的负载，又是热电转换元件。在未输入微波功率时，热电堆节点之间没有温差，因而没有输出。当输入微波功率时，热电元件吸收微波功率使热电堆的热节点温度升高，这就与冷节点产生温差而引起温差电动势（微弱的直流电势），且该元件产生的直流电势是与输入微波功率成正比例的，热电堆输出的电信号就可以转换为数字将微波功率指示出来。

3. 说明。

微波消毒与灭菌工艺中，在消毒目标和环境确定的条件下，微波频率和微波功率是决定消毒能力的关键因素。其中，微波频率越高（如 2450MHz），分子在单位时间内改变方向或转动的次数就越多，因而物体升温快，杀菌作用强，消毒时间短。但高频微波穿透力弱，故只适于处理小件或厚度不大的物品。相反，微波频率低（如 915MHz），加热速度慢，消毒时间长，但穿透深度大，故可处理大件物品。商品化微波消毒设备根据预设消毒目标范围，一般采用固定频率的微波，在使用过程中只要参照设备说明即可。

微波功率是表征微波信号强弱的参数。在一定频率下，微波功率越大，微波场就越强，分子运动越剧烈，杀菌效果也越好。随着使用时间的延长，微波消毒设备的功率可能会有所下降，必要时需要进行检测和维护。

第六节　超声波功率的测定

超声波是一种特殊的声波，也是由振动在弹性介质中传播形成的，但其声振频率超过了正常人听觉的最高限额，达到 20000Hz 以上，所以人听不到超声波。超声波具有声波的一切特性，它可以在固体、液体和气体中传播。超声波在介质中的传播速度除了与温度、压强以及介质的密度等有关外，还与声源的震动频率有关。在介质中传播时，其强度随传播距离的增长而减弱。

超声波消毒技术是随着人们为克服传统高温消毒或化学消毒剂的弱点而逐渐发展起来的。研究表明，不同微生物对超声波的敏感性差别很大。某些细菌如大肠埃希菌、巨大芽胞杆菌、铜绿假单胞菌等可被超声波完全破坏，超声波还可使烟草花叶病毒、脊髓灰质炎病毒、狂犬病毒、流行性乙型脑炎病毒和天花病毒等失去活性，但对葡萄球菌、链球菌等的效力较小。

　　超声波本身杀菌能力不足，单独进行消毒杀菌的实际应用有限。但因其具有使用简便、绿色环保、安全性高等优点，一直得到持续的研究和开发，特别是超声与其他消毒方法的协同消毒作用，备受关注。研究表明，超声波与臭氧等化学消毒剂具有良好的协同作用，杀菌效果优于单独采用超声波或臭氧，并可大大降低臭氧的有效用量。分析其原因：一是超声波可分解臭氧，使其形成氧化性更强的自由基；二是超声波快速而连续性的压缩与松弛作用，使化学性消毒因子的分子打破了细菌外层屏障，加速了化学消毒剂对细菌的渗透，从而强化了其杀菌作用。此外，超声波与戊二醛、环氧乙烷等其他消毒剂的协同使用也都取得了良好效果，很多已经在实际生产中应用。

　　超声波杀菌介质通常为液体，里面含有许多微粒杂质，如固体微粒、微生物和微气泡，叫作气核或空化核。声波作用于液体介质时，正负压在时间和空间上相互交错，使液体介质内空化核不断受到拉伸和压缩。若对液体施加足够负压，分子间距离超过保持液体作用的临界分子距离，就会形成空化泡。空化过程可划分为瞬态空化（指声强度大于 $10W/cm^2$ 时产生的周期较短的空化泡）和稳态空化（指声强度较低时产生的空化泡，空化泡作非线性振动，振动时间为超声周期的许多倍）。空化泡在崩溃瞬间会产生高温、高压、冲击波和射流，还会发生较为复杂的化学反应，产生 H_2O_2 和羟自由基（·OH），这些超声副产物对微生物具有一定的杀灭作用。同时，在这个过程中，空化泡产生的射流以及超声的周期性振荡能够有效地解聚大的微生物胶团，微生物本身结构也会受到冲击和损伤，导致对外界因素的抵抗力下降，进一步提升了消毒因子的杀灭效果。

一、辐射压力法测定超声波功率

　　1. 原理。

　　在小振幅平面超声场中，两种媒质交界面上的辐射压力值等于交界面两侧媒质声能密度的差值，该辐射压力可以用一个置于超声场中的靶来测得，超声换能器的总辐射功率可以由作用在全反射靶上的辐射压力求得。根据抵消辐射压力方式的不同，超声功率计可以分为磁电式力平衡机构抵消声辐射力法和电子天平测量声辐射力法。

　　2. 测定。

　　（1）在外界因素一定的条件下，超声波消毒的效果主要取决于超声的频率和功率两个因素。一般商品化超声消毒设备在研制过程中都会选取适合自身使用目的的超声频率和超声发生元器件，其频率是固定的，在使用过程中无须进行测试。为防止超声发生设备生产效能下降或了解不同位点超声能量大小，可以对超声波功率进行检测。

　　（2）不同厂家的超声功率计在设计和生产上都有自己的特点，使用中要严格按照操作手册指示进行。

　　3. 说明。

　　（1）超声功率的测量方法主要有辐射压力法、电学法、光衍射法和量热法等。在超声功率测量中，辐射压力法可以不考虑超声波近场与远场的限制，能直接测得总超声辐射功率值，因此基于此类方法生产的超声功率计应用最为广泛，也是全国计量检定部门常选用的超声功率计。

　　（2）作为计量设备，超声功率计应定期送有资质的计量机构进行校准，并在校准有效期内使用。

小 结

物理杀菌因子是消毒杀菌因子的重要组成部分。本章简要介绍了各种物理杀菌因子的方法定义、使用范围、杀灭微生物的机制等，着重介绍其强度测定的方法。干热温度的测定有温度计法、温度传感器法和红外辐射测温法。湿热温度的测定有温度计法、传感器法、化学指示剂测试法。紫外线照射强度的测定有紫外线辐照度计法和化学指示卡法。电离辐射剂量的测定分为物理方法和化学方法。微波照射功率的测定主要有流体量热计法和扩展小功率计量程法。超声波功率的测定最常用的是辐射压力法。

思考题

1. 简述红外测温仪的测温原理及使用中的注意事项。
2. 简述湿热温度测定的主要方法。
3. 简述什么是热力分布验证系统，以及其使用方法。
4. 简述紫外线强度测定的主要方法。
5. 什么是电离辐射灭菌？其能量来源主要有哪些？
6. 什么是微波？它有哪些基本性质？

（刘　祥）

第十五章　消毒品污染重金属含量测定

重金属即相对密度在 4.5g/cm³ 以上的金属。原子序数从 23 的钒（V）至 92 的铀（U），天然金属元素有 60 种，除其中的银、钡等 6 种，其余 54 种的相对密度都大于 4.5g/cm³，因此从相对密度的意义上讲，这 54 种金属都是重金属。但是，在进行元素分类时，其中有的属于稀土金属，有的划归了难熔金属，最终在工业上真正划入重金属的为以下 10 种金属元素：铜、铅、锌、锡、镍、钴、锑、汞、镉和铋。在消毒相关产品中主要监测的是对人体有较大危害的铅、砷、汞等有毒重金属。按照中华人民共和国《消毒产品卫生安全评价规定》，涉及对食炊具、瓜果蔬菜和生活饮用水进行消毒的产品（包括消毒器械），必须进行重金属中铅和砷的含量测定，涉及皮肤、黏膜、手的消毒相关产品还需监测重金属中的汞，其他产品也可选择对重金属进行监测。

第一节　铅的测定

铅（lead）在自然界中的分布及用途广泛，在常温下呈灰蓝色固体，原子量 207.2，密度 11.34 g/cm³，熔点 327℃，沸点为 1525℃，当加热到 400~500℃时产生铅烟。铅主要以氧化物和盐的形式存在，其中硝酸铅在水中溶解度最大，20℃时，硝酸铅的溶解度为 52.2g。

消毒相关产品中铅的来源主要有两个方面：一是在生产、加工、包装、运输过程中接触到的设备、工具、容器及包装材料都含有铅，在一定条件下铅逐渐会进入消毒相关产品中；二是溶解在水体中的铅以及受热进入空气中的铅，其造成环境污染并造成消毒剂及器械的污染。

铅不是人体的必需元素，进入人体后有蓄积作用，可损伤脑组织、造血器官和肾，是危害较大的重金属，因此重金属的污染常常以铅计。铅的主要中毒症状有胃肠炎、口腔金属味及齿龈金属线、头晕、失眠、贫血、便秘及腹痛，严重时可造成共济失调和瘫痪。铅还可致染色体及 DNA 断裂，以及导致胚胎发育迟缓和畸形。铅也是一种潜在致癌物。特别值得关注的是，铅可严重影响婴幼儿和少年儿童的生长发育和智力。

我国制定了不同消毒剂中重金属的卫生限量标准。例如《食品安全国家标准 消毒剂》（GB 14930.2－2012）规定，对用于餐饮具及果蔬类的消毒剂，重金属（以铅计）不得超过 30mg/kg；《食品安全国家标准 洗涤剂》（GB 14930.1－2015）规定直接用于清洗食品的洗涤剂中重金属（以铅计）不超过 30mg/kg；用于清洗餐饮具以及接触食品的工具、设备、容器和食品包装材料的洗涤剂不超过 100mg/kg；《二氧化氯消毒卫生标准》（GB 26366-2010）限定二氧化氯消毒剂中重金属（以铅计）需在 5mg/L 以下；用于手、皮肤、黏膜的消毒剂遵照《化妆品安全技术规范》（2015 年版）不超过10mg/kg。

以铅计的重金属含量，实际测定的就是铅的含量。铅的测定方法很多。消毒相关产品中的铅主要采用硫化物比色法，用限量测定来判定是否合格，如果要准确测定可以用原子吸收光谱法，其中以石墨炉原子吸收光谱法灵敏度高，但样品基体复杂，对测定会产生严重干扰。氢化物发生原子荧光光谱法灵敏度高，易于推广应用，是一种较好的测定方法。极谱法灵敏度与火焰原子吸收光谱法接近，目前较少应用。

（一）硫化钠比色法

该法是《食品包装用聚乙烯、聚苯乙烯、聚丙烯成型品卫生标准》中重金属（以铅计）检验标准方法（GB 5009.60-2003）。

1. 原理。

浸泡液中重金属（以铅计）与硫化钠作用，在酸性溶液中形成黄棕色硫化铅，与标准比较显色不得更深，即表示重金属含量符合标准。

2. 测定。

（1）吸取 20.0ml 乙酸（4%）浸泡液于 50ml 比色管中，加水至刻度。另取 2ml 铅标准使用液于 50ml 比色管中，加 20ml 乙酸（4%）溶液，加水至刻度混匀。两溶液中各加硫化钠溶液 2 滴，混匀后，放置 5min，以白色为背景，从上方或侧面观察，样品呈色不能比标准溶液更深。

（2）结果表述：呈色大于标准管样品，重金属（以铅计）报告值大于 1μg。

（二）硫化氢比色法

此法是消毒剂中重金属常用的检验方法。

1. 原理。

在弱酸性（pH 值 3~4）条件下，试样中的重金属离子与硫化氢作用，生成棕黑色物质，与同法处理的铅标准溶液比较，做限量试验。

2. 测定。

（1）样品前处理。

1）无机试样用湿法消解：称取 5.0g 试样，置于 250ml 凯氏烧瓶或三角烧瓶中，加10~15ml 硝酸浸润试样，放置片刻（或过夜）后缓缓加热，待作用缓和后稍冷；沿瓶壁加入 5ml 硫酸，再缓缓加热至瓶中溶液变成棕色，不断滴加硝酸（如有必要可滴加些高氯酸，在操作过程中注意防止爆炸），至有机质分解完全，继续加热，至生成大量白色二氧化硫烟雾，最后溶液应呈无色或淡黄色。冷却后加 20ml 水，煮沸除去残余的硝酸至产生白烟为止。如此处理两次，放冷。将溶液移入 50ml 容量瓶中，加水至刻度，混匀，每 10ml 溶液相当于 1.0g 试样。取同样量的硝酸、硫酸，按上述方法做试剂空白试验。

2）有机样品用干法消解：称取试样 5.0g 置于坩埚中，加入适量硫酸浸润试样，小火炭化后加 2ml 硝酸和 5 滴硫酸，小心加热至白色烟雾消尽，移入高温炉中，于 550℃ 灰化完全，冷却后取出。加 6mol/L 盐酸 2ml 润湿残渣，于水浴上慢慢蒸发至干。用 1 滴浓盐酸润湿残渣，加 10ml 水，于水浴上再次加热 2 min。将溶液移入 50ml 容量瓶中，如有必要须过滤，用少量水洗涤坩埚和滤器，洗滤液一并移入容量瓶中，混匀，每 10ml 溶液相当于 1.0g 试样。在试样灰化同时，另取一坩埚，按上述方法做试剂空白试验。

（2）测定步骤。

1）配制 A 管：吸取含铅量相当于指定的重金属限量的铅标准溶液（不低于 10μg 铅）于 50ml 纳氏比色管中（如试样经处理，须同时吸取与试样液等量的试剂空白液），加水至 25ml，混匀，加 1 滴酚酞指示液，用 6mol/L 稀盐酸或 6mol/L 稀氨水调节 pH 值至中性（酚酞红色刚褪去），加入 pH 值 3.5 的乙酸盐缓冲液 5ml，混匀，备用。

2）配制 B 管：取一支与 A 管配套的纳氏比色管，加入 10~20ml（或适量）试样液，加水至 25ml，混匀，加 1 滴酚酞指示液，用 6mol/L 稀盐酸或 6mol/L 稀氨水调节 pH 值至中性（酚酞红色刚褪去），加入 pH 值 3.5 的乙酸盐缓冲液 5ml，混匀，备用。

3）配制 C 管：取一支与 A、B 管所配套的纳氏比色管，加入与 B 管等量的相同的试样溶液，再加入与 A 管等量的铅标准溶液，加水至 25ml，混匀，加 1 滴酚酞指示液，用 6mol/L 稀盐酸或 6mol/L 稀氨水调节 pH 值至中性（酚酞红色刚褪去），加入 pH 值 3.5 的乙酸盐缓冲液 5ml，混匀，备用。

4）比色：向各管中加入 10ml 新鲜制备的硫化氢饱和液，并加水至 50 ml 刻度，混匀，于暗处放置 5min，在白色背景下观察，B 管的色度不得深于 A 管的色度，C 管的色度应与 A 管的色度相当或深于 A 管的色度。

（三）石墨炉原子吸收光谱法

1. 原理。

样品经干灰化或酸消化后，注入石墨炉中，高温原子化后吸收 283.3nm 共振线，一定浓度范围内，吸光度值与铅浓度呈正比，标准曲线法定量。

2. 测定。

（1）样品前处理：可以根据样品和实验室条件，选择以下的样品处理方法。

1）压力消解罐消解法：取适量混匀样品于聚四氟乙烯罐内，加硝酸浸泡过夜。再加过氧化氢，盖好内盖，旋紧不锈钢外套，放入恒温干燥箱，120~140℃加热 3~4h，冷却至室温，将消化液洗入或滤入容量瓶中，用水定容，混匀备用；同时做试剂空白试验。

2）干灰化法：取适量样品于瓷坩埚中，先小火在电热板上炭化至无烟，移入马弗炉 500℃灰化 6~8h，冷却。若个别样品灰化不彻底，则加入硝酸-高氯酸在电炉上小火加热，反复多次直到消化完全，放冷，用稀硝酸将灰分溶解，将样品消化液洗入或过滤入容量瓶中，用水洗涤并定容，混匀备用；同时做试剂空白试验。

3）过硫酸铵灰化法：取适量样品于瓷坩埚中，加硝酸浸泡 1h 以上，先小火炭化，冷却后加过硫酸铵盖于上面，继续炭化至不冒烟，转入马弗炉，500℃恒温 2h，再升至

800℃，保持 20min，取出冷却，加稀硝酸溶解残渣，将样品消化液洗入或过滤入容量瓶中，用水洗涤并定容，混匀备用。同时做试剂空白试验。

4）湿消化法：取适量样品于三角烧瓶中，加入数粒玻璃珠和硝酸－高氯酸混合酸，加盖浸泡过夜，瓶口加一小漏斗起回流作用，电炉上消解，若变棕黑色，再加混合酸，直至冒白烟，消化液呈无色透明或略带黄色，放冷，将样品消化液洗入或过滤入容量瓶中，用水洗涤并定容，混匀备用。同时做试剂空白试验。

（2）测定步骤。

1）仪器条件：波长 283.3nm；狭缝 0.2～10nm；灯电流 5～7mA；干燥温度 120℃，20s；灰化温度 450℃，15～20s；原子化温度 1700～2300℃，4～5s；背景校正为氘灯或赛曼效应。

2）上仪器检测：取铅标准应用液 10.0～80.0ng/ml、经消化处理的样品液和试剂空白液各 10μl 分别注入石墨炉，测其吸光度值，根据标准曲线，求出样品中铅含量。

3. 说明。

本法检测限为 5μg/kg。对于成分复杂、基体干扰严重的样本，可注入适量基体改进剂如 20g/L 的磷酸铵溶液 5～10μl，以消除干扰。但在绘制标准曲线时也要加入与样本等量的基体改进剂。所有玻璃仪器都要用稀硝酸浸泡。

（四）氢化物发生原子荧光光谱法

1. 原理。

样品经硝酸－高氯酸消化，在酸性介质中，二价铅离子与 $NaBH_4$ 或 KBH_4 反应生成挥发性 PbH_4。PbH_4 随载气（氩气）流进入电热石英管原子化器原子化，在特制铅空心阴极灯照射下，基态铅原子被激发。当激发态铅原子回到基态时，发射出特征波长的荧光，其荧光强度与铅含量成正比，标准曲线法定量。

2. 测定。

（1）样品前处理：取适量样品，加入硝酸－高氯酸混合酸，放置过夜。加热消化至消化液呈淡黄色或无色。稍冷后加水，继续加热至消化液剩下 0.5～1.0ml。加入盐酸和草酸，摇匀，加入铁氰化钾，用水定容。混匀，放 30min 后测定。同时做试剂空白试验。

（2）测定步骤：调整仪器至最佳条件，然后测定。

1）仪器条件：负高压 323V；灯电流 75mA；原子化器：炉温 750～800℃，炉高 8mm；氩气流速：载气 800ml/min，屏蔽气 1000ml/min；加还原剂时间 7.0s；读数时间 15s，延迟时间 0.0s；进样体积 2.0ml。

2）上仪器检测：先连续用标准零管进样，待读数稳定后，进行标准系列的测定，绘制标准曲线。再测定空白消化液及样品消化液，计算出样品中铅含量。

3. 说明。

（1）该法简便、快速、干扰少、灵敏度高。检出限 0.4ng/ml，线性范围为 0～500.0 ng/ml。

（2）在消化过程中，应注意赶酸，以免影响测定。

（3）样品消化后加入盐酸是为了维持反应所需要的酸度。

（4）标准溶液及样品消化液定容后摇匀，放置 30min，使反应完全。

（5）还原剂 KBH₄ 在测定时由氢化物发生装置中加入，同时控制一定的酸度和铁氰化钾浓度，以增大吸收信号，提高方法的灵敏度。

（五）火焰原子吸收光谱法

1. 原理。

样品经硝酸－高氯酸湿消化或干灰化处理后，铅离子在弱碱性条件下，与二乙基二硫代氨基甲酸钠（DDTC）形成配合物，经 4－甲基－2－戊酮（MIBK）萃取分离，导入原子化器，吸收 283.3nm 共振线，吸光度值与铅含量呈正比，用标准曲线法定量。

2. 说明。

本法最低检出浓度为 0.1mg/kg。萃取时，加柠檬酸铵作掩蔽剂。样品灰化时，残渣中应无黑色炭粒，否则需加入少量硝酸、高氯酸，再消化，直至残渣无炭粒。用萃取液测定时，可适当减少乙炔气的流量。

（六）二硫腙比色法

1. 原理。

样品经消化后，在 pH 值 8.5～9.0 时，铅离子与二硫腙生成红色配合物，经三氯甲烷萃取后，在 510nm 测定吸光度值，标准曲线法定量。

2. 测定。

（1）样品前处理：可以采用硝酸－硫酸消化法或干灰化法，应同时做试剂空白试验。

（2）测定步骤：取样品、空白消化液和铅标准应用液，加柠檬酸铵、盐酸羟胺溶液和酚红指示剂，用氨水调至红色，加入氰化钾溶液，混匀。用二硫腙－三氯甲烷使用液萃取。三氯甲烷层经脱脂棉脱水过滤，以三氯甲烷调零，于 510nm 处测定吸光度值，扣除空白值后，绘制标准曲线，计算出样品中铅含量。

3. 说明。

（1）二硫腙为广谱配位剂，测定时需加柠檬酸铵及氰化钾作为掩蔽剂，同时严格控制 pH 值在 8.5～9.0，以消除其他金属离子的干扰。

（2）二硫腙易被氧化而失去配位作用，加入盐酸羟胺，可保护二硫腙不被高价金属离子氧化。

（3）使用前二硫腙要用三氯甲烷和碱性水溶液反复提取，以除去其氧化产物。

（4）操作时应注意安全，氰化钾为剧毒物，加入氰化钾以前，溶液一定要调至碱性。

（5）所有玻璃仪器都要用稀硝酸溶液浸泡。

第二节　砷的测定

砷（arsenic，As）是一种有金属光泽的暗灰色固体，质脆，密度 5.73 g/cm³，熔点 814℃（3647.6kPa），615℃升华，但温度超过 180℃就开始挥发。单质砷不溶于水。砷的化合物三氧化二砷（As_2O_3）虽为两性氧化物，但其酸性大于碱性，故易溶于碱液，不溶于水和酸液。AsH_3为气体，具有强还原性，遇热会分解，据此可建立砷的测定方法。

消毒剂中砷的主要来源：含砷农药的使用，如砷酸铅、砷酸钙、亚砷酸钠和三氧化二砷等；消毒剂加工时，使用某些含砷化学物质作原料或其他添加剂，可能使所加工的消毒剂受到污染；工矿企业排放的"三废"常含有大量的砷。

单质砷毒性小，但砷化合物都有毒，尤其是无机砷，常为剧毒物，可引起人体急、慢性中毒。急性中毒可引起重度胃肠道损伤和心脏功能失常，表现为剧烈腹痛、昏迷、惊厥甚至死亡。慢性中毒主要表现为神经衰弱、皮肤色素沉着、四肢血管堵塞等。国际癌症研究机构确认，无机砷化合物可引起人类肺癌和皮肤癌。

消毒相关产品中砷的卫生限量根据产品的类型不同而有区别。例如，《食品安全国家标准 洗涤剂》（GB 14930.1－2015）规定用于清洗餐饮具以及接触食品的工具、设备、容器和食品包装材料的洗涤剂中的砷含量小于等于 5mg/kg；《食品安全国家标准 消毒剂》（GB 14930.2－2012）明确规定对用于餐饮具及果蔬类消毒剂，含磷酸盐的砷含量小于等于5mg/L、不含磷酸盐的砷含量小于等于 3mg/L 为合格；《二氧化氯消毒剂卫生标准》（GB 26366－2010）规定二氧化氯消毒剂中砷含量只允许在 0.5mg/L 以下，但《过氧化物消毒剂卫生标准》（GB 26371－2010）规定过氧化物类消毒剂中砷允许达到 3mg/kg；皮肤、手、黏膜用消毒剂按照《化妆品安全技术规范》（2015 年版）的规定，其中砷小于等于 2mg/kg。

消毒相关产品中砷的测定方法较多：化学分析法如重量法、容量法；仪器分析法如阳极溶出伏安法、极谱法、原子吸收光谱法、原子荧光光度法、电感耦合等离子体质谱法、分光光度法、色谱法等。我国消毒相关产品国家标准中总砷采用了氢化物发生原子荧光光度法、银盐法、硼氢化物还原比色法、砷斑法、电感耦合等离子体质谱法等。

一、氢化物发生原子荧光光度法

1. 原理。

样品经湿消化或干灰化后，加入硫脲使五价砷还原为三价砷，再加入硼氢化钾使三价砷还原为砷化氢，由氩气导入原子化器中，高温下分解为原子态砷，在特制砷空心阴极灯的发射光激发下产生原子荧光，其荧光强度在固定条件下与被测溶液中砷的浓度成正比，用标准曲线法定量。

2. 测定。

（1）样品处理。

1）湿消化法：取适量样品，依次加入硝酸和硫酸溶液，放置过夜，次日加热消化，至完全，除尽氮氧化合物，冷却，加入硫脲，用水定容。同时做试剂空白试验。

2）干灰化法：取适量样品，加入硝酸镁溶液混匀，低热蒸干。将氧化镁（MgO）盖于其上，先炭化，再于 550℃ 下灰化 4h。冷却，小心加入稀盐酸，以中和 MgO 并溶解灰分。移入容量瓶中，加硫脲，另用稀硫酸分次洗涤坩埚后合并，定容。同时做试剂空白试验。

（2）测定步骤。

1）仪器条件：光电倍增管电压 400V；砷空心阴极灯电流 35mA；原子化器温度 820～850℃，高度 7mm；氩气流速 600ml/min；测定方式：荧光强度或浓度直读方式；读数方式：峰面积；读数延时 1s，读数时间 15s；硼氢化钠加入时间 5s；加样体积 2.0ml。

2）上仪器检测：依次进样标准系列，清洗进样器，再用"0"管测试，使读数回零，再测试剂空白和样品，记录荧光强度。

3. 说明。

（1）本法灵敏度高，检出限为 2ng/ml，若取样量以 5g 计，则对样品的最低检出浓度为 0.01mg/kg。线性范围为 0～200ng/ml。干扰少，实验结果显示，6 倍锑，20 倍铅，30 倍锡，200 倍的铜和锌无干扰。

（2）样品湿消化时应防止炭化，因碳可能把砷还原为元素态而造成损失。干灰化时，加入的硝酸镁加热分解产生氧，可促进灰化作用。氧化镁除了保湿传热以外，还起着防止砷挥发损失的作用。因此在灰化前应将氧化镁粉末仔细覆盖全部样品的表面。

（3）此法测定结果为样品中总砷的含量，也可用于样品中无机砷含量的测定，只是样品处理的方式不同而已。

二、银盐法

1. 原理。

样品经消化后，以 KI 和 $SnCl_2$ 将高价砷还原为三价砷，然后与锌和酸反应生成的新生态氢反应生成砷化氢，经银盐溶液吸收后，形成红色胶态银，于 520mm 处测吸光度值，用标准曲线法定量。反应式如下：

$$H_3AsO_4 + 2KI + H_2SOn4 \longrightarrow H_3AsO_3 + I_2 + k_2SO_4 + H_2O$$
$$I_2 + SnCl_2 + HCl \longrightarrow 2HI + SnCl_4$$
$$H_3AsO_3 + 3Zn + 3H_2SO_4 \longrightarrow AsH_3 + 3ZnSO_4 + 3H_2O$$
$$AsH_3 + 6AgDDC \longrightarrow 6Ag + 3HDDC + As（DDC）_3$$

2. 测定。

（1）样品处理。

1）湿消化法：称适量样品，加 $HNO_3 - HClO_4 - H_2SO_4$ 混合溶液消化完全，除尽氮氧化合物，定容。同时做试剂空白试验。

2）干灰化法：称适量样品于坩埚中，加氧化镁及硝酸镁溶液，混匀，浸泡 4h，低温蒸干，在 550℃ 下灰化 3～4h。冷却，加水湿润、蒸干后，灰化 2h。加稀盐酸溶解残渣，用水定容。同时做试剂空白试验。

（2）测定步骤：取一定量的样品消化液和同样量的试剂空白液及砷标准溶液，加水，加硫酸使酸度一致。向前述三种液体中如果是灰化法处理的消化液，加盐酸使酸度一致。向前述三种液体中分别加入 KI 和酸性 $SnCl_2$，混匀，静置；加锌粒，立即塞上装有乙酸铅棉花的导气管，并使导气管尖端插入盛有银盐吸收液的离心管液面下，常温下反应 45min；以零管调零，于 520mm 处测定吸光度值，绘制标准曲线，计算样品中砷含量。

3. 说明。

（1）样品湿消化时，若为含水分少的固体样品应粉碎过筛，混匀再称量。若为含酒精样品，应先称量，微火加热去除乙醇后再进行消化。

（2）湿消化法处理样品应在消化后加水煮沸处理两次，除去残留的硝酸，以免影响反应、显色和测定，使结果产生误差。

（3）样品中的硫化物在酸性溶液中形成 H_2S，随 AsH_3 一起挥发出来，进入吸收液，与 Ag DDC 反应生成 Ag_2S 沉淀，影响显色和测定。所以在导气管中装入乙酸铅棉花以消除其影响。

（4）吸收液的组成：2.5g/L Ag DDC，18ml/L 三乙醇胺，三氯甲烷为溶剂。其中三乙醇胺的作用是中和反应生成的 HDDC，并是胶态银的保护剂。

（5）反应后，有机溶剂可能挥发损失，应取下离心管，用三氯甲烷补足至 4ml。

（6）吸收液为有机相，被还原的单质银在其中呈红色胶态分布，微量的水会使吸收液浑浊。因此，所有玻璃器皿必须干燥。

三、硼氢化物还原比色法

1. 原理。

样品经消化后，当溶液中氢离子浓度大于 1.0mol/L 时，加入碘化钾－硫脲并结合加热，可将五价砷还原为三价砷；用硼氢化钾将三价砷还原为砷化氢，用硝酸－硝酸银－聚乙烯醇－乙醇为吸收液，砷化氢将 Ag^+ 还原为单质银，使溶液呈黄色，400nm 处测定吸光度值，标准曲线法定量。

2. 说明。

（1）该法是在银盐法基础上发展起来的分光光度法，比银盐法灵敏，最低检出限为 0.05mg/kg。

（2）吸收液中聚乙烯醇（聚合度 1700～1800）对胶态银有良好的分散作用，但通气时会产生大量气泡，故加入乙醇作为消泡剂。但乙醇太多，溶液会出现浑浊，一般以 50% 为宜。

（3）由于在中性条件下，Ag^+ 不稳定，生成的胶态颗粒大，故在吸收液中加适量的硝酸，并加柠檬酸－柠檬酸铵缓冲液使溶液的氢离子浓度为 1mol/L。

（4）实验时，要求温度在 15～30℃。

（5）用碘化钾除起还原作用以外，还可消除 Bi^{3+}、Zn^{2+}、Cr^{6+} 的干扰。另加入维生素 C 可消除 Fe^{3+} 的干扰。硫脲保护碘化钾不被氧化。

四、电感耦合等离子体质谱法

1. 原理。

样品经酸消化处理后，消解液经过雾化由载气（氩气）导入 ICP 炬焰中，经过蒸发、解离、原子化、电离等过程，大部分转化为带正电荷的正离子，经离子采集系统进入质谱仪，质谱仪根据其质荷比进行分离。对于一定的质荷比，质谱积分面积与进入质谱仪中的离子数成正比，即样品中待测物浓度与质谱积分面积或质谱峰高成正比。因此可通过测量质谱积分面积或质谱峰高测定样品中砷的浓度。

2. 测定。

（1）样品处理。

1）微波消解法：根据样品性状称取适量样品（或按压力消解罐使用说明称取），加适量硝酸、过氧化氢（视样品而定，也可不加），同时做试剂空白。根据样品类型设置适宜的微波消解程序，按相关步骤进行消解。消解完全后赶酸，纯水转移定容，摇匀备用。

2）压力罐消解法：称取适量样品置于聚四氟乙烯塑料内罐中，加硝酸放置过夜，次日加过氧化氢（视样品而定，也可不加），盖上内盖放入不锈钢外套中，旋紧密封。将消解罐放入带鼓风装置的干燥箱（烘箱）中，在 125℃ 恒温 3～4h 至消解完全，赶酸，纯水转移定容，摇匀备用。同时做试剂空白。

（2）测定步骤。

1）仪器条件：RF 功率 1400W；载气流速 1140 ml/min；采样深度 7mm；雾化室温度 2℃；镍（Ni）采样锥，镍截取锥。2）测定：用 3% 硝酸配制砷标准系列，样品、空白与标准在同等条件下进样测定，标准曲线法定量。

3. 说明。

（1）质谱干扰主要来自同量异位素、多原子、双电荷离子等，可采用最优化仪器条件、干扰校正方程校正或采用碰撞池、动态反应池技术消除干扰。

（2）砷的干扰校正方程为 $^{75}As = ^{75}As - ^{77}M$（3.127）$+ ^{82}M$（2.733）$- ^{83}M$（2.757）。

（3）非质谱干扰采用内标、稀释样品等方法校正。砷的质荷比（m/Z）为 75，选 ^{72}Ge 或 ^{89}Y 为内标元素。

（4）当仪器的真空度达到要求时，用调谐液调整仪器灵敏度、氧化物、双电荷、分辨率等各项指标。

（5）标准曲线线性范围为 0～200μg/L；方法检出限 0.003mg/kg。

五、砷斑法

某些消毒相关产品中的砷采用砷斑法测定，参照 GB5009.76－2003 和 GB 9985－2000 进行。

1. 原理。

在碘化钾和氯化亚锡同时存在的情况下，可将试样液中的高价砷还原为三价砷。三价砷与锌粒和盐酸产生的新生态氢生成氢化砷气体，通过乙酸铅棉花除去硫化氢干扰，再与溴化汞试纸生成黄色至橙色的色斑，用于与标准砷斑比较做限量试验。

2. 测定。

（1）样品处理：消解方法同其他测定方法。

（2）测定步骤：吸取一定量样品消化液和砷限量标准液（含砷 $1.0\mu g$ 或 $2.0\mu g$）分别置于锥形瓶中，加酸使得样品、空白、标准液酸度相同，加入 15% 碘化钾溶液和数滴 40% 氯化锡溶液，混匀，室温放置 10min。向上述锥形瓶中加入无砷金属锌，立即塞上装有乙酸铅棉花和溴化汞试纸的测砷管，于 25℃ 放置 1h。取出砷斑进行颜色比较，样品的砷斑不得深于砷限量标准液的砷斑。

3. 说明。

（1）溴化汞试纸需要自制，在 5% 溴化汞乙醇溶液中浸泡 1h 以上的圆形滤纸片，保存于冰箱中，临用前取出置暗处阴干备用。

（2）若试样经处理，则砷的限量标准也应同法处理。

第三节　汞的测定

汞（hydrargyrum，Hg），俗称水银，是唯一在常温下呈银白色液态的金属，原子量 200.59，沸点 356.58℃，液体密度 13.56 g/cm^3（在熔点温度下），不溶于水、稀硫酸和盐酸，能溶于热硫酸和硝酸，在空气中不易被氧化，常温下有挥发性。

无机汞化合物包括亚汞化合物和二价汞化合物。亚汞化合物大多为微溶或难溶于水的盐，只有硝酸、氯酸和乙酸的亚汞盐能溶于水。二价汞盐中硫化汞、碘化汞、硫氰酸汞不溶于水，其余均溶于水。硝酸汞水溶液易水解，所以在配制硝酸汞标准溶液时，要加入强酸，以免生成碱式盐。亚汞离子和二价汞离子能与多种无机离子反应，生成沉淀或有色配合物，可用于汞的鉴别和分离。汞与各种有机基团结合形成有机汞化合物。

各种形态的汞均有毒。无机汞不容易吸收，毒性较小。单质汞易被呼吸道吸收，烷基汞特别是甲基汞 90% 以上可被肠道吸收，毒性大。汞在体内易蓄积，蓄积的部位主要在脑、肝和肾。汞的毒性主要是损害细胞内酶系统和蛋白质的疏基，引起急性中毒或慢性中毒。甲基汞还可通过胎盘进入胎儿体内，影响胎儿生长发育。

消毒相关产品中的汞主要来自环境污染。用含汞废水灌溉或不合理地使用含汞农药，会使环境的含汞量增高。含汞工业废水可污染水体，水体中的汞通过食物链富集在水生生物中，其富集系数最高可达 1×10^6，所以，鱼、虾、贝类等水产品或海产品含汞量往往较高。

根据 GB 27950−2011、GB 27951−2011 和 GB 27954−2011 等国家标准，消毒相关产品中只有手、皮肤、黏膜使用的消毒剂才需要对其中的汞含量进行测定。

消毒相关产品中总汞的测定方法有分光光度法，如二硫腙法、碘化亚铜法。该法操作简便，但由于选择性、灵敏度相对较差，现已较少使用。常用的是原子荧光光谱法和冷原子吸收光谱法。这两种方法选择性好、灵敏度高，为《化妆品卫生规范》规定的测定方法。

一、原子荧光光谱法

1. 原理。

样品经消化后，在酸性介质中，溶液中汞离子（Hg^{2+}）被硼氢化钾还原成原子汞，由载气带入原子化器，在汞空心阴极灯照射下，基态汞原子被激发至激发态，激发态不稳定，回到基态时，发射出具有特征波长的荧光，其荧光强度与溶液中汞离子浓度呈正比，标准曲线法定量。

2. 测定。

（1）样品前处理。

1）高压消化法：称取适量样品置于聚四氯乙烯内罐中，加硝酸浸泡过夜。加过氧化氢溶液，密封后，置干燥箱中，120℃恒温 3h，至消化完全。用稀硝酸定容。

2）微波消化法：称取适量样品于消化罐中，加入硝酸和过氧化氢，盖好安全阀后，放入微波炉中，根据不同种类样品，设置最佳消化条件，至消化完全。冷却后用稀硝酸定容。

（2）测定步骤。

1）仪器条件：光电倍增管负高压 220V；汞空心阴极灯电流 30mA；原子化器温度 300℃，高度 8.0mm；氩气，载气 500ml/min，屏蔽气 1000ml/min。检测方式：标准曲线法；读数方式：峰面积；读数延时 1.0s，读数时间 10.0s；硼氢化钾溶液加入时间 8.0s；加液体积 2.0ml。

2）上仪器检测：设定仪器最佳条件，升温至 300℃后，稳定 10～20min，连续用稀硝酸溶液进样，待读数稳定后，测定标准系列，再做试剂空白试验和样品测定。根据标准曲线，计算出样品中汞含量。

3. 说明。

（1）本法检出限 0.15μg/kg，线性范围 0～60μg/L。通常低浓度标准系列为 0～10μg/L，用于一般样品的测定。高浓度标准系列为 0～60μg/L，适用于含汞高样品的测定，但标准溶液都要用硝酸溶液（1+9）稀释至 25ml。

（2）硼氢化钾浓度为 5g/L，最好现用现配。如果放置时间过长，还原能力下降，导致方法灵敏度下降。

（3）环境温度较高时（≥30℃），测定信号不稳定，应控制实验室温度。

二、冷原子吸收光谱法

1. 原理。

样品经消化后，在强酸性介质中，汞离子被氯化亚锡（$SnCl_2$）还原成原子汞。原子汞在载气带动下，进入测汞仪，吸收 253.7nm 波长的共振线，一定浓度范围内吸收值与汞浓度呈正比，标准曲线法定量。

2. 测定。

（1）样品前处理：称取适量样品，加五氧化二钒（V_2O_5）粉末、硝酸，振摇，放置 4h。加浓硫酸，混匀，140℃砂浴加热消化。冷却后加高锰酸钾溶液，放置 4h，滴加盐酸羟胺溶液使紫色褪去，用水稀释至刻度。

（2）测定步骤：取 10.0ml 样品消化液于汞蒸气发生器内，加 $SnCl_2$，通净化载气（氮气或空气）1000 ml/min，使汞蒸气经过装有氯化钙的干燥器后，再进入测汞仪，读取最大读数。同样测定试剂空白。取汞标准应用液按样品消化液的操作，绘制标准曲线，计算出样品中汞含量。

3. 说明。

（1）本法最低检出限为 $10\mu g/kg$。

（2）所有玻璃仪器都要用稀硝酸浸泡。

（3）消化时残留的氮氧化物对测定有严重干扰，使结果偏高，所以要除尽氮氧化物。

（4）测汞仪中的气路和光路，要保持干燥、光亮、平滑，无水气凝集。否则应分段拆下，用无汞水煮，烘干备用。

（5）从汞蒸气发生瓶至测汞仪的连接管不宜过长，且宜用不吸附汞的聚氯乙烯塑料管。从汞蒸气发生瓶出来的汞蒸气，通常带有水分，如不经干燥，会被带入仪器光路，影响检测。因此产生的汞蒸气必须经干燥后才能进入仪器检测。

（6）五氧化二钒消化法通常适用于含水样品的处理。

小　结

消毒相关产品在生产制造过程中可能存在重金属污染。按照我国的相关规定，目前消毒相关产品主要监测的有三种重金属，即对人体有较大危害的铅、砷、汞。本章介绍了上述三种重金属的理化特性、来源、毒性以及测定方法。对于铅的测定，主要采用硫化物比色法来判定是否合格；如果要准确测定其含量，则需使用仪器分析的方法，如原子吸收光谱法。对于砷的测定，不同的规定推荐的方法不同，常见的有氢化物发生原子荧光光度法、银盐法、砷斑法等。对于汞的测定，常用的方法是原子荧光光谱法和冷原子吸收法。

思考题

1. 简述消毒相关产品中铅的来源。
2. 如何选择铅的测定方法？
3. 各列举两种测定砷含量的化学分析法和仪器分析法，并简述方法原理。
4. 简述原子荧光光谱法测定汞含量的原理。

（曾红燕）

第十六章　消毒品消毒效果影响因素检验

第一节　影响消毒品消毒效果因素测定

消毒品的杀灭微生物作用除了受消毒因子强度和作用时间的影响，还受到其他因素的影响，如消毒剂的作用温度、pH 值、有机干扰物等，一些物理消毒方法也会受到有机干扰物、温度，以及湿度等的影响。为确保消毒品的使用效果，应找出那些影响消毒效果的因素，并对其影响程度进行评价，以便在实际应用中根据评价结果进行调整，真正做到科学、合理使用消毒品。

一、影响消毒品消毒效果因素测定试验设计要求

（一）消毒因子强度和作用时间的设定

在测定和评价各种因素对消毒效果影响的试验中，需要以某个特定条件下的杀灭微生物试验结果为参考依据，来设定所使用的消毒因子强度以及时间。通常，以实验室标准条件下对微生物定量杀灭试验结果为依据。所谓的实验室标准条件，不同国家（地区或组织）的规定有可能不同，对于消毒剂定量杀菌试验，我国现行的《消毒技术规范》（2002 年版）规定的条件为作用温度（20±1）℃、含 0.3％或 3％牛血清白蛋白干扰物。

在规定标准条件下定量杀灭微生物试验所获的最低有效浓度（或物理因子强度）为影响因素测定的试验浓度（或强度）。对于影响因素测定试验的时间设置，以定量杀灭试验获得的最短有效时间为依据，记为 T，分别设置 $1T$、$2T$、$3T$ 和 $4T$ 共 4 个作用时间。必要时，也可根据需要调整消毒剂浓度或作用时间，若第 1 时间较长（>30min），可根据情况适当缩短作用时间的组距。对第 1 时间较短者（<5min），可根据情况适当延长作用时间的组距。

（二）试验微生物的选择

影响因素测定试验的微生物应根据所测消毒剂鉴定的需要决定。一般情况下，除需用于特定微生物者外，对细菌繁殖体，可选择大肠埃希菌（8099）和金黄色葡萄球菌（ATCC 6538）作为革兰阴性与阳性细菌的代表；用作灭菌或高水平消毒的消毒品，可使用枯草杆菌黑色变种（ATCC 9372）芽胞作为试验微生物。

二、影响消毒品消毒效果因素测定试验基本程序

测定消毒效果影响因素的程序基本相同，即设置数个不同水平的待测影响因素，采用定量杀灭试验获得的最低有效浓度（强度）对试验微生物进行杀灭试验，待测影响因素以外的其他条件固定不变并与定量杀灭试验相同。计算各待测因素水平下，不同作用时间点的杀灭对数或杀灭率，评价待测影响因素对消毒效果的影响程度。

（一）温度对杀灭微生物效果影响的测定

1. 根据消毒品的实际需要设置试验温度范围。

我国《消毒技术规范》要求设置（10±1）℃、（20±1）℃及（30±1）℃等，以10℃为间隔。试验时，将温度分别调整至设置温度，并保持恒定。当温度调节装置到达上述要求温度后，放入装有试验样液的试管，同时放入一支含与试验样液等量蒸馏水并插有温度计的试管。待试管内温度计指示到达试验所需温度时，开始随后的试验。

2. 微生物杀灭效果测试。

对于消毒剂的鉴定，根据需要，可选择悬液定量杀灭试验或载体浸泡定量杀灭试验进行测定；对于其他消毒器械，根据产品要求选择杀灭试验。采用的杀灭试验方法应与定量杀灭试验一致，以利于比较和评价。试验操作参照定量杀灭试验进行，根据前述要求设定4个作用时间（分别为最短有效时间的1、2、3和4倍）。试验重复3次，计算各组各时间点的平均杀灭对数或杀灭率。

3. 结果判断以第二组 [（20±1）℃] 为对照。

该组的第1~4个作用时间对所试微生物的杀灭效果均应达到合格要求，否则实验结果无效。其余各组若第1至第4个作用时间对所试微生物杀灭效果达到合格要求，判该组温度对消毒效果无影响；若只有第2至第4个作用时间达到合格要求，判为该组温度对消毒效果有轻度影响；若只有第3和第4个作用时间合格，判为该组温度对消毒效果有中度影响；若只第4个作用时间合格，判为该组温度对消毒效果有重度影响；若4个作用时间对所试微生物杀灭效果均不合格，则判该组温度对消毒效果有严重影响。

（二）pH值对杀灭微生物效果影响的测定

1. 根据消毒品的实际要求设定各组pH值。对于消毒剂，根据消毒剂使用浓度实际测定的pH值记为x，设置至少3组：第1组pH值为$x-2$，第2组pH值为x，第3组pH值为$x+2$。试验时，先用pH计测定原使用浓度消毒剂的pH值，然后采用氢氧化钠溶液和盐酸溶液调整至所要求的pH值，进行随后的试验。注意在pH值调节加酸或碱需逐步进行，并用pH计实时监测；避免过度调节后进行反向调节，这可能引起消毒剂浓度下降。必要时，在pH调整后可测定有效成分含量以观察其是否受到pH值变化的影响。

2. 微生物杀灭效果测试根据前述要求设定4个作用时间，同上述温度对杀灭微生物效果影响的操作，试验重复3次，计算各组各时间点的平均杀灭对数或杀灭率。

3. 结果判断以第二组（试验消毒剂使用浓度的实测值）为对照，该组的第1至4

个作用时间对所试微生物杀灭效果均应达到合格要求，否则实验结果无效。第一、三组若第 1 至 4 个作用时间对所试微生物杀灭效果达到合格要求，判该组 pH 值对消毒效果无影响；若只有第 2 至第 4 个作用时间达到合格要求，判为该组 pH 值对消毒效果有轻度影响；若只有第 3 个和第 4 个作用时间合格，判为该组 pH 值对消毒效果有中度影响；若只第 4 个作用时间合格，判为该组 pH 值对消毒效果有重度影响；若 4 个作用时间对所试微生物杀灭效果均不合格，则判该组 pH 值对消毒效果有严重影响。

（三）有机物对杀灭微生物效果影响的测定

1. 由于有机物种类繁多，难以一一评价其影响，试验中常以小牛血清作为有机物代表。根据需要设定各实验组的有机物浓度，在对消毒剂的鉴定中，要求设置 0%、25% 和 50% 小牛血清共 3 个实验组。

2. 微生物杀灭效果测试时，将小牛血清加入试验微生物悬液中，分别制备成含相应浓度小牛血清的试验微生物悬液或染菌载体。根据前述要求设定 4 个作用时间，同上述温度对杀灭微生物效果影响的操作，试验重复 3 次，计算各组各时间点的平均杀灭对数或杀灭率。

3. 结果判断以不含小牛血清组为对照，该组的第 1 至第 4 个作用时间对所试微生物杀灭效果均应达到合格要求，否则实验结果无效。其余各实验组若第 1 至第 4 个作用时间对所试微生物杀灭效果均达到合格要求，判该组有机物对消毒效果无影响；若只有第 2 至 4 个作用时间达到合格要求，判为该组有机物对消毒效果有轻度影响；若只有第 3 和第 4 个作用时间合格，判为该组有机物对消毒效果有中度影响；若只第 4 个作用时间合格，判为该组有机物对消毒效果有重度影响；若 4 个作用时间对所试微生物杀灭效果均不合格，则判该组有机物对消毒效果有严重影响。

第二节　连续消毒对消毒剂杀菌作用影响的检验（能力试验）

在某些物品的消毒处理工作中，常存在将多件物品连续放入同一消毒剂溶液中进行消毒处理的现象（如浸洗拖布的消毒液、浸泡污染医疗器械的消毒液、浸泡洗手消毒液）。随着处理物品的增加，消毒剂有效成分的含量不断下降，消毒效果也会随之下降，为了解连续加入待处理物品对消毒效果的影响，需要通过试验验证消毒剂用于多次消毒的可靠性，这种试验在消毒品鉴定与评价中称为能力试验（capacity test），也称为能量试验。目前广泛应用的能力试验都依据凯尔西－赛克斯（Kelsey-Sykes）试验原理而设计，该试验由凯尔西（Kelsey）和赛克斯（Sykes）于 1969 年建立。

一、能力试验的试验微生物选择

能力试验在实验室定量杀灭试验之后进行，根据定量杀灭试验结果，选择金黄色葡萄球菌（ATCC 6538）、大肠埃希菌（8099）和铜绿假单胞菌（ATCC 15442）中抗力强的一种微生物进行能力试验。

二、能力试验的程序

将 1ml 试验菌悬液加入一定量的消毒剂溶液中立即混匀，开始计时，作用至特定时间（常设定为 8min）后，分别吸取 20μl 混合液转入 5 支含中和剂的液体培养基试管中；于第 1 次加入菌悬液 10min 后，第 2 次向消毒剂溶液中加入 1ml 菌悬液混匀，作用至特定时间（作用 8min，即第 1 次加菌悬液 18min）后，分别吸取 20μl 混合液转入 5 支含中和剂的液体培养基试管中，在第 2 次加入菌悬液 10min 后，吸取混合液转入 5 支含中和剂的液体培养基试管中；第 20min 时，第 3 次向消毒剂溶液中加入 1ml 菌悬液，作用至特定时间（8min），吸取混合液转入 5 支含中和剂的液体培养基试管中。试管置 37℃ 培养箱中培养 48h，观察细菌生长情况，计数每次加菌后生长管的数量，做出结果判断。图 16-2-1 为能力试验的基本操作程序示意图，实际试验时，可设置多个消毒剂浓度组，用同样方法操作，以达到判断标准的最低浓度为能力试验合格浓度。

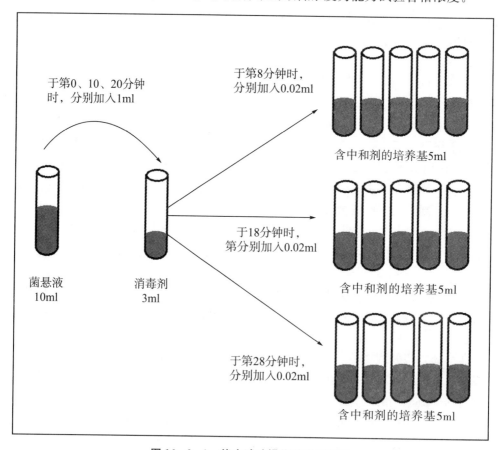

图 16-2-1 能力试验操作程序示意图

（一）消毒剂浓度设置

根据试验微生物的定量杀菌试验结果，以最低有效浓度（记为 C）为基础，设置 $1.5C$、C 和 $0.5C$ 三个浓度组。试验时用标准硬水配制所需浓度的消毒剂溶液。

（二）试验微生物悬液的配制

用标准硬水将酵母粉配成 50mg/L 溶液（pH 值 6.9～7.1）。然后，吸取试验菌新鲜营养肉汤 24h 培养物 6.0ml，加于含 4.0ml 酵母液的试管中，混匀。依此配制成的菌悬液，所含菌量应为 10^6～10^7 CFU/ml。

（三）杀菌试验

分别取各浓度的消毒剂溶液于 3 支无菌试管中，置（20±1）℃水浴 5min，按照表 16-2-1 的时间点加入试验菌悬液，每管 1ml，于表中所示的取样时间分别吸取 20μl 混合液，加入 5 支盛有 5.0ml 含中和剂营养肉汤培养基的试管中。

另取 2 支含中和剂营养肉汤试管作为阴性对照；取 2 支含 5ml 中和产物的营养肉汤试管，分别加入 5μl 试验菌液，作为阳性对照。并将试验菌悬液稀释后接种营养琼脂进行活菌培养计数。

试验应每天进行一次，连续进行，以连续取得 3 次同一评价结论者为准。

表 16-2-1　能力试验操作时间设置示例

操作项目	各浓度组操作时间点（第 x min）		
	1.5C	C	0.5C
第 1 次加菌	0	1	5
第 1 次移种	8	9	13
第 2 次加菌	10	11	15
第 2 次移种	18	19	23
第 3 次加菌	20	21	25
第 3 次移种	28	29	33

（四）培养与结果观察

所有肉汤试管和琼脂平板于 37℃培养箱中培养 48h，观察记录肉汤试管是否有试验菌生长，并计数平板生长菌落数。

三、结果判断

阴性对照试管应无菌生长，阳性对照试管应有菌生长，菌液活菌计数在 10^6～10^7 CFU/ml，否则实验结果无效。

以第 1 次和第 2 次移种的 5 管样本中，有 2 管或 2 管以上不长菌的浓度组，作为合格浓度组。如 3 个浓度组均合格，应降低消毒剂浓度继续试验；反之，若 3 个浓度组均不合格，则增加消毒剂浓度，直至找到最低合格浓度。连续 3 次重复试验，得到同样最低合格浓度，该最低合格浓度可作为设定反复浸泡用消毒液实用浓度的依据。例如某次实验结果如表 16-2-2，则该消毒剂的最低合格浓度为 1.0%。

表 16-2-2 某消毒剂能力试验结果

试验序号	消毒剂浓度 (%, V/V)	加菌移种后 5 管肉汤中细菌生长情况		
		第 1 次	第 2 次	第 3 次
1	0.5	―――――	＋＋＋＋＋	＋＋＋＋＋
	1.0	―――――	―＋＋＋―	＋＋＋＋＋
	1.5	―――――	―――――	―――――
2	0.5	＋―＋＋＋	＋＋―＋	＋＋＋＋＋
	1.0	―――――	―――＋＋	＋＋＋＋＋
	1.5	―――――	―――――	―――＋―
3	0.5	――＋＋＋	＋＋―＋＋	＋＋＋＋＋
	1.0	―――――	＋――――	＋＋＋＋＋
	1.5	―――――	―――――	―――――

注："＋"表示有菌生长，"－"表示无菌生长。

第三节　残留消毒剂的去除（中和剂鉴定试验）

评价消毒剂对微生物的杀灭作用时，需要在消毒剂对微生物作用规定时间后，对残存微生物进行定量检测，与作用前的微生物数量相比较而定量评价其杀灭效果。中止残留消毒剂继续作用的过程称为除药。除药的方法包括化学方法和物理方法。前者采用化学药物与消毒剂的有效成分发生化学反应，消耗消毒剂或将其转化为不具有杀灭作用的其他化学物质，这种方式称为中和（neutralization），用于中和消毒剂的化学物质称为中和剂（neutralizer）；后者通过沉淀、过滤、稀释等物理方式，使微生物与消毒剂分离从而阻止消毒剂的继续作用。无论采用化学法还是物理法，都必须对拟采取的除药方法进行评价，确保除药方法的有效性。

一、中和剂鉴定试验

采用化学中和除去残留消毒剂的方式具有作用迅速、效果可靠的特点，应用最为普遍。中和剂的种类常根据消毒剂有效成分而异，多数化学消毒剂有效成分明确，相应也有一些对应的中和剂；但实际应用中情况多变，其中和效果不一定都理想，所以，在消毒试验前仍应对拟用中和剂进行鉴定。根据消毒试验原则设计的用于鉴定（或评价）中和剂是否合格的试验称为中和剂鉴定试验。真菌和细菌类微生物可以采用人工培养基进行培养检测，杀灭这两类微生物的中和剂鉴定试验在要求和程序上基本相同，病毒类微生物的培养检测与这两类微生物不同，消毒剂灭活病毒效果的中和剂鉴定试验要求也不同。

理想的中和剂应满足下列条件：①能迅速、完全中和消毒剂的杀微生物作用；②对试验微生物的生长无不良影响；③与消毒剂作用后的产物（简称为中和产物）对微生物的生长无不良影响；④中和剂或中和产物对试验微生物的检测体系无不良影响。

（一）中和剂鉴定试验的设计与分组

为了验证所用的中和剂是否满足前述条件，中和剂鉴定试验应该合理设置分组情况。理论上，不同的受试微生物受中和剂或中和产物的影响不同，同一消毒剂拟对多种微生物进行杀灭试验时，所用中和剂应按微生物种类分别进行鉴定试验。实际工作中，对细菌繁殖体，常在大肠埃希菌、金黄色葡萄球菌、铜绿假单胞菌中任选其一进行试验，对细菌芽胞、白假丝酵母、黑曲霉菌、分枝杆菌应分别进行鉴定试验。中和剂鉴定试验中所用的消毒剂浓度应该为其对应杀灭微生物试验中所用的最高浓度。

1. 用于细菌和真菌杀灭试验的中和剂鉴定试验设置分组。

（1）第1组：消毒剂 + 菌悬液→培养。该组主要用于观察试验浓度的消毒剂对试验菌有无杀灭或抑制能力。

（2）第2组：（消毒剂 + 菌悬液）+ 中和剂→培养。该组用于观察残留消毒剂被中和后，未被杀灭的试验微生物是否能恢复生长，也可以了解试验浓度的消毒剂是否具有杀菌作用。

（3）第3组：中和剂 + 菌悬液→培养。该组用于观察中和剂是否对受试微生物有抑制作用。

（4）第4组：（消毒剂 + 中和剂）+ 菌悬液→培养。观察中和产物，或未被完全中和的残留消毒剂对试验菌的生长繁殖是否有影响。

（5）第5组：稀释液 + 菌悬液→培养。该组的结果作为菌数对照，是评价第3、第4组结果的依据。

（6）第6组：稀释液 + 中和剂 + 培养基→培养。该组作为阴性对照，了解试验所用的各种试剂、培养基以及操作过程等是否受污染。

2. 用于病毒灭活试验的中和剂鉴定试验分组。

（1）第1组：消毒剂 + 病毒悬液→接种细胞培养。用于观察所试消毒剂对病毒有无抑制或灭活作用。

（2）第2组：（消毒剂 + 病毒悬液）+ 中和剂→接种细胞培养。观察残留消毒剂被去除后，病毒是否可恢复对细胞的感染作用。

（3）第3组：中和剂 + 病毒悬液→接种细胞培养。观察中和剂对病毒有无抑制作用。

（4）第4组：（消毒剂 + 中和剂）+ 病毒悬液→接种细胞培养。观察中和产物，或未被完全中和的残留消毒剂对病毒有无抑制作用或对检测方法有无干扰。

（5）第5组：病毒悬液→接种细胞培养。观察病毒是否可正常生长，并将其结果作为阳性对照值。

（6）第6组：未接种病毒的细胞→培养。观察其生长是否正常。

（二）中和剂鉴定试验程序

根据消毒品杀微生物试验的操作方法，中和剂鉴定试验也分为悬液定量法和载体定量法。

1. 细菌或真菌杀灭试验中和剂鉴定——悬液定量试验。

根据试验分组，准备足量试管和平皿，依次编号。将消毒剂按所需浓度配制好后，置（20±1）℃水浴中待用。

制备试验菌悬液，使其浓度为 $1×10^8～5×10^8$ CFU/ml。取 2.0ml 试验菌悬液于试管中，加入 2.0ml 有机干扰物质，制成含有机干扰物质的菌悬液，置（20±1）℃水浴中备用。

（1）第 1 组：吸取 1.0ml 含有机干扰物质的试验菌悬液于试管内，置（20±1）℃水浴 5min 后，再吸加 4.0ml 消毒剂于试管内，混匀。作用至预定时间，吸此样液 0.5ml 加于含有 4.5ml 稀释液的试管中，混匀。吸取该最终样液 1.0ml，接种于平皿中，做活菌培养计数。

（2）第 2 组：吸取 1.0ml 含有机干扰物质的试验菌悬液于试管内，置（20±1）℃水浴 5min 后，再吸加 4.0ml 消毒剂于试管内，混匀。作用至预定时间，吸此样液 0.5ml 加于含 4.5ml 中和剂溶液管中，混匀，作用 10min。吸取该最终样液 1.0ml，接种于平皿中，做活菌培养计数。

如平板生长菌落数均超过每个平皿 300CFU，应以稀释液对上述最终样液做适宜稀释后，再次进行活菌培养计数。

（3）第 3 组：吸取 0.1ml 含有机干扰物质的试验菌悬液于试管内，置（20±1）℃水浴 5min 后，加入 0.4ml 硬水，混匀。加入 4.5ml 中和剂，作用 10min。用中和剂做 10 倍系列稀释，选适宜稀释度悬液，各吸取 1.0ml，分别接种于平皿中，做活菌培养计数。

（4）第 4 组：吸取 0.1ml 含有机干扰物质的试验菌悬液于试管内，置（20±1）℃水浴 5min 后，吸加 4.9ml 中和产物溶液（以 0.4ml 消毒剂加 4.5ml 中和剂作用 10min 配制而成）于试管内，混匀。作用 10min，吸取该最终样液 0.5ml，用中和产物溶液做 10 倍系列稀释，选适宜稀释度悬液，各吸取 1.0ml，分别接种于平皿中，做活菌培养计数。

（5）第 5 组：吸取 0.1ml 含有机干扰物质的试验菌悬液于试管内，置（20±1）℃水浴 5min 后，吸加 0.4ml 硬水于试管内，混匀。加入 4.5ml 稀释液，作用 10min，用稀释液做 10 倍系列稀释，选适宜稀释度悬液，各吸取 1.0ml，分别接种于平皿中，做活菌培养计数。

（6）第 6 组：分别吸取稀释液、中和剂和硬水各 1.0ml 于同一无菌平皿内，倾注实验同批次培养基，培养观察，作为阴性对照。如出现细菌生长，可能提示试验材料或操作过程中有污染，本次实验结果作废，应重新进行实验。

2. 细菌或真菌杀灭试验中和剂鉴定——载体浸泡定量试验。

根据需要制作受试微生物菌片，菌片可使用不锈钢片、纸片、布片、塑料片等。制作菌片时，取灭菌处理的染菌载体，滴染受试微生物悬液，置 37℃ 干燥。要求制备后菌片上的活菌量在每片 $5×10^5～5×10^6$ CFU。

根据试验分组，按以下程序吸取或添加试剂和试验样本。

（1）第1组：吸取消毒剂5.0ml于无菌小平皿内，将其置（20±1）℃水浴5min后，用无菌镊子夹入一菌片，并使浸透于消毒液中。待作用至试验预定的时间，立即用无菌镊子取出菌片移入含5.0ml稀释液试管中，作用10min。用电动混合器混合20s，或将试管振打80次，吸取该最终样液1.0ml，接种于平皿，做活菌培养计数。

（2）第2组：吸取消毒剂5.0ml于无菌小平皿内，将其置（20±1）℃水浴5min后，用无菌镊子夹入一菌片，并使浸透于消毒液中，待作用至试验预定时间，立即用无菌镊子取出菌片移入含5.0ml中和剂试管中，用电动混合器混合20s，或将试管振打80次。作用10min，吸取该最终样液1.0ml，分别接种于各平皿中，做活菌培养计数。

如平板生长菌落数均超过300个，应重新吸取该最终样液0.5ml，用稀释液做适当稀释，选适宜稀释度悬液，吸取1.0ml，分别接种于平皿中，做活菌培养计数。

（3）第3组：吸取中和剂5.0ml于无菌小平皿中，将其置（20±1）℃水浴5min后，用无菌镊子夹入1菌片，并使浸透于中和剂内，作用10min。立即用无菌镊子取出菌片移入含5.0ml中和剂试管中，用电动混合器混合20s，或将试管振打80次，混匀。吸取该最终样液1.0ml，用中和剂做10倍系列稀释，选适宜稀释度悬液，吸取1.0ml，分别接种于平皿中，做活菌培养计数。

（4）第4组：吸取中和产物溶液（以一片浸有消毒剂的载体置5.0ml中和剂内，作用10min）5.0ml于无菌小平皿内，将其置（20±1）℃水浴5min后，用无菌镊子夹入一菌片，并使浸透于中和产物溶液中。作用10min，用无菌镊子取出菌片，移入含5.0ml中和产物溶液的试管中，用电动混合器混合20s，或将试管振打80次，混匀。吸取该最终样液0.5ml，用中和产物溶液做10倍系列稀释，选适宜稀释度悬液，吸取1.0ml，分别接种于平皿中，做活菌培养计数。

（5）第5组：吸取稀释液5.0ml于无菌小平皿内，将其置（20±1）℃水浴中5min后，用无菌镊子夹入1菌片，并使浸透于稀释液中。作用10min，立即用无菌镊子取出菌片移入含5.0ml稀释液的试管中，用电动混合器混合20s，或将试管振打80次，混匀。吸取该最终样液0.5ml，用稀释液做10倍系列稀释，选适宜稀释度悬液，吸取1.0ml，分别接种于平皿中，做活菌培养计数。

（6）第6组：分别吸取稀释液与中和剂各1.0ml于同一无菌小平皿内，倒入上述试验同批次的培养基15～20ml，培养观察。

3. 细菌或真菌杀灭试验中和剂鉴定——载体喷雾试验。

根据试验分组，按以下程序吸取或添加试剂和试验样本。

（1）第1组：用无菌镊子夹入一染微生物载体，置于无菌平皿或玻璃板上，以试验浓度的消毒剂溶对载体进行均匀喷雾，喷雾量以不使菌片湿透、流液为度。待作用至试验预定时间，立即用无菌镊子将载体移入含5.0ml稀释液试管中，作用10min。振荡洗脱载体上的微生物，取样进行活菌培养计数。

（2）第2组：用无菌镊子夹入一染微生物载体，置于无菌平皿或玻璃板上，以试验浓度的消毒剂溶液对载体进行均匀喷雾。待作用至试验预定时间，立即用无菌镊子将载体移入含5.0ml中和剂的试管中，作用10min，振荡洗脱载体上的微生物，取样进行活菌培养计数或进行适当稀释后进行活菌培养计数。

（3）第 3 组：用无菌镊子夹入一染微生物载体，置于无菌平皿或玻璃板上，用中和剂对载体进行均匀喷雾（喷雾量要求同上）。作用至试验预定时间，立即用无菌镊子取出菌片移入含 5.0 ml 中和剂的试管中，作用 10min，振荡洗脱载体上的微生物，用中和剂进行适当稀释后进行活菌培养计数。

（4）第 4 组：用无菌镊子夹入一染微生物载体，置于无菌平皿或玻璃板上，用中和产物（取一片无菌载体，用试验消毒剂溶液喷雾处理，作用 10min，将载体转入 5ml 含中和剂的试管中，作用 10min）对载体进行均匀喷雾。作用至试验预定时间，立即用无菌镊子取出菌片移入含 5.0 ml 中和产物的试管中，作用 10min，振荡洗脱载体上的微生物，用中和产物进行适当稀释后进行活菌培养计数。

（5）第 5 组：用无菌镊子夹入一染微生物载体，置于无菌平皿或玻璃板上，用稀释液对载体进行均匀喷雾。作用至试验预定时间，立即用无菌镊子取出菌片移入含 5.0 ml 稀释液的试管中，作用 10min，振荡洗脱载体上的微生物，用稀释液进行适当稀释后进行活菌培养计数。

（6）第 6 组：分别吸取稀释液与中和剂各 1.0ml 于同一无菌小平皿内，倒入上述试验同批次的培养基 15～20ml，培养观察。

4. 病毒灭活试验中和剂鉴定。

病毒灭活试验中，通常采用细胞培养法测定病毒的数量（或滴度），所以中和剂选择既要考虑对病毒的影响，也要考虑对细胞的影响。此处以悬液定量试验为例，介绍病毒灭活试验中和剂鉴定试验的基本程序。病毒载体灭活试验中和试验法可参照上述悬液定量中和试验程序，并按照病毒学原理进行适当修改后使用。

（1）预备。

根据试验分组，按以下程序吸取或添加试剂和试验样本。该试验目的在于初步筛选中和剂，试验结果要求中和剂和中和产物在正式试验的最高浓度下对细胞生长无影响。

1）第 1 组：将试验用细胞，分别加入不同稀释度的中和剂溶液，作用 3～4h 后，吸去液体，另加细胞维持培养液，置 37℃ 二氧化碳培养箱中培养。

2）第 2 组：将试验用细胞，分别加入不同稀释度中和产物溶液作用 3～4h 后，吸去中和产物溶液，另加细胞基础培养液，置 37℃ 二氧化碳培养箱中培养。

3）第 3 组：将试验用细胞，分别加入不同稀释度的消毒剂，作用 3～4h 后，吸去消毒剂，另加细胞维持培养液，置 37℃ 二氧化碳培养箱中培养。

（2）正式试验。

1）第 1 组：吸取双倍浓度消毒剂溶液 0.5ml 于试管内，置（20±1）℃水浴 5min 后，吸加 0.5ml 病毒悬液，混匀。待作用至试验预定的灭活病毒时间，加入 1.0ml 去离子水，根据试验规定量，吸取该最终样液（或以对病毒无害的稀释液做系列稀释），进行随后的病毒滴度测定。

2）第 2 组：吸取双倍浓度消毒剂溶液 0.5ml 于试管内，置（20±1）℃水浴 5min 后，再吸加 0.5ml 病毒悬液，混匀。待作用至试验规定的灭活病毒时间，加入 1.0ml 中和剂溶液，混匀，作用 10min。进行随后的病毒滴度测定。

3）第 3 组：吸取 0.5ml 去离子水于试管内，置（20±1）℃水浴 5min 后，再吸加

0.5ml 病毒悬液，混匀。待作用 10 min，加入 1.0 ml 中和剂溶液，混匀。进行随后的病毒滴度测定。

4）第 4 组。吸取双倍浓度消毒剂 0.5ml 于试管内，置（20±1）℃水浴 5min 后，加入 1.0ml 中和剂，再吸加 0.5ml 病毒悬液，混匀，作用 10min。进行随后的病毒滴度测定。

5）第 5 组。吸取去离子水 1.5ml 于试管内，置（20±1）℃水浴 5min 后，再吸加 0.5ml 病毒悬液，混匀。进行随后的病毒滴度测定。

6）第 6 组。将试验用细胞加细胞维持培养液后，置 37℃二氧化碳培养箱中培养。

附：病毒滴度测定方法

1. 半数细胞感染剂量（$TCID_{50}$）测定法。

(1) 操作步骤：用细胞维持液对病毒样本做系列 10 倍稀释。准备单层细胞形成良好的 96 孔细胞培养板。将各稀释度的病毒液接种单层细胞，每稀释度 4 孔，置 CO_2 培养箱（37℃，5％CO_2）1～2h，确保病毒吸附在细胞上。取出培养板，更换细胞维持液。放入 CO_2 培养箱中（37℃，5％CO_2）培养，每日在显微镜下观察细胞病变，连续观察 3～5d，逐孔记录细胞病变情况。

(2) 病毒滴度的计算：先计数培养板上不同稀释度样本细胞病变发生与未发生的孔数，然后分别计算"细胞病变（－）"和"细胞病变（＋）"的累积总计值。计算"细胞病变（－）"累积值时，由低稀释度样本组向高稀释度样本组累积；"细胞病变（＋）"累积值则相反，由高稀释度样本组向低稀释度样本组累积。以各稀释度样本组"细胞病变（＋）"累积总计值除以该稀释度样本组"细胞病变（－）"与"细胞病变（＋）"累积总计值之和，得病变率（％）。按公式（1）和公式（2）分别计算距离比和 $TCID_{50}$ 的对数值：

$$DR = \frac{CPE_{(>50\%)} - 50\%}{CPE_{(>50\%)} - CPE_{(<50\%)}} \tag{1}$$

式中，DR 为距离比；$CPE_{(>50\%)}$ 为高于 50％组的病变率，％；$CPE_{(<50\%)}$ 为低于 50％组的病变率，％。

$$L_{TCID} = L_{CPE} + DR \tag{2}$$

式中，L_{TCID} 为 $TCID_{50}$ 对数值，$\log_{10}$；$L_{CPE(>50\%)}$ 为病变率高于 50％组稀释度的对数值，$\log_{10}$；DR 为距离比。

注：高于 50％组病变率是指病变率超过 50％的最低稀释度组（如表 16－3－1 中的 10^{-6} 稀释度）；低于 50％组病变率是指病变率低于 50％的最高稀释度组（如表 16－3－1 中的 10^{-7} 稀释度）。

(3) 计算举例：假设试验数据如表 16－3－1。

表 16－3－1 某消毒剂对 HIV 灭活作用的测定结果

样本稀释度	接种孔数	细胞病变孔数		累积值		病变比	病变率（％）
		（－）	（＋）	细胞病变（－）	细胞病变（＋）		
10^{-4}	4	0	4	0	12	12/12	100

样本稀释度	接种孔数	细胞病变孔数		累积值		病变比	病变率（％）
		（－）	（＋）	细胞病变（－）	细胞病变（＋）		
10^{-5}	4	0	4	0	8	8/8	100
10^{-6}	4	1	3	1	4	4/5	80
10^{-7}	4	3	1	4	1	1/5	20
10^{-8}	4	4	0	8	0	0/8	0

本例中，高于50％组病变率为80％，低于50％组病变率为20％，高于50％组稀释度（10^{-6}）对数值为6。

$$DR = \frac{80-50}{80-20} = 0.5$$

$$L_{\text{TCID}} = 6 + 0.5 = 6.5$$

2. 病毒噬斑形成单位（plaque forming unit，PFU）测定法。

先用细胞维持培养液对待滴定样本做10倍系列稀释，然后接种于细胞培养瓶中，滴定各稀释度样本中残留的病毒量。首先，将生长致密的单层细胞瓶中的培养液倾出，加入1ml待测样品，放置37℃吸附1～2h，倾出样液，加入含0.8％琼脂的细胞维持液3ml，冷却后翻转细胞瓶，放置37℃培养48～72h。然后每瓶细胞加入2ml甲醛溶液固定数分钟，用自来水冲洗后加结晶紫溶液染色数分钟，冲洗干净后计数。细胞瓶内圆形不着色的透明区即为一个噬斑单位，根据噬斑形成单位数与相应的稀释度、接种体积，按下式计算原始样品的病毒滴度。

$$T_v = \frac{P_m \times n}{V}$$

式中，T_v为病毒滴度，PFU/ml；P_m为某稀释度细胞瓶中的噬斑平均数，PFU；n为稀释倍数；V为接种体积，ml。

注意：为了便于计数，病毒噬斑数一般控制在每细胞瓶10～30PFU。

（三）中和剂鉴定试验的结果计算及评价

1. 细菌与真菌杀灭试验用中和剂。

各组活菌计数平皿在对应的温度和时间条件下经过培养后取出，计数平皿生长的微生物菌落数。计算第3、4、5组间的误差率，根据计数结果和误差率，判断中和剂是否合格。

（1）对照组菌落计数要求：试验中，第6组实际为阴性对照组，必须无菌生长，否则表明所用的中和剂或培养基污染；第5组实际代表阳性对照组，悬液法的生长菌量须在$1 \times 10^7 \sim 5 \times 10^7$CFU/ml，载体试验则应在$5 \times 10^5 \sim 5 \times 10^6$CFU/片。若阴性对照长菌，或阳性对照菌落数超出规定范围，试验结果无效。

（2）第3、4、5组间的误差率按下式计算：

$$ER_g = \frac{\sum |C_{3g} - C_m|}{3 \times C_{3g}} \times 100\%$$

式中，ER_g 为组间菌落数误差率，％；C_{3g} 为三组间菌落平均数，CFU；C_m 为各组菌落平均数，CFU。

（3）评价标准：试验结果符合以下全部条件，所测中和剂可判为合格。①第 1 组无试验菌（或仅有极少数试验菌）菌落生长。②第 2 组有较第 1 组为多，但较第 3、5 组为少的试验菌菌落生长，并符合表 16-3-2 要求。③第 5 组生长菌量在规定的范围，且第 3、4、5 组组间菌落数误差率应不超过 15％。④连续 3 次试验取得合格评价。

表 16-3-2　中和剂鉴定试验合格标准中对第 1 组与第 2 组菌落数的要求

第 1 组平板平均菌落数	第 2 组平板平均菌落数
0	>5
X（1~10）	>（X+5）
Y（>10）	>（Y+0.5Y）

注：对抑菌作用不明显的消毒剂（如乙醇）所用中和剂的鉴定试验中，当第 1 组与第 2 组菌落数相近，难以达到本表要求时，可根据具体情况另行做出判断和评价。

2. 病毒灭活试验用中和剂。

试验结果符合以下全部条件，所测中和剂可判为合格，可用于对应病毒灭活试验：①正式试验中第 1 组无试验病毒，或仅有少量试验病毒生长。②正式试验中第 2 组有较第 1 组显著为多，但较第 3、4、5 组显著为少的试验病毒生长。③正式试验中第 3、4、5 组病毒生长与原接种量相近。④正式试验中第 6 组细胞生长正常。⑤预备试验结果显示，中和剂和中和产物，在正式试验的最高浓度下对细胞生长无影响。⑥连续 3 次试验取得合格评价。

二、物理法去除残留消毒剂试验

一些化学消毒剂成分复杂，难以选择合适的中和剂，此时可考虑采用物理方法去除残留消毒剂。正式试验前，应通过本鉴定试验，确定拟用的去除法是否可去除消毒体系中残留的消毒剂。常用去除残留消毒剂的物理方法有过滤、吸附、离心沉淀、稀释等。若条件允许，细菌试验中优先考虑过滤冲洗法，病毒灭活试验中优先考虑稀释法。应根据拟用的方法准备相应的器材。

（一）试验分组设置

1. 细菌和真菌杀灭试验中残留消毒剂的物理去除方法鉴定试验。
该试验设置 4 个实验组和 1 个阴性对照组。
（1）第 1 组：消毒剂 + 微生物悬液（载体）→培养计数。用于观察消毒剂对试验微生物有无杀灭或抑制作用。
（2）第 2 组：微生物悬液（载体）+ 消毒剂→物理去除处理→培养计数。观察采用拟鉴定的方法去除消毒剂后，受到消毒剂作用后的试验微生物是否能恢复生长。
（3）第 3 组：微生物悬液（载体）+ 水→过滤冲洗法处理→培养计数。观察去除消毒剂处理是否影响试验菌的生长数量。

(4) 第 4 组：微生物悬液（载体）→培养计数。作为试验微生物阳性对照值，用于比较第 2、3 组的影响。

(5) 第 5 组：试验用同批次稀释液、培养基→培养。作为阴性对照，用于观察试验无菌操作情况。

2. 病毒灭活试验中残留消毒剂的物理去除方法鉴定试验。

该试验分以下 4 各组。

(1) 第 1 组：病毒悬液＋消毒剂→除药处理→病毒滴度测定。用于观察去除残留药物后病毒可否恢复对细胞的感染作用。

(2) 第 2 组：病毒悬液→除药处理→病毒滴度测定。用于观察除药处理对病毒滴度有无影响。

(3) 第 3 组：病毒悬液→病毒滴度测定。用于观察病毒生长是否正常，并以该结果作为阳性对照值。

(4) 第 4 组：未接种病毒的细胞→培养。观察细胞生长是否正常。

（二）试验程序

根据正式杀灭试验的设计，选择使用悬液定量试验还是载体定量试验。通常，悬液鉴定试验结果可用于载体试验。

1. 细菌和真菌杀灭试验中残留消毒剂的物理去除方法鉴定程序。

(1) 第 1 组：吸取 0.5ml 试验菌悬液于试管内，加入 0.5ml 有机干扰物质，混匀后，置（20±1）℃水浴 5min 后，再吸加 4.0ml 消毒剂［应先置（20±1）℃水浴］于试管内，混匀，作用至试验预定时间。吸取该混合液 0.5ml，加于含 4.5ml 稀释液试管中，混匀。吸取最终样液进行活菌培养计数。

(2) 第 2 组：吸取 0.5ml 试验菌悬液于试管内，加入 0.5ml 有机干扰物质，混匀后，置（20±1）℃水浴 5min 后，再吸加 4.0ml 消毒剂于试管中，混匀。作用至试验预定时间，对其进行去除消毒剂处理，并取该混合液（或用 PBS 适当稀释后）进行活菌培养计数（如为滤膜法，可直接将滤膜有菌面朝上贴于平板表面）。

(3) 第 3 组：吸取 0.5ml 试验菌悬液于试管内，加入 0.5ml 有机干扰物质，混匀后，置（20±1）℃水浴中 5min 后，再吸加 4.0ml 硬水于试管内（即以硬水代替消毒剂），混匀。作用至试验预定时间，对其进行去除消毒剂处理，取该混合液 PBS 进行 10 倍系列稀释，选择 2 或 3 个适宜稀释度悬液，进行活菌培养计数（如为滤膜法，可先进行 10 倍系列稀释，再经过滤冲洗法处理，然后直接将滤膜有菌面朝上贴于平板表面）。

(4) 第 4 组：吸取试验菌悬液 1.0ml，置含 4.0ml 稀释液的试管中，不加消毒剂，亦不做任何去除处理，进行活菌培养计数，作为阳性对照值。

(5) 第 5 组：吸取试验同批次 PBS 1ml，接种培养基，培养。

2. 病毒灭活试验中残留消毒剂的物理去除方法鉴定程序。

同前制备病毒悬液。消毒剂用标准硬水按规定浓度 1.25 倍配制备用。

中和剂鉴定试验分以下 4 组。

(1) 第 1 组：吸消毒剂 0.8ml 于试管内，置（20±1）℃水浴 5min 后，吸加 0.2ml

病毒悬液，混匀。待作用至规定的时间，对此液进行除药处理，根据试验规定量，吸取最终样本（或用细胞维持培养液系列稀释的样液），进行随后的病毒滴度测定。

（2）第2组：吸取病毒悬液0.2ml，加0.8ml细胞维持培养液，做除药处理。根据试验规定量，吸取最终样本（或用细胞维持培养液系列稀释的样液），进行随后的病毒滴度测定。

（3）第3组：吸取病毒悬液0.2ml，加细胞维持培养液0.8ml，不加消毒剂亦不做任何除药处理。直接进行病毒滴度测定。

（4）第4组：向未接种病毒的细胞管内，加入细胞维持培养液进行正常培养。

（三）结果计算与判断

各组活菌计数平皿在对应的温度和时间条件下经过培养后取出，计数平皿上生长的微生物菌落数。计算第3、4组间的误差率，根据计数结果和误差率，判断中和剂是否合格。

1. 对照组菌落计数要求。

细菌和真菌杀灭试验中，第5组实际为阴性对照组，必须无菌生长，否则表明所用的中和剂或培养基污染；第4组实际为阳性对照，悬液法的生长菌量须在 $1\times10^{7}\sim5\times10^{7}\mathrm{CFU/ml}$，载体试验则应在每片 $5\times10^{5}\sim5\times10^{6}\mathrm{CFU}$。若阴性对照长菌，或阳性对照菌落数超出规定范围，试验结果无效。

2. 第3、4组间的误差率计算。

$$ER_g = \frac{\sum|C_{3g} - C_m|}{2\times C_{2g}} \times 100\%$$

式中：ER_g 为组间菌落数误差率，%；C_{2g} 为两组间菌落平均数，CFU；C_m 为各组菌落平均数，CFU。

3. 判断标准试验结果。

符合以下相应标准，所测去除方法可判为合格，可在相应微生物杀灭试验中用于去除残留消毒剂。

（1）对于细菌或真菌杀灭试验中残留消毒剂的物理除药方法鉴定判断标准：①第1组无试验菌，或仅有极少数生长；②第2组有远较第1组多，但较第3、4组少的试验菌生长；③第3、4组测定活菌计数结果应在每片 $1\times10^{7}\sim5\times10^{7}\mathrm{CFU/ml}$ 或每片 $5\times10^{5}\sim5\times10^{6}\mathrm{CFU}$，其组间误差率不得超过50%；④连续3次试验取得合格评价。

（2）对于病毒灭活试验中残留消毒剂的物理除药方法鉴定判断标准：①第1组无试验病毒或仅有少量病毒生长，且明显少于第2、3组的病毒生长；②第2、3组病毒生长量相近，二者差异不超过1个对数滴度；③连续3次试验取得合格评价；④可使用病毒载体，按同样的原理与操作步骤进行试验，判定合格标准相同。

小　结

本章主要分为三个部分来介绍消毒品消毒效果的影响因素。首先是影响消毒品消毒效果因素测定，消毒品的杀微生物作用除受杀菌因子强度和作用时间的影响外，还受作用温度、pH 值、有机干扰物等因素的影响，因此需要合理设计实验测定影响因素。为了验证消毒剂用于多次实验的可靠性，则需进行能力试验。消毒剂与目标微生物作用完成后，需要终止残留消毒剂的作用后，才能进行定量检测，进一步评价杀灭效果。终止消毒剂继续作用的过程称为除药，分为化学方法和物理方法，前者指的是中和剂，后者则是沉淀、过滤、稀释等方式。

思考题

1. 进行消毒效果影响因素评价时，如何选择杀灭试验的浓度和作用时间？
2. 判断某因素对消毒效果影响程度的标准是什么？
3. 能力试验的目的是什么？
4. 微生物杀灭试验前为什么要进行中和剂鉴定试验？
5. 用于某病毒灭活试验的中和剂应该满足哪些条件？

（王国庆）

第十七章　消毒品杀灭微生物效果检验

第一节　定性杀菌效果的测定

对于医疗器械灭菌的消毒剂和消毒器械灭菌功能的鉴定，要求消毒相关产品对待处理物品作用后达到灭菌状态，需要进行定性杀菌试验，也称为定性灭菌试验。

一、消毒器械载体定性杀菌试验

（一）微生物的选择

根据试验目的，定性杀菌试验以对该杀菌因子抵抗力最强的微生物作为试验微生物，可选择枯草杆菌黑色变种（ATCC 9372）芽胞、嗜热脂肪杆菌（ATCC 7953）芽胞等。

（二）试验程序

1. 芽胞染菌载体的制备：试验菌株接种于营养琼脂培养基，制作芽胞悬液（保存于4℃冰箱中备用，有效使用期为半年），试验前取芽胞悬液滴染无菌载体，要求回收菌量在 $5 \times 10^5 \sim 5 \times 10^6$ CFU/片。载体类型根据试验目的进行选择，无特殊要求者，可选择布片或圆形金属片作为载体。载体滴染菌液后，可置37℃恒温箱内干燥或置室温下自然阴干后再使用。

2. 染菌载体的放置：根据消毒器械的使用要求，将染菌载体放于指定位置。通常将消毒器械分为上、中、下3层，在每层的内、中、外各设一点，共设9点。每点中间布放1组菌片。为模拟实际物品的装载情况，且方便染菌载体的拿取，通常将染菌载体装入特定的容器中（如对环氧乙烷灭菌柜，载体装入双层聚乙烯塑料袋内密封包装；对于干热灭菌，则可放入无菌平皿），每组含2片染菌载体，放入同一承装容器中。

3. 杀菌处理：染菌载体置于消毒器械中放好，根据试验目的装入其他正常消毒物品（负载）或不装入其他物品（空载）。设置好处理程序，启动运行，待作用至规定时间，停止运行，取出载体。同时设置阳性对照和阴性对照，阳性对照包括定量阳性对照组和定性阳性对照组，两者分别取2片同批试验用菌片放在室温下，直至试验组杀菌处理结束。

4. 活菌培养：杀菌处理结束后，取出载体，将载体分别接种于含5.0ml营养肉汤培养基试管中，定性阳性对照组菌片也分别接种于含 5.0ml 营养肉汤培养基试管中，置于 37℃培养箱内做定性培养，72h 后观察结果。定量阳性对照组菌片分别移入含 5.0ml PBS 的试管中，振荡洗脱后进行 10 倍连续稀释，接种营养琼脂培养基进行活菌培养计数。取试验用同批次的稀释液和营养琼脂培养，作为阴性对照。

（三）结果判断

当阴性对照无菌生长，定性阳性对照有菌生长，定量阳性对照活菌计数在 $5 \times 10^5 \sim 5 \times 10^6$ CFU/片，试验结果有效，观察并记录各实验组细菌生长情况。试验重复至少 5 次，当各点重复试验的全部载体均无菌生长，可判为灭菌合格。

二、消毒剂载体定性杀菌试验

（一）微生物的选择

根据试验目的，选择枯草杆菌黑色变种（ATCC 9372）芽胞或嗜热脂肪杆菌（ATCC 7953）芽胞。

（二）试验程序

1. 芽胞染菌载体的制备：同本节"消毒器械载体定性杀菌试验"。
2. 杀菌处理：根据检验目的不同，可以设置多个消毒剂浓度和作用时间。对于同一个消毒剂浓度，根据试验设计的作用时间和数量，每时间点每次 2 片染菌载体，按照每片载体 5ml 的量吸取试验浓度的消毒剂溶液于无菌容器中（常用无菌平皿）。用无菌镊子取制备好的染菌载体放入消毒剂中，使其浸透于消毒剂，注意避免载体相互重叠。作用至预定时间，无菌操作取出载体，分别移入含 5ml 中和剂的肉汤培养基中，振荡混匀。取 2 片载体，用 10ml PBS 代替消毒剂，其余操作同上，作为定性阳性对照；取 2 片载体，用 10ml PBS 代替消毒剂，作用同样时间后进行系列稀释，接种于固体培养基进行活菌培养计数，作为定量阳性对照；同时做阴性对照。
3. 活菌培养：杀菌处理结束后，取出载体，将载体分别接种于含 5.0ml 营养肉汤培养基试管中，定性阳性对照组菌片也分别接种于含 5.0ml 营养肉汤培养基试管中，置于 37℃培养箱内做定性培养，72h 后观察结果。定量阳性对照组菌片分别移入含 5.0ml PBS 试管中，振荡洗脱后进行 10 倍连续稀释，接种于营养琼脂培养基进行活菌培养计数。取试验用同批次的稀释液和营养琼脂培养，作为阴性对照。

（三）结果判断

当阴性对照无菌生长，定性阳性对照有菌生长，定量阳性对照活菌计数在 $5 \times 10^5 \sim 5 \times 10^6$ CFU/片，试验结果有效，观察并记录各试验组细菌生长情况。试验重复至少 5 次，各次重复试验的全部载体均无菌生长判为灭菌合格。根据各作用剂量（浓度与时间）的实验结果，确定最低有效剂量。

三、悬液定性杀菌试验

该试验是将试验菌悬液与不同浓度消毒剂溶液作用后，接种于含中和剂的液体培养基，培养后观察有无细菌生长，以确定消毒剂的杀菌能力。

（一）试验微生物的选择

根据试验目的，常采用枯草杆菌黑色变种（ATCC 9372）芽胞，按照要求制备芽胞悬液。

（二）试验程序

1. 应用浓度芽胞悬液的制备：试验前用 PBS 稀释芽胞储备液至 $2 \times 10^6 \sim 1 \times 10^7$ CFU/ml。

2. 消毒剂浓度系列的制备：根据试验设计，取数支无菌试管，每管加入 2.5ml 无菌蒸馏水，置（20±1）℃水浴 5min，取 2.5ml 消毒剂加入第一管，混匀后取 2.5ml 加入第二管，依次制备倍比稀释的消毒剂浓度系列，每个浓度溶液的体积均为 2.5ml。

3. 加菌：于每支消毒剂试管中分别加入 2.5ml 应用浓度的芽胞悬液，混匀计时，作用至 5min、10min、15min、30min 和 60min，分别从各作用管吸取 0.5ml 混合液加入 4.5ml 含中和剂的营养肉汤培养基试管中。另取 1 支试管，加入 2.5ml 稀释液和 2.5ml 芽胞悬液，混匀，于同样作用时间各取 0.5ml，采用 PBS 稀释后接种营养琼脂平板进行活菌培养计数。同时用同批次稀释液、营养肉汤培养基等做阴性对照。

4. 活菌培养：将接种的营养肉汤培养基试管和琼脂平板置 37℃培养 72h 后，琼脂平板进行菌落计数；营养肉汤培养基试管观察有无细菌生长，如无菌生长，继续培养至第 7 天观察记录最终结果。

（三）结果判断

当阴性对照无菌生长，阳性对照活菌计数在 $1 \times 10^6 \sim 1 \times 10^7$ CFU/ml，试验结果有效，观察并记录各实验组细菌生长情况。试验重复至少 3 次，以各次重复试验均无菌生长的最低消毒剂浓度作为最低有效杀菌浓度，以各次试验均无菌生长作用剂量（浓度与时间）作为最低有效杀菌剂量。

四、定性杀菌试验的注意事项

定性试验以是否长菌为判断依据，实验过程中应注意无菌操作，避免污染而引起的假阳性。

试验所用的中和剂应经鉴定合格后使用。

第二节　杀灭细菌繁殖体效果检验

对于消毒品，要求能杀灭细菌繁殖体，达到规定的要求，在产品研发、监督检验时，应进行试验确定其对细菌繁殖体的杀灭效果。实验室评价消毒品对细菌繁殖体杀灭效果常采用定量杀菌试验（quantitative test of bactericidal activity）。

定量杀菌试验是在实验室内测定消毒剂杀灭悬液中或载体上细菌繁殖体所需剂量，以验证消毒剂实用剂量。定量杀菌试验的原理是将试验浓度消毒剂（试验剂量的消毒品）与已知数量的细菌作用，至规定时间，去除残留消毒剂后检测存活的细菌数量，与作用前的数量相比，定量计算杀灭效果。

一、试验菌株

同一种消毒品剂量，对不同种的微生物甚至同一种微生物的不同株，其杀灭效果也会不同，为了利于产品评价以及相互比较，需要采用相同试验微生物。消毒学试验中常采用生物学特性较为稳定的标准菌株或参考菌株，较为广泛使用的有金黄色葡萄球菌和大肠埃希菌，分别作为革兰阳性菌和革兰阴性菌的代表。其他特殊用途的消毒品可根据实际用途确定试验菌株，如铜绿假单胞菌、淋病奈瑟菌、表皮葡萄球菌等。试验菌株应在同类细菌中，对杀菌因子的抵抗力较强，以保证试验结果推广应用的安全性。进行消毒品监督检验，各国（地区、组织）推荐使用的具体试验菌株可有不同，如我国推荐使用金黄色葡萄球菌（ATCC 6538）菌株、大肠埃希菌（ATCC 8099）菌株和铜绿假单胞菌（ATCC 15442）菌株。在产品研发以及科学研究中，也可根据研究目的采用临床分离株或环境分离株进行试验，但结果只适用于该试验微生物，不能外推使用。

二、分组设置

试验目的不同，定量杀菌试验的分组也会不同。

（一）消毒品的鉴定检验

可以设置一个消毒剂浓度（杀菌因子强度）组，设置 3 个作用时间。以产品说明书推荐的最低消毒剂浓度（杀菌因子强度）作为试验浓度（强度），以推荐的最短时间（记为 T）为依据，设置 $0.5T$、$1T$、$1.5T$ 三个作用时间。根据产品的应用范围，可能需要检验产品对多种微生物的杀灭效果，每种试验微生物按照上述规则，分别设置一个浓度（强度）、三个时间的试验分组，不同微生物所选用的浓度和时间可能有所不同。

（二）消毒品监督机构日常监测检验

根据消毒品标准的使用范围或杀灭微生物的种类，选择一种对该产品抵抗力较强的微生物作为试验微生物，试验消毒剂浓度（杀菌因子强度）采用说明书推荐的最低浓度，设置一个作用时间即可，即说明书规定的最短时间。

（三）产品研发或其他目的的检验

根据需要设置消毒剂浓度（杀菌因子强度）和作用时间。不论何种目的的检验，除了有相应如上的实验组，还应设置阳性对照组和阴性对照组。阳性对照采用同实验组相同的试验微生物，不经消毒处理（可用稀释液、无菌水等代替消毒剂）；采用试验同批次的试剂、培养基、中和剂以及其他相关器材作为阴性对照组。

三、定量杀菌试验程序

根据消毒品应用方式的不同，杀菌试验分为悬液定量杀菌试验和载体定量杀菌试验；载体试验根据消毒作用方式的不同，又分为载体浸泡定量杀菌试验、载体喷雾定量杀菌试验、载体流动浸泡定量杀菌试验等。

（一）悬液定量杀菌试验

1. 实验准备。

（1）培养基、试剂：灭菌的经鉴定合格的中和剂、无菌蒸馏水、无菌标准硬水（硬度342mg/L）、0.03mol/L PBS（pH 7.2）、胰蛋白胨生理盐水（TPS）、与试验菌对应的计数培养基。

（2）器材、耗材：计时器、恒温水浴箱、足量的灭菌试管、刻度吸管、平皿及试验需要的其他耗材。

2. 试验菌准备。

根据试验菌株的要求，选用相应的培养基对试验菌株进行培养，制备新鲜培养物。对金黄色葡萄球菌、大肠埃希菌、铜绿假单胞菌等用营养琼脂斜面，37℃培养 16～24h；对其他细菌根据培养生长特性确定培养基、培养温度和时间，原则是制备处于对数生长后期的斜面培养物。取试验菌的新鲜斜面培养物，加入 5ml 稀释液（常用TPS），反复吹吸，洗下菌苔。将菌液转入灭菌试管中充分震荡，使试验菌分散成为单个体的悬液。根据试验方法，采用稀释液将该菌悬液稀释至 $1\times10^8\sim5\times10^8$ CFU/ml。

3. 试验浓度消毒剂溶液制备。

消毒剂溶液除有特殊规定者外，应使用无菌硬水配制。消毒剂溶液浓度应以所含有效成分为准。例如，含氯消毒剂以所含有效氯浓度为准，碘伏以所含有效碘浓度为准，过氧乙酸以所含过氧乙酸量为准，复方消毒剂以主要杀菌有效成分含量为准。试验消毒剂以试验菌与消毒剂的混合液中的最终浓度为准。在配制消毒剂时，悬液定量杀菌试验中，配制成设计浓度的 1.25 倍。

4. 杀灭试验。

（1）取消毒试验用无菌试管，先加入 0.5ml 试验用菌悬液，再加入 0.5ml 有机干扰物质，混匀，置（20±1）℃水浴 5min 后，用无菌吸管吸取前述配制好的 1.25 倍设计浓度消毒剂 4.0 ml 注入其中，迅速混匀并立即计时。

（2）待试验菌与消毒剂相互作用至各预定时间，分别吸取 0.5ml 试验菌与消毒剂混合液（可简称为菌药混合液）加于 4.5ml 经灭菌的中和剂中，混匀，中和作用 10min。

（3）分别吸取 1.0ml 中和样液，接种于培养基进行活菌培养计数，或者采用 PBS 稀释后进行活菌培养计数（每管样液接种 2 个平皿，以平均数作为该样液的菌落数）。培养条件视试验微生物种类而定，金黄色葡萄球菌、大肠埃希菌等可接种于 TSA 培养基进行倾注培养，37℃培养 48h 后观察最终结果；特殊细菌采用对应的培养基、培养温度以及培养时间，若培养基不透明，可采用表面涂布法接种进行培养计数。

（4）试验同时以 4.0ml PBS 代替消毒剂作为阳性对照，稀释后进行活菌培养计数；取试验同批次稀释液、中和剂、培养基等作为阴性对照。

（5）结果观察与菌落计数：培养至规定时间后，计数平皿上生长的试验菌菌落数。首先观察阴性对照，倘若阴性对照平皿有菌生长，表明实验过程出现污染，实验结果不可信。在阴性对照无菌生长时，计数各实验组及阳性对照组各平皿的菌落数。

5. 结果计算。

根据接种量和稀释倍数计算活菌浓度，以菌药混合液管（阳性对照相当于菌药混合液管）为标准。

根据阳性对照和各时间组的活菌浓度，计算该试验浓度消毒剂作用相应时间的杀菌效果。杀菌效果以杀灭对数值（killing log value，KLV）或对数减少值（log reduction value，LRV）或杀灭率（killing rate，KR）表示，计算公式如下：

$$KLV = \lg N_c - \lg N_x$$

$$KR = \frac{N_c - N_x}{N_c} \times 100\%$$

式中，KLV 为杀灭对数值，$\log_{10}$；KR 为杀灭率，%；N_c 为阳性对照活菌浓度，CFU/ml；N_x 为试验组相应作用时间的活菌浓度，CFU/ml。杀灭对数值及杀灭率的取值精确至小数点后两位。

（二）载体浸泡定量杀菌试验

用于物体表面、器械等消毒处理的消毒剂，应进行载体浸泡定量杀菌试验。载体浸泡定量杀菌试验程序与悬液定量杀菌试验基本相同，仅在于试验微生物被染于特定载体上而不是悬液中。载体可用布片、金属片、滤纸片、塑料片等，金属载体一般用 12mm 直径圆形金属片（厚 0.5mm），其他材质载体一般为方形，大小 10mm×10mm，特定用途的消毒剂可使用其他材质、形状的载体。

1. 实验准备。

（1）培养基、试剂：无菌载体，余同悬液定量杀菌试验。试验用的载体应经过脱脂处理，利于染菌。脱脂方法：①将载体放在含洗涤剂的水中煮沸 30min；②用自来水洗净；③用蒸馏水煮沸 10min；④用蒸馏水漂洗至酸碱性呈中性；⑤晾干、熨平；⑥灭菌备用。

（2）器材、耗材：同悬液定量杀菌试验。

2. 染菌载体准备。

按照悬液定量杀菌试验试验菌准备方法，获得新鲜斜面培养物，制作菌悬液（浓度为 $2 \times 10^8 \sim 1 \times 10^9$ CFU/ml），然后加入等量 3.0% 或 0.3% 的牛血清白蛋白，使菌液的浓度为 $1 \times 10^8 \sim 5 \times 10^8$ CFU/ml。

滴染法染菌时，将经灭菌的载体平铺于无菌平皿内，用移液器逐片滴加菌液 $10\mu l$，必要时用接种环涂匀整个载体表面。置 37℃ 恒温培养箱或室温干燥备用。

3. 试验浓度消毒剂溶液制备。

配制原则同悬液定量杀菌试验，直接配制成设计的浓度。

4．杀灭试验。

（1）取无菌小平皿，标明所注入消毒剂溶液的浓度。按每片 5.0ml 的量，吸取相应浓度的消毒剂溶液注入平皿中。

（2）将盛有消毒剂溶液的平皿置（20±1）℃水浴箱内 5min 后，用无菌镊子分别放入预先制备的染菌载体 3 片（若作用时间组数不为 3，相应调整，每个作用时间对应 1 片载体），并使之浸透于消毒液中，开始计时。

（3）待消毒剂和试验菌相互作用至各预定时间，用无菌镊子将菌片取出分别移入一含 5.0ml 中和剂试管中。振荡洗脱细菌，并使中和 10min。接种（或稀释后接种）于计数培养基进行活菌培养计数。

（4）另取一平皿，注入 10.0ml 稀释液代替消毒剂，放入 2 片染菌载体（菌片），稀释后接种于计数培养基进行活菌培养计数，作为阳性对照组；取试验同批次稀释液、中和剂、培养基等作为阴性对照组。

（5）结果观察与菌落计数：同悬液定量杀菌试验。

5．结果计算。

同悬液定量杀菌试验。

（三）载体喷雾定量杀菌试验

本试验适用于用作喷雾消毒的消毒剂鉴定。试验原则、程序与载体浸泡定量杀菌试验基本相同，仅杀菌处理过程不同。试验时，取染菌载体 3 片，以三角形阵列，均匀排布于一未沾有任何消毒剂的清洁无菌玻璃板上（如无菌平皿内），用试验浓度的消毒剂溶液对上述排列的染菌载体进行均匀喷雾。每次喷雾的距离和压力保持一致，以尽量使喷到菌片上的雾粒大小和数量一致。喷雾量以不使菌片湿透、流液为度。作用至各规定时间，取每种载体菌片 1 片，各放入一含 5.0ml 中和剂的无菌试管中。后续中和、活菌计数与载体浸泡定量杀菌试验相同。

用硬水代替消毒剂，按同样的喷雾方法进行处理，作为阳性对照组。如为压力罐装自动喷雾式气雾消毒剂，可直接用染菌载体做活菌计数，作为处理前阳性对照组。

（四）载体流动浸泡定量杀菌试验

某些消毒器械以其产生的液体作为杀菌成分，如酸性氧化电位水、臭氧水，需要采用其不断产生的液体进行杀菌效果评价。该类产品的杀菌试验采用流动浸泡载体定量杀菌法。

按要求制备好染菌载体，开启消毒设备，待产生的酸性氧化电位水或臭氧水中有效成分处于稳定状态时，进行杀灭试验。试验时，取尼龙网片或不锈钢网片放 250ml 烧杯底部中央，将染菌载体放于尼龙网片或不锈钢网片表面，染菌载体上再盖一尼龙网片或不锈钢网片。将酸性氧化电位水或臭氧水通过管路沿烧杯壁流下，流动浸泡消毒至规定作用时间，用无菌镊子将染菌载体取出，分别移入一含 5.0ml 中和剂试管中，中和后进行活菌培养计数。另取两个染菌载体放入 250ml 烧杯中，放置方法与试验组相同。以自来水代替酸性氧化电位水或臭氧水，在相同流量下流动浸泡至最长作用时间，其余步骤与试验组相同,作为阳性对照组。活菌培养计数方法同悬液定量杀菌试验。

四、结果评价与判断

定量杀菌试验需要进行 3 次以上重复试验,按照如下判断标准,每次结果菌判为消毒合格的最低浓度、最短时间作为最低有效剂量:

①阴性对照无菌生长,阳性对照活菌数在 $1\times10^7\sim5\times10^7$ CFU/ml(悬液定量法)或 $5\times10^5\sim5\times10^6$ CFU/片(载体法),判为合格。

②悬液法的杀灭对数值大于 5,载体法的杀灭对数值大于 3,判为消毒合格。

③产品监督检验,在产品说明书指定的最低浓度与最低作用时间条件下,重复试验 3 次,均应达到消毒合格,否则视为产品不合格;产品安全性评价检验中,要求在产品说明书指定的浓度作用指定的最短时间 T 以及 $1.5T$ 时,达到消毒合格,$0.5T$ 时,对不同细菌或在部分重复次数中,容许出现不合格结果。

五、注意事项

1. 在杀菌试验中,每次均应设置阴性对照及阳性对照。

2. 有机干扰物质一般采用 3%(W/V)牛血清白蛋白(BSA)贮存溶液,菌药混合管中 BSA 实际浓度为 0.3%,若某消毒剂只用于清洁物品或器械的消毒,或只用于清洗消毒,可采用 0.3%(W/V)BSA 贮存溶液,最终作用浓度则为 0.03%。

第三节 杀灭分枝杆菌效果检验

分枝杆菌细胞壁结构较为特殊,对大多数理化因子的抵抗力强于其他细菌繁殖体,因此用于对分枝杆菌消毒的消毒剂,应使用分枝杆菌作为试验微生物,检测和评价其对分枝杆菌的杀灭效果。实验室内进行定量杀灭分枝杆菌试验的目的在于测定消毒剂杀灭悬液中或载体上分枝杆菌所需剂量,以验证对分枝杆菌(包括结核杆菌)的实用消毒剂量。

分枝杆菌杀灭试验的设计原理、操作程序与细菌繁殖体杀灭试验相同,不同之处在于试验微生物改为分枝杆菌,相应的活菌培养方法也有差异。

一、试验菌株

分枝杆菌泛指分枝杆菌科的细菌,包括结核分枝杆菌和非结核分枝杆菌。分枝杆菌营养要求高、生长较为缓慢,其中结核分枝杆菌等生长极为缓慢,通常需要 2~4 周才出现肉眼可见的菌落。麻风分枝杆菌甚至无法人工培养,不能用作试验菌株。生长太缓慢的菌用作试验菌株,将导致整个试验周期过长,如果不是特殊要求,可以采用生长速度较快的非结核分枝杆菌(如龟分枝杆菌)作为试验菌株。理论上要求所用的分枝杆菌试验菌株对消毒杀菌因子的抵抗力在分枝杆菌中属于较强者,至少应不弱于结核分枝杆菌(结核分枝杆菌是该科中最重要的致病性成员,也是分枝杆菌消毒的最主要目标)。

目前,我国对消毒剂的监督检验以及产品的安全性评价检验中,规定采用龟分枝杆菌脓肿亚种（CMCC 93326）作为分枝杆菌杀菌试验的试验菌株。有研究文献显示，该龟分枝杆菌脓肿亚种菌株对多种消毒剂的抵抗力与结核分枝杆菌相当。其他研究目的的试验，可根据情况选择其他分枝杆菌进行。

二、试验程序

除试验微生物采用分枝杆菌，该试验在试验分组、试验方法选择等方面与第二节的定量杀菌试验相同。为避免重复，本节重点介绍分枝杆菌制备及活菌培养计数方法。

（一）试验分枝杆菌的制备

取冻干菌种管，以无菌操作打开，用毛细吸管吸加适量营养肉汤于管中，轻柔吹吸数次，使菌种融化分散。取含 5.0～10.0ml MADC 肉汤或罗氏肉汤的试管，滴入少许菌种悬液，置 37℃培养 18～24h。用接种环取第 1 代培养的菌悬液，划线接种于分枝杆菌培养基平板上，于 37℃培养 72h。挑取上述第 2 代培养物中典型菌落，接种于分枝杆菌培养基斜面，于 37℃培养 72h，即为第 3 代培养物。密封后，在 4℃保存，时间不得超过 6 周。

试验时取第 3 代斜面培养物，在分枝杆菌琼脂斜面上连续传代，培养方法与第 3 代相同。取第 5 代或第 6 代的分枝杆菌培养基斜面新鲜培养物（72h），用 5.0ml 吸管吸取 3.0～5.0ml 稀释液加入斜面试管内，反复吹吸，洗下菌苔。随后，用 5.0ml 吸管将洗液移至一含有 6～7g 玻璃珠（分枝杆菌有聚集粘附生长特性，加入玻璃珠有利于后续菌体分散）的无菌圆锥底试管中，强烈振摇或在电动混合器中混合至少 5min。然后将菌液吸入到另一试管内制成菌悬液。用稀释液调整菌液至所需浓度，或制备染菌载体。

（二）杀菌试验后分枝杆菌活菌的培养

若采用龟分枝杆菌脓肿亚种作为试验菌株，取中和后菌液加于灭菌平皿中。倾注经加热融化并冷却到 45～50℃的商品化分枝杆菌专用复合琼脂培养基，每皿 25～30 ml，旋转混匀。待冷却凝固后，放入干净的塑料袋内，37℃培养箱培养 7d，观察并计算菌落数。若采用结核分枝杆菌作为试验菌株，则取中和后菌液，涂抹接种于制备好的改良罗氏培养基斜面，待液体吸收后，放入干净的塑料袋内，37℃培养箱培养 30d，观察并计算菌落数。

三、注意事项

1. 某些分枝杆菌菌株有较强的致病性，试验需要在相应的生物安全防护条件下进行。

2. 结核分枝杆菌某些菌株分散非常困难，难以保证分散均匀，在大颗粒内部的细菌不容易受消毒杀菌因子的作用，导致试验结果差异较大。

3. 分枝杆菌培养时间较长，容易致平板干裂，需要注意保湿。培养时间相对短时，可将平皿置塑料袋中；对于培养时间长者，最好采用带螺口的大试管斜面进行培养。

第四节　杀灭细菌芽胞效果检验

在环境条件不利的情况下，部分细菌能形成芽胞，细菌芽胞对各种理化杀菌因子的抵抗力强于分枝杆菌，更强于普通细菌繁殖体。对高水平消毒或灭菌处理用的消毒品进行检验时，需采用细菌芽胞作为试验微生物。

一、试验微生物及其制备

根据杀菌因子性质的不同，选择对该杀菌因子抵抗力最强的细菌芽胞作为试验微生物，最常选择的是枯草杆菌黑色变种（ATCC 9372）芽胞。

（一）细菌芽胞储备液的制备

1. 吸取枯草杆菌黑色变种（ATCC 9372）芽胞第3~5代的18~24h营养肉汤新鲜培养物5.0~10.0ml，接种于罗氏瓶中营养琼脂培养基表面，摇动，使菌液布满营养琼脂培养基的表面，吸出多余液体，将罗氏瓶置37℃恒温培养箱内培养5~7d。用接种环取菌苔少许涂于玻片上，固定后进行改良芽胞染色，并在显微镜（油镜）下观察芽胞形成率（显微镜下芽胞体占所有菌体的百分率）。当芽胞形成率达95%以上时，即可进行如下第2步处理。否则，应继续在室温下放置一定时间，直至达到上述芽胞形成率后再进行处理。

改良芽胞染色法：涂片、干燥、固定与普通革兰染色相同。将固定后的涂片放入平皿内，片上放两层滤纸，滴加足量的5%孔雀绿水溶液。将平皿盖好，放54~56℃条件下，加热30min。取出，去滤纸，用自来水冲去残留液。加0.5%沙黄水溶液，染色1min。水洗，待干后镜检，显微镜下芽胞呈绿色，繁殖体菌体呈红色。

2. 加10.0ml无菌蒸馏水于罗氏瓶中，以L棒轻轻推刮下菌苔，吸出，再加入5.0ml无菌蒸馏水冲洗培养基表面，吸出。将两次吸出的菌悬液集中于含玻璃珠的无菌三角烧瓶中，振摇5min。将三角烧瓶置45℃水浴中24h，使菌自溶断链，分散成单个芽胞。用无菌棉花或纱布过滤芽胞悬液，清除琼脂凝块。将芽胞悬液置无菌离心管内，以3000r/min离心30min。弃上清，加蒸馏水，吹吸使芽胞重悬，离心重悬重复3次。洗净的芽胞悬液放入含适量小玻璃珠的三角烧瓶内，80℃水浴10min（或60℃30min），以杀灭残余的细菌繁殖体。待冷至室温后，摇匀分装保存于4℃冰箱中备用，有效使用期为半年。

（二）芽胞使用液和染菌载体的制备

取芽胞储备液，采用稀释液稀释后接种于营养琼脂培养基，37℃培养72h，计算菌落数，并计算芽胞储备液的菌浓度。使用时，采用稀释液将储备液稀释至所需试验浓度即得芽胞使用液，用于悬液定量杀菌试验，或取10μl滴染无菌载体，制作染芽胞菌片。使用液和染菌载体上的芽胞浓度与第二节对细菌繁殖体的要求相同。

二、定量杀芽胞试验程序

消毒剂或灭菌剂对细菌芽胞杀灭效果的检验可采用悬液定量法、载体法（载体浸泡法或载体喷雾法）。对灭菌器械的检验，推荐使用载体法。芽胞杀灭试验的活菌培养计数条件采用37℃培养72h。其余操作要求与细菌繁殖体杀灭试验相同。

三、结果判断

产品监督检验，按产品使用说明书指定的使用浓度和作用时间，重复试验3次，悬液定量杀菌试验中对试验芽胞各次试验的杀灭对数值均不小于 $5.00\log_{10}$，或载体定量杀灭试验的杀灭对数值均不小于 $3.00\log_{10}$；可判定该产品对细菌芽胞消毒合格。

产品安全性评价试验，按产品使用说明书指定的使用浓度和3个作用时间，重复试验3次，在产品使用说明书规定使用浓度与最短作用时间，以及最短作用时间的1.5倍时，要求悬液定量杀灭试验的杀灭对数值均不小于 $5.00\log_{10}$ 或载体定量杀灭试验杀灭对数值均不小于 $3.00\log_{10}$，在产品使用说明书规定使用浓度与最低作用时间的0.5倍时，允许杀灭对数值小于 $4.00\log_{10}$（悬液法）或 $3.00\log_{10}$（载体法），可判为实验室试验该产品对芽胞污染物消毒的有效剂量。

第五节　杀灭真菌繁殖体效果检验

环境中存在大量的真菌，某些真菌能使人类患疾病。评价消毒剂对真菌的杀灭效果时以相应的真菌作为试验微生物。对用于手、足、皮肤消毒的消毒剂鉴定需要进行真菌杀灭效果检测。

一、试验微生物

真菌包括单细胞真菌（酵母菌）和多细胞真菌，单细胞真菌的培养特性与细菌类似，但对理化因子的抵抗力稍强于普通细菌繁殖体。多细胞真菌生长方式不同于细菌，存在菌丝体（类似于细菌繁殖体）和孢子体，菌丝体难以制作成均匀的单细胞悬液，不适宜用作杀真菌试验的微生物。因此，消毒品对真菌繁殖体的杀灭效果检验的试验微生物只用酵母菌类。根据试验要求选用对应的酵母菌，我国规定消毒品监督检验及安全性评价试验中，采用白假丝酵母（ATCC 10231）作为单细胞类真菌类试验微生物的代表，杀灭试验中使用第5代或第6代培养物。

二、定量杀灭真菌繁殖体试验程序

（一）试验微生物制备

制备白假丝酵母悬液时，取第4代或第5代斜面培养物划线接种于沙堡琼脂斜面，37℃培养18~24h得到新鲜培养物，用5.0ml吸管吸取3.0~5.0ml TPS加入斜面培养基试管内，反复吹吸，洗下菌苔。随后，用5.0ml吸管将洗液移至另一无菌试管中，充分振荡以使白假丝酵母悬浮均匀。用 TPS 将菌悬液调整到所需试验浓度，菌量为 $1\times 10^7\sim5\times10^7$ CFU/ml；菌悬液可保存在 4℃冰箱内备用，限当天使用，不得过夜。菌片制备与第二节方法相同，回收菌量为 $5\times10^5\sim5\times10^6$ CFU/片。

（二）杀菌试验

根据需要选择悬液定量杀菌试验或载体定量杀菌试验进行。操作方法与细菌繁殖体杀灭试验相同。

（三）活菌培养计数

作用后的样液接种于沙堡琼脂培养基，37℃培养 48h，计算菌落数。

三、结果判断

产品监督检验，按产品使用说明书指定的使用浓度和作用时间，重复试验 3 次，悬液定量杀菌试验中对白假丝酵母各次试验的杀灭对数值均不小于 $4.00\ \log_{10}$，或载体定量杀灭试验的杀灭对数值均不小于 $3.00\log_{10}$，可判定该产品对白假丝酵母消毒合格。

产品安全性评价试验，按产品使用说明书指定的使用浓度和 3 个作用时间，重复试验 3 次，在产品使用说明书规定使用浓度与最短作用时间，以及最短作用时间的 1.5 倍时，要求悬液定量杀菌试验的杀灭对数值均不小于 $4.00\log_{10}$ 或载体定量杀灭试验杀灭对数值均不小于 $3.00\log_{10}$，在产品使用说明书规定使用浓度与最低作用时间的 0.5 倍时，允许杀灭对数值小于 $4.00\log_{10}$（悬液法）或 $3.00\log_{10}$（载体法），可判为实验室试验该产品对单细胞真菌污染物消毒的有效剂量。

第六节　杀灭真菌孢子效果检验

消毒品对多细胞真菌的杀灭效果检验，采用真菌孢子作为试验微生物。试验分组设置原则同细菌定量杀灭试验。

一、试验微生物

我国规定消毒品监督检验及安全性评价试验中，采用黑曲霉（ATCC 16404）作为单细胞类真菌类试验微生物的代表。其他目的试验，可根据需要选择其他真菌种类。

二、定量杀灭真菌孢子试验程序

（一）真菌孢子悬液和染菌载体的制备

取第 3 代斜面培养物接种于麦芽浸膏琼脂（MEA）培养基斜面，30℃培养 48h，取 $3.0\sim5.0$ml 麦芽浸膏肉汤加入斜面试管，洗下斜面上的培养物，接种于罗氏瓶，并摇动使菌液布满 MEA 培养基表面，然后吸去多余液体，置（30 ± 1）℃培养 $7\sim9$d。向罗氏瓶培养物中加入 $5.0\sim10.0$ml 0.05％（V/V）吐温 80、0.9％氯化钠溶液，刮洗黑曲霉分生孢子于溶液中，将孢子悬液移入装有玻璃珠的三角烧瓶中，轻轻振摇 1min，用垂熔玻璃滤器滤过除去菌丝。滤过后，显微镜下（400 倍）观察是否存在菌丝，若悬液中有菌丝存在，可采用 5000～6000r/min 离心 20min。再次在显微镜下（400 倍）观察，若悬液中仍有菌丝存在，须再离心，直至无菌丝存在。黑曲霉菌分生孢子悬液在 2～8℃储存不能超过 2d。

在使用黑曲霉孢子悬液前，应混合均匀，取少许孢子悬液于显微镜下（400 倍）观察是否有孢子出芽，若有孢子出芽，则不得使用。悬液定量杀菌试验中，可用稀释液调整孢子含菌量为 $1 \times 10^7 \sim 5 \times 10^7 CFU/ml$；制备染菌样片采用滴染法，每片加菌悬液 $10\mu l$，染菌后，置二级生物安全柜内干燥备用，回收菌数应达 $1 \times 10^6 \sim 5 \times 10^6 CFU/$片。

（二）杀灭试验

根据消毒品的应用方法，选择悬液定量杀菌试验、载体浸泡定量杀菌试验或载体喷雾定量杀菌试验等。活菌培养计数采用麦芽浸膏琼脂（MEA）培养基，培养条件为 30℃培养 72h。

三、结果判断

产品监督检验，按产品使用说明书指定的使用浓度和作用时间，重复试验 3 次，悬液定量杀菌试验中，对黑曲霉孢子各次试验的杀灭对数值均不小于 $4.00 log_{10}$，或载体定量杀灭试验的杀灭对数值均不小于 $3.00 log_{10}$，可判定该产品对真菌污染物消毒合格。

产品安全性评价试验，按产品使用说明书指定的使用浓度和 3 个作用时间，重复试验 3 次，在产品使用说明书规定使用浓度与最短作用时间，以及最短作用时间的 1.5 倍时，要求悬液定量杀菌试验的杀灭对数值均不小于 $4.00 log_{10}$ 或载体定量杀灭试验杀灭对数值均不小于 $3.00 log_{10}$，在产品使用说明书规定使用浓度与最低作用时间的 0.5 倍时，允许杀灭对数值小于 $4.00 log_{10}$（悬液法）或 $3.00 log_{10}$（载体法），可判为实验室试验该产品对真菌污染物消毒的有效剂量。

四、注意事项

黑曲霉孢子杀灭试验应注意生物安全防护，试验区域应与细菌试验区域分开，实验室内配制专用的压力蒸汽灭菌器（不排气）。试验操作应在二级生物安全柜内进行，避免造成环境污染和操作者受感染；试验后的物品和培养物应经过压力蒸汽灭菌后洗涤或丢弃。

第七节　灭活肠道病毒效果检验

肠道病毒有广义与狭义之分，广义肠道病毒包括所有能通过粪－口途径感染而引起人致病的病毒，这些病毒在遗传上并没有亲缘关系，可能分属不同的科、属；狭义的肠道病毒指肠道病毒属（Enterovirus）、小 RNA 病毒科（Picornaviridae）中的一个属。

本节所称肠道病毒为前者，即一切通过肠道感染的病毒。

一、试验病毒

根据消毒品有效因子的特性和使用范围，选择灭活试验所用的病毒，我国对消毒品监督检验和消毒品安全性评价要求规定，采用脊髓灰质炎病毒Ⅰ型（poliovirus－Ⅰ，PV－Ⅰ）疫苗株作为试验病毒株。

二、病毒灭活试验的分组设置

（一）试验组

根据所测消毒剂对其他微生物的杀灭或灭活剂量估计，设定适宜的浓度与作用时间组（不少于1个浓度，3个作用时间），对作用时间的设计应不短于30s。

（二）阳性对照组

用去离子水代替消毒剂，按试验组规定步骤加入脊髓灰质炎病毒悬液进行试验，观察脊髓灰质炎病毒生长是否良好。

（三）阴性对照组

用不含脊髓灰质炎病毒的完全培养基作为阴性对照，观察所用培养基有无污染，细胞是否生长良好。

三、脊髓灰质炎病毒灭活试验程序

（一）单层细胞制备

可采用 VERO 细胞系、BGM 细胞、Hela 细胞系或 FL 细胞系，但所用细胞系须与中和剂鉴定试验或除药方法鉴定中的细胞系一致，确保中和剂或除药方法对细胞无影响。

从液氮中取出冻存的试验宿主细胞，其在37℃温水中迅速融化，并用细胞维持液洗涤两次后，转种于加有10ml完全培养基的培养瓶中。逐日观察细胞生长情况，在细胞长满单层时，用于消毒试验。

（二）试验病毒悬液和染病毒载体制备

取出低温冻存的脊髓灰质炎－Ⅰ毒株，37℃水浴融化，用细胞维持液做10倍稀释，然后接种于已经长满单层细胞的细胞瓶内，置37℃恒温箱中，使其与细胞吸附、生长。逐日观察病变，待3/4细胞出现病变时，收获病毒。收获时，将培养液取出，用超声波或反复冻融破碎宿主细胞，尽快离心（5000r/min左右5min），并将含病毒的上清液按每管1.0ml分装于无菌离心管（1.5ml）中，冷冻保存于−80℃备用。

制备染病毒载体：取出病毒液（若采用低温冻存的病毒悬液，需室温融化），与等量有机干扰物混合，取 0.01ml 滴染于载体片上，室温晾干后备用。

（三）试验浓度消毒剂配制

采用悬液定量灭活试验时，取待测消毒剂，用灭菌硬水稀释至所需浓度的 1.25 倍，备用；若采用载体定量灭活试验，则直接配制成所需浓度。

（四）消毒处理

1. 悬液定量灭活试验。

取 100μl 有机干扰物质（BSA）与 100μl 病毒原液混合，于（20±1）℃水浴 5min，加入 0.8ml 制备好的 1.25 倍试验浓度消毒剂（提前放入（20±1）℃水浴 5min），立即混匀并计时。作用规定时间，立即取出 0.1ml，加入 0.9ml 中和剂中，混匀；或用经鉴定合格的除药方法处理。充分振荡混匀、中和后，进行病毒滴度测定。同时用去离子水代替消毒剂作为阳性对照组。

2. 载体定量灭活试验。

根据实验设计的所用消毒剂滴度和作用时间，按照每片载体 5ml 的量，取试验浓度的消毒液注入无菌平皿。将平皿置（20±1）℃水浴 5min 后，用无菌镊子分别取病毒载体片浸没于消毒液中。作用至设定时间，取出载体分别移入含 1.0ml 的中和剂试管中。充分振荡洗脱病毒，中和后，进行病毒滴度测定。直接将病毒载体加到含 1.0ml 细胞维持液的试管中，洗脱后，进行病毒滴度测定，作为阳性对照组。

3. 消毒碗柜对脊髓灰质炎病毒的灭活试验。

试验采用载体法，若无特殊要求，用玻片作为载体。在消毒碗柜满载的情况下，将干燥的染有脊髓灰质炎病毒的载体置无菌平皿内，每平皿放 2 片，勿重叠。在消毒碗柜每层的内、外两个点各放一含染有脊髓灰质炎病毒载体的平皿（大型碗柜可在内、中、外各放一平皿），打开平皿盖。关闭柜门，开启电源，设计作用时间（无法改变仪器设置时，可作用至规定时间后关闭电源），按操作说明书规定程序进行消毒处理。消毒完毕，取出平皿。将载体分别移入含 1ml 细胞维持液的试管中。振荡洗脱病毒，取样检测残留脊髓灰质炎病毒的滴度。取染有脊髓灰质炎病毒的载体 2 片，放置于消毒碗柜外室温下。待试验组消毒完毕后，立即将载体分别移入含 1ml 细胞维持液的试管中，作为阳性对照组。用不含脊髓灰质炎病毒的完全培养基作为阴性对照组，以观察培养基无污染，细胞是否生长良好。

（五）病毒滴度测定

病毒滴度测定，可采用终点稀释法或噬斑法进行。

1. 终点稀释法操作步骤：先用细胞维持液对待滴定样本做 10 倍系列稀释，在 96 孔培养板上滴定各稀释度样本中残留的病毒量。取已经培养形成单层细胞的 96 孔板，移出细胞培养液，取各组稀释度样液接种单层细胞，每稀释度 4 孔，在 37℃，放置 1～2h，以确保残留病毒全部吸附在细胞上。取出培养板，更换细胞维持液。继续放入二氧化碳培养箱中（37℃，5% CO_2）培养，逐日在显微镜下观察细胞病变，连续观察 3d，逐孔观察并记录细胞病变情况。以能引起细胞孔中 50％细胞病变的稀释度——半数细胞感染剂量（$TCID_{50}$），作为该作用剂量组（消毒剂浓度与作用时间的组合）的病毒滴度。具体 $TCID_{50}$ 的计算方法参见"本书第十六章第三节残留消毒剂去除效果检验（中和剂鉴定试验）"。

2. 噬斑法操作步骤：先用细胞维持液对待滴定样本做 10 倍系列稀释，然后接种于细胞培养瓶中，滴定各稀释度样本中残留的病毒量。首先将生长致密的单层细胞瓶中培养液倾出，加入 1ml 待测样品，放于 37℃吸附 1～2h，倾出样液，加入含 0.8％琼脂的细胞维持液 3ml，冷却后翻转细胞瓶，放于 37℃培养 48～72h。然后每瓶细胞加入 2ml 甲醛溶液固定数分钟，用自来水冲洗后加结晶紫溶液染色数分钟，冲洗干净后计数。细胞瓶内圆形不着色的透明区即为一个噬斑单位。计算同一稀释度 4 个接种瓶（孔）的噬斑平均数，再根据噬斑平均数、相应的稀释度、接种体积，按下列公式计算该作用剂量（消毒剂浓度与作用时间的组合）组的病毒滴度。

$$病毒滴度(PFU/ml) = \frac{某稀释度细胞瓶中的噬斑平均数 \times 稀释倍数}{接种体积(ml)}$$

注意：为了便于计数，病毒噬斑数一般控制在每细胞瓶 10～30PFU。

四、结果计算与判断

（一）平均灭活对数值的计算

对于 $TCID_{50}$ 测定法，直接采用阳性对照的 $TCID_{50}$ 对数值减去各实验组 $TCID_{50}$ 对数值，即得各实验组的杀灭对数值。对于噬斑法，按下式计算灭活对数值（log reduction，LR）：

$$LR = \lg N_0 - \lg N_X$$

式中，N_0 为阳性对照组的噬斑数，PFU/ml，或 PFU/片）；N_X 为某作用时间的噬斑数，PFU/ml（或 PFU/片）。

（二）判断标准

试验重复 3 次，悬液定量杀灭试验中，阳性对照组病毒滴度对数值在 5～7，杀灭对数值不小于 $4.00\log_{10}$ 为消毒合格；载体定量灭活试验中，阳性对照组病毒滴度对数值在 4～6，杀灭对数值不小于 $3.00\log_{10}$ 为消毒合格。

第八节　灭活血液传播病毒效果检验

一、试验病毒株

产品鉴定或安全性评价要求采用人类免疫缺陷（艾滋病）病毒 1 型（HIV－1）美国株。其他试验目的可选择别的血液传播病毒，如乙型肝炎病毒（HBV）或丙型肝炎病毒（HCV）等。

二、试验分组

(一) 试验组 (消毒处理组)

根据所测消毒剂对其他微生物的杀灭或灭活剂量估计，设立适宜的浓度与作用时间组 (不少于1个浓度，3个作用时间)，对作用时间的设计应不短于30s。所设组应能测出使HIV全部灭活所需的最低有效剂量 (药物浓度与作用时间)。

(二) 阳性对照组

用细胞维持液代替消毒剂，按试验组规定步骤加入HIV悬液进行试验，观察HIV生长是否良好。

(三) 阴性对照组

用不含HIV的完全培养基作为阴性对照，观察所用培养基有无污染，细胞是否生长良好。

(四) 消毒剂对细胞毒性组

取系列稀释的不同浓度的待测消毒剂各$100\mu l$，分别加入含有$100\mu l$用完全培养基制备的人淋巴细胞 (MT4株) 悬液 (含细胞400000/ml) 的96孔培养板内。置二氧化碳恒温培养箱 ($37℃$) 中培养7d，观察细胞生长情况，确定对细胞无毒性的消毒剂最高稀释度。

三、试验程序

(一) 宿主细胞准备

用含有人T淋巴细胞白血病病毒1型 (human T cell leukemiavirus 1, HTLV-1) 基因的人淋巴细胞 (MT4株) 作为HIV-1的测试细胞。从液氮中取出冻存的MT4细胞，在$37℃$温水中迅速融化，并用细胞维持液洗涤两次后，转种于加有10ml完全培养基培养瓶中。逐日观察细胞生长情况，在细胞对数生长期时收获细胞用于消毒试验。

(二) 试验病毒悬液或载体准备

从液氮中取出冻存的HIV-1毒种，接种于含10ml细胞悬液 (含细胞700000~800000/ml) 的培养瓶中。逐日观察病变，待3/4细胞出现病变时，收获病毒。收获时，将培养液取出，尽快离心，收集含病毒的上清液按每管0.5ml分装于无菌离心管 (1.5ml) 中，冷冻保存于$-80℃$备用。如不能立即离心，可暂将培养瓶冷冻保存于$-20℃$，并争取尽快离心分装。

(三) 使用浓度消毒剂准备

取待测消毒剂，用无菌去离子水做$1:2$、$1:4$、$1:8$系列稀释。视消毒剂的类型和实验目的，确定最高稀释度。为防止污染培养液，必要时在试验前需将消毒剂过滤除菌。

采用悬液定量灭活试验时，取待测消毒剂，用灭菌硬水稀释至所需浓度的 1.25 倍，备用；若采用载体定量灭活试验，则直接配制成所需浓度。

（四）消毒处理

1. 悬液定量灭活试验：取 100μl 有机干扰物，与 100μl 试验浓度病毒液混合。加入 0.8ml 待检消毒剂后计时。待作用至规定时间，取出 100μl，加入 0.9ml 用完全培养基制备的 MT4 细胞悬液（400000/ml），37℃放置 40min，以确保残留病毒全部吸附在细胞上。阳性（病毒）对照组用无菌细胞维持液代替消毒剂；消毒剂对细胞毒性组用细胞维持液代替病毒，其余与消毒处理组相同。取出反应管，立即进行去除残留消毒剂处理。处理可用物理去除法或中和剂法（所用方法需先经鉴定合格，既可有效去除残留消毒剂，又对细胞和 HIV 无杀灭或抑制作用）。

2. 载体定量灭活试验：若需要进行载体定量灭活试验，可参照本章第七节对脊髓灰质炎病毒的载体定量灭活试验原则设计。

（五）病毒滴度测定

在 96 孔培养板上滴定样本中残留的病毒量。先在 96 孔培养板的各孔中，加入 100μl 用完全培养基制备的 MT4 细胞悬液（400000/ml）。用完全培养基对待滴定样本做 1：10 系列稀释，然后取 100μl 稀释好的样本加入已含 MT4 细胞悬液的 96 孔培养板内，每个稀释度做 4 孔。放入二氧化碳培养箱中（37℃，5% CO_2），逐日在显微镜下观察细胞病变情况（病变表现为被感染细胞融合肿胀，出现多核巨细胞）。第 4 天，在各反应孔内补加 50μl 新鲜完全培养基。第 7 天，逐孔观察并记录细胞病变情况。计算各作用剂量组及阳性对照组的 $TCID_{50}$。

四、结果判断

试验重复 3 次。HIV 阳性对照组病毒滴度对数值应在 5～7；阴性对照组宿主细胞生长良好，并且无 HIV 检出；在所用浓度的消毒液对宿主细胞生长无不良影响的情况下，若消毒处理组对测试滴度的 HIV，3 次灭活试验后均不再检出，此时的灭活对数值应不小于 4.00$\log_{10}$，可判为该消毒剂浓度与作用时间，对 HIV 污染物消毒的实验室试验合格。

五、注意事项

（一）生物安全防护要求

对 HIV 病毒的试验应在三级生物安全防护（BSL3）条件下进行，操作人员应具有较丰富的病毒学试验工作经验，必须绝对遵守 BSL3 实验室的安全制度。身体状态欠佳，或有伤口时，应暂时停止工作。有感染可能性的操作，均应在 BSL3 实验室的层流负压超净工作台中进行。

（二）无菌操作要求

本试验周期较长，在全部过程中应注意防止样本污染，一旦污染就会导致细胞死亡，试验失败。

第九节　灭活呼吸道传播病毒效果检验

呼吸道传播病毒能吸附和包裹于空气尘埃、微小液滴等，形成含病毒的气溶胶，一方面可能有利于病毒的存活，另一方面也可能有利于病毒传播。能通过呼吸道传播的病毒种类很多，包括正黏病毒科、副黏病毒科、冠状病毒科等，其中有很多能使人患病。这些病毒在形态结构、颗粒大小、核酸组成等方面均有不同，所以对各种理化因子的抵抗力也会有不同。目前我国没有推荐用于评价消毒品灭活呼吸道传播病毒鉴定试验的病毒株，在实际工作中可依据需要选择试验病毒株。病毒株的选择需要考虑合适的培养细胞，最好有传代的单层细胞系。

对病毒的灭活试验，可以采用悬液法、载体法，针对呼吸道传播病毒的实际传播途径，可以考虑采用气溶胶定量灭活试验方法，具体可参照"本书第二十章第一节空气消毒效果鉴定试验"。

小　结

杀灭微生物效果的检验按照评价方法原理，分为定性检验和定量检验，前者主要是定性杀菌效果的测定；后者包括了杀灭细菌繁殖体效果检验、杀灭分枝杆菌效果检验、杀灭细菌芽胞效果检验、杀灭真菌繁殖体效果检验、杀灭真菌孢子效果检验、灭活肠道病毒效果检验、灭活血液传播病毒效果检验、灭活呼吸道传播病毒效果检验。本章详细介绍了杀灭微生物效果检验的实验准备、实验分组、操作程序、结果判断等内容。

思考题

1. 消毒剂对微生物杀灭试验有哪些类型？
2. 什么情况下需要进行悬液定量杀灭试验？
3. 请说明定量杀菌试验与定性杀菌试验的异同。
4. 在卫生监督工作中，采用细菌定量杀灭试验检测某消毒品质量，如何设置消毒因子强度及作用时间？

（王国庆）

第十八章 消毒剂模拟现场和现场消毒效果检验

第一节 消毒剂对食（饮）具模拟现场消毒效果检验

消毒剂对食（饮）具模拟现场消毒效果检验是以人工方法将指示微生物污染实用食（饮）具表面，进行消毒处理，测定消毒剂对食（饮）具上细菌的杀灭作用，以验证该消毒剂对食（饮）具消毒处理时安全消毒使用剂量。

一、试验菌及染菌样本的制备

1. 细菌繁殖体悬液的制备。

试验菌为大肠埃希菌（8099），按以下方法制备为菌悬液。

（1）取冻干菌种管，在无菌操作下打开，以毛细吸管加入适量营养肉汤，轻柔吹吸数次，使菌种融化分散。取含 5.0～10.0ml 营养肉汤培养基试管，滴入少许菌种悬液，置 37℃培养 18～24h。用接种环取第 1 代培养的菌悬液，划线接种于营养琼脂培养基平板上，于 37℃培养 18～24h。挑取上述第 2 代培养物中典型菌落，接种于营养琼脂斜面，于 37℃培养 18～24h，即为第 3 代培养物。

（2）取菌种第 3～14 代的营养琼脂培养基斜面新鲜培养物（18～24h），用 5.0ml 吸管吸取 3.0～5.0ml 稀释液加入斜面试管内，反复吹吸，洗下菌苔。随后，用 5.0ml 吸管将洗液移至另一无菌试管中，用电动混合器混合（振荡）20s，或在手掌上振敲 80次，以使细菌悬浮均匀。

（3）初步制成的菌悬液，先用细菌浓度比浊测定法粗测其含菌浓度，然后以稀释液稀释至所需使用的浓度。

（4）细菌繁殖体悬液应保存在 4℃冰箱内备用，且应当天使用不得过夜。

2. 染菌样本的制备。

用无菌规格板（用可略弯曲的软性材料制备，中央留一大小为 5.0cm×5.0cm 的空格作为采样部位）在试验用瓷碗（盘）内侧面中间标出染菌区（5.0cm×5.0cm）。用无菌吸管吸取菌悬液，分别滴加于染菌区，每区 0.1ml，用无菌 L 棒在区内涂匀，置 37℃恒温箱或室温干燥。

用竹筷制作染菌样本时对竹（木）筷（前端周长约 2.0cm）取前端约 12.5cm 长度（总面积 25cm²），蘸染预定量菌液后，置 37℃恒温箱或室温干燥。

必要时，可增用其他微生物作为指示微生物。

二、试验操作程序

1. 根据实验室定量杀菌试验结果或产品使用说明书，确定消毒剂浓度与作用时间，进行杀灭试验。

2. 以人工方法将瓷碗（盘）或竹（木）筷污染大肠埃希菌，制备染菌样本。

3. 试验组：将 30 个染菌样本，依次定时放入含消毒剂溶液的容器中，使其完全浸没。作用至规定时间后取出，弃掉消毒剂，向瓷碗（盘）内的染菌区加入 5ml 中和剂，用 L 棒刮洗染菌区，作用 10min 后，分别取 1.0ml 样液倾注接种于 2 块平皿。将筷子放入含 20～25ml 中和剂的试管中，使其完全浸没在中和剂中，电动混匀器振荡 60s，作用 10min 后，分别取 1.0ml 样液倾注接种于 2 个平皿。将接种好的平皿放 37℃ 恒温箱培养 48h，计算菌落数，作为试验组。

4. 阳性对照组：取 3 个染菌样本不浸泡消毒剂，直接向瓷碗（盘）内的染菌区加入 5ml 中和剂，或直接将筷子放入含 20～25ml 中和剂的试管中。待试验组消毒处理完毕后，随试验组进行采样和检测。

5. 阴性对照组：待试验组与阳性对照组试验结束后，将未用过的同批次中和剂、PBS 接种培养基，和未种菌的培养基等与上述两组样本同时进行培养，作为阴性对照。

6. 按公式（1）计算每件样本上的生长菌落数，并换算为对数值（N），然后按公式（2）计算杀灭对数值（KLV）。

$$C_{pps} = C_m \times n \tag{1}$$
$$KLV = N_0 - N_x \tag{2}$$

式中，C_{pps} 为每件样本上的生长菌落数，CFU/样本；C_m 为平板上平均菌落数，CFU；n 为检测时样本稀释倍数；KLV 为杀灭对数值，$\log_{10}$；N_o 为阳性对照组平均活菌浓度的对数值，$\log_{10}$；N_x 为试验组活菌浓度对数值，$\log_{10}$。

三、结果判定

阳性对照组回收菌量达 $1.25 \times 10^7 \sim 1.25 \times 10^8$ CFU/样本（相当于 $5 \times 10^5 \sim 5 \times 10^6$ CFU/cm²），阴性对照组无菌生长，以每种食（饮）具 30 个样本中大肠埃希菌杀灭对数值均不低于 $3.00 \log_{10}$ 所用消毒剂的浓度和作用时间为消毒合格剂量。

四、注意事项

1. 试验操作过程必须采取严格的无菌技术。直接或间接接触样本的器材必须经灭菌后使用。

2. 模拟现场试验所用食（饮）具在染菌前亦必须经灭菌处理。

3. 每次试验必须设置阳性和阴性对照，绝不可省略。

4. 消毒前后不得在食（饮）具同一采样区内重复采样。

5. 棉拭涂抹采样较难标准化，为此应注意棉拭子大小一致、涂抹用力均匀、吸量准确和洗菌时敲打轻重的一致。

第二节　消毒剂对医疗器械模拟现场消毒效果检验

消毒剂对医疗器械模拟现场消毒效果检验是以人工方法将模拟试验载体污染指示微生物，测定消毒剂用于医疗器械消毒时的效果，以验证消毒剂对医疗器械消毒处理的实用剂量。

一、试验菌及染菌样本的制备

1. 细菌芽胞悬液的制备。

试验菌为枯草杆菌黑色变种（ATCC 9372）芽胞（以下简称芽胞），按以下方法制备为菌悬液。

（1）取冻干菌种管，在无菌操作下打开，以毛细吸管吸加适量营养肉汤培养基，轻柔吹吸数次，使菌种融化分散。取含 5～10ml 营养肉汤培养基试管，滴入少许菌种悬液，置 37℃培养 18～24h。用接种环取第 1 代培养的菌悬液，划线接种于营养琼脂培养基平板上，于 37℃培养 18～24h。挑取上述第 2 代培养物中典型菌落，接种于营养肉汤培养基，于 37℃培养 18～24h，即为第 3 代培养物。

（2）用 10.0ml 吸管吸取 5.0～10.0ml 第 3～5 代的 18～24h 营养肉汤培养物，接种于罗氏瓶中营养琼脂培养基表面，将其摇动，使菌液布满营养琼脂培养基的表面，再将多余肉汤培养物吸出，将罗氏瓶置于 37℃温箱内，培养 5～7d。

（3）用接种环取菌样少许涂于玻片上，固定后以改良芽胞染色法染色，并在显微镜（油镜）下进行镜检。当芽胞形成率达 95% 以上时，即可进行下一步处理。否则，应继续在室温下放置一定时间，直至达到上述芽胞形成率后再进行下一步处理。

改良芽胞染色法：①用接种环取菌样涂布于玻片上，待自然干燥，而后通过火焰加热将菌固定于玻片上。②将涂片放入平皿内，片上放两层滤纸，滴加足量的 5.0% 孔雀绿水溶液；将平皿盖好，放 54～56℃ 条件下，加热 30min；取出，去滤纸，用自来水冲洗残留孔雀绿溶液。③加 0.5% 沙黄水溶液，染 1min；水洗，待干后镜检。芽胞呈绿色，菌体呈红色。

（4）罗氏瓶培养物，用 10.0ml 吸管加 10.0ml 无菌蒸馏水于每一罗氏瓶中，以 L 棒轻轻推刮下菌苔。吸出第一批洗下的菌悬液，再向瓶内吸加 5.0ml 无菌蒸馏水，重复洗菌一遍。将第一和第二批洗下的菌悬液集中于一含玻璃珠的无菌三角烧瓶中，振摇 5min，打碎菌块，使其成均匀的芽胞悬液。

（5）必要时，将盛装菌悬液的三角烧瓶置 45℃水浴中 24h，使菌自溶断链，分散成单个芽胞。

（6）用无菌棉花或纱布过滤芽胞悬液，清除其中的琼脂凝块。

（7）将过滤后的芽胞悬液，置无菌离心管内，以 3000 r/min 离心 30min。弃上清液，加蒸馏水吹吸使芽胞重新悬浮。再离心和重新悬浮清洗，先后共 3 遍。

（8）将洗净的芽胞悬浮于三角烧瓶内蒸馏水中，并加入适量小玻璃珠。

（9）将芽胞液放于 80℃水浴中 10min（或 60℃，30min），以杀灭残余的细菌繁殖体。待冷至室温后，保存于 4℃冰箱中备用。有效使用期为半年。

（10）芽胞悬液在使用时，应先进行活菌培养计数。

（11）怀疑有杂菌污染时，应以菌落形态、革兰染色与生化试验等法进行鉴定。

2. 染菌样本的制备

（1）将医用止血钳截断，取其由轴至齿端部分，参照下列方法进行脱脂处理：①将载体放在含洗涤剂的水中煮沸 30 min；②以自来水洗净；③用蒸馏水煮沸 10min；④用蒸馏水漂洗至呈中性；⑤晾干备用。

（2）载体经压力蒸汽灭菌后，使用滴染法染菌。细菌芽胞可使用 4℃冰箱贮存液，使用 TSB 营养肉汤配制。含菌量为 $1 \times 10^8 \sim 5 \times 10^8$ CFU/ml，可使用浊度计调整菌液浓度。

染菌时，用无菌镊子将止血钳样本齿面朝上，并固定在无菌支撑物上。用 0.1ml 无菌吸管或定量无菌移液器，将 0.02ml 芽胞悬液滴染于齿部，用无菌 L 型铂金丝涂匀，置 37℃恒温箱内干燥备用。

（3）每个染菌载体的回收菌数，按活菌培养计数所得结果，应为 $5 \times 10^5 \sim 5 \times 10^6$ CFU/个。

二、试验操作程序

1. 根据实验室定量杀菌试验结果或产品使用说明书，选择消毒剂浓度与作用时间，进行载体浸泡定量杀菌试验。

2. 取无菌平皿，按每个载体 10ml 用量加入消毒液，置（20±2)℃水浴中保温 5min。

3. 将 30 个染菌样本浸没于消毒液中进行消毒处理。

4. 作用至规定时间，取出样本，分别移入含 10ml 中和剂溶液的塑料试管（1.8cm×18cm）内。在手掌上振敲 200 次，分别取样液 1.0ml 倾注接种于两个无菌平皿，放 37℃恒温箱培养 72h，计算菌落数，作为试验组。

5. 以无菌蒸馏水代替消毒液，将 3 个染菌样本同样条件处理，然后与试验组样本同法进行活菌培养计数，作为阳性对照组。

6. 将用过的同批次中和剂、采样液、稀释液接种培养基，进行培养；另将未用过的同批培养基亦放入恒温箱内培养，作为阴性对照。

三、结果判定

在规定作用时间内，阳性对照组回收菌量达到 $5 \times 10^5 \sim 5 \times 10^6$ CFU/个载体，阴性对照均无菌生长时，对试验组 30 个样本上人工污染芽胞的杀灭对数值（KLV）均不低于 3.00 $\log_{10}$ 所用消毒剂的浓度和作用时间为消毒合格剂量。

四、注意事项

1. 用浊度计测定的菌悬液浓度，只用于在滴染载体时对菌悬液稀释度的估计。菌悬液含菌浓度或菌片染菌量的正式报告（如杀菌试验中阳性对照组菌悬液或菌片所含菌量），必须以活菌培养计数的实测结果为准，不得使用根据比浊法判定的估计值。

2. 滴染时，菌液滴加量不宜过多，避免流散影响染菌的准确性。

3. 与本试验有关的其他试验中的注意事项亦适用于本试验。

第三节 消毒剂对医疗器械模拟现场灭菌效果检验

消毒剂对医疗器械模拟现场灭菌效果检验是以人工方法将模拟试验载体污染指示微生物，测定消毒剂用于医疗器械灭菌时的效果，以验证其对医疗器械灭菌处理的实用剂量。

一、试验菌及染菌样本的制备

按第十八章第二节"消毒剂对医疗器械模拟现场消毒效果检验"中相关方法制备。

二、试验操作程序

根据实验室定量杀菌试验结果或产品使用说明书，选择最低使用浓度与 0.5 倍最短作用时间。

1. 制备 25 个染菌样本。

2. 按每个载体 10ml 用量向无菌平皿加入消毒液，置（20±2）℃水浴中保温 5min。

3. 将 20 个染菌样本浸没于消毒液中进行灭菌处理，作用至规定时间，将样本取出，分别放于含 10ml 中和剂肉汤的试管内（共 20 支），置 37℃培养箱中定性培养 7d，观察最终结果，作为试验组。有菌生长者，肉汤培养基呈轻度浑浊，有皱褶状菌膜，轻轻振摇可见絮状沉淀，无菌生长的肉汤清澈透明。

4. 以标准硬水代替消毒液，将 2 个染菌载体依上同样条件处理，然后与试验组载体同法接种、培养、观察结果，作为阳性对照组。

5. 另取 3 个染菌样本，分别放入含 10ml 中和剂的溶液塑料试管内。振荡 1min，或在手掌上振敲 200 次，取样液进行活菌培养计数。培养 72h 计算菌落。

6. 试验结束后，将用过的同批次中和剂、采样液和稀释液接种培养基，进行培养；另将未用过的同批培养基放入恒温箱内培养，作为阴性对照。

7. 试验重复 3 次。

三、结果判定

各次试验组所有 60 个样本均无菌生长，同时阳性对照组均有菌生长，对照组活菌培养计数达到 $5 \times 10^5 \sim 5 \times 10^6$ CFU/个载体，阴性对照组均无菌生长时，可判定为灭菌合格。

四、注意事项

1. 灭菌效果观察时，应严格无菌操作，否则可将灭菌合格误判为失败。

2. 与本试验有关的其他试验中的注意事项亦适用于本试验。

第四节　消毒剂连续使用稳定性检验

消毒剂连续使用稳定性检验的目的是验证消毒剂在反复取放浸泡医疗器械条件下的使用有效期。

一、试验菌及染菌样本的制备

按第十八章第二节"消毒剂对医疗器械模拟现场消毒效果检验"中相关方法制备。

二、试验操作程序

1. 以枯草杆菌黑色变种芽胞为试验菌。
2. 试验时，配制双份 2000ml 消毒液，分别盛装于 2 个无菌带盖搪瓷盘中。各放入清洁的试验用医疗器械（医用剪刀、止血钳等小型器械，或根据需要选用其他器械），使达满载要求。每次试验，同时分别对 2 个搪瓷盘中的消毒液进行检测。
3. 搪瓷盘内放入器械后，每日将器械取出，用清水洗涤，沥干，再回放入消毒液中。连续多日将器械取出、洗涤、沥干、再放入，直至试验结束。
4. 放入器械至连续使用的最长时间，吸取消毒液样本，医疗器械消毒按消毒剂对医疗器械的消毒模拟现场试验（第十八章第二节），医疗器械灭菌按消毒剂对医疗器械的模拟现场灭菌试验（第十八章第三节）的方法，测定该消毒液对芽胞的杀灭效果。

三、结果判定

试验重复 3 次，3 次试验均达到合格要求，可判为连续使用稳定性试验合格。

四、注意事项

1. 盛装消毒液的搪瓷盘，在每次操作完毕后应加盖。
2. 灭菌效果观察时，应严格无菌操作，否则可将灭菌合格误判为失败。
3. 本试验有关的其他试验中的注意事项亦适用于本试验。

第五节　消毒剂对手模拟现场消毒效果检验

消毒剂对手模拟现场消毒效果检验是以人工方法将手部皮肤污染指示微生物，测定消毒剂对其杀灭效果，作为确定该消毒剂对手消毒实用剂量的参考。

一、试验菌的制备

试验菌为大肠埃希菌（8099 或 NCTC 10538），对尚需用于杀灭其他特定细菌目的者，可增用该特定细菌进行试验。按第十八章第一节"消毒剂对食（饮）具模拟现场消毒效果检验"相关方法制备菌悬液。取 2 支在 TSB 中培养18～24h 的大肠埃希菌培养物分别接种于 1LTSB 大三角烧瓶中，在（36±1）℃培养箱中培养 18～24h，用 TSB 将其

稀释为 $2×10^8$～$2×10^9$CFU/ml 菌悬液。

二、试验操作程序

1. 将 12～15 名志愿者随机分为两组，第一组使用参考消毒剂〔卫生手消毒时使用 60％（V/V）异丙醇，外科手消毒时使用 60％（V/V）正丙醇〕，第二组使用试验消毒剂。

2. 使用液体肥皂洗手 1min 去除手表面污染的自然菌，然后用无菌纱布将手擦干。

3. 将 $2×10^8$～$2×10^9$CFU/ml 大肠埃希菌或其他特定的非致病菌菌悬液放入一无菌容器中。

4. 将手掌中间到指尖部位浸入菌悬液中，手指分开，停留 5s，将手离开菌悬液，在空气中自然晾干（3～5min）。

5. 干燥后立即将拇指与其他手指末端在含 10ml TSB 的平皿中搓洗 1min，取适当稀释液 1.0ml 接种于平皿。计数菌落形成数，作为试验前菌数。

6. 不再重复污染手，立即进行消毒处理。

7. 试验消毒剂组：按选定的消毒剂实际用量、作用时间和使用频率采用标准的洗手方法（图 18-5-1）搓擦 30～60s（卫生手消毒）或 3～5min（外科手消毒）。以流动的自来水冲洗 5s，抖掉手上残留的水。立刻将拇指与其他手指末端在含 10ml 中和剂的平皿中搓洗 1min，做适当稀释后，分别取样液 1.0ml 以倾注法接种于两个无菌平皿，放 37℃恒温箱培养 48h，计算菌落数。

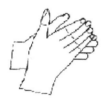
1. 掌心对掌心搓擦

2. 手指交错，掌心对手背搓擦

3. 手指交错，掌心对掌心搓擦

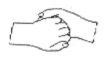
4. 两手互握互搓指背

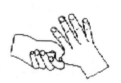
5. 拇指在掌中转动搓擦

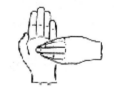
6. 指尖在掌心中摩擦

图 18-5-1　标准的洗手方法

8. 参考消毒剂组：对于卫生手消毒，取 60％异丙醇 3ml 到手心中，按标准的洗手方法用力搓擦 30s。以确保手的所有部位均匀接触异丙醇。重复使用异丙醇按上述方法搓擦，使总的搓擦时间为 60s。对于外科手消毒，使用 60％正丙醇 3ml，按标准的洗手方法用力搓擦，当接近干燥时，再加 3ml 正丙醇搓擦，以保持作用 3～5min。用流动的自来水冲洗 5s，抖掉手上残留的水。其余步骤与试验组相同。

9. 在试验当日，第一组与第二组样品对换，重复上述试验。

10. 分别计算参考组和试验组的菌数减少的对数值。

三、结果判定

1. 试验消毒剂的杀灭对数值大于或等于参考消毒剂的杀灭对数值为合格。

2. 若试验消毒剂的杀灭对数值小于参考消毒剂的杀灭对数值，应进行统计学处理，以确定差异是否显著。

3. 若试验消毒剂的杀灭对数值不显著小于参考消毒剂的杀灭对数值，可判为消毒合格。若试验消毒剂的杀灭对数值显著小于参考消毒剂的杀灭对数值，表明该试验消毒剂不符合手消毒的要求。

四、注意事项

1. 试验必须在相同受试者、同一天、相同环境、同样条件下进行，使试验消毒剂和参考消毒剂的结果具有可比性。一人可多次受试，但不得在一批试验或同日中反复参与，否则可影响结果准确性。

2. 所有受试者应年满 18 岁，身体健康。手部皮肤应无破损、无皮肤病，手指甲短而干净。

3. 试验用菌悬液应在第 1 只手浸入后 3h 内使用。在 1 次试验中，无论使用试验消毒剂还是参照消毒剂，所有受试者手的染菌都应使用同一批菌悬液。

4. 对受试者，在接受试验时，不得触摸任何表面，以免使手的试验部位沾染杂菌；在每次试验结束时，应及时对双手进行彻底的消毒处理。

5. 模拟现场样本须及时检测，室温存放不得超过 30min。

6. 本试验有关的其他试验中的注意事项亦适用于本试验。

第六节　消毒剂对手现场消毒效果检验

消毒剂对手现场消毒效果检验是以自然菌为指示微生物，对志愿者的手进行消毒处理，以测定受试消毒剂对手表面自然菌的消毒效果，以验证该消毒剂对手消毒的实用剂量。

一、试验操作程序

1. 在使用现场，随机选定受试者。试验不少于 30 人次。

2. 消毒前，在受试者双手相互充分搓擦后，让受试者左手五指并拢，用无菌棉拭子在含 10ml 稀释液试管中浸湿，于管壁上挤干后，在五指屈面指尖至指根，往返涂擦 2 遍，每涂擦一遍，将棉拭子转动一次。采样后，以无菌操作方式将棉拭子采样端剪入中和剂试管内，作为阳性对照组样本。

3. 根据选定的消毒剂浓度与时间对右手进行消毒，对手的卫生消毒一般设定作用时间为 1min，对外科洗手后的泡手一般设定作用时间为 3min。消毒后用中和剂代替稀释液，用与阳性对照组同样的方法对受试者右手上残留的自然菌采样一次，作为试验组样本。

4. 分别将未用过的同批中和剂、稀释液各 1.0ml、棉拭子 1～2 份作为阴性对照组样本。

5. 分别取试验组、阳性对照组和阴性对照组样本各 1ml，以琼脂倾注法接种于平皿，每个样本接种 2 个平皿，放 37℃恒温箱中培养 48h，观察最终结果。

6. 计算杀灭对数值。

二、结果判定

阳性对照组应有较多细菌生长，阴性对照组应无菌生长，对 30 人次手上自然菌的平均杀灭对数值（KLV）不低于 1.00 $\log_{10}$ 可判为手现场消毒试验合格。

三、注意事项

1. 本试验需有志愿者参与，重复人次较多，一人可多次受试，但不得在一批试验或同日反复参与，否则可影响结果的准确性。

2. 受试者接受试验时，不得触摸任何表面，以免使手的试验部位沾染杂菌。

3. 棉拭子涂抹采样，较难标准化，为此应尽量使棉拭子的大小、用力的程度、吸取采样液的量，以及洗菌时敲打的轻重等保持一致。

4. 擦拭消毒时，涂药量要适宜，涂抹要均匀。

5. 现场样本须及时检测，室温存放不得超过 2h。否则应放 4℃冰箱内，但亦不得超过 4h。

6. 本试验有关的其他试验中的注意事项亦适用于本试验。

第七节　消毒剂对皮肤模拟现场消毒效果检验

消毒剂对皮肤模拟现场消毒效果检验是以人工方法向前臂内侧皮肤污染指示微生物，测定消毒剂对其杀灭效果，作为确定该消毒剂对皮肤消毒实用剂量的参考。

一、试验菌的制备

试验菌为金黄色葡萄球菌（ATCC 27217），对尚需用于杀灭其他特定细菌者，可增用该特定细菌进行试验。按第十八章第一节"消毒剂对食（饮）具模拟现场消毒效果检验"相关方法制备菌悬液。

二、试验操作程序

1. 随机选定受试者，试验不少于 30 人次。

2. 使用液体肥皂清洗受试者前臂内侧 1min，用自来水冲净残留皂液，然后用无菌纱布擦干，以去除前臂内侧表面污染的自然菌。

3. 用一端蘸有印墨、直径为 3.0cm 的玻璃筒扣印在受试者两前臂中段（避免印在手腕和肘皱褶处），划分出一个试验区。

4. 使用加样器取 $10\mu l$ 上述菌悬液，接种于前臂试验区（使回收菌落数为 $2\times10^6\sim1\times10^7$ CFU/试验区），用一次性接种环（直径 4mm）把菌悬液涂成一圆形，与试验区边缘应有 4~5mm 的距离，在空气中自然干燥。

5. 根据选定的消毒剂使用浓度和时间对右前臂内侧进行消毒，一般设定作用时间为 1~3min。

6. 消毒后用中和剂对前臂上接种的区域进行取样。采样时，将金属筒（直径 2.2cm、高 3cm）放置于试验区中间部位，罩住染菌区，不要接触到盖有印墨的边缘。将 1.0ml 中和剂吸移至金属筒内，用尼龙菌棒刮洗金属筒罩住区域内的皮肤 60s，将筒内液体吸移至试管内，再加 1.0ml 中和剂对该区域内的皮肤进行第二次刮洗 30s，将第二次刮洗的液体，注入含第一次刮洗液体的试管中，作为试验组样本。

7. 以蒸馏水代替消毒剂对左前臂中段做同样处理，作为对照组样本。

8. 每次试验分别将未用过的同批中和剂、稀释液各 1.0ml 作为阴性对照组样本。

9. 取适宜稀释度试验组、对照组样本和阴性对照组样本各 1.0ml，以琼脂倾注法接种于平皿，每个样本接种 2 个平皿，放 37℃恒温箱中培养 48h，观察最终结果。

10. 计算杀灭对数值。

三、结果判定

对照组回收菌落数为 $2\times10^6\sim1\times10^7$ CFU/试验区，阴性对照组应无菌生长，且对每一人次皮肤表面人工污染的金黄色葡萄球菌的杀灭对数值（KLV）均不低于 $3.00\ \log_{10}$，可判为皮肤模拟现场消毒试验合格。

四、注意事项

1. 受试者录用标准。
(1) 年龄介于 18 岁至 65 岁的男性或女性；
(2) 受试者应身体健康；
(3) 前臂皮肤应完好无损且没有皮肤病及其他皮肤问题。

2. 排除受试者的标准，如果受试者有下列情况之一，不能被录用参加试验。
(1) 妊娠期妇女；
(2) 糖尿病、肝炎、艾滋病（HIV 阳性）患者及器官移植者。

3. 试验采样结束后，先用 70% 的酒精对受试者前臂进行消毒，然后用皮肤消毒剂对两只前臂进行消毒处理，处理后清水冲洗，擦干，再涂少量的抗生素软膏于试验区，以防皮肤感染。

4. 在试验完成后的 48~72h，受试者如发现前臂上有小脓疱、水疱、隆起的红色痒疱，应及时通知检验单位。

5. 本试验有关的其他试验中的注意事项亦适用于本试验。

第八节　消毒剂对皮肤现场消毒效果检验

消毒剂对皮肤现场消毒效果检验是以自然菌为指示微生物，对志愿者的前臂内侧皮肤进行消毒处理，以测定受试消毒剂对皮肤表面自然菌消毒效果，验证该消毒剂对皮肤消毒的实用剂量。

一、试验操作程序

1. 在使用现场，随机选定受试者。试验不少于 30 人次。

2. 消毒前，让受试者将左右前臂内侧中段相互充分对搓后，将规格板放于受试者左前臂内侧中段表面，用无菌棉拭子在含 10ml 稀释液的试管中浸湿，于管壁上挤干后，在规格板（用牛皮纸制备，中央留一 3.0cm×10.0cm 的空格作为采样部位，121℃ 15min 灭菌备用）框定的区域内，横向往返涂擦 10 遍，纵向往返涂擦 3 遍，每涂擦一遍，将棉拭子转动一次。采样后，以无菌操作方式将棉拭子采样端剪入采样液试管内，振摇 200 次。

3. 根据选定的消毒剂浓度与时间对右前臂内侧进行消毒，一般设定作用时间为1～3min。消毒后用中和剂代替稀释液，采用与阳性对照组同样的方法对受试者右前臂内侧表面残留的自然菌采样一次，作为试验组样本。

4. 分别将未用过的同批中和剂、稀释液和棉拭子作为阴性对照组样本。

5. 取适宜稀释度的试验组、阳性对照组和阴性对照组样本各 1.0ml，以琼脂倾注法接种于平皿，每个样本接种 2 个平皿，放 37℃恒温箱中培养 48h，观察最终结果。

6. 计算杀灭对数值。

二、结果判定

阳性对照组应有较多细菌生长，阴性对照组应无菌生长，30 人次手上自然菌的平均杀灭对数值（KLV）不低于 1.00 $\log_{10}$ 可判为消毒试验合格。

三、注意事项

1. 本试验需有志愿者参与，重复人次较多，一人可多次受试，但不得在一批试验或同日反复参与，否则可影响结果的准确性。

2. 受试者接受试验时，不得触摸任何表面，以免手的试验部位沾染杂菌。

3. 棉拭子涂抹采样，较难标准化，为此应尽量使棉拭子的大小、用力的程度、吸取采样液的量，以及洗菌时敲打的轻重等后保持一致。

4. 擦拭消毒时，涂药量要适宜，涂抹要均匀。

5. 现场样本须及时检测，室温存放不得超过 2h。否则应放 4℃冰箱内，但亦不得超过 4h。

6. 与本试验有关的其他试验中的注意事项亦适用于本试验。

第九节　消毒剂对其他表面消毒模拟现场消毒效果检验

消毒剂对其他表面消毒模拟现场消毒效果检验用于鉴定消毒剂对人工污染于一般物体〔指本章已有专门规定如食（饮）具、医疗器械等以外的物体〕表面细菌的杀灭作用，以验证该消毒剂对上述表面消毒的实用剂量。

一、试验菌的制备

试验菌为大肠埃希菌 8099 与金黄色葡萄球菌 ATCC 6538。如需用于杀灭特定微生物者，可增用该特定微生物进行试验。菌悬液制备按第十八章第一节"消毒剂对食（饮）具模拟现场消毒效果检验"相关方法制备。检测菌量应在 $1.25 \times 10^7 \sim 1.25 \times 10^8$ CFU/样本（相当于 $5 \times 10^5 \sim 5 \times 10^6$ CFU/cm^2）。

二、试验操作程序

1. 以人工染菌实物如桌面、地面、墙壁等为消毒对象。在无特殊要求情况下，可用木制桌面为代表，进行消毒效果观察。

2. 每次试验，各类物品表面测试 30 个样本。

3. 染菌时，选物品较平的部位，于规格板（用不锈钢材料制备，中央留一 5.0cm×5.0cm 的空格作为采样部位）中央空格内用无菌棉拭子蘸菌悬液均匀涂抹被试表面的 60 个区块（各为 25cm^2）。待自然干燥后进行试验。30 个区块作为阳性对照区，30 个区块作为试验区。

4. 阳性对照组：将无菌棉拭子于含 5ml 稀释液试管中沾湿，对 30 个对照组区块涂抹采样，每区块横竖往返涂抹各 8 次。采样后，以无菌操作方式将棉拭子采样端剪入原稀释液试管内，振打 200 次，作用 10min。必要时用稀释液做适当稀释。

5. 试验组：根据选定的消毒剂使用剂量将消毒剂喷洒或涂擦于物体表面进行消毒。消毒后，将无菌棉拭子于含 5ml 中和剂试管中蘸湿，分别对 30 个消毒区块进行涂抹采样，每区块横竖往返涂抹各 8 次。采样后，以无菌操作方式将棉拭采样端剪入原中和剂试管内，振打 200 次，作用 10min。必要时用中和剂做适当稀释。

6. 试验结束后，将用过的同批次中和剂、稀释液各 1.0ml 接种于培养基，作为阴性对照组样本。

7. 将阳性对照组、阴性对照组和消毒组样本，每份吸取 1.0ml，以琼脂倾注法接种于平皿，每个样本接种 2 个平皿，放 37℃恒温箱中培养 48h，观察最终结果。

8. 计算杀灭对数值。

三、结果判定

阳性对照组菌数符合要求，阴性对照组无菌生长，所有样本的杀灭对数值（KLV）均不低于 3.00 log$_{10}$，可判为物体表面消毒模拟现场试验合格。

四、注意事项

1. 试验操作必须采取严格的无菌技术。

2. 每次试验均需设阳性和阴性对照，绝不可省略。

3. 消毒前后采样（阳性对照组和消毒试验组）不得在同一区内进行。

4. 棉拭子涂抹采样较难标准化，为此应尽量使棉拭子的大小、用力的程度、吸取采样液的量，以及洗菌时敲打的轻重等先后一致。

5. 现场样本须及时检测。室温存放不得超过 2h，否则应置 4℃冰箱内，但亦不得超过 4h。

6. 与本试验有关的其他试验中的注意事项亦适用于本试验。

第十节　消毒剂对其他表面消毒现场消毒效果检验

消毒剂对其他表面消毒现场消毒效果检验是在实用现场以自然菌为指示微生物，鉴定消毒剂对一般物体〔指本章已有专门规定如食（饮）具、医疗器械等以外的物体〕表面自然菌的杀灭效果，以验证消毒剂对上述表面消毒的实用剂量。

一、试验操作程序

1. 每次试验，物品检测样本应不少于 30 份。

2. 随机取物体表面（桌面、台面、门等），用规格板标定 2 块面积各为 5.0cm× 5.0cm 的区块，一供消毒前采样，一供消毒后采样。

3. 消毒前，将无菌棉拭子于含 5ml 稀释液试管中沾湿，对一区块涂抹采样，横竖往返涂抹各 8 次。采样后，以无菌操作方式将棉拭子采样端剪入原稀释液试管内，震荡 20s 或振打 80 次，做适当稀释后，作为阳性对照组样本。

4. 根据规定的剂量和作用时间，将消毒剂喷洒或涂擦于物体表面进行消毒。消毒后，将无菌棉拭子于含 5ml 中和剂试管中沾湿，对消毒区块涂抹采样，横竖往返各涂抹 8 次。采样后，以无菌操作方式将棉拭子采样端剪入原采样液试管内，电动混匀器振荡 20s 或振打 80 次，作为试验组样本。

5. 将用过的同批次中和剂、稀释液各 1.0ml 接种于培养基，作为阴性对照组样本。

6. 将阳性对照组、阴性对照组和试验组样本，每份吸取 1.0ml，以琼脂倾注法接种于平皿，每个样本接种 2 个平皿，放 37℃恒温箱中培养 48h，观察最终结果。

7. 计算杀灭对数值。

二、结果判定

阳性对照组应有较多细菌生长，阴性对照组应无菌生长，试验样本的平均杀灭对数值（KLV）不低于 1.00log₁₀，可判为消毒剂对其他表面消毒现场试验合格。

三、注意事项

1. 在现场试验中，自然菌的种类较复杂，平板上常出现大面积霉菌生长，导致无法算计菌落数。此时，在两个平行的平板中如有一个平板可数清菌落数，即按该平板菌落数计算结果。如两平板均有大面积霉菌生长，应重新进行试验。

2. 试验操作必须采取严格的无菌技术。

3. 每次试验均需设阳性和阴性对照，绝不可省略。

4. 消毒前后采样（阳性对照组和试验组）不得在同一区块内进行。

5. 棉拭子涂抹采样较难标准化，为此应尽量使棉拭子的大小、用力的程度、吸取采样液的量，及洗菌时敲打的轻重等一致。

6. 现场样本须及时检测。室温存放不得超过 2h，否则应置 4℃冰箱内，但亦不得超过 4h。

小　结

根据消毒剂、消毒器械的实际应用情况，研究者还需要对消毒剂模拟现场和现场消毒效果进行检验，包括：消毒剂对食（饮）具模拟现场消毒效果检验、消毒剂对医疗器械模拟现场消毒效果检验、消毒剂对医疗器械模拟现场灭菌效果检验、消毒剂连续使用稳定性检验、消毒剂对手模拟现场消毒效果检验、消毒剂对手现场消毒效果检验、消毒剂对皮肤模拟现场消毒效果检验、消毒剂对皮肤现场消毒效果检验、消毒剂对其他表面模拟现场消毒效果检验以及消毒剂对其他表面现场消毒效果检验等。

思考题

1. 简述消毒剂对食（饮）具模拟现场消毒效果检验的试验程序。
2. 什么是消毒剂对医疗器械模拟现场灭菌效果检验？
3. 消毒剂对医疗器械模拟现场灭菌效果检验中选用的指示微生物是什么？
4. 为什么要进行消毒剂连续使用稳定性检验？
5. 简述标准洗手方法的步骤。
6. 消毒剂对手现场消毒效果检验的注意事项有哪些？
7. 消毒剂对皮肤模拟现场消毒效果检验的目的是什么？
8. 消毒剂对皮肤现场消毒效果检验的注意事项有哪些？
9. 简述消毒剂对其他表面模拟现场消毒效果检验的试验程序。
10. 简述消毒剂对其他表面现场消毒效果检验的试验程序。

（魏秋华）

第十九章　抗（抑）菌品的抗（抑）菌效果检验

随着我国经济的发展和卫生保健需求的提高，各种市售宣称具有抗（抑）菌效果的产品越来越多，如皮肤消毒护理用的各种凝胶、肤膏、乳膏、水剂、妇科洗液、抗（抑）菌洗手液、洗衣粉、衣物消毒/除菌液、抗（抑）菌地板、瓷砖、洁具、抗（抑）菌类敷料以及宣称具有抗（抑）菌效果的器具。抗（抑）菌产品种类繁多，成分复杂，形态多样，有液体、胶体、半固体、固体形态。抗（抑）菌成分有的为水溶性，有的不溶于水。因此，这些产品抗（抑）菌效果评价比较复杂，针对不同性状、不同使用目的的产品，需采取适宜的检验方法。本章介绍不同种类的产品抗（抑）菌效果检验方法，主要参考《消毒技术规范》（2002 年版），同时添加了简要的说明。

抗（抑）菌效果检测系列试验所用试验菌株一般从以下三种标准菌株中选择：革兰阳性菌抑菌环试验选用金黄色葡萄球菌（ATCC 6538），革兰阴性菌选大肠埃希菌（8099 或 ATCC 11229），真菌选白假丝酵母（ATCC 10231）；培养基分别选用营养琼脂培养基、胰蛋白胨大豆琼脂培养基（TSA）与沙堡琼脂培养基。根据抑菌剂特定用途可以选用其他种类的菌悬液，菌悬液制备方法参考《消毒技术规范》2.1.1 章节。

第一节　抑菌环试验

一、原理

在琼脂培养基上涂布试验菌液，同时放置抑菌剂载体，抑菌剂载体上定量的抑菌剂不断释放，经琼脂向四周扩散形成不同浓度环形梯度，在达到抑菌效果的环形梯度内试验菌无法生长，形成抑菌环，抑菌环的直径与抑菌剂的抑菌效果成正比。本试验通过抑菌环大小判断其是否具有抑菌能力，适用于抑菌剂与溶出性抗（抑）菌产品的抗（抑）菌效果鉴定。

二、实验器材

（一）抑菌剂载体

在新华一号定性滤纸片上打洞，批量制备 5mm 直径圆形滤纸片，放于清洁的不锈钢器皿中，经压力蒸汽灭菌处理后，置 120℃烤干 2h，保存备用。

（二）所需器材

稀释液、刻度吸管、电动混匀器、浊度计、恒温培养箱、游标卡尺等。

三、操作程序

1. 抑菌片的制备：对液体抑菌剂，取无菌并干燥的滤纸片，每片滴加实际使用浓度抑菌剂溶液 $5\mu l$，然后将滤纸片平放于清洁的无菌平皿内，开盖置于恒温培养箱（37℃）中烘干，或置室温下自然干燥后备用。溶出性抗（抑）菌产品，可直接制成直径为 5mm，厚度不超过 4mm 的圆片（块），每 4 片（块）一组。

2. 阴性对照样片的制备：液体抑菌剂阴性对照样片，直接取无菌干燥滤纸片，每片滴加无菌蒸馏水 $5\mu l$，干燥后备用。溶出性抗（抑）菌产品的阴性对照样本，应取同种材质不含抑菌成分的样品，制成与试验组大小相同的样片（块）。

3. 试验菌的接种：用无菌棉拭子蘸取浓度 $5\times10^{5}\sim5\times10^{6}$ CFU/ml 的试验菌悬液，在适宜的培养基平板表面均匀涂抹 3 次。每涂抹 1 次，平板应转动 60°，最后将棉拭子绕平板边缘涂抹一周。盖好平皿，置室温干燥 5min。

4. 抑菌剂样片贴放：每次试验贴放 1 个染菌平板，每个平板贴放 4 片试验样片、1 片阴性对照样片，共 5 片。用无菌镊子取样片贴放于平板表面。各样片中心之间相距 25mm 以上，与平板的周缘相距 15mm 以上。贴放好后，用无菌镊子轻压样片，使其紧贴于平板表面。盖好平皿，置 37℃恒温培养箱，培养 16～18h 后观察结果。用游标卡尺测量抑菌环的直径（包括贴片）并记录。

5. 上述试验重复 3 次。

6. 测量抑菌环：应选均匀而完全无菌生长的抑菌环进行；测量其直径应以抑菌环外沿为界。

四、评价程序

1. 抑菌作用的判断：抑菌环直径大于 7mm 者，判为有抑菌作用；抑菌环直径小于或等于 7mm 者，判为无抑菌作用。

2. 3 次重复试验（共 12 个样片）均有抑菌作用结果者，判为合格。

3. 阴性对照组应无抑菌环产生，否则判试验无效。

五、注意事项

1. 每次试验均应设置阴性对照，在报告中亦必须将对照组的结果列出。

2. 接种用细菌悬液的浓度应符合要求，试验菌液的涂布尽量均匀。浓度过低，接种菌量少，抑菌环常因之增大；浓度过高，接种量过多，抑菌环则可缩小。

3. 应保持琼脂浓度的准确性，否则可影响抑菌环的大小。

4. 培养时间不得超过 18h，培养过久，部分细菌可恢复生长，抑菌环变小。

5. 抑菌环直径可能受抑菌剂的量、抑菌性能和干湿度影响，故抑菌剂滤纸片应在试验当天制备。

第二节 最小抑菌浓度测定试验

一、原理

最小抑菌浓度测定试验分为琼脂稀释法和营养肉汤稀释法，分别用于非溶出性抗（抑）菌产品和溶出性抑菌产品抗（抑）菌效果的鉴定。

琼脂稀释法将不同浓度的抗（抑）菌剂混合溶解在琼脂培养基中，然后点种细菌，通过观察细菌的生长与否，确定抗（抑）菌物质抑制受试菌生长的最低浓度，即最小抑菌浓度（minimal inhibitory concentration，MIC）。

营养肉汤稀释法将不同浓度的抗（抑）菌剂混合溶解于营养肉汤培养基中，然后接种细菌，通过细菌的生长与否，确定抗（抑）菌剂抑制受试菌生长的最小抑菌浓度。

二、实验器材

1. 抑菌剂载体

在新华一号定性滤纸片上打洞，批量制备 5mm 直径圆形滤纸片，放于清洁的不锈钢器皿中，经压力蒸汽灭菌处理后，置 120℃烤干 2h，保存备用。

2. 所需器材：稀释液、刻度吸管、电动混匀器、浊度计、恒温培养箱、游标卡尺等。

三、操作程序

（一）琼脂稀释法

1. 抗（抑）菌溶液的配制：以无菌操作取 5ml 或 5g（固体研磨后）样品，放入 45ml 灭菌蒸馏水中，充分振荡溶解，配成 10%的均匀分散的溶液或悬液。

2. 抗菌剂稀释液配制：将已配成的 10%抗（抑）菌溶液或悬液用蒸馏水做对倍系列稀释，形成不同浓度的受试液，置 45～50℃水浴恒温备用。

3. 双倍浓度营养琼脂培养基：制备后经高压灭菌，置 45～50℃水浴备用，此培养基将用于稀释抗（抑）菌溶液或悬液。

4. 含抗（抑）菌液培养基的配制：分别取 10ml 系列稀释的抗菌液加入平皿内。取在 45～50℃水浴中的双倍浓度营养琼脂培养基 10ml，加进平皿内，边加边摇晃平板，使抗（抑）菌液和培养基充分混匀。

5. 用加样器取 1～2μl 菌悬液（含菌量约为 10^7 CFU/ml 的 PBS 溶液）点种于含抗（抑）菌液培养基的平皿，接种后所形成的菌液圈直径 5～8mm（每个点菌量约为 10^4 CFU）。

6. 以同样方法接种不含抗（抑）菌成分的营养琼脂平板，作为阳性对照。

7. 将接种后的平板放于 35℃恒温培养箱中，倒置培养 18～24h，观察结果。

（二）营养肉汤稀释法

1. 按照《消毒技术规范》制备金黄色葡萄球菌或大肠埃希菌悬液。

2. 含抗菌剂培养基配制：将抗（抑）菌溶液用蒸馏水做对倍系列稀释，形成不同浓度的受试液，取各稀释度受试液 2.5ml 加入含 2.5ml 双倍浓度营养肉汤的试管中。

3. 取 0.1ml 含菌量约为 10^8 CFU/ml 菌悬液接种于含抗（抑）菌剂的营养肉汤的试管中，作为试验组样本。

4. 以同样方法接种菌悬液于不含抗（抑）菌剂的营养肉汤的试管中，作为阳性对照组样本。

5. 取 2 支含营养肉汤的试管，作为阴性对照组样本。

6. 将试验组样本、阳性对照组样本及阴性对照组样本放置于 37℃ 恒温培养箱中，培养 48h，观察结果。

7. 试验中应将试验用菌悬液进行活菌培养计数，其作用浓度应为 $5 \times 10^5 \sim 5 \times 10^6$ CFU/ml。

四、评价规定

琼脂稀释法：菌落生长被完全抑制的最低抗（抑）菌液浓度为该样品对受试菌的 MIC，单一菌落生长可忽略不计。

营养肉汤稀释法：阳性对照管有细菌生长（浑浊），阴性对照管无菌生长（透明），试验组无菌生长的最高稀释浓度所对应的抗（抑）菌剂浓度为该样品对受试菌的 MIC。

五、注意事项

1. 接种时，应从抗（抑）菌剂低浓度平板向高浓度平板依次接种，最后接种对照平板。营养肉汤稀释法亦按照此规则。

2. 为了保证平板受热均匀，培养时平板堆放不得超过 4 个。

第三节 最小杀菌浓度试验

最小杀菌浓度（minimum bactericidal concentration，MBC）为杀灭微生物所需的最低消毒剂浓度。通常，只有通过 MIC 和 MBC 试验证明是有效的化合物，才有必要进行定量消毒试验和灭菌试验。传统的 MBC 试验与 MIC 试验是连续的，以营养肉汤稀释法为例，在 MIC 试验后期，培养基接种培养 24h 后，在无菌生长的试管内加入中和剂，再培养 24h 后，以无菌生长的最低浓度为 MBC 值。在 MIC 和 MBC 试验时，均应设阳性对照和阴性对照，MBC 试验中还应设中和剂对照。

第四节 滞留抑菌效果鉴定试验

一、原理

用抗（抑）菌样品及其阴性对照品分别处理受试者皮肤表面，然后接种已知数量的试验菌，模拟适合细菌生长、繁殖和可能产生感染的皮肤条件，作用一定时间后回收试验菌，培养计数，通过测定抑菌率来判断样品的滞留抑菌效果。该试验按照随机、双盲、对照的设计方法，检测抗（抑）菌样品 12h 或 24h 的滞留抑菌效果，适用于含抗（抑）菌药物的洗漱、皮肤消毒类产品的滞留抑菌效果鉴定。

二、实验器材

1. 试验产品：试验品为 25 套按顺序编号的样品。每套 2 块，一块为含抗（抑）菌剂的待测样品，另一块为不含抗（抑）菌剂的对照样品；不含抗（抑）菌剂的洗发液和沐浴液各 25 瓶（每瓶 200ml，试验调整阶段用）、不含抗（抑）菌剂的香皂 25 块（试验调整阶段用）、0.075mol/L 的磷酸盐缓冲液、70％酒精、0.1％ Triton X－100 溶液 500ml、外用抗生素软膏（如百多邦莫匹罗星软膏）、经脱纤维处理的羊血、皮肤消毒剂。

2. 所需器材：金属筒（直径 2.2cm、高 3cm）、一次性接种环（直径 4mm）、小塑料碗（直径 2.2cm、高 2.5mm）、胶带（Darapore，3M 公司生产）、尼龙刮菌棒、玻璃弯棒等。

三、操作程序

（一）调整阶段

试验开始前 7～14d，志愿者使用不含抗（抑）菌成分的香皂、洗发水和沐浴液进行日常的手清洁、身体清洁。此阶段至少持续 7d，但不超过 14d。

（二）清洗阶段

清洗阶段共 3d，志愿者每天用抗（抑）菌样品清洗一侧前臂，用对照样品清洗另一侧前臂，清洗过程如下：

（1）先清洗左臂，用流动水（水温应保持在 35～37℃）打湿前臂内侧；

（2）用香皂从手腕至臂肘上下摩擦 15s；

（3）用手在涂有香皂的手臂上上下摩擦产生泡沫，持续 45s；

（4）用流动的清水冲洗前臂 15s，不要搓擦；

（5）用纸巾沾干前臂，不要搓擦；

（6）重复以上步骤清洗右臂；

（7）按上面所描述的试验步骤每日清洗前臂 3 次，每次间隔至少一个小时，在最后一次清洗之后，需记录好时间，在 12h 之后，进行滞留效果检测。在第 9 次清洗前臂以后，志愿者不能洗澡、淋浴或洗净前臂，直到试验结束。记录清洗前后两块香皂的重量及志愿者完成清洗的情况。

（三）试验阶段

清洗阶段的第四天（最后一次清洗后 12h 或 24h），在志愿者每只前臂上划出一个试验区，对试验区进行接种、封包和回收存活细菌，具体步骤如下：

1. 将金黄色葡萄球菌（ATCC 27217）连续转种 3 代，取第 3 代培养物接种于胰蛋白大豆肉汤培养基（TSB）中，在（35±2）℃的条件下培养（20±2）h。然后用胰蛋白酶大豆肉汤适当稀释菌悬液，使菌悬液浓度为 $10^8 \sim 10^9$ CFU/ml。

2. 细菌接种：在志愿者的每只前臂中间部位（避免在手腕和肘皱褶处），用带有印墨、直径为 3cm 的玻璃量筒扣在皮肤上，划分出一个试验区。使用加样器取 10μl 上述菌悬液，接种于前臂试验区（每试验区菌落数为 $10^6 \sim 10^7$ CFU），用一次性接种环，把接种物涂成一圆形，使其与试验区边缘有 4~5mm 的距离。

3. 封包：细菌接种后立即用小塑料碗扣于染菌区上面，再用胶带将小塑料碗固定在皮肤上，记录封包的时间。

4. 回收存活细菌：接种后 2h±5min，对前臂上接种的区域进行取样。将金属筒放置于试验区中间部位，不要接触到盖有印墨的边缘。将 1ml 含 0.1% Triton X-100 的 0.075mol/L 磷酸盐缓冲液吸移至金属筒内，用尼龙刮菌棒刮洗金属筒罩住区域内的皮肤 60s，将筒内液体吸移至试管内，再加 1ml 含 0.1% Triton X-100 的 0.075mol/L 磷酸盐缓冲液，对该区域内的皮肤进行第二次刮洗 30s，将第二次刮洗的液体注入含第一次刮洗液体的试管中。

5. 实验区试验后的消毒处理：一个试验区采样之后，需用 70% 的酒精对试验区进行消毒。然后对另一个试验区以同样方法进行采样，采样结束后，先用 70% 的酒精对试验区进行消毒，然后用皮肤消毒剂对两只前臂进行消毒处理，处理后用清水冲洗，擦干，再涂少量的抗生素软膏。

6. 平皿接种与培养：对每一个取样进行平皿接种，以 0.0375mol/L 磷酸盐缓冲液对样品进行 10 倍系列稀释，选适当稀释度取 0.1ml 接种于 2 个含 5% 羊血的 TSA 平板表面，用玻璃弯棒涂匀，在（35±2）℃的培养箱中培养（48±4）h，计算菌落数。

7. 以试验同批次的稀释液、培养基等分别设不同的阴性对照。

8. 抑菌率的计算按下式进行：

$$BR = \frac{C_c - C_t}{C_c} \times 100\%$$

式中，BR 为抑菌率，%；C_c 为对照组平均菌落数，CFU；C_t 为试验组平均菌落数，CFU。

四、评价程序

1. 各次试验阴性对照必须无菌生长。

2. 试验不得少于 16 人次，抑菌率均不低于 50%，可判定该产品在规定的时间内有滞留抑菌作用。

五、注意事项

1. 志愿者录用标准：

（1）年龄介于 18~65 岁的男性或女性。

（2）志愿者应身体健康。

（3）受试前臂应完好无损且没有皮肤病及其他皮肤问题。

（4）同意在整个试验期间，避免使用抗（抑）菌洗液和乳膏、局部类固醇类药和全身或局部使用抗生素，除非因为并发症需遵医嘱使用。

（5）同意在清洗阶段使用非药物香皂或洗液洗澡和淋浴，但志愿者不能清洗前臂；在第9次洗完前臂以后，不洗澡、淋浴或洗净前臂，直到试验结束。

2. 排除志愿者的标准：

（1）同时参加另外一个临床试验；

（2）在过去的14d中，参加过任何一种形式的关于清洁手或手臂的试验；

（3）对香皂、去污剂、香水或青霉素过敏；

（4）妊娠妇女；

（5）诊断患有糖尿病、肝炎、艾滋病（HIV阳性）、器官移植者。

3. 其他试验限制：

（1）不得使用其他清洁用品；

（2）应避免洗热水盆浴和游泳；

（3）应避免接触未干的油漆、涂料或者其他溶剂；

（4）应避免在手腕处和前臂上喷洒香水。

4. 在试验完成后的48～72h内，需检查前臂上有无小脓疱、水疱及隆起的红色痒疱，出现这些情况的志愿者应尽快通知检验单位。

第五节　洗衣粉抗（抑）菌效果鉴定试验

一、原理

本方法使用专用设备模拟洗衣机的洗衣过程，分析洗涤时洗衣粉对染菌载体上试验菌的去除和抑制作用，以此判定洗衣粉抗（抑）菌效果。

二、实验器材

1. 所需试剂：牛血清白蛋白（过滤除菌）、烷基酚聚氧乙烯醚（Tergitol）、碳酸钠、标准硬水、非离子浸湿剂、冲洗溶液、含0.5%吐温80的磷酸盐缓冲液、吐温80（过滤除菌）、无菌去离子水或蒸馏水。

2. 仪器设备：细菌培养箱、漩涡振荡器、细菌比浊仪、秒表、可调恒温水浴箱、转动速度为45～60r/min的滚动摇床。

3. 专用设备：不锈钢转轴（由一条直径为0.16cm的不锈钢丝制成）、有金属螺盖的玻璃罐（容积为470ml，可高压灭菌，并可放入转轴的广口罐，将罐口覆盖牛皮纸，加盖，于121℃灭菌25min备用）。

4. 其他物品：吸管（1ml、5ml、10ml）、培养皿、铺有滤纸的玻璃培养皿、菌种保存管、棉布（平织棉布32织纱/cm×32织纱/cm）、别针、镊子、无菌手套、玻璃珠（直径3～5mm）、载体布片（2.5cm×3.75cm）。

三、试验准备

（一）测试棉布的制备

（1）非离子浸润剂的制备：取 5g 烷基酚聚氧乙烯醚、5g 碳酸钠加入 1L 去离子水中混匀。

（2）洗涤液的制备：取 1.5g 非离子浸润剂、1.5g 碳酸钠加入 3L 去离子水中，将大约 300g 测试棉布加入 3L 洗涤溶液，加热煮沸 1h，取出棉布在煮沸的去离子水中清洗 5min，然后放凉去离子水中 5min，以去除残留的浸润剂，然后将棉布晾干。

（二）测试棉布和转动支架的准备

取处理过的棉布，剪成 5cm 宽，重量为（15±1）g 的布条，将其一端插入固定在测试转动支架的水平方向的外边，然后在三条水平支架间以足够的张力缠绕 12 个整圈，将布条的另一端用不锈钢别针固定在前一圈布条上。最后以 121℃压力蒸汽灭菌 15min，备用。

（三）细菌悬液的制备

取 0.5ml 营养肉汤冻干的菌种溶解，接种于含 10ml 营养肉汤的试管，于（35±2)℃培养 24h，然后振荡混合均匀。用 10μl 接种环取菌液在营养琼脂平板上划线，置于（35±2)℃培养 24h。然后从平板上挑取单个菌落入菌种保藏管中，上下摇动 10 次，吸弃多余液体，置−85℃冰箱保存。试验前，从菌种保藏管中取出一粒带菌小颗粒放入营养琼脂斜面，晃动斜面。将斜面置 35℃培养 24h。每天转种 1 次，连续传三代。

第四天，用 5ml PBS 洗脱斜面上的菌苔，取 0.5ml 加入含 9.5ml PBS 的试管中，混匀，取 1～2ml 加入含有 20ml 营养琼脂 B 的细胞培养瓶中，晃动培养瓶使菌液覆盖整个琼脂表面。吸弃多余菌液，然后将培养瓶倒置平放在 35℃培养箱中培养 24h。

用 5ml PBS 和 3g 灭菌玻璃珠洗脱细胞瓶中的菌体，用 PBS 调整浓度至 $1×10^8$～$5×10^8$CFU/ml，然后加入等量 3.0％的牛血清白蛋白。

（四）染菌载体的制备

每片载体接种 20μl 菌悬液，放回培养皿中，加盖，于（35±2)℃培养箱中干燥 20min。

（五）测试样品的制备

至少在试验开始前 20min，将盛有 265ml 硬水的玻璃罐在水浴箱中加热至测试温度（25±1)℃。加入被测试样品混合溶解。

四、操作程序

（一）试验组的制备

（1）将 2 片染菌载体放入转动支架的第 6 层和第 7 层布条之间，将第 3 片放入第 7

层和第 8 层布条之间。

（2）以无菌操作方式将转动单元（支架、布条和染菌载体）放入含有测试产品的玻璃罐中，加盖。

（3）玻璃罐固定在摇床上，滚动旋转洗涤 20 min，取下玻璃罐。

（4）以无菌操作方式，取出转动单元，取出 3 片染菌载体，放入含有 30ml 含 0.5% 吐温 80 的 PBS 试管中，在振荡器中混合 10s。然后振打 200 次，用 PBS 做 10 倍系列稀释，并选择适宜稀释度样液接种于 TSA 平板。每个稀释度接种 2 个平板。

（二）对照组的制备

除用 0.5% 吐温 80 的 PBS 替代测试产品外，其他试验条件和步骤均与试验组相同。

（1）菌数对照组的制备：将 3 片染菌载体加入含有 30ml 0.5% 吐温 80 的 PBS 试管中，振荡器振荡 10s，然后振打 80 次，用 PBS 做 10 倍系列稀释，并取适宜稀释度样液 1.0ml，以倾注法接种于 TSA 平板，每个稀释度接种两个平板。

（2）将试验组、菌数对照组平板倒置于（35±2）℃培养箱中培养(48±4) h，计算菌落数。

（3）以试验同批次的稀释液、培养基等作为阴性对照组。

（4）结果计算：试验重复 3 次。记录并计算测试样品的细菌总数，求其平均值。按下列公式计算抑菌率：

$$BR = \frac{C_c - C_t}{C_c} \times 100\%$$

式中，BR 为抑菌率,%；C_c 为对照组平均菌落数，CFU；C_t 为试验组平均菌落数，CFU。

五、评价程序

各次阴性对照均无菌生长，对照组回收菌数应为每片 $1\times10^6 \sim 5\times10^6$ CFU，抑菌率达到 50% 者，判定为有抗菌作用。

六、注意事项

1. 将旋转单元放入玻璃罐后应将盖子盖紧，以防转动时漏水。
2. 试验时应严格无菌操作，以防止杂菌污染。

第六节　振荡烧瓶试验

一、原理

具有抗（抑）菌效果的织物里的抗（抑）菌成分为非溶出性，为了显示其抗（抑）菌效果，将其放入含有定量试验菌的液体中快速、长时间振荡，增加微生物与抗（抑）菌织物内抗（抑）菌成分的接触，根据抑菌率大小判断其是否具有抑菌能力。

二、实验器材

振荡摇床（300r/min）、三角烧瓶、PBS（0.03mol/L，pH 值 7.2）等。

三、操作程序

1. 将抗菌物品剪切成 10mm×10mm 样片，称取 0.75g 样片 2 份分别置入 250ml 的三角烧瓶中。

2. 在上述三角烧瓶中加入 70ml PBS 和 5ml 菌悬液，使菌悬液在 PBS 中的浓度为 $1×10^4～5×10^4$ CFU/ml。

3. 试验菌的接种：将三角烧瓶固定于振荡摇床上，在作用温度为 20～25℃ 的条件下，以 300r/min 分别振摇 2min、1h。

4. 分别吸取振荡前和振荡后样液及适当稀释度的稀释液各 1.0ml，以琼脂倾注法接种于平皿，每个样液接种 2 个平皿，按照《消毒技术规范》（2002 年版）规定的方法进行活菌培养计数。

5. 试验同时设阴性对照样片组和不加样片组。对照样片组除以大小相同不含抗菌剂的材质的样片代替抗菌样片，其他操作程序均与试验组相同。不加样片组分别取 5ml 菌悬液和 70ml PBS 加入 250ml 三角烧瓶中，混匀，分别于振荡前和振荡后 1h，各取 1.0ml 菌悬液与 PBS 的混合液做适当稀释。同上，按上述 2.1.3 法进行活菌培养计数。

6. 以试验同批次的稀释液、培养基等分别设阴性对照。

7. 试验重复 3 次，按下式计算抑菌率：

$$BR = \frac{C_c - C_t}{C_c} × 100\%$$

式中，BR 为抑菌率，%；C_c 为样品振荡前平均菌落数，CFU；C_t 为样品振荡后平均菌落数，CFU。

四、评价程序

1. 各次试验阴性对照均应无菌生长。

2. 不加样片组活菌计数在 $1×10^4～5×10^4$ CFU/ml，且样本振荡前后平均菌落数差值在 10% 以内，试验有效。

3. 各次试验中，试验样片抑菌率与对照样片抑菌率的差值大于 26%，即判定该产品具有抗菌作用。

五、注意事项

1. 振荡前须将振荡摇床上的三角烧瓶固牢，以免其在试验过程中破损。

2. 试验中，在试验误差允许的范围内，如果试验组和对照组出现振荡后菌落数高于振荡前菌落数的情况，其抑菌率可按"0"计算。

第七节　浸渍试验

一、原理

将定量的试样和对照织物分别放于三角烧瓶中，将含有肉汤培养基的试验菌悬液接种于试样和对照织物上，培养后，分别将培养前后试样上的细菌洗下，测定细菌的数量，可计算出试样上细菌减少的百分率。该方法适用于溶出性抗菌织物抗（抑）菌效果的检测。

二、实验器材

1. 试样：在距试样布边缘 10cm 以上、离布端 1m 以上部位，剪取直径为 5cm 的圆形试样若干（需用试样数量要根据纤维类别及织物织法而定，以能吸收 1ml 菌液且三角烧瓶中不留残液为度）。另同法剪取对照织物若干，取 3 份试样和 2 份对照织物分别装于三角烧瓶中，盖好瓶口，121℃、15min 灭菌备用。

2. 所需器材与试剂：恒温水浴箱、37℃培养箱、PBS。

三、操作程序

1. 菌悬液的制备：用接种环将保存的菌种以划线法接种到营养琼脂平皿上，在37℃恒温培养箱中培养 24h，取平皿上典型的菌落移种到含肉汤培养基的三角烧瓶中，在 37℃条件下培养 24h，用肉汤对培养液进行系列稀释，使菌悬液的含菌量为 $1\times10^5\sim5\times10^5$ CFU/ml。

2. 取 1ml 菌悬液分别滴加在 3 份准备好的三角烧瓶内的试样上，确保其均匀分布，且三角烧瓶中不留残液，封好瓶口，以防蒸发。

3. 在一个盛有接种菌液试样和对照织物的三角烧瓶中分别加入 100ml 缓冲液，剧烈摇晃 1min 洗涤细菌，取 1ml 做 10 倍系列稀释，选适当稀释度以倾注法接种于平皿，作为"0"接触时间样品和对照织物上的细菌数。

4. 将另一个装有接种试样的三角烧瓶在 37℃恒温培养箱中培养（20±2）h，然后加入 100ml 缓冲液，剧烈摇晃 1min 洗涤细菌，取 1ml 做 10 倍系列稀释，选适当稀释度以倾注法接种于平皿，作为试验组。

5. 取一个试样不接种菌悬液，在"0"接触时间加入 100ml 缓冲液，剧烈摇晃 1min 取样，接种平皿，作为阴性对照组。

6. 另取 1 个装有对照织物的三角烧瓶，接种 1ml 菌悬液后，在 37℃恒温培养箱中培养（20±2）h，然后加入 100ml 缓冲液，剧烈摇晃 1min 洗涤细菌，取 1ml 做 10 倍系列稀释，选适当稀释度以倾注法接种于平皿，作为阳性对照组。

7. 将阴性和阳性对照样本与试验组样本一并放入 37℃恒温培养箱中培养 48h，计算菌落数。

8. 上述试验重复 3 次，结果计算：

$$BR = \frac{\dfrac{B\ 或\ C\ 或\ (B+C)}{2} - A}{\dfrac{B\ 或\ C\ 或\ (B+C)}{2}} \times 100\%$$

式中，BR 为抑菌率，%；A 为试验组试样上的细菌数，CFU；B 为"0"接触时间试样上的细菌数，CFU；C 为"0"接触时间对照织物上的细菌数，CFU。"B"和"C"差别较大时，取较大值；"B"和"C"差别不大时，取平均值。

四、评价规定

1. "0"接触时间对照织物的平均菌落数应在 $1 \times 10^3 \sim 5 \times 10^3$ CFU/ml。
2. 阴性对照应无菌生长，阳性对照菌数比"0"接触时间的菌数明显增加。
3. 各次试验的抑菌率均不低于 50%，即判定该样片具有抗菌作用。

五、注意事项

1. 对织物进行染菌操作时，应确保其均匀分布，且三角烧瓶中不沾染或存留多余菌液。
2. 三角烧瓶内的织物染菌后，应将瓶口封好，以防液体蒸发，造成细菌死亡。

第八节 奎因试验

一、原理

将菌悬液直接滴于抗（抑）菌产品上，覆盖以培养基，加强微生物和抑菌剂的接触以显示其抑菌作用。试验根据抑菌率大小判断其是否具有抑菌能力。本试验适用于非溶出性硬质表面抗（抑）菌产品的鉴定。

二、实验器材

1. 抑菌剂载体
在新华一号定性滤纸片上打洞，批量制备直径 5mm 圆形滤纸片，放于清洁的不锈钢器皿中，经压力蒸汽灭菌处理后，置 120℃ 烤干 2h，保存备用。
2. 所需器材：稀释液、刻度吸管、电动混匀器、浊度计、恒温培养箱、游标卡尺等。

三、操作程序

1. 倾注琼脂培养基平板。
2. 将菌悬液稀释成 $10^5 \sim 10^6$ CFU/ml，作为试验用菌悬液。
3. 将测试的抗（抑）菌产品剪切成 50mm×50mm 的样片，用 75% 乙醇消毒后，逐片平放于无菌平皿内，取 0.1ml 试验用菌悬液滴染于样片中央，涂匀，使菌液与样片边沿留有 5mm 的距离。置 37℃ 恒温箱内干燥 30~60min，作为染菌的抗（抑）菌样片备用。

4. 将染菌的抗（抑）菌样片有菌面朝上平贴于无菌琼脂平板表面。

5. 用半固体琼脂 3.0~5.0ml，均匀覆盖于染菌样片表面，置 37℃恒温箱培养18~24h，观察结果。

6. 另将试验用菌悬液做适当稀释，使其浓度为 $1\times10^3\sim2\times10^3$ CFU/ml，取其 0.1ml 滴染于不含抗（抑）菌剂的同质样片上，涂匀，与试验组样片做同样处理后，同放一平板内，用半固体琼脂覆盖培养，作为阳性对照。

7. 试验同时，试验菌悬液做活菌计数，并观察不含抗（抑）菌剂的对照样片受试菌的培养计数。

8. 上述试验重复 3 次，按下式计算结果：

$$BR = \frac{c_c - c_t}{c_c} \times 100\%$$

式中，BR 为抑菌率，%；C_c 为对照组平均菌落数，CFU；C_t 为试验组平均菌落数，CFU。

四、评价规定

阳性对照生长菌数每片不低于 100CFU，抑菌率不低于 99.00%，可判为有抑菌作用。

五、注意事项

1. 样片滴染菌悬液时，勿溢出片外。
2. 覆盖用琼脂的温度在 45~50℃间为宜，不可过热。

第九节　贴膜试验

一、原理

贴膜试验是将细菌污染于抗菌制品表面，然后用塑料薄膜覆盖，使细菌与抗菌制品表面充分接触后共同培养一段时间，洗脱抗菌制品表面的污染菌进行定量培养，设置阴性对照，计算抗菌活性值，以评价其抗（抑）菌效果。该方法与奎因试验不同之处在于奎因试验中试验菌在培养过程中一直处于抗菌制品的作用下，无须洗脱；而贴膜试验中试验菌在与抗菌制品作用一段时间后，需洗脱下来进行培养、定量。同时，两种方法的判定标准也不一样。

这两种方法均用于非溶出性硬质表面抗（抑）菌产品的鉴定，方法的选择可视抗菌制品性状而定，对于表面疏水的抗菌制品，如抗菌塑料、抗菌地板、抗菌瓷砖等，可采用贴膜试验。

二、实验器材

1. 所需器材和试剂：恒温水浴箱、37℃恒温培养箱、PBS；薄膜［不影响细菌生长和不吸水的材料，厚度不规定，使用一面应有较好的粘合性，面积为（40±2）mm²的正方形]、无菌塑料袋。

2. 样片：将试样及对照试样（与试样同质，不含抗菌组分）分别制成边长为（50±2）mm的正方形，其中抗菌样片3个，对照样片6个。试验前，以脱脂棉蘸取乙醇轻轻擦拭样片2~3次，充分干燥。

三、操作程序

1. 倾注琼脂培养基平板。

2. 菌悬液的制备按《消毒技术规范》（2008年版）2.1.1.2进行。将菌悬液用1/500的营养肉汤稀释成$2.5×10^5$~$1.0×10^6$CFU/ml试验用菌悬液。

3. 将样片试验面朝上放于无菌平皿中，取0.4ml菌悬液滴染于样片中央，涂匀。用薄膜覆盖，小心触压薄膜，使菌液均匀散开，盖上平皿盖。

4. 将装有接种过菌液的试验样片的平皿（3个抗菌样片和3个对照样片）置（35±1）℃，相对湿度不低于90%的环境中，培养（24±1）h。

5. 洗脱：以无菌操作方式用镊子将覆盖膜和试验样片放入塑料袋中，然后加入10ml肉汤培养液，用手充分揉搓袋中的试验样片和覆盖薄膜，将细菌洗下。

6. 吸取1ml洗下的菌液至含9ml PBS的试管中，做10倍系列稀释，取适当稀释度接种2个平皿，以倾注法加入15~20ml TSA，置（35±1）℃恒温培养箱内培养40~48h。

7. 将另3个对照样片接种后立即用镊子将覆盖膜和试验样片放入塑料袋中，洗脱和接种方法与试验样片相同。

8. 用试验用同批次稀释液、培养基等分别设阴性对照。

9. 上述试验重复3次，按下式计算活菌数（N）：

$$N = C × D × V$$

式中，N为活菌数，C为2个平板的平均菌落数；D为稀释倍数；V为洗脱用肉汤培养基的毫升数。

四、评价规定

（一）试验成立应符合的条件

1. 各次试验阴性对照均无菌生长。

2. 对照样片接种后直接求出活菌数的对数值，符合下列公式：

$$\frac{L_{max} - L_{min}}{L_{mean}} \leqslant 0.2$$

式中，L_{max}为最大活菌数的对数值，$\log_{10}$；L_{min}为最小活菌数的对数值，$\log_{10}$；$Lmean$为平均活菌数的对数值，$\log_{10}$。

3. 对照样片接种后的活菌数平均值每片应为$1.0×10^5$~$4.0×10^5$CFU。

4. 覆盖了薄膜的对照样片培养24h后的活菌数，每样片均不少于$1.0×10^4$CFU。

（二）按下式计算抗菌活性值（R）

$$R = \log\left(\frac{B}{A}\right) - \log\left(\frac{C}{A}\right) = \log\left(\frac{B}{C}\right)$$

式中，R 为抗菌活性值，$\log_{10}$；A 为对照样片在接种后的活菌数的平均值，CFU；B 为对照样片在接种后培养 24h 的活菌数的平均值，CFU；C 为抗菌样片在接种后培养 24h 的活菌数的平均值，CFU。

（三）评价规定

各次试验抗菌活性值均不低于 2.0，判定该试样具有抗菌作用。

五、注意事项

1. 用薄膜覆盖时应小心触压薄膜，以免菌液溢出薄膜外。
2. 试验时应严格无菌操作，以防杂菌污染。

小 结

　　抗（抑）菌效果检验是用来测定抗（抑）菌产品对细菌和真菌的抗（抑）菌作用是否存在及其作用大小的一系列方法。根据产品种类的不同，上述方法可以分为：杀菌成分为可溶性分子的检测方法与杀菌成分为不可溶性分子的检测方法。可溶性分子常使用的方法有抑菌环试验、最小杀菌浓度测定试验；不可溶性分子常使用的方法有振荡烧瓶试验、浸渍试验、奎因试验与贴膜试验；最小抑菌浓度测定试验根据培养方法的不同，既可用于可溶性分子测试，也可用于不可溶性分子测试。洗衣粉抗菌效果测定试验特定于洗衣粉抗菌效果的检测；滞留抑菌效果测定试验主要用于肥皂、沐浴露类产品在使用后残留抑菌成分的抑菌效果检测，上述方法可视情况选用。须注意的是，同样的抗（抑）菌产品选用不同方法有可能得到不同的结论，如奎因试验与贴膜试验都可测定非溶出性硬质材料表面抗（抑）菌效果，但结论有时会出现差异。

习 题

1. 抗（抑）菌效果检验主要包括哪些方法？每种方法分别适用于什么产品？
2. 最小抑菌浓度试验和最小杀菌浓度试验在方法上有什么不同？
3. 贴膜试验中抗菌活性值（R）怎么计算？
4. 产品抗（抑）菌效果检验常用的试验菌株有几类，分别是什么？
5. 浸渍试验采用什么试验菌株？
6. 奎因试验和贴膜试验的主要区别是什么？

（王晓辉）

第二十章 消毒相关产品消毒效果检验

第一节 空气消毒效果鉴定试验

空气消毒效果鉴定试验检测消毒器械或消毒剂对空气中细菌的杀灭和（或）清除作用，以验证其对空气的消毒效果。其他方法对空气的消毒效果，亦可参照本试验的有关原则进行。

一、试验菌悬液和采样液的制备

（一）试验菌

试验菌为白色葡萄球菌（8032），参照第十八章第一节"消毒剂对食（饮）具模拟现场消毒效果检验"相关方法制备菌悬液。

（二）采样液

用液体撞击式采样器采样。非化学因子杀菌试验时，用含抗泡沫剂（辛醇或橄榄油）的营养肉汤培养基；消毒剂杀菌试验时，用含相应中和剂的营养肉汤培养基（同样加入辛醇或橄榄油）。

二、试验装置

1. 消毒试验用气雾室：为相邻的一对气雾柜或气雾室，一个用于消毒试验，一个用于试验对照。一对气雾柜或气雾室所处环境（包括温度、湿度、光照、密闭性和通风条件等）应一致。柜（或室）宜以铝合金和玻璃构建。应安装温度和湿度调节装置，以及通风机过滤除菌或其他消毒装置和相应管道。此外，还应开设供喷雾染菌、给消毒剂、采样等的袖套操作和样本传递窗口等。

2. 喷雾染菌装置：包括空气压缩机、压力表、气体流量计和气溶胶喷雾器等。喷出细菌气溶胶微粒的直径 90％ 以上应在 $1\sim10\mu m$。

3. 空气微生物采样装置：包括六级筛孔空气撞击式采样器、液体撞击式采样器、抽气设备、气体流量计等。

三、试验操作程序

空气消毒试验分为实验室试验、模拟现场试验与现场试验。三个阶段试验的特点见表 20-1-1。

表 20-1-1　各阶段空气消毒试验的特点

项目	实验室试验	模拟现场试验	现场试验
目的	测定最低有效剂量	测定最低有效剂量	验证实用消毒效果
试验柜（室）	≥1m³柜	10~20m³室	≥20m³房间
采样器	液体撞击式	六级筛孔空气撞击式	六级筛孔空气撞击式
菌株	白色葡萄球菌	白色葡萄球菌	空气中自然菌
试验菌雾粒	<10μm	<10μm	不定
温度	20~25℃	20~25℃	自然条件
相对湿度	50%~70%	50%~70%	自然条件
中和剂	加于采样液中	加于采样培养基中	加于采样培养基中
对照	需有自然消亡对照	需有自然消亡对照	不需自然消亡对照
结果计算	杀灭率	杀灭率	消亡率

（一）实验室试验与模拟现场试验

1. 取试验菌菌悬液，用无菌脱脂棉过滤后，再用营养肉汤培养基稀释成所需浓度。

2. 同时调节两个气雾柜（室）的温度、相对湿度至符合试验要求。

3. 将使用的器材依次放入气雾柜（室）内，将门关闭。此后，一切操作和仪器设备的操纵均在柜（室）外通过带有密封袖套的窗口或遥控器进行。直至试验结束，才可将门打开。

4. 按设定的压力、气体流量及喷雾时间喷雾染菌。一边喷雾染菌，一边用风扇搅拌。喷雾染菌完毕，继续搅拌 5min，而后静置 5min。

5. 对对照组和试验组气雾柜（或室）分别进行消毒前采样，作为对照组试验开始前和试验组消毒处理前的阳性对照（即污染菌量）。气雾柜（或室）内空气中各阳性对照菌数应达 5×10^4~5×10^6 CFU/m³。

在模拟现场试验时，用六级筛孔空气撞击式采样器采样，采样时，将六级筛孔空气撞击式采样器放在柜室中央 1m 高处（采样方法按采样器使用说明书进行）。在实验室试验时，用液体撞击式采样器采样，采样器置柜内中央处。

6. 按消毒器械或消毒剂规定的方法，在试验组气雾柜（室）内进行消毒。对照组气雾柜室同时做相应（不含消毒剂）处理。

7. 作用至规定时间，对试验组和对照气雾柜（室）按前述方法同时进行采样。继续作用至第二个预定消毒时间，再次按前述方法进行采样。如此按作用时间分段采样，直至规定的最终作用时间为止。

8. 在实验室试验阶段，对用液体撞击式采样器采集的样本，进行活菌培养计数，在 37℃ 培养箱内培养 48h，观察最后结果。

9. 在模拟现场试验阶段，用六级筛孔空气撞击式采样器采样时，采样平板直接放入 37℃ 培养箱中培养 48h，观察最后结果，计算生长菌落数。

10. 全程试验完毕，对气雾柜（室）表面和空气中残留的细菌做最终消毒后，打开通风机，过滤除菌排风，排除柜（或室）内滞留的污染空气，为下一次试验做好准备。

11. 在完成试验组与阳性对照组采样和样本接种后，应将未用的同批培养基、采样液和 PBS 等各取 1~2 份，与上述两组样本同时进行培养或接种后培养，作为阴性对照。

12. 同一条件试验重复 3 次，每次分别计算其杀灭率。3 次结果的杀灭率均不低于 99.9% 时，可判为消毒合格。自然消亡率和杀灭率按下式（1）和（2）进行计算：

$$N_t = \frac{V_0 - V_t}{V_0} \times 100\% \tag{1}$$

$$K_t = \frac{V_0'(1 - N_t) - V_t'}{V_0'(1 - N_t)} \times 100\% \tag{2}$$

式中，N_t 为空气中细菌的自然消亡率；V_0 为对照组试验开始前空气含菌量；V_t 为试验过程中不同时间的空气含菌量；K_t 为消毒处理对空气中细菌的杀灭率；V_0' 为试验组消毒处理前空气含菌量；V_t' 为试验组消毒过程中不同时间的空气含菌量。

13. 消毒前后空气中的含菌量按下列公式计算：

$$V = \frac{C}{28.3(L/\mathrm{min}) \times T} \times 1000$$

式中，V 为空气含菌量，CFU/m³；C 为六级采样平板上总菌数，CFU；T 为采样时间，min。

（二）现场试验

1. 根据使用时的实际情况，选择有代表性的房间并在室内无人情况下进行消毒效果观察。观察时，在消毒处理前用六级筛孔空气撞击式采样器进行空气中自然菌采样，作为消毒前样本（阳性对照）。消毒处理后，再做一次采样，作为消毒后的试验样本。

2. 采样时，采样器置室内中央 1m 高处。房间大于 10m² 者，每增加 10m² 增设一个采样点。

3. 因现场试验环境条件变化较多，难以统一，无法测定准确的自然沉降率，故只按所得消亡率（自然衰亡和消毒处理中杀菌的综合效果）做出验证结论。消亡率的计算按下式进行：

$$D_t = \frac{C_0 - C_t}{C_0} \times 100\%$$

式中，D_t 为空气自然菌的消亡率，%；C_0 为消毒前样本平均菌数，CFU；C_t 为消毒后样本平均菌数，CFU。

4. 试验采样完成后，应将未用的同批培养基与上述试验样本同时进行培养或接种后培养，作为阴性对照。

5. 试验重复 3 次或以上。计算出每次的消亡率。除有特殊要求者外，对无人室内进行的空气消毒，每次的自然菌消亡率均不低于 90% 者为合格。

四、注意事项

1. 试验中，因控制统一的条件较难，故每次均需同时设置试验组与对照组。两组条件尽量保持一致。消毒前后及不同次数间的环境条件亦应尽量保持一致。

2. 注意记录试验过程中的温度和相对湿度，以便分析对比。

3. 所采样本应尽快进行微生物检验，以免影响结果的准确性。

4. 每次试验完毕，气雾柜（室）应充分通风。必要时消毒冲洗，间隔 4h 后可做第二次试验。

5. 试验时，气雾柜（室）必须保持密闭，设有空气过滤装置，以防染菌空气外逸，污染环境。

6. 试验时，气雾柜（室）或现场房间应防止日光直射，以免造成杀菌作用不稳定。

7. 气雾柜（室）排风过滤装置中的滤材应定期更换，换下的滤材应经灭菌后再做其他处理。

8. 在气雾柜（室）或密闭房间内进行消毒剂喷雾消毒时，用悬挂染菌样片法观察的消毒效果，不能代表对空气的消毒效果。

9. 应用多级筛孔空气撞击式采样器采样时，平板中的培养基要保持水平，平板上的菌落数以每培养皿 50～300CFU 为宜，大于或小于此菌落数范围，应酌情减少或增加采样时间。

10. 阴性对照组若有菌生长，说明所用培养基有污染，试验无效，应更换后重新进行。

第二节　水消毒效果鉴定试验

水消毒效果鉴定试验用于验证生活饮用水的消毒效果。

一、试验阶段

饮用水消毒效果的鉴定应经过实验室杀菌试验、天然水样消毒试验两个阶段的检测。实验室杀菌试验以大肠埃希菌为试验菌，用悬液定量杀菌试验法测出在试管中消毒所需的剂量。天然水样消毒试验由自然水体取样，进一步验证受试消毒剂或方法对成分较复杂的天然水的消毒效果。对用于较大水体（如人工游泳池水、高层建筑二次供水）消毒的设备和方法，必要时尚需进行模拟现场或现场试验，以进一步验证其消毒效果。

由于生活饮用水卫生标准，除微生物外还需考虑化学污染等方面，因此对其安全评价尚需由有关专业单位对其他条件，如化学物质含量和 pH 值等，进行检测和判定，以对所鉴定的消毒剂或器械做出合格与否的综合评价。

二、试验菌污染水样的配制

取 37℃ 培养 18～24h 的新鲜大肠埃希菌斜面，用生理盐水洗下菌苔，混匀后再用生理盐水适当稀释，配制成试验用大肠埃希菌悬液。将用生理盐水配制的大肠埃希菌悬液加入脱氯的自来水或蒸馏水中，使其含菌量达到 $5×10^4～5×10^5$ CFU/100ml。

三、试验菌污染水样中活菌的培养计数

1. 将纤维滤膜（滤膜孔径为 $0.45\mu m$，滤膜大小视滤器型号确定）在蒸馏水中煮沸消毒 3 次，每次 15min。每次煮沸后需更换蒸馏水洗涤 2~3 次，以除去残留溶剂。

2. 滤器用压力蒸汽灭菌（121℃，20min），也可用酒精火焰灭菌。

3. 用无菌镊子夹取无菌的滤膜边缘，将粗糙面向上，贴放在已灭菌滤器的滤床上，稳妥地固定好滤器。取一定量待检水样（稀释或不稀释）注入滤器中，加盖，打开抽气阀门，在负压 0.05MPa 下抽滤。

4. 水样滤完后，再抽气约 5s，关上滤器阀门，取下滤器。用无菌镊子夹取滤膜边缘，移放在品红亚硫酸钠琼脂培养基平板上，滤膜截留细菌面向上。滤膜应与琼脂培养基完全紧贴，当中不得留有气泡，然后将平板倒置，放入 37℃ 恒温培养箱内培养22~24h。

5. 观察结果和计数：计数滤膜上生长的带有金属光泽的黑紫色大肠埃希菌菌落，并按下式计算出染菌水样中含有的大肠埃希菌数（CFU/100ml）。

$$C_E = \frac{C_f \times n}{V} \times 100$$

式中，C_E 为大肠埃希菌菌落数，CFU/100ml；C_f 为滤膜上菌落数，CFU；n 为稀释倍数；V 为被检水样体积，ml。

四、实验室杀菌试验

(一) 饮用水消毒剂消毒鉴定试验

1. 实验分组。

（1）试验组：按选定的消毒剂最低剂量，设定 1 个作用浓度及 3 个作用时间（分别为最短作用时间、最短作用时间的 1.5 倍和最短作用时间的 0.5 倍），测定其对大肠埃希菌的杀菌效果。

（2）阳性对照组：以未经消毒的试验菌污染水样进行活菌培养计数。

（3）阴性对照组：对试验所用同批次未经使用的培养基进行培养，观察有无细菌生长。

2. 操作程序。

（1）按本节所示方法配制试验菌污染水样。

（2）将装有试验菌污染水样的三角烧瓶放入恒温水浴箱（20±2）℃中，开动磁力搅拌器，使细菌在水中分布均匀。先取 2 份试验菌污染水样，按本节所示方法进行大肠埃希菌活菌计数，作为阳性对照组。

（3）待水样的温度恒定后加入消毒剂，迅速搅拌均匀。从开始加消毒剂起计时，按规定时间吸取水样，注入装有中和剂的无菌三角烧瓶中，以终止消毒作用。

（4）将中和后水样，分别取 100ml、10ml 和 1ml 各 2 份，进行大肠埃希菌的活菌培养计数。

（5）取未接种大肠埃希菌的试验用同批培养基平板 2 个，置相同条件的恒温培养

箱中培养，作为阴性对照组。

（6）试验重复 3 次。

3．评价规定。

当阳性对照组平均菌量在 $5×10^4 \sim 5×10^5$ CFU/100ml，阴性对照组均无菌生长时，在 3 次试验中均使大肠埃希菌下降至 0 CFU/100ml 的最低剂量，判定为实验室试验中饮用水消毒最低有效剂量。若阳性对照和阴性对照未达上述要求，应寻找原因，纠正后重做试验。

（二）饮用水消毒器消毒鉴定试验

本节饮用水消毒器指能产生消毒液并用于饮用水消毒的饮用水消毒装置。

1．实验分组。

（1）试验组：按选定的消毒器最低剂量，设定 1 个作用浓度（选定的最低作用浓度）和 3 个作用时间（选定的最短作用时间、最短作用时间的 1.5 倍和最短作用时间的 0.5 倍），测定其对大肠埃希菌的杀菌效果。

（2）阳性对照组：以未经消毒的试验菌污染水样进行活菌培养计数。

（3）阴性对照组：对试验所用同批次未经使用的培养基进行培养，观察有无细菌生长。

2．操作程序。

（1）按本节所示方法配制试验菌污染水样。

（2）取 2 份试验菌污染水样，按本节所示方法进行大肠埃希菌活菌计数，作为阳性对照组。

（3）应用气压法或水泵法进行消毒处理。应用气压法时，按要求联接高压（2~3 kg/cm²）气源、耐压水样贮水器（3~5kg/cm²）、流量计和饮用水消毒器。应用水泵法时，则按要求联接耐压水样贮水器（3~5kg/cm²）、水泵、流量计和饮用水消毒器。然后将加有试验菌的水样通过消毒器，取消毒过的水样置含中和剂的灭菌三角烧瓶中，混匀。分别吸取中和后水样 100ml、10ml 和 1ml 各 2 份，按本节所示方法进行大肠埃希菌的活菌计数。

（4）取未接种大肠埃希菌的试验用同批培养基平板 2 个，置相同条件的恒温培养箱中培养，作为阴性对照组。

（5）试验重复 3 次。

3．评价规定。

阳性对照组平均含菌量在 $5×10^4 \sim 5×10^5$ CFU/100ml，阴性对照组均无菌生长，3 次试验中大肠埃希菌均下降至 0 CFU/100ml 的最低剂量，可判定为实验室试验中的饮用水消毒最低有效剂量。若阳性对照组和阴性对照组含菌量未达上述要求，应寻找原因，纠正后重做试验。

（三）饮用水过滤器除菌鉴定试验

1．实验分组。

（1）试验组：按饮用水过滤器规定的最大流量，测定其对大肠埃希菌的除菌效果。

（2）阳性对照组：以未经消毒的实验菌污染水样进行活菌培养计数。

（3）阴性对照组：对试验所用同批次未经使用的培养基进行培养，观察有无细菌生长。

2. 操作程序。

（1）按本节所示方法配制试验菌污染水样。

（2）取 2 份试验菌污染水样，按本节所示方法进行大肠埃希菌活菌计数，作为阳性对照组。

（3）按过滤器产品规定的最大流量，将试验菌污染水样分段通过饮用水过滤除菌装置。按规定过滤的水量，用无菌三角烧瓶分段采集初始、1/4、2/4、3/4、4/4 各段流出的水样（不需加中和剂）。

（4）对过滤后各段水样，分别取 100ml、10ml 和 1ml 各 2 份，进行大肠埃希菌活菌培养计数。

（5）取未接种大肠埃希菌的试验用同批培养基平板 2 个，置相同条件的恒温培养箱中培养，作为阴性对照组。

（6）试验重复 3 次。

3. 评价规定。

阳性对照组平均含菌量在 $5 \times 10^4 \sim 5 \times 10^5$ CFU/100ml，阴性对照组均无菌生长，3 次试验所有流量段水样中大肠埃希菌菌量下降至 0 CFU/100ml 时，判为实验室试验中饮用水过滤器消毒效果合格。若阳性对照组和阴性对照组含菌量未达上述要求，应寻找原因，纠正后重做试验。

五、杀菌效果影响因素测定试验（用于饮用水化学消毒试验）

（一）水温影响试验

将人工染有大肠埃希菌的水样，温度分别调控在（5±2）℃、（20±2）℃、（30±2）℃。对不同温度的水样，按选定的消毒剂最低使用剂量（1 个作用浓度，1 个作用时间）进行杀菌试验，观察水温对杀菌效果的影响。试验程序同本节"实验室杀菌试验操作程序"，试验重复 3 次。3 次试验中，3 个温度组杀菌效果均达合格标准，判为温度对该消毒剂杀菌效果影响不明显，所试剂量可在 5~30℃ 条件下使用；否则应依据杀菌效果确定消毒剂仅可在杀菌效果均达合格标准的温度区间内使用。

（二）有机物影响试验

1. 腐殖酸配制：取 0.1g 腐殖酸（分析纯）用少许 2.0mol/L 氢氧化钠溶液溶解，加蒸馏水 50ml，用滤纸过滤至 100ml 容量瓶中，用 2.0mol/L 盐酸溶液调节 pH 值至中性，并定容至 100ml，比色测定实际色度。

2. 水样制备：在水样中加入腐殖酸，比照标准色度管，使色度各为 0 度、10 度和 15 度，然后分别加入大肠埃希菌悬液，配成不同色度的人工污染大肠埃希菌水样。

3. 消毒处理：按选定的消毒剂最低使用剂量（1 个作用浓度，1 个作用时间）进行杀菌试验，观察有机物的影响。试验程序同本节"实验室杀菌试验操作程序"，试验重复 3 次。

4. 3 次试验中，3 个浓度的有机物组杀菌效果均达合格标准，判为有机物对该消毒剂杀菌效果影响不明显，所试剂量可用于色度低于 15 度水的杀菌处理；否则应依据杀菌效果确定仅可用于低于杀菌效果均达合格标准色度水的处理。

（三）水样 pH 值影响试验

1. 水样制备：用氢氧化钠（分析纯）或盐酸（分析纯）调水样 pH 值分别为 6.5、7.0 和 8.5，然后加入大肠埃希菌悬液，配成不同 pH 值的试验菌污染水样。

2. 消毒处理：按选定的消毒剂最低使用剂量（1 个作用浓度，1 个作用时间）进行杀菌试验，观察 pH 值的影响。试验程序同本节"实验室杀菌试验操作程序"，试验重复 3 次。

3. 3 次试验中，3 种 pH 值环境下的消毒剂浓度杀菌效果均达合格标准，判定为 pH 值对该消毒剂杀菌效果影响不明显，所试剂量可用于 pH 值 6.5～8.5 水样的处理；否则应依据杀菌效果确定仅可在杀菌效果均达合格标准的 pH 值区间内使用。

（四）注意事项

水温、有机物和水样 pH 值的影响试验中，应设阳性对照组和阴性对照组。两对照组结果未达"饮用水消毒剂消毒鉴定试验"相关要求，应寻找原因，纠正后重做试验。

六、模拟现场和现场消毒与灭菌效果鉴定试验

考虑到实用情况下不同水质对消毒效果的影响，根据消毒相关产品使用范围，选用某些未做试验菌污染水样的天然水样，如井水、河水、湖水或高层建筑储水箱的水等进行消毒试验。

（一）饮用水消毒剂对天然水样消毒效果鉴定试验

1. 根据消毒剂最低使用剂量（选择 1 个作用浓度，1 个作用时间），对天然水样进行杀菌试验。

2. 将装有天然水样的三角烧瓶放入恒温水浴箱（20±2）℃中，开动磁力搅拌器，使细菌在水中分布均匀。取 2 份同批同类天然水样，每份 100ml，按本节所示方法计数大肠菌菌群数，作为阳性对照组。

3. 待水样的温度恒定后，加入消毒剂，迅速搅拌均匀。从开始加消毒剂起计时，按规定时间吸取水样，注入装有中和剂的无菌三角烧瓶中，以终止消毒作用。

4. 将中和后水样，分别取 100ml 2 份，按本节所示方法进行大肠菌菌群的活菌培养计数。

5. 取未接种水样的试验用同批培养基平板 2 个，置相同条件恒温培养箱中培养，作为阴性对照组。

6. 试验重复 3 次。当阳性对照组均有菌生长，阴性对照组均无菌生长，在 3 次试

验中均使大肠菌菌群下降至 0 CFU/100ml 时，可判定该消毒剂对天然水样消毒合格。

7. 如阳性对照组和阴性对照组含菌量未达上述要求，应寻找原因，纠正后重做试验。

（二）饮用水消毒器对天然水样消毒效果鉴定试验

1. 根据饮用水消毒器产生消毒剂最低使用剂量（选择 1 个作用浓度，1 个作用时间），对天然水样进行杀菌试验。

2. 试验前，取 2 份试验用天然水样，每份 100ml，按本节所示方法进行大肠菌菌群的活菌培养计数，作为阳性对照组。在消毒前，应用无菌水冲洗和通过饮用水消毒器 5~10min，以消除内表面污垢并证明管路通畅。然后，将天然水样按"饮用水消毒器消毒鉴定试验"要求通过消毒器进行消毒处理，将处理后水样移到含中和剂的三角烧瓶中，混匀。

3. 取中和的水样 2 份，每份 100ml，按本节所示方法进行大肠菌菌群的活菌培养计数。

4. 大肠菌菌群的活菌培养计数量，按本节所示方法检测。用滤膜过滤法检测时，所用水量应一致，约数毫升。污染严重的天然水，检测时可适当稀释。

5. 取未接种水样的试验用同批培养基平板 2 个，置相同条件的恒温培养箱中培养，作为阴性对照组。

6. 试验重复 3 次。当阳性对照组均有大肠菌群生长，阴性对照组均无菌生长时，在 3 次试验中均使大肠菌群下降至 0 CFU/100ml 时，可判定为对天然水样消毒合格。

7. 如阳性对照组和阴性对照组含菌量未达上述要求，应寻找原因，纠正后重做试验。

（三）饮用水过滤器对天然水样除菌效果鉴定试验

1. 取 2 份试验用天然水样，每份 100ml，按本节所示方法进行大肠菌菌群的活菌培养计数。所得结果作为过滤前含菌量，作为阳性对照组。

2. 在消毒前，应用无菌水冲洗和通过饮用水过滤器 5~10min，以消除内表面污垢并证明管路通畅。再按过滤器产品规定流量，将天然水样分段通过过滤器。按规定过滤的水量，用无菌三角烧瓶分段采集初始、1/4、2/4、3/4、4/4 各段流出的水（不需加中和剂）。

3. 对过滤后各段水样，分别取 100ml、10ml 和 1ml 各 2 份，按本节所示方法进行大肠菌菌群的活菌培养计数。

4. 取未接种水样的试验用同批培养基平板 2 个，置相同条件下的恒温培养箱中培养，作为阴性对照组。

5. 试验重复 3 次。当阳性对照组均有菌生长，阴性对照组均无菌生长，3 次试验中所有流量段水样大肠菌群均降至 0 CFU/100ml，可判定为对天然水样的消毒合格。

6. 如阳性对照组和阴性对照组含菌量未达上述要求，应寻找原因，纠正后重做试验。

（四）高层建筑二次供水消毒设备消毒效果鉴定试验

对较大水体消毒设备和方法的鉴定，在模拟现场和现场试验中选做其一即可，但首先应考虑后者，只有在无法进行现场试验时，才做模拟现场试验。较大水体现场消毒试验的操作程序，随当时当地情况、设备大小和所采取的消毒方法而定。

1. 高层建筑二次供水消毒有两种主要方式，一是直接对贮水池中的水用物理或化学法消毒，二是将贮水池水引出，通过消毒装置（如紫外线照射装置、过滤装置或消毒剂添加和搅拌装置等）进行消毒，再输送到用户。

2. 直接对水池中水进行消毒的设备和方法的鉴定，可参照"游泳池水消毒设备和方法鉴定"的有关要求进行消毒和采样检测。试验剂量选用使用说明书中规定的剂量。样本按本节所示方法进行活菌培养计数。检测中阴性对照组的设置和结果的评价，与天然水样杀菌试验相同。但检测需重复 5 次，结果均符合要求者（使用含氯消毒剂消毒的水样，剩余氯量为 0.3～0.5mg/L）判定为消毒合格。

3. 将水引出后消毒的设备和方法的鉴定，可在消毒器进水口管和消毒后出水口管道上各加一个三通阀门，分别采集消毒前和消毒后水样。将样本按本节所示方法进行活菌培养计数。试验剂量选用使用说明书规定剂量。检测中阴性对照组的设置和结果的评价，与天然水样杀菌试验相同。但检测需重复 5 次，结果均符合要求者（使用含氯消毒剂消毒的水样，剩余氯量为 0.3～0.5mg/L）判定为消毒合格。

4. 条件不允许加装三通阀门时，可进行模拟现场试验。先设一大型水箱（大小根据鉴定的消毒设备流量和试验时间计算），在其出水口下游用管道依次连接水箱出口阀门、排水泵、三通阀门（一端接下面的流量计，另一端接一回流管，以备需要时可将菌悬液送回水箱）、流量计和所鉴定的消毒装置。消毒装置的进水口前装一三通阀门，以备采集阳性对照水样。

试验时，水箱内盛含大肠埃希菌悬液（菌含量为 $5 \times 10^4 \sim 5 \times 10^5$ CFU/100ml）的水样。打开水箱出口阀门，根据流量计所示，用阀门和水泵控制流出水样的量和压力，并使水样按规定流量进入消毒装置。当水样按规定流量稳定地由消毒装置出水口流出后，先采阳性对照水样，而后由消毒装置出水口采集消毒后水样。将水样按本节所示方法进行活菌培养计数。试验剂量选用使用说明书规定剂量。检测中，阴性对照组的设置和结果的评价，与天然水样杀菌试验相同。但检测需重复 5 次，结果均符合要求者（使用含氯消毒剂消毒的水样，剩余氯量为 0.3～0.5mg/L）判定为消毒效果合格。

其他类似设备和方法消毒效果鉴定亦可参照有关原则进行。

（五）人工游泳池水消毒效果现场鉴定试验

1. 试验方法。

（1）水样在现场采集。一般设 2 个采样点，超过 1000m² 设 3 个采样点。

（2）采样时，使用无菌玻璃瓶在水面下 30cm 深处采集。瓶内加有适量鉴定合格的中和剂溶液。每点采 1 个样本。

（3）以高峰期闭馆后消毒前的样本作为阳性对照样本，消毒至设定时间后的样本作为试验样本。

（4）按说明书的消毒剂量进行试验，检测细菌总数和大肠菌群数。

（5）试验重复 5 次。

2. 评价规定。

每次试验对水中细菌总数的杀灭率应不低于 90％，对大肠菌群的杀灭率应不低于 99.9％；消毒后样本细菌总数还应不大于 1000 CFU/ml，大肠菌群应18 CFU/L。全部符合上述要求者判定为合格。

七、注意事项

1. 在消毒前，对饮用水消毒器与饮用水过滤器，应用无菌水冲洗和通过 5～10min，以消除内表面污垢并确保管路通畅。

2. 水处理中，极易遭污染，故试验材料、采样口和操作应严格保持无菌，否则可造成较大误差。

3. 模拟试验所用的多余菌悬液、水样等，应消毒后方可排放。所用设备与物品亦须进行彻底消毒后再进行下一次试验。

第三节　灭菌与消毒器械消毒功效鉴定试验

一、压力蒸汽灭菌器灭菌效果鉴定试验

1. 实验材料。

（1）指示细菌：嗜热脂肪杆菌（ATCC 7953 或 SSIK 31 株）芽胞菌片，含菌量为 1.0×10^6～5.0×10^6CFU/片，或嗜热脂肪杆菌芽胞（ATCC 7953）灭菌指示物，（121±0.5）℃ 条件下，存活时间不小于 3.9min，杀灭时间不大于 19min，D 值为 1.3～1.9min。

（2）标准测试包：由 3 件平纹长袖手术衣，4 块小手术巾，2 块中手术巾，1 块大毛巾，30 块 10cm×10cm 8 层纱布敷料包裹而成，体积为 25cm×30cm×30cm。

（3）通气贮物盒：体积为 22cm×13cm×6cm。

（4）满载物品：使用说明书中规定灭菌器可以处理的物品。

2. 实验步骤。

（1）将两个菌片装入灭菌小纸袋内。

（2）将该纸袋或两个嗜热脂肪杆菌（ATCC 7953）芽胞灭菌指示物置于标准测试包中心部位。

（3）对下排气式压力蒸汽灭菌器，在灭菌器室内排气口上方放置标准测试包；对预真空式压力蒸汽灭菌器，在灭菌器内每层各放置一个标准测试包；对小型压力蒸汽灭菌器，用通气贮物盒代替标准测试包，盒内盛满中试管。指示菌片或灭菌指示物放于中心部位的两只灭菌试管内（试管口用灭菌牛皮纸包封），将贮物盒平放于小型压力蒸汽灭菌器底部。

（4）按灭菌器设定 0.5 倍的灭菌时间（不包括穿透时间）进行灭菌后，取出指示菌片，投入溴甲酚紫蛋白胨培养液中，或取出灭菌指示物，经（56±1）℃培养 7d（灭菌指示物的培养方法按说明书执行），观察培养基颜色变化。检测时以培养基作为阴性对照，以加入指示微生物菌片的培养基作为阳性对照。灭菌指示物的阴性对照和阳性对照的设置方法按说明书操作。

（5）试验重复 5 次。

3. 评价规定。

每次试验阳性对照组变黄，阴性对照组颜色不变，对照菌片的回收菌量均为 $1 \times 10^6 \sim 5 \times 10^6$ CFU/片；试验组颜色不变，判定为灭菌器灭菌效果合格。

用灭菌指示物进行评价时，结果判定按说明书进行。

4. 注意事项。

1. 所用菌片和灭菌指示物应在有效期内使用。

2. 样本检测稍有污染即可将灭菌成功的结果全部否定，故试验时必须注意防止环境的污染和严格遵守无菌操作技术规定。

3. 试验必须在满载条件下进行。

二、干热灭菌柜灭菌效果鉴定试验

1. 实验材料。

（1）指示细菌：枯草杆菌黑色变种（ATCC 9372）芽胞，在（160±2）℃条件下，存活时间不小于 3.9 min，杀灭时间不大于 19 min，D 值为 1.3～1.9min。实验室自用的枯草杆菌黑色变种芽胞悬液和芽胞菌片按第十八章第一节相关方法制备。

（2）染菌载体：玻片，10mm×10mm，必要时增用或改用其他载体。

（3）满载物品：使用说明书中规定灭菌器可以处理的物品。

2. 柜内温度测定。

将多点温度测定仪的各个探头，分别放于灭菌柜内各层对角线的内、中、外 3 点，相邻层对角线交叉。在柜内摆放满载物品至满载。关闭柜门，开启电源，按灭菌柜设计程序进行灭菌。每 3min 记录各点的温度至灭菌程序结束。试验重复 3 次，计算各点不同时间的平均温度，列出图表。

3. 灭菌试验步骤。

（1）每次试验取 2 个菌片为一组，平放于无菌平皿内，勿重叠。加盖，分别放于灭菌柜内各层对角线的内、中、外 3 点，相邻层对角线交叉。在柜内摆放满载物品至满载。

（2）关闭柜门，开启电源，按灭菌柜设计程序时间的 0.5 倍时间进行灭菌。灭菌完毕，取出平皿，将菌片取出接种于含 5.0ml TSB 的试管中，置 37℃ 恒温培养箱内培养 7d，自第三日起每日观察结果，浑浊、表面有皱褶状菌膜者表示有菌生长，判定为阳性；澄清者表示无菌生长，判定为阴性。

（3）试验设菌数对照组，以同批试验用菌片 2 片放在室温下，待试验组灭菌接种后，立即分别移入含 5.0ml PBS 的试管中，振打 80 次，进行活菌培养计数。

（4）试验设阳性对照组，以同批试验用菌片 2 片放在室温下，待试验组灭菌接种后，立即分别接种于 5.0ml TSB，放入培养箱中培养 7d，自第 3 日起每日与试验组同时观察结果。

（5）阴性对照组，以未染菌载体 2 片分别接种于 5.0ml TSB 后放入培养箱中做定性培养，观察有无细菌生长。

（6）试验重复 5 次。

4．评价规定。

（1）在 3 次测定温度的试验中，各点平均温度均达设计要求。

（2）在 5 次灭菌试验中，各次试验菌数对照组的回收菌量为每片 $1\times10^6\sim5\times10^6$ CFU；阳性对照组有菌生长；阴性对照组无菌生长；所有试验菌片均无菌生长判定为灭菌合格。

5．注意事项。

（1）样本检测稍有污染即可将灭菌成功的结果全部否定，故试验时必须注意防止环境的污染和严格遵守无菌操作技术规定。

（2）试验必须在满载条件下进行。

三、红外线食具消毒柜消毒效果鉴定试验

1．实验材料。

试验用大肠埃希菌（8099）悬液与脊髓灰质炎病毒悬液；载体玻片为 10mm× 10mm，必要时增用或改用其他载体。

2．柜内温度测定。

将多点温度测定仪的探头分别于消毒碗柜每层的内、外两点（大型碗柜在内、中、外 3 点）放置，在柜内摆放食（饮）具至满载。关闭柜门，开启电源，按消毒碗柜设定程序进行消毒。每 3min 记录各点的温度至消毒程序结束。试验重复 3 次，计算各点不同时间的平均温度，列出图表。

3．大肠埃希菌杀灭试验。

（1）制备大肠埃希菌菌片。

（2）在消毒碗柜满载的情况下，将干燥大肠埃希菌菌片置无菌平皿内，每平皿放 2 片，勿重叠。在消毒碗柜每层的内、外两个点各放一含菌片的平皿（大型碗柜在内、中、外各放一平皿），打开平皿盖。

（3）关闭柜门，开启电源，按消毒碗柜原设计程序进行消毒。消毒完毕，按说明书规定的时间打开柜门，盖上平皿盖，取出平皿。将菌片移入含 5ml PBS 的试管内，进行活菌培养计数。

（4）在上述消毒试验时，将未消毒菌片，放置室温下，当消毒组试验完毕后，取该菌片进行活菌培养计数，作为阳性对照。另将同批培养基与 PBS 等进行培养，作为阴性对照。

（5）试验重复 3 次。

（6）计算平均杀灭对数值。

4. 脊髓灰质炎病毒灭活试验。

（1）制备脊髓灰质炎病毒悬液和载体。

（2）在消毒碗柜满载的情况下，将染毒载体置无菌平皿内，每平皿放 2 片，勿重叠。在消毒碗柜每层的内、外两点各放一平皿（大型碗柜在内、中、外各放一平皿），打开平皿盖。

（3）关闭柜门，开启电源，按说明书设定程序进行消毒。消毒完毕，按说明书规定的时间，打开柜门，盖上平皿盖，取出平皿。将载体移入含 1ml 细胞维持液的试管中。振打 80 次，取样检测残留脊髓灰质炎病毒滴度。

（4）阳性对照，将染毒载体 2 片，分别移入含 1ml 细胞维持液的试管中。振打 80 次，取样，检测残留脊髓灰质炎病毒滴度。

（5）阴性对照，用不含脊髓灰质炎病毒的完全培养基作为阴性对照，以观察培养基有无污染，细胞是否生长良好。

（6）试验重复 3 次。

（7）计算病毒的灭活对数值。

5. 评价规定。

符合以下全部要求者判定为消毒合格。

（1）柜内最低温度点达到 120℃，并持续 15min 以上。

（2）每次试验对大肠埃希菌杀灭对数值各点均不小于 $3.00\log_{10}$，阳性对照组回收菌数为每片 $1\times10^6\sim5\times10^6$ CFU，阴性对照组无菌生长。

（3）每次试验对脊髓灰质炎病毒灭活对数值不小于 $3.00\log_{10}$，阴性对照组细胞生长良好，阳性对照组病毒滴度对数值应为 4～6。

四、微波灭菌柜消毒与灭菌效果鉴定试验

1. 实验材料。

试验用菌株为金黄色葡萄球菌（ATCC 6538）、大肠埃希菌（8099）、铜绿假单胞菌（ATCC 15442）、龟分枝杆菌（ATCC 19977）、枯草杆菌黑色变种（ATCC 9372）芽胞；使用载体为布片或玻片，10 mm×10 mm，必要时增用或改用其他载体；满载物品为使用说明书中规定处理的物品。

2. 试验效果。

（1）制备试验用细菌及其芽胞和真菌菌片。每一牛皮纸小袋装 2 个菌片。

（2）按说明书在灭菌柜内摆放满载物品至满载，并做预处理。将试验菌片放于柜室各层中央和四角的物品间，每层共放置 5 袋。柜室容量小者可适当减少放置菌片数量。

（3）关闭柜门，按说明书的消毒程序进行消毒处理，按说明书中灭菌程序的半周期进行灭菌处理。完毕后，打开柜门，取出菌片。

（4）消毒试验。做定量杀菌效果的检测。进行灭菌试验时，将取出的试验菌片移种于 TSB 中，置 37℃ 恒温培养箱培养，作为试验组。

（5）将同批试验用的菌片放在室温下，待消毒或灭菌试验组达规定作用时间后，立即将该菌片 2 片分别移入含 5.0ml PBS 试管中，各振荡 80 下。进行活菌培养计数，作

为菌数对照组。

（6）将同批试验用的菌片放在室温下，待灭菌实验组达规定作用时间后，立即将该批试验用的菌片 2 片，分别接种于 5.0ml TSB，置 37℃恒温培养箱中培养，作为阳性对照组。

（7）在灭菌试验中，将同批试验用的载体 2 片，分别接种于 5.0ml TSB，置 37℃恒温培养箱培养，作为阴性对照。在消毒试验中，将同批次中和剂溶液、稀释液、培养基等分别设为阴性对照。

（8）消毒试验重复 3 次，灭菌试验重复 5 次。

3. 评价规定。

（1）每次消毒试验中的菌数对照组回收菌量为每片 $1 \times 10^6 \sim 5 \times 10^6$ CFU；阴性对照组无菌生长，试验组的杀灭对数值均不小于 $3.00\log_{10}$，判定为消毒合格。

（2）每次灭菌试验中的菌数对照组回收菌量为每片 $1 \times 10^6 \sim 5 \times 10^6$ CFU；阳性对照组有菌生长；阴性对照组无菌生长；试验组无细菌生长判定为灭菌合格。

4. 注意事项。

（1）微波强弱受电压影响很大。试验时，应注意电压是否符合说明书规定值。

（2）测试人员长时间受微波照射，对人体有害，试验时应做好防护。

（3）测试的灭菌柜应先用微波漏能测试仪检测有无微波泄漏。

五、紫外线灯辐射照度的测定和消毒试验

1. 实验材料。

试验用菌株为金黄色葡萄球菌（ATCC 6538）、大肠埃希菌（8099）、铜绿假单胞菌（ATCC 15442）、枯草杆菌黑色变种（ATCC 9372）芽胞、白色葡萄球菌（8032）；载体为玻片，10mm×10mm，必要时可根据消毒对象，增用或改用其他载体。

2. 辐射照度测定。

（1）将待测紫外线灯管固定于测定架，调节距离使灯管距其下方垂直中心放置照度计处 1m。

（2）开启紫外线灯稳定 5min 后，用照度计在灯管下方垂直距离 1m 的中心处测量其辐射照度值（μW/cm^2）。

（3）测量时，电压应稳定在 220V。

（4）普通型或低臭氧型直管紫外线灯（30W），在灯管下方垂直 1m 的中心处，新灯管的辐照度值应不小于 90μW/cm^2。

（5）使用中的灯管，可在原装置处进行测定。测定位置仍在灯管下方垂直距离 1m 的中心处。使用中灯管的辐照度值应不小于 70μW/cm^2，低于此值者应予更换。

（6）多灯管组合灯具的测定方法和合格标准，同单支灯管。

（7）异型（非直管型）、高照度型等灯管的检测距离和辐射照度值合格标准，随产品用途和使用方法而定。原则上，应不低于产品使用说明书注明的辐照度值，并按其推荐剂量［即辐射照度值×照射时间（s）］进行杀菌。

（8）辐射照度检测。每次鉴定抽查 10 支灯管，每支灯管重复测定 3 次。各次数据

均达标准，辐射照度判定为合格。

3. 细菌及其芽胞和真菌杀灭效果的测定。

（1）制备细菌及其芽胞和真菌菌片。菌片以玻片为载体。

（2）试验时，确定菌片照射位置。若无特殊要求，应在灯管下方垂直距离 1m 的中心处。

（3）将菌片平置于无菌平皿中，勿重叠。平皿放于测定架预先确定的照射位置上进行照射。

（4）按选定的紫外线灯作用时间的 0.5 倍、1.0 倍和 1.5 倍设置 3 个作用时间进行试验。

（5）将照射后样本送实验室进行活菌培养计数的测定。

（6）以试验用的同批菌片置室温下，待试验组消毒完毕后，立即将该批菌片 2 片分别放入含 5.0ml PBS 试管中，电动混匀器振荡 20s 或各振打 80 次。取洗液进行活菌培养计数，作为阳性对照组。

（7）以同次实验用培养基或 PBS 接种培养基培养，作为阴性对照组。

（8）试验重复 3 次。

（9）对异型（非直管型）、高照度型，或非 30W 功率等灯管的照射距离，随产品用途和使用方法而定。证明能满足应用所需效果者判定为实验室测试合格。

4. 评价规定

每次试验阳性对照组回收菌量每片为 $1\times10^6\sim5\times10^6$ CFU，阴性对照组无菌生长，各次试验的杀灭对数值均不小于 $3.00\log_{10}$，判定为消毒合格。

5. 臭氧产生量的测定。

紫外线灯产生的臭氧量可影响杀菌效果和使用的安全，故应测定臭氧浓度以便进行综合考虑。臭氧浓度测定方法见本书第十二章相关方法。检测条件应以产品使用说明中规定的使用方法、面积（或容积）和时间为准，进行现场（或模拟现场）测定。臭氧浓度应在使用说明书中注明，低臭氧紫外线灯产生的臭氧浓度，应不超过国家规定的工作场所安全浓度（0.16mg/m^3）。

6. 有效使用期的测定。

将灯管装设于测试架上，通电连续照射。每周测试一次辐照度值，直至低于 70μW/cm^2 时为止。该样本连续照射的时间（h），即为其有效使用时间（h）。随机抽样，重复测试 5 支灯管，取其最低值。

7. 注意事项。

（1）测试前应先用酒精棉球擦除灯管上的灰尘和油垢，以免影响紫外线的照射强度。

（2）杀菌试验时，应使紫外线直接照射拟消毒表面，否则不能反映该剂量真实的杀菌效果。

（3）在紫外线灯下工作时，勿直视灯管，并穿戴防护眼镜、防护服、手套等，以减少对测试人员的伤害。在有人工作的环境中，空气中臭氧浓度不得超过 0.16mg/m^3。

（4）测定辐照度值或进行杀菌试验时，应保持室内洁净。

六、紫外线消毒箱消毒效果鉴定试验

1. 实验材料。

试验用菌株为金黄色葡萄球菌（ATCC 6538）、大肠埃希菌（8099）、铜绿假单胞菌（ATCC 15442）、枯草杆菌黑色变种（ATCC 9372）芽胞、白假丝酵母（ATCC 10231）、龟分枝杆菌脓肿亚种（ATCC 19977）；载体为玻片，10mm×10mm，必要时可增用或改用其他载体；满载物品为使用说明书中规定的消毒物品。

2. 紫外线辐射照度的测定。

打开消毒箱的盖或门，将内装紫外线灯管取下，在紫外线灯测定架上测定其照射强度的辐射照度值，以确定是否与产品质量标准或企业标准中规定的相同。必要时，以与箱门（或盖）一样大小的铝板，用胶带固定于消毒箱的门框（或消毒箱盖）上。铝板中央处钻一直径为 15mm 小圆孔，开启箱内紫外线灯，照射 5min，待稳定后，通过铝板上小圆孔用照度计测定射出紫外线的辐照度值（$\mu W/cm^2$）。

3. 对微生物杀灭效果的测定。

（1）细菌及其芽胞、龟分枝杆菌和真菌杀灭效果的测定：

1）制备细菌及其芽胞和真菌菌片。

2）每次试验只测试一种微生物，以防交叉污染。试验用样片每 2 片为一组，平放于无菌平皿中，勿重叠。箱内容积过小时，可将试验细菌及其芽胞和真菌直接涂染于所设计消毒的物品表面进行试验，每 2 件为一组。

3）根据消毒箱容积的大小，放入一定数量装有样片的平皿，或直接涂染的样本，但消毒箱内应同时将所设计消毒的物品摆放至使用说明书中规定的最高装载量（满载）。

4）关闭消毒箱门（或盖），打开紫外线灯，照射至规定时间。

5）取出样本，进行活菌计数。

6）以试验用的同批菌片置室温下，待实验组菌片消毒达规定作用时间后，立即将该批菌片 2 片分别放入含 5.0ml PBS 试管中，各振打 80 下。取样液进行活菌培养计数，作为阳性对照组。

7）用同批次试验用培养基或 PBS 接种培养基培养，作为阴性对照组。

8）试验重复 3 次。

（2）评价规定：每次试验阳性对照组回收菌量为每片 $1\times10^6\sim5\times10^6$ CFU，阴性对照组无菌生长，各次试验的杀灭对数值均不小于 $3.00\log_{10}$，判定为消毒合格。

4. 注意事项。

试验时，应注意箱内物品有无未被紫外线直接照射处（如被箱内支架遮挡）。如使用过程中拟消毒物品有可能处于该位置，在染菌样片布点时应考虑观察该部位的消毒效果。

七、环氧乙烷灭菌器灭菌效果鉴定试验

1. 实验材料。

试验用菌株为枯草杆菌黑色变种（ATCC 9372）芽胞或枯草杆菌黑色变种（ATCC 9372）芽胞灭菌指示物，在柜内环氧乙烷浓度为（600±30）mg/L，温度为（54±1）℃，

相对湿度为（60±10)% 条件下，芽胞的 ST 值不小于 7.8min，KT 值不大于 58min，D 值为 2.6～5.8min；染菌载体为布片，10mm×10mm，必要时增用或改用其他载体，菌片回收菌量为每片 $1×10^6$～$5×10^6$CFU；聚乙烯塑料袋大小为 60mm×40mm，材料厚度为 0.15～0.25mm；满载物品为使用说明书中规定的灭菌物品。

2. 试验步骤。

（1）制备枯草杆菌黑色变种芽胞悬液和菌片。菌片放入聚乙烯塑料袋内密封包装，每袋 2 片。每次试验需用多少袋菌片应依据灭菌柜（室）可用体积大小确定：①体积不大于 5m³时，用 10 袋（20 个菌片）；②5m³＜体积≤10m³时，每增加 1m³，应增加 1 袋（10～15 袋）；③体积＞10m³时，每增加 2m³，应增加 1 袋（≥16 袋）。

（2）将装有菌片的聚乙烯塑料袋或灭菌指示物先放置于被灭菌物品中，然后再放入灭菌柜（室）。放置点的选择首先应考虑最难灭菌位置（可根据产品设计参数或温湿度监测数据设置，如靠近柜室不受热的位置或柜门处等），其余再均匀分布于灭菌柜（室）中。

（3）按使用说明书所规定的环氧乙烷浓度、0.5 倍作用时间（灭菌周期中灭菌处理时间的一半）、柜内的温度和相对湿度，在满载条件下进行环氧乙烷灭菌处理。灭菌周期一般包括：①排出空气；②预处理；③加入灭菌剂；④灭菌处理；⑤去除灭菌剂；⑥换气；⑦加入空气至大气压。

（4）灭菌完毕，取出菌片，分别移种于 5ml TSB 中，置 37℃ 恒温培养箱内培养 7d，自第 3 日起每日观察结果，肉汤浑浊、表面有皱褶状菌膜者表示有菌生长，判定为阳性；澄清者表示无菌生长，判定为阴性。对难以判定的肉汤管，取其中悬液 0.2ml 接种于 TSA 平板，用灭菌 L 棒涂布均匀，置 37℃ 恒温培养箱中培养，48h 后涂片染色，在显微镜下观察菌落形态，或进一步做其他试验，以判断生长者是否为试验菌。若有非试验菌污染，应查找原因重新进行试验。或取出灭菌指示物，经 (37±1)℃ 培养 7d（灭菌指示物的培养方法按说明书执行），作为试验组。

（5）以同批试验用菌片 2 片放在室温下，待试验组灭菌接种后，立即分别移入含 5.0ml PBS 试管中，振打 80 次，进行活菌培养计数，作为菌数对照组。

（6）以同批试验用菌片 2 片放在室温下，待试验组灭菌接种后，立即分别接种于 5.0ml TSB，放入培养箱中培养 7d，自第 3 日起每日与试验组同时观察结果，作为阳性对照组。

（7）以未染菌载体 2 片分别接种于 5.0ml TSB，放入培养箱中做定性培养，观察有无细菌生长，作为阴性对照组。

（8）试验重复 5 次。

3. 评价规定。

每次试验菌数对照组的回收菌量为每片 $1×10^6$～$5×10^6$CFU；阳性对照组有菌生长；阴性对照组无菌生长；所有试验菌片均无菌生长判定为灭菌合格。对难以判断结果的 TSB，取其中悬液 0.2ml 接种营养琼脂平板，用无菌 L 棒涂抹均匀，置 37℃ 恒温培养箱内培养。48h 后涂片染色，显微镜下观察菌落形态，或进一步做其他试验，判断有无生长或生长的是否为试验菌。若为非试验菌，则应重新进行试验。用灭菌指示物进行评价时，结果判定按说明书进行。

4. 注意事项。

（1）温度和相对湿度对环氧乙烷气体杀菌效果影响较大，故应严格控制试验中的有关条件。

（2）环氧乙烷液体可溶解聚乙烯、聚氯乙烯等，不可将其液体滴落于此类物品上。环氧乙烷不论液体或气体，均可损坏硝化纤维塑料（即赛璐珞）制品，试验时应予注意。

（3）环氧乙烷是一种易燃易爆并具有中等毒性的药品，为保证试验安全进行，操作及试验人员应事先熟悉环氧乙烷性能和设备操作规程，并严格遵守安全守则。投药时，应缓慢打开钢瓶阀门，勿使药液突然喷出。操作现场应采取防火防爆措施，不得有明火作业及电火花产生，严禁穿着有钉的鞋进入现场，以防摩擦产生火花而引发安全事故。

（4）工作环境中应通风良好。灭菌结束，打开容器，在排放环氧乙烷气体时，必须开窗。工作现场空气中环氧乙烷最高允许浓度为 $2mg/m^3$。如人员吸入过多环氧乙烷气体，可引起头痛、呕吐等中毒症状，严重者可致肺水肿等。如出现中毒症状，需迅速离开现场至通风良好处休息。轻者呼吸新鲜空气，直到症状消除；重者应及时送医院治疗。

（5）现场监测灭菌效果时，灭菌作用时间应按说明书执行，不必使用 0.5 倍作用时间。

八、臭氧消毒柜消毒效果鉴定试验

1. 实验材料。

试验用微生物为金黄色葡萄球菌（ATCC 6538）、大肠埃希菌（8099）、铜绿假单胞菌（ATCC 15442）、白假丝酵母（ATCC 10231）和脊髓灰质炎病毒Ⅰ型疫苗株；载体为布片或玻片，10mm×10mm，必要时可增用或改用其他载体；满载物品为使用说明书中规定的消毒物品。

2. 臭氧浓度的测定。

（1）仪器测定：臭氧浓度可用臭氧测定仪测定。操作按仪器使用说明书规定进行。

（2）化学滴定法测定：参考本书第十一章相关方法。

3. 杀菌试验步骤。

（1）按使用说明书中的额定参数设定进行消毒试验。

（2）制备菌片。

（3）按说明书中规定的最高装载量装载物品至满载。

（4）以 2 片菌片一组，置一无菌平皿中，勿重叠。试验时，将放有菌片的平皿盖打开，分层布放，每层内、中、外三点分别放一组样本。

（5）按照使用说明书要求，调节柜内温度与相对湿度，开启臭氧消毒柜进行消毒。

（6）消毒至规定时间，取出菌片，进行活菌培养计数。因载体对臭氧气体的吸收量少，臭氧分解快，不必进行去除残留臭氧的处理。

（7）将未消毒的菌片 2 片，放置于柜外室温下。待试验组消毒完毕后，取阳性对照菌片 2 片，同时进行活菌培养计数检测，作为阳性对照组。

（8）取本次试验同批的 PBS 和培养基培养，作为阴性对照组。

（9）试验重复 3 次。

4. 脊髓灰质炎病毒灭活试验步骤。

（1）制备脊髓灰质炎病毒载体。

（2）在消毒柜满载的情况下，将干燥的染有脊髓灰质炎病毒的载体置灭菌平皿内，每平皿放 2 片，勿重叠。在消毒柜每层的内、外两个点各放一含染有脊髓灰质炎病毒载体的平皿（大型碗柜可在内、中、外各放一平皿），平皿盖打开。

（3）关闭柜门，开启电源，按原规定程序进行消毒。消毒完毕，按选定的臭氧消毒柜作用时间，打开柜门，盖上平皿，取出。将载体移入含 1ml 细胞维持液的试管中；振打 80 次，取样测定病毒滴度，作为试验组。

（4）将染有脊髓灰质炎病毒的载体 2 片于柜外室温放置，与试验组同时分别移入含 1ml 细胞维持液的试管中；振打 80 次，取样测定病毒滴度，作为阳性对照组。

（5）用不含脊髓灰质炎病毒的完全培养基作为阴性对照组，观察细胞是否生长良好。

（6）试验重复 3 次。

（7）计算病毒的灭活对数值。

5. 评价规定。

每次细菌杀灭试验，阳性对照组回收菌量在每片 $1\times10^6\sim5\times10^6$ CFU，阴性对照无菌生长，试验组杀灭对数值均不小于 $3.00\log_{10}$，判定为消毒合格。

每次脊髓灰质炎病毒灭活试验，阳性对照组病毒对数值为 $(4\sim6)$ $\log_{10}$，阴性对照组细胞生长良好，试验组灭活对数值不小于 $3.00\log_{10}$，判定为消毒合格。

6. 注意事项。

（1）空气中臭氧浓度不得超过 0.16 mg/m³，试验场所应保持良好通风。

（2）湿度影响臭氧气体对细菌的杀灭效果，试验时必须保持一致。

九、臭氧水消毒器对物品表面消毒效果鉴定试验

1. 实验材料。

试验用微生物为金黄色葡萄球菌（ATCC 6538）、大肠埃希菌（8099）、铜绿假单胞菌（ATCC 15442）、白假丝酵母（ATCC 10231）和脊髓灰质炎病毒Ⅰ型疫苗株；载体为布片，10mm×10mm，必要时可增用或改用其他载体。

2. 臭氧浓度测定。

仪器测定法按仪器使用说明书要求进行。化学滴定法测定参考本书第十二章相关方法进行。针对不同原理的设备还需分别按下列要求测定。

（1）通过式臭氧消毒设备。使用水流量计（1~10L/min）测定水样流出消毒设备后臭氧浓度由高到低的衰变曲线。测定时，若出水流量可调，设 3 个流量（流量大小不同，臭氧含量不同），若出水流量不可调，则按说明书要求设 1 个流量，各流量水样流出消毒设备后，即刻测定水样中臭氧含量，然后再将水样放 20℃ 水浴，设 5 或 6 个时间段，分别测定水样中臭氧含量，并绘制臭氧浓度衰变曲线。

（2）暴气式臭氧消毒设备。测定一定容量的水体中臭氧浓度由低到高，直到臭氧浓度达饱和时的浓度变化曲线。测定时，无专用容器者，设 3L 和 6L 两个容量的水样，若无专用容器，但需在更大容量的水样中进行试验者，视消毒设备状况，按使用说明书要求调整水样用量。有专用容器者，按说明书要求，加入规定容量的水样，通入臭氧气体，设 5 或 6 个时间段（应测出臭氧浓度达饱和时的最短时间），分别测定水样中臭氧含量，并绘制臭氧浓度变化曲线。

3. 杀灭微生物试验步骤。

臭氧设备按制备臭氧水消毒剂的方式，分为暴气式与通过式两类。

（1）暴气式臭氧消毒设备杀灭微生物试验：

1）按相关方法制备菌片。

2）有专用容器者，按说明书要求向专用容器内加入规定容量的无菌蒸馏水；无专用容器者，用容量不小于 3L 的烧杯，盛装 3L 无菌蒸馏水样。若无专用容器但需在更大容量的水样中进行试验，视消毒设备状况，按使用说明书要求调整水样用量。

3）将不锈钢网放盛水容器底部中央，染菌布片放不锈钢网表面，染菌布片上再盖一不锈钢网片。

4）连接微孔扩散装置与臭氧气源出口，开启臭氧消毒设备，开始消毒处理。

5）待臭氧暴气浸泡消毒至说明书中规定作用时间、0.5 倍和 1.5 倍的作用时间，分别以无菌操作方法取出样片，移入含 5ml 中和剂溶液的试管中，中和 10min，进行活菌计数。

6）试验同时设阳性对照组和阴性对照组，阳性对照用无臭氧气体代替臭氧气体，在水样体积和暴气量等相同条件下，将染菌样片暴气浸泡至最长作用时间，取出样片，进行活菌计数。

7）试验重复 3 次。

（2）通过式臭氧消毒设备杀灭微生物试验：按流动载体浸泡试验进行。

1）按相关方法制备菌片。

2）将臭氧水消毒设备开机 5min，使臭氧水中臭氧含量稳定。

3）微生物试验按流动载体浸泡试验进行。

4）试验重复 3 次。

4. 评价规定。

每次试验阳性对照组的回收菌量每片 $1\times10\sim5\times10^6$ CFU，阴性对照组无菌生长，试验组杀灭对数值不小于 $3.00\lg_{10}$，判定为消毒合格。

十、酸性氧化电位水生成器消毒效果鉴定试验

1. 实验材料。

试验用微生物为金黄色葡萄球菌（ATCC 6538）、大肠埃希菌（8099）、铜绿假单胞菌（ATCC 15442）、白假丝酵母（ATCC 10231）、黑曲霉菌（ATCC 16404）孢子、枯草杆菌黑色变种（ATCC 9372）芽胞和脊髓灰质炎病毒Ⅰ型疫苗株。

2. 杀灭细菌试验操作程序。

(1) 菌悬液的制备：按相关方法制备浓度为 $2\times10^9\sim1\times10^{10}$ CFU/ml 的试验用菌悬液（白假丝酵母、黑曲霉菌孢子菌悬液浓度为 $2\times10^8\sim1\times10^9$ CFU/ml）。

(2) 悬液定量杀菌试验操作程序：

1) 开启生成器，待产生的酸性氧化电位水中有效成分处于稳定状态时，用 250ml 磨口三角烧瓶接取满瓶后，盖好瓶盖，置（20 ± 1）℃ 水浴备用。

2) 取消毒试验用无菌大试管，先加入 0.05ml 试验用菌悬液，再加入 0.05ml 有机干扰物质，混匀，用无菌吸管加入酸性氧化电位水 9.9ml，混匀。

3) 作用至规定时间，分别吸取 0.5ml 试验菌与酸性氧化电位水混合液加于含 4.5ml 中和剂试管中，混匀，作用 10min，作为试验组。

4) 同时用标准硬水代替酸性氧化电位水，进行平行试验，作为阳性对照组。

5) 用同批次的中和剂、培养基作为阴性对照组。

6) 将各组样本进行活菌培养计数。

7) 试验重复 3 次。

8) 计算杀灭对数值。

(3) 评价规定：每次杀菌试验阳性对照组的回收菌量为 $1\times10^7\sim5\times10^7$ CFU/ml，阴性对照组无菌生长，试验组杀灭对数值不小于 5.00 $\log_{10}$，判定为消毒合格。对白假丝酵母和黑曲霉菌孢子，阳性对照组的回收菌量为 $1\times10^6\sim5\times10^6$ CFU/ml，阴性对照组无菌生长，试验组的杀灭对数值不小于 4.00 $\log_{10}$，判定为消毒合格。

3. 脊髓灰质炎病毒灭活试验。

(1) 制备脊髓灰质炎病毒悬液。

(2) 取脊髓灰质炎病毒悬液 0.05ml 加入无菌试管中，再加入 0.05ml 有机干扰物，然后加入 4.9ml 酸性氧化电位水，混匀，至 20℃ 水浴中作用至规定时间。

(3) 取 0.1ml 病毒与酸性氧化电位水混合液，加入含 0.9ml 中和剂的试管中。振打混合后，取样测定病毒滴度。

(4) 用细胞维持液代替酸性氧化电位水，其余步骤与试验组相同，作为阳性对照组。

(5) 用不含脊髓灰质炎病毒的完全培养基作为阴性对照组。

(6) 试验重复 3 次。

(7) 计算病毒的灭活对数值。

(8) 评价规定：每次试验阳性对照组病毒滴度对数值为（5~7）$\log_{10}$，阴性对照组细胞生长良好，试验组灭活对数值不小于 4.00$\log_{10}$，判定为消毒合格。

4. 现场和模拟现场试验。

酸性氧化电位水现场和模拟现场试验所用实验器材、染菌方法、采样方法、培养方法和评价方法与本书第十八章"消毒剂模拟现场和现场消毒效果检验"相同。消毒方法视消毒对象而定，对瓜果蔬菜、餐饮具、医疗器械、较小的物体表面（如塑料玩具），采用流动冲洗浸泡的方法，即将被消毒物品放入容器内，将酸性氧化电位水连续不断地加入容器中，使被消毒物品完全浸泡于酸性氧化电位水中；卫生手、皮肤黏膜的消毒采用流动冲洗的消毒方法；对环境地面和物体表面（如桌、台面）可采用无纺布等在酸性氧化电位水中浸湿后擦洗消毒的方法。消毒时间按使用说明书规定的消毒作用时间进行。

十一、甲醛低温蒸气灭菌柜灭菌效果鉴定试验

1. 实验材料。

试验用菌株为嗜热脂肪杆菌（ATCC 7953）芽胞菌片，含菌量要求每片为 $1×10^6$ ～ $5×10^6$ CFU；载体为滤纸片，16mm×6.2mm；灭菌过程验证装置（PCD）管材为聚四氟乙烯；满载物品为使用说明书中规定的物品。

2. 工作环境中甲醛浓度测定。

（1）测定灭菌前、灭菌过程中、灭菌结束开启灭菌柜门时，距灭菌柜 1m 内甲醛浓度及排气时排水口的甲醛浓度。

（2）测定方法按甲醛浓度测定仪使用说明书进行。

3. 灭菌鉴定试验步骤。

（1）制备嗜热脂肪杆菌芽胞悬液和菌片。菌片放入 PCD 中设定的位置，将 PCD 放入聚乙烯塑料袋内密封。每层四角和中央各放置一个 PCD。

（2）按使用说明书所规定的甲醛浓度、0.5 倍有效作用时间（灭菌周期中灭菌处理时间的一半）、柜内温度，在满载条件下进行灭菌处理。

（3）灭菌完毕，取出菌片，分别移种于 5ml 溴甲酚紫蛋白胨培养液中，置 56℃ 恒温培养箱内培养 7d，作为试验组。

（4）同批试验用菌片 2 片放在室温下，待试验组灭菌接种后，立即分别移入含 5.0ml PBS 试管中，振打 80 次，进行活菌培养计数，作为菌数对照组。

（5）以同批试验用菌片 2 片放在室温下，待试验组灭菌接种后，立即分别接种于 5.0ml 溴甲酚紫蛋白胨培养液，放入培养箱中培养 7d，作为阳性对照组。

（6）以未染菌载体 2 片分别接种于 5.0ml 溴甲酚紫蛋白胨培养液，放入培养箱培养 7d，作为阴性对照组。

（7）试验重复 5 次。

4. 评价规定。

每次试验中的菌数对照组检测回收菌量每片均达 $1×10^6$ ～ $5×10^6$ CFU，阳性对照组有菌生长，阴性对照组无菌生长，试验组无菌生长，判定为灭菌合格。

十二、过氧化氢气体等离子体灭菌效果鉴定试验

1. 实验材料。

试验用菌株为枯草杆菌黑色变种（ATCC 9372）芽胞（抗力鉴定合格）和嗜热脂肪杆菌（ATCC 7953）芽胞（抗力鉴定合格）；染菌载体为不锈钢片、钢针、聚四氟乙烯片等，必要时可增用或改用其他载体，每个载体回收菌量为 $1×10^6$ ～ $5×10^6$ CFU。模拟医疗器械管腔的材质、内径和长短应与过氧化氢气体等离子体的说明书中最难灭菌的消毒对象相一致；不锈钢管腔的内径为 1.2 ～ 1.5 cm，长度为 3.0 ～ 5.0 cm，两端有接

口，可与模拟医疗器械管腔连接，不锈钢管腔内体积应小于或等于模拟医疗器械管腔内体积，管腔一端应有可密封的接口，便于放置染菌载体；满载物品为使用说明书中规定的物品。

2. 灭菌效果测定操作程序。

（1）将染菌载体放入模拟医疗器械管腔中间位置，或不锈钢管腔内，两端分别连接模拟医疗器械管腔，置专用等离子体灭菌包装袋内。

（2）灭菌于满载条件下进行。

（3）将放有染菌载体的专用包装袋分别置于灭菌柜各层最难灭菌的位置，关闭柜门。

（4）按说明书的要求加入规定量及规格的过氧化氢。

（5）设定半周期灭菌程序，并启动该灭菌程序，进行灭菌处理试验。

（6）灭菌程序结束后，在无菌条件下取出染菌载体，将枯草杆菌黑色变种芽胞载体放入含中和剂的 TSB 培养液，37℃培养；将嗜热脂肪杆菌芽胞载体放入溴甲酚紫蛋白胨培养液，56℃培养，作为试验组。

（7）将同批试验用 2 个枯草杆菌黑色变种芽胞载体分别放入含 5.0ml 稀释液试管中，各振打 200 次；将同批试验用 2 个嗜热脂肪杆菌芽胞载体分别放入含 5.0ml 稀释液试管中，各振打 200 次。进行活菌培养计数，作为菌数对照组。

（8）将同批试验用 2 个枯草杆菌黑色变种芽胞载体放入含中和剂的 TSB 培养液，37℃培养；将同批试验用 2 个嗜热脂肪杆菌芽胞载体放入溴甲酚紫蛋白胨培养液，56℃培养，作为阳性对照组。

（9）将同批试验用未染菌载体 2 个放入含中和剂的 TSB 培养液，37℃培养；2 个放入溴甲酚紫蛋白胨培养液，56℃培养，作为阴性对照组。

（10）试验重复 5 次。

3. 评价规定。

每次试验的菌数对照组回收菌量均为每个载体 $1\times10^6\sim5\times10^6$ CFU；阳性对照组有菌生长，阴性对照组无菌生长，试验组无菌生长时判定为灭菌合格。

十三、内镜清洗消毒机消毒效果鉴定试验

1. 实验材料。

试验用菌株为枯草杆菌黑色变种（ATCC 9372）芽胞；模拟内镜为聚四氟乙烯管，外径 10~12mm，内径 6mm，总长度 1000mm，分别在 50mm、500mm 和 950mm 处剪断，共分为 4 段，其内壁能与载体外壁紧密相套连接。染菌载体为聚四氟乙烯管（外径 6mm，内径 4mm，长度 30mm），回收菌量为每载体 $1\times10^6\sim5\times10^6$ CFU。

2. 试验操作程序。

（1）将 3 个染菌载体两端依次与各截模拟内镜紧密相套连接，使其完全套入模拟内镜管内。按说明书将模拟内镜装放于消毒机内设定的位置，开启内镜清洗消毒机，按设定的消毒程序进行处理。

（2）消毒程序结束后，以无菌操作方式取出各载体，分别加入含有 10ml 中和剂溶

液的试管内，振打 200 次，做 10 倍系列稀释后选适宜稀释度进行活菌培养计数，作为试验组。

（3）取 2 个染菌载体，不做消毒处理，分别加入含有 10ml 中和剂溶液的试管内，振打 200 次，做 10 倍系列稀释后选适宜稀释度进行活菌培养计数，作为阳性对照组。

（4）分别取中和剂和稀释液接种两个平皿，每平皿 1.0ml，作为阴性对照组。

（5）试验重复 3 次。计算各次试验各载体的芽胞减少对数值。

3. 评价规定。

每次试验阳性对照组回收菌数为每载体 $1×10^6$ ~ $5×10^6$ CFU，阴性对照组无菌生长，试验组各载体芽胞减少对数值不小于 $4.0log_{10}$，判定为消毒合格。

第四节 灭菌与消毒指示器材鉴定试验

一、压力蒸汽灭菌生物指示物鉴定试验

用于测定压力蒸汽灭菌生物指示物所含菌量，以及在 $(121±0.5)$℃饱和蒸汽作用下的存活时间、杀灭时间与 D 值是否达到要求指标。

1. 抗力检测器指标要求。

压力蒸汽灭菌生物指示器材抗力检测器（biological indicator evaluator resistometer，pressured steam sterilization，BIER，简称抗力检测器）的技术指标要求为：时间控制以秒为单位；温度控制以 0.1℃为单位；加热至预定温度的时间应不大于 10s；排气时间不大于 5s；试验期间柜室内温度误差不超过 0.5℃。

2. 生物指示物微生物含量与抗力标准。

（1）嗜热脂肪杆菌芽胞（*Bacillus stearothermophilus*，ATCC 7953 或 SSI K31）。回收菌量为每片 $5×10^5$ ~ $5×10^6$ CFU，或 $5×10^5$ ~ $5×10^6$ CFU/ml。

（2）在 $(121±0.5)$℃饱和蒸汽条件下，存活时间不小于 3.9min，杀灭时间不大于 19min。

（3）在 $(121±0.5)$℃饱和蒸汽条件下，D 值为 1.3~1.9min。

3. 生物指示物含菌量的测定。

随机抽取 3 个生物指示物样本。样本为菌悬液式指示物，直接用 PBS 做适当稀释后，进行活菌培养计数即可；样本为含菌载体式指示物（如菌片），应先置回收液（含 0.1% 吐温 80 的 PBS 液）中洗下芽胞，并以 PBS 稀释至适当浓度，再进行活菌计数培养。培养温度为 56~60℃，24h 后观察结果。培养基仍用营养琼脂培养基。检测菌量符合要求者为合格。

4. 存活时间和杀灭时间的测定。

以生物指示管的测定为例：

（1）试验按作用时间分为 3.9min 和 19min 两组，各组测定 20 个样本。

（2）先将抗力检测器的电热蒸汽发生器加满蒸馏水，以不超过最高水位为度。

（3）接通检测器电源，预热，使达到预定蒸汽压。

（4）设定灭菌温度（121±0.5）℃和作用时间。

（5）启动抗力检测器工作程序，使其自动运行两个循环，以保证柜室等得到充分的预热。

（6）将生物指示管（每批放 20 个样本）放专用载物架上并置抗力检测器柜室中，保证每个样本都可充分暴露于蒸汽中。

（7）关闭柜门，先设定一组所规定的灭菌时间。

（8）启动抗力检测器工作程序，使自动进行抽真空→柜室加热→灭菌处理→排气。

（9）打开柜门，取出生物指示管。

（10）紧接着重复（5）～（9）的程序进行另一组的测定。

（11）取出的生物指示管应尽快（勿超过 2h）放入 56～60℃恒温箱，培养 7d，观察最终结果。

（12）测定结果，3.9min 组（存活时间组）20 个生物指示管均有菌生长，19min 组（杀灭时间组）20 个生物指示管均无菌生长时，可判为合格。其中一个组或两组各有一个样本未达规定要求，可再用 4 组样本重复试验（3.9min 和 19min 组各测试 2 次）。重复试验中，如各样本均达规定要求，仍可认为合格。对生物指示菌片进行测定时，操作程序与判断标准与上述生物指示管基本相同，只是将单片菌片装于牛皮纸袋中，以防灭菌时被冷凝水浸湿。此外，灭菌完毕，需将样本分别接种于溴甲酚紫蛋白胨培养液中培养 7d 观察最终结果。

5. D 值的测定。

（1）随机抽取 50 个样本，在 0～20min 范围内分成 10 个作用时间组进行试验。每组 5 个样本。作用时间递增幅度可根据预备试验结果适当变动（最长时间必须达到使菌全部死亡的作用时间）。

（2）将各组样本按本节"存活时间和杀灭时间的测定"（2）～（10）所示程序，分次进行灭菌处理。

（3）灭菌完毕，按本节"生物指示物含菌量的测定"对各组样本随机抽取 3 个进行活菌培养计数。

（4）计算每个作用时间样本上平均存活芽胞数的对数值。以作用时间为横坐标（X），存活芽胞数的对数值为纵坐标（Y），算出芽胞存活与作用时间的回归方程（$Y = a + bX$）。

（5）计算各实际测定值与直线回归方程的相关程度（相关系数）。

（6）根据所得直线回归方程式，计算出减少 90% 芽胞数所需的作用时间（D 值）。D 值符合本节"生物指示物微生物含量与抗力标准"者为合格。

6. 稳定性试验。

（1）在规定的贮存条件下，存放足量产品。

（2）按使用说明书规定的有效期限抽样检测，先观察外观，特别注意指示剂中的培养液颜色有无变化。

（3）在外观正常情况下，进一步按本节所示方法测定活菌数量、存活时间、杀灭时间。菌量数下降小于 50%，存活时间和杀灭时间又在规定合格范围内者，该贮存期可视为产品的有效保存期。

7. 注意事项。

（1）测定生物指示剂的抗力时，必须用压力蒸汽灭菌生物指示剂检测器进行，不能用普通压力蒸汽灭菌器代替。

（2）使用抗力检测器进行测定时，为确保每次加热时间的一致，每次间隔时间不宜超过 100s。如时间过长，柜室必须重新预热。

（3）培养基性能对热损伤后的芽胞恢复有一定影响，试验时不能用普通培养基代替恢复培养基。

（4）严格无菌操作，尤其是对生物指示菌片进行存活和杀灭时间测定时。

二、压力蒸汽灭菌化学指示卡鉴定试验

用于测定下排气式、预真空式和脉动真空式压力蒸汽灭菌化学指示卡（下简称化学指示卡）在饱和蒸汽作用下所产生的颜色变化，与拟代表的温度、杀菌作用时间的吻合情况，以作为判断该指示卡是否合格的依据。对其他相似类型化学指示物的鉴定，可参照本试验的有关原则进行。

1. 试验分组。

试验根据作用温度和时间分组。一般情况下，以使用说明书表明的变色温度和作用时间为第 1 组，而后温度不变，作用时间缩短 10 min 为第 2 组；另外，作用时间不变，仍为 20 min，温度下降 4℃为第 3 组。预真空式和脉动真空式压力蒸汽灭菌，因所需作用时间很短，故第 2 组作用时间只降低 2min 即可。

2. 实验室试验操作程序。

（1）每组试验，取 10 片化学指示卡、1 件生物指示器材和 1 支留点温度计（60～140℃，应经检定合格），同时放入抗力检测器中。

（2）操作抗力检测器，将各组样本按本节"存活时间和杀灭时间的测定"（2）～（10）所示程序分次进行处理（各试验组要求的温度和作用时间见试验分组）。

（3）立即打开柜门，取出上述物品，进行检测。

（4）检测时，观察留点温度计所示温度；对比化学指示卡上变色色块与标准合格色块的颜色，确认是否达到合格要求；将生物指示物放入 56℃恒温箱中培养 7d，并观察是否有菌生长。

（5）系统记录各组留点温度计、化学指示卡和生物指示物的结果。

（6）各组试验均重复 3 次。

（7）3 次测定结果均符合以下全部情况者可判为合格：①第 1 组指示卡 100% 变色完全，第 2 组与第 3 组指示卡不大于 20% 变色完全；②各组生物指示物结果与指示卡基本同步；③留点温度计读数与试验规定的温度，相差不超过 0.5℃。

3. 稳定性试验。

取包装完好并在室温、避光、干燥条件下，保存至一定时间（至少半年）的化学指示卡，用实验室试验方法进行检测。若结果符合上述要求，可视为指示卡在该保存期内性能稳定。

4. 注意事项。

（1）化学指示卡的鉴定，除注意其在到达灭菌要求温度和时间时可变为合格颜色外，还必须观察其在未达到灭菌要求温度和时间时是否不会变成合格颜色。从防止灭菌不合格角度看，后者更为重要。因此，在试验中低于灭菌要求温度和时间组绝不可省略。

（2）测定时应使用饱和蒸汽，否则可影响结果的准确性。

（3）留点温度计检定时所观测到的误差，在记录试验温度时，应将读数校正。

（4）压力蒸汽灭菌生物指示物抗力检测器为专用设备，国外和我国均有生产。由于试验要求的精密度较高，不宜用一般压力蒸汽灭菌器代替。

（5）试验中所用化学指示卡和生物指示物必须为同批产品。

（6）下排气式和预真空式（包括脉动真空）压力蒸汽灭菌对温度和作用时间的精确度要求不同，故在两类化学指示卡试验分组中，温度和作用时间的组距亦不同，两者不宜混用。

（7）对所要求的重复性试验，不可只在同次试验中增加一些化学指示卡，而应每重复一次试验即进行一次压力蒸汽灭菌处理，以防产生系统性误差。

三、压力蒸汽灭菌化学指示胶带与化学指示标签的鉴定试验

用于测定压力蒸汽灭菌用化学指示胶带与化学指示标签在规定温度的饱和蒸汽和作用时间下的变色情况，以判断该指示胶带和标签是否适用于作为经压力蒸汽灭菌处理的标志。

1. 试验分组。

试验使用下排气式压力蒸汽灭菌器与预真空式或脉动真空式压力蒸汽灭菌器鉴定。根据作用温度和时间分组，一般情况下化学指示胶带和标签所要求的准确度较化学指示卡类产品为宽松。分组时，以使用说明书标明的变色温度和作用时间为第 1 组；而后，温度不变，作用时间缩短 10min 为第 2 组；另外，时间不变，温度下降 10℃ 为第 3 组。预真空式和脉动真空式压力蒸汽灭菌，因所需时间很短，故第 2 组缩短至 1min 即可。

2. 试验步骤。

（1）每组试验取 5 个标签或来自不同卷的 5 段胶带，粘贴于厚纸片上，随同一留点温度计放入相应的压力蒸汽灭菌器中。

（2）按常规灭菌方法处理，待达到要求的温度及相应的压力，持续至规定的时间，排空柜室内蒸汽使成常压。

（3）打开柜门，取出样本。

（4）观察、记录化学指示胶带、标签是否变色和留点温度计（60～140℃，经鉴定合格）显示的温度。

（5）各组试验重复 3 次。

（6）3 次试验均符合以下条件者为合格：①第 1 组全部样本变色完全，②第 2 组和第 3 组变色完全的样本比例不超过 20%。③留点温度计所示温度与设定的温度相差不

超过 0.5℃。对未印有变色完全的标准色块的指示胶带和标签，可依据生产者另外提供的完全变色样本，对变色完全与否进行判断。

3. 稳定性试验。

取包装完好的样本，在室温、避光、干燥条件下保存至使用说明书规定的有效期限，用上述试验操作程序规定的方法进行检测，若结果符合要求，所测指示胶带与标签可视为在该保存期内性能稳定。

4. 注意事项。

（1）于 121℃ 条件下检测合格者，只能于 121℃ 灭菌时使用；于 132℃条件下检测合格者，只能于 132℃灭菌时使用。只有两组检测均合格者，才能兼用于上述两种温度灭菌的监测。

（2）其他注意事项见"压力蒸汽灭菌化学指示卡鉴定试验"中的有关内容。

四、紫外线灯管照射强度化学指示卡鉴定试验

用于测定紫外线灯管照射强度化学指示卡（下简称指示卡）在照射后颜色的变化与所受照射剂量的相关情况，从而确定其是否可用于使用单位对紫外线灯管照射强度的自检。

1. 试验步骤。

（1）将紫外线灯装于测定架上，指示卡置灯管下方垂直中心位置的照射台上（灯管与照射台距离可上下调整，以达到检测时规定的照射强度）。

（2）开启紫外线灯，待 5min 后灯管工作稳定，按指示卡上各标准色块注明的强度，分别调整好灯管下照射台中心测试点处的紫外线照射强度（用照度计测定），以进行随后的照射试验。

（3）照射时，在测定架上对指示卡变色区进行照射。每 10 张指示卡为一组，每组照射 1min，每个强度照射 3 组（共 30 张指示卡）。

（4）照射后，即刻用肉眼观察照射过的指示卡，比较其变色区色块与相应标准色块的颜色。

（5）同时用照度计测定紫外线照射强度，以与指示卡结果核对。

（6）变色区色块与标准色块，以及指示卡检测结果与照度计测定结果的符合率均不小于 90% 者，可判定为合格。

2. 稳定性试验。

（1）在室温避光条件下，存放足量指示卡。

（2）按使用说明书规定的期限抽样，每次抽取 20 份样本按上次试验操作程序进行检测。

（3）试验结果符合合格要求，可认为该存放时间即为其贮存有效期。

3. 注意事项。

（1）为防失准，所用照度计必须定期检测校正，并在计量标定有效期内。

（2）试验中所用指示卡必须为同一批产品。

（3）测试时，对指示卡照射 1min，时间应准确，过长或过短均可影响结果。

（4）指示卡测定时，应防紫外线灯光直射。

（5）光敏指示卡反应变色后，久存可能颜色有所改变，因此，检测结果应即时观察并用文字记录。

（6）测试应分多次进行，否则易发生系统误差。

（7）电压波动可影响灯管放射的紫外线强度，试验时应予注意。

五、消毒剂浓度试纸鉴定试验

通过检测消毒剂浓度试纸（下简称试纸）颜色反应情况与溶液中消毒剂浓度相关程度，以对其应用做出评价。

1. 测定分组。

鉴定中，应根据试纸使用说明书所列可测试消毒剂种类分别进行测试。测试中，取比色卡上所示标准色块中的高、中、低 3 个浓度作为 3 个组。对每种消毒剂、每组浓度测试 30 个样本（取自 3 个以上最小包装）。3 组的主要有效成分浓度，均应分别用化学滴定法测定。

2. 试验步骤。

（1）配制各种消毒剂的高、中、低 3 组浓度溶液，并按本书中有关方法测定其主要有效成分浓度。

（2）对各消毒剂浓度组，分别用试纸浸于溶液中，润湿即取出。半分钟后与标准色块比较，确定所测浓度。每条试纸作为 1 个样本，逐个样本分别进行测定。

（3）将试纸测得的浓度与化学滴定法测得的浓度比较，该组样本总符合率不小于 90% 者为合格。

3. 稳定性试验。

（1）按说明书要求，在室温存放足量指示卡。

（2）按说明书规定的期限抽样，按上述试验操作程序进行检测。

（3）试验结果符合合格要求者，可认为该存放时间即为其贮存有效期。

4. 注意事项。

（1）有效成分不稳定的消毒剂，应在试纸检测后尽快用化学法滴定其浓度。

（2）对于反应后颜色可消退的产品，应及时观察结果，并用文字记录。

第五节　灭菌医疗用品包装材料鉴定试验

一、理化性能鉴定

1. 一般检查。

（1）在日光或良好的人工光源下检查，包装应无削弱其功能的洞孔、裂缝、撕裂、皱痕或会影响其功能的局部加厚或变薄。

（2）包装内医疗用品应无未经保护的，可能会破坏包装的尖锐边缘或突出物。

2. 质量测定（可参考 ISO536）。

（1）器材：天平（感量 2mg，测量精确度 0.5%）；切割机（切割面积精确度 1.0%）。

（2）操作步骤：①条件：在温度（23±1）℃，相对湿度（50±2）% 条件下进行。②取样：取 5 份样品，按每片面积为 500cm²（200mm×250mm）制样片，每份样品切 4 片样片，共 20 个样片。③称量：称取每片样片质量，以 g 为单位，保留三位有效数字。④计算：按下式计算平均值与标准差。

$$W = \frac{m \times 10000}{A}$$

式中，W 为每平方米样片的平均质量，g/m²；m 为样片平均质量，g；A 为样片平均面积，cm²。

（3）结果报告：在一定温湿度条件下，每平方米样片的平均质量（g）。

（4）评价：包装材料单位面积的平均质量，应在产品标准的 ±5% 范围内。纸质材料的平均质量应不小于 56 g/m²。

（5）注意事项：在制备样片时应避免用手直接接触。

3. pH 值测定（可参考 ISO 6588）。

（1）器材：蒸馏水或去离子水（电导率≤0.1mS/m）；标准缓冲溶液（pH 值为 4.0、6.9、9.2）；pH 计（分辨率为 0.05）；回流冷凝器。

（2）操作步骤：称取样品 2g，精确到 0.1g，粉碎成约 5mm×5mm 大小，放入带塞细颈玻璃烧瓶内。将 100ml 蒸馏水加入另一同样带塞细颈玻璃烧瓶内，连接回流冷凝器，将水加热到接近沸腾。移去冷凝器，将接近沸腾的水加入含有样品的烧瓶内，连接冷凝器慢煮 1h。用冷凝器快速冷却至 20～25℃。让纤维沉淀，并轻轻将抽提液倒入小烧杯内，进行 pH 值测定。

（3）结果报告：取两次测定结果的平均值。

（4）评价：包装材料水提取物的 pH 值应在 5～8。

4. 氯化物含量测定（可参考 ISO 9197-1）。

5. 硫酸盐含量测定（可参考 ISO 9198）。

6. 荧光测定（可参考 EN 868-2）。

二、灭菌因子穿透性能鉴定

1. 灭菌条件。

（1）压力蒸汽灭菌：121℃，20～30min；134℃，2～6min。

（2）环氧乙烷灭菌：温度 54℃，环氧乙烷浓度 600～1000mg/L，作用至预定时间。

（3）辐照灭菌：辐照剂量 10～30kGy。

2. 操作要求。

（1）压力蒸汽灭菌：按 GB 18278-2000 进行。

（2）环氧乙烷灭菌：参照环氧乙烷灭菌效果鉴定试验进行。

（3）辐照灭菌：按 GB 18280-2000 进行。

3. 结果报告。

包装袋上化学指示色块变色情况及包装内生物指示剂灭菌情况。

4. 评价。

在灭菌条件下，所有化学指示色块均达规定颜色，包装内生物指示剂无菌生长，可判断为合格。

三、环氧乙烷残留水平测定

可参考 ISO 10993-7。

四、对包装标识的影响

1. 包装及其标识不因灭菌而变色。
2. 包装标识不因灭菌而变得难以辨认。

五、微生物屏障性能鉴定

1. 包装材料不透气性试验——染色渗透试验。

（1）实验器材：海绵，平滑玻璃，吸纸，染色液（1%苋菜红水溶液），浅盘（深度不小于 15mm，最小面积为 135mm×95mm），样片（面积 250mm×105mm）。

（2）实验步骤：①取一块面积与样片相同的吸纸，放在玻璃表面，将待测样片的内表面与吸纸接触。②将染色液倒入浅盘中，使海绵在浅盘内滞留 1min，取出海绵，靠着盘的边把多余的液体挤除。③将海绵放在样片上，保证海绵的边缘在样片边缘部之内（且距边缘部不少于 15mm），并静置 2min。④取走海绵，检查试纸被污染的情况。

（3）结果报告：报告被沾染的吸纸的样片数量。

（4）评价：吸纸上不沾染染色液为合格。

2. 透气性材料微生物屏障试验。

（1）湿性条件下微生物屏障性能。

1）操作步骤：①将样片于 134℃压力蒸汽灭菌 6min，100mbar[①] 真空干燥 10min。②将金黄色葡萄球菌（ATCC 6538）接种于 6 ml 葡萄糖营养肉汤培养基内，取 37℃培养 16h 后的菌悬液做活菌计数。③将预处理的样片（面积 50mm×50mm）外表面朝上平铺于无菌平皿内。④将含 10^7CFU/ml 的金黄色葡萄球菌悬液滴到样片上，互不接触滴 5 滴，每滴 0.1 ml。⑤将染菌样片在温度 20～25℃，相对湿度 40%～50% 条件下放置，使其干燥，时间不超过 6h。⑥将染菌样片平铺于血琼脂培养基表面，完全接触，染菌面朝上，5～6s 后将样片移开。⑦将血琼脂培养基于 37℃培养 16～24h 后进行菌落计数。

2）结果报告：每个血琼脂培养基平板上生长的菌落数以及 5 个平板上生长的菌落总数。

3）评价：①5 个培养基平板上均无菌生长，试验菌不能透过样片。②如 5 个培养基平板上生长的菌落总数不大于 5，则用 20 个样片复测，在 20 个平板上生长的菌落数不大于 5 为合格。

---

① 1bar=100kPa，1mbar=100Pa。

（2）干性条件下微生物屏障性能。

1）器材：试验瓶［250ml 有盖玻璃瓶，螺旋盖带有 34mm 的孔，密封垫圈内径 34mm，由聚四氟乙烯（PTFE）制成或覆盖层带 PTFE 材料］；试验微生物［枯草杆菌黑色变种（ATCC 9372）芽胞］；培养基（营养琼脂培养基）；铝箔滤纸。

2）操作步骤：①取 100ml 含 10^6 CFU/ml 芽胞的乙醇（96%）悬液与 100g 无菌石英粉（0.04~0.15mm）混合，50℃干燥 16h。②在试验瓶内加入 20ml 营养琼脂培养基并使凝固。③将 10 个直径为 42mm 的圆形样片分别置于试验瓶两个密封垫圈之间，并用螺旋盖适当压紧，使样片被密封垫圈紧压在瓶沿上。④将试验瓶用铝箔包裹，于 121℃灭菌 20min。⑤灭菌并冷却后，移去铝箔包裹，称取 0.25g 染菌石英粉均匀撒于样片上。⑥将试验瓶放入培养箱加热到 50℃，取出放入冷藏箱降至 10℃。如此为 1 次，重复 5 次。⑦将试验瓶置 37℃培养 24h，计算菌落数。

3）结果报告：每个样片透过的菌落数及 10 个样片透过的菌落总数。

4）评价：每个样片透过的菌落数应不大于 5CFU，10 个样片透过的菌落总数应不大于 15CFU。

六、毒性鉴定

1. 检验要求。

接触性医疗用品与病人的包装材料，在灭菌前后均应无皮肤刺激、眼刺激与致敏作用，且无细胞毒性。

2. 检测方法。

按本书第二十一章"消毒相关产品毒理学检验与安全性评价"中相应的方法测试。

七、无菌有效期鉴定

1. 样品放置条件。

（1）自然留样法：将样片放置室温下，模拟室内货架贮存，每周记录湿度与温度，按产品使用说明书规定的有效期取样检测。

（2）加速老化法：把样片置于温度为 60~65℃、相对湿度为 80%±5% 的干燥器内 7d 后抽样进行检测，相当于室温下放置 180d。

2. 鉴定项目。

（1）微生物屏障性能：按本节"微生物屏障性能鉴定"测试。

（2）无菌性保持：按《中华人民共和国药典》（2015 年版二部 附录 XI H）"无菌检查法"测试。

第六节 一次性使用医疗用品消毒效果检验

用于检测一次性使用医疗用品消毒后残存细菌或真菌的状况，测试产品存放一定时间后是否被细菌或真菌污染及其污染程度。

一、适用范围

临床用于涉及病人检查、治疗，如护理用指套、手套、吸痰管、阴道窥镜、肛镜、印模托盘、治疗巾、皮肤清洁巾、擦手巾、压舌板、臀垫、中单等接触完整黏膜、皮肤的各类一次性使用医疗、护理用品等的检测。

二、抽样要求

1. 抽样方法。

为使样品具有良好的代表性，采用随机抽样方法。随机选取不同 3 个批号的产品。根据检验要求，从每个批号产品中随机抽取同等数量的样品，尽量选自多个大包装。不得在同一批号内的同一包装内邻近部位集中选取全部样品。

2. 抽样数量。

（1）对单一品牌、型别（或规格）产品鉴定取样：随机选取不同 3 个批号的产品。从每个批号产品中随机抽取 3 个大包装。从每个大包装中随机抽取 20 个最小销售包装产品（每个最小销售包装产品重量应达到 10g 以上；棉签等每个包装内数量在 5 支以上的产品，以满足检验最低需要量为准。如果重量低于 10g 或数量少于 5 支时，适当增加抽取产品的最小销售包装数量作为该品牌、批号产品抽检样品）。其中 1/4 样品用于首次检测，1/4 样品用于留样，2/4 样品用于必要时的复测。样品最小销售包装应完整无破损（包装破损即可视为不合格产品、禁止出售），检测前不得开启。

（2）对同一品牌、不同型别（或规格）产品鉴定取样：分别对不同型别（或规格）产品进行随机抽检。对每个型别（或规格）产品随机选取不同 3 个批号产品。从每个批号产品中随机抽取 3 个大包装。以下步骤同本节"对单一品牌、型别（或规格）产品鉴定取样"的操作。

（3）对不同品牌、不同型别（或规格）产品鉴定取样：分别对不同品牌、型别（或规格）产品进行随机抽检。对每个品牌的每一个型别（或规格）产品随机选取不同 3 个批号的产品。从每个批号产品中随机抽取 3 个大包装。以下步骤同本节"对单一品牌、型别（或规格）产品鉴定取样"的操作。

三、检测样本的制作

1. 检测数量。

（1）每批样品首次检测时，检测 5 个样本，分别在所选的 5 个最小销售包装内抽取。

（2）必要时进行复测。复测时，检测 10 个样本，分别在所选的 10 个最小销售包装内抽取。

（3）以下的样本制作均按首次检测设计，复测时样本量加倍。

2. 样本制作。

（1）垫单、手套等产品的样本制作：分别在所选 5 个最小销售包装内样品的不同部位剪取 10g 重样片，共 5 份。分别剪碎后，各放入一含 100ml 洗脱液试管中，振荡 20s

或振打 80 次。待样本碎片沉淀后，取各管洗液分别进行检测。

（2）指套等小件物品的样本制作：在所选 5 个最小销售包装内样品中各选一个样本，共 5 份。分别剪碎后，各投入含 10ml 洗脱液试管中，每管一个样本。振荡 20s 或振打 80 次，取各管洗液分别进行检测。

（3）棉签等产品的样本制作：在所选 5 个最小销售包装内样品中，各选 5 支为一个样本，共 5 份。分别直接投入含 10 ml 洗脱液试管中，每管一个样本。振荡 20s 或振打 80 次，取各管洗脱液分别进行检测。

（4）对不能用上述方法采样的物品，在所选 5 个最小销售包装中各选一个样本，共 5 份；分别用无菌棉拭子涂抹法采样，每个样本涂抹采样面积 25cm²。采样后，按无菌操作原则剪下棉拭采样端置于 10ml 采样液试管中，每管一份样本。振荡 20s 或振打 80 次，取各管采样液分别进行检测。

四、细菌检测操作程序

1. 样本制备后，应立即进行检测。

2. 每一样本洗脱液或采样液接种 2 个平皿，每个平皿接种 1.0ml。当估计含菌量过高时（每平板生长菌落数超过 300 个），应用 PBS 对洗脱液或采样液做适当稀释后再接种。为取得适宜的菌落数，应接种 2~3 个不同稀释度的样液。每吸取一个稀释度样液，换一支无菌吸管。

3. 将 45℃ 左右熔化的营养琼脂培养基倾注于已加入样液的平皿中。每平皿 15~20ml。盖好，与样液混均，平放。待培养基凝固后，翻转平板使底向上，置 37℃ 恒温培养箱内培养 48h 后，计数菌落数。

4. 菌落数计算。接种洗脱液或采样液原液进行培养者，即使生长的菌落数每平皿小于 15CFU，仍按实际生长菌落数计算；接种不同稀释度洗脱液或采样液进行培养时，应选择生长的菌落数在每平皿 15~300CFU 的稀释度进行菌落数计算。

5. 检测时应设阴性、阳性对照组。

（1）阴性对照组：①用同批营养琼脂培养基倾注平皿直接培养；②吸取 1.0ml 同批洗脱液与 PBS 各 2 份，分别接种平皿，倾注营养琼脂培养基进行培养。

（2）阳性对照组：接种金黄色葡萄球菌（ATCC 6538）18h 新鲜肉汤培养物 1.0ml 于平皿内，倾注营养琼脂培养基进行培养。培养条件为 37℃ 恒温，培养 48h 后观察结果。

若阴性对照组有菌生长，说明其中培养基、洗脱液、PBS 灭菌不合格或被污染；若阳性对照组无菌生长或生长的菌落不正常，说明其中使用的培养基或培养条件可能存在问题或均存在问题。以上两种情况均需更换培养基重新进行试验。

五、真菌检测操作程序

1. 真菌的检测操作程序与细菌检测操作程序基本相同，主要区别在于所用培养基、培养温度、培养时间不同。真菌培养使用沙堡琼脂培养基，倾注法接种。20~25℃ 恒温培养 72h，计算菌落数。为防止真菌孢子飞扬污染环境，真菌菌落计数应在安全操作箱内进行。

2. 检测时设阴性、阳性对照组。方法与本节"细菌检测操作程序"相同。阳性对照组接种白假丝酵母（ATCC 10231）。20～25℃恒温培养 72h 后观察结果。

六、结果计算

将 2 个平板计数所得菌落数的平均值乘以稀释倍数，即得洗脱液或采样液中每毫升所含菌量（CFU/ml）。根据每毫升所含菌量推算出每个样本的菌量。其表达单位可根据情况使用 CFU/cm²、CFU/g、CFU/样本。

七、注意事项

1. 检测应在 100 级洁净室或 100 级层流超净工作台（下简称超净台）开展，严格无菌操作，防止污染。为防止真菌孢子污染周围环境，应使用安全操作箱。

2. 同批样品检验时，洗脱振敲次数要保持一致。振敲轻重应尽量保持一致。

3. 吸量管取液量应准确，减少使用中的误差。

4. 样液接种后应尽快倾注培养基，避免样液干燥于平皿上，影响结果的准确性。

5. 计算结果时，注意核对接种样液稀释倍数，以免发生计算错误。

第七节　一次性使用卫生用品消毒效果检验

一次性使用卫生用品是指使用一次后即丢弃的、与人体直接或间接接触的，并为达到维持人体生理卫生或卫生保健（抗菌或抑菌）目的而使用的各种日常生活用品，产品性状可以是固体也可以是液体。例如，一次性使用手套或指套（不包括医用手套或指套）、纸巾、湿巾、卫生湿巾、卫生棉（棒、签、球）、化妆棉（纸、巾）、纸质餐饮具、电话膜、帽子、口罩、内裤、妇女经期卫生用品（包括卫生护垫）、尿布等排泄物卫生用品（不包括皱纹卫生纸等厕所用纸）、避孕套等。

一、样品采集

于同一批号的三个运输包装中至少抽取 12 个最小销售包装样品，1/4 样品用于检测，1/4 样品用于留样，另 2/4 样品（可就地封存）必要时用于复检。抽样的最小销售包装不应有破裂，检验前不得启开。

二、样品微生物污染鉴定

1. 细菌菌落总数与初始污染菌检测法。

（1）样品的处理：在 100 级净化条件下用无菌方法打开用于检测的至少 3 个包装，从每个包装中取样，准确称取（10±1）g 样品。剪碎后加入 200ml 灭菌生理盐水（如产品中含有抑菌或杀菌成分，须加入相应的中和剂）中，充分混匀，得到一个生理盐水样液。液体产品用原液直接作样液（如产品中含有抑菌或杀菌成分，须在样液中加入相应的中和剂）。如被检样品含有大量吸水树脂材料而导致不能吸出足够样液时，稀释液量可按每次50ml递增，直至能吸出足够测试用样液。

（2）活菌培养计数：待上述生理盐水样液自然沉降后，取上清液接种于5个平皿，进行活菌培养计数。

（3）结果报告：当总菌落数在100以内，按实有数报告，大于100时采用两位有效数字。如果样品菌落总数超过标准值，按下述方法进行复检和结果报告。

（4）复检方法：取留存的复检样品依前法复测2次，2次结果平均值都达到标准规定者，则判定被检样品合格；如其中仍有1次结果平均值超过标准规定，则判定被检样品不合格。

2. 大肠菌群检测方法。

（1）操作步骤：取样液5ml接种于50ml乳糖胆盐发酵管，置（35±2）℃培养24h，若不产酸也不产气，则报告为大肠菌群阴性。如产酸产气，则划线接种于伊红亚甲蓝琼脂平板，置（35±2）℃培养18~24h，观察平板上菌落形态。典型的大肠菌落为黑紫色或红紫色，圆形，边缘整齐，表面光滑湿润，常具有金属光泽，也有的呈紫黑色，不带或略带金属光泽，或为粉红色、中心颜色较深。取疑似菌落1~2个做革兰染色镜检，同时接种于乳糖发酵管，置（35±2）℃培养24h，观察产气情况。

（2）结果报告：乳糖胆盐发酵管产酸产气，乳糖发酵管产酸产气，在伊红亚甲蓝平板上有典型大肠菌落，革兰染色为阴性无芽胞杆菌，可报告被检样品中检出大肠埃希菌。

3. 铜绿假单胞菌检测方法。

（1）操作步骤：取样液5ml，加入50ml SCDLP培养液中，充分混匀，置（35±2）℃培养18~24h。如有铜绿假单胞菌生长，则培养液表面呈现一层薄菌膜，培养液常呈黄绿色或蓝绿色。从培养液的薄菌膜处挑取培养物，划线接种于十六烷三甲基溴化铵琼脂平板，置（35±2）℃培养18~24h，观察菌落特征。铜绿假单胞菌在此培养基上生长良好，菌落扁平，边缘不整，菌落周围培养基略带粉红色，其他菌不长。取可疑菌落涂片做革兰染色，镜检为革兰阴性菌者应进行下列试验：①氧化酶试验：取一小块洁净的白色滤纸片放在灭菌平皿内，用无菌玻棒挑取可疑菌落涂在滤纸片上，然后在其上滴加一滴新配制的1‰二甲基对苯二胺试液，30s内出现粉红色或紫红色，为氧化酶试验阳性，不变色者为阴性。②绿脓菌素试验：取2~3个可疑菌落，分别接种在绿脓菌素测定用培养基斜面，（35±2）℃培养24h，加入三氯甲烷3~5ml，充分振荡使培养物中可能存在的绿脓菌素溶解，待三氯甲烷呈蓝色时，用吸管移到另一试管中并加入1mol/L的盐酸1ml，振荡后静置片刻。如上层出现粉红色或紫红色即为阳性，表示有绿脓菌素存在。③硝酸盐还原产气试验：挑取被检菌纯培养物接种在硝酸盐胨水培养基中，置（35+2）℃培养24h，培养基小倒管中有气者即为阳性。④明胶液化试验：取可疑菌落纯培养物，穿刺接种在明胶培养基内，置（35±2）℃培养24h，取出放于4~10℃，如仍呈液态者为阳性，凝固者为阴性。⑤42℃生长试验：取可疑培养物，接种在普通琼脂斜面培养基上，置42℃培养24~48h，有铜绿假单胞菌生长为阳性。

（2）结果报告：被检样品经增菌分离培养后，证实为革兰阴性杆菌，氧化酶及绿脓菌素试验均为阳性者，即可报告被检样品中检出铜绿假单胞菌。如绿脓菌素试验阴性而液化明胶、硝酸盐还原产气和42℃生长试验三者皆为阳性，仍可报告被检样品中检出铜绿假单胞菌。

4. 金黄色葡萄球菌检测方法。

（1）操作步骤：取样液5ml，加入50ml SCDLP培养液中，充分混匀，置（35±2）℃培养24h。自上述增菌液中取1或2接种环，划线接种在血琼脂培养基上，置（35±2）℃培养24~48h。在血琼脂平板上该菌菌落呈金黄色，大而突起，圆形，不透明，表面光滑，周围有溶血圈。挑取典型菌落，涂片做革兰染色镜检，金黄色葡萄球菌为革兰阳性球菌，排列成葡萄状，无芽胞与荚膜。镜检符合上列情况应进行下列试验：①甘露醇发酵试验：取上述菌落接种于甘露醇培养液，置（35±2）℃培养24h，发酵甘露醇产酸者为阳性。②血浆凝固酶试验。玻片法：取清洁干燥载玻片，一端滴加一滴生理盐水，另一端滴加一滴兔血浆，挑取菌落分别与生理盐水和血浆混合，5min后如血浆滴内出现团块或颗粒状凝块，而盐水滴仍呈均匀浑浊无凝固，则为阳性，如两者均无凝固则为阴性。如盐水滴与血浆滴均有凝固现象，再进行试管凝固酶试验。试管法：吸取1∶4新鲜血浆0.5ml，放灭菌小试管中，加入等量待检菌24h肉汤培养物0.5ml，混匀，放（35±2）℃恒温箱或水浴中，每半小时观察一次，24h之内呈现凝块即为阳性。同时以已知血浆凝固酶阳性和阴性菌株肉汤培养物各0.5ml作为阳性与阴性对照。

（2）结果报告：凡在琼脂平板上有可疑菌落生长，镜检为革兰阳性葡萄球菌，并能发酵甘露醇产酸，血浆凝固酶试验阳性者，可报告被检样品中检出金黄色葡萄球菌。

5. 溶血性链球菌检测方法。

（1）操作步骤：取样液5ml加入50ml葡萄糖肉汤，（35±2）℃培养24h。将培养物划线接种于血琼脂平板，（35±2）℃培养24h观察菌落特征。溶血性链球菌在血平板上为灰白色，半透明或不透明，针尖状突起，表面光滑，边缘整齐，周围有无色透明溶血圈。挑取典型菌落做涂片革兰染色镜检，应为革兰阳性，呈链状排列的球菌。镜检符合上述情况，应进行下列试验：①链激酶试验：吸取草酸钾血浆0.2ml（0.01g草酸钾加5ml兔血浆混匀，经离心沉淀，吸取上清液），加入0.8ml灭菌生理盐水，混匀后再加入待检菌24h肉汤培养物0.5ml和0.25％氯化钙0.25ml，混匀，放（35±2）℃水浴中，2 min观察一次（一般10min内可凝固），待血浆凝固后继续观察并记录溶化时间。如2h内不溶化，继续放置24h观察，如凝块全部溶化为阳性，24h仍不溶化为阴性。②杆菌肽敏感试验：将被检菌菌液涂于血平板上，用灭菌镊子取每片含0.04单位杆菌肽的纸片放在平板表面上，同时以已知阳性菌株做对照，在（35±2）℃下放置18~24h，有抑菌带者为阳性。

（2）结果报告：镜检革兰阳性链状排列球菌，血平板上呈现溶血圈，链激酶和杆菌肽敏感试验阳性，可报告被检样品检出溶血性链球菌。

6. 真菌菌落总数检测方法。

（1）操作步骤：待上述生理盐水样液自然沉降后取上清液做真菌计数。共接种5个平皿，每个平皿中加入1ml样液，然后取冷却至45℃左右的熔化的沙氏琼脂培养基15~25ml倒入每个平皿内混合均匀，琼脂凝固后翻转平皿置（25±2）℃培养7d，分别于35d和7d观察，计算平板上的菌落数，如果发现菌落蔓延，以前一次的菌落计数为准。

（2）结果报告：菌落呈片状生长的平板不宜采用；计数符合要求的平板上的菌落，按下式计算结果：

$$X_F = \frac{N_t}{5} \times K$$

式中，X_F 为样品真菌菌落总数，CFU/g 或 CFU/ml；N_t 为 5 块沙氏琼脂培养基平板上的真菌菌落总数；K 为稀释度。

当菌落数在 100 以内，按实有数报告，大于 100 时采用二位有效数字。

如果样品菌落总数超过本标准的规定，按下述方法进行复检和结果报告。

（3）复检方法：将留存的复检样品依前法复测 2 次，2 次结果平均值都达到标准的规定，则判定被检样品合格；其中有任何 1 次结果平均值超过标准规定，则判定被检样品不合格。

7. 真菌定性检测方法。

（1）操作步骤：取样液 5ml 加入 50ml 沙氏培养基中，（25±2）℃培养 7d，逐日观察有无真菌生长。

（2）结果报告：培养管浑浊应转种沙氏琼脂培养基，证实有真菌生长，可报告被检样品检出真菌。

三、产品杀菌性能、抑菌性能及其稳定性鉴定

1. 杀菌性能测试方法。

（1）试验菌与菌液制备：试验用微生物为金黄色葡萄球菌（ATCC 6538），大肠埃希菌（8099 或 ATCC 25922），白假丝酵母（ATCC 10231）。取菌株第 3~14 代的营养琼脂培养基斜面新鲜培养物（18~24h），用 5ml 0.03mol/L PBS 洗下菌苔，然后用上述 PBS 稀释至所需浓度，即为制备菌液；制备染菌样片时取 $100\mu l$ 滴于样片（2.0cm×3.0cm）上，使回收菌数达每片 $1\times10^4 \sim 9\times10^4$ CFU 即可。

（2）中和剂鉴定试验：参照本书第十六章"中和剂载体定量鉴定试验"中的方法进行。

（3）杀菌试验：参照本书第十七章"载体浸泡定量杀菌试验"方法进行。①取被试样片（2.0cm×3.0cm）和对照样片（与试样材料同质，同等大小，但不含抗菌材料，且经灭菌处理）各 4 片，分成 4 组置于 4 个灭菌平皿内。②取菌悬液，分别在每个被试样片和对照样片上滴加 $100\mu l$，均匀涂布，开始计时，作用 2min、5min、10min 和 20min，用无菌镊分别将样片投入含 5ml 相应中和剂的试管内，充分混匀，做适当稀释，做活菌菌落计数。③试验重复 3 次，按下式计算杀菌率：

$$X = \frac{N_C - N_S}{N_C} \times 100\%$$

式中，X 为杀菌率，%；N_C 为对照样片平均菌落数，CFU/片；N_S 为被试样片平均菌落数，CFU/片。

（4）评价标准：杀菌率不小于 90%，产品有杀菌作用。

2. 溶出性抗（抑）菌产品抑菌性能测试方法。

（1）操作步骤：①将试验菌 24h 斜面培养物用 PBS 洗下，制成菌悬液（要求的浓度为：用 $100\mu l$ 滴于对照样片上或 5ml 样液内，回收菌数为每片或每毫升 $1\times10^4\sim9\times10^4 CFU$）。②取被试样片（2.0cm×3.0cm）或样液（5ml）和对照样片或样液（与样片材料同质，同等大小，但不含抗菌材料，且经灭菌处理）各 4 片（置于灭菌平皿内）或 4 管。③取上述菌悬液，分别在每个被试样片（或样液）和对照样片（或样液）上（或内）滴加 $100\mu l$，均匀涂布（混合），开始计时，作用 2min、5min、10min 和 20min，用无菌镊分别将样片或样液（0.5ml）投入含 5ml PBS 的试管内，充分混匀，做适当稀释，做活菌菌落计数。④试验重复 3 次，按下式计算抑菌率：

$$X = \frac{N_C - N_S}{N_C} \times 100\%$$

式中，X 为抑菌率,% ；N_C 为对照样品平均菌落数，CFU/片；N_S 为被试样品平均菌落数，CFU/片。

（2）评价标准：抑菌率不小于 $50\%\sim90\%$，产品有抑菌作用；抑菌率不小于 90%，产品有较强抑菌作用。

3. 非溶出性抗（抑）菌产品抑菌性能测试方法。

参照本书第二十章"振荡烧瓶试验"方法进行。

4. 稳定性测试方法。

（1）测试条件：①自然留样：将原包装样品置室温下按使用说明书规定的时间抽样进行抑菌或杀菌性能测试。②加速试验：将原包装样品置 $54\sim56℃$ 恒温箱内 14d 或 $37\sim40℃$ 恒温箱内 3 个月，保持相对湿度不小于 75%，抽样进行抑菌或杀菌性能测试。

（2）评价标准：①自然留样，其杀菌率或抑菌率达到规定的标准值，产品的杀菌或抑菌作用有效期为自然留样时间。②$54℃$ 加速试验，其杀菌率或抑菌率达到规定的标准值，产品的杀菌或抑菌作用有效期为室温保存至少 1 年。③$37℃$ 加速试验，其杀菌率或抑菌率达到规定的标准值，产品的杀菌或抑菌作用有效期为室温下至少保存 2 年。

四、产品环氧乙烷残留量测试方法

产品环氧乙烷残留量测试方法可参考 GB 15979-2002。

五、产品毒理学鉴定

1. 鉴定指标。

当原材料、生产工艺等发生变化可能影响产品毒性时，应按表 20-7-1，根据不同产品种类提供有效的（经政府认定的第三方）成品毒理学测试报告。

表 20-7-1　产品毒理学试验选项

产品种类	皮肤刺激试验	阴道黏膜刺激试验	皮肤变态反应试验
手套或指套、内裤	√		√
抗菌（或抑菌）液体产品	√	根据用途选择*	√

产品种类	皮肤刺激试验	阴道黏膜刺激试验	皮肤变态反应试验
湿巾、卫生湿巾	√	根据用途选择*	根据材料选择
口罩	√		
妇女经期卫生用品		√	√
尿布等排泄物卫生用品	√		√
避孕套		√	√

*用于阴道黏膜的产品须做阴道黏膜刺激试验，但无须做皮肤刺激试验。

2. 试验方法。

(1) 样品制备：①皮肤刺激试验和皮肤变态反应试验：以横断方式剪一块斑贴大小的产品。对于干的产品，如尿布、妇女经期卫生用品，用生理盐水润湿后贴到皮肤上，再用斑贴纸覆盖。湿的产品，如湿巾，则可以按要求裁剪合适的面积，直接贴到皮肤上，再用斑贴纸覆盖。②阴道黏膜刺激试验：干的产品（如妇女经期卫生用品）：以横断方式剪取足够重量的产品，按 1g/10ml 的比例加入灭菌生理盐水，密封于萃取容器中搅拌后置于（37±1）℃下 24 h。冷却到室温，搅拌后析取样液备检。湿的产品（如卫生湿巾）：在进行阴道黏膜刺激试验的当天，挤出湿巾里的添加液作为样片。

(2) 试验操作：皮肤刺激试验、阴道黏膜刺激试验和皮肤变态反应试验方法按本书第二十二章的方法测试。

(3) 判定标准。按本书第二十一章中的相应部分作为试验结果判定原则。

六、消毒效果生物监测评价方法

1. 环氧乙烷灭菌或消毒

参照本章"环氧乙烷灭菌器灭菌效果鉴定试验"进行。

(1) 环氧乙烷消毒效果评价用生物指示菌为枯草杆菌黑色变种（ATCC 9372）芽胞。在菌量为 $5 \times 10^5 \sim 5 \times 10^6$ CFU/片、环氧乙烷浓度为（600±30）mg/L、作用温度为（54±2）℃、相对湿度为（60±10）% 条件下，其杀灭 90% 微生物所需时间 D 值应为 2.5~5.8min，存活时间不小于 7.5min，杀灭时间不大于 58min。

(2) 每次测试至少布放 10 片生物指示剂于最难杀灭处。消毒完毕，取出指示菌片接种营养肉汤培养液做定性检测或接种营养琼脂培养基做定量检测，将未处理阳性对照菌片做相同接种，两者均置（35±2）℃培养。阳性对照应在 24h 内有菌生长。定性培养样品如连续观察 7d 全部无菌生长，可报告生物指示剂培养阴性，消毒合格。定量培养样品与阳性对照相比杀灭对数值达到 3.0 也可报告消毒合格。

2. 电离辐射灭菌或消毒。

(1) 生物指示菌：短小杆菌 E 601（ATCC 27142）芽胞，在菌量为每片 $5 \times 10^5 \sim 5 \times 10^6$ CFU 时，其 D_{10} 值应为 1.7 kGy。

(2) 检测方法：每次测试至少选 5 箱，每箱产品布放 3 片生物指示剂，将待检箱置最小剂量处。消毒完毕，取出指示菌片接种于营养肉汤培养液做定性检测或接种于营养琼脂培养基做定量检测；将未处理阳性对照菌片做相同接种，两者均置于（35±2）℃培养。

（3）结果判定：阳性对照应在24h内有菌生长。定性培养样品如连续观察7d全部无菌生长，可报告生物指示剂培养阴性，消毒合格。定量培养样品与阳性对照相比杀灭对数值达到3.0也可报告消毒合格。

3. 压力蒸汽灭菌或消毒。

参照《消毒与灭菌效果的评价方法与标准》（GB 15981－1995）第一篇"压力蒸汽灭菌效果评价方法与标准"中的规定执行。

七、产品卫生标准

1. 外观必须整洁，符合该卫生用品固有性状，不得有异常气味与异物存在。
2. 不得对皮肤与黏膜产生不良刺激，不引起过敏反应及其他损害作用。
3. 产品微生物学指标：须符合表20－7－2的规定。
4. 卫生湿巾除必须达到表20－7－2的微生物学标准外，对大肠埃希菌和金黄色葡萄球菌的杀灭率须不小于90%，如需标明对真菌的作用，还须对白假丝酵母的杀灭率不小于90%，其杀菌作用在室温下至少须保持1年。
5. 抗菌（或抑菌）产品除必须达到表20－7－2中同类同级产品的微生物学标准外，对大肠埃希菌和金黄色葡萄球菌的抑菌率须不小于50%（溶出性）或大于26%（非溶出性），如需标明对真菌的作用，还须对白假丝酵母的抑菌率不小于50%（溶出性）或大于26%（非溶出性），其抑菌作用在室温下至少须保持1年。
6. 任何经环氧乙烷消毒的卫生用品出厂时，环氧乙烷残留量必须不大于250 μg/g。

表20－7－2　产品微生物学指标

产品种类		初始污染菌[①]（CFU/g）	细菌菌落总数（CFU/g 或 CFU/ml）	大肠菌群	致病性化脓菌[②]	真菌菌落总数（CFU/g 或 CFU/ml）
手套或指套、纸巾、湿巾、帽子、内裤、电话膜		—	≤200	不得检出	不得检出	≤100
抗菌（或抑菌）液体产品			≤200	不得检出	不得检出	≤100
卫生湿巾		—	≤20	不得检出	不得检出	不得检出
口罩	普通级		≤200	不得检出	不得检出	≤100
	消毒级	≤10000	≤20	不得检出	不得检出	不得检出
妇女经期卫生用品	普通级	—	≤200	不得检出	不得检出	≤100
	消毒级	≤10000	≤20	不得检出	不得检出	不得检出
尿布等排泄物用品	普通级	—	≤200	不得检出	不得检出	≤100
	消毒级	≤10000	≤20	不得检出	不得检出	不得检出

产品种类	初始污染菌① (CFU/g)	细菌菌落总数 (CFU/g 或 CFU/ml)	大肠菌群	致病性化 脓菌②	真菌菌落总数 (CFU/g 或 CFU/ml)
避孕套	—	≤20	不得检出	不得检出	不得检出

注：①如初始污染菌超过表内数值，应相应提高杀灭对数值，使达规定的细菌与真菌限值。
②致病性化脓菌指铜绿假单胞菌、金黄色葡萄球菌与溶血性链球菌。

第八节　隐形眼镜护理液消毒效果鉴定试验

隐形眼镜护理液是指专用于隐形眼镜护理的，具有清洁、杀菌、冲洗或保存镜片，中和清洁剂或消毒剂，物理缓解（或润滑）隐形眼镜引起的眼部不适等功能的溶液或可配制成溶液使用的可溶性固态制剂。

一、样品采集

随机抽取 3 个批号的最小容量包装产品进行测试，每个批号至少抽取 3 件，1/3 用于检测，1/3 用于必要时复测，1/3 用于留样。

二、鉴定方法

（一）理化性能鉴定

1. 外观：按《中华人民共和国药典》（2015 年版二部 附录 Ⅸ B）"澄清度检查法"测试。

2. pH 值：按《中华人民共和国药典》（2015 年版二部 附录 Ⅵ H）"pH 值测定法"测定。

3. 渗透压：按《中华人民共和国药典》（2015 年版二部 附录 Ⅸ G）"渗透压摩尔浓度测定法"测定，以 3 次读数的平均值为测定结果。

4. 杀菌有效成分含量：按"国家标准"《中华人民共和国药典》"行业标准""企业标准"的顺序选择测定方法。

（二）微生物污染鉴定

1. 样品处理。固态样品：精确称取 2.0g 样品，放入 20.0ml 0.03mol/L 磷酸盐缓冲液（PBS）内（如产品中含有抑菌成分，则用中和剂代替 PBS），搅拌使完全溶解。液体样品（如含有抑菌成分，则用薄膜过滤或中和剂中和）：取样后按下述方法进行检测。

2. 活菌计数：取处理后样液 1.0ml 接种于营养琼脂培养基，每个样液平行接种二个平皿，于 35~37℃培养 48h，进行活菌计数。

3. 致病菌：按本章第七节"一次性使用卫生用品鉴定试验"进行大肠菌群、金黄色葡萄球菌与铜绿假单胞菌检测。

4. 无菌检查：按《中华人民共和国药典》（2015 年版二部 附录 ⅩⅠ H）"无菌检查法"测试。

（三）消毒效果鉴定

1. 中和剂鉴定试验：参照本书第十六章相关方法进行。

2. 悬液定量杀菌试验。

（1）试验微生物：试验用微生物包括大肠埃希菌（ATCC 8739 或 8099）、金黄色葡萄球菌（ATCC 6538）、铜绿假单胞菌（ATCC 9027）、白假丝酵母（ATCC 10231）、茄科镰刀霉菌（ATCC 36031）。

（2）实验步骤：①取菌种第 3～14 代营养琼脂斜面新鲜培养物（18～24h），用 0.03mol/L PBS 洗下，稀释成含菌量为 $5 \times 10^7 \sim 5 \times 10^8$ CFU/ml 的菌悬液。②从 3 批试样中分别吸取 10.0ml 加入 3 支无菌试管中，置 20～25℃水浴 5min。③在试管中分别加入 0.1ml 菌悬液，使最终含菌量为 $5 \times 10^5 \sim 5 \times 10^6$ CFU/ml，混匀，并开始计时。④分别于 3 个不同作用时间（推荐最短消毒时间 T 及 $3/4T$、$1/2T$），各取 1.0ml 菌药混合液移入 9.0ml 中和剂中，混匀。⑤中和 10min 后，吸取其原液或 10 倍系列稀释液 1.0ml 分别接种于营养琼脂培养基（细菌）、沙堡琼脂培养基（酵母菌）或马铃薯葡萄糖琼脂培养基（霉菌），每管接种 2 块平板，细菌与酵母菌分别于 35～37℃培养 48h（细菌）或 72h（酵母菌），霉菌于 20～25℃培养 10～14d，做活菌计数，取其平均值。⑥以 0.03mol/L PBS 代替样品，按上述同样方法加菌进行活菌计数作为阳性对照。取 PBS、中和剂各 1.0ml 分别接种营养琼脂培养基或沙堡琼脂培养基以及未接种的上述培养基作为阴性对照。⑦计算每种菌每个作用时间点的杀灭对数值。⑧试验所选中和剂必须通过悬液定量中和剂鉴定试验，并且阴性对照必须无菌生长，否则应重新测试。

3. 有机物对消毒效果影响试验：

（1）试验微生物：任选上述一种细菌进行测试。

（2）实验步骤：①取菌种第 3～14 代营养琼脂斜面新鲜培养物（18～24h），用 0.03mol/L PBS 洗下并稀释，加适量无菌小牛血清，使最终血清含量为 10%，菌悬液含菌量为 $5 \times 10^7 \sim 5 \times 10^8$ CFU/ml（实际作用菌浓度为 $5 \times 10^5 \sim 5 \times 10^6$ CFU/ml）。②以菌悬液定量杀菌试验确定的最低有效浓度所需的最短作用时间为试验时间起点，以后按等倍组距再选择 3 个作用时间取样检测。以下步骤按上述悬液定量杀菌试验方法进行。

（3）评价规定：达到合格的最短有效作用时间与悬液定量杀菌试验结果相同，为有机物对产品杀菌作用无明显影响；如最短有效作用时间延长一倍或以上，则判断为有影响。

4. 模拟现场试验（镜片定量杀菌试验）：

（1）试验微生物：根据悬液定量杀菌试验结果，选择抗力最强的一种细菌与酵母菌。

（2）试验镜片：镜片类型分低含水非离子型与高含水离子型。试验镜片必须是未使用过的新镜片。

（3）染菌：将试验镜片凹面向上放入无菌培养皿内，在凹凸两面顶点各接种 0.01ml 菌液（回收菌量为每片 $2×10^5～1×10^6$ CFU），于 20～25℃ 吸收 5～10min。

（4）消毒：试验组取 4 片低含水非离子型、4 片高含水离子型（阳性对照组各取 2 片）分别放置于灭菌培养皿中，按生产商提供的说明进行消毒处理。

（5）活菌培养计数：处理完毕，进行活菌计数。

（6）计算杀灭对数值。

（7）评价规定：对细菌的杀灭对数值不小于 $3.00\log_{10}$，对酵母菌的杀灭对数值不小于 $1.00\log_{10}$ 为合格。

（四）安全性鉴定

1. 毒理学检验：按本书第二十一章中相关方法进行。

2. 过氧化氢残留量：按说明书规定的方法和最短作用时间进行中和，取中和后样液 5.0～150ml 到锥形瓶内，加入 10% 硫酸 5ml 及蒸馏水 10ml，以 0.002mol/L 高锰酸钾标准溶液滴定，稳定摇动，滴定至粉红色并至少保持 15s 为终点。同时做空白对照。按下列公式计算过氧化氢残留量：

$$X(\text{mg/L}) = \frac{(V - V_0) \times C \times 85.05}{5.0} \times 1000$$

式中，X 为样品中过氧化氢残留量，mg/L；V 为样品消耗高锰酸钾标准溶液的体积，ml；V_0 为空白消耗高锰酸钾标准溶液的体积，ml；C 为高锰酸钾标准溶液的浓度，mol/L。

（五）稳定性鉴定

1. 成品稳定性：按本书第十一章稳定性测定进行。

2. 开封产品抛弃日期：目的是确定多次量隐形眼镜护理液开封后的抛弃日期。

1）试验微生物：选择消毒效果试验中抗力最强的一种细菌与一种酵母菌。

2）接种日期：试验开始、拟抛弃日期的 25%、50%、75%、100%。

3）取样日期：拟抛弃日期的 25%、50%、75%、100%，拟抛弃日期后 2 周。

4）实验步骤：①每种菌每批次取试样 50ml 于灭菌试管内，加入 0.5ml 含菌量为 10^8 CFU/ml 的菌悬液，混匀，使最终菌量为 10^6 CFU/ml，置于 20～25℃。如产品对光敏感，应遮光贮存。②在上述取样日期，每管吸取 1.0ml 试样移入 9.0ml 中和剂中，混匀。③中和 10min 后，取样液或 10 倍系列稀释液 1.0ml 分别接种于营养琼脂培养基（细菌）或沙堡琼脂培养基（酵母菌），每管接种 2 个平皿，于 35～37℃ 培养 48h（细菌）或 72h（酵母菌），进行活菌计数。④分别以 0.03mol/L PBS 与中和剂代替试样，按上述方法加菌进行活菌计数作为阳性对照组与中和剂对照组；同时分别用 1.0ml 0.03mol/L PBS 与中和剂接种营养琼脂培养基与沙堡琼脂培养基以及未接种的上述培养基作阴性对照组。⑤在上述再接种日期（2 周及以后），在试样中加入 0.5ml 含菌量为 10^5 CFU/ml 的菌悬液，混匀，使最终菌量为 10^3 CFU/ml。在再接种前取样进行活菌计数。⑥计算每种菌的减少对数值。

（5）评价规定：①阴性对照无菌生长，中和剂对照活菌数达到阳性对照活菌数的50％以上，否则应重新测试。②在第14天，细菌减少对数值不小于3.00 $\log_{10}$，酵母菌减少对数值不小于1.00$\log_{10}$，并且在以后至抛弃日期细菌与酵母菌的活菌计数不再增加。

三、注意事项

试样应在试验前才从样品容器中取出放入试管内，以免试样成分发生变化。

四、产品卫生标准

隐形眼镜护理液卫生标准见表20-8-3。

表20-8-3　隐形眼镜护理液卫生标准

监测指标	合格标准	适用范围
外观	澄清液体	液态成品原液或固态成品使用液
*pH值	6.5～7.8	直接与眼接触的产品原液或使用液
*渗透压（mOsmol）	260～340	直接与眼接触的产品原液或使用液
有效成分含量	在标示含量范围内	所有产品
*过氧化氢残留量（mg/L）	≤30	以过氧化氢为有效成分的产品
活菌计数（CFU/g）	≤100	不直接接触眼睛的固态产品
致病菌	不得检出	不直接接触眼睛的固态产品
无菌检查	无菌生长	直接接触眼睛的液态产品
大肠埃希菌杀灭对数值	≥3.00	具有杀菌功能的产品
金黄色葡萄球菌杀灭对数值	≥3.00	具有杀菌功能的产品
铜绿假单胞菌杀灭对数值	≥3.00	具有杀菌功能的产品
白假丝酵母杀灭对数值	≥1.00	具有杀菌功能的产品
茄科镰刀霉菌杀灭对数值	≥1.00	具有杀菌功能的产品
急性经口毒性（mg/kg）	＞5000	所有产品
微核试验	阴性	所有产品
*皮肤刺激	无或轻刺激性	直接与眼接触的产品原液或使用液
*眼刺激	无刺激性	直接与眼接触的产品原液或使用液
*皮肤变态反应	极轻	直接与眼接触的产品原液或使用液
*细胞毒性	无细胞毒性	直接与眼接触的产品原液或使用液
成品稳定性	符合产品标示有效期或保质期	所有产品
开封产品抛弃日期	符合产品标示抛弃日期	多次量产品

有效成分为过氧化氢的护理液，用中和后产物进行测试。

第九节　灭菌品无菌检验试验

用以检测医疗用品经灭菌处理后是否达到无菌标准。试验应在 100 级洁净室或 100 级层流超净工作台（以下分别简称洁净室与超净台）开展。

一、抽样要求

1. 抽样方法。

为使样品具有良好的代表性，采用随机抽样方法。随机选取 3 个不同批号的产品。根据检验要求，从每个批号产品中随机抽取同等数量的样品，尽量选自多个大包装。不得在同一批号内的同一包装内邻近部位集中选取所需全部样品。

2. 抽样数量。

（1）对同一品牌、型别（或规格）产品鉴定取样：随机选取 3 个不同批号的产品。从每个批号产品中随机抽取 3 个大包装。敷料、手术衣等织物或纸制产品，从每个大包装中随机抽取 8 个最小销售包装产品作为该品牌、批号产品抽检样品；针灸针、注射器、输液器等器具，从每个大包装中随机抽取 28 个最小销售包装产品作为该品牌、批号产品抽检样品。其中 1/4 样品用于首次检测，1/4 样品用于留样，2/4 样品用于必要时的复测。样品最小销售包装应完整无破损（包装破损即可视为不合格产品、禁止出售），检测前不得开启。

（2）对同一品牌、不同型别（或规格）产品鉴定取样：分别对不同型别（或规格）产品进行随机抽检。对每个型别（或规格）产品随机选取 3 个不同批号产品。以下步骤同本节"对同一品牌、型别（或规格）产品鉴定取样"。

（3）对不同品牌、不同型别（或规格）产品鉴定取样：分别对不同品牌、型别（或规格）产品进行随机抽检。对每个品牌的每一个型别（或规格）产品随机选取 3 个不同批号的产品。以下步骤同本节"对同一品牌、型别（或规格）产品鉴定取样"。

二、采样前准备

1. 采用平板尘降法检测洁净室或超净台内空气的含菌量：用 Φ9cm 双平板暴露 30min，对空气采样后进行培养。平均菌落数小于等于 1.0CFU/皿为合格。

2. 需氧－厌氧培养基培养性能检查：接种 1.0ml 含 10 个以下的藤黄微球菌［CMCC（B）28001］菌悬液，置 30～35℃培养 24h 后，应生长良好。另接种 1.0ml 含 50 个以下的生孢梭菌［*Clostridium sporogenes*，CMCC（B）64941］菌悬液，置同样条件，亦应生长良好。

3. 真菌培养基培养性能检验：接种 1.0ml 含菌量在 50CFU 以下的白假丝酵母［CMCC（F）98001］菌悬液，置 20～25℃培养 24h 后应生长良好。

4. 洗脱液无菌检查：于无菌检查前 3d，向需氧－厌氧菌培养基与真菌培养基内各接种 1.0ml 洗脱液，分别置 30～35℃与 20～25℃条件下，培养 72h 后应无菌生长。

5. 培养基无菌检查：于无菌检查前 3d，将未种菌的需氧－厌氧菌培养基与真菌培养基分别置 30~35℃ 与 20~25℃ 条件下，培养 72h 后应无菌生长。

6. 阳性对照菌悬液制备：于无菌试验前一天，取金黄色葡萄球菌〔CMCC（B）26003〕普通琼脂斜面新鲜培养物 1 接种环，接种于需氧－厌氧菌培养基内，在 30~35℃ 培养 16~18h 备用。用时以无菌生理盐水稀释至 $1：10^6$。

7. 无菌室与试验台消毒：对无菌室地面与桌面以及试验台台面擦净消毒后，将无菌试验用的培养基、洗脱液、供试品及其他需用器材放妥。开启紫外线灯消毒 1h。

三、操作程序

1. 工作人员穿戴无菌隔离衣、帽、口罩、鞋后进入无菌室，用 70％乙醇棉球消毒双手。

2. 将供试品外包装用 70％乙醇擦拭消毒后放于试验台上。

3. 取需氧－厌氧培养管与真菌培养管各 1 支，打开盖（或塞）置试验台上，直至样本无菌检查试验完毕。盖上盖（或塞）与供试品一起培养，作为阴性对照。

4. 按无菌操作要求打开供试品外包装，按以下规定方法制备样本接种需氧－厌氧培养管与真菌培养管。

四、检测样本的制作

1. 检测数量。

（1）每批样品首次检测时，检测 1/4 样本，分别在所选的最小销售包装内抽取。

（2）必要时进行复测。复测时，检测 2/4 样本，分别在所选的最小销售包装内抽取。

（3）以下的样本制作均按首次检测设计，复测时样本量加倍。

2. 样本制作。

（1）敷料、手术衣等非管道类样本。取 2 个包装内的样本，于不同部位剪取约 1cm×3cm 大小的样片 21 片，接种于需氧－厌氧菌培养管 5 管与真菌培养管 2 管。每培养管含培养基 40.0ml，各接种 3 片样片。在其中一加有样本的需氧－厌氧培养管中接种 1.0ml 金黄色葡萄球菌稀释悬液作为阳性对照。

（2）注射针、针灸针、缝合针、棉签等样本。在所选 7 个最小销售包装样品中，各选 1 支为一个样本，分别接种于需氧－厌氧培养管 5 管与真菌培养管 2 管，每管含培养基 15.0ml，在其中一支加有样本的需氧－厌氧菌培养管中接种 1.0ml 金黄色葡萄球菌稀释悬液作为阳性对照。

（3）输液（血）器等导管类样本。在所选 7 个最小销售包装样品内，各选 1 支为 1 个样本，以无菌注射器吸取 5.0~10.0ml 无菌洗脱液分别注入管内往返摇荡 5 次。将各样本洗脱液分别接种于需氧－厌氧菌培养管 5 管与真菌培养管 2 管。培养管含培养基 15.0ml，每管接种样本洗脱液 1.0ml。在其中 1 支加有样本洗脱液的需氧－厌氧菌培养管中接种 1.0ml 金黄色葡萄球菌稀释悬液作为阳性对照。

（4）注射器样品。在所选 7 个最小销售包装样品中，各选 1 支为 1 个样本，各吸取经灭菌合格的洗脱液 2~10ml，将芯杆抽取至全程刻度，振摇 5 次。将各管洗脱液分别接种于需氧－厌氧菌培养管5管与真菌培养管2管。

洗脱液接种量：1ml注射器为0.5ml；2ml注射器为1.0ml；5～10ml注射器为2.0ml；20～50ml注射器为5.0ml。

培养管中的培养基量：洗脱液接种量在2ml以下者，每管为15.0ml；接种量在5ml者，每管为40.0ml。在其中1支加有样本洗脱液的需氧－厌氧菌培养管中接种1.0ml金黄色葡萄球菌稀释悬液作为阳性对照。

（5）其他样本。不能用上述方法处理的，可用无菌棉拭了涂抹法采样。每个样本涂采面积不得少于$25cm^2$。采样后将棉签直接剪入培养管中。每次检测7个样本，分别接种于需氧－厌氧菌培养管5管与真菌培养管2管，每支培养管含培养基15.0ml。在其中1支加有采样棉拭子的需氧－厌氧菌培养管中接种1.0ml金黄色葡萄球菌稀释悬液作为阳性对照。

（6）将上述接种样本或接种样本洗脱液、采样棉拭子后的需氧－厌氧菌培养管、阳性对照管与阴性对照管同时放入30～35℃恒温培养箱内连续培养5d，逐日观察培养结果。将上述接种样本或接种样本洗脱液、采样棉拭子后的真菌培养管、阳性对照管与阴性对照管同时放入20～25℃恒温培养箱内，连续培养7d，逐日观察培养结果。阳性对照管应有菌生长，阴性对照应无菌生长，否则试验重做。

五、结果评价

当阳性和阴性对照管培养的结果符合所示要求，接种有样本或样本洗脱液、采样棉拭子的需氧－厌氧菌培养管及真菌培养管（不包括阳性对照管）均澄清（或虽浑浊但经证明并非有菌生长者），应判供试品合格。

如接种样本或样本洗脱液、采样棉拭子（不包括阳性对照管）的需氧－厌氧菌培养管及真菌培养管中有任何一管呈浑浊，并确认有菌生长时，应用同批样本进行复测。复测中，除阳性对照管外，其他各管均无菌生长，仍可判为合格，否则应判供试品不合格。

六、注意事项

1. 严格无菌操作，防止污染。

2. 试验前各项准备工作和试验中的阳性和阴性对照，均不可省略，否则难以下结论。

小　结

本章是关于消毒相关产品消毒效果检验，主要包括空气消毒效果鉴定试验、水消毒效果鉴定试验、灭菌与消毒器械消毒功效鉴定试验、灭菌与消毒指示物（器材）鉴定试验、灭菌医疗用品包装材料鉴定试验、一次性使用医疗用品产品细菌和真菌污染的检测、一次性使用卫生用品鉴定试验、隐形眼镜护理液鉴定试验、无菌检验，共9部分内容，主要介绍了未开封使用的消毒相关产品的实验室鉴定，为消毒相关产品安全性评价内容的一部分。

思考题

1. 什么是空气消毒效果鉴定试验?
2. 水消毒效果鉴定试验中的试验菌是什么? 如何配制试验菌污染水样?
3. 简述压力蒸汽灭菌器灭菌效果鉴定试验的实验步骤。
4. 压力蒸汽灭菌生物指示物鉴定试验的目的是什么?
5. 灭菌医疗用品包装材料鉴定试验中的理化检验包括哪几部分的内容?
6. 简述一次性使用医疗用品产品细菌和真菌污染检测的注意事项。
7. 什么是一次性使用卫生用品?
8. 简述隐形眼镜护理液稳定性鉴定的内容。
9. 消毒相关产品的无菌检验如何抽样?

(魏秋华)

第二十一章　消毒相关产品的毒理学检验

消毒剂的主要成分是化学物质，化学物质在一定的剂量下都会表现出相应的毒性。市场上销售和使用的消毒剂会影响到我们日常生活的多个方面，因此对于这些外源性的可能进入人类生活圈的物质，就需要进行安全性评价。根据法规的要求，消毒相关产品在经过计量认证及资质认定的实验室进行相关检测后，检测的结果将递交给相关的专家委员会，通过科学的评价，确定该产品是否能够进入市场，在使用的过程中有什么需要关注的环节等。在这些检测和研究中，消毒剂的毒理学安全性评价是非常重要的一个环节，本章将详细介绍相关的检测方法及各自的技术要点。

第一节　消毒品原料及其产品的安全性要求

为了确保消毒剂的安全性，消毒剂除了在配方组分或者杂质（污染物）含量方面必须符合国家有关部门颁发的相关技术法规或强制性标准提出的禁用或者限用的要求外，还需要进行相应的安全性毒理学评价。

消毒相关产品的毒理学安全性评价工作属于法规毒理学的范畴，评价工作不仅仅需要讲求科学性，还需要依据相应的法规来进行。中国目前对于消毒相关产品的毒理学安全性评价管理主要是依据卫生部颁布的《消毒技术规范》（2002 年版），所有的试验均需要根据程序对样品进行毒性效应检测。

一、安全性评价中的毒理学基本问题

合格的毒理学实验设计是获得准确、客观、全面实验结果的前提，因此，实验前须根据受试物性质、实验目的选择合适的实验方法，安排合理的实验设计。毒理学实验设计主要涉及以下几个方面：

（一）实验动物及数量

1. 实验动物。在毒理学动物实验研究设计中，如何选择最合适的实验动物是首先要考虑的问题之一。

（1）实验动物物种和品系的选择：原则上应根据实验目的，选择对受试化合物敏感，机体结构、功能及代谢与人相似且经济易得的实验动物。不同化合物可能在不同种属的动物中引起的反应存在很大差异，故应根据研究目的，参考有关文献资料及实践经验选择适宜的动物，通常选用哺乳类动物。此外，还应注意品系的差异，品系代表实验

动物的遗传基因型条件。

实验动物按照遗传学控制可分为：近交系动物、杂交群动物和封闭群。①近交系是指全同胞兄妹、亲子之间连续交配二十代以上而培育的纯品系动物。②杂交群动物是指两个不同的近交系之间有目的地进行交配，所产生的第一代动物。③封闭群是指一个种群在五年以上不从外部引进新的血缘，仅由同一品系的动物在固定的场所进行随机交配繁殖的动物群。不同品系实验动物对外源性化合物毒性反应也不一致，一般应与文献上传统常用的动物物种品系一致，以便实验结果间的相互比较。

（2）实验动物微生物级别的选择：根据微生物控制分类，实验动物分为普通级动物（conventional animal）、清洁级动物（gnotobiotic animal）、无特定病原体动物（specific pathogen free animal）和无菌动物（germ free animal）。安全性评价中，应使用清洁级及清洁级以上的动物。

（3）个体的选择：①年龄和体重：毒理学试验选用实验动物的年龄主要取决于实验的类型。急性试验通常选择刚成年的动物；亚慢性试验和慢性试验由于实验周期较长，一般选择刚断乳的健康动物。实验动物体重与年龄间有一定的相关性，一般选择发育正常、体重符合要求的实验动物。②性别：同一品系、不同性别的动物对外源性化学物的敏感性可能也不一致。如果没有特别要求，一般选用雌雄各半动物进行实验，以避免由于性别差异造成误差。如已知不同性别动物对受试物敏感性不同，则应选用对受试物敏感的性别。③生理状态和健康状况：实验动物的特殊生理状态如妊娠、哺乳等对结果影响很大，如无特殊目的，应从实验组中剔除，以减少个体差异。不同生理状态对外界刺激的反应不一致。

2. 实验动物的数量。

实验动物还需要有一定的数量，例数不能太少，也不宜过多。大样本的代表性优于小样本，但样本过大会加大工作量，而且成本也相应提高。长期实验还应考虑因疾病或操作不当等原因引起的实验动物数量的减少，应适当增加每组的动物数。一般来讲，每组小鼠和大鼠一般不少于10只。

（二）对照

实验过程中必须设立对照。合理设置对照组，不仅可以排除或控制自然变化和非处理因素对研究/处理因素（如给药剂量、途径等）的干扰和影响，使对比组之间更具有可比性，还可以将处理因素的效应更充分地暴露出来，以免对实验结果做出错误的判断。毒理学实验中常用的对照形式有：

1. 空白对照（blank control），即对照组不施加任何处理因素，以此来确定测试系统真正的背景水平。此方式简便易行，目的是获得该实验的基础数据，以便对实验组数据和溶剂/赋形剂组的数据做出解释。如进行诱变实验时，通过空白对照可以了解自己实验室内所使用细菌菌株的自发回复突变率，通过自发回复突变率，来衡量受试物的诱变能力。

2. 自身对照（self-control），是指对照与实验在同一受试对象进行。可以减少个体差异，但要注意前后两次机体状态是否有自然变异。如家兔眼刺激试验，通常以一只眼睛给药，而另一只眼睛作为对照。

3. 阴性对照，指不给研究的处理因素，而给以其他试验因素。如溶剂对照、赋形剂对照是以受试物制备和染毒时所用的溶剂或赋形剂作为对照。

4. 阳性对照，用已知能产生阳性效应的物质作为对照，如豚鼠皮肤变态反应。设立阳性对照有如下作用：证明实验方法的可靠性，能够得到预期的实验结果；验证研究人员鉴别和记录实验系统终点的能力；验证测试系统在一段时间内的重现性。如进行诱变实验时，阳性对照物应使突变菌株产生一定数量的回复突变菌落，若结果不是这样的，则说明菌株可能产生了变异，需更换合适的菌株，也可能测试系统出现问题需要修正。

（三）染毒途径、次数和检测时间

染毒途经一般与人群实际接触受试物的途径相同，如经消化道、经呼吸道、经皮和注射给药等。如果采用不同的给药途径，应说明理由。给药次数和检测时间依据实验要求来确定。例如，急性实验一般单次给药或 24h 内多次给药，亚慢性实验和慢性实验在实验期内多次给药，在实验期内选择不同的时间点和实验结束时进行检测。

（四）染毒期限

毒理学实验期限应根据具体的实验目的、实验要求来确定。一般来讲，急性毒性化学物暴露期不超过 24h。亚慢性毒性研究，持续染毒约长达动物生命周期的 10%，如小鼠、大鼠为 1~3 个月，狗为 1 年或 2 年。长期毒性研究，受试动物应终生或至少一半以上的生命周期内反复染毒，如小鼠 18 个月，大鼠 24 个月，狗和猴 9~10 年。长期致癌性研究，小鼠 18 个月，大鼠 24 个月，如果实验动物的情况良好，实验期限还可分别延长到 24 个月和 30 个月。

（五）体外模拟代谢活化系统

许多外源性化学物在未经活化之前不能发挥毒作用。因此，在进行体外试验时，培养介质中常加入代谢活化系统。最常用的代谢活化系统是 S9 混合液（S9mix）。该混合液采用苯巴比妥钠和 β-萘黄酮结合作为诱导剂，并加入一些辅助因子，如辅酶 II（NADP）、K^+/Mg^{2+}、葡萄糖-6-磷酸及缓冲液，构成还原型辅酶 II 再生系统。

此外，代谢活化系统还有肝微粒体组分、哺乳动物细胞介导、宿主介导试验等。

（六）受试物的准备

实验前，应了解受试物结构式、分子量、溶解性、挥发性、稳定性、熔沸点、pH值、比重、水溶性和脂溶性等理化性质。查阅有关文献资料，找出与受试物结构和理化性质相似的化合物的毒性资料，以作参考。染毒前，根据染毒途径的不同，将受试物制备成一定的剂型。常见的是制备成水溶液、油溶液或混悬液。

1. 受试物的配制。

（1）量取受试物：固体化学物用称量法，液体化学物用称量法或吸量法。①称量法：将受试物放入已知重量的容器内称重，加溶剂溶解或稀释，缓缓倾入刻度容器（如容量瓶）内，混匀，再加溶剂至刻度。稀释成所需浓度（mg/ml）备用；②吸量法：依据设计剂量算出应吸取液态受试物的体积，加入容量瓶中，用溶剂加至刻度，计算公式为：

$$X = \frac{A \times V}{d \times 1000}$$

式中，X 为应吸取受试物的容积，ml；A 为设计要求的受试物浓度，mg/ml；V 为容量瓶容积，ml；d 为受试化学物比重。

（2）受试物的稀释：①等浓度稀释法：将受试化学物配成一种浓度，此时各剂量组的实验动物将给予不同体积的受试物。②等容量稀释法：按照事先设计的剂量分别稀释配制为几种不同浓度的受试物溶液，而各个剂量组的动物均给予相同单位体重体积的受试化学物。

（七）实验动物的染毒和处置

1. 动物检疫及标记。

购回实验动物后，首先应雌雄分笼喂养。一般应进行5~7d的检疫。在此期间如发现有不健康动物，应及时剔除。观察期结束后，按实验设计要求将实验动物进行标记。实验动物标记的方法很多，常用标记方法有染色、耳缘剪口、号牌、烙印等。

2. 编号。

采用染色法编号，以苦味酸酒精饱和液为染料。当采用两位数编号时，逆时针顺序，十位在前，个位在后，故无个位数等于或小于十位数的号。按此原则还可编号三位数。

3. 随机分组。

毒理学实验中，分组要求所有的动物分配到各组的机会均等，避免主观选择性，一般采用完全随机或者随机区组的方法，即先将受试动物按性别区分，然后在此基础上进行随机分组，其目的在于使容易控制的因素如性别、体重等在各组均衡一致。

4. 染毒。

毒理学实验中，染毒途径的选择一般依据受试化学物的形态（气体、液体、粉尘等）、用途以及实验目的等因素而定，尽可能模拟人接触该受试物的方式。

常用的染毒途径有经口染毒、经呼吸道染毒、经皮肤染毒和注射染毒等。

（1）经口染毒。经口染毒主要有三种方式：灌胃法、喂饲法和吞咽胶囊。

①灌胃法：将受试物配成溶液或混悬液，用灌胃器直接注入胃内。鼠类的灌胃器由特殊的灌胃针构成，兔、犬等灌胃时一般要借助开口器、灌胃管进行。灌胃的深度一般为从口至剑突下。有些试验动物灌胃前要禁食，大鼠一般隔夜禁食，小鼠可禁食4h，禁食期间饮用水不间断，灌胃后2~4h恢复供食。此法给药剂量准确，比较常用，但不足之处在于工作量大，而且有伤及胃和误入气管的可能。灌胃体积依所用实验动物而定，小鼠一次灌胃体积为0.1~0.25ml/10g体重，大鼠在1ml/100g体重之内，家兔在5ml/kg体重之内，狗不超过50ml/10kg体重。

②喂饲法：把受试物混入饲料或溶于饮用水中让实验动物自由摄取，然后依每日食入的饲料与水再推算动物实际摄入化学物的剂量。此法的优点是接触化学物的方式符合人类接触污染食物与水的方式，方法简便、易操作；缺点是由于动物（尤其是啮齿类动物）进食时浪费、损失饲料很多，摄入剂量不能保证准确，且动物个体间服药量差异较大。

如果受试物出现以下任一情况，则不能用喂饲法：不能与水或食物均匀混合；有异味；受试物在室温下可以挥发；受试物与食物可发生化学反应。喂饲法为了计算每只动物摄入受试物的剂量，一般要每只动物单笼饲养。由于此种方法更适宜进行多日染毒，急性毒性试验一般不用。

③吞咽胶囊：将所需剂量的受试化学物装入药用胶囊内，强制放至实验动物的舌后咽部迫使其咽下。此法剂量准确，尤其适用于易挥发、易水解和有异味的化学物。兔、猫及狗等较大动物可用此法。

（2）经呼吸道染毒：凡是在生产或生活过程中以蒸气态、气溶胶、烟、尘状态等形式存在的化学物，或以吸入途径给药的药物，常采用经呼吸道染毒的方式。

经呼吸道染毒有两种类型：自动吸入和气管内注入。前者又分为静式吸入染毒和动式吸入染毒两种方式。

①静式吸入染毒：即将一定数量的实验动物置于一个有一定体积的密闭的染毒柜内，加入定量的易挥发的液态化合物或一定体积的气态化合物，在柜内形成所需要的受试化合物浓度的空气环境。这种接触方式的优点是设备简单、操作方便、消耗受试化合物较少。但由于容积有限，实验动物在整个接触过程中，氧气得不到补充，氧分压逐渐下降，二氧化碳的分压逐渐升高，容器内受试物的浓度也在逐渐下降，因而仅适用于小动物接触易挥发液态化合物的急性毒性研究。

②动式吸入染毒：指实验动物处于空气流动的染毒柜中，染毒柜装置备有新鲜空气补入、含受试化合物空气排出的机械通风系统和随时补充受试化合物的配气系统。动式吸入染毒一般来讲优于静式吸入染毒，该方法能在较长时间内使染毒柜中化学物浓度维持相对稳定，并使动物有足够的氧气供应，特别适于低浓度、长时间的慢性吸入染毒，以及大动物急性吸入染毒；但其装置复杂，消耗受试化合物的量大，易于污染操作室环境。

（3）经皮肤染毒：液态、气态和粉尘状外源化学物均有可能经皮肤接触对机体造成影响，对这些化合物进行研究时，应尽量选择皮肤解剖、生理与人类较近似的动物为对象，目前多选用大鼠、家兔和豚鼠。经皮染毒毒性试验、皮肤刺激和皮肤过敏试验多用此种染毒方式。

实验一般使用动物脊柱两侧的皮肤染毒。染毒前用机械法（剪剃毛）或脱毛剂（可用6％~8％的硫化钠溶液）将相应部位的被毛脱去，脱毛面积应小于体表面积的15％。脱毛24小时后，观察脱毛区皮肤有无红肿、皮疹及其他损伤，无以上损伤方可进行试验。先将动物固定，在略小于脱毛面积内涂抹一定量受试物，盖上4层纱布和一层玻璃纸，再用胶布固定，防止动物舔食受试物，接触时间应与人实际接触时间相仿。

（八）生物标本的采集与动物处死

1. 采血。

（1）剪尾采血：动物固定后，用酒精棉球涂擦鼠尾，使尾部血管充盈，剪去尾尖1~2 mm（小鼠）或2~3 mm（大鼠），使血液顺血管壁自由流入试管。采血结束后，伤口消毒并压迫止血。需血量较少时常用此法。用此法每只鼠可采血10余次，小鼠一次可采血约0.1ml，大鼠可采血0.3~0.5ml。

（2）眼眶后静脉丛采血：一般用内径为1~1.5mm的毛细采血管进行。采血时，左手拇指和食指抓住鼠两耳间的皮肤使鼠固定，并轻轻挤压鼠颈部两侧，使眼球充分外突，眶后静脉丛充血。右手持采血管，将其尖端以45°角由内眦刺入，当感到有阻力时停止刺入，旋转采血针以切开静脉丛，使血液流出。当得到所需血量后，放松加于鼠颈部的压力，并拔出采血管。小鼠每次可采血0.2~0.3ml，大鼠可采血0.5~1.0ml。

（3）摘除眼球采血：采血时，左手抓住动物颈部皮肤，压迫眼球，使眼球尽量突出。右手用眼科弯镊迅速摘去眼球，将动物倒立，血液很快流出。小鼠一次性采血多用此法，可采血0.6~1.0ml。

（4）心脏采血：将动物麻醉，仰卧位固定，剪去心前区部位的毛，消毒皮肤，用食指在左胸第3~4肋间触摸心跳最强处，将注射器刺入，当刺中心脏时，血液会自动流入注射器。如果没有血液流出，可前后进退调节针的位置，但要注意切勿损伤心、肺。兔每次可取血20~25ml。

（5）耳缘静脉采血：将动物固定，拔去耳缘部位的毛，用手指轻弹兔耳，使静脉扩张。用针头刺入耳缘静脉末端，或用刀片沿血管方向割一小口，血液即流出。采血完毕后，干棉球压迫止血。本法为兔和豚鼠最常用的采血方法，兔一次可采血5~10ml，豚鼠可采血约0.5ml，可多次重复使用。

（6）腹主动脉或股动（静）脉采血：将小鼠麻醉后，仰卧位固定于解剖台上，剪开腹腔，暴露腹主动脉或股动（静）脉，用注射器刺入采血。此法为一次性采血方法。

（7）断头采血：操作者以手握住小鼠，一手持剪刀，另一人用镊子夹紧小鼠头部，然后迅速剪断颈部，立即将动物倒立，将血液滴入容器。剪之前可预先用水或医用酒精将动物颈部皮毛湿润，以防鼠毛掉入血容器中。

2. 采集尿样。

常用的采集方法较多，一般在实验前需给动物灌服一定量的水。

（1）代谢笼法：此法较常用，适用于大鼠和小鼠的尿液采集。代谢笼是能将尿液和粪便分开而达到收集动物尿液的一种特殊装置。但由于大鼠、小鼠尿量较少，操作中的损失和蒸发，各鼠排空时间不一致等原因，代谢笼法可以造成较大的误差。因此，一般需收集5h以上的尿液。

（2）导尿法：此法常用于雄性兔、犬，动物轻度麻醉后，固定于手术台上，由尿道插入导管（顶端应涂抹液体石蜡），可以采到未污染的尿液。

（3）压迫膀胱法：此法适用于兔、犬等动物，将动物轻度麻醉后，实验者用手放在动物下腹部加压，动作要轻柔而有力，当外加压力足以使膀胱括约肌松弛时，尿液会自动由尿道排出。

3. 采集粪便。

大鼠和小鼠可用代谢笼法，其下部有粪尿分离器。犬和猴可直接取新鲜粪便，分析前剔去表层，取内层粪分析。

4. 采集胆汁。

将插管直接插至胆总管，其尖端应接近肝门区的分叉点，固定，即可见淡黄色的胆汁流入导管。大鼠胆汁一般可达 0.5～1.0ml/h,

5. 病理解剖和标本的留取。

动物解剖应在动物死亡或处死后立即进行，以免引起动物死后组织自溶和腐败，影响检查结果。取材恰当与否直接影响实验结果，因此必须选取有代表性的内脏组织，毒性作用的主要内脏要多留取，其他内脏可适当少留。总之，在标本留取上，宁肯留得多一些，全一些，防止由于标本留取失误影响实验结果。

6. 动物的处死。

实验动物处死的方法很多，应根据实验目的、实验动物品种（品系）以及需要采集标本的部位等因素，选择不同的处死方法。但不论采取何种处死方法，都应遵循安乐死的基本原则。安乐死是指在不影响动物实验结果的前提下，使实验动物短时间无痛苦地死亡。安乐死常用的方法有断头法、颈椎脱臼法、空气栓塞法、放血法、麻醉法等。

二、多阶段的安全性评价

消毒剂的安全性毒理学评价可以分为四个阶段进行，基本框架如下：

（一）第一阶段

第一阶段包括急性经口毒性试验、急性吸入毒性试验、皮肤刺激试验、急性眼刺激试验、阴道黏膜刺激试验和皮肤变态反应试验。

（二）第二阶段

第二阶段包括亚急性毒性试验和致突变试验。后者又包括体外哺乳动物细胞基因突变试验（体细胞基因水平、体外试验；有 L5178Y 细胞基因突变试验和 V79 细胞基因突变试验）、体外哺乳动物细胞染色体畸变试验（体细胞染色体水平、体外试验）、小鼠骨髓嗜多染红细胞微核试验（体细胞染色体水平、体内试验）、哺乳动物骨髓细胞染色体畸变试验（体细胞染色体水平、体内试验）、程序外 DNA 修复合成试验（DNA 水平、体外试验）、小鼠精子畸形试验（性细胞基因和染色体水平，体内试验）、睾丸生殖细胞染色体畸变试验（性细胞染色体水平，体内试验；有小鼠精原细胞染色体畸变试验和小鼠精母细胞染色体畸变试验）。

（三）第三阶段

第三阶段包括亚慢性毒性试验和致畸胎试验。

（四）第四阶段

第四阶段包括慢性毒性试验和致癌试验。

三、不同类型消毒剂的安全性评价要求

为了便于对消毒相关产品进行毒理学评价，将消毒剂分为三类：

（一）第一类消毒剂

第一类消毒剂指中国首创或者根据国内外文献报道首次生产的消毒剂。原则上需要进行四个阶段的毒理学试验。首先必须做急性经口毒性试验（包括小鼠和大鼠）、亚急性毒性试验、亚慢性毒性试验、致畸胎试验和三项致突变试验（包括反映基因水平、体细胞染色体水平和性细胞染色体水平的三种类型试验）。再根据试验结果，判断是否需要继续做其他项目试验。

（二）第二类消毒剂

第二类消毒剂指中国之外已经批准生产，现在由中国首次生产或者首次进口的消毒剂。首先必须做急性经口毒性试验、亚急性毒性试验和两项致突变试验（包括反映基因水平和染色体水平的两种类型试验）。再根据试验结果，判断是否需要继续做其他项目试验。

（三）第三类消毒剂

第三类消毒剂指与国内已获准生产的消毒剂属于同类产品或者植物成分组配的消毒剂。首先必须做急性经口毒性试验和一项致突变试验（反映体细胞基因水平或染色体水平类型的试验）；若消毒剂（皮肤黏膜消毒剂）直接用于人体，并有可能重复接触的，还必须增做亚急性毒性试验。再根据试验结果，判断是否需要继续做其他项目试验。

（四）室内空气消毒剂

除了按照第一类、第二类或第三类消毒剂的要求进行毒理学试验外，还必须做急性吸入毒性试验和急性眼刺激试验。根据试验结果，判断是否需要继续做其他项目试验。

（五）手和皮肤消毒剂

除了按照第一类、第二类或第三类消毒剂的要求进行毒理学试验外，还必须进行完整皮肤刺激试验。如果是偶尔使用或者间隔数日使用的消毒剂，采用一次完整皮肤刺激试验；如果是每日使用或者连续数日使用的消毒剂，采用多次完整皮肤刺激试验。接触皮肤伤口的消毒剂，还必须增做一次破损皮肤刺激试验；接触创面的消毒剂，应增做眼刺激试验。使用过程中，必须接触皮肤的其他消毒剂，也应增做完整皮肤刺激试验。根据消毒剂的成分，估计可能有致敏作用者，还需要增做皮肤变态反应试验。

（六）黏膜消毒剂

除了按照第一类、第二类或第三类消毒剂的要求进行毒理学试验外，还必须做急性眼刺激试验和阴道黏膜刺激试验。如果是偶尔使用或者间隔数日使用的消毒剂，采用一次阴道黏膜刺激试验；如果是每日使用或者连续数日使用的消毒剂，采用多次阴道黏膜刺激试验。

（七）一次性使用卫生用品产品毒理学鉴定

1. 当原材料、生产工艺等发生变化并可能影响产品毒性时，应按照下表（表21-1-1）根据不同的产品类型提供有效的（经政府认定的第三方）成品毒理学测试报告。

表 21-1-1　消毒相关产品毒理学试验选项

产品种类	皮肤刺激试验	阴道黏膜刺激试验	皮肤变态反应试验
手套或指套、内裤	√		√
抗菌（或抑菌）液体产品	√	根据用途选择 ＊	√
湿巾、卫生湿巾	√	根据用途选择 ＊	√
口罩	√		
妇女经期卫生用品	√		√
尿布等排泄物卫生用品	√		√
避孕套	√		√

＊用于阴道黏膜的产品必须做阴道黏膜刺激试验，但是无须做皮肤刺激试验

2. 试验方法中的具体要求：皮肤刺激试验中的空白对照应为生理盐水和斑贴纸；在皮肤变态反应试验中，致敏处理和激发处理所用的剂量应保持一致。

四、对毒理学试验用消毒相关产品样品的规定

1. 受试品必须是按照既定的生产工艺和配方进行规范化生产的消毒相关产品，其成分和浓度与实际生产和销售的相同

2. 提供受试样品与毒性有关的物理、化学性质的资料，以及消毒剂的配方、主要成分的化学结构和含量、pH值等，植物成分组配的消毒剂可不提供化学结构。

五、进行安全性毒理学评价用的受试物

根据不同的毒理学实验目的，采用相应的受试物。

1. 在进行急性经口毒性试验、急性吸入毒性试验、亚急性毒性试验、致突变试验、亚慢性毒性试验、致畸胎试验、慢性毒性试验和致癌试验时，一般采用消毒剂原形样品。消毒剂原形是指在销售过程中原包装的粉剂、片剂或者原液。对于二元或者多元包装的消毒剂，以按比例混合配制后作为消毒剂原形。

2. 在皮肤刺激试验、急性眼刺激试验和阴道黏膜刺激试验中所用受试物的浓度，

通常采用对皮肤、黏膜消毒时应用液浓度的 5 倍。使用原形（原液）对皮肤、黏膜进行消毒的消毒剂，则采用消毒剂原形（原液）作为试验受试物，不需要对消毒剂原形再进行浓缩。

3. 皮肤变态反应试验中，采用的诱导浓度应该为引起皮肤刺激反应的最低浓度或者原液，激发浓度应为不引起皮肤刺激反应的最高浓度或者原液。

六、一次性使用卫生用品产品毒理学鉴定时样品的制备

（一）皮肤刺激试验和皮肤变态反应试验

以横断方式剪一块斑贴大小的产品。对于干的产品，如尿布、妇女经期卫生用品，用生理盐水润湿后贴到皮肤上，再用斑贴纸覆盖。湿的产品，如湿巾，则可以按要求裁剪合适的面积，直接贴到皮肤上，再用斑贴纸覆盖。

（二）阴道黏膜刺激试验

（1）干的产品：如妇女经期卫生用品，以横断方式剪取足够重量的产品，按照 1g/10ml 的比例加入灭菌生理盐水，密封于萃取容器中，搅拌后，置于（37±1）℃下 24h。冷却到室温，搅拌后，析取样液备检。

（2）湿的产品：如卫生湿巾，在进行阴道黏膜刺激试验的当天，挤出湿巾里的添加液作为样品。

第二节　消毒品毒理学检验

一、急性经口毒性试验

急性毒性试验是毒理学评价中最初步的工作。1927 年 Trevan 引入了半数致死剂量（LD_{50}）的概念来评价急性毒性，此后，该指标得到了广泛的应用，并且成为急性毒性的主要指标。急性毒性是指实验动物一次接触或者 24 小时内多次接触某一化学物所引起的毒性效应，甚至死亡。"一次"接触在经呼吸道暴露和经皮肤暴露时，是指在一个规定的时间段内，持续接触化学物的过程。

1. 研究目的。

检测消毒剂对实验动物的急性毒性作用和强度，计算 LD_{50} 值；初步进行毒性分级；为亚急（慢）性毒性试验提供剂量设计的依据。

2. 实验动物。

小鼠或大鼠任选一种，雌雄各半。小鼠体重为 18～22g，大鼠体重为 180～220g。根据不同的计算 LD_{50} 的方法，选用适当的动物数量。

3. 剂量分组。

如果应用概率单位—对数图解法计算 LD_{50}，随机分为 5～6 组，每组动物 10 只，通常最高剂量组动物死亡率应该大于等于 90%，最低剂量组动物死亡率应该小于等于

10%。可以先用较大的组距、较少量的动物进行预试，找出其粗略致死剂量范围，然后再设计正式试验的剂量分组。

4．操作程序。

（1）健康动物的选择：健康动物外观丰满，体肌健状有力，发育正常，眼睛明亮，活动迅速、灵敏，被毛浓密有光泽、呈乳白色、紧贴皮肤，不沾有动物粪便。

（2）性别鉴定：大鼠或小鼠的性别主要依据肛门与生殖孔的间距区分，间距大者阴茎突出为雄性，间距小者是雌性。成年雄性动物卧位时可见睾丸，雌性动物腹部可见乳头。

（3）称重、编号和分组。

（4）剂量设置：根据选择 LD_{50} 计算方法设计剂量组。

（5）受试物配制：常以水或者食用植物油为溶剂配制成溶液，不溶物可采用 0.5% 羧甲基纤维素钠配制成混悬液。灌胃给予受试物的最大容量，小鼠不超过 0.2ml/10g 体重，大鼠不超过 1.0ml/100g 体重。

（6）染毒方法：用灌胃方式将受试物一次给予实验动物。若受试物毒性很低，一次灌胃容量太大，可在 24h 分成 2 或 3 次给予，中间间隔约 4h，总剂量作为一日的剂量进行计算。

（7）中毒症状的观察：染毒后应注意观察和记录中毒症状及出现的时间、死亡数量和时间及死亡前的特征。对死亡的动物和观察期满处死的动物进行尸体解剖，肉眼观察，发现有异常的组织或脏器，需要进一步做组织病理学检查。根据观察情况分析中毒特点和毒作用靶器官。观察时间为 14d。

（8）LD_{50} 的计算：根据给予受试物后 14d 内的各剂量组动物死亡率计算 LD_{50}。①概率单位法：将受试物的剂量，转换为对数值，每个剂量组的死亡率经查表得到概率单位数值，通过直线拟合，计算出概率单位为 0.5（50%死亡率）时的剂量对数值，通过反对数求得剂量数值。再计算 95% 可信限。②一次最大限度试验：将 20 只动物（雌雄各半）一次灌胃，剂量为 5000mg/kg，在 14d 内没有死亡，可判定 LD_{50} 大于 5000mg/kg。③也可以选择其他方法，如霍恩法、寇氏法等

5．数据与评价。

评价等级：①LD_{50} 大于 5000mg/kg 者属于实际无毒；②LD_{50} 为 501~5000mg/kg 者属于低毒；③LD_{50} 为 51~500mg/kg 者属于中等毒；④LD_{50} 为 1~50mg/kg 者属于高毒；⑤LD_{50} 小于 1mg/kg 者属于剧毒。

注：为评价消毒剂在实际应用时对人体的安全性，当产品原形 LD_{50} 不超过 5000mg/kg 时，需要增做消毒剂最高应用液浓度 5 倍溶液的急性经口毒性试验，并计算其 LD_{50}。

二、急性吸入毒性试验

呼吸道暴露是化学物其进入人体的常见途径之一，而通过呼吸道的上皮进入机体与通过消化道上皮进入机体的动力学过程有所区别。因此有必要观察化学物经过呼吸道暴露所引起的急性毒性，同时为后期的进一步毒性研究提供剂量设计和指标选择的依据。

1. 研究目的。

检测消毒剂对实验动物的急性吸入毒性作用和强度。

2. 实验动物。

小鼠或者大鼠任选一种，雌雄各半。小鼠体重为18～22g，大鼠体重为180g～200g。

3. 剂量分组。

如果应用概率单位-对数图解法计算 LD_{50}，随机分为5～6组，每组动物10只，通常最高剂量组动物死亡率应该大于等于90%，最低剂量组动物死亡率应该小于等于10%。可以先用较大的组距、较少量的动物进行预试，找出其粗略致死剂量范围，然后再设计正式试验的剂量分组。

4. 操作程序。

（1）动物选择及准备工作同急性经口毒性试验。

（2）染毒可采用静式染毒法或动式染毒法：

1）静式染毒是将实验动物放在一定体积的密闭容器（染毒柜）中，加入一定量的消毒剂，并使其挥发，造成试验需要消毒剂浓度的空气，使实验动物一次吸入性染毒2h。染毒柜的容积以每只染毒小鼠每小时不少于3L，每只大鼠不少于30L计。

染毒浓度的计算：染毒浓度一般采用实际测定浓度。在染毒期间一般可测4～5次，求其平均浓度。在无适当测试方法时，可用下式计算染毒浓度：

$$C = \frac{a \times d}{V \times 10^6}$$

式中，C为染毒浓度 mg/m^3；a 为加入消毒剂的量，ml；d 为消毒剂比重；V 为染毒柜容积，L。

2）动式染毒是采用机械通风装置，连续不断地将含有一定浓度消毒剂的空气均匀不断地送入染毒柜，并排出等量的染毒气体，维持相对稳定的染毒浓度。一次性吸入 2h。

消毒剂气化（雾化）和输入的常用方法：气体消毒剂，经流量计与空气混合成一定浓度后，直接输入染毒柜；易挥发液体消毒剂，通过空气鼓泡或适当加热促使挥发后输入染毒柜；若消毒剂现场使用采取喷雾法，可采用喷雾器或超声雾化器使其雾化后输入染毒柜。

染毒浓度的计算：染毒浓度一般采用动物呼吸实际测定浓度，每半个小时测定一次，取其平均值。若无适当的测试方法，也可采用以下公式计算染毒浓度：

$$C = \frac{a \times d}{(V_1 + V_2) \times 10^6}$$

式中，C为染毒浓度，mg/m^3；a 为气化或者雾化的消毒剂量，ml；d 为消毒剂比重；V_1 为输入染毒柜的风量，L；V_2 为染毒柜容积，L。

（4）观察和记录染毒过程和观察期内的动物体征和死亡情况。关于染毒浓度的设计、动物分组、观察期限、观察指标和 LC_{50}（半数致死浓度）的计算等可参考急性经口毒性试验。

（5）LD_{50} 的计算，同急性经口毒性试验。

（6）在预试验的基础上，如果 20 只动物（雌雄各半）一次 2h 吸入染毒浓度为 $10g/m^3$，在 14d 内没有死亡，可判定 LC_{50} 大于 $10g/m^3$。

5. 数据与评价。

评价等级：① LC_{50} 2h 大于 $10g/m^3$ 者属于实际无毒；② LC_{50} 2h 为 $1001\sim10000mg/m^3$ 者属于低毒；③ LC_{50} 2h 为 $101\sim1000mg/m^3$ 者属于中等毒；④ LC_{50} 2h 为 $10\sim100mg/m^3$ 者属于高毒；⑤ LC_{50} 2h 小于 $10mg/m^3$ 者属于剧毒。

三、皮肤刺激试验

皮肤是机体外环境与机体内环境之间的一个屏障系统，主要发挥对机体内环境的保护作用，也是外环境中的物质接触机体的一种常见途径。很多消毒剂若直接对皮肤进行消毒，可能会对皮肤直接造成损伤，因此需要了解可能经过皮肤接触的化学物所引起的刺激性及腐蚀性特征。

1. 研究目的。

检测消毒剂对实验动物皮肤是否有刺激或腐蚀作用及其强度。

2. 实验动物。

成年健康家兔或豚鼠，首选动物为白色家兔，且皮肤完好。皮肤刺激试验需要至少 3 只家兔或豚鼠，一般要求家兔体重为 $2.0\sim3.0kg$，豚鼠为 $350\sim450g$。

3. 操作程序。

（1）家兔或豚鼠脱毛：给受试物前 24h 将家兔或豚鼠背部脊柱两侧毛脱掉（脱毛方法见经皮肤急性毒性试验），脱毛面积约为动物脊柱两侧各 $3cm\times3cm$。一侧作为染毒区，另一侧作为对照区。

（2）经皮给药：备皮后次日，将受试物（浓度一般为皮肤消毒应用液的 5 倍或者原液）0.5ml 或 0.5g 涂敷在面积稍小于脱毛区的四层纱布上，贴敷于染毒区；或将受试物直接均匀涂在染毒区，并以四层纱布覆盖，用塑料薄膜密封后，再用无刺激性胶布和绷带固定，使受试物与皮肤有良好接触，避免动物舔食。另一侧涂赋形剂或生理盐水作为对照。4h 后解开敷料，用温水或无刺激性溶剂洗去残留受试物，注意不要损伤皮肤。

（3）观察：皮肤给药后 1h、24h、48h 皮肤反应情况，有无红斑和水肿，一般观察期不超过 14d。并且按照表 21-2-1 内容进行评分。

表 21-2-1　皮肤刺激反应评分

症状及程度	皮肤刺激反应评分
A. 红斑形成	
无	0
勉强可见	1
明显	2
严重	3
紫红色斑，并有焦痂	4

症状及程度	皮肤刺激反应评分
B. 水肿形成	
无	0
勉强可见	1
皮肤隆起，轮廓清楚	2
水肿隆起约1mm	3
水肿隆起超过1mm，范围扩大	4
总分（A+B）	

（引自《消毒技术规范》，2002年版）

4. 数据与评价。

（1）一次皮肤刺激试验：在各个观察时间点，将实验动物得到的评分相加，然后除以动物数，获得不同时间点的皮肤刺激反应评分（刺激指数）均值。取其中的最高皮肤刺激指数，按照表21-2-2判定受试物对动物皮肤刺激强度的级别。

表21-2-2 皮肤刺激强度分级

皮肤刺激强度	皮肤刺激反应评分
无刺激性	0~0.5
轻度刺激性	0.5~2.0
中等刺激性	2.0~6.0
强刺激性	6.0~8.0

（引自《消毒技术规范》，2002年版）

（2）多次皮肤刺激试验：按照下列公式计算每天每只动物平均积分（刺激指数），并且按照表21-2-2判定皮肤刺激强度。

$$SI = \frac{\sum(A+B)}{N_a \times 14}$$

式中，SI 为每天每只动物平均积分（刺激指数）；A 为每只动物14d的红斑评分，B 每只动物14d的水肿评分；N_a 为受试动物数。

四、急性眼刺激性试验

1. 研究目的。检测消毒剂对实验动物眼睛的急性刺激和腐蚀作用。

2. 实验动物。选用成年健康白色家兔，体重2~3kg。每组至少3只。试验前24h先观察并记录家兔角膜、虹膜及结膜情况，对已有病变或炎症者，剔除不用。

3. 操作程序。

（1）受试物一般为黏膜消毒或空气消毒应用液的5倍浓度溶液或者消毒剂原液。

（2）试验时将受试物0.1ml或0.1g滴入或涂入一侧眼结膜囊内，另一侧眼滴入生理盐水或用赋形剂作为对照，给受试物后使眼睛被动闭合 4 秒；如用喷雾给药法，则轻轻提起双睑，在眼前方距离 10cm 处迅速喷雾 1s，30s 后用生理盐水冲洗眼睛。分别记录给受试物后 1h、24h、48h、72h、7d、14d 和 21d 家兔角膜、虹膜和结膜的损伤与恢复情况。如果 72h 仍未观察到刺激反应，或第 7 天、第 14 天眼睛刺激反应完全恢复，即可提前终止试验。必要时，用 2％荧光素钠溶液或者裂隙灯、放大镜检查角膜及虹膜变化。如果出现角膜损伤或眼睛其他部位反应时，要继续观察损伤的经过及其可逆性，观察期最长不超过 21d。

（3）按照表 21－2－3 家兔急性眼刺激反应的评分标准，对家兔眼角膜、虹膜和结膜的急性刺激反应进行评分，并分别计算每只动物在三个不同观察时间（24h、48h、72h）角膜损害、虹膜损害、结膜充血和结膜水肿四方面的"平均评分"（即每只动物的 24h、48h 和 72h 评分之和除以 3）。

表 21－2－3 家兔急性眼刺激反应的评分标准

眼损害表现	评 分
A. 角膜损害	
无溃疡形成或浑浊	0
散在或弥漫性浑浊，虹膜清晰可见	1
透明区易分辨，虹膜模糊不清	2
出现灰白色半透明区，虹膜细节不清，瞳孔大小勉强可见	3
角膜不透明，由于浑浊，虹膜无法辨认	4
B. 虹膜损害	
正常	0
褶皱明显加深，充血、肿胀，角膜周围有轻度充血，瞳孔对光仍有反应	1
出血，肉眼可见破坏，或对光无反应	2
C. 结膜（系指睑结膜、球结膜部位的血管）充血	
血管正常充血	0
血管充血呈鲜红色	1
血管充血呈深红色，血管不易分辨	2
弥漫性充血呈紫红色	3
C. 结膜（系指睑结膜、球结膜部位）水肿	
无水肿	0
轻微水肿（包括瞬膜）	1
明显水肿，伴有部分眼睑外翻	2
水肿至眼睑近半闭合	3
水肿至眼睑超过半闭合	4

（引自《消毒技术规范》，2002 年版）

4. 数据与评价。

分别以动物眼角膜、虹膜和结膜充血、结膜水肿的平均评分和恢复时间进行，按照

表 21-2-4 和表 21-2-5 眼刺激性反应分级标准判定受试物对眼睛的刺激强度。

表 21-2-4　眼刺激性反应分级标准（一）

可逆性损伤	无刺激性	3 只动物的平均评分：角膜损害<1、虹膜损害<1、结膜充血<2 和结膜水肿<2 或 3 只动物中至少有 2 只动物的平均评分符合上述标准，另外 1 只动物的刺激反应在 21d 内完全恢复
	轻刺激性	3 只动物中有 2 只动物的平均评分：角膜损害≥1、虹膜损害≥1、结膜充血≥2 和结膜水肿≥2，且 7d 内全部动物的刺激反应完全恢复
	刺激性*	3 只动物中有 2 只动物的平均评分：角膜损害≥1、虹膜损害≥1、结膜充血≥2 和结膜水肿≥2，且 21d 内全部动物的刺激反应完全恢复
不可逆性损伤	腐蚀性**	至少有 1 只动物的角膜、虹膜或结膜的刺激反应在 21d 的观察期内未完全恢复或/和在 3 只动物中有 2 只动物的平均评分：角膜损害≥3，虹膜损害≥1.5

　　注：完全恢复是指动物的眼刺激反应评分：角膜损害=0，虹膜损害=0，结膜充血=0 或 1，以及结膜水肿=0 或 1。

　　*刺激性：接触受试物后所产生的可逆性炎性反应。

　　**腐蚀性：接触受试物后所产生的不可逆性组织损伤。

　　（引自《消毒技术规范》，2002 年版）

表 21-2-5　眼刺激性反应分级标准（二）

平均评分	动物数（只）	恢复时间（d）*	损伤类型
角膜损害<1 和			
虹膜损害<1 和	≥2	≤21	无刺激性
结膜充血<2 和			
结膜水肿<2			
角膜损害≥1 或			
虹膜损害≥1 或	≥2	≤7	轻刺激性
结膜充血≥2 或		≤21	刺激性
结膜水肿≥2			
角膜损害≥3 或	≥2		
虹膜损害≥1.5			
角膜损害≥1 或			腐蚀性**
虹膜损害≥1 或			
结膜充血≥1 或	≥1	≤21	
结膜水肿≥1			

　　*恢复时间：为动物刺激反应评分恢复至角膜损害=0，虹膜损害=0，结膜充血=0 或 1，和结膜水肿=0 或 1 的时间。

　　**腐蚀性：至少有 1 只动物于 21d 尚存在角膜粘连或血管翳，也可判为腐蚀性。

　　（引自《消毒技术规范》，2002 年版）

五、阴道黏膜刺激试验

1. 研究目的。

检测消毒剂对实验动物阴道黏膜的刺激作用和强度。

2. 实验动物。

选用健康、初成年的雌性白色家兔，同一品系，体重 2.0～2.5kg。试验前应该检查动物阴道口有无分泌物、充血、水肿和其他损伤情况。如果有炎症和（或）损伤，应弃用。最好选择动物的非动情期做试验。

3. 试验分组。

分为染毒组和对照组，每组 3 只。

4. 操作程序。

（1）稀释使用的消毒剂，采用黏膜消毒时应用液 5 倍浓度的溶液作为受试液。若应用液为原液的消毒剂则用原液作受试液。对照组采用生理盐水。

（2）将长度为 8cm 左右的钝头软管与 2ml 的注射器相连，注射器和软管注满受试液备用。每只动物各准备一套。

（3）一次阴道黏膜刺激试验的染毒方法：将动物仰面固定，暴露出会阴和阴道口。将导管用受试液或者对照液湿润后，轻柔地插入阴道（4～5cm），并用注射器缓慢注入 2ml 受试液，抽出导管，完成染毒。对照组动物用生理盐水做同样处理。

（4）多次阴道黏膜刺激试验的染毒方法：按照上述的一次染毒方法，每隔 24h 重复染毒一次，连续 5d。对照组动物用生理盐水做同样处理。

（5）末次染毒后 24h，采用气栓法处死动物，剖腹取出完整的阴道，纵向切开，肉眼观察是否有充血、水肿等表现，供病理取材时参考。然后将阴道放入 10％甲醛（福尔马林）溶液中固定 24h 以上，选取阴道的两端和中央 3 个部位的组织制片，HE 染色后，进行组织病理学检查。

（6）刺激反应结果评分：根据表 21－2－6 对动物的反映情况进行黏膜刺激的评分。

5. 数据与评价。

组织病理学检查结果，按照表 21－2－7 规定对阴道黏膜的刺激反应进行评分，将实验组三只动物 3 个部位的刺激反应积分相加后，再除以观察总数（动物数×3），得出实验组阴道黏膜刺激反应的平均积分，最大计分为 16。对照组评分方法同上。

将实验组平均积分减去对照组平均积分得出刺激指数，按照下表进行刺激强度分级。当对照组动物阴道黏膜刺激反应平均积分大于 9 时，应采用 6 只动物进行复试，以鉴别是否与操作损伤有关。

表 21－2－6　阴道黏膜刺激反应评分标准

阴道组织反应	反应评分
A. 上皮组织	
正常，完好无损	0
细胞变性或变扁平	1

阴道组织反应	反应评分
组织变形	2
局部糜烂	3
广泛糜烂	4
B. 白细胞浸润（每个高倍视野）	
无	0
极少（<25个）	1
轻度（26~50个）	2
中度（51~100个）	3
重度（>100个）	4
C. 血管充血	
无	0
极少	1
轻度	2
中度	3
重度伴血管破裂	4
D. 水肿	
无	0
极少	1
轻度	2
中度	3
重度	4

注：刺激反应的得分＝A＋B＋C＋D。

（引自《消毒技术规范》，2002年版）

表 21-2-7 阴道黏膜刺激强度分级

阴道黏膜刺激指数	阴道黏膜刺激反应强度
<1	无
1~5	极轻
5~9	轻度
9~12	中度
≥12	重度

（引自《消毒技术规范》，2002年版）

六、皮肤变态反应试验

皮肤是机体外环境与机体内环境之间的一个屏障系统，主要发挥对机体内环境的保护作用，也是外环境中的物质接触机体的一种常见途径。很多消毒剂就是直接对皮肤进行消毒。皮肤变态反应是一种很常见的由外源性因素引起的免疫系统介导的损伤。为了减少这种损伤的出现，需要对于可能接触到皮肤的化学物进行皮肤变态反应性试验，了解化学物的致敏特征，从而合理使用，保证人群的健康。

1. 研究目的。

检测消毒剂重复接触后，实验动物产生皮肤变态反应的可能性及其强度。

2. 实验动物。

健康成年皮肤完好的豚鼠，雌雄各半，体重 200～300g。

3. 试验分组。

将豚鼠随机分为试验组、阴性对照组和阳性对照组，每组动物至少 16 只。

4. 操作程序。

（1）对试验组豚鼠，给予受试物诱导和激发处理。阳性对照给予阳性致敏物（如 2，4-二硝基氯苯）诱导和激发处理。阴性对照组仅给予受试物激发处理。

（2）诱导处理浓度允许引起皮肤轻度刺激反应，激发浓度低于诱导浓度，不得引起原发性刺激反应。如果原液不引起皮肤刺激反应，诱导和激发均使用原液。

（3）试验前约 24h，将豚鼠背部左侧去毛，去毛范围为 3cm×3cm。

（4）诱导接触，取诱导浓度的消毒剂溶液（或者原液）0.5ml（g），直接涂在实验动物左侧去毛区 2cm×2cm 皮肤上，以两层纱布和一层玻璃纸覆盖，再以无刺激胶布封闭固定 6h。第 7 天和第 14 天以同样方法重复一次。

（5）激发接触：末次诱导后 14h，将激发浓度的消毒剂溶液约 0.5ml（g）直接涂于豚鼠背部右侧 2cm×2cm 去毛区（接触前 24h 脱毛），然后用两层纱布和一层玻璃纸覆盖，再以无刺激胶布固定 6h。6h 后将敷贴的受试物洗去。

（6）激发接触后 24h 和 48h 观察皮肤反应，按表 21-2-8 评分。

表 21-2-8　致敏反应试验皮肤反应评分

皮肤反应	评分
A. 红斑形成	
无红斑	0
轻微红斑（勉强可见）	1
中度红斑（散在或小块红斑）	2
严重红斑	3
水肿性红斑	4
B. 水肿形成	
无水肿	0
轻微水肿（勉强可见）	1

皮肤反应	评分
中度水肿（皮肤隆起轮廓清楚）	2
重度水肿（皮肤隆起约1mm或超过1mm）	3

（引自《消毒技术规范》，2002年版）

（7）在实验室开展致敏反应试验初期，或使用新的动物种属或品系时，需同时设阳性对照组，阳性致敏物可选用2，4-二硝基氯苯。为保证试验方法的可靠性，在进行该类试验时，每隔半年应使用阳性对照物检查一次。若检测报告中需要用非本次阳性对照组的实验数据时，应注明其实验日期。阳性对照组的操作程序同试验组，用阳性物替代受试物。试验中需设阴性对照组，在诱导接触时仅涂以溶剂作为对照，在激发接触时涂以受试物。对照组动物必须和受试物组动物为同一批。

5. 数据与评价。

化学物质引起的过敏性接触性皮炎，属于迟发型变态反应。对于动物，仅可见皮肤红斑和水肿。根据表21-2-8，将出现皮肤反应（评分≥1）的动物数除以该组实验动物数，求得致敏率（%），按照表21-2-9评定致敏强度。

表21-2-9 致敏强度

致敏率（%）	致敏强度
0～8	极轻
9～28	轻
29～64	中
65～80	强
81～100	极强

注：当致敏率为0时，可判为未见皮肤致敏反应。
（引自《消毒技术规范》，2002年版）

七、亚急性毒性试验

化学物的急性经口毒性试验了解的往往是一次短期内暴露以后的效应，但是对于重复暴露所产生的毒效应，急性经口致死性试验无法了解到。因此有必要进行化学物的重复暴露毒性研究，重复暴露的毒性研究又根据化学物暴露期的长短分为亚急性毒性研究、亚慢性毒性研究和慢性毒性研究。为了了解短期重复暴露的毒性作用特点，初步了解蓄积毒性以及对神经系统、生殖系统和免疫系统是否有影响，有必要进行化学物一个月暴露的毒性研究，此即为亚急性毒性研究。

（一）研究目的

检测消毒剂多次接触对实验动物的蓄积毒性作用及其对靶器官的影响；描述亚急性毒效应谱；确定亚急性毒性的最小观察到有害作用剂量或最大未观察到有害作用的剂量；为亚慢性毒性、慢性毒性研究和致癌试验提供剂量设计的依据。

（二）实验动物

一般用啮齿类动物，首选大鼠，选择 6～8 周的大鼠，全部实验至少需用 80 只动物，雌雄各半。

（三）实验分组

将实验动物随机分为 3 个剂量组和 1 个对照组，每组 20 只，对照组应为溶剂对照组。溶剂对照组根据受试物配制的情况来确定给予的溶剂类型。实验的高剂量选择应该出现明显的毒性效应，但是不引起死亡，如果出现死亡，死亡的动物数不能超过 10％；中间剂量组应该可以观察到轻微的毒性效应；低剂量组应该不会引起任何毒性效应（属于未观察到有害作用的剂量）。具体操作时，可以考虑选择 LD_{50} 的 1/10～1/5 作为高剂量，高、中、低三个剂量组之间的组距以 3～5 倍为宜，最低不小于 2 倍。对于 LD_{50} 大于 5000mg/kg 的消毒剂，高剂量应用 1000mg/kg。

（四）操作程序

1. 染毒：受试物通过灌胃的方式经口染毒。灌胃每天一次，灌胃时间固定。

2. 染毒期限：一般染毒期限为 28～30d。

3. 一般观察与检查：

（1）每天观察所有动物的变化情况，中毒表现。

（2）每周称重一次，依此调整动物的灌胃量。

4. 临床化验检查：

（1）样品采集时间：在动物最后一次灌胃结束 24 小时之内，采集生物标本进行相应指标的测定，收集血样应该在前一天晚上对动物禁食。

（2）血液学检查：白细胞总数积分累计数及比例、红细胞计数、血小板计数、血红蛋白浓度等。

（3）血液生物化学检查：尿素氮（BUN）、肌酐、总蛋白、白蛋白、总胆固醇、ALT、AST 等。可以根据所观察到的受试物毒性效应，或者与受试物化学结构相似物质的毒性作用，选择其他一些生化指标。

5. 病理学检查：

（1）系统解剖：实验结束时，处死所有动物，进行完整的系统解剖和详尽的肉眼观察。肉眼可见的异常组织都应该留样做进一步的组织病理学检查。将主要的器官和组织〔脑、心、肺、肝、肾、脾、胃、肠、肾上腺、睾丸（卵巢）等〕进行称重、固定和保存，用以进行组织病理学检查。

（2）器官称重：对所有实验动物的肝、肾进行称重，并计算脏器系数。

（3）组织病理学检查：如果动物尸检未发现明显的病变，应对对照组和高剂量组动物的肝、肾、胃、肠及其他可能受损的脏器进行组织病理学检查。如果发现病变，其他剂量组动物的相应器官也应该进行组织病理学检查。

（五）数据与评价

1. 结果处理：提供所有单只动物数据，数据汇总表包括每组动物数、出现损伤的动物数、损伤类型和所占动物数的百分比。在数据分析时，历史对照对于实验结果的解释非常重要。所有的数据资料应根据资料类型选择适当的统计学分析方法进行分析。

2. 结果评价：比较各个剂量组与对照组各观察指标的差异，计算分析其剂量-反应关系，评定受试物最小观察到有害作用剂量和最大未观察到有害作用剂量。确定毒性作用的靶器官。

八、致突变试验

突变是指生物体遗传物质发生改变，导致可遗传的表型异常。一些化学物质具有很强的化学活性，可以引起生物体出现突变，或者其代谢产物增加了新的生物学活性，引起生物体出现突变。突变是自然界中的一种正常现象，可能导致正向效应（有利）或者负向效应（有害），但是大多数情况下，对于大多数生物个体而言，突变往往是有害的。因此在毒理学研究领域均将引起突变视作一种化学物引起的有害效应。

遗传毒理学试验通过直接检测遗传学终点或者某一终点的 DNA 损伤过程中伴随的现象，来确定化学物质产生遗传损伤的能力。已经建立的遗传毒理学试验有二百多种。药品注册国际协调会议（ICH）1997 年对药品的遗传毒性评价建议的检测试验组合为：①细菌基因突变试验。②体外哺乳动物细胞染色体畸变试验或体外小鼠淋巴瘤细胞 TK 试验。③体内啮齿类造血细胞染色体损伤试验（骨髓细胞染色体畸变试验）、骨髓或外周血多染红细胞微核试验。食品、日用品和环境中化学物致突变性委员会（COM）于 2000 年提出的致突变性检测测试指南将化学物致突变性测试分为三个阶段：初筛阶段［包括细菌基因突变试验、哺乳动物细胞突变试验（优先小鼠淋巴瘤试验）、指示断裂剂和非整倍体实验（体外染色体畸变试验和体外微核试验）］；体内细胞阶段（包括体内微核试验、骨髓细胞染色体畸变试验）；生殖细胞试验（精原细胞或精母细胞的染色体畸变试验、显性致死试验，检测致突变和 DNA 损伤的其他方法）。但是一般对于大多数化学物，不考虑生殖细胞的致突变试验。综合来看，目前选择较多的试验为 AMES 试验、小鼠淋巴瘤细胞 TK 试验、体外染色体畸变试验、骨髓嗜多染红细胞微核试验、骨髓细胞染色体畸变试验。

（一）L5178Y 细胞基因突变试验

1. 试验目的。

检测消毒剂诱导体外培养的哺乳动物细胞的基因突变作用，以作为评价消毒剂致突变性的依据。

2. 试剂和细胞。

（1）细胞培养基：含不同浓度马血清的 RPMI 1640 培养基，马血清在使用前经 56℃灭活 60min，并于临用时加入培养基中。

冻存培养基（FM）：每 10ml FM 中含 1ml 二甲基亚砜（DMSO），2ml 马血清，

7ml R₀ 培养基。主要在液氮中冻存细胞时使用。

（2）试剂：三氟胸苷（TFT）贮备液；0.1mg/ml 氨甲蝶呤（MTX）溶液；THG 溶液；THMG 溶液。

（3）代谢活化系统的制备：临用时按要求配制 S9 混合液。对于不加 S9 活化者，以 1ml 150mol KCl 溶液代替 1ml S9 混合液。

（4）细胞：小鼠淋巴瘤 L5178Y 3.7.2c $tk^{+/-}$ 细胞，为了使细胞的自发突变率在 $5\times10^{-5}\sim2\times10^{-4}$ 水平，在试验前或冻存前，应先降低细胞自发突变率。取对数生长期的细胞以 2×10^5 个/ml 的密度在 THMG 培养基中培养 1d，培养条件为 37℃、5%CO₂、饱和湿度。之后，离心细胞，弃去上清液，用 RPMI 1640 洗涤细胞，转入 THG 培养基中，培养 2d，每日调整细胞浓度为 2×10^5 个/ml。

3. 实验设计。

（1）对照组制备：阴性对照品制备时选用供试品的溶剂；通常选用培养基或水；在水中不溶解或溶解度小的供试品可用丙酮、甲醇、乙醇或 DMSO 等有机溶剂，细胞悬液中所加 DMSO 或其他有机溶剂的终浓度不应超过 1%。阳性对照品在不加 S9 混合液时，可用 10μg/ml 甲基磺酸甲酯（MMS），或 0.1μg/ml 4－硝基喹啉－1－氧化物（4－NQO，溶于 DMSO）；加 S9 时可用 3μg/ml 环磷酰胺（CP），或 200μg/ml 苯并（a）芘 [B(a)P，溶于 DMSO]。上述浓度均指终浓度。

（2）剂量范围确定：每个供试品需预先进行细胞毒性试验，在与正式试验相同的条件下处理细胞，计算各浓度组的相对悬浮生长（RSG），作为供试品处理引起的细胞毒性指标，以确定正式试验中供试品的合理剂量。计算公式如下：

$$DG = \frac{C_2}{C_1}$$

式中，DG 为细胞每日增长；C_2 为第 2 天细胞浓度；C_1 为第 1 天细胞稀释后浓度。

$$SG = C_0 \times DG$$

式中，SG 为悬浮生长；C_0 为第 1 天细胞稀释前浓度。

$$RSG = \frac{SG_t}{SG_c} \times 100\%$$

式中，RSG 为相对悬浮生长；SG_t 为处理组的 SG；SG_c 为阴性对照组的 SG。

当供试品出现细胞毒性时，则以 RSG 为 10%～20% 的浓度作为正式试验的最高浓度，以 2～4 倍稀释度向下再设定 2～5 个浓度组进行试验。

4. 操作程序。

（1）供试品处理：将复苏后的细胞用 RPMI 10 配制成浓度为 10^6 个/ml 的细胞悬液，分别在有 S9 和没有 S9 的条件下将受试物加入培养液，进行处理，供试品至少设 4 个浓度组，每组设 2 份平行。

（2）细胞毒性用平板（PE0）制备：用 RPMI 1640 将细胞浓度调整为 3×10^5 个/ml，并将细胞悬液移至培养瓶中。

（3）供试品处理后细胞表达：细胞继续培养 2d，进行突变的表达。在表达期间，每天计数细胞浓度，最后将细胞浓度稀释至 3×10^5 个/ml。

（4）选择和集落化：将细胞培养表达 2d 后，取 10ml 培养物经离心去除大部分上清液。将细胞在留下的约 1ml RPMI 1640 培养基中混悬。将细胞混悬液移入含有 100ml RPMI 1640 的烧瓶中，调整细胞浓度至 $3×10^4$ 个/ml。37℃下振荡培养 30min 后，取出 0.5ml 液体，再向余下的细胞悬液中加入 1.0ml TFT 储存液，继续振荡培养 15min。将液体倒入 3 个直径 10cm 的平皿中，每个平皿 33ml，含有 $1×10^6$ 个细胞（称为 TFT 平板），做突变体的选择。将先前取出的 0.5ml 细胞悬液用 RPMI 1640 做 1∶50 稀释，细胞悬液浓度为 $3×10^2$ 个/ml。振荡培养 15min 后，取出 2.0ml，再用 RPMI 1640 进行 1∶50 稀释（6 个/ml），再经过 15min 培养后，倒入三个直径为 10cm 的平皿中，每个平皿 33ml，含细胞 200 个（称为 VC 平板），待琼脂凝固后，置于二氧化碳培养箱中 37℃培养 10d。计算各个平皿中出现的集落数，计算集落形成效率（CFE）。

5. 数据与评价。

（1）指标计算：

$$CFE_a = \frac{C_f}{C_0}$$

式中，CFE_a 为绝对 CFE：绝对集落形成效率，%；C_f 为形成集落数；C_0 为接种细胞数。

$$CFE_c = \frac{CFE_{a-t}}{CFE_{a-c}} × 100\%$$

式中：CFE_c 为相对 CFE：相对集落形成效率，%；CFE_{a-t} 为试验组绝对 CFE；CFE_{a-c} 为溶剂对照组绝对 CFE。

$$MF = \frac{TFT_c}{VC_c} × n$$

式中，MF 为突变频率；TFT_c 为 TFT 平皿集落数；VC_c 为 VC 平皿集落数；n 为稀释系数。

注：在此试验中，稀释系数为 $2×10^{-4}$。

（2）评价规定：用适当的显著性检验方法进行统计学处理，当各剂量组 MF 与溶剂对照组相比有显著意义的增加，且呈现剂量—反应关系时，或者仅有一个剂量组有具有统计学意义的增加并经过重复验证者，均可判为阳性结果，即具有致突变性。

（二）体外培养细胞染色体畸变试验

1. 实验目的。

用细胞遗传学方法检测体外培养的哺乳动物细胞染色体畸变，评价消毒剂的致突变性。

2. 试剂与细胞。

（1）细胞：中国地鼠肺（CHL）细胞株或卵巢（CHO）细胞株、人或其他哺乳动物外周血淋巴细胞。

（2）其他试剂：细胞培养基〔配制：DMEM 中含抗菌素（青霉素 100IU/ml，链霉素 $100\mu g/ml$）〕；平衡盐溶液（即无钙镁磷酸缓冲液）；细胞消化液；秋水仙素溶液

（0.04％）；小牛血清；0.075mol/L KCl 溶液；Giemsa 染液；冰乙酸：甲醇为 1∶3 的固定液；pH 值 6.8 的磷酸缓冲液。

3. 实验设计。

（1）受试物的配制：固体受试物需溶解或悬浮于溶剂中，用前稀释至适合浓度；液体受试物可以直接加入试验系统和/或用前稀释至适合浓度。

（2）剂量选择：首先预试测定受试物的 IC_{50}，根据 IC_{50} 确定给药量；最高浓度可以给到 IC_{50}。正式试验设三个剂量组，另设阴性对照组（溶剂对照）、阳性对照组。

（3）对照组制备：阳性对照组在加 S9 混合液时可用环磷酰胺（$40\mu g/ml$），不加 S9 混合液时用丝裂霉素 C（$0.5\mu g/ml$），每个剂量设 2 个平行样品。阴性对照组采用溶剂对照。

4. 操作程序。

（1）细胞的准备：准备多个细胞培养瓶，每组设 2 个平行样品。用含 10％新生小牛血清的 DMEM 培养液制成细胞悬液，分别加入细胞瓶内，每瓶含细胞（5～7）×10^5，总体积为 10ml。置 5％CO_2 培养箱 37℃培养约 24h。

（2）受试物及阳性对照组的配制：受试物根据 IC_{50} 配制三个浓度；丝裂霉素 C 用生理盐水配制成 $50\mu g/ml$；环磷酰胺用生理盐水配制成 4mg/ml。

（3）加样：取出经 24h 培养的细胞瓶，每瓶分别加 0.1ml 受试物或阴性、阳性对照品。＋S9 组另加 0.5ml S9 混合液。加样后置于 CO_2 培养箱内培养。＋S9 组接触 6h 将培养液去除，加入平衡盐溶液轻轻摇动洗涤细胞并弃去，最后准确加 10ml 含小牛血清的 DMEM 培养液，与－S9 组一起继续培养 18h。

（4）收集细胞：－S9 组分别收集与受试物接触 24h 和 48h 的细胞；＋S9 组收集与受试物接触 6h 后继续培养 18h 的细胞。收集细胞前 4h 加秋水仙素至终浓度为 $0.2\mu g/ml$。收集细胞于离心管中，经 1500r/min 离心 10min，去上清液。

（5）染色体核型制备：①低渗处理：在上述离心管中加 0.075mol/L KCl 低渗液 7ml，37℃恒温箱放置 10～15min；②固定：在低渗处理后立即加入固定液进行固定处理；③制片：视离心管沉淀的细胞多少加固定液 0.5～1.0ml，制成细胞悬液，以备制片；④染色：取 Giemsa 应用液，染色 20min，随即用蒸馏水或 pH 值 6.8 的磷酸缓冲液冲洗掉玻片上的染色液，晾干备镜检。

5. 数据与评价。

（1）结果观察：在油镜下观察染色体畸变现象，每个剂量观察 100 个中期分裂相细胞。常见的染色体畸变类型为染色体数目变化和染色体结构畸变。

1）染色体数目变化。染色体数目变化即为多倍体，分为整倍体改变与非整倍体改变。①整倍体改变：染色体数目成倍增加，一个细胞中染色体数目是单倍体的整倍数。②非整倍体改变：亚二倍体或超二倍体（染色体的数目不是 $2n$ 的整倍数）。

2）染色体结构畸变。①裂隙（gap，G）：在一条染色单体或两条染色单体上出现无染色质的区域，通常该区域的大小等于或小于染色单体的宽度。②断裂（break，B）：同裂隙，通常无染色质区域的大小大于染色单体的宽度，但与裂隙的主要区别是断裂区域无细的染色质丝相连。③环状染色体（ring，R）：染色体两条臂均发生断裂后，带有着丝粒部分的两端连接起来形成环状。通常伴有一对无着丝点的断片。④粉碎化（pulverization，Pu）：一个染色体或大部分染色体断裂或破碎，形成散状。⑤三辐体（triradial，T）：两条染色单体排列异常，形成一种三臂的结构。⑥四辐体（quadriradial，Q）：两条染色单体排列异常，形成一种四条臂的结构。⑦双着丝点（dicentric chromosome，D）：两条染色体断裂后，两个有着丝粒的节段重接，形成双着丝点染色体，属于不平衡易位。⑧断片（fragment，F）：单个存在的，没有着丝点的染色单体。

（2）计数方法：凡出现上述数目和结构变化的细胞，即可记为畸变细胞，计算各剂量组及对照组发生畸变细胞的百分率（%），一个细胞中出现几种类型的畸变或一种类型的畸变在一个细胞中出现多次仍记为一个畸变细胞；裂隙、核内复制和整倍体改变一般不作为畸变类型。

（3）评价：采用 χ^2 检验对各剂量组间染色体畸变率进行分析，也可用每组平均畸变数表示，用方差进行分析和 SNK 法进行组间两两比较。

如染色体畸变率呈现剂量－依赖的增加，并有统计学意义；或者有一个剂量组有显著性意义，经过重复试验证实，可判断该受试物具有致突变性。

（三）动物骨髓细胞染色体畸变试验

1. 实验目的。

用细胞遗传学方法检测整体动物骨髓细胞染色体畸变率，以评价消毒剂的体内致突变效应。

2. 实验动物与试剂。

（1）动物：成年小鼠（体重 25～30g）或者大鼠（体重 180～220g），每组 6～10 只，雌雄各半。

（2）试剂：秋水仙素、生理盐水、低渗液（0.75%KCl）、固定液、pH 值为 7.4 的磷酸缓冲液、Giemsa 染液（贮备液及应用液）等。

3. 剂量分组。

常规选用三个剂量，即高剂量、中剂量、低剂量，为 1/2 LD$_{50}$、1/5LD$_{50}$ 和 1/20 LD$_{50}$。若采用一次最大限度试验，测得的 LD$_{50}$ 大于 5000mg/kg，即以 5000mg/kg 为高剂量，中剂量组为 1/2 高剂量，低剂量组为 1/2 中剂量。同时设立阳性对照和阴性对照，阳性对照组用环磷酰胺，以 40mg/kg 的剂量腹腔注射，或者选择丝裂霉素 C（1.5～2.0mg/kg）；阴性对照组使用等体积的溶剂。

4. 操作程序。

（1）用经口灌胃方式，共染毒两次，间隔 24h。于第二次染毒后 6h 处死动物。动物处死前 2～4h，小鼠按 4mg/kg 腹腔注射秋水仙素。

（2）用颈椎脱臼法处死动物，取出两侧股骨，从股骨中取出骨髓细胞制成悬液。

（3）低渗处理：在上述离心管中加 0.075mol/L KCl 低渗液 7ml 处理 7min。

（4）固定：加入甲醇/冰醋酸固定液进行固定处理。

（5）用细胞悬液滴片，晾干，用 Giemsa 应用液染色。

（6）每组各选 100 个染色体分散良好的中期分裂相细胞，进行染色体畸变分析，观察和记录染色体结构的异常和数量的异常，包括染色体结构异常（同前实验）和染色体数目异常（非整倍体、多倍体和内复制等）。

（7）凡出现上述数目和结构变化的细胞，即可记为畸变细胞，计算各剂量组及对照组发生畸变细胞的百分率（％），一个细胞中出现几种类型的畸变或一种类型的畸变在一个细胞中出现多次仍记为一个畸变细胞。

（8）阳性与阴性（溶剂）对照组的操作程序同试验组。只是将阳性组选用环磷酰胺或者丝裂霉素 C 作为受试物的替代物，阴性（溶剂）对照组用受试物溶剂作为受试物的替代物。

5. 数据与评价。

用 χ^2 检验或者其他适当的显著性检验方法对所得试验数据进行统计学处理。当各个剂量组与阴性（溶剂）对照相比，畸变细胞率的增加有显著性意义，并且呈剂量－反应关系时；或者仅仅有一个剂量组畸变细胞率增加具有显著性意义，并且经过重复试验证实时，可判断为该受试物在本试验中具有致突变性。

（四）小鼠骨髓噬多染红细胞微核试验

1. 实验目的。

检测消毒剂对小鼠骨髓噬多染红细胞微核形成的影响，评价消毒剂的染色体损伤毒性。

2. 实验动物与试剂。

（1）动物：成年小鼠（体重 25～30g），每组 10 只，雌雄各半。

（2）试剂：阳性对照物（环磷酰胺或者丝裂霉素 C），小牛血清，Giemsa 染液。

（3）样品处理：溶剂通常用蒸馏水、等渗盐水、植物油、食用淀粉、羧甲基纤维素钠等。

3. 剂量分组。

常规选用三个剂量——高剂量、中剂量、低剂量，为 $1/2\ LD_{50}$、$1/5LD_{50}$ 和 $1/20\ LD_{50}$，以得到剂量－反应关系，高剂量组应不引起动物死亡，不引起明显的骨髓抑制。若采用一次最大限度试验，测得的 LD_{50} 大于 5000mg/kg，即以 5000mg/kg 为高剂量，中剂量组为 1/2 高剂量，低剂量组为 1/2 中剂量。同时设立阳性对照组和阴性对照组，阳性对照组用环磷酰胺，以 40mg/kg 体重的剂量腹腔注射，或者选择丝裂霉素 C（1.0～1.5mg/kg）；阴性对照组使用等体积的溶剂。

4. 操作程序

（1）染毒：动物染毒采用经口灌胃 30h 染毒法，即两次染毒间隔 24h，第二次染毒后 6h 取材。

（2）处死动物：用颈椎脱臼法处死动物后，取股骨或者胸骨。剥掉附着其上的肌肉，擦净血污，横向剪开，暴露骨髓腔。

（3）用注射器吸取 0.02ml 小牛血清，冲洗骨髓腔，混匀。

（4）制片：将骨髓液蘸在推片上，然后按血常规涂片法涂片。在空气中晾干。

（5）固定：将干燥的涂片放入甲醇液中固定 5～10min。

（6）染色：将固定过的涂片放入 Giemsa 染液中，染色 10～15min，然后立即用 pH 值 6.8 的磷酸盐缓冲液冲洗，晾干。

（7）对照：阳性与阴性（溶剂）对照组的操作程序同试验组。只是将阳性组选用环磷酰胺或者丝裂霉素 C，阴性（溶剂）对照组用受试物溶剂作为受试物的替代物。

（8）镜检：在油浸镜下计数。本法观察含微核的嗜多染红细胞。嗜多染红细胞呈灰蓝色，成熟红细胞呈粉红色。典型的微核多呈单个的圆形，边缘光滑整齐，嗜色性与细胞核质一致，呈紫红色或蓝紫色，直径通常为红细胞的 1/20～1/5。

（9）计数：用双盲法阅片。每只动物至少计数 1000 个嗜多染红细胞，微核率指含有微核的嗜多染红细胞数，以千分率（‰）表示。若一个嗜多染红细胞中出现两个或两个以上微核，仍按一个有微核细胞计数。同时观察 200 个细胞计算嗜多染红细胞与成熟红细胞（PCE/RBC）的比值，可作为骨髓细胞毒性的指标。当 PCE/RBC 小于 0.1 时，提示对骨髓有明显的抑制作用，应该降低受试物剂量，重新进行试验。

5. 数据与评价。

（1）阴性对照组小鼠一般微核细胞率不超过 0.3%。

（2）用泊松分布 u 检验或者其他适当的统计学方法进行数据处理，并按动物性别分别统计。试验组与对照组相比，试验组微核细胞率明显增加，有统计学意义并且存在剂量－反应关系时，或者仅仅有一个剂量组微核细胞率增加具有显著性意义，并且经过重复试验证实时，均可判断为该受试物具有染色体损伤作用。

九、亚慢性毒性试验

在重复暴露的毒性研究中，从动物离乳到完全发育成熟进入成年期，是一个相对较长的时期，这期间经历了青春发育期、性成熟期以及机体各个系统发育达到鼎盛，开始进入相对稳定的时期。这种长期暴露对机体的损伤效应，更有助于全面描述特定化学物的毒作用损伤特征，也能更全面地了解该化学物的毒作用效应谱。亚慢性毒性研究是指实验动物连续（通常 1～3 个月）重复染毒外源化学物所引起的毒性效应。

1. 实验目的。

确定受试物较长期染毒后将产生的毒性作用，即亚慢性毒作用效应谱；研究亚慢性毒性作用的靶器官；确定亚慢性毒性的最小观察到有害作用的剂量或最大未观察到有害作用的剂量；为慢性毒性研究和致癌试验提供剂量设计的依据。

2. 实验动物。

选择 4～6 周的大鼠，全部实验至少需用 80 只动物，雌雄各半。如果实验中期需要处死部分动物进行观察，则需要在实验起始点增加动物的数量。

3. 实验分组。

将实验动物随机分为 3 个剂量组和 1 个对照组，每组 20 只，对照组应为溶剂对照组。溶剂对照组根据受试物配制的情况来确定给予的溶剂类型。实验的高剂量组应该出现明显的毒性效应，但是不引起死亡，如果出现死亡，死亡的动物数不能超过 10%；中间剂量组应该可以观察到轻微的毒性效应；低剂量组应该不会引起任何毒性效应（属于未观察到有害作用的剂量）。具体操作时，可以考虑选择 LD_{50} 的 1/20～1/5 作为高剂量，高、中、低三个剂量组之间的组距以 3~5 倍为宜，最低不小于 2 倍。

4. 操作程序。

(1) 染毒：受试物一般通过掺入饲料或灌胃的方式经口染毒。灌胃每天一次，固定时间灌胃。灌胃量通常为 1ml/100g（大鼠）。

(2) 染毒期限：一般染毒期限为 3 个月（90d）。

(3) 一般观察与检查：①每天观察所有动物的变化情况，中毒表现。②每周称重一次，依此调整动物的灌胃量。③如受试物掺入饲料，应定期称饲料消耗量。④常规每周称量食物消耗量一次，用以计算食物利用度。

(4) 临床化验检查：

1) 样品采集时间：在动物最后一次灌胃结束 24h 之内，采集生物标本进行相应指标的测定，收集血样应该在前一天晚上对动物禁食。

2) 血液学检查：白细胞总数积分累计数及比例、红细胞计数、血小板计数、血红蛋白浓度、红细胞比容、平均红细胞体积、平均红细胞血红蛋白量、平均红细胞血红蛋白浓度、前凝血酶原时间和活性、局部促凝血酶原时间和网织红细胞计数等。

3) 血液生物化学检查：尿素氮（BUN）、肌酐、总蛋白、白蛋白、总胆固醇、ALT、AST、碱性磷酸酶、总胆红素等。可以根据所观察到的受试物毒性效应，或者与受试物化学结构相似物质的毒性作用，选择其他一些生化指标。

(5) 病理学检查：

1) 系统解剖：实验结束时，处死所有动物，进行完整的系统解剖和详尽的肉眼观察。肉眼可见的异常组织都应该留样做进一步的组织病理学检查。将主要的器官和组织［脑、心、肺、肝、肾、脾、胃、肠、肾上腺、睾丸（卵巢）等］进行称重、固定和保存，用以进行组织病理学检查。

2) 器官称重：对所有实验动物的脑、肝、肾、肾上腺、脾、心和睾丸/卵巢进行称重，并计算脏器系数。

3) 组织病理学检查：如果动物尸检未发现明显的病变时，将对照组和高剂量组动物的肝、肾、胃、肠及其他重要的和可能受损的脏器进行组织病理学检查。如果发现病变，其他剂量组动物的相应器官也应该进行组织病理学检查。

5. 数据与评价。

(1) 结果处理：提供所有单只动物数据，数据汇总表包括：每组动物数，出现损伤的动物数，损伤类型和所占动物数的百分比。在数据分析时，历史对照对于实验结果的解释非常重要。所有的数据资料根据资料类型选择适当的统计学分析方法进行分析。

(2) 结果评价：比较各个剂量组与对照组各观察指标的差异，计算分析其剂量-反应关系；评定受试物最小观察到有害作用剂量和最大未观察到有害作用剂量；确定毒性作用的靶器官。

十、致畸试验

个体胚胎在发育过程中，经历了胚胎细胞的增殖、凋亡、分化、识别、迁移和功能表达，以及组织和器官的形成等，这些变化具有复杂和精密的规律，具有精细的时间顺序和空间关系。特异性或者非特异性地影响到其中的任何一个环节，都可能引起畸形或者其他发育毒性。致畸试验主要是评价自胚泡着床到硬腭闭合阶段暴露受试物对妊娠母体和胚胎与胎仔发育的有害效应，包括母体毒性、胚胎或胎儿死亡、生长改变和结构异常。

1. 研究目的。

检测消毒剂对妊娠实验动物有无致畸胎性，确定其未观察到致畸效应的剂量。

2. 实验动物。

致畸试验一般需选用两种哺乳动物，一种为啮齿类，常用大鼠和小鼠，另一种为非啮齿类动物，多选用家兔。在消毒剂的致畸试验中，可以选用大鼠或者小鼠，动物要求健康、性成熟、未交配过。大鼠体重为 200~250g，小鼠体重为 25~30g。每组动物数应满足统计学要求，孕鼠每组最少 15 只。

3. 剂量分组。

试验至少设四个组，包括一个溶剂对照组和三个受试物剂量组。对于实验室首次进行的种和品系，必需设阳性对照组，为了保证实验方法的可靠性，每隔半年需要用阳性对照物检查一次。阳性物的选择可以用乙酰水杨酸（300mg/kg）、敌枯双（1mg/kg）或者维生素 A（40000IU）。

高剂量组可用雌鼠的 $1/10LD_{50}$ 作为实验剂量；低剂量组可以用雌性动物的 $1/100$ LD_{50} 作为实验剂量。

4. 操作程序。

（1）大鼠按雌雄比 1：1，小鼠按 2：1 的比例，每日 16：00 合笼交配，次日 8：00 开始检查雌鼠阴道内或垫板上有无阴栓；大鼠阴栓为黄色、透明的胶状颗粒，易脱落。如果发现阴栓说明已交配受精，将已交配的雌鼠称重。发现阴栓之日或家兔的配对日定为妊娠第 0 天（GD 0），第 2 天为妊娠期第 1 日（GD1），依此类推。随机将受精鼠分配到各实验组或对照组。

（2）在大鼠、小鼠受孕第 6~15 日，每天采用灌胃的方式将受试物给予孕鼠，分别于孕 0d、6d、10d、15d 和 20d 称重孕鼠，并根据体重调整受试物的给予量，注意观察并记录孕鼠的毒性反应。

（3）于自然分娩前 1~2 日（大鼠受孕第 20 日，小鼠受孕第 18 日）将受孕动物处死，以防自然分娩后，母体吞食畸形幼仔。开始解剖前用 70% 乙醇将受孕动物腹部浸湿，然后沿腹中线剖腹，暴露子宫和卵巢。切除子宫，称重子宫连胎重。计数两侧黄体数目，以确定动物的排卵数，并计算着床前丢失率。从左侧卵巢末端开始沿两侧子宫角背面纵向切开子宫，暴露植入体，计数活胎数、吸收胎数、早期死胎数、晚期死胎数和总着床数。宫内未发现着床点时，应用 5ml 2% 硫化铵染色，确认有无早期吸收胎。

（4）逐个记录活胎的性别、体重、身长和尾长。胎仔身长和尾长的测量，既可以选择剖宫检查时完成，也可选择乙醇固定后进行。最后，从头到尾依次进行胎仔的外观畸形检查，包括：①四肢检查：观察四肢的大小、长短、形状和位置、指和趾的分离情况，有无多指（趾）、少指（趾）、并趾、无趾、足内外翻和短肢等畸形；②躯干检查：观察有无脐疝、腹裂（内脏膨出）、露脑、脑膨出、眼部畸形（无眼或者开眼）、鼻孔扩大、单鼻孔、唇裂、脊髓膨出、脊柱裂和脊柱侧突；③尾部检查：注意尾巴的长短，有无短尾、卷尾、无尾；④外生殖器和肛门检查：观察外生殖器形状、大小、位置有无异常、有无肛门闭锁等。

（5）胎仔骨骼检查：将每窝1/2到2/3的胎仔放入75％或80％乙醇中固定3~5d，酒精的用量为胎鼠体积的2倍。固定后倒掉乙醇，自来水冲洗，加1％KOH溶液腐蚀2~3d，待皮肤和肌肉组织完全腐蚀掉为止。用小镊子将经处理的胎仔平放在滤纸上，左手固定头部，右手持刀片轻轻将背部和两肩胛间脂肪切除，脂肪组织处理完后，接着用一把带钩的小弯镊子从脐下腹部伸进腹腔，将内脏取出，直至将腹腔和胸腔脏器全部取出为止。然后将胎仔放入新换的1％KOH液中浸泡1~2d。将胎仔从1％KOH液中取出，自来水冲净，放入茜素红S应用液染色3~5d，至胎鼠骨骼完全着色（桃红色）为止。将染色后的胎仔，用自来水冲净，在滤纸上吸干，去掉染液，移至透明液Ⅰ、Ⅱ中1~2d。然后进行检查，需要长期保存的标本放入100％甘油中，加几滴氯仿或麝香草酚防腐。

（6）骨骼标本的检查：①检查颅骨，包括上颌骨、颌骨、鼻骨、额骨、顶骨、顶间骨、上枕骨、外枕骨、颧骨和鳞状骨。上枕骨和外枕骨形成颅腔的后壁，大鼠胎仔上枕骨于GD 19融合，家兔为GD 28，小鼠为GD 18。顶间骨构成颅顶和颅腔的前半部。②检查上枕骨骨化程度。0级：上枕骨呈片状或哑铃状，两侧骨化点完全融合，融合处宽度大于两侧的1/3。Ⅰ级：上枕骨两侧骨化点相连，相连处宽度小于两侧的1/3。Ⅱ级：上枕骨两侧骨化点不相连，但可清楚地见到两个较大的骨化点。Ⅲ级：上枕骨两侧骨化点不相连，仅见小骨化点（或仅见一侧骨化点）。Ⅳ级：无上枕骨骨化点。③检查胸骨，按第1（胸骨柄）至第6（剑突）的顺序记录每一胸骨节是否存在如下异常，即未骨化、变小、骨化不良、单侧骨化、双叶或分叉、分支。此外，应观察有无额外的胸骨节，确定是否有胸骨节融合以及是否有分支融合。④检查肋骨，观察有无融合、分叉，以及肋骨形状、长度或数目的异常。⑤检查脊椎骨形状和椎体、椎弓的骨化情况，即有无双叶、分叉或数目异常。⑥检查带骨、四肢骨，注意耻骨是否骨化或存在骨化不良，前后肢骨是否出现融合或形状异常。

（7）胎仔内脏检查：每窝取1/3~1/2的胎仔用Bouin氏液固定2周以上。之后再用水冲洗固定的胎仔标本，将胎仔仰卧在橡胶板上固定。

1）头部检查：用双面刀片切断头部。头部检查采用5刀法切片，第1刀由嘴开始经两耳做水平切片，暴露舌、腭、上唇和下颌，检查舌有无异常，有无腭、唇裂。第2刀从眼睛前面纵切，暴露鼻中隔、鼻窦，观察鼻腔是否畅通。第3刀平眼纵切，暴露脑鼻叶、鼻中隔后区的大部分及鼻咽腔、眼组织、视网膜、玻璃体、晶状体和角膜，检查上述组织结构有无异常。第4刀从眼后纵切，暴露大脑半球和侧脑室，注意有无畸形和扩张。第5刀横切大脑半球，暴露间脑的第Ⅲ脑室、侧脑室、脉络膜、视神经、蝶底骨、三叉神经等，检查这些部位有无异常。

2）胸腔检查：用眼科剪沿正中线剪开胸壁，扩开胸壁，在胸腔内器官完全暴露的状态下用固位针把胸壁固定在橡胶板上。将立体显微镜的倍率置于8~10倍，检查胸腔内脏器的位置关系和方向等。①观察气管和食管的相互关系，食管应在气管之后，并略偏气管之左；然后轻轻地分离气管和食管，观察有无异常连接，如气管食管瘘；检查横膈膜的形态和有无疝。②检查肺，啮齿类动物右肺有四叶，分三个正常肺叶和一个底叶，左肺只有一叶。家兔右肺三叶，左肺二叶。统计肺叶数目，如果缺少一个或几个肺叶，应确定是否为真正的肺叶缺失，还是二或三个肺叶融合所致；轻轻移去胸腺，暴露大血管。③检查前主静脉、后主静脉的走向。检查主动脉弓有无狭窄、缺损和重复。从动脉弓开始按头臂动脉、左总颈动脉、左锁骨下动脉的顺序分支，将头臂动脉分成右总颈动脉和右锁骨下动脉。检查这些血管的分支是否正确。④心脏检查，用镊子固定心脏，用双面刀片在紧靠心脏底部的下方进行环切，把心脏切断为心脏底部和心脏尖部。在心脏尖部，用双面刀片切除左、右心室壁，使心室中隔残留，检查肌肉部有无中隔缺损。从外侧面及内侧面检查主动脉和肺动脉的位置关系、粗细、瓣膜数、瓣膜形状、左心室和右心室的大小、左房室口和右房室口的大小等。

3）腹腔检查：用镊子或眼科剪切除腹壁，暴露出腹内的器官。检查肝脏、胰脏、脾脏、胃、肠管的形态、位置、有无缺损和粘连。检查肾脏、肾上腺、输尿管、膀胱、内生殖器的形态、位置、有无缺损和粘连。用双面刀片将肾门部环切，检查肾盂的扩张程度和乳头、实质的发育程度。观察膀胱的两侧，双侧有无睾丸，是否有子宫发育不全等畸形。

5. 数据与评价。

（1）动物畸胎出现率、着床数、活胎数、早死胎数、晚死胎数，活胎的体重、身长和尾长等。

（2）观察全部结果的剂量－反应关系，确定受试物的母体毒性、发育毒性及致畸性。计算受试物的最小致畸剂量和最大无致畸作用剂量。

（3）计算致畸指数：

$$TI = \frac{(FR)LD_{50}}{T_{md}}$$

式中，TI为致畸指数；（FR）LD_{50}为雌鼠的LD_{50}；T_{md}为最小致畸剂量。

（4）致畸性判断：致畸指数小于或等于10为基本不致畸；10~100为具有致畸性；大于100为具有强致畸性。

十一、慢性毒性试验

慢性毒性试验是重复性暴露毒性研究的内容之一，一般是指化学物暴露期在半年之上的毒性研究，一般需要选择两个不同物种的实验动物进行研究，常见的选择为大鼠和狗。由于慢性毒性试验的化学物暴露期很长，成本也很高，因此，可以和致癌试验合并在一起进行，提高研究效率。在消毒剂的毒理学安全性评价中选用大鼠进行研究。

1. 实验目的。

确定受试物长期染毒后对实验动物产生的毒性作用，即慢性毒效应谱；研究慢性毒性作用的靶器官；确定其最小观察到有害作用的剂量或最大未观察到有害作用的剂量。

2. 实验动物。

选择刚离乳大鼠（三周），每个剂量保证在实验结束时各性别动物不少于10只。如果实验中期需要处死部分动物进行观察，则需要在实验起始点增加动物的数量。

3. 实验分组。

将实验动物随机分为 3 个剂量组和 1 个对照组，对照组应为溶剂对照组。溶剂对照组根据受试物配制的情况来确定给予的溶剂类型。实验剂量的选择应根据亚慢性毒性试验的结果，最高剂量应该选择在能识别到主要毒性作用靶器官和毒性效应的水平，同时应避免实验动物痛苦、严重的毒性反应、患病和死亡。最高剂量通常选择能引起毒性的水平，如体重增加或降低 10% 左右。也可以选择亚慢性毒性效应的最大耐受剂量，最高不超过 1000mg/kg。低剂量组不应出现毒性效应。

4. 操作程序。

(1) 染毒：受试物一般通过饲料、饮用水或灌胃的方式经口染毒。染毒途径和方法主要根据实验目的、受试物理化性质、生物利用度和人类的主要暴露方式来决定。掺入饲料的受试消毒剂最高浓度一般不超过 5%。注意受试物的适口性问题，如果存在明显的异味，采用饲料或饮用水方式可能会影响摄入量。灌胃每天一次，固定时间灌胃。若受试物有局部刺激性，可分次染毒，以保证灌胃剂量。灌胃量通常为 1ml/100g（大鼠）。

(2) 染毒期限：一般染毒期限为 6 个月，必要时可以延长至 2 年。

(3) 一般观察与检查：①每天检查所有动物的变化情况和死亡情况。②前三个月每周称量体重，③3 个月后，每月称重一次体重，依此调整动物的灌胃量。3 如受试物掺入饲料，应定期称饲料消耗量；如果掺入饮用水，需要记录动物的进水量。④前三个月每周称量食物消耗量一次，3 个月后，每月称重一次，用以计算食物利用度。

(4) 临床化验检查：

1) 血液学检查：在第三个月、第六个月和第十二个月时，对每组每个性别至少 10 只动物进行血液学检查，如果试验期超过 12 个月，实验结束时也需要再进行一次检查。若在前期进行的亚慢性毒性类似剂量的研究中未发现血液学指标的变化，则在第三个月时不必进行血液学检查。检查的指标包括：白细胞总数积分累计数及比例、红细胞计数、血小板计数、血红蛋白浓度、红细胞比容、平均红细胞体积、平均红细胞血红蛋白量、平均红细胞血红蛋白浓度、前凝血酶原时间和活性、局部促凝血酶原时间。如果对造血系统产生影响，还要进行网织红细胞计数和骨髓细胞学检查。

2) 血液生物化学检查：在第三个月、第六个月和第十二个月时，对每组每个性别至少 10 只动物进行血液学检查，如果试验期超过 12 个月，实验结束时也需要再进行一次检查。若在前期进行的亚慢性毒性类似剂量的研究中未发现血液生化指标的变化，则在第三个月时不必进行相应检查。动物在采血之前最好禁食过夜。以下指标应该进行检测：血糖、尿素氮、肌酐、总蛋白、白蛋白、胆固醇、甘油三酯、ALT、AST、碱性磷酸酶、γ-谷氨酰转移酶、总胆红素。

(5) 病理学检查：①系统解剖：所有实验动物包括实验过程中死亡的动物都需要进行完整的系统解剖和详尽的肉眼观察。肉眼可见的异常组织都应该留样做进一步的组织病理学检查。②器官称重：将所有实验动物的脑、肝、肾、肾上腺和睾丸、卵巢进行称重，并计算脏器系数。③组织病理学检查：对照组和高剂量组动物的器官及大体剖检时发现异常的组织需要做详尽的组织病理学检查。当高剂量组有异常发现时，其他剂量组也应该进行组织病理学检查。检查的内脏器官一般包括：脑、心、肺、肝、肾、脾、胃、肠、肾上腺、甲状腺、垂体、睾丸、卵巢和子宫等。

5. 数据与评价。

（1）结果处理：提供所有单只动物数据，数据汇总表包括：每组试验起始时的动物数，试验期间死亡或者处死的动物数及死亡时间，出现中毒体征的动物数。描述观察到的中毒体征，包括发作时间、持续期和严重程度，出现损伤的动物数，损伤类型和所占动物数的百分比。在数据分析时，历史对照对于实验结果的解释非常重要。所有的数据资料应根据资料类型选择适当的统计学分析方法进行分析。

（2）结果评价：比较各个剂量组与对照组各观察指标的差异，计算分析其剂量－反应关系，确定受试物最小观察到有害作用的剂量和最大未观察到有害作用的剂量。确定毒性作用的靶器官。

十二、致癌试验

哺乳动物致癌试验是鉴定化学物具有致癌性的标准体内试验。哺乳动物致癌试验用来确定受试物对实验动物的致癌性、剂量－反应关系及诱发肿瘤的靶器官。在下列情况下，一般应考虑对其进行致癌性评价：人体可能长期暴露于该化学物下；化学物或其代谢物的化学结构与已知的致癌物相似；重复染毒实验提示化学物可能产生癌前病变。此外，如果该受试物在 3 种遗传毒理学短期试验中均得到阳性结果，可预测为遗传毒性致癌物；如果在 3 种遗传毒理学短期实验均得到阴性结果，可预测为表遗传毒性非致癌物。经过 5 种遗传毒理学试验仍不能预测其致癌性的化学物，应优先进行哺乳动物致癌试验。

1. 实验目的。

检测长期接触消毒剂后实验动物出现肿瘤的情况，通过与并行的对照组进行比较，根据肿瘤发生数增加、恶性肿瘤比例上升、肿瘤出现时间缩短等变化来鉴定化学物的致癌性。确定肿瘤出现的时间，确定肿瘤发生的器官，描述肿瘤发生的剂量－反应关系。

2. 实验动物。

使用刚离乳的大鼠或者小鼠进行实验，如果与慢性毒性试验合并进行，通常选用大鼠。各剂量组和阴性对照组使用的有效动物数至少为雌雄各 50 只。如果与慢性毒性试验合并进行，实验中间需要处死动物进行检查时，需要增加相应的动物数。

3. 试验分组。

实验动物分组一般为 3 个剂量组与 1 个溶剂对照组。根据亚慢性毒性试验结果确定致癌试验的高剂量，高剂量组为最大耐受剂量，可以引起轻度的毒性效应，但是不能因肿瘤以外的因素明显缩短动物生命期限。最低剂量应该不影响动物的正常生长、发育和寿命，即不引起任何毒性效应。中间剂量处于最高剂量和低剂量之间。

4. 操作程序。

（1）染毒：受试物一般通过饲料、饮用水或灌胃的方式经口染毒。染毒途径和方法主要根据实验目的、受试物理化性质、生物利用度和人类的主要暴露方式来决定。掺入饲料的受试消毒剂最高浓度一般不超过 5%。灌胃每天一次，固定时间灌胃。若受试物有局部刺激性，可分次染毒，以保证灌胃剂量。灌胃量通常为 1ml/100g（大鼠）。

（2）溶剂选择：对于水溶性的物质，选择水作为溶剂；对于油溶性的物质，选择植物油，如玉米油；对于不溶性物质，选择合适的辅剂制备悬浮液。

（3）染毒期限：一般染毒期限大鼠为 2 年以上，小鼠为 18 个月以上。

（4）观察与检查：①每天检查所有动物的变化情况和死亡情况。尽量在每天的固定时间进行一次普通观察。②前三个月每周称量体重，3 个月后，每月称重一次，依此调整动物的灌胃量。③如受试物掺入饲料，应定期称饲料消耗量；如果掺入饮用水，需要记录动物的进水量。④试验过程中，除了观察一般临床症状外，着重观察动物的肿瘤发生情况，对每一肉眼可见或者可触及的肿瘤，其出现时间、部位、大小、外形和发展情况均应有记录。⑤凡在实验过程中死亡或者濒死而提前处死，以及实验结束全部处死的动物，均应该进行完整的尸检及系统的、全面的、详细的器官和组织的病理学检查。对于肉眼可见的肿瘤或者可疑病变组织，对实验过程中死亡或者濒死而提前处死的动物，高剂量组和对照组的全部动物，都需要进行全面的组织病理学检查。如果高剂量组肿瘤、癌前病变或者增生的发生率与阴性对照组相比明显升高，则中、低剂量组的所有动物的有关器官和组织都需要进行组织病理学检查。若高剂量组存活动物数显著少于对照组或者存在影响肿瘤发生的毒作用时，则中剂量组也应该按照上述的高剂量组的要求进行系统检查。⑥如果致癌试验和慢性毒性试验合并进行时，还应该按照慢性毒性试验的要求，对所有的指标进行观察和检测。

5. 结果评定。

（1）肿瘤发生率：肿瘤发生率是整个实验终了时，患瘤动物总数在有效动物总数中所占的百分率，有效动物总数是指最早出现肿瘤时的存活动物总数。

$$CI = \frac{N_{a-c}}{N} \times 100\%$$

式中：CI 为肿瘤发生率，%；N_{a-c} 为实验终了时患瘤动物总数；N 为有效动物总数。

（2）致癌试验阳性的判断标准按照世界卫生组织（WHO，1969）提出的下列 4 条致癌试验阳性标准进行评价：①对照组出现的一种或者多种肿瘤，试验组均有发生，而且发生率超过对照组。②试验组出现对照组没有的肿瘤。③试验组肿瘤的发生时间早于对照组。④试验组每只动物的平均肿瘤数超过对照组。

（3）致癌试验阴性结果的确立：假如动物试验为两个物种、两种性别，至少有 3 个剂量组，其中一个剂量接近或等于最大耐受剂量，每组动物数至少 100 只，试验组肿瘤发生率与对照组没有差异。

（4）试验报告：在结果报告中，应写明所发现的肿瘤部位、数量、性质、癌前病变；其他毒性效应；剂量-反应关系及统计学分析的结果。

第三节　毒理学试验结果的最终判定

一、第一阶段试验结果的判定

1. 在急性经口毒性试验结果中，如果 LD_{50} 大于 $5000mg/kg$，则可以通过；对于稀释使用的消毒剂，当 LD_{50} 小于 $5000mg/kg$ 时，则需要增加做消毒剂最高应用浓度 5 倍的经口急性毒性实验；如果 LD_{50} 大于 $5000mg/kg$，则可以通过；否则，应增做消毒剂原形样品的亚慢性毒性试验。

2. 在急性吸入毒性试验中，LC_{50} 大于 $10000mg/m^3$ 的受试物，属于实际无毒，可以通过；否则，应放弃使用。

3. 在皮肤刺激试验中，如果结果为无刺激或者仅具有轻度刺激作用，可以通过；否则，应放弃使用。

4. 在急性眼刺激试验中，如果结果为对眼无刺激性或者具有轻刺激性，可以通过；否则，应放弃使用。

5. 在阴道黏膜刺激试验中，如果结果为对阴道黏膜无刺激性或者具有极轻刺激性，可以通过；否则，应放弃使用。

6. 在皮肤变态反应试验中，如果消毒剂对皮肤不具有致敏性或者仅有极轻度的致敏作用，可以通过；否则，应放弃使用。

二、第二阶段试验结果的判定

1. 在亚急性毒性试验中，如各剂量组均未观察到毒作用，可通过；否则，根据试验的最小观察到有害作用的剂量或者最大未观察到有害作用的剂量，再参考消毒剂的毒理学作用特点和适用条件，由专家评定。

2. 致突变试验结果的判定。

对于第一类消毒剂所进行的分别反映基因水平、体细胞染色体水平和性细胞染色体水平的三种类型致突变试验中，如果有两种或者三种类型的试验结果为阳性，该消毒剂应该放弃使用。如果仅有一种类型的试验结果为阳性，应该再增加做另一项同类型的致突变试验。若其结果仍为阳性，该消毒剂应该放弃使用。

对于第二类消毒剂所进行的分别反映基因水平和染色体水平类型的两项致突变试验中，如果均为阳性，该消毒剂应该放弃使用。如果仅有一种类型的试验结果为阳性，应该再增加做另一项同类型的致突变试验。若结果为阴性，可通过；若其结果为阳性，进入第三或者第四阶段试验。

对于第三类消毒剂所进行的分别反映基因水平或体细胞染色体水平类型的两项致突变试验中，如果结果为阴性，可通过；如果结果呈阳性，应该再增加做另一种类型的一项致突变试验，若仍为阳性，该消毒剂应该放弃使用。

三、第三阶段试验结果判定

根据亚慢性毒性试验和致畸试验中最小观察到有害作用的剂量或最大未观察到有害作用的剂量，再参考消毒剂的毒性作用特点和适用条件，由专家评定。

四、第四阶段试验结果的判定

根据慢性毒性试验中最小观察到有害作用的剂量或最大未观察到有害作用的剂量，或者在任何一个剂量组发现有致癌作用，均需要由有关专家评议做出结论。

小　结

　　对有关消毒剂的毒理学安全性评价的试验在本章节进行了比较详细的描述，但是针对每一个具体的消毒剂产品，都需要采取个案分析的原则，根据各自的特征及相应的规定，制定出合理的实验方案，根据实验设计选择具体的研究内容，进行必要的安全性评价研究。

思考题

1. 毒理学实验中常用的对照形式有哪些？
2. 消毒剂的安全性毒理学评价分为哪几个阶段？
3. 急性经口毒性的研究目的是什么？
4. 皮肤刺激试验的研究目的是什么？
5. 请简述毒理学试验结果的最终判断。

（魏雪涛）

第二十二章　消毒相关产品标签标识和包装计量检验

消毒相关产品标签及说明书是指导消费者安全、正确使用产品的重要信息，因此，保证质量标准、说明书及消毒剂包装、标签信息的准确无误有着极其重要的意义。

第一节　消毒相关产品标签标识检验

一、消毒相关产品标签标识管理

（一）术语和定义

1. 标签：指产品最小销售包装和其包装上的所有标识。
2. 说明书：指附在产品销售包装内的相关文字、音像、图案等资料。
3. 隐形眼镜护理用品：是指专用于隐形眼镜护理的，具有清洁、杀菌、冲洗或保存镜片、中和清洁剂或消毒剂、物理缓解（或润滑）隐形眼镜引起的眼部不适等功能的溶液或可配制成溶液使用的可溶性固态制剂。
4. 卫生湿巾：特指符合《一次性使用卫生用品卫生标准》（GB15979）的有杀菌效果的湿巾。对大肠埃希菌和金黄色葡萄球菌的杀灭率大于或等于90%，如标注对真菌有作用的，应对白假丝酵母杀灭率大于或等于90%，其杀菌作用在室温下至少保持1年。
5. 消毒级卫生用品：经环氧乙烷、电离辐射或压力蒸汽等有效消毒方法处理过并达到《一次性使用卫生用品卫生标准》（GB15979）规定消毒级要求的卫生用品。
6. 产品责任单位：是指依法承担因产品缺陷而致他人人身伤害或财产损失的赔偿责任的法人单位。委托生产加工时，特指委托方。

（二）中国消毒相关产品标签说明书的管理

中国消毒相关产品标签说明书按照《消毒产品标签说明书管理规范》进行管理，该规范根据《中华人民共和国传染病防治法》和《消毒管理办法》的规定编写，适用于在中国境内生产、经营或使用的进口和国产消毒相关产品标签和说明书，目的是加强对消毒相关产品标签标识的监督管理。

1. 消毒相关产品标签、说明书标注的有关内容应当真实，不得有虚假夸大、明示或暗示对疾病的治疗作用和效果的内容，并符合下列要求：

（1）应采用中文标识，如有外文标识的，其展示内容必须符合国家有关法规和标准的规定。

（2）产品名称应当符合《健康相关产品命名规定》，应包括商标名（或品牌名）、通用名、属性名；有多种消毒或抗（抑）菌用途或含多种有效杀菌成分的消毒相关产品，命名时可以只标注商标名（或品牌名）和属性名。

（3）消毒剂、消毒器械的名称、剂型、型号、批准文号、有效成分含量、使用范围、使用方法、有效期/使用寿命等应与省级以上卫生行政部门卫生许可或备案时的一致；卫生用品主要有效成分含量应当符合产品执行标准规定的范围。

（4）产品标注的执行标准应当符合国家标准、行业标准、地方标准和有关规范规定。国产产品标注的企业标准应依法备案。

（5）杀灭微生物类别应按照《消毒技术规范》（2002 版）中的有关规定进行表述。

（6）消毒相关产品对储存、运输条件安全性等有特殊要求的，应在产品标识中明确注明。

（7）在标注生产企业信息时，应同时标注产品责任单位和产品实际生产加工企业的信息。

（8）所标注生产企业卫生许可证号应为实际生产企业卫生许可证号。

2．未列入消毒相关产品分类目录的产品不得标注任何与消毒相关产品管理有关的卫生许可证明编号。

3．消毒相关产品的最小销售包装应当印有或贴有标签，标签应清晰、牢固、不得涂改。

4．消毒剂、消毒器械、抗（抑）菌剂、隐形眼镜护理用品应附有说明书，其中产品标签内容已包括说明书内容的，可不另附说明书。

（三）消毒相关产品标签、说明书各项内容书写要求

1．产品名称。

（1）产品商标已注册者标注"＃＃®"，产品商标申请注册者标注"＃＃™"，其余产品标注"＃＃牌"。

①消毒剂的产品名称如："＃＃®皮肤黏膜消毒液""＃＃™戊二醛消毒液""＃＃牌三氯异氰尿酸消毒片"。

②消毒器械的产品名称如："＃＃®$RTP-50$ 型食具消毒柜""＃＃™$YKX-2000$ 医院被服消毒机""＃＃牌 $CPF-100$ 二氧化氯发生器"。

③卫生用品产品的名称如："＃＃®隐形眼镜护理液""＃＃™妇女用抗菌洗液""＃＃牌妇女用抑菌洗液"等。

④多用途或含多种有效杀菌成分的消毒相关产品名称如："＃＃®（牌）消毒液（粉、片）"或"＃＃®（牌）$YKX-2000$ 消毒机（器）"。

（2）不得标注本规范禁止的内容。

下列名称均不符合本规定："××药物卫生巾""××消毒湿巾""××抗菌卫生湿巾""湿疣外用消毒杀菌剂""××白斑净""××灰甲灵""××鼻康宁""××除菌洗

手液""全能多功能护理液""××全功能保养液""××速效杀菌全护理液""××滴眼露""××眼部护理液"，等等。

2. 剂型、型号。

（1）消毒剂、抗（抑）菌剂的剂型：如"液体""片剂""粉剂"，等等；禁止标注"栓剂""皂剂"。

（2）消毒器械的型号：如"RTP-50（型）"等。

3. 主要有效成分及含量。

（1）消毒剂、抗（抑）菌剂应标注主要有效成分及含量。有效成分的表示方法应使用化学名；含量应标注产品执行标准规定的范围，如戊二醛消毒剂应标注"戊二醛，2.0%～2.2%（W/W）"；三氯异氰尿酸消毒片应标注"三氯异氰尿酸，含有效氯45.0%～50.0%"（W/W），也可用 g/L 表示。

（2）具有消毒作用的隐形眼镜护理用品应标注主要有效成分及含量。有效成分的表示方法应使用化学名；含量应按产品执行标准规定的范围进行标注。

（3）对于植物或其他无法标注主要有效成分的产品，应标注主要原料名称（植物类应标注拉丁文名称）及在单位体积产品中原料的加入量。

（4）消毒相关产品禁止标注抗生素、激素等禁用成分：如"甲硝唑""肾上腺皮质激素"等。

4. 批准文号。

批准文号系指产品及其生产企业经省级以上卫生行政部门批准的文号。

（1）生产企业卫生许可证号："（省、自治区、直辖市简称）卫消证字（发证年份）第××××号"，产品卫生许可批件号："卫消字（年份）第××××号""卫消进字（年份）第××××号"。

（2）不得标注无效批准文号：如（1996）×卫消准字第××××号。

5. 执行标准。

产品执行标准应为现行有效的标准，以标准的编号表示，如"GB 15979""Q/HJK001"等，可不标注标准的年代号。企业标准应符合国家相关法规、标准和规范的要求。

6. 杀灭微生物类别。

（1）应按照《消毒技术规范》（2002版）的有关规定进行表述。对指示微生物具有抑制、杀灭作用的，应在产品说明书中标注对其代表的微生物种类有抑制、杀灭作用。例如，对金黄色葡萄球菌杀灭率大于或等于99.999%，可标注"对化脓菌有杀灭作用"；对脊髓灰质炎病毒有灭活作用，可标注"对病毒有灭活作用"。

（2）禁止标注各种疾病名称和疾病症状：如"牛皮癣""神经性皮炎""脂溢性皮炎"等。

（3）禁止标注无检验依据的抑/杀微生物类别：如"尖锐湿疣病毒""非典病毒"等。

7. 使用范围和使用方法。

（1）应明确、详细列出产品使用方法。使用方法二种以上的，建议用表格表示。

（2）消毒剂、抗（抑）菌剂、隐形眼镜护理用品应标注作用对象、作用浓度（用有效成分含量表示）和配制方法、作用时间（以抑菌环试验为检验方法的可不标注时间）、作用方式、消毒或灭菌后的处理方法。用于黏膜的消毒剂应标注"仅限医疗卫生机构诊疗用"内容。

例如：戊二醛消毒液的使用范围为"适用于医疗器械的消毒、灭菌"。

使用方法："①使用前加入本品附带的 A 剂（碳酸氢钠），充分搅匀溶解；再加入附带的 B 剂（亚硝酸钠）溶解混匀。②消毒方法：用原液擦拭、浸泡消毒物品 20～45min。③灭菌方法：用原液浸泡待灭菌物品 10h。④消毒、灭菌的医疗器械必须用无菌水冲洗干净后方可使用。"

（3）消毒器械应标注作用对象，杀菌因子强度、作用时间、作用方式、消毒或灭菌后的处理方法。

例如：食具消毒柜的使用范围："餐（饮）具的消毒、保洁"。使用方法："将洗净沥干的食具有序地放在层架上；按电源和消毒键，指示灯同时启亮；作用一个周期后，消毒指示灯灭，表示消毒结束。"

（4）使用方法中禁止标注无检验依据的使用对象、与药品类似用语、无检验依据的使用剂量及对象，如"每日×次""××天为一疗程，或遵医嘱"，等等。

8. 注意事项。

本项内容包括产品保存条件、使用防护和使用禁忌。对于使用中可能危及人体健康和人身、财产安全的产品，应当有警示标志或者中文警示说明。

9. 生产日期、有效期或保质期。

（1）生产日期应按"年、月、日"或"20050903"表示。

（2）保质期、有效期应按"×年"或"××个月"表示。

10. 生产批号和限期使用日期。

生产批号形式由企业自定。限期使用日期应按"请在××××年××月前使用"或"有效期至××××年××月"等表示。

11. 主要元器件使用寿命。

本项内容应标注消毒器械产生杀菌因子的元器件的使用寿命或更换时间。使用寿命应按"×年或××××小时"等表示。

12. 生产企业及其卫生许可证号。

（1）生产企业名称、地址应与其消毒相关产品生产企业卫生许可证一致。

（2）委托生产加工的，需同时标注产品责任单位（委托方）名称、地址和实际生产加工企业（被委托方）的名称及卫生许可证号。

（3）虽不属于委托生产加工，但产品责任单位与实际生产加工企业信息不同时，也应分别标注产品责任单位信息和实际生产加工企业信息。例如，责任单位为总公司，实际生产加工企业为其下属某个企业。

二、消毒相关产品标签和说明书必须标注的内容

1. 消毒剂包装（最小销售包装除外）标签应当标注以下内容：①产品名称；②产

品卫生许可批件号；③生产企业（名称、地址）；④生产企业卫生许可证号（进口产品除外）；⑤原产国或地区名称（国产产品除外）；⑥生产日期和有效期/生产批号和限期使用日期。

2. 消毒剂最小销售包装标签应标注以下内容：①产品名称；②产品卫生许可批件号；③生产企业（名称、地址）；④生产企业卫生许可证号（进口产品除外）；⑤原产国或地区名称（国产产品除外）；⑥主要有效成分及其含量；⑦生产日期和有效期/生产批号和限期使用日期；⑧用于黏膜的消毒剂还应标注"仅限医疗卫生机构诊疗用"内容。

3. 消毒剂说明书应标注以下内容：①产品名称；②产品卫生许可批件号；③剂型、规格；④主要有效成分及其含量；⑤杀灭微生物类别；⑥使用范围和使用方法；⑦注意事项；⑧执行标准；⑨生产企业（名称、地址、联系电话、邮政编码）；⑩生产企业卫生许可证号（进口产品除外）；⑪原产国或地区名称（国产产品除外）；⑫有效期；⑬用于黏膜的消毒剂还应标注"仅限医疗卫生机构诊疗用"内容。

4. 消毒器械包装（最小销售包装除外）标签应标注以下内容：①产品名称；②产品卫生许可批件号；③生产企业（名称、地址）；④生产企业卫生许可证号（进口产品除外）；⑤原产国或地区名称（国产产品除外）；⑥生产日期；⑦有效期（限于生物指示物、化学指示物和灭菌包装物等）；⑧运输存储条件；⑨注意事项。

5. 消毒器械最小销售包装标签或铭牌应标注以下内容：①产品名称；②产品卫生许可批件号；③生产企业（名称、地址）；④生产企业卫生许可证号（进口产品除外）；⑤原产国或地区名称（国产产品除外）；⑥生产日期；⑦有效期（限于生物指示物、化学指示物和灭菌包装物等）；⑧注意事项。

6. 消毒器械说明书应标注以下内容：①产品名称；②产品卫生许可批件号；③型号规格；④主要杀菌因子及其强度、杀菌原理和杀灭微生物类别；⑤使用范围和使用方法；⑥使用寿命（或主要元器件寿命）；⑦注意事项；⑧执行标准；⑨生产企业（名称、地址、联系电话、邮政编码）；⑩生产企业卫生许可证号（进口产品除外）；⑪原产国或地区名称（国产产品除外）；⑫有效期。

7. 卫生用品包装（最小销售包装除外）标签应标注以下内容：①产品名称；②生产企业（名称、地址）；③生产企业卫生许可证号（进口产品除外）；④原产国或地区名称（国产产品除外）；⑤符合产品特性的储存条件；⑥生产日期和保质期/生产批号和限期使用日期；⑦消毒级的卫生用品应标注"消毒级"字样、消毒方法、消毒批号/消毒日期、有效期/限定使用日期。

8. 卫生用品最小销售包装标签应标注以下内容：①产品名称；②主要原料名称；③生产企业（名称、地址、联系电话、邮政编码）；④生产企业卫生许可证号（进口产品除外）；⑤原产国或地区名称（国产产品除外）；⑥生产日期和有效期（保质期）/生产批号和限期使用日期；⑦消毒级产品应标注"消毒级"字样；⑧卫生湿巾还应标注杀菌有效成分及其含量、使用方法、使用范围和注意事项。

9. 抗（抑）菌剂最小销售包装标签：除要标注上条规定的内容外，还应标注产品主要原料的有效成分及其含量；含植物成分的抗（抑）菌剂，还应标注主要植物拉丁文名称；对指示菌的杀灭率大于或等于90%的，可标注"有杀菌作用"；对指示菌的抑菌率达到 50％或抑菌环直径大于 7mm 的，可标注"有抑菌作用"；抑菌率大于或等于90％的，可标注"有较强抑菌作用"。

注意，用于阴部黏膜的抗（抑）菌产品应当标注"不得用于性生活中对性病的预防"。

10. 抗（抑）菌剂的说明书应标注下列内容：①产品名称；②规格、剂型；③主要有效成分及含量，植物成分的抗（抑）菌剂应标注主要植物拉丁文名称；④抑制或杀灭微生物类别；⑤生产企业（名称、地址、联系电话、邮政编码）；⑥生产企业卫生许可证号（进口产品除外）；⑦原产国或地区名称（国产产品除外）；⑧使用范围和使用方法；⑨注意事项；⑩执行标准；⑪生产日期和保质期/生产批号和限期使用日期。

11. 隐形眼镜护理用品的说明书应标注下列内容：①产品名称；②规格、剂型；③生产企业（名称、地址、联系电话、邮政编码）；④生产企业卫生许可证号（进口产品除外）；⑤原产国或地区名称（国产产品除外）；⑥使用范围和使用方法；⑦注意事项；⑧执行标准；⑨生产日期和保质期/生产批号和限期使用日期；⑩有消毒作用的隐形眼镜护理用品还应注明主要有效成分及含量，杀灭微生物类别。

12. 同一个消毒相关产品标签和说明书上禁止使用两个及其以上产品名称。

三、消毒相关产品标签和说明书禁止标注的内容

（一）卫生巾（纸）等产品

禁止标注消毒、灭菌、杀菌、除菌、药物、保健、除湿、润燥、止痒、抗炎、消炎、杀精子、避孕，以及无检验依据的抗（抑）菌作用等内容。

（二）卫生湿巾、湿巾等产品

禁止标注消毒、灭菌、除菌、药物、高效、无毒、预防性病、治疗疾病、减轻或缓解疾病症状、抗炎、消炎、无检验依据的使用对象和保质期等内容。卫生湿巾还禁止标注无检验依据的抑/杀微生物类别和无检验依据的抗（抑）菌作用。湿巾还禁止标注抗/抑菌、杀菌作用。

（三）抗（抑）菌剂产品

禁止标注高效、无毒、消毒、灭菌、除菌、抗炎、消炎、治疗疾病、减轻或缓解疾病症状、预防性病、杀精子、避孕，以及抗生素、激素等禁用成分的内容；禁止标注无检验依据的使用剂量及对象、无检验依据的抑/杀微生物类别、无检验依据的有效期以及无检验依据的抗（抑）菌作用；禁止标注用于人体足部、眼睛、指甲、腋部、头皮、头发、鼻黏膜、肛肠等特定部位；抗（抑）菌产品禁止标注适用于破损皮肤、黏膜、伤口等内容。

（四）隐形眼镜护理用品

禁止标注全功能、高效、无毒、灭菌或除菌等字样，禁止标注无检验依据的消毒、

抗（抑）菌作用，以及无检验依据的使用剂量和保质期。

（五）消毒剂

禁止标注广谱、速效、无毒、抗炎、消炎、治疗疾病、减轻或缓解症状、预防性病、杀精子、避孕，以及抗生素、激素等禁用成分内容；禁止标注无检验依据的使用范围、剂量及方法，无检验依据的杀灭微生物类别和有效期；禁止标注用于人体足部、眼睛、指甲、腋部、头皮、头发、鼻黏膜、肛肠等特定部位等内容。

（六）消毒相关产品的标签和使用说明书中均禁止标注内容

无效批准文号或许可证号以及疾病症状和疾病名称（疾病名称作为微生物名称一部分时除外，如"脊髓灰质炎病毒"等）。

第二节　消毒相关产品包装计量检验

一、消毒相关产品包装外观要求

（一）相关术语和定义

1. 销售包装（sales package）：以销售为主要目的的，与内装物一起到达消费者手中的包装，它具有保护、美化、宣传产品，促进销售的作用。
2. 运输包装（transport package）：以运输贮存为目的的包装。它具有保障产品的安全，方便储运装卸，加速交接、点验等作用。
3. 商业包装（commercial package）：作为商品的一部分或便于零售过程中提携的包装。相对于工业包装而言。

（二）印刷和标贴

1. 消毒相关产品包装印刷的图案和字迹应整洁、清晰、不易脱落，色泽均匀一致。
2. 消毒相关产品包装的标贴不应错贴、漏贴、倒贴，粘贴应牢固。
3. 标签要求按 GB 5296.3 的规定。

（三）瓶

1. 瓶身应平稳，表面光滑，瓶壁厚薄基本均匀，无明显疤痕、变形，不应有冷爆和裂痕。
2. 瓶口应端正、光滑，不应用毛刺（毛口），螺纹、卡口配合结构完好、端正。
3. 瓶与盖的配合应严紧，无滑牙、松脱，无泄露现象。
4. 瓶内外应洁净。

（四）盖

1. 内盖：①内盖应完整、光滑、洁净、不变形；②内盖与瓶和外盖的配合应良好；

③内盖不应漏放。

2. 外盖：①外盖应端正、光滑、无破碎、裂纹、毛刺（毛口）；②外盖色泽应均匀一致；③外盖螺纹配合结构应完好；④加有电化铝或烫金外盖的色泽应均匀一致；⑤翻盖类外盖应翻起灵活，连接部位无断裂；⑥盖与瓶的配合应严密，无滑牙、松脱。

（五）袋

1. 袋不应有明显皱纹、划伤、空气泡。

2. 袋的色泽应均匀一致。

3. 袋的封口要牢固，不应有开口、穿孔、漏液（膏）现象。

4. 复合袋应复合牢固、镀膜均匀。

（六）软管

1. 软管的管身应光滑、整洁、厚薄均匀，无明显划痕，色泽应均匀一致。

2. 软管封口要牢固、端正，不应有开口、皱褶现象（模具正常压痕除外）。

3. 软管的盖应符合本节"一（四）1."的要求。

4. 软管的复合膜应无浮起现象。

（七）盒

1. 盒面应光滑、端正，不应有明显露底划痕、毛刺（毛口）、严重瘪压和破损现象。

2. 盒开启松紧度应适宜；取花盒时，不可用手指强行剥开，以捏住盖边，底不自落为合格。

3. 盒内镜面、内容物与盒应粘贴牢固，镜面映像良好，无露底划痕和破损现象。

（八）喷雾罐

1. 罐体平整，无锈斑，焊缝平滑，无明显划伤、凹罐现象，色泽应均匀一致。

2. 喷雾罐的卷口应平滑，不应有皱褶、裂纹和变形。

3. 喷雾罐的盖应符合本节"一（四）2."的要求。

（九）喷头

1. 喷头应端正、清洁，无破损和裂痕现象。

2. 喷头的组配零部件应完整无缺，确保喷液畅通。

（十）外盒

1. 花盒：①花盒应与中盒包装配套严紧；②花盒应清洁、端正、平整，盒盖盖好，无皱褶、缺边、缺角现象；③花盒的黏合部位应粘贴牢固，无粘贴痕迹、开裂和互相粘连现象；④产品无错装、漏装、倒装现象。

2. 中盒：①中盒应与花盒包装配套严紧；②中盒应清洁、端正、平整，盒盖盖好；

③中盒的黏合部位应粘贴牢固，无粘贴痕迹、开裂和互相粘连现象；④产品无错装、漏装、倒装现象；⑤中盒标贴应端正、清洁、完整，并根据需要应标明产品名称、规格、装盒数量和生产者名称。

3. 塑封：①塑封应粘接牢固，无开裂现象；②塑封表面应清洁，无破损现象；③塑封内无错装、漏装、倒装现象。

4. 运输包装：①运输包装应整洁、端正、平滑，封箱牢固；②产品无错装、漏装、倒装现象；③运输包装的标志应清楚、完整、位置合适，并根据需要应标明产品名称、生产者名称和地址、净含量、产品数量、整箱质量（毛重）、体积、生产日期和保质期或生产批号和限期使用日期。宜根据需要选择标注 GB/T 191 中的图示标志。

二、包装检验

消毒相关产品的包装应符合《定量包装商品计量监督管理办法》第十四条规定："定量包装商品的生产者、销售者在使用商品的包装时，应当节约资源、减少污染、正确引导消费，商品包装尺寸应当与商品净含量的体积比例相当。不得采用虚假包装或者故意夸大定量包装商品的包装尺寸，使消费者对包装内的商品量产生误解。"

（一）相关术语和定义

1. 过度包装（excessive package）：超出适度的包装功能需求，其包装空隙率、包装层数、包装成本超过必要程度的包装。

2. 初始包装（original package）：直接接触产品的包装。

3. 初始包装体积（volume of original package）：初始包装的外切最小长方体体积。

4. 商品销售包装体积（volume of selling package of commodity）：商品销售包装（不含提手、扣件、绑绳等）的外切最小长方体体积。

5. 包装空隙率（interspace ratio of package）：商品销售包装内不必要的空间体积，与商品销售包装体积的比率。

6. 包装层数（layers of package）：完全包裹产品的包装层数，不含初始包装层。

（二）消毒相关产品包装的要求

消毒相关产品包装的限量要求包括三个方面：包装空隙率、包装层数以及包装成本和销售价格比：

（1）当内装产品所有单件净含量均不大于 30ml 或 30g，其包装空隙率不应超过 75%；当内装产品所有单件净含量均大于 30ml 或 30g，并不大于 50ml 或 50g，其包装空隙率不应超过 60%。

（2）包装层数在 3 层及以下。

（3）除初始包装之外的所有包装成本的总和不应超过商品销售价格的 20%。

三、计量检验

（一）对消毒相关产品包装进行检查、检验时应当按照以下要求执行

1. 以不破坏消毒相关产品的初始包装为原则。
2. 不得改变消毒相关产品本身属性，不得破坏消毒相关产品本身质量。
3. 法律、法规规定的其他要求。

（二）测量设备

用于包装的长度、宽度（或直径）和高度测量的主要测量设备为钢直尺和游标卡尺。钢直尺主要用于长度、宽度和高度测量，游标卡尺主要用于直径的测量。对钢直尺和游标卡尺的计量特性要求见表 22-2-1。测量设备应经计量检定合格，并有有效的计量检定证书。

表 22-2-1　测量设备的计量要求（计量单位：mm）

测量设备	标称长度	最大允许误差	分度值	备注
钢直尺	150；300	±0.10	1	测量设备的标称长度（测量范围）应满足被测量消毒相关产品销售包装的尺寸要求
	500（600）	±0.15	1	
	1000	±0.20	1	
游标卡尺	0～150	±0.10	0.10	
	150～200	±0.10	0.10	
	200～300	±0.10	0.10	

（三）包装空隙率的检验

1. 基本测量和计算方法。

为了计算包装空隙率，必须测量和计算消毒相关产品销售包装体积和消毒相关产品初始包装体积。根据定义，对消毒相关产品销售包装体积和消毒相关产品初始包装体积的测量和计算都可以归结为对包装的外切最小长方体体积的测量和计算。根据销售包装和初始包装的形状，一般可分为长方体包装和圆柱体包装两种类型的测量和计算方法，其他形状包装可参照此方法进行测量和计算。

2. 长方体包装体积的测量和计算。

沿长方体包装的外壁，均匀选取被测食品和化妆品包装的长、宽、高的各三个测量点，用长度测量器具分别进行测量，取其平均值作为被测长、宽、高的测量结果。分别测量长、宽、高，得到 l_1、l_2、l_3、w_1、w_2、w_3、h_1、h_2、h_3。

分别按下式（1）、式（2）、式（3）取其平均值：

长方体的长
$$\bar{l} = \frac{l_1 + l_2 + l_3}{3} \tag{1}$$

式中，$\bar{l}$ 为包装外部的平均长度，mm。

长方体的宽
$$\bar{w} = \frac{w_1 + w_2 + w_3}{3} \tag{2}$$

式中，$\bar{w}$ 为包装外部的平均宽度，mm。

长方体的高
$$\bar{h} = \frac{h_1 + h_2 + h_3}{3} \tag{3}$$

式中，$\bar{h}$ 为包装外部的平均高度，mm。

按式（4）计算出该长方体包装的体积：
$$V = \bar{l} \times \bar{w} \times \bar{h} \tag{4}$$

式中，V 为包装体积，mm^3。

3. 圆柱体包装的外切最小长方体体积的测量和计算。

沿圆柱体外壁均匀选取被测消毒相关产品包装直径和高的三个测量点，用卡尺和钢直尺测量直径和高，得到 D_1、D_2、D_3、h_1、h_2、h_3。

分别按式（5）和式（6）取其平均值：

圆柱体的直径
$$\overline{D} = \frac{D_1 + D_2 + D_3}{3} \tag{5}$$

式中，$\overline{D}$ 为圆柱体包装外部的平均直径，mm。

圆柱体的高
$$\bar{h} = \frac{h_1 + h_2 + h_3}{3} \tag{6}$$

式中，$\bar{h}$ 为圆柱体包装外部的平均高度，mm。

按式（7）计算出该圆柱体的外切最小长方体的体积。
$$V = \overline{D} \times \bar{h} \tag{7}$$

式中，V 为包装体积，mm^3。

（四）包装空隙率的计算

1. 包装空隙率计算公式：
$$X = \frac{V_n - (1+k)V_0}{V_n} \times 100\%$$

式中，X 为包装空隙率，%；V_n 为消毒相关产品销售包装体积，mm^3；V_0 为消毒相关产品初始包装的总体积，即同一个销售包装内各消毒相关产品的初始包装体积的总和，mm^3；k 为消毒相关产品包装必要空间系数，本规则中，$k=0.6$。

2. 若消毒相关产品销售包装中含有两种或两种以上的消毒相关产品，则标签所列的消毒相关产品，其体积或其初始包装体积（如果该消毒相关产品也有初始包装）计入消毒相关产品初始包装总体积。

3. 若为实现消毒相关产品正常功能，在销售包装内有需伴随消毒相关产品一起销售的附加物品，其体积计入消毒相关产品初始包装总体积，如消毒相关产品特定的开启工具、消毒相关产品说明书或其他辅助物品。

4. 若消毒相关产品销售包装中有两类或两类以上消毒相关产品，且有 2 种或 2 种以上消毒相关产品有包装空隙率要求时，以标签所列的消毒相关产品计算消毒相关产品包装空隙率；若标签所列两种或两种以上消毒相关产品有包装空隙率要求时，以包装空隙率较大的计算。

（四）包装层数计算

1. 完全包裹指定商品的包装均认定为一层。

2. 计算销售包装内的初始包装为第 0 层，接触初始包装的完全包裹的包装为第 1 层，依此类推，销售包装的最外层为第 N 层，N 即是包装的层数。

3. 同一销售包装中若含有包装层数不同的商品，仅计算对销售包装层数有限量要求的商品的包装层数。对销售包装层数有限量要求的商品分别计算其包装层数，并根据销售包装层数限量要求判定该商品包装层数是否符合要求。

（五）包装成本与销售价格比计算

1. 包装成本与产品销售价格比的计算如下式：

$$Y = \frac{C}{P} \times 100\%$$

式中，Y 为包装成本与产品销售价格比；C 为包装成本；P 为产品销售价格。

2. 包装成本核算方法：包装成本的计算应从商品制造商的角度确定，由商品制造商填报，并提供必要的原始凭证。包装成本是第 1 层到第 N 层所有包装物成本的总和。

3. 销售价格核算方法：商品销售价格的核定应以商品制造商与销售商签定的合同销售价格计算，或以该商品的市场正常销售价格计算。

小　结

消毒相关产品标签标识和包装计量是指导消费者安全、正确使用产品的重要信息，所以消毒剂标签、标识、说明书的规范化管理以及外观要求、包装检验、计量要求都十分重要。本章介绍了中国消毒相关产品标签说明书的管理，尤其是对消毒相关产品标签、说明书各项内容书写以及必须标注的内容和禁止标注的内容给予了强调。本章还介绍了不同消毒相关产品的外观应该符合的要求，包括瓶、盖、软管、盒、喷头等。最后介绍了包装检验的相关术语和定义，以及包装的限量要求。

思考题

1.《消毒相关产品标签说明书管理规范》的适用对象是什么？

2. 消毒相关产品标签、说明书中应该包括哪些内容？

3. 消毒剂最小销售包装标签应标注哪些内容？

4. 消毒相关产品的包装分为哪几种？

5. 消毒相关产品包装外观包括哪几部分？

6. 简述消毒相关产品包装的限量要求。

7. 简述对消毒相关产品进行检查检验时，应遵循的要求。
8. 如何检验包装空隙率？

（廖如燕）

第二十三章　食品消毒检验

消毒处理是食品生产和经营过程中保障食品安全的重要措施。需要指出的是，在食品生产及经营领域，消毒是一个广泛的概念，泛指一切用以减少和杀灭微生物以及抑制微生物繁殖的技术措施。从功能上可分为清洗消毒、防腐和商业无菌三类。本章将从这三个方面对食品消毒基本情况及检验内容进行介绍。

第一节　食品清洗消毒检验

一、食品清洗和消毒的定义

从概念上来说，清洗和消毒是两个不同用途的有区别的过程。

食品清洗：是用物理的方法去除食品、设备和用具表面污垢和残渣的措施，同时也会相应减少微生物污染的数量。

食品消毒：指对清洗过的食品、接触物表面或空气中存在的微生物进行处理，杀灭微生物或将微生物数量减少到安全水平的措施。

二、食品清洗和消毒的意义

对食品生产和经营活动来说，清洗和消毒是安全或卫生计划中最重要的工作，无论是食品生产企业还是餐饮经营者，都应该制定详细的清洗消毒制度并注重执行到位。目前，致病菌和腐败菌污染仍然是食品安全中的首要危害因素，也是食品工业最棘手的问题之一。在食品生产中，少量的高致病性微生物污染就可能造成大范围的食品安全问题，即使非致病性微生物污染，也会造成一批甚至连续多批食品产品在保质期内变质，给企业造成大量的损失。因此，彻底的清洗和消毒不仅能够提高食品的安全性，有利于人类健康，还能够提高设备的工作效率，有助于食品工业的良性发展。清洗和消毒也因此逐渐发展成为一门新兴的产业，并受到更多的重视。

在食品生产和经营中，清洗和消毒是密不可分的两个行为，即很多清洗工作之后，必须配合相应的消毒技术才能保证微生物控制效果。单纯的清洗对保障食品安全作用有限，而消毒之前一般都必须先进行清洗操作，因为绝大多数消毒措施都不能去除污垢和微粒等有机污染物，任何表面残留有机物都会影响消毒介质的穿透力并严重降低其消毒效果。同时，清洗操作本身能显著降低微生物污染的数量，降低后续消毒压力，减少消毒剂的用量。一些实际应用中，清洗和消毒可以融合在一起，既是清洗同时又是消毒，如广泛应用的消洗灵，就是一种同时含有表面活性剂和消毒剂的复配洗涤剂，能够同时起到清洗、消毒甚至杀菌的功能。

清洗和消毒措施必须通过检查和检测程序进行评价。这些评价程序一般应该采用制度和记录形式进行落实并持续性监控，保存和总结相关资料以进行长期评价或结论性判断。

三、食品清洗和消毒的主要技术

食品生产经营过程中，需要清洗和消毒的内容很多，包括食品用原料，食品所有可能接触的物品，如手、容器、工具、设备，以及食品加工过程中接触的环境如墙壁、地面、天花板、人员衣服和鞋帽、空气等。

随着食品工业的发展，食品清洗和消毒已经发展成为一个专业领域，相关技术也在不断丰富。在食品加工工业中，清洗和消毒技术已经逐步系统化和标准化，所使用的技术手段也更加丰富。

1. 食品清洗主要技术。

清洗的作用主要是清除附着在食品或相关物品表面不被期望的物质，这些物质通常称为污垢。污垢的组成多种多样，有肉眼可见的，也有不可见的，如食物残渣、油脂、尘土、不溶性清洁剂以及硬水中的不溶性盐类等。

污垢一般可分为以下四种类型：①水溶性污垢，如糖、一些淀粉及大多数盐类；②酸溶性污垢，如石灰石和大多数矿物质分解物；③碱溶性污垢，如蛋白质和脂肪；④水、酸或碱均可溶解的污垢。

完整的清洗过程一般包括四个独立的事件：①加入去污剂或其他类型的清洁剂与污垢接触；②污垢从表面上松脱；③松脱的污垢被水或其他介质带走；④分散的污垢与去污剂一起被漂洗干净，以防止污垢再次沉积在表面上。基本原理：首先，清洗剂向污垢浸润、渗透，然后清洗剂组分中亲油基吸附在油污上，亲水基定向排列在外围，使原来不易沾水的油污表面被浸润，吸附到油污和基体上的清洗剂分子逐渐膨润，使污垢变得易于脱离。随着物理和化学作用，污垢从基体上脱离，分散于清洗液中，最后经过漂洗被清洗剂带走，达到除垢目的。这种去污效果是通过一些化学和物理变化过程达到的，主要包括皂化、乳化、分散、胶溶、溶解、悬浮、湿润/渗透试剂、漂洗、水的软化和腐蚀等过程。

污垢组成多种多样，没有一种清洗方法和清洗剂能够彻底清除所有污垢。常用的清洗方法可分为物理清洗和化学清洗。物理清洗有高压清洗、蒸汽清洗、机械搅拌以及人工刮擦等，是一种利用物理作用除去污垢的方法。化学清洗是指利用清洗剂改变污垢的溶解特性，并与污垢发生化学反应，使污垢变成易溶于水的物质而达到清洗目的的方法。

通常认为，化学清洗可以起到彻底的清洗作用，也是在食品工业中应用最多的方法。在应用中，选择清洗剂时要充分考虑清洗设备的材质、清洗剂的毒性及安全性、被清洗对象的种类和性质、清洗时间以及成本等因素。根据清洗剂 pH 值的不同，化学清洗一般可分为中性清洗、碱性清洗和酸性清洗。在实际应用中还会联合采用多种类型清洗剂进行循环清洗，以达到彻底清除污垢的目的。

（1）中性清洗：中性清洗剂常用于家庭日常洗涤，公共设施使用较少。家用洗涤剂的配方与公共设施洗涤配方相似，但家用产品趋向于使用对皮肤温和的表面活性剂等化学试剂，产品的 pH 值为中性。公共设施对于洗涤剂的要求与家庭不同，它们需要更强的去污能力（主要通过助剂及酸碱性取得）。同时，操作人员使用手套和适当的衣物进行自我保护，可以免除酸性或碱性洗涤液的侵蚀。

（2）碱性清洗：碱性清洗是一种以碱性物质为主剂的化学清洗方法，其中的碱性成分主要是碳酸盐、硅酸盐、磷酸盐等。碱性清洗剂很早以前就被广泛应用，且清洗成本低，主要用于清除油脂污垢，也可用于清除无机盐垢、金属氧化物和蛋白质污垢等。碱性清洗一般不腐蚀钢铁，但会腐蚀两性金属，如铝合金、锌合金等。

（3）酸性清洗：酸性清洗剂主要成分是酸性物质，包括有机酸和无机酸，如柠檬酸、乙酸、盐酸、硝酸、磷酸等。酸性清洗的主要目的不是除油而是除锈和除垢（如啤酒厂啤酒石的清洗）。有些酸性清洗剂还有抑菌作用，因为其中含有氨基磺酸草酸以及表面活性剂等抑菌成分。酸性清洗剂具有螯合作用，对矿物质清洗效果好，但对蛋白质、脂肪的清洗效果较差，因此适宜与碱性清洗剂配合使用。

（4）原位清洗系统（CIP）：原位清洗系统是不拆除或打开仪器设备，在没有或很少有人工操作的情况下，对循环管道等设备进行彻底清洗的系统，是一种系统化和自动化化学清洗方法。食品加工企业在生产完后，需要及时地对加工设备及管道进行清洗。加工设备及管道在使用后会产生一些沉积物，如不及时、彻底地清洗，将直接影响产品的品质。CIP 系统是一种理想的设备及管道清洗方法，目前在食品加工企业，特别是在广泛使用管道输送生产的企业中的应用越来越广泛。

2. 食品消毒主要技术。

消毒主要用于进一步杀灭经清洗后仍然存留的活性微生物。需要注意的是，食品工业中的消毒主要是为了在可接受的成本和安全条件下有效地减少微生物的污染，使微生物的数量在一个可接受的风险水平，并不一定要达到绝对的无菌。通常情况下，大多数细菌芽胞和抵抗力较强的细菌能够在消毒后存活下来。不同食品生产经营的环境和工序，需要根据实际风险控制水平和工艺要求选择合适的消毒方式，或者选择合适的消毒剂。

消毒方法可分为物理方法和化学方法。物理方法主要有煮沸、蒸汽、微波、臭氧、紫外线、放射线、超声波、超高压、过滤、吸附、沉降、等离子体、酸性氧化电位水等方法。物理方法具有高效和绿色的优点，特别是在食品生产和经营中，物理方法的消毒很少在食品中产生有害物质的残留，其应用也越来越广泛。

化学方法分为液体和气体两类。化学方法又称消毒剂法，常用的消毒剂按杀菌作用可分为三类，即高效消毒剂如过氧乙酸、过氧化氢和含氯消毒剂，中效消毒剂如乙醇、碘伏、碘酊和来苏儿等，低效消毒剂如高锰酸钾、新洁尔灭。

化学消毒剂除了要关注其抗菌活力和有效性外，各种消毒措施可能导致的食品中残留化学消毒剂的安全性以及消毒剂使用对环境的安全性更需要引起高度重视。世界各国对可能进入食品供应的化学消毒剂都制定了相应法规进行严格管控。如美国环境保护局

（EPA）负责对用于食品和食品接触表面及非接触表面的化学消毒剂和抗菌剂进行登记。美国食品药品监督管理局（FDA）对食品用消毒剂进行严格审批，并以联邦法规形式明确可用于食品生产经营中的消毒剂种类、使用说明及其用量。依据《食品安全法》，中国卫生计生委对食品用消毒剂的基础原料种类也进行了规定，除经申报批准外，不准使用名单以外的消毒剂原料生产食品用消毒剂，且所有食品用消毒剂质量必须符合相应的产品标准或卫生标准。依据卫办监督发〔2010〕17号通知要求，目前可用于食品消毒剂的原料（成分）见表23-1-1。

表 23-1-1　食品用消毒剂①原料（成分）名单

序号	中文名	CAS 编码
1	（2-（（2-（（2-羧乙基）（2-羟乙基）氨基）乙基）氨基）-2-氧乙基）椰油烷基二甲基，季铵盐氢氧化物内盐	100085-64-1
2	2，2-二溴-2-氰基乙酰胺	10222-01-2
3	苯扎氯铵	8001-54-5
4	苯扎溴铵	91080-29-4
5	C12～C18 烷基苄基二甲基，1，2-苯并异噻唑-3（2H）-酮，1，1-二氧化物（1：1）盐化季铵盐化合物	68989-01-5
6	C12～C14 烷基［（苯乙基）甲基］二甲基氯化铵	85409-23-0
7	C8～C10 二烷基二甲基氯化铵	68424-95-3
8	C12～C14 烷基苄基二甲基氯化铵	85409-22-9
9	C12～C16 烷基苄基二甲基氯化铵	68424-85-1
10	臭氧及臭氧水②	
11	酸性氧化电位水②	
12	次氯酸钙	7778-54-3
13	次氯酸钠③	7681-52-9
14	醋酸氯己定	56-95-1
15	碘	7553-56-2
16	二氯海因	118-52-5
17	二氯异氰尿酸钠	2893-78-9
18	二溴二甲基乙内酰尿	77-48-5
19	二氧化氯③	10049-04-4
20	高锰酸钾	7722-64-7
21	寡［2-（2-乙氧基）-乙氧基乙酯］氯化胍	374572-91-5
22	癸酸	334-48-5
23	单过硫酸氢钾复合盐	70693-62-8

序号	中文名	CAS 编码
24	过氧化氢	7722-84-1
25	过氧乙酸	79-21-0
26	聚六亚甲基胍	31961-54-3
27	聚六亚甲基双胍盐酸盐	32289-58-0
28	聚维酮碘	25655-41-8
29	六亚甲基四胺	100-97-0
30	氯	7782-50-5
31	氯铵 T	127-65-1
32	氯化，溴化，或过氧化的苄基烷基二甲基季铵盐化合物（烷基来自 C8～C22 的饱和和不饱和烷基，如动物脂肪烷基，椰油烷基，豆油烷基）	季铵盐混合物
33	氯化，溴化，或硫酸甲酯化的二烷基二甲基季铵盐化合物（烷基来自 C6～C18 的饱和和不饱和烷基，如动物脂肪烷基，椰油烷基，豆油烷基）	季铵盐混合物
34	氯化磷酸三钠	56802-99-4 11084-85-8
35	壬酸	112-05-0
36	三氯羟基二苯醚（三氯生）	3380-34-5
37	三氯异氰尿酸	87-90-1
38	十二烷基二甲基苄基氯化铵	139-07-1
39	十二烷基三甲基溴化铵	1119-94-4
40	辛酸	124-07-2
41	溴	7726-95-6
42	溴氯-5，5-二甲基咪唑烷-2，4-二酮	32718-18-6
43	溴氯海因	16079-88-2
44	乙醇	64-17-5
45	异丙醇	67-63-0
46	氧化铵（二甲基烷基氧化铵）	70592-80-2
47	二癸基二甲基氯化铵	7173-51-5

辅助成分①

序号	中文名	CAS 编码
48	草酸	144-62-7
49	氮化硼	10043-11-5
50	丁二酸	110-15-6

续表23-1-1

序号	中文名	CAS编码
51	硅胶	112926-00-8
52	硫酸	7664-93-9
53	硫酸钴	10124-43-3
54	硫酸镁	7487-88-9
55	硫酸氢钠	7681-38-1
56	氯化钠	7647-14-5
57	木质素磺酸钠	8061-51-6
58	硼砂	1303-96-4
59	硼酸	10043-35-3
60	偏硅酸钠	6834-92-0
61	氢氧化钠	1310-73-2
62	壬基酚聚氧乙烯醚	37205-87-1
63	十二烷基苯磺酸钠	25155-30-0
64	十二烷基磺酸钠	2386-53-0
65	十二烷基硫酸钠	151-21-3
66	十五烷基苯磺酸	31169-63-8
67	羧甲基纤维素	9004-32-4
68	溴化钠	7647-15-6

注：①食品用消毒剂指直接用于消毒食品、餐饮具以及直接接触食品的工具、设备或者食品包装材料和容器的物质。②臭氧及臭氧水、酸性氧化电位水由发生器或生成器产生，可直接使用。③二氧化氯或次氯酸钠可通过二氧化氯或次氯酸钠发生器产生。④列入GB 2760-2007《食品添加剂使用卫生标准》的食品添加剂，可作为食品用消毒剂的辅助成分。

四、食品清洗和消毒的检验

食品生产和经营中，有必要对清洗和消毒措施进行检测和监控，以有效评价清洗和消毒的效果以及进行危害评估。清洗和消毒监控重点主要包括消毒剂有效含量、清洗剂和消毒剂残留、污物清除效果以及微生物残留量等几个方面。

1. 消毒剂有效含量测定。

消毒剂有效含量的测定与一般消毒剂有效含量测定技术一致，主要参考《消毒技术规范》（2002年版）执行。个别领域制定了食品用消毒剂消毒效果的评价方法，如《食品消毒剂和防腐剂杀菌效果评价方法》（SN/T 3229-2012），更贴合食品应用过程中的检测和效果评价。鉴于其检测原理和技术与一般消毒剂杀菌能力评价类似，本章不再赘述。

2. 清洗剂和消毒剂残留检测。

清洗剂和消毒剂在使用过程中都会伴有后续完整的漂洗过程，在控制清洗剂和消毒剂原料安全性的基础上，清洗剂和消毒剂在食品中的残留一般都可以控制在可接受范围之内。考虑到成本－效益因素，目前不建议对其进行大规模的检测。随着世界范围内对食品安全重视程度的增强，食品中残留消毒剂和清洗剂检测技术正在不断发展。目前，中国仅对餐饮领域食（炊）具中烷基磺酸钠类清洗剂和余氯的残留量实施了限量值规定（GB 14934），并在监督执法中实施监控和采样检测。在食品生产加工企业中，得益于质量体系的贯彻实施，一般采取过程控制措施来降低清洗剂和消毒剂残留的危害，极少采用直接检测食品中消毒剂和清洗剂残留量的办法。

3. 污物清除效果检测。

污物清除效果检测是考核清洗效果的主要手段，一般主要通过感官检查、物理检测以及化学检测法观察污物残留情况，以评价污物的清除效果。常用的检测评估方法见表23−1−2。

表 23−1−2　污物残留检测主要方法

分类	检测评估方法	方法概要
感官检查方法	直接感官检查	直接观察是否有可见异物、残留气味，手指触摸有无异物感等
	干涸法	清净的冷水散布于洗净表面，30秒后观察其干涸状态以判断其洗净程度
	表面擦拭法	用白布或黑布擦拭来判断洗净程度
	喷雾法	在水中添加染料，压力喷雾待观察表面，观察其微细粒子均匀程度
物理检测方法	反射率测定法	观察测定清洗表面洗净前后的反射率变化及均匀性
	紫外线照射法	用紫外线照射观察有无荧光物质残留
	pH 值测定法	通过观察冲洗后水的 pH 值变化判定碱性或酸性的污物残留
	热传阻力测定	测定其热传导系数的变化，以评估其污染程度
	压力降测定	由积垢所增加的流动阻力，判断其清净程度
化学检测方法	淀粉性污物	淀粉与碘反应显蓝色或蓝紫色
	脂肪性污物	脂肪对低浓度脂溶性染料具有富集显色作用
	蛋白质污物	碱性条件下，BCA 与蛋白还原铜离子反应显紫色
	糖类的测定	糖衍生物与蒽酮发生反应显蓝绿色

4. 清洗消毒效果检测。

食品清洗消毒效果的检测主要是清洗消毒后微生物残留量的检测。

食品清洗消毒的核心目的是降低微生物数量，因此微生物残留的检测是评价清洗消毒措施效果的关键手段。在食品生产经营中，涉及清洗消毒的内容很多，对其微生物残留量的检测需要根据不同的目标物合理选择方法。通常情况下，食品清洗消毒后微生物残留检测的重点目标为食品接触物表面（餐具、设备、容器、工器具、包装、操作台面、人员体表、服装等）和生产环境（空气、墙壁、屋顶等）。如果需要，食品原料、添加剂或者生产用水也应作为微生物残留检测的项目。

在食品生产企业中，微生物残留检测值一般仅作为企业内部监控措施，其控制值由企业根据实际质量控制需要自行制订，不同生产企业会有很大的差异。《食品安全国家标准 消毒餐（炊）具》（GB 14934－2016）明确规定，物理或化学消毒的餐（炊）具，每 $50cm^2$ 不得检出沙门菌和大肠菌群（纸片法和发酵法）。

微生物残留量检测方法主要包含两部分关键内容，即采样和检测。

（1）采样方法：微生物残留检测的采样方法包括定性采样法和定量采样法。

定性采样法一般是为了了解所检表面卫生状况，通常用来评估不规则表面或设备、环境清洗消毒后的微生物量。多孔的表面、裂缝、管道的死角、排水沟、冷凝物和生长在天花板上的霉菌等都是定性采样检测时应特别注意的典型区域。

定性采样常用的方法有影印平板法、纸片法或测试片直接接触法。这些方法都是通过比较简单的接触方式将表面残留的微生物转移到培养介质上，然后经过培养鉴定来评估微生物污染程度。

定量采样法是通过相对规范的洗脱或接触方式，将环境或表面微生物比较完整地转移到培养介质中，然后通过培养计数来定量评估微生物污染程度。定量采样检测比定性采样检测方法更科学，评估结果更可靠。

在食品生产经营领域，定量采样检测的目标物主要为空气和接触物品表面。空气污染菌量采样一般采用自然沉降法、射流固体撞击式采样、射流液体撞击式采样、离心撞击式采样、过滤阻留式采样、静电沉着式采样等。物品表面采样一般采用无菌拭子、布类或海绵等物品，吸取生理盐水或中和剂后对定量面积进行反复擦拭的方法。定量采样所用中和剂需要根据所用消毒方式和消毒剂种类合理选择，不同种类消毒剂所对应的中和剂可参考消毒剂定量杀灭试验所用中和剂类型。

（2）检测方法：几乎所有微生物检测方法都可以用于清洗消毒后采样微生物的检测，如培养法、ATP 法、显微镜直接观测法、滤膜法、BAT 法以及分子生物学方法。在实际工作中，传统微生物培养法检测仍然是应用最广泛的检测方法。传统培养法是将采集到的样品直接或经扩增培养后，在特定琼脂平板上培养和计算细菌数量，并可根据不同的选择性琼脂培养基分离鉴定特定致病菌的基本技术。培养法因成本低，操作简单而被广泛采用。但培养法费时费力，一般需要 2~5d 才能得出结果。一旦出现污染情况不能及时发现，在检测期内继续生产出不合格产品，将导致较高的后处理成本。还可能因为受到培养条件的限制、微生物在培养基上的生长能力以及微生物的活力丧失而使检测结果偏离实际情况，不利于指导实际食品生产经营。

为了快速掌握食品生产和经营过程中微生物的污染情况，ATP 法成为目前最具有应用价值，也是最可行的检测方法。ATP 是所有生物活细胞的组分，参与细胞能量转移。ATP 生物发光法的原理就是在荧光素酶的作用下，荧光素与 ATP 发生腺苷酰化后被活化，活化的荧光素与荧光素酶相结合并被氧化，形成激发态复合体，当该复合体从激发态回到基态时，能够发射光。该反应产生的光量与 ATP 的量成正比，也就与微生物数量成正比。虽然 ATP 法最大的缺点是不能区分微生物种类，但该检测过程仅需几分钟，能够即时衡量微生物污染数量，对指导实际生产具有很好的作用。

（3）微生物残留检测示例：下面以工作台（机械器具）表面与工人手表面细菌总数

的检测进行示例。

1）样品采集

①工作台（机械器具）：用浸有灭菌生理盐水（如为消毒剂擦拭后表面，应使用中和剂采样）的无菌棉签，尽量选取与食品直接接触或有一定影响的表面，取 25cm^2 的面积，在其内涂抹 10 次，然后剪下采样棉签部分放入含 10ml 灭菌生理盐水（或中和剂）的采样管内送检。

②工人手：被检人五指并拢，用浸湿生理盐水（如为消毒剂消毒后，应使用中和剂采样）的棉签在右手指屈面，从指尖到指端来回涂擦 10 次，然后剪下采样棉签部分放入含 10ml 灭菌生理盐水（或中和剂）的采样管内送检。

③采样注意事项：擦拭时棉签要随时转动，保证擦拭的准确性。对每个擦拭点应详细记录所在分场的具体位置、擦拭时间及所擦拭环节的消毒时间。

2）培养检测：①样液稀释：将放有棉棒的试管充分振摇。此液为 1∶10 稀释液。如污染严重，可 10 倍递增稀释，吸取 1ml 1∶10 样液加入 9ml 无菌生理盐水中，混匀，此液为 1∶100 稀释液。②无菌操作，选择 1~2 个稀释度，各取 1ml 样液分别注入无菌平皿内，每个稀释度做两个平皿（平行样），将已融化冷却至 45℃左右的平板计数琼脂培养基倾入平皿，每皿约 15ml，充分混合。③待琼脂凝固后，将平皿翻转，置（36±1）℃ 培养 48h 后计数。④结果报告：报告每 25cm^2 食品接触面中或每只手的菌落数。

第二节　食品防保检验

食品在一般的自然环境中，因微生物的作用将失去原有的营养价值、组织性状以及色、香、味，变成不符合卫生要求的食品。食品防腐剂是指为食品防腐和食品加工、储运的需要，加入食品中的化学合成物质或天然物质。它能防止食品因微生物引起的腐败变质，使食品在一般的自然环境中具有一定的保存期。

防腐剂的防腐原理主要有三类途径：一是干扰微生物的酶系，抑制酶的活性，破坏微生物正常的新陈代谢；二是使微生物的蛋白质凝固和变性，干扰其生存和繁殖；三是改变细胞浆膜的渗透性，抑制微生物体内的酶类和代谢产物的排出，导致其失活。

一、食品防保剂的管理和应用

食品防保剂作为食品添加剂的一类，国际食品法典委员会（Codex Alimentarius Commission，CAC）等国际组织及世界各国对其应用和管理都有非常严格的规定，基本上都采用允许使用清单制度。哪一种防腐剂能够在食品中使用，在哪些食品种类中可以应用，其应用限量是多少，各个国家都需要在本国法律框架内，根据基础毒理数据和本国膳食实际情况进行评估确认，并制定相应的法规或标准。因此，在法规或标准要求的范围内规范合理地使用防腐剂，是保证食品防腐剂应用安全的基础。

当然，食品防腐剂也是一把"双刃剑"。没有绝对安全的食品，更没有绝对安全的防腐剂。防腐剂的安全性是一个相对的概念，特别是很多广泛使用的防腐剂都是人工合成化学品，长期摄入对人体健康可能产生一定的潜在危害。随着世界范围内对食品安全容忍度的降低，在保证食品安全的前提下，更严格地控制食品中防腐剂的用量是共识，也是大势所趋。例如，广泛使用的食品防腐剂苯甲酸，国际上对其使用一直存有争议。部分研究认为苯甲酸及其钠盐可能存在蓄积毒性，欧洲共同体儿童保护集团认为它不宜用于儿童食品中，日本也对它的使用做出了严格限制。

目前，中国食品防腐剂及其他添加剂的使用必须严格遵守《食品安全法》及相关法规的规定，必须根据食品种类在《食品安全国家标准 食品添加剂使用标准》（GB 2760）规定的范围和限量值内选择使用食品防腐剂，所使用的防腐剂必须在标签中明确标识。

通过加大食品防腐剂检测监管，严格控制食品中防腐剂含量水平是世界各国普遍采用的管理手段。中国食品生产加工行业集中度较低，总体发展水平不高，食品生产经营者良莠不齐，特别是大量的中小企业和餐饮企业还存在着不规范生产经营的现象，超范围、超量使用防腐剂的情况比较常见。因此，加大对食品中防腐剂的检测，特别是对应用广泛、价格较低、安全性相对较差的防腐剂开展广泛的检测，对规范食品生产经营行为，保障人群健康极为必要。

二、中国食品防保剂种类及检测方法

中国对使用量较大或安全性较低的防腐剂，包括复合类防腐剂都已制定了相应的食品安全标准，所有食品防腐剂的生产和销售必须符合产品标准。食品防腐剂应用的种类和使用限量必须符合《食品安全国家标准 食品添加剂使用标准》（GB 2760）的规定。

部分防腐剂，特别是天然来源的防腐剂的安全性很高，限于成本以及对食品感官和质量的控制，这些防腐剂的用量具有自限性，标准中允许食品生产企业根据生产需要量使用，不再制定限量值。人工合成的高效防腐剂在食品中的用量一般都比较少，标准中除了制定明确的使用范围和限量值，一般都制定了相应的检验方法标准，以用于食品中防腐剂含量的监测管理。目前，食品中添加剂含量的测定方法一般有气相色谱法、液相色谱法、离子色谱法、薄层色谱法等色谱监测技术，个别防腐剂采用分光光度计法及滴定法等理化检测技术。随着色谱质谱联用设备的普及，新的检测技术和相应的检测标准也在不断更新和推广。

根据食品添加剂使用标准及相应的检测方法标准，中国目前允许在食品中应用的防腐剂种类以及常用检测方法见表 23-2-1。

表 23-2-1 允许使用食品防保剂种类及检测方法

序号	种类	检测方法
1	苯甲酸及其钠盐	气相色谱法，液相色谱法，薄层色谱法
2	山梨酸及其钾盐	气相色谱法，液相色谱法，薄层色谱法
3	丙酸及其钠盐、钙盐	气相色谱法，气相色谱质谱联用法，液相色谱法，离子色谱法
4	单辛酸甘油酯	气相色谱法
5	对羟基苯甲酸酯类及其钠盐（对羟基苯甲酸甲酯甲酯钠，对羟基苯甲酸甲酸乙酯及其钠盐）	气相色谱法

序号	种类	检测方法
6	二甲基二碳酸盐	气相色谱法
7	2，4-二氯苯氧乙酸	液相色谱法，液相色谱质谱联用法
8	二氧化硫、焦亚硫酸钾、焦亚硫酸钠、亚硫酸钠、亚硫酸氢钠、低亚硫酸钠、硫磺	滴定法，分光光度法，离子色谱法
9	二氧化碳	—
10	ε-聚赖氨酸及其盐酸盐	液相色谱法
11	联苯醚	气相色谱法
12	纳他霉素	液相色谱法
13	溶菌酶	毛细管电泳法
14	肉桂醛	毛细管电泳法，紫外检测法，液相色谱质谱联用法
15	乳酸链球菌素	液相色谱法
16	双乙酸钠	液相色谱法
17	脱氢乙酸及其钠盐	气相色谱法，气相色谱质谱联用法，液相色谱法
18	稳定态二氧化氯	滴定法
19	硝酸钠、硝酸钾	分光光度法，离子色谱法
20	亚硝酸钠、亚硝酸钾	分光光度法，离子色谱法
21	液体二氧化碳（煤气化法）	—
22	乙二胺四乙酸二钠	分光光度法，滴定法，液相色谱法
23	乙酸钠	液相色谱法
24	乙氧基喹	液相色谱法，气相色谱质谱联用法

三、防保剂检验示例

下面以气相色谱法同时测定食品中丙酸、苯甲酸、山梨酸、脱氢乙酸及对羟基苯甲酸酯类等多种防腐剂的方法（SN/T 3545-2013）对防腐剂进行检测的技术示例。

1. 方法原理。

试样中的防腐剂在酸性条件（使硫酸化）用乙酸乙酯或乙腈（加入无水硫酸镁和氯化钠盐析）提取，移取部分提取液用无水硫酸镁脱水，用气相色谱（GC）测定，外标法定量。

2. 仪器测定条件。

（1）气相色谱仪：配火焰离子化检测器（FID）。

（2）气相色谱条件如下：①色谱柱：DB-FFAP石英毛细管柱，30m×0.32mm（内径），膜厚0.25μm，或相当者；②色谱柱温度：初始温度70℃，以18℃/min速率升温至250℃，保持8min；③进样口温度240℃，检测器温度270℃；④载气：氮气，纯度大于或等于 99.995%，2.0 ml/min；⑤空气流量 350 ml/min，氢气流量 40ml/min，辅助气流量 30ml/min；⑥进样量 1μl，无分流进样，0.75min 后开阀。

3. 样品提取。

（1）酱油、橙汁类：称取试样 10g 于 50ml 塑料离心管中，加入 1ml 硫酸水溶液（10%体积分数），加入 10ml 乙酸乙酯，在涡旋器上涡旋 2min。以 4000r/min 离心 10min，取上清液 2ml 转移至 5ml 玻璃管中，加入 400mg 无水硫酸镁，涡旋 2min，过膜，待测。

（2）盐渍辣椒、盐渍蕨菜、盐渍菇类：称取试样 10g 于 50ml 塑料离心管中，加入约 5ml 水，加入 1ml 硫酸水溶液（10%体积分数），加入 10ml 乙酸乙酯，在涡旋器上涡旋 2min。以 4000r/min 离心 10min，取上清液 2ml 转移至 5ml 玻璃管中，加入 400mg 无水硫酸镁，涡旋 2min，过膜，待测。

（3）大酱、糕点、方便面、牛奶类：称取试样 5g 于 50ml 塑料离心管中，加水 10ml（方便面样品加入约 20ml 水），加入 1ml 碳酸钠水溶液（0.20g/ml），振摇，加入 10ml 正己烷，涡旋 2min，以 4000r/min 离心 10min，弃掉正己烷层，加入 2ml 硫酸水溶液（10%体积分数），加入 5ml 乙腈，再加入约 4g 无水硫酸镁和 1g 氯化钠，在涡旋器上涡旋 2min。以 4000r/min 离心 10min，取上清液 2ml 转移至 5ml 玻璃管中，加入约 400mg 无水硫酸镁，涡旋 2min，过膜，待测。

4. 气相色谱测定。

根据样液中防腐剂含量情况，选定浓度相近的混合标准工作溶液。混合标准工作溶液和样液中防腐剂响应值均应在仪器检测线性范围内。混合标准工作溶液和样液等体积参插进样测定。

5. 空白试验。

除不加试样外，实验其余步骤的操作均按上述实验进行。

6. 结果计算和表述。

用色谱数据处理机或按下式计算试样中防腐剂的含量，计算结果需将空白值扣除。

$$X = \frac{A \times c \times V}{As \times m}$$

式中，X 为试样中防腐剂的含量，mg/kg；c 为混合标准工作液中防腐剂的浓度，μg/ml；A 为样品溶液中防腐剂的峰面积；As 为混合标准工作溶液中防腐剂的峰面积；V 为样液最终定容体积，ml；m 为最终样液所代表的试样量，g。

注：丙酸盐以丙酸计、山梨酸盐以山梨酸计、苯甲酸盐以苯甲酸计、脱氢乙酸盐以脱氢乙酸计。

第三节　商业无菌检验

商业无菌是指经过适当的杀菌处理以后，食品中不含有致病的微生物，也不含正常储存、运输和销售条件下能生长繁殖，并导致食品败坏的腐败菌，从而保证食品在较长的有效期内保持质量稳定和良好商业价值的一种食品处理方式。

商业无菌与一般意义上的无菌概念是有根本区别的。商业无菌指不仅所有病原菌和能形成毒素的微生物已受到破坏，而且在正常处理和储藏条件下能在产品中生长和形成腐败的其他微生物（如果存在的话）也受到破坏的杀菌程度。达到商业无菌要求的食品可含有极少量的细菌、孢子或耐热微生物，但这种孢子或耐热微生物在保质期内的商业无菌食品中应该不能繁殖。然而，如果把这种孢子从食品中离析出来，并赋予特殊的环境条件，它们仍可显示出生命力。而无菌是要求杀灭食品或产品中一切活的微生物，包括所有细菌、孢子和耐热微生物。

一、商业无菌处理主要技术

传统的商业无菌处理主要采用高温杀菌技术。随着食品工业的发展，能够实现商业无菌的处理技术越来越多，其中常用的技术如下：

1. 高温杀菌釜杀菌技术：高温杀菌釜杀菌处理是最经典，也是应用最广泛的商业无菌处理技术。温度一般采 121℃，持续时间为 7~15min。这种灭菌方法的温度高、持续时间长。多数情况下，经高温杀菌的食品可以达到绝对无菌的程度，处理效果好，出现问题的风险低。但该方法对风味品质影响较大，对容器的抗热性和抗压性要求较高，多用于金属瓶或玻璃瓶包装食品。

2. 超高温瞬时灭菌技术（UHT）：灭菌温度一般采 135~140℃，持续时间 2~8s。由于灭菌时间较短，对食品风味影响小，品质较高温灭菌工艺有较大的提高。一般用于 PET 瓶或复合纸包装，结合热灌装或无菌冷灌装方式进行包装生产的食品。

3. 膜冷除菌技术：现代膜分离技术不仅可以去除不同大小的悬浮颗粒、部分胶体，对不同大小分子量的分子进行有效分离，而且可以截留微生物，起到除菌的目的。一般认为，膜孔径 3μm 能截留霉菌孢子，1.2μm 能截留酵母孢子，0.45μm 能截留大肠埃希菌等各类细菌。该技术由于对环境卫生和管理的要求极高，因此主要应用于实验室的或高洁净度要求的液态食品，并须结合无菌灌装方式进行。

4. 高压灭菌技术：高压灭菌技术是近年来出现的一种新型食品杀菌技术，就是在密闭的超高压容器内，用水作为介质对软包装食品等物料施以 400~600MPa 的压力或用高级液压油施加以 100~1000MPa 的压力，从而杀死其中几乎所有的细菌、霉菌和酵母菌，而且不会像高温杀菌那样造成营养成分破坏和风味变化。

5. 辐照灭菌技术：辐照灭菌是利用一定剂量的波长极短的电离射线对食品进行杀菌（包括原材料）的技术。通常用于食品辐照的射线为同位素钴 60、铯 157 产生的 γ 射线或低能加速器放射出的 β 射线。将密封包装后的食品以 25~50 kGy 辐照，能将所有损坏食品的致病性微生物杀灭，从而达到商业无菌的目的。

二、商业无菌检验

食品商业无菌的检测步骤包括保温、开启、留样、pH 值测定、感官检查。如果 pH 值测定、感官检查异常，再镜检、接种培养。它主要用于证实食品中没有致病菌及在常温下能在其中生长繁殖的非致病性微生物。因为经过杀菌，其检测的对象主要是耐热的芽胞菌。

1. 样品准备：去除表面标签，在包装容器表面用防水的油性记号笔做好标记，并记录容器、编号、产品性状、泄漏情况、是否有小孔或锈蚀、压痕、膨胀及其他异常情况。

2. 称重：1kg 及以下的包装物精确到 1g，1kg 以上的包装物精确到 2g，10kg 以上的包装物精确到 10g，并记录。

3. 保温：每个批次取 1 个样品置 2~5℃ 冰箱保存作为对照，将其余样品在 (36±1)℃ 下保温 10d。保温过程中应每天检查，如有膨胀或泄漏现象，应立即剔出，开启检查。保温结束时，再次称重样品并记录，比较保温前后样品重量有无变化。如有变轻，表明样品发生泄漏。将所有包装物置于室温直至开启检查。

4. 开启：如有膨胀的样品，则将样品先置于 2~5℃ 冰箱内冷藏数小时后开启。用冷水和洗涤剂清洗待检样品的光滑面。水冲洗后用无菌毛巾擦干。以含 4% 碘的乙醇溶液浸泡消毒光滑面 15min 后用无菌毛巾擦干，在密闭罩内点燃，至表面残余的碘乙醇溶液全部燃烧完。膨胀样品以及采用易燃包装材料包装的样品不能灼烧，以含 4% 碘的乙醇溶液浸泡消毒光滑面 30min 后用无菌毛巾擦干。在超净工作台或百级洁净实验室中开启。带汤汁的样品开启前应适当振摇。使用无菌开罐器在消毒后的罐头光滑面开启一个适当大小的口，开罐时不得伤及卷边结构，每一个罐头单独使用一个开罐器，不得交叉使用。如样品为软包装，可以使用灭菌剪刀开启，不得损坏接口处。立即在开口上方闻气味，并记录。

注：严重膨胀样品可能会发生爆炸，喷出有毒物。可以采取在膨胀样品上盖一条灭菌毛巾或者用一个无菌漏斗倒扣在样品上等预防措施来防止这类危险的发生。

5. 留样：开启后，用灭菌吸管或其他适当工具以无菌操作取出内容物至少 30ml（g）至灭菌容器内，保存在 2~5℃ 冰箱中，在需要时可用于进一步试验，待该批样品得出检验结论后可弃去。开启后的样品可进行适当的保存，以备日后容器检查时使用。

6. 感官检查：在光线充足、空气清洁无异味的实验室中，将样品内容物倾入白色搪瓷盘内，对产品的组织、形态、色泽和气味等进行观察和嗅闻，按压食品检查产品性状，鉴别食品有无腐败变质的迹象，同时观察包装容器内部和外部的情况，并记录。

7. pH 值测定。

（1）样品处理：液态制品混匀备用，兼有固相和液相的制品则取混匀的液相部分备用。对于稠厚或半稠厚制品以及难以从中分出汁液的制品（如糖浆、果酱、果冻、油脂等），取一部分样品在均质器或研钵中研磨，如果研磨后的样品仍太稠厚，加入等量的无菌蒸馏水，混匀备用。

（2）测定：将电极插入被测试样液中，并将 pH 计的温度校正器调节到被测液的温度。如果仪器没有温度校正系统，被测试样液的温度应调到 (20±2)℃，采用适合于所用 pH 计的步骤进行测定。当读数稳定后，从仪器的标度上直接读出 pH 值，精确到 0.05pH 单位。同一个制备试样至少进行两次测定。两次测定结果之差应不超过 0.1pH 单位。取两次测定的算术平均值作为结果，报告精确到 0.05pH 单位。

（3）分析结果：与同批中冷藏保存对照样品相比，比较是否有显著差异。pH 值相差 0.5 及以上判为显著差异。

8. 涂片染色镜检。

（1）涂片：取样品内容物进行涂片。带汤汁的样品可用接种环挑取汤汁涂于载玻片上，固态食品可直接涂片或用少量灭菌生理盐水稀释后涂片，待干后用火焰固定。油脂性食品涂片自然干燥并火焰固定后，用二甲苯流洗，自然干燥。

（2）染色镜检：对上述涂片用结晶紫染色液进行单染色，干燥后镜检，至少观察 5个视野，记录菌体的形态特征以及每个视野的菌数。与同批冷藏保存对照样品相比，判断是否有明显的微生物增殖现象。菌数有百倍或百倍以上的增长则判为明显增殖。

9. 结果判定：样品经保温试验未出现泄漏；保温后开启，经感官检验、pH 值测定、涂片染色镜检，确证无微生物增殖现象，则可报告该样品为商业无菌。样品经保温试验出现泄漏；保温后开启，经感官检验、pH 值测定、涂片镜检，确证有微生物增殖现象，则可报告该样品为非商业无菌。

若需核查样品出现膨胀、pH 值或感官检查异常、微生物增殖等的原因，可取样品内容物的留样再进行接种培养，进一步分析异常情况后报告。若需判定样品包装容器是否出现泄漏，可取开启后的样品再按照镀锡薄钢板食品空罐密封性检验方法进行密封性检查并报告。

小　结

消毒处理是食品生产和经营过程中保障食品安全的重要措施，主要作用是减少和杀灭微生物，同时抑制微生物的繁殖。从功能上可分为清洗消毒、防腐和商业无菌三大类。本章从这三个方面对食品消毒基本情况和检验内容进行介绍，重点强调了使用的技术、检测指标和检测方法等。

思考题

1. 简述食品清洗和消毒的概念，以及二者之间的联系。
2. 食品消毒方法可分为几大类？其优缺点分别是什么？
3. 食品中清洗剂和消毒剂残留必须进行检测吗？为什么？
4. 食品生产环境经消毒后，对残留微生物定量采样的方法有哪些？
5. 简述食品中防腐剂的防腐原理。
6. 简述商业无菌的概念，以及与无菌概念的区别。
7. 简述商业无菌检测步骤及检测原理。

（刘　祥）

第二十四章 药品消毒检验

第一节 药品防保剂检验

一、防保剂与药品的关系

（一）药品的定义

药品是指用于预防、治疗、诊断人的疾病，有目的地调节人的生理功能并规定有适应证或者主治功能、用法和用量的物质，包括中药材、中药饮片、中成药、化学原料药及其制剂、抗生素、生化药品、放射性药品、血清、疫苗、血液制品和诊断药品等。

（二）防保剂的定义

防腐保存剂的简称是防保剂，指用于防腐保存法（以下简称防保法）的药剂，也称防腐剂、保存剂。防保法，即用物理学、化学或生物学的方法防止物质生物学腐败的方法。在药品防保中，根据药品的制剂特性添加适宜的防腐剂，以防止在药品正常储藏或使用过程中微生物污染和繁殖的药剂，也称抑菌剂。

（三）药品中加入防保剂的意义

药品在生产加工过程中，可能会遭受各种来源微生物的污染，如果药物本身不具有充分的抗菌效力，一旦药品被污染，微生物就会在内部繁殖，导致药物发生物理化学性状的改变，导致药物变质甚至药效的消失，给患者的健康造成危害。防腐剂虽然能抑制微生物污染和繁殖，但是它并不能替代药品生产的 GMP（good manufacture practice，GMP）管理。添加防腐剂不是非无菌制剂降低微生物污染的唯一方法，不能作为控制多剂量包装制剂灭菌前的生物负载的手段。

（四）药品中常见的防保剂种类

1. 羟苯烷基酯类：也称尼泊金类，系一类很有效的防腐剂，无毒、无味、无臭，不挥发，化学性质稳定，在酸性溶液中作用较强，在弱碱性溶液中作用减弱。本类防保剂的防腐作用随烷基碳数增加而增加，但溶解度则随之减小。有甲、乙、丙、丁四种酯类，以丁酯作用最强，但溶解度却最小。它们之间混合使用有协同作用，它们的使用浓度在 0.01%～0.25%。

2. 苯甲酸与苯甲酸钠：为常用防腐剂。苯甲酸在水中的溶解度为 0.29%，用量一般为 0.03%～0.1%。苯甲酸未离解的分子抑菌作用强，所以在酸性溶液中抑菌效果较好。防霉效果相对于防发酵能力较弱，与尼泊金联合应用的防霉和防发酵能力最为理想。

3. 山梨酸：是常用防腐剂。遇光易变质，其防腐作用是未解离的分子，在 pH 值为 4 的酸性溶液中效果较好。它的钾盐和钙盐作用与山梨酸相同，需在酸性溶液中使用。

4. 苯扎溴铵：又称新洁尔灭，系阳离子型表面活性剂。本品在酸性、碱性溶液中稳定，耐热压。作为防腐剂的使用浓度为 0.02%～0.05%。

5. 其他防腐剂：醋酸氯乙啶，又称醋酸洗必泰，为广谱杀菌剂，用量为 0.02%～0.2%。邻苯基苯酚，具杀菌和杀真菌作用，用量为 0.005%～0.2%。丙酸，本品为抑菌剂，也作为 pH 值调节剂和助溶剂，无毒，常用量为 0.1%。

（五）药品优良防保剂的条件

1. 在抑菌浓度范围内无毒性和刺激性，用于内服的防腐剂应无异味。
2. 抑菌力强，抑菌范围广。
3. 在水中的溶解度可达到所需的抑菌浓度。
4. 不影响药剂中药物的理化性质和药效的发挥。
5. 不受药剂中药物及其他附加剂的影响。
6. 性质稳定，不易受热和因药剂 pH 值的变化而影响其防腐效果，长期储存不分解失效。

二、抑菌效力检查法

所有用于防腐保存的抑菌剂都具有一定的毒性，制剂中抑菌剂的量应为最低有效量。同时，为保证用药安全，成品制剂中的抑菌剂有效浓度应低于对人体有害的浓度。抑菌剂的抑菌效力在储存过程中有可能因药物的成分或包装容器等因素的影响而发生变化，因此，应验证药物成品制剂的抑菌效力在有效期内不因储藏条件而降低。

（一）概念

抑菌效力检查法系用于测定无菌及非无菌制剂的抑菌活性，用于指导生产企业在研发阶段制剂中抑菌剂浓度的确定。

抑菌效力检查法和抑菌剂抑菌效力判断标准用于包装未开启的成品制剂。

（二）培养基适用性检查

1. 培养基的制备：胰酪大豆胨液体培养基、胰酪大豆胨琼脂培养基、沙氏葡萄糖液体培养基、沙氏葡萄糖琼脂培养基照《中国药典》（2015 版通则 1101）"无菌检查法"制备。

抑菌效力检查法所用培养基包括成品培养基、脱水培养基或按处方配制的培养基，以上三种培养基均应进行培养基的适用性检查。

2. 菌种：试验所用的菌株传代次数不得超过 5 代（从菌种保藏中心获得的干燥菌种为第 0 代），并应采用适宜的菌种保藏技术进行保存，以保证试验菌株的生物学特性。用于试验菌株及新鲜培养物的制备见表 24—1—1。

表 24—1—1　培养基适用性检查株及新鲜培养物制备

试验菌株	试验菌液的制备	培养温度（℃）	培养时间（h）
金黄色葡萄球菌 [CMCC（B）26003]	胰酪大豆胨琼脂培养基或 胰酪大豆胨液体培养基	30～35	18～24
铜绿假单胞菌 [CMCC（B）10104]	胰酪大豆胨琼脂培养基或 胰酪大豆胨液体培养基	30～35	18～24
大肠埃希菌 [CMCC（B）44102]	胰酪大豆胨琼脂培养基或 胰酪大豆胨液体培养基	30～35	18～24
白假丝酵母 [CMCC（F）98001]	沙氏葡萄糖琼脂培养基或 沙氏葡萄糖液体培养基	20～25	24～48
黑曲霉 [CMCC（F）98003]	沙氏葡萄糖琼脂培养基或 沙氏葡萄糖液体培养基	20～25	5～7d 或直到获得丰富的孢子

3. 菌液制备：取金黄色葡萄球菌、铜绿假单胞菌、大肠埃希菌、白假丝酵母的新鲜培养物，用 pH 值 7.0 无菌氯化钠－蛋白胨缓冲液或无菌 0.9％氯化钠溶液制成适宜浓度的菌悬液。取黑曲霉的新鲜培养物加入 3～5ml 含 0.05％（V/V）吐温 80 的 pH 值 7.0 无菌氯化钠－蛋白胨缓冲液或无菌 0.9％氯化钠溶液，将孢子洗脱。然后，采用适宜方法吸出孢子悬液至无菌试管内，用含 0.05％吐温 80 的 pH 值 7.0 无菌氯化钠－蛋白胨缓冲液或无菌 0.9％氯化钠溶液制成适宜浓度的孢子悬液。

菌液制备后若在室温下放置，应在 2h 内使用；若保存在 2～8℃，可在 24h 内使用。黑曲霉孢子悬液可保存在 2～8℃，在验证过的贮存期内使用。

4. 适用性检查：分别接种菌数不大于 100 CFU 的金黄色葡萄球菌、铜绿假单胞菌、大肠埃希菌的菌液至胰酪胨大豆琼脂培养基，每株试验菌平行制备 2 个平板，混匀，凝固，置 30～35℃培养不超过 3d，计数；分别接种菌数不大于 100CFU 的白假丝酵母、黑曲霉的菌液至沙氏葡萄糖琼脂培养基，每株试验菌平行制备 2 个平板，混匀，凝固，置 20～25℃培养不超过 5d，计数；同时，用对应的对照培养基替代被检培养基进行上述实验。

5. 结果判定：若被检培养基上的菌落平均数不小于对照培养基上菌落平均数的 70％，且菌落形态大小与对照培养基上的菌落一致，判该培养基的适用性检查符合规定。

（三）抑菌效力测定

1. 菌种：抑菌效力测定用菌种见表 24—1—1，若需要，制剂中常见的污染微生物也可作为试验菌株。

2. 菌液制备：试验菌新鲜培养物制备见表 24—1—1，铜绿假单胞菌、金黄色葡萄球菌、大肠埃希菌、白假丝酵母若为琼脂培养物，加入适量的无菌 0.9％氯化钠溶液将琼脂表面的培养物洗脱，并将菌悬液移至无菌试管内，用无菌 0.9％氯化钠溶液稀释并制成每 1ml 含菌数约为 10^8CFU 的菌悬液；若为液体培养物，离心收集菌体，用无菌 0.9％氯化钠溶液稀释并制成每 1ml 含菌数约为 10^8CFU 的菌悬液。取黑曲霉的新鲜培养物加入 3～5ml 含 0.05％（V/V）吐温 80 的无菌 0.9％氯化钠溶液，将孢子洗脱，然后，用适宜方法吸出孢子悬液至无菌试管内，加入适量的含 0.05％吐温 80 的无菌 0.9％氯化钠溶液制成每 1ml 孢子 10^8CFU 的孢子悬液。测定 1ml 菌悬液中所含的菌数。

菌液制备后若在室温下放置，应在 2h 内使用；若保存在 2～8℃，可在 24h 内使用。黑曲霉的孢子悬液可保存在 2～8℃，在 1 周内使用。

3. 供试品接种。抑菌效力可能受实验用容器特征的影响，如容器的材质、形状、体积及封口的方式等。因此，只要供试品每个包装容器的装量足够实验用，同时容器便于按无菌操作技术接入实验菌液、混合及取样等，一般应将试验菌直接接种于供试品原包装容器中进行试验。若因供试品的性状或容器装量等因素需将供试品转移至无菌容器时，该容器的材质不得影响供试品的特性（如吸附作用），特别应注意不得影响供试品的 pH 值，pH 值对抑菌剂的活性影响很大。

取包装完整的供试品至少 5 份，直接接种试验菌，或取适量供试品分别转移至 5 个适宜的无菌容器中（若试验菌株数超过 5 株，应增加相应的供试品份数），每一容器接种一种试验菌，1g（或 1ml）供试品中接菌量为 10^5～10^6CFU，接种菌液的体积不得超过供试品体积的 1％，充分混合，使供试品中的试验菌均匀分布，然后置 20～25℃避光贮存。

4. 存活菌数测定。根据产品类型，按表 24-1-2、表 24-1-3、表 24-1-4 规定的间隔时间，分别从上述每个容器中取供试品 1ml（g），测定每份供试品中所含的菌数。存活菌数测定方法及方法适用性试验照《中国药典》通则 1105 "非无菌产品微生物限度检查：微生物计数法"进行，方法适用性试验用菌株见表 24-1-1，菌液制备同培养基适用性检查，试验菌的回收率不得低于 70％。根据存活菌数测定结果，计算 1ml（g）供试品在各试验菌所加的菌数及各间隔时间的菌数，并换算成 $\log_{10}$ 值。

5. 结果判断。依据相应的供试品抑菌效力判断标准来评价。

表 24-1-2、表 24-1-3、表 24-1-4 中的"减少的 $\log_{10}$ 值"是指各间隔时间测定的菌数 $\log_{10}$ 值与 1ml（g）供试品中接种的菌数 $\log_{10}$ 值的相差值。表中"A"指应达到的抑菌效力标准，特殊情况下，如抑菌剂可能增加发生不良反应的风险，则至少应达到"B"的抑菌效力标准。

（四）供试品抑菌效力评价判断标准

表 24-1-2　注射剂、眼用制剂、用于子宫和乳腺的制剂抑菌效力判断标准

		减少的 $\log_{10}$ 值				
		6h	24h	7d	14d	28d
细菌	A	2	3	—	—	NR
	B	—	1	3	—	NI

		减少的 $\log_{10}$ 值				
		6h	24h	7d	14d	28d
真菌	A	—	—	2	—	NI
	B	—	—	—	1	NI

注：NR，试验菌未恢复生长。NI，未增加，指对前一个测定时间，试验菌增加的数量不超过 $0.5\log_{10}$。

表 24-1-3　耳用制剂、鼻用制剂、皮肤给药制剂、吸入制剂抑菌效力判断标准

		减少的 $\log_{10}$ 值			
		2d	7d	14d	28d
细菌	A	2	3	—	NI
	B	—	—	3	NI
真菌	A	—	—	2	NI
	B	—	—	1	NI

注：NI，未增加，指对前一个测定时间，试验菌增加的数量不超过 $0.5\log_{10}$。

表 24-1-4　口服制剂、口腔黏膜制剂、直肠给药制剂的抑菌效力判断标准

	减少的 $\log_{10}$ 值	
	14d	28d
细菌	3	NI
真菌	1	NI

注：NI，未增加，指对前一个测定时间，试验菌增加的数量不超过 $0.5\log_{10}$。

第二节　药品防保效果检验

微生物与药品质量、人的关系非常密切。无处不在的微生物对药品原料及生产环境及药品成品的污染，是造成生产失败、成品不合格，直接或间接对人类健康造成危害的重要因素。

一、药品生产过程中的微生物控制

药物被污染后，微生物的生长繁殖促使药物发生理化性质的改变，使药品疗效降低或失效或产生不良反应，导致患者发生药源性疾病等。目前，世界各国高度重视药品生产过程及成品的无菌或微生物限度检测。在药品生产过程中严格执行 GMP 管理，对生产环境实施全面净化，确保药品生产过程不受微粒和微生物的污染，从而确保药品的生产质量。控制药物生产环境的洁净度级别，是生产符合质量要求的药物的前提条件。由于微生物分布广、繁殖快等特点，即使在已净化的环境中，引起微生物繁殖的因素依然

随处可见，所产生的二次污染（细菌代谢物等）和交叉污染，严重影响药品质量。药品生产过程的微生物污染来源复杂，可能来自原辅料，也可能来自生产过程中的水、空气、厂房设备、包装材料，甚至工作人员。因此控制生产过程中的微生物污染是一个系统工程，任何一个环节的疏忽都有可能影响药品的质量。

（一）药品生产环境的微生物控制

为确保药品的安全性、有效性，1963 年美国食品药品监督管理局（FAD）率先实施了 GMP。1969 年 WHO 颁布了 GMP，并向世界各国推荐使用 GMP，随后各国相继制定了各自的 GMP。

中国 GMP 是依据《中华人民共和国药品管理法》和《中华人民共和国药品管理法实施条例》的有关规定而制定的，是从负责指导药品生产质量控制人员和生产操作者的素质到生产厂房、设施、建筑、设备、仓储、生产过程、质量管理、工艺卫生、包装材料与标签，直至成品的贮存与销售的一整套保证药品质量的管理体系，是药品生产企业对药品质量和生产进行控制和管理的最低要求。

按照 GMP 设计要求，中国制药企业按照药品生产种类、剂型、生产工艺和要求等，通常将生产厂区分为一般生产区（无洁净度要求）、控制区（100000 级、300000 级）、洁净区（10000 级）和无菌区（100 级）。

人员进入洁净室必须保持个人清洁卫生，不得化妆，佩戴首饰，应穿戴本区域的工作服装（净化服），经过空气吹淋室或气闸室方可进入；物品必须按照规定程序清洁净化或灭菌后经传递窗或气闸室送入无菌室。为确保洁净室的洁净度，应定期对洁净室进行监控。一般温湿度每班监控 2 次，室内空气压差每班监控 1 次，风量、风速、尘埃粒子、浮游菌和沉降菌每月监控 1 次。

（二）药品生产物料的微生物控制

使用符合质量标准的物料是保证药品质量的基本要素。

1. 物料的净化：物料在送入洁净区前必须经过净化处理，简称"物净"。一般的物净程序为：物件→前处理→消毒→控制区。

2. 物料的消毒与灭菌：常用方法有晾晒、烘烤（适用于植物药材）；湿热灭菌（熔点较低的化学合成药物）；干热灭菌（性质稳定、耐热性好、熔点高的化学合成药物）；还有过滤除菌法、流通蒸汽灭菌法和低温间歇灭菌法等。

（三）制药用水的微生物控制

制药用水的质量是药品生产中卫生控制的重要指标。GMP 规定，药品生产用水应适合其用途，应至少采用饮用水作为制药用水。各类药品生产选用的制药用水应符合《中国药典》的相关要求。必要时，还要进行内毒素的检测，并记录保存。

1. 制药用水的类别：根据药物剂型、工序和使用范围的区别将制药用水划分为饮用水、纯化水、注射用水及灭菌注射用水四类。切忌用低级别水代替高级别水，或使用保存时间超限的工艺用水。各类别制药用水的应用范围见表 24−2−1。

表 24-2-1　制药用水的应用范围

制药用水类别	应用范围
饮用水	非灭菌药品的设备、容器以及包装材料的粗洗 药材净制时的漂洗 制备高级别水的水源
纯化水	配制普通药剂或试验用水 直接接触药品的设备、器具及包装材料的清洗 制备中药剂、滴眼剂等灭菌制剂所用饮片的提取溶剂 制备非灭菌制剂所用饮片的提取溶剂 口服、外用制剂配制用溶剂或稀释剂
注射用水	注射剂、滴眼剂等溶剂或稀释剂的配料 注射剂、无菌冲洗剂最后洗瓶水（需经 $0.45\mu m$ 滤膜过滤） 无菌原料药制、直接接触无菌原料的包装材料最后洗涤用水
灭菌注射用水	注射用灭菌粉末的溶剂或注射剂的稀释剂

2. 制药用水的消毒灭菌：常用的有热力灭菌法、过滤法和化学消毒法。热力灭菌法是最常用的方法，常用的有巴斯德消毒法（有效减少内源性微生物污染）和高压蒸汽灭菌（可杀死芽胞）两种。过滤法包括超滤和反渗透，可以除去细菌和芽胞。化学消毒法可杀死细菌或抑制细菌繁殖，仅用于原水和粗洗用水的消毒。各类别制药用水的质量标准见表 24-2-2。

表 24-2-2　制药用水的质量标准

项目		质量标准		
		纯化水	注射用水	灭菌注射用水
感官性状和一般理化指标	色度	无色		
	浊度	澄清		
	臭和味	无臭和味		
	肉眼可见物	不得含有		
	pH 值	符合规定	5.0~7.0	
	总硬度（以 $CaCO_3$ 计）	依法检测应符合规定		
	硫酸盐	依法检测应符合规定		
	氯化物	依法检测应符合规定		
	不挥发物	<0.01mg/ml		
	二氧化碳	依法检测应符合规定		
	易氧化物	依法检测应符合规定		
	氨	<0.3μg/ml	<0.2μg/ml	

项目		质量标准		
		纯化水	注射用水	灭菌注射用水
毒理学指标	重金属	<0.01μg/ml		
	硝酸盐	<0.06μg/ml		
	亚硝酸盐	<0.02μg/ml		
微生物指标	细菌总数	≤100CFU/ml	<10CFU/100ml	无菌
	细菌内毒素	——	<0.25EU/ml	

（四）生产人员的微生物控制

人是药品生产过程中最大的污染源之一。在生产活动中，工作人员必须穿戴无菌手套、工作服或者无菌服、口罩、帽子等以防药品污染。

区域生产操作人员或经批准的人员才能进入洁净室（区）。

不得在生产区存放非生产物品或个人杂物。

一般生产区人员不得涂指甲油和使用其他可能散发粒子的化妆品。进入洁净室（区）的人员不得化妆、佩戴首饰，局部100级洁净室内操作人员不得裸手直接接触药物，工作人员应根据洁净区的不同要求进行相应的更衣和盥洗工作，不可避免时应及时消毒。

工作人员应根据洁净区的不同要求进行相应的更衣和盥洗工作。进入洁净区前，必须更换洁净服，有的还要进行淋浴、消毒或者空气吹淋等人员净化，简称"人净"。在洁净区内的工作人员，也应尽可能减少进出次数，减小动作幅度，避免不必要的走动。

二、药品微生物检验

在药品的生产和产品检测中，对原料、辅料、包装材料、生产场所、生产过程的微生物控制是保证药品质量的基础，成品的微生物检测是药品质量的有效保障措施。药品的微生物检验分为无菌检验和非无菌产品微生物限度检验。

按照2015版《中国药典》，非无菌产品微生物限度检验包括微生物计数法和控制菌检查法。微生物计数法用于能在有氧条件下生长的嗜温细菌和真菌的计数。除另有规定外，本法不适用于活菌制剂的检查。非无菌产品微生物限度检查主要指标如下。

（1）需氧菌总数：指胰酪大豆胨琼脂培养基上生长的总菌落数（包括真菌菌落数），是衡量药品卫生质量的重要指标。

（2）霉菌和酵母菌总数：指沙氏葡萄糖琼脂培养基上生长的总菌落数（包括细菌菌落数），用于判断药品被污染的程度，用于评价药品卫生质量。

（3）控制菌检查：非规定无菌产品不但要控制微生物的数量，同时不允许含有致病菌。我国2015版《中国药典》规定，药品的控制菌检查需检查耐胆盐革兰阴性菌、大肠埃希菌、沙门菌、铜绿假单胞菌、金黄色葡萄球菌、梭菌和白假丝酵母七种特定的微生物。

（一）微生物计数法

1. 检测环境及操作人员要求。

（1）洁净实验室：微生物限度检查应有单独的洁净实验室，每个洁净实验室应有独立的净化空气系统。要求采光良好，六面光滑平整，能耐受清洗消毒，墙壁与地面、天花板连接处应呈凹弧形，无缝隙，不留死角；操作间与缓冲间之间应有样品传递窗，操作间和缓冲间的门不应直对，操作间内不应安装下水道并远离污染区及厕所。温度应控制在 18～26℃，相对湿度最好在 40%～60%；操作间应安装空气除菌过滤层流装置。洁净度不应低于 10000 级，局部洁净度为 100 级（或放置同等级净化工作台）。

（2）阳性菌实验室：涉及实验室监控菌株的分离鉴定、样品阳性菌株的分离分析、方法验证试验中的阳性菌操作等实验活动，应在专门的阳性菌实验室进行。为符合国家Ⅱ级生物安全标准，阳性菌实验室应配备生物安全柜。

（3）无菌检测人员必须具备微生物专业知识，并经过无菌技术的培训。

2. 计数培养基适用性检查。

供试品微生物计数中所使用的培养基应进行适用性检查。

（1）菌种及菌液制备：试验用菌株的传代次数不得超过 5 代（从菌种保藏中心获得的干燥菌种为第 0 代），并采用适宜的菌种保藏技术进行保存，以保证试验菌株的生物学特性。

（2）阴性对照：为确认实验条件是否符合要求，应进行阴性对照实验，阴性对照实验组应无菌生长。

（3）培养基适用性检查：微生物计数用的成品培养基、脱水培养基或按处方配制的培养基均应进行培养基适用性检查。

被检固体培养基上的菌落平均数与对照培养基上的菌落平均数的比值应在 0.5～2，且菌落形态、大小应与对照培养基上的菌落一致；被检液体培养基管与对照培养基管比较，试验菌应生长良好。

3. 供试品计数方法适用性试验。

供试品的微生物计数方法应进行方法适用性试验，以确认所采用的方法适合于该产品的微生物计数。根据供试品的理化特性与生物学特性，采取适宜的方法制备供试液。供试液制备若需加温时，应均匀加热，且温度不应超过 45℃。供试液从制备至加入检验用培养基，不得超过 1h。

（1）供试液制备。

（2）接种和稀释。

（3）抗菌活性的去除或灭活：消除供试品的抑菌活性的方法包括增加稀释液或培养基体积、加适宜的中和剂或灭活剂、采用薄膜过滤法和上述几种方法的联合使用。

（4）供试品中微生物的回收：计数方法适用性试验用的各试验菌应逐一进行微生物回收试验。微生物的回收可采用平皿法、薄膜过滤法或 MPN 法。①平皿法，包括倾注法和涂布法；②薄膜过滤法，所采用的滤膜孔径应不大于 0.45μm，直径一般为 50mm，滤器及滤膜使用前应采用适宜的方法灭菌。③MPN 法，MPN 法的精密度和准确度不及薄膜过滤法和平皿计数法，仅在供试品需氧菌总数没有适宜计数方法的情况下使用，本法不适用于霉菌计数。

（5）结果判断：计数方法适用性试验中，采用平皿法或薄膜过滤法时，试验组菌落数减去供试品对照组菌落数的值与菌液对照组菌落数的比值应在0.5~2；采用MPN法时，试验组菌数应在菌液对照组菌数的95%置信区间内。若各试验菌的回收试验均符合要求，照所用的供试液制备方法及计数方法进行该供试品的需氧菌总数、霉菌和酵母菌总数计数。方法适用性确认时，若采用上述方法还存在一株或多株试验菌的回收达不到要求，那么选择回收最接近要求的方法和试验条件进行供试品的检查。具体方法按照《中国药典》进行。

4. 供试品检查。

（1）检验量：检验量即一次试验所用的供试品量（g、ml或cm²）。一般供试品的检验量为10g或10ml；膜剂为100cm²；贵重药品、微量包装药品的检验量可以酌减。检验时，应从2个以上最小包装单位中抽取供试品，大蜜丸不得少于4丸，膜剂不得少于4片。

（2）供试品的检查：按计数方法适用性试验确认的计数方法进行供试品中需氧菌总数、霉菌和酵母菌总数的测定。胰酪大豆胨琼脂培养基或胰酪大豆胨液体培养基用于测定需氧菌总数；沙氏葡萄糖琼脂培养基用于测定霉菌和酵母菌总数。阴性对照试验以稀释液代替供试液进行对照试验，阴性对照试验应无菌生长。如果阴性对照有菌生长，应进行偏差调查。

（3）计数方法：

1）平皿法：平皿法包括倾注法和涂布法。除另有规定外，取规定量供试品，按方法适用性试验确认的方法进行供试液制备和菌数测定，每稀释级每种培养基至少制备2个平板。

培养和计数：除另有规定外，胰酪大豆胨琼脂培养基平板在30~35℃培养3~5d，沙氏葡萄糖琼脂培养基平板在20~25℃培养5~7d，观察菌落生长情况，点计平板上生长的所有菌落数，计数并报告。

菌数报告规则：需氧菌总数测定宜选取平均菌落数小于300CFU的稀释级，霉菌和酵母菌总数测定宜选取平均菌落数小于100CFU的稀释级，作为菌数报告的依据。取最高的平均菌落数，计算1g、1ml或10cm²供试品中所含的微生物数，取两位有效数字报告。

如各稀释级的平板均无菌落生长，或仅最低稀释级的平板有菌落生长，但平均菌落数小于1时，以小于1乘以最低稀释倍数的值报告菌数。

2）薄膜过滤法：除另有规定外，按计数方法适用性试验确认的方法进行供试液制备。取相当于1g、1ml或10cm²供试品的供试液，若供试品所含的菌数较多时，可取适宜稀释级的供试液，照适用性试验确认的方法加至适量稀释液中，立即过滤，冲洗，冲洗后取出滤膜，菌面朝上贴于胰酪大豆胨琼脂培养基或沙氏葡萄糖琼脂培养基上培养。

培养和计数：培养条件和计数方法同平皿法，每张滤膜上的菌落数应不超过100 CFU。

菌数报告规则：以相当于 1g、1ml 或 10cm² 供试品的菌落数报告菌数；若滤膜上无菌落生长，以小于 1 报告菌数（每张滤膜过滤 1g、1ml 或 10cm² 供试品），或以小于 1 乘以最低稀释倍数的值报告菌数。

3）MPN 法：取规定量供试品，按方法适用性试验确认的方法进行供试液制备和供试品接种，所有试验管在 30～35℃ 培养 3～5d，如果需要确认是否有微生物生长，按方法适用性试验确定的方法进行。记录每一稀释级微生物生长的管数，查表得每 1g 或 1ml 供试品中需氧菌总数的最可能数。

（4）结果判断：

各品种项下规定的微生物限度标准解释如下：

10^1CFU：可接受的最大菌数为 20；

10^2CFU：可接受的最大菌数为 200；

10^3CFU：可接受的最大菌数为 2000，依此类推。

若供试品的需氧菌总数、霉菌和酵母菌总数的检查结果均符合该品种项下的规定，判供试品符合规定；若其中任何一项不符合该品种项下的规定，判供试品不符合规定。

（二）控制菌检查法

控制菌检查用于在规定的试验条件下，检查供试品中是否存在特定的微生物。供试品检出控制菌或其他致病菌时，按一次检出结果为准，不再复试。

1. 供试液制备及实验环境要求。

同"非无菌产品微生物限度检查：微生物计数法"（通则 1105）。

2. 培养基适用性检查。

培养基质量是否符合检验的要求是影响微生物检验结果的重要因素。培养基适用性检查就是通过检验用培养基与对照培养基的比较，以阳性菌的生长状态或特征来评价判断检验用培养基是否符合检验要求。供试品控制菌所使用的培养基均应进行适用性检查。检查项目包括促生长能力、抑制能力及指示特性。

3. 控制菌检查方法适用性试验。

供试品的控制菌检查方法应进行方法适用性试验，以确认所采用的方法适合于该产品的控制菌检查。若检验程序或产品发生变化，可能影响检验结果时，控制菌检查方法应重新进行适用性试验。

（1）试验菌：根据各品种项下微生物限度标准中规定检查的控制菌选择相应试验菌株，确认耐胆盐革兰阴性菌检查方法时，采用大肠埃希菌和铜绿假单胞菌为试验菌。

（2）适用性试验：按控制菌检查法取规定量供试液及不大于 100CFU 的试验菌接入规定的培养基中；采用薄膜过滤法时，取规定量供试液，过滤，冲洗，在最后一次冲洗液中加入试验菌，过滤后，注入规定的培养基或取出滤膜接入规定的培养基中。依相应的控制菌检查方法，在规定的温度和最短时间下培养，应能检出所加试验菌相应的反应特征。

（3）结果判断：上述试验若检出试验菌，按此供试液制备法和控制菌检查方法进行供试品检查；若未检出试验菌，应消除供试品的抑菌活性，并重新进行方法适用性试验。

如果经过试验确证供试品对试验菌的抗菌作用无法消除，可认为受抑制的微生物不易存在于该供试品中，并选择抑菌成分消除相对彻底的方法进行供试品的检查。

4. 供试品检查。

（1）方法：供试品的控制菌检查应根据经方法适用性试验确认的方法进行。

阳性对照试验：阳性对照试验方法同供试品的控制菌检查方法，对照菌的加量应不大于100CFU。阳性对照试验应检出相应的控制菌。

阴性对照试验：以稀释剂代替供试液照相应控制菌检查法检查，阴性对照试验应无菌生长。如果阴性对照有菌生长，应进行偏差调查。

（2）检查项目：

1）耐胆盐革兰阴性菌。

供试液制备和预培养：取供试品，用胰酪大豆胨液体培养基作为稀释剂，照"非无菌产品微生物限度检查：微生物计数法"制成1∶10供试液，混匀，在20～25℃培养，培养时间应以使供试品中的细菌充分恢复但不增殖为宜（约2h）。

①定性试验：除另有规定外，取相当于1g或1ml供试品的上述预培养物接种至适宜体积（经方法适用性试验确定）肠道菌增菌液体培养基中，30～35℃培养24～48h后，划线接种于紫红胆盐葡萄糖琼脂培养基平板上，30～35℃培养18～24h。如果平板上无菌落生长，判供试品未检出耐胆盐革兰阴性菌。

②定量试验：取相当于0.1g、0.01g和0.001g（或0.1ml、0.01ml和0.001ml）供试品的预培养物或其稀释液分别接种至适宜体积（经方法适用性试验确定）肠道菌增菌液体培养基中，30～35℃培养24～48h。上述每一培养物分别划线接种于紫红胆盐葡萄糖琼脂培养基平板上，30～35℃培养18～24h。

③结果判断：若紫红胆盐葡萄糖琼脂培养基平板上有菌落生长，则对应培养管为阳性，否则为阴性。根据各培养管检查结果，从表24-2-3查1g或1ml供试品中含有耐胆盐革兰阴性菌的可能菌数。

表24-2-3　耐胆盐革兰阴性菌的可能菌数（N）

各供试品量的检查结果			每1g（或1ml）供试品中可能的菌数（CFU）
0.1g或0.1ml	0.01g或0.01ml	0.001g或0.001ml	
＋	＋	＋	$N>10^3$
＋	＋	－	$10^2<N<10^3$
＋	－	－	$10<N<10^2$
－			$N<10$

注：①"＋"代表紫红胆盐葡萄糖琼脂平板上有菌落生长；"－"代表紫红胆盐葡萄糖琼脂平板上无菌落生长。②若供试品量减少至原量的1/10（如0.01g或0.01ml，0.001g或0.001ml，0.0001g或0.0001ml），则每1g（或1ml）供试品中可能的菌数（N）应相应增加10倍。

2）大肠埃希菌。

供试液制备和增菌培养：取供试品，照"非无菌产品微生物限度检查：微生物计数法"制成1：10供试液。取相当于1g或1ml供试品的供试液，接种至适宜体积（经方法适用性试验确定）的胰酪大豆胨液体培养基中，混匀，30～35℃培养18～24h。

①选择和分离培养：取上述培养物1ml接种至100ml麦康凯液体培养基中，42～44℃培养24～48h。取麦康凯液体培养物划线接种于麦康凯琼脂培养基平板上，30～35℃培养18～72h。

②结果判断：若麦康凯琼脂培养基平板上有菌落生长，应进行分离、纯化及适宜的鉴定试验，确证是否为大肠埃希菌；若麦康凯琼脂培养基平板上没有菌落生长，或虽有菌落生长但鉴定结果为阴性，判供试品未检出大肠埃希菌。

3）沙门菌。

①供试液制备和增菌培养：取10g或10ml供试品直接或处理后接种至适宜体积（经方法适用性试验确定）的胰酪大豆胨液体培养基中，混匀，30～35℃培养18～24h。

选择和分离培养：取上述培养物0.1ml接种至10ml RV沙门增菌液体培养基中，30～35℃培养18～24h。取少量RV沙门菌增菌液体培养物划线接种于木糖赖氨酸脱氧胆酸盐琼脂培养基平板上，30～35℃培养18～48h。

沙门菌在木糖赖氨酸脱氧胆酸盐琼脂培养基平板上生长良好，菌落为淡红色或无色、透明或半透明、中心或有或无黑色。用接种针挑选疑似菌落于三糖铁琼脂培养基高层斜面上进行斜面和高层穿刺接种，培养18～24h，或采用其他适宜方法进一步鉴定。

②结果判断：若木糖赖氨酸脱氧胆酸盐琼脂培养基平板上有疑似菌落生长，且三糖铁琼脂培养基的斜面为红色、底层为黄色，或斜面黄色、底层黄色或黑色，应进一步进行适宜的鉴定试验，确证是否为沙门菌。如果平板上没有菌落生长，或虽有菌落生长但鉴定结果为阴性，或三糖铁琼脂培养基的斜面未见红色、底层未见黄色；或斜面黄色、底层未见黄色或黑色，判供试品未检出沙门菌。

4）铜绿假单胞菌。

供试液制备和增菌培养：取供试品，照"非无菌产品微生物限度检查：微生物计数法"制成1：10供试液。取相当于1g或1ml供试品的供试液，接种至适宜体积（经方法适用性试验确定的）的胰酪大豆胨液体培养基中，混匀。30～35℃培养18～24h。

选择和分离培养：取上述培养物划线接种于溴化十六烷基三甲铵琼脂培养基或采用其他适宜方法进一步鉴定。

氧化酶试验：将洁净滤纸片置于平皿内，用无菌玻棒，取上述平板上生长的菌落涂于滤纸片上，滴加新配制的1%二盐酸N，N-二甲基对苯二胺试液，在30s内若培养物呈粉红色并逐渐变为紫红色为氧化酶试验阳性，否则为阴性。

结果判断：若溴化十六烷基三甲铵琼脂培养基平板上有菌落生长，且氧化酶试验阳性，应进一步进行适宜的鉴定试验，确证是否为铜绿假单胞菌。如果平板上没有菌落生长，或虽有菌落生长但鉴定结果为阴性，或氧化酶试验阴性，判供试品未检出铜绿假单胞菌。

5）金黄色葡萄球菌。

供试液制备和增菌培养：取供试品，照"非无菌产品微生物限度检查：微生物计数法"制成 1：10 供试液。取相当于1g或1ml供试品的供试液，接种至适宜体积（经方法适用性试验确定）的胰酪大豆胨液体培养基中，混匀。30～35℃培养 18～24h。

选择和分离培养：取上述培养物划线接种于甘露醇氯化钠琼脂培养基平板上，30～35℃培养 18～72h。

结果判断：若甘露醇氯化钠琼脂培养基平板上有黄色菌落或外周有黄色环的白色菌落生长，应进行分离、纯化及适宜的鉴定试验，确认是否为金黄色葡萄球菌；若平板上没有与上述形态特征相符或疑似的菌落生长，或虽有相符或疑似的菌落生长但鉴定结果为阴性，判供试品未检出金黄色葡萄球菌。

6）梭菌。

供试液制备和热处理：取供试品，照"非无菌产品微生物限度检查：微生物计数法"制成 1：10 供试液。取相当于 1g 或 1ml 供试品的供试液两份，其中一份置 80℃保温 10 min 后迅速冷却。

增菌、选择和分离培养：将上述两份供试液分别接种至适宜体积（经方法适用性试验确定）的梭菌增菌培养基中，置厌氧条件下 30～35℃培养 48h。取上述每一培养物少量，分别涂抹接种于哥伦比亚琼脂培养基平板上，置厌氧条件下 30～35℃培养48～72h。

过氧化氢酶试验：取上述平板上生长的菌落，置洁净玻片上，滴加 3％过氧化氢试液，若菌落表面有气泡产生，为过氧化氢酶试验阳性，否则为阴性。

结果判断：若哥伦比亚琼脂培养基平板上有厌氧杆菌生长（有或无芽胞），且过氧化氢酶反应阴性的，应进一步进行适宜的鉴定试验，确证是否为梭菌；如果哥伦比亚琼脂培养基平板上没有厌氧杆菌生长，或虽有相符或疑似的菌落生长但鉴定结果为阴性，或过氧化氢酶反应阳性，判供试品未检出梭菌。

7）白假丝酵母。

供试液制备和增菌培养：取供试品，照"非无菌产品微生物限度检查：微生物计数法"制成 1：10 供试液。取相当于1g 或 1ml 供试品的供试液，接种至适宜体积（经方法适用性试验确定）的沙氏葡萄糖液体培养基中，混匀，30～35℃培养 3～5d。

选择和分离：取上述预培养物划线接种于沙氏葡萄糖琼脂培养基平板上，30～35℃培养 24～48h。白假丝酵母在沙氏葡萄糖琼脂培养基上生长的菌落呈乳白色，偶见淡黄色，表面光滑有浓酵母气味，培养时间稍久则菌落增大、颜色变深、质地变硬或有皱褶。挑取疑似菌落接种至念珠菌显色培养基平板上，培养 24～48h（必要时延长至72h），或采用其他适宜方法进一步鉴定。

结果判断：若沙氏葡萄糖琼脂培养基平板上有疑似菌落生长，且疑似菌在念珠菌显色培养基平板上生长的菌落呈阳性反应，应进一步进行适宜的鉴定试验，确证是否为白假丝酵母；若沙氏葡萄糖琼脂培养基平板上没有菌落生长，或虽有菌落生长但鉴定结果为阴性，或疑似菌在念珠菌显色培养基平板上生长的菌落呈阴性反应，判供试品未检出白假丝酵母。

三、非无菌产品微生物限度标准

非无菌药品的微生物限度标准是基于药品的给药途径和对患者健康潜在的危害以及药品的特殊性而制定的。药品生产、贮存、销售过程中的检验，药用原料、辅料及中药提取物的检验，新药标准制订，进口药品标准复核，考察药品质量及仲裁等，除另有规定外，其微生物限度均以本标准为依据。

1. 制剂通则、品种项下要求无菌的及标示无菌的制剂和原料、辅料应符合无菌检查法规定。

2. 用于手术、严重烧伤、严重创伤的局部给药制剂应符合无菌检查法规定。

3. 非无菌化学药品制剂、生物制品制剂、不含药材原粉的中药制剂的微生物限度标准见表 24-2-4。

表 24-2-4　非无菌化学药品制剂、生物制品制剂、不含药材原粉的中药制剂的微生物限度标准

给药途径	需氧菌总数 (CFU/g、CFU/ml 或 CFU/10cm^2)	霉菌和酵母菌总数 (CFU/g、CFU/ml 或 CFU/10cm^2)	控制菌
口服给药*： 固体制剂 液体制剂	10^3 10^2	10^2 10^1	不得检出大肠埃希菌（1g 或 1ml）；含脏器提取物的制剂还不得检出沙门菌（10g 或 10ml）
口腔黏膜给药制剂、齿龈给药制剂、鼻用制剂	10^2	10^1	不得检出大肠埃希菌、金黄色葡萄球菌、铜绿假单胞菌（1g、1ml 或 10cm^2）
耳用制剂 皮肤给药制剂	10^2	10^1	不得检出金黄色葡萄球菌、铜绿假单胞菌（1g、1ml 或 10cm^2）
呼吸道吸入给药制剂	10^2	10^1	不得检出大肠埃希菌、金黄色葡萄球菌、铜绿假单胞菌、耐胆盐革兰阴性菌（log$_{10}$ 或 1ml）
阴道、尿道给药制剂	10^2	10^1	不得检出金黄色葡萄球菌、铜绿假单胞菌、白假丝酵母（log$_{10}$、1ml 或 10cm^2）；中药制剂还不得检出梭菌（log$_{10}$、1ml 或 10cm^2）
直肠给药： 固体制剂 液体制剂	10^3 10^2	10^2 10^2	不得检出金黄色葡萄球菌、铜绿假单胞菌（log$_{10}$ 或 1ml）
其他局部给药制剂	10^2	10^2	不得检出金黄色葡萄球菌、铜绿假单胞菌（log$_{10}$、1ml 或 10cm^2）

注：＊化学药品制剂和生物制品制剂若含有未经提取的动植物来源的成分及矿物质还不得检出沙门菌（10g 或 10ml）。

4. 非无菌含药材原粉的中药制剂的微生物限度标准见表 24-2-5。

表 24-2-5　非无菌含药材原粉的中药制剂的微生物限度标准

给药途径	需氧菌总数（CFU/g、CFU/ml 或 CFU/10cm²）	霉菌和酵母菌总数（CFU/g、CFU/ml 或 CFU/10cm²）	控制菌
固体口服给药制剂不含豆豉、神曲等发酵原粉 含豆豉、神曲等发酵原粉	10^4（丸剂 $3×10^4$） 10^5	10^2 $5×10^2$	不得检出大肠埃希菌（$\log_{10}$）；不得检出沙门菌（10g）；耐胆盐革兰阴性菌应小于 10^2 CFU（$\log_{10}$）
液体口服给药制剂不含豆豉、神曲等发酵原粉 含豆豉、神曲等发酵原粉	$5×10^2$ 10^3	10^2 10^2	不得检出大肠埃希菌（1ml）；不得检出沙门菌（10ml）；耐胆盐革兰阴性菌应小于 10^1 CFU（1ml）
固体局部给药制剂用于表皮或黏膜不完整 用于表皮或黏膜完整	10^3 10^4	10^2 10^2	不得检出金黄色葡萄球菌、铜绿假单胞菌（1g 或 10cm²）；阴道、尿道给药制剂还不得检出白假丝酵母、梭菌（$\log_{10}$ 或 10cm²）
液体局部给药制剂用于表皮或黏膜不完整 用于表皮或黏膜完整	10^3 10^2	10^2 10^1	不得检出金黄色葡萄球菌、铜绿假单胞菌（1ml）；阴道、尿道给药制剂还不得检出白假丝酵母、梭菌（1ml）

5. 非无菌药用原料及辅料的微生物限度标准见表 24-2-6。

表 24-2-6　非无菌药用原料及辅料的微生物限度标准

	需氧菌总数（CFU/g 或 CFU/ml）	霉菌和酵母菌总数（CFU/g 或 CFU/ml）	控制菌
药用原料及辅料	10^3	10^2	—*

*：未做统一规定。

6. 中药提取物及中药饮片的微生物限度标准见表 24-2-7。

表 24-2-7　中药提取物及中药饮片的微生物限度标准

	需氧菌总数（CFU/g 或 CFU/ml）	霉菌和酵母菌总数（CFU/g 或 CFU/ml）	控制菌
中药提取物	10^3	10^2	—*
研粉口服用贵细饮片、直接口服及泡服饮片	—*	—*	不得检出沙门菌（10g）；耐胆盐革兰阴性菌应小于 10^4 CFU（$\log_{10}$）

*：未做统一规定。

7. 有兼用途径的制剂的微生物限度标准应符合各给药途径的标准。

非无菌药品的需氧菌总数、霉菌和酵母菌总数照"非无菌产品微生物限度检查：微生物计数法"检查；非无菌药品的控制菌照"非无菌产品微生物限度检查：控制菌检查法"检查。各品种项下规定的需氧菌总数、霉菌和酵母菌总数标准解释如下：

10^1 CFU：可接受的最大菌数为 20；

10^2 CFU：可接受的最大菌数为 200；

10^3 CFU：可接受的最大菌数为 2000；

依此类推。

除了本限度标准所列的控制菌外，药品中若检出其他可能具有潜在危害性的微生物，应从以下方面进行评估。

（1）药品的给药途径：给药途径不同，其危害不同。

（2）药品的特性：药品是否促进微生物生长，或者药品是否有足够的抑制微生物生长能力。

（3）药品的使用方法。

（4）用药人群：用药人群不同，如新生儿、婴幼儿及体弱者，风险可能不同。

（5）患者使用免疫抑制剂和甾体类固醇激素等药品的情况。

（6）存在疾病、伤残和器官损伤等。

当进行上述相关因素的风险评估时，评估人员应经过微生物学和微生物数据分析等方面的专业知识培训。评估原、辅料微生物质量时，应考虑相应制剂的生产工艺、现有的检测技术及原、辅料应符合该标准的必要性。

第三节　药品无菌检验

根据 2015 版《中国药典》（通则 1101）"无菌检验"规定：凡用于确定要求无菌的药品、医疗器具、原料、辅料及要求无菌的其他品种在出厂前均应进行无菌检查。

一、无菌检查法概述

1. 无菌检验：无菌检验包括薄膜过滤法和直接接种法。只要供试品性质允许，应采用薄膜过滤法。

2. 适用范围：凡直接进入人体血液循环系统、肌肉、皮下组织或接触创伤、溃疡等部位而发生作用的制剂或药典中规定要求无菌的药品、生物制品、医疗器具、原料、辅料及其他品种等均需按照无菌检查法进行检测。

3. 检测环境及操作人员要求：与非无菌产品微生物限度检查相同。

4. 样品量的要求：检验数量是指一次试验所用供试品最小包装容器的数量，成品每亚批均应进行无菌检查。除另有规定外，出厂产品检查按表 24-3-1 规定；上市产品监督检验按表 24-3-2 规定。表 24-3-1、表 24-3-2 中最少检验数量不包括阳性对照试验的供试品用量。

检验量是指供试品每个最小包装接种至每份培养基的最小量（g 或 ml）。除另有规定外，供试品检验量按表 24-3-3 规定。若每支（瓶）供试品的装量按规定足够接种两种培养基，则应分别接种硫乙醇酸盐流体培养基和胰酪大豆胨液体培养基。采用薄膜过滤法时，只要供试品特性允许，应将所有容器内的全部内容物过滤。

表 24-3-1　出厂产品及生物制品的原液和半成品最少检验数量

供试品	批产量 N（个）	接种于每种培养基的最少检验数量
注射剂	≤100 100<N≤500 >500	10%或 4 个（取较多者） 10 个 2%或 20 个（取较少者） 20 个生物制品
大体积注射剂（>100ml）		2%或 10 个（取较少者） 20 个生物制品
冻干血液制品 >5ml	每柜冻干≤200 每柜冻干≤200	5 个 10 个
≤5ml	≤100 100<N≤500 >500	5 个 10 个 20 个
眼用及其他非注射用品	≤200 >200	5%或 2 个（取较多者） 10 个
桶装无菌固体原料	≤4 4<N≤50 >50	每个容器 20%或 4 个容器（取较多者） 2%或 10 个容器（取较多者）
抗生素固体原料药（≥5g）		6 个容器
生物制品原液或半成品	—	每个容器（每个容器制品的取样量为总量的 0.1%或不少于 10 ml，每开瓶一次，应如上法抽检）
体外诊断制品半成品	—	每批（抽检量应不少于 3 ml）
医疗器具	≤100 100<N≤500 >500	10%或 4 件（取较多者） 10 件 2%或 20 件（取较少者）

注：若供试品每个容器内的装量不够接种两种培养基，那么表中的最少检验数量应增加相应倍数。

表 24-3-2　上市抽检样品的最少检验数量

供试品		供试品最少检验数量（瓶或支）
液体制剂		10
固体制剂		10
血液制品	V<50ml	6
	V≥50ml	2
医疗器具		10

注：若供试品每个容器内的装量不够接种两种培养基，那么表中的最少检验数量应增加相应倍数。抗生素粉针剂（>5g）及抗生素原料药（>5g）的最少检验数量为 6 瓶（或支）。桶装固体原料的最少检验数量为 4 个包装。

表 24-3-3　供试品的最少检验数量

供试品	供试品装量	每支供试品接入每种培养基的最少量
液体制剂	≤1ml 1ml<V≤40ml 40ml<V≤100ml V>100ml	全量 半量，但不得少于 1ml 20ml 10％但不少于 20ml
固体制剂	<50mg 50mg≤m<300mg 300mg≤m<5g m≥5g	全量 半量 150mg 500mg 半量（生物制品）
生物制品原液或半成品		半量
医疗器具	外科用辅料棉花或纱布、缝合线、一次性医用材料、带导管的一次性医疗器具（如输液袋）、其他医疗器具	取 100mg 或 1cm×3cm 整个材料[①] 二分之一内表面积 整个器具[①]（切碎或拆散开）

注：①如果医用器械体积过大，培养基用量可在 2000ml 以上，将其完全浸没。

二、培养基

硫乙醇酸盐流体培养基主要用于厌氧菌的培养，也可用于需氧菌培养；胰酪大豆胨液体培养基用于真菌和需氧菌的培养。

1. 培养基的制备及培养条件：培养基可按通则 1101 中的处方制备，亦可使用按该处方生产的符合规定的脱水培养基或成品培养基。配制后应采用验证合格的灭菌程序灭菌。制备好的培养基应保存在 2~25℃、避光的环境，若保存于非密闭容器中，一般在 3 周内使用；若保存于密闭容器中，一般可在一年内使用。

2. 培养基的适用性检查：无菌检查用的硫乙醇酸盐流体培养基和胰酪大豆胨液体培养基等应符合培养基的无菌性检查及灵敏度检查的要求。本检查可在供试品的无菌检查前或与供试品的无菌检查同时进行。

（1）无菌性检查：每批培养基随机取不少于 5 支（瓶），置各培养基规定的温度培养 14 d，应无菌生长。

（2）灵敏度检查：菌种培养基灵敏度检查所用的菌株传代次数不得超过 5 代（从菌种保藏中心获得的干燥菌种为第 0 代），并采用适宜的菌种保存技术进行保存，以保证试验菌株的生物学特性。所用菌株包括金黄色葡萄球菌［CMCC（B）26003］；大肠埃希菌［CMCC（F）44102］；铜绿假单胞菌［CMCC（B）10104］；生孢梭菌［CMCC（B）64941］；白假丝酵母［CMCC（F）98001］；黑曲霉菌［CMCC（F）98003］。

三、对照菌的选择

1. 阳性对照：应根据供试品特性选择阳性对照菌。无抑菌作用及抗革兰阳性菌为主的供试品，以金黄色葡萄球菌为对照菌；抗革兰阴性菌为主的供试品以大肠埃希菌为对照菌；抗厌氧菌的供试品，以生孢梭菌为对照菌；抗真菌的供试品，以白假丝酵母为对照菌。阳性对照试验的菌液制备同方法适用性试验，加菌量小于 100CFU，供试品用量同供试品无菌检查时每份培养基接种的样品量。阳性对照管培养 72h 内应生长良好。

2. 阴性对照：供试品无菌检查时，应取相应溶剂和稀释液、冲洗液采取同法操作，作为阴性对照，阴性对照不得有菌生长。

四、稀释液、冲洗液及其制备方法

根据供试品的特性，可选用其他经验证过的适宜的溶液作为稀释液、冲洗液（如无菌 0.9% 氯化钠溶液）。如需要，可在上述稀释液或冲洗液灭菌前或灭菌后加入表面活性剂或中和剂等。无菌试验过程中，若需使用表面活性剂、灭活剂、中和剂等试剂，应证明其有效性，且对微生物无毒性。

五、方法适用性试验

进行产品无菌检查时，应进行方法适用性试验，以确认所采用的方法适合于该产品的无菌检查。

1. 薄膜过滤法：取每种培养基规定接种的供试品总量，按薄膜过滤法过滤，冲洗，在最后一次的冲洗液中加入小于 100CFU 的试验菌，过滤。加硫乙醇酸盐流体培养基或胰酪大豆胨液体培养基至滤筒内。另取一装有同体积培养基的容器，加入等量试验菌，作为对照。置规定温度培养，培养时间不得超过 5d，各试验菌同法操作。

2. 直接接种法：取符合直接接种法培养基用量要求的硫乙醇酸盐流体培养基 6 管，分别接入小于 100CFU 的金黄色葡萄球菌、大肠埃希菌、生孢梭菌各 2 管；取符合直接接种法培养基用量要求的胰酪大豆胨液体培养基 6 管，分别接入小于 100CFU 的枯草芽胞杆菌、白假丝酵母、黑曲霉各 2 管。其中 1 管接入每支培养基规定的供试品接种量，另 1 管作为对照，置规定的温度培养，培养时间不得超过 5d。

3. 结果判断：与对照管比较，如含供试品各容器中的试验菌均生长良好，则说明供试品的该检验量在该检验条件下无抑菌作用或其抑菌作用可以忽略不计，照此检查方法和检查条件进行供试品的无菌检查。如含供试品的任一容器中的试验菌生长微弱、缓慢或不生长，则说明供试品的该检验量在该检验条件下有抑菌作用，应采用增加冲洗量、增加培养基的用量、使用中和剂或灭活剂、更换滤膜品种等方法，消除供试品的抑菌作用，并重新进行方法适用性试验。

4. 方法适用性试验也可与供试品的无菌检查同时进行。

六、供试品的无菌检查方法

供试品无菌检查所采用的检查方法和检验条件应与方法适用性试验确认的方法相同。

（一）供试品处理及接种培养基

操作时，用适宜的消毒液对供试品容器表面进行彻底消毒，如果供试品容器内有一定的真空度，可用适宜的无菌器材（如带有除菌过滤器的针头）向容器内导入无菌空气，再按无菌操作开容启器取出内容物。除另有规定外，用薄膜过滤法和直接接种法进行供试品处理及接种培养基。

（二）薄膜过滤法

薄膜过滤法一般应采用封闭式薄膜过滤器。无菌检查用的滤膜孔径应不大于 0.45μm，直径约为 50mm。根据供试品及其溶剂的特性选择滤膜材质。使用时，应保证滤膜在过滤前后的完整性。

（1）水溶液供试品：取规定量，直接过滤，或混合至含不少于 100ml 适宜稀释液的无菌容器中，混匀，立即过滤。如供试品具有抑菌作用，须用冲洗液冲洗滤膜，冲洗次数一般不少于 3 次，所用的冲洗量、冲洗方法同方法适用性试验。除生物制品外，一般样品冲洗后，1 份滤器中加入 100ml 硫乙醇酸盐流体培养基，1 份滤器中加入 100ml 胰酪大豆胨液体培养基。生物制品样品冲洗后，2 份滤器中加入 100ml 硫乙醇酸盐流体培养基，1 份滤器中加入 100ml 胰酪大豆胨液体培养基。

（2）水溶性固体供试品：取规定量，加适宜的稀释液溶解或按标签说明复溶，然后照水溶液供试品项下的方法操作。

（3）非水溶性供试品：取规定量，直接过滤；或混合溶于适量含聚山梨酯 80 或其他适宜乳化剂的稀释液中，充分混合，立即过滤。用含 0.1%～1% 聚山梨酯 80 的冲洗液冲洗滤膜至少 3 次。加入含或不含聚山梨酯 80 的培养基。接种培养基照水溶液供试品项下的方法操作。

（4）可溶于十四烷酸异丙酯的膏剂和黏性油剂供试试品：取规定量，混合至适量的无菌十四烷酸异丙酯中，剧烈振摇，使供试品充分溶解，如果需要可适当加热，但温度不得超过 44℃，趁热迅速过滤。对仍然无法过滤的供试品，于含有适量的无菌十四烷酸异丙酯的供试液中加入不少于 100ml 的稀释液，充分振摇萃取，静置，取下层水相作为供试液过滤。过滤后滤膜冲洗及接种培养基照非水溶性制剂供试品项下的方法操作。

（5）无菌气（喷）雾剂供试品：取规定量，将各容器置 -20℃ 或其他适宜温度冷冻约 1h，取出，以无菌操作迅速在容器上端钻一小孔，释放抛射剂后再无菌开启容器，并将供试品转移至无菌容器中混合，供试品亦可采用其他适宜的方法取出。然后照水溶液或非水溶性制剂供试品项下的方法操作。

（6）装有药物的注射器供试品：取规定量，将注射器中的内容物（若需要可吸入稀释液或标签所示的溶剂溶解）直接过滤，或混合至含适宜稀释液的无菌容器中，然后照水溶液或非水溶性供试品项下方法操作。同时应采用适宜的方法进行包装中所配带的无菌针头的无菌检查。

（7）具有导管的医疗器具（输血、输液袋等）供试品：取规定量，每个最小包装用 50～100ml 冲洗液分别冲洗内壁，收集冲洗液于无菌容器中，然后照水溶液供试品项下方法操作。同时应采用直接接种法进行包装中所配带针头的无菌检查。

（三）直接接种法

直接接种法适用于无法用薄膜过滤法进行无菌检查的供试品，即取规定量供试品分别等量接种至硫乙醇酸盐液体培养基和胰酪大豆胨液体培养基中。除生物制品外，一般样品无菌检查时两种培养基接种的瓶或支数相等；生物制品进行无菌检查时，硫乙醇酸盐液体培养基和胰酪大豆胨液体培养基接种的瓶或支数比例为 2∶1。除另有规定外，每个容器中培养基的用量应符合接种的供试品体积，即不得大于培养基体积的 10%，同时，硫乙醇酸盐液体培养基每管装量不少于 15ml，胰酪大豆胨液体培养基每管装量不少于 10ml。供试品检查时，培养基的用量和高度同方法适用性试验。

（1）混悬液等非澄清水溶液供试品：取规定量，等量接种至各管培养基中。

（2）固体供试品：取规定量，直接等量接种至各管培养基中。或加入适宜的溶剂溶解，或按标签说明复溶后，取规定量等量接种至各管培养基中。

（3）非水溶性供试品：取规定量，混合，加入适量的聚山梨酯 80 或其他适宜的乳化剂及稀释剂使其乳化，等量接种至各管培养基中。或直接等量接种至含聚山梨酯 80 或其他适宜乳化剂的各管培养基中。

（4）敷料供试品：取规定数量，以无菌操作拆开每个包装，于不同部位剪取约 100mg 或 1cm×3cm 的供试品，等量接种于各管足以浸没供试品的适量培养基中。

（5）肠线、缝合线等供试品：肠线、缝合线及其他一次性使用的医用材料按规定量取最小包装，无菌拆开包装，等量接种于各管足以浸没供试品的适量培养基中。

（6）灭菌医用器具供试品：取规定量，必要时应将其拆散或切成小碎段，等量接种于各管足以浸没供试品的适量培养基中。

（7）放射性药品：取供试品 1 瓶（支），等量接种于装量为 7.5ml 的硫乙醇酸盐流体培养基和胰酪大豆胨液体培养基中。每管接种量为 0.2ml。

（四）培养及观察

将上述接种供试品后的培养基容器分别按各培养基规定的温度培养 14d；接种生物制品供试品的硫乙醇酸盐液体培养基的容器应分成两等份，一份置 30～35℃培养，一份置 20～25℃培养。培养期间应逐日观察并记录是否有菌生长。如在加入供试品后或在培养过程中，培养基出现浑浊，培养 14d 后，不能从外观上判断有无微生物生长，可取该培养液适量转种至同种新鲜培养基中，培养 3d，观察接种的同种新鲜培养基是否再出现浑浊；或取培养液涂片，染色，镜检，判断是否有菌。

（五）结果判断

阳性对照管应生长良好，阴性对照管不得有菌生长。否则，试验无效。

若供试品管均澄清，或虽显浑浊但经确证无菌生长，判供试品符合规定；若供试品管中任何一管显浑浊并确证有菌生长，判供试品不符合规定，除非能充分证明试验结果无效，即生长的微生物非供试品所含。当符合下列至少一个条件时方可判试验结果无效：

（1）无菌检查试验所用的设备及环境的微生物监控结果不符合无菌检查法的要求。

（2）回顾无菌试验过程，发现有可能引起微生物污染的因素。

（3）供试品管中生长的微生物经鉴定后，确证是因无菌试验中所使用的物品和（或）无菌操作技术不当引起的。

试验若经确认无效，应重试。重试时，重新取同量供试品，依法检查，若无菌生长，判供试品符合规定；若有菌生长，判供试品不符合规定。

小　结

本章介绍了药品消毒检验的相关内容，包括药品防腐剂检验、药品微生物检验和药品无菌检查。药品防腐剂检验主要是抑菌剂的抑菌效力检查。抑菌效力检查法系用于测定无菌及非无菌制剂的抑菌活性，用于指导生产企业在对制剂研发阶段中抑菌剂浓度的确定。抑菌效力检查的评价指标为杀灭或抑制细菌，使减少的 log_{10} 值。

2015 年版《中国药典》非无菌产品微生物限度检查法包括微生物计数法和控制菌检查法。微生物计数法系用于能在有氧条件下生长的嗜温细菌和真菌检测技术。计数方法有平皿法、薄膜过滤法和 MPN 法（不适用于霉菌计数），若供试品的需氧菌总数、霉菌和酵母菌总数的检查结果均符合该品种项下的规定，判供试品符合规定；若其中任何一项不符合该品种项下的规定，判供试品不符合规定。控制菌检查是在规定的试验条件下，检查供试品中是否存在特定的微生物。供试品检出控制菌或其他致病菌时，按一次检出结果为准，不再复试。检查指标有促生长能力、抑制能力和指示特性。2015 版《中国药典》规定，药品的控制菌检查需检查耐胆盐革兰阴性菌、大肠埃希菌、沙门菌、铜绿假单胞菌、金黄色葡萄球菌、梭菌和白假丝酵母七种特定的微生物。供试品的微生物计数和控制菌检查前应先进行培养基的适用性检查和方法适用性试验。

药品无菌检查法包括直接接种法和薄膜过滤法。只要供试品性质允许，应采用薄膜过滤法。无菌检查用的培养基应符合培养基的无菌性检查及灵敏度检查的要求。进行产品无菌检查前，应进行方法适用性试验，以确认所采用的方法适合于该产品的无菌检查。若检验程序或产品发生变化可能影响检验结果时，应重新进行方法适用性试验。

思考题

1. 药品中使用防腐剂是否可以替代药品生产的 GMP 管理？
2. 抑菌剂的抑菌效力检查的定义是什么？该项检测的局限性是什么？
3. 2015 年版《中国药典》非无菌产品的微生物限度检查包括哪些内容？
4. 抗菌活性的去除或灭活方式有哪几种？
5. 药品微生物检验的特殊性包含哪些内容？
6. 2015 年版《中国药典》中药品的控制菌检查的微生物指标有几种？具体是哪些？
7. 药品的无菌检查法适用于哪些产品？
8. 无菌检查中的培养基适用性检查是否可以与供试品的无菌检查同时进行？

（陈昭斌　孙华杰　陈　倩）

第二十五章　化妆品消毒检验

化妆品（cosmetics）一般是指以涂擦、喷洒或者其他类似的方法，散布于人体表面（皮肤、毛发、指甲和口唇齿等），以达到清洁、保养、美化、修饰和改变外观，修正人体气味、保持良好状态目的的产品。

按照中国国家标准，化妆品分成三大类：①清洁类化妆品，以清洁卫生或消除不良气味为主要目的；②美容/修饰类化妆品，以护理保养为主要目的；③护理类化妆品，以美容修饰和增加人体魅力为主要目的。也可按使用部位不同分成四大类：①皮肤用化妆品，用于洁肤、护肤的产品，如洗面奶、沐浴露、护肤霜、面膜等；②发用化妆品，用于洗发、护发、整发的产品，如洗发膏、护发素和发蜡等；③甲用化妆品，用于指（趾）甲的产品，如指甲油和洗甲水等；④口腔用化妆品，用于口腔的产品，包括牙膏和漱口水。还可按使用目的不同分成两大类：①一般用途化妆品，包括护肤类、发用、美容类、芳香类化妆品；②特殊用途化妆品，包括育发类、染发类、烫发类、脱毛类、防晒类、除臭类、祛斑类、健美类和丰乳类等。

随着社会的发展，物质财富的增加，人们对美的追求也增加。用化妆品来打扮自己，使自己变得更具魅力，已经成为世界各地人民追求美的一种重要生活方式。化妆品已经成为人们日常活动中不可或缺的用品。要使化妆品达到其应有的功效又不损害我们的身体健康，就必须使用符合卫生要求的化妆品。化妆品要符合卫生要求，除了生产过程中要依靠良好的卫生硬件设施和科学的卫生管理措施外，还要依靠在化妆品中加入一定量的防保剂来控制化妆品中微生物的生长繁殖，以保持化妆品的稳定性。因此，防保剂在化妆品中的应用十分广泛。

化妆品消毒检验，指对化妆品中防保剂限量的检验和对控制微生物后情况的检验。其应用对保证化妆品的质量及人体健康具有重要意义。

第一节　化妆品防保剂的种类

防保剂是加入化妆品中以抑制微生物在其中生长为目的的物质。防保剂在化妆品中应用广泛，但是过量加入防保剂会增加化妆品对人体皮肤的刺激性和毒性，这也是导致化妆品不安全的重要因素之一。因此，应对化妆品中防保剂的使用限量进行严格监管，以确保化妆品安全。

一、全球化妆品中使用防保剂概况

据不完全统计，目前世界各国使用的化妆品防保剂超过200种，其中主要国家和地区，如中国、美国、加拿大、日本和欧盟等化妆品中限量使用的防保剂种类共有100多种。这些防保剂主要是有机物，如有机酸类及其盐类和酯类，醛类及释放甲醛的化合物，胺类、酰胺类、吡啶类和苯扎铵盐类，酚类及其衍生物，醇类及其衍生物，咪唑类衍生物，以及酮类等有机化合物。而无机化合物很少，仅有硼酸、碘酸钠、无机亚硫酸盐类和亚硫酸氢盐类、沉积在二氧化钛上的氯化银等。

二、中国化妆品中使用的防保剂

（一）按卫生标准、卫生规范和技术规范分类

为了保证化妆品产品的稳定性和安全性，保护消费者的身体健康，中国制订了《化妆品卫生标准》（GB 7916-1987）（以下简称《标准》）和《化妆品卫生规范》（卫生计生委2007）（以下简称《规范》）。《标准》列出了66种化妆品中限量使用的防保剂，《规范》列出了56种化妆品中限量使用的防保剂，但化妆品产品中其他具有抗微生物作用的物质，如许多精油和某些醇类，不包括在上述之列。《标准》和《规范》共包括了80种不同的防保剂。两者列出的防保剂中有42种相同。

2015年中国制定了《化妆品安全技术规范》（以下简称《技术规范》），允许在我国化妆品中限量使用的防保剂有51种，名称如下：2-溴-2-硝基丙烷-1，3二醇；5-溴-5-硝基-1，3-二噁烷；7-乙基双环噁唑烷；烷基（C12～C22）三甲基铵溴化物或氯化物；苯扎氯铵或苯扎溴铵或苯扎糖精铵；苄索氯铵；苯甲酸及其盐类和酯类；苯甲醇；甲醛苄醇半缩醛；溴氯芬；氯己定及其二葡萄糖酸盐，二醋酸盐和二盐酸盐；三氯叔丁醇；苄氯酚；氯二甲酚；氯苯甘醚；氯咪巴唑；脱氢乙酸及其盐类；双（羟甲基）咪唑烷基脲；二溴己脒及其盐类（包括二溴己脒羟乙磺酸盐）；二氯苯甲醇；二甲基噁唑烷；DMDM乙内酰脲；甲醛和多聚甲醛；甲酸及其钠盐；戊二醛；己脒定及其盐（包括己脒定二个羟乙基磺酸盐和己脒定对羟基苯甲酸盐）；海克替啶；咪唑烷基脲；无机亚硫酸盐类和亚硫酸氢盐类；碘丙炔醇丁基氨甲酸酯；甲基异噻唑啉酮；甲基氯异噻唑啉酮和甲基异噻唑啉酮与氯化镁及硝酸镁的混合物（甲基氯异噻唑啉酮：甲基异噻唑啉酮为3∶1）；邻伞花烃-5-醇；邻苯基苯酚及其盐类；4-羟基苯甲酸及其盐类和酯类；对氯间甲酚；苯氧乙醇；苯氧异丙醇；吡罗克酮和吡罗克酮乙醇胺盐；聚氨丙基双胍；丙酸及其盐类；水杨酸及其盐类；苯汞的盐类，包括硼酸苯汞；沉积在二氧化钛上的氯化银；羟甲基甘氨酸钠；山梨酸及其盐类；硫柳汞；三氯卡班；三氯生；十一烯酸及其盐类；吡硫翁锌等。

（二）按化学结构分类

目前，化妆品防保剂的分类多按化学结构来进行，可分为醇类防保剂、苯甲酸及其衍生物防保剂、甲醛供体类防保剂和其他有机化合物防保剂四类。

1. 苯甲酸及其衍生物防保剂。

（1）4-羟基苯甲酸（4-hydroxybenzoic acid）及其盐类和酯类：俗称尼泊金酯类，均为无色细小晶体或白色结晶粉末，是目前国内外使用最多、较为安全、低刺激和低毒性的化妆品防保剂。用于膏霜、洗面奶、洗发露等化妆品中。抗菌谱广，抗真菌和革兰阳性菌能力强，但抗革兰阴性菌能力特别弱。水溶性较差，且随着酯基的增大而逐渐变小。化妆品中单一酯使用时含量不得超过 0.4%，作为混合酯使用时含量不得超过 0.8%。

（2）苯甲酸（benzoic acid）：又名安息香酸，为白色有丝光的鳞片或针状结晶，微有安息香或苯甲醛的气味，难溶于水，易溶于乙醇、乙醚、三氯甲烷、丙酮等有机溶剂，在低酸性条件下对细菌、霉菌、酵母有明显的抑菌作用，但对产酸菌作用较弱。其防腐效果受 pH 值影响较大，抑菌最适 pH 值范围为 2.5~4.0。化妆品中使用时的最大允许浓度为 0.5%（以酸计）。

2. 醇类防保剂。

（1）苯氧乙醇（phenoxyethanol）：无色透明油状液体，有少许芳香味道和火辣辣味，溶于水、酒精和甘油，是一种安全高效的抗菌剂。单独使用时效果较差，常作为防保剂体系的复配溶剂。在化妆品中使用时的最大允许浓度为 1%。

（2.）苯甲醇（benzyl alcohol）：又名苄醇，无色透明液体，有少许芳香味道和火辣辣味，稍溶于水，可与乙醇、乙醚、氯仿等有机溶剂混溶。对霉菌和部分细菌抑制效果较好。化妆品中使用时的最大允许浓度为 1%。

（3）溴硝丙二醇（bronopol）：又名布罗波尔，是 2-溴-2-硝基丙烷-1，3 二醇的缩写。溶解性好，使用方便，是广谱高效的杀菌剂，尤其抗革兰阴性菌能力强，最佳使用 pH 值范围为 4~10。可单独使用，也可与尼泊金酯复配使用。含巯基化合物、亚硫酸钠和硫代硫酸钠会严重影响其活性。化妆品中使用时的最大允许浓度为 0.1%。

3. 甲醛供体类防保剂。

该类防保剂不是以单一化合物形式存在的，在水溶性和极性介质中能快速释放甲醛。其亲水性好、杀菌效率高、价格低廉，故使用广泛。常与尼泊金酯类及碘丙炔醇丁基氨甲酸酯等复配使用。但甲醛对人体危害较大，必须在产品标签上标印"含甲醛"，且禁用于喷雾产品。

（1）咪唑烷基脲（imidazolidinyl urea）：为甲醛供体类防保剂中使用最广泛的品种之一。水溶性好，配伍性好。与尼泊金酯复合有良好的抗菌增效作用。对细菌作用强，对真菌作用较差。不能用于婴儿及对甲醛敏感的人。化妆品中使用时的最大允许浓度为 0.6%。

（2）双（羟甲基）咪唑烷基脲（diazolidinyl urea）：分子中总结合甲醛量较高，为 43.7%，游离甲醛含量也相对较大，与各种原料的配伍性较好，广谱抑菌。化妆品中使用时的最大允许浓度为 0.5%。

（3）DMDM 乙内酰脲（DMDM hydantoin）：分子总结合甲醛含量为 31.92%，游离甲醛含量可以控制在较低水平。对细菌作用强，对真菌作用稍差。化妆品中使用时的最大允许浓度为 0.6%。

4. 其他有机化合物防保剂。

（1）碘丙炔醇丁基氨甲酸酯（iodopropynyl butylcarbamate）：简称 IPBC，是氨基酸类衍生物，一种较新型的防保剂。水溶性差，用量少，防霉与杀真菌的效果要优于其他防保剂，常与其他防保剂（咪唑烷基脲类）复配使用。淋洗类产品中的最大允许浓度为 0.02％，不得用于三岁以下儿童使用的产品中（沐浴产品和香波除外），禁止用于唇部产品；驻留类产品中的最大允许浓度为 0.01％，不得用于三岁以下儿童使用的产品中，禁止用于唇部产品，禁用于体霜和体乳；在除臭产品和抑汗产品中的最大允许浓度为 0.0075％，不得用于三岁以下儿童使用的产品中，禁止用于唇部产品。

（2）异噻唑啉酮类及其衍生物：商品名为凯松，为淡琥珀色透明液体。低毒、对环境安全，可抑杀细菌、真菌和酵母菌，是国际公认的广谱型杀菌防保剂。水溶性好，与表面活性剂相容性好，主要用于香波、浴液等淋洗类产品，也可用于驻留类产品，最佳使用质量分数为 0.02％～0.1％，最佳 pH 值范围为 4～9。不能与甲基氯异噻唑啉酮和甲基异噻唑啉酮（比例为 3∶1）的混合物再混合使用。单独使用时不得超过 0.01％，混合使用时不得超过 0.0015％。另外，欧盟于 2016 年 4 月通过禁用规定，禁止驻留类化妆品使用甲基异噻唑啉酮。

第二节　化妆品防保剂检验

化妆品中所用的防保剂种类多，其检测方法也多。同一种防保剂可用不同的方法检测，同一检测方法也可同时测定多种防保剂。下面简要总结中国、美国、加拿大、日本和欧盟等主要国家和地区化妆品中限量使用的 108 种防保剂的检测方法。

一、防保剂的检验方法

（一）色谱法

按色谱法的操作形式不同，将平面色谱法中的薄层色谱法，柱色谱法中的气相色谱法和液相色谱法，以及毛细管电泳法中的毛细管电色谱法用于化妆品中防保剂的检验。

1. 薄层色谱法（TLC）：用于定性测定硫柳汞、对羟基苯甲酸酯类（包括甲酯、乙酯、丙酯、丁酯和苯甲酯）、三氯生等防保剂。

2. 气相色谱法（GC）：用于测定苯甲醇、三氯叔丁醇和丙酸等防保剂。

3. 液相色谱法（LC）：用于测定三氯卡班、甲基异噻唑酮及其氯代物等防保剂。不同的液相色谱法可用于不同防保剂的测定。①液相色谱-紫外可见分光光度法（LC-UV/V）：用于测定游离甲醛（有甲醛释放体存在时）、苯氧乙醇、海克替啶等防保剂；②液相色谱-荧光检测法（LC-FD）：用于测定季铵盐-15 等防保剂；③高效液相色谱法（HPLC）：用于测定 2-溴-2-硝基丙烷-1，3 二醇、氯二甲酚、吡罗克酮乙醇胺盐（OCT）等防保剂；④超高效液相色谱法（UPLC）：用于测定二氯苯甲醇等防保剂；⑤反相高效液相色谱法（RP-HPLC）：用于测定对羟基苯甲酸酯类等防保剂；

⑥离子色谱法（IC）：用于测定亚硫酸盐和亚硫酸氢盐类等防保剂。

4. 毛细管电泳和毛细管电色谱法：①胶束电动毛细管色谱法（MEKC）：用于测定咪唑烷基脲、4-羟基苯甲酸丙酯和山梨酸等防保剂；②胶束电动色谱-紫外/可见分光光度法（MEKC-UV/V）：用于测定氯二甲酚、O-苯基苯酚和4-氯-3-甲酚等防保剂；③毛细管区带电泳-紫外/可见分光光度法（CZE-UV/V）：用于测定4-羟基苯甲酸乙酯、4-羟基苯甲酸丙酯和4-羟基苯甲酸丁酯等防保剂。

（二）质谱法

1. 气相色谱-质谱法（GC-MS）：用于测定苄醇、O-伞花烃-5-醇、二氯-N-甲基乙酰胺等防保剂。

2. 液相色谱-质谱法（LC-MS）：用于测定碘丙炔醇丁基氨甲酸酯等防保剂。如高效液相色谱-质谱法（HPLC-MS）用于测定8-羟基喹啉及其硫酸盐等防保剂。

（三）光谱法

1. 紫外分光光度法（UV）：用于测定游离甲醛（无甲醛释放体存在时）等防保剂。

2. 红外分光光度法（IR）：用于测定双（羟甲基）咪唑烷基脲和咪唑烷基脲等防保剂。

3. 原子吸收光谱法（AAS）：用于测定硫柳汞和苯汞盐等防保剂。

（四）电分析化学法

电分析化学法如胶束电动毛细管色谱-电化学检测法（MEKC-ED），可用于测定丙基没食子酸和丁基对苯二酚等防保剂。

（五）其他分离分析法

1. 超临界流体萃取：如超临界流体萃取-毛细管区带电泳法（SFE + CZE）用于测定4-羟基苯甲酸丁酯等防保剂。

2. 固相微萃取：如固相微萃取-气相色谱-火焰离子化检测法（SPME + GC-FID）用于测定甲醛等防保剂；固相微萃取-气相色谱-质谱法（SPME + GC-MS）用于测定甲醛等防保剂。

此外，化学分析法也可用于防保剂的检验，如用氧化还原滴定法（redox titration）测定吡硫翁锌等防保剂。

目前化妆品中防保剂的检测方法主要有仪器分析法中的色谱法、质谱法、光谱法、电分析化学新方法及其他分离分析新方法等，此外，还有化学分析法。今后诸如超临界流体萃取-毛细管区带电泳法、固相微萃取-气相色谱-质谱法等检测方法将是一种发展趋势。

二、化妆品防保剂检验方法示例

在化妆品防保剂检验中，高效液相色谱法可测定的防保剂种类最多，具有重现性好、测定准确的优点。

（一）高效液相色谱法测定甲基氯异噻唑啉酮等 12 种化妆品防保剂

1. 原理。

样品中的甲基氯异噻唑啉酮等 12 种组分经甲醇提取，用高效液相色谱仪分析，根据保留时间和紫外光谱图定性，峰面积定量，以标准曲线法计算含量。

2. 测定。

（1）样品处理：样品经甲醇超声提取后离心，经 $0.45\mu m$ 滤膜过滤，滤液作为待测溶液。

（2）参考色谱条件：色谱柱，C18 柱（250mm×4.6mm×10μm），或等效色谱柱；流动相，0.05mol/L 磷酸二氢钠＋甲醇＋乙腈（50＋35＋15），加氯化十六烷三甲胺至最终浓度为 0.002mol/L，并用磷酸调 pH 值至 3.5；流速 1.5ml/min；检测波长，甲基氯异噻唑啉酮和甲基异噻唑啉酮的检测波长为 280nm，其他组分在 254nm 检测；柱温，室温；进样量 5μl。取相同体积的混合标准液和待测溶液分别注入色谱仪，以保留时间和紫外光谱图定性，测得峰面积，根据标准曲线得到待测溶液中各组分的质量浓度。

3. 说明。

本方法可测定包括甲基氯异噻唑啉酮、2－溴－2－硝基丙烷－1，3－二醇、甲基异噻唑啉酮、苯甲醇、苯氧乙醇、4－羟基苯甲酸甲酯、苯甲酸、4－羟基苯甲酸乙酯、4－羟基苯甲酸异丙酯、4－羟基苯甲酸丙酯、4－羟基苯甲酸异丁酯和 4－羟基苯甲酸丁酯共 12 种化妆品中的防保剂。

（二）高效液相色谱法测定甲醛防保剂

1. 原理。

样品中的甲醛与 2，4－二硝基苯肼反应生成黄色的 2，4－二硝基苯腙衍生物，经高效液相色谱仪分离，紫外检测器在 355nm 波长下检测，根据保留时间定性，峰面积定量，以标准曲线法计算含量。

2. 测定。

（1）样品处理：称取样品 0.2g（精确到 0.0001g），置具塞刻度试管中，加乙腈水溶液至 2ml，涡旋 2min，使混匀，离心（5000r/min）5min；精密量取上清液 1ml 置5ml 离心管中，加水 2ml，涡旋 30s，必要时离心（5000r/min）5min；精密量取上清液 1ml 置 10ml 离心管中，加 2，4－二硝基苯肼盐酸溶液 0.4ml，涡旋 1min，静置2min；加磷酸缓冲液 0.4ml，再加氢氧化钠溶液约 1.9ml 调至中性，涡旋 10s；然后加 4ml 三氯甲烷，涡旋 3min，离心（5000r/min）10min；取三氯甲烷层溶液 1ml 置离心管中，离心（5000r/min）10min；取三氯甲烷层溶液，作为样品待测溶液，备用。

（2）参考色谱条件：色谱柱，C18 柱（250mm×4.6mm×5m），或等效色谱柱；流动相，甲醇＋水（60＋40）；流速，1.0ml/min；检测波长，355nm；柱温，25℃；进样量，10μl。精密量取甲醛标准系列溶液各1ml置5ml离心管中，加水2ml，涡旋30s，必要时离心（5000r/min）5min；精密量取上清液1ml置10ml离心管中，加2，4-二硝基苯肼盐酸溶液0.4ml，涡旋1min，静置2min；加磷酸缓冲液0.4ml，再加氢氧化钠溶液约1.9ml调至中性，涡旋10s；然后精密加入4ml三氯甲烷，涡旋3min，离心（5000r/min）10min；取三氯甲烷层溶液1ml置离心管中，离心（5000r/min）10min；取三氯甲烷层溶液，作为标准曲线待测溶液。取本液分别进样，记录色谱图，以标准系列溶液浓度为横坐标，甲醛衍生物2，4-二硝基苯腙的峰面积为纵坐标，绘制标准曲线。取样品待测溶液进样，记录色谱图，根据测得的甲醛衍生物2，4-二硝基苯腙的峰面积，从标准曲线得到待测溶液中游离甲醛的质量浓度。

3. 说明。

本方法适用于化妆品中甲醛含量的测定。

第三节 化妆品防保效果检验

化妆品防保效果检验的目的是检测化妆品原料及产品中的微生物状况，了解化妆品生产过程中的污染环节，并为化妆品的安全性评价及卫生标准和预防措施的制定提供理论和实验依据。

一、检验指标

（一）化妆品微生物指标要求

中华人民共和国卫生计生委2016年12月1日起颁布实施的《化妆品安全技术规范》中对化妆品微生物学质量的规定如表25-3-1所示。

表25-3-1 化妆品中微生物学指标

微生物指标	限值	备注
菌落总数（CFU/g或CFU/ml）	≤500	眼部化妆品、口唇化妆品和儿童化妆品
	≤1000	其他化妆品
霉菌和酵母菌总数（CFU/g或CFU/ml）	≤100	——
耐热大肠菌群（g或ml）	不得检出	——
金黄色葡萄球菌（g或ml）	不得检出	——
铜绿假单胞菌（g或ml）	不得检出	——

（二）化妆品微生物指标的卫生学意义

不要求化妆品无菌，但必须做到化妆品在使用期内能确保消费者安全使用。化妆品中污染微生物腐败菌，可引起化妆品质量下降或变质，病原微生物可使消费者健康受到威胁。化妆品微生物指标应该从两方面给予考虑，一是反映一般卫生状况的菌落总数、霉菌和酵母菌总数指标；二是与健康密切相关的病原微生物的指标。

1. 菌落总数、霉菌和酵母菌总数：细菌及真菌的总数反映化妆品当前的污染状况和变化趋势，反映一般卫生状况，但不能全面反映化妆品危险性的存在。

2. 特定菌（specified microorganisms）：即化妆品中不得检出的特定细菌，间接或直接反映病原微生物存在的可能性大小，包括致病菌和条件致病菌。

各国对化妆品中的特定菌规定有所不同：①中国：粪大肠菌群、铜绿假单胞菌、金黄色葡萄球菌；②瑞士：大肠埃希菌、铜绿假单胞菌、金黄色葡萄球菌；③德国：大肠埃希菌、克雷伯菌、铜绿假单胞菌、金黄色葡萄球菌；④美国：大肠埃希菌、克雷伯菌、沙门菌、铜绿假单胞菌、嗜麦芽假单胞菌、多嗜假单胞菌、变形杆菌、无硝不动杆菌、粘质沙雷菌、金黄色葡萄球菌。

二、检验方法

（一）样品的采集

1. 所采集的样品，应具有代表性，一般视每批化妆品数量大小，随机抽取相应数量的包装单位。检验时，应从不少于 2 个包装单位的取样中共取 10g 或 10ml。包装量小于 20g 的样品，采样时可适当增加样品包装数量。

2. 供检样品，应严格保持原有的包装状态。容器不应有破裂，在检验前不得打开，防止样品被污染。

3. 接到样品后，应立即登记，编写检验序号，并按检验要求尽快检验。如不能及时检验，样品应置于室温阴凉干燥处，不要冷藏或冷冻。

4. 若只有一个样品而同时需做多种分析，如微生物、毒理、化学分析等，则宜先取出部分样品做微生物检验，再将剩余样品做其他分析。

5. 在检验过程中，从打开包装到全部检验操作结束，均须防止微生物的再污染和扩散，所用器皿及材料均应事先灭菌，全部操作应在符合生物安全要求的实验室中进行。

（二）样品的处理原则

1. 无菌操作。

采样和检测的全过程均应遵守无菌原则，所用的工具和器皿均应处于无菌状态，并按无菌操作规程操作。

2. 去除防保剂的干扰。

化妆品中通常都含有防保剂，使被污染的微生物处于受抑制状态，干扰微生物的检出，甚至出现假阴性结果。因此，应采取措施去除防保剂对检测结果的影响，同时保证不损伤微生物、不破坏培养基理化性能。去除防保剂的方法通常有以下几种：

（1）中和法：该方法使用最普遍，通常采用的中和剂是吐温 80 和卵磷脂，可将残留的防保剂中和掉，使其不再持续抑制微生物。

（2）稀释法：用稀释液稀释样品，降低防保剂的浓度，以去除其对微生物的抑制作用。

（3）薄膜过滤法：该法是将制备好的供试液样本通过微孔滤膜，再加稀释液冲洗，直至去除残留防保剂的抑菌作用。

（4）离心沉淀法：该法是将样品稀释为供试液，采用差速离心法，将供试液中的不溶物去除，再将供试液中微生物沉于管底，在去除防保剂干扰作用的同时浓缩待检菌。

3. 样品的前处理。

（1）亲水性样品：直接用生理盐水稀释。

（2）疏水性样品：该类化妆品在水中分散性差，难与培养基混合，影响细菌检出。需先在样品中加入灭菌液体石蜡混匀，再加吐温 80 使之均质化，最后加生理盐水稀释。

4. 培养基的高营养成分。

由于防保剂的作用，化妆品中的细菌可能会受到一定损伤和抑制，为了提高检出率，应考虑提供较好的营养条件。目前推荐的菌落总数测定和增菌用培养基是卵磷脂吐温 80 营养琼脂（soybean casein digest lecithin polysorbate，SCDLP）培养基。

（三）检测的内容

化妆品微生物学检验包括菌落总数、霉菌和酵母菌总数的测定及特定菌检验。

1. 菌落总数的测定：即化妆品检样经过处理，在一定条件下培养后（如培养基成分、培养温度、培养时间、pH 值、需氧性质等），1g（1ml）检样中所含菌落的总数。所得结果只包括一群在此条件下生长的嗜中温的需氧性和兼性厌氧菌落的总数。测定菌落总数便于判明样品被细菌污染的程度，是对样品进行卫生学总评价的综合依据。

2. 霉菌和酵母菌总数的测定：指 1g 或 1ml 化妆品检样在虎红培养基上，置 (28±2)℃培养 5d 所生长的霉菌和酵母菌数。由霉菌和酵母菌总数可判明化妆品被霉菌和酵母菌污染的程度及其一般卫生状况。

3. 特定菌的检验：中国规定化妆品中不得检出的特定菌是耐热大肠菌群、铜绿假单胞菌和金黄色葡萄球菌。

具体操作步骤见《化妆品安全技术规范》（2015 年版）。

小　结

化妆品消毒检验包括化妆品中防保剂检验和微生物检验。防保剂的检验方法主要有仪器分析法中的色谱法、质谱法、光谱法等几大类，其中以液相色谱－紫外可见分光光度法、高效液相色谱法、毛细管电泳和毛细管电色谱法以及气相色谱－质谱法为多。微生物的检验有菌落总数、霉菌和酵母总数的测定以及特定菌的检验。

思考题

1. 中国《化妆品安全技术规范》（2015 年版）列出了多少种在化妆品中限量使用的防保剂？

2. 化妆品消毒检验包含哪些内容？其中防保剂的检测方法主要有仪器分析法中的哪几大类？

3. 化妆品消毒检验中微生物检验的指标有哪些？样品的处理原则有哪些？

4. 请简述化妆品中特定菌检验的卫生学意义。

（陈昭斌　陈雯杰　刘晓娟）

第二十六章　生活饮用水消毒检验

　　"凡味之本，水为最始"。科学研究证明，水是自然界不可缺少的重要基础物质，饮用水安全更是关系到人体健康、社会稳定和经济发展，是中国乃至全球面临的严峻挑战。饮用水的消毒是最基本的水处理工艺，它是保证用户安全用水必不可少的措施之一。

　　水煮沸后饮用是水消毒的最早实践，至今仍在使用。在18世纪80年代中期细菌致病理论建立之前，人们认为臭味是疾病传播的媒介，并据此假设发展出水和污水消毒的实践。19世纪开始，人类主动利用氯系化合物等化学药剂消毒杀菌，1820年漂白粉被发明后，被应用到饮用水的消毒和创伤感染治疗上，效果良好，是化学消毒杀菌法的第一个里程碑。此后，人们在饮用水消毒剂方面又开发了第二代消毒剂二氯异氰脲酸（其钠盐即二氯异氰脲酸钠，又称为优氯净）和第三代消毒剂三氯异氰脲酸（又称为强氯精），它们目前仅用于小规模的消毒。对饮用水加消毒剂的目的在于消灭水中的病原体，防止介水传染性疾病的传播。但是后来人们发现，经消毒后的水中除含有微量的消毒剂外，还可以产生许多消毒副产物（disinfection by-products，DBPs）。因此，饮用水消毒除关注其杀灭微生物效果，还要关注消毒剂本身残留以及在消毒过程中可能产生的危害，加强对相关指标的检测，对掌握和评估消毒危害水平非常重要。

第一节　生活饮用水消毒技术概述

　　消毒作为生活饮用水处理的最后一道工艺必不可少，也最为关键。随着经济和社会不断进步，饮用水消毒技术一直在发展、应用、再认识和改进的过程中不断完善。目前规模化生活饮用水生产过程中可采用的消毒技术主要有氯化消毒、氯胺消毒、臭氧消毒、二氧化氯消毒、紫外线消毒等。

一、氯化消毒

　　氯化消毒是世界范围内应用最广泛的传统饮用水消毒方法，一直沿用至今。氯化消毒中，氯与水反应时，产生水解和离解反应，即：

$$Cl_2 + H_2O \longrightarrow HOCl + H^+ + Cl^-$$

$$HOCl \longrightarrow H^+ + OCl^-。$$

　　实际上，次氯酸比次氯酸根杀菌能力强得多，如次氯酸杀死大肠埃希菌的能力比次氯酸根要强80~100倍。

　　氯化消毒有很多显著的优点：①氯对微生物杀灭能力较强；②在水中能长时间地保持一定数量的余氯，具有持续消毒作用；③使用方便，成本较低。氯化消毒的缺点主要表现在：①产生有害消毒副产物；②氯对病毒的灭活能力不如二氧化氯、臭氧等；③氯气或液氯消毒具有一定的不安全性。研究发现，在氯化消毒的同时，许多受有机物污染的水源经过氯化后，会产生三卤甲烷和其他卤化副产物，其中，三氯甲烷被认为是重要致癌物。近年来，有使用氯胺作为饮用水消毒剂，其与氯气相比，可使三卤甲烷生成量减少50%。为了使饮用水中三卤甲烷控制在 0.1mg/L 以内，国外许多水厂已经采用氯胺消毒，中国也已有用氯胺消毒的水厂。但最近有研究发现，氯胺亦可能存在致突变性。

二、二氧化氯消毒

　　二氧化氯具有广谱杀菌能力，是一种优良的消毒剂，其杀菌能力是氯气的 5 倍。二氧化氯对细胞壁有较强的吸附和穿透能力，与微生物接触时释放原子氧及次氯酸分子，可有效地氧化细胞内含硫基的酶，快速抑制微生物蛋白质的合成，破坏微生物代谢，还能分解残留的细胞结构。即使存在悬浮物，二氧化氯也能以较小的剂量杀死大肠埃希菌类和炭疽杆菌，对其他诸多细菌、病毒都有良好的杀灭效果。低浓度的二氧化氯在水中的扩散速度和渗透能力都比氯快，有用量少、作用快、杀菌率高的特点。

　　二氧化氯消毒具有下列优点：①杀菌效果好，用量少，作用快，消毒作用持续时间长，可以保持剩余消毒剂量；②氧化性强，能分解细胞结构，并能杀死孢子；③能同时控制水中铁、锰、色、味、臭；④受温度和 pH 值影响小；⑤不产生三卤甲烷和卤乙酸等副产物，不产生致突变物质，其 Ames 试验和小鼠骨髓嗜多染红细胞微核试验均呈阴性结果。与氯化消毒相比，二氧化氯能降低致突变活性。二氧化氯与水中有机物的反应为氧化作用，而氯则以取代反应为主。

　　二氧化氯的使用还存在一些缺点，影响了二氧化氯的推广应用，特别是在大型给水处理系统中的应用。二氧化氯消毒的主要缺点：①二氧化氯消毒产生无机消毒副产物亚氯酸根离子（ClO_2^-）和氯酸根离子（ClO_3^-）；②二氧化氯本身也有害，特别是在高浓度时；③二氧化氯的制备、使用目前还存在一些技术问题，其发生过程操作复杂，试剂价格高或纯度低，反应副产物种类和对健康的影响还不十分清楚；④二氧化氯的运输、储藏的安全性较差。

三、氯胺消毒

　　氯胺是氯化消毒的中间产物，其中具有消毒杀菌作用的只有一氯胺和二氯胺。氯胺消毒作用机制与氯气相近，即通过穿透细胞膜，使核酸变性，阻止蛋白质的合成来达到杀灭微生物的目的。

　　氯胺消毒的优点：当水中含有有机物时，氯胺消毒不会产生氯臭和氯酚臭，同时大大减少三卤甲烷产生的可能；氯胺消毒更能保证管网末梢和慢流地区的余氯要求，因为次氯酸是逐渐被释放出来的，这样能保持水中余氯的持久性，适用于供水管网较长的情况。但氯胺消毒要求氯胺长时间与水接触，才能获得与氯化消毒相同的作用，而且氯胺对人体健康存在着潜在的影响，由它产生的消毒副产物的毒性更强，因此氯胺消毒的安全性和实用性也开始受到质疑。

四、臭氧消毒

臭氧是一种强氧化剂，其可以氧化分解细菌内部氧化葡萄糖所必需的葡萄糖氧化酶，也可以直接与细菌、病毒发生作用，破坏其细胞器和核糖核酸，分解蛋白质、脂类和多糖等大分子聚合物，使细菌的物质代谢和繁殖过程遭到破坏。臭氧还可以侵入细胞膜内，作用于外膜脂蛋白和内部的脂多糖，使细胞发生通透性改变，导致细胞的溶解死亡，并且将死亡菌体内的遗传基因、寄生菌种、寄生病毒粒子、噬菌体、支原体及细菌病毒代谢产物等溶解变性，使之死亡，从而发挥消毒作用。

臭氧消毒具有杀菌效果好、用量少、作用快、消毒副产物少和生产条件简单等优点，但也具有消毒工艺费用较高、稳定性极差和需用第二消毒剂等缺点。另外，臭氧作为消毒剂是有选择性的，绿霉菌、青霉菌之类对臭氧具有抗药性，需较长时间才能将其杀死；单独使用臭氧作为消毒剂时，由于臭氧能在较短时间内分解，残留效果小，甚至会出现细菌回升现象，为了改善这种状况，可以考虑辅助加氯。

五、紫外线消毒

紫外线消毒法高效广谱，无消毒副产物，并有消毒设备占地面积小，初投资少等特点，而且该技术在给排水方面的应用将大大提高用水的安全性。近20年来，紫外线消毒逐渐得到广泛的应用，同时紫外线在污水处理方面也有着广泛的应用和发展前景。

紫外线消毒时，对病原微生物具有杀灭作用的紫外线波长范围为200～300nm，其中240～280nm波长的紫外线杀菌能力较强，饮用水消毒一般选用254nm波长的紫外线。紫外线消毒主要优点是消毒后的自来水无色无味，不会产生有害副产物。但紫外线消毒也存在一些缺点：例如因没有持续的消毒效果，被杀灭的细菌有可能复活，故需与氯配合使用；管壁易结垢，导致消毒效果降低；消毒效果受水中悬浮物和浊度影响较大。

六、膜消毒

膜消毒机理包含两个方面：一是筛分，即膜对微生物的过滤作用。在压力差的推动下，比膜孔径小的小分子物质透过膜孔，而大于孔径的微生物悬浮物等则被截留去除；二是吸附作用，即当微生物通过膜时由于静电作用被捕获吸附在膜上。

膜在饮用水消毒中的作用也主要体现在两个方面：一方面直接去除水中微生物，另一方面可以去除水中有机物、悬浮物和无机物等，以切断微生物生存、繁衍的载体，从而间接地起到辅助消毒的功能。

与传统工艺相比，膜处理工艺具有结构简单紧凑、易于实现自动化、所需化学药剂少、出水水质稳定等优点。但亦有其局限性，如易结垢，需定期进行化学清洗；膜过滤性能受酸碱度和温度影响；膜破损检测困难等。其中，超滤在进水浊度高时透膜压差增长较快；对水中的中、小分子有机物，特别是微量有机污染物的去除效果较差，需与其他消毒工艺组合应用。

第二节　微生物指标检验

联合国环境和发展机构指出，人类约有 80％的疾病与细菌感染有关，其中 60％以上的疾病是通过饮用水传播的。世界卫生组织统计，全球约有 10 亿人得不到洁净的饮用水，人类要把平均高达 1/10 可用于生产的时间消耗在与水有关的疾病上。

历史上，水质问题对人类造成过许多危害。例如，1854 年间英国伦敦遭受霍乱的袭击，薛诺（John Snow）进行了流行病学研究，确认了水媒疾病的严重性和饮用水消毒的必要性。但是在 1880—1885 年，巴斯德（Louis Pasteur）确立了疾病的细菌理论后，人们才逐渐认识到水是消化道疾病传播的重要媒介。2004 年阿根廷罗哈斯市由于自来水系统维护不力，3/4 的投药设备发生故障，没有消毒，城市管网系统缺乏维护，蓄水池及二次水池没有清洗消毒，造成痢疾杆菌通过自来水管道传播蔓延，导致该市 2.3 万人中有近 3000 人感染了志贺菌性痢疾。

一、饮用水微生物检验内容

经水传播的病患者粪便中会有细菌、病毒、病原原生动物的包囊或肠虫的虫卵，从这些污染的水源取水，如果未经良好的处理，而饮用水中某种病原因子的密度较高，人饮用后便可能染上相应的传染病。直接测定这些传染病因子较为困难，因为这些致病因子的携带者少，进入水体的粪便被稀释后，致病因子密度又会进一步降低。因此，实际操作中一般不直接检测这些致病因子，而是检测大肠菌群等指示菌来反映饮用水被污染的情况。

中国现行国家标准《生活饮用水卫生标准》（GB5749－2006）中，对菌落总数、总大肠菌群、耐热大肠菌群、大肠埃希菌、贾第鞭毛虫和隐孢子虫六个微生物指标进行控制（表 26－2－1），制定了相应的检测方法标准——《生活饮用水标准检验方法 微生物指标》（GB5750.12－2006）。

表 26－2－1　饮用水各微生物指标、限值及检测方法

微生物指标	限值	检测方法
菌落总数 （CFU/ml）	100	平皿计数法
总大肠菌群 （MPN/100ml 或 CFU/100ml）	不得检出	多管发酵法，滤膜法，酶底物法
耐热大肠菌群 （MPN/100ml 或 CFU/100ml）	不得检出	多管发酵法，滤膜法
大肠埃希菌 （MPN/100ml 或 CFU/100ml）	不得检出	多管发酵法，滤膜法，酶底物法
贾第鞭毛虫 （个/10L）	＜1	免疫磁分离荧光抗体法
隐孢子虫 （个/10L）	＜1	免疫磁分离荧光抗体法

（一）菌落总数

菌落总数是指生活饮用水中所有能在营养琼脂培养基上生长的需氧和兼性厌氧微生

物，用来判定饮用水被细菌污染的程度以及消毒后活性微生物存量情况，有利于对消毒效果作总体判定。

（二）总大肠菌群

总大肠菌群主要包括 4 个菌属：埃希菌属、柠檬酸菌属、克雷伯菌属和肠杆菌属。大肠菌群绝大多数都是人体肠道正常菌群，能合成维生素 B、维生素 K 等有益物质。但同时很多大肠菌群也是条件致病菌，当人体免疫力下降或菌群侵入肠道外组织和器官时，则会引起感染或疾病，如产生毒血症、膀胱炎及其他感染。大肠菌群在水体中存活的时间和对氯的抵抗力与肠道致病菌如沙门氏菌、志贺氏菌等相似。大肠菌群一旦在水体中被较大量检出，就意味着水体直接或间接被粪便污染，或者消毒效果没有达到理想状态，有被致病菌污染的可能性，对人体健康具有潜在危险。消毒后的水立即检测，总大肠菌群不应该被检出，一旦检出则表明水处理不当。

在某些水质条件下，尤其在水体营养化程度较高、没有余氯等抑制效应，或有生物膜存在的情况下，大肠菌群某些菌属在水中能自行繁殖，容易导致总大肠菌群检出甚至超标严重，但这并不能代表水体直接受到粪便来源污染。输配水系统和储水装置中检出总大肠菌群，提示有细菌再生，可能有生物膜形成或水入口处被外来污染源侵入。

（三）耐热大肠菌群

耐热大肠菌群组成与总大肠菌群组成类似，但主要组成是来自于人和温血动物粪便的埃希菌属，具有能够在 44.5℃ 培养温度下继续生长的特性。非特异性生长及其他来源大肠菌群则在 44.5℃ 不能生长，因此耐热大肠菌群的存在可认为水体近期直接受到人和其他温血动物粪便污染。与总大肠菌群相比，耐热大肠菌群在水体中的检出，说明水体更为不清洁，存在肠道致病菌和导致食物中毒风险更高，比总大肠菌群更能准确地反映水体受人和动物粪便污染的程度，在水处理的各个工艺中起着重要的指示粪源菌污染去除效率的作用，也可用于评估不同质量的水处理必须达到的程度以及细菌去除率目标的确定。

（四）大肠埃希菌

大肠埃希菌是总大肠菌群和耐热大肠菌群的主要成分。在大多数情况下，耐热大肠菌群在水中的浓度直接和大肠埃希菌有关。大肠埃希菌是最准确和专一的粪便污染指示菌，其检出意义最大。但大肠埃希菌检测方法比较复杂，一般用耐热大肠菌群或总大肠菌群指标来替代大肠埃希菌的检测。在必要情况下，耐热大肠菌群和总大肠菌群分离菌需要再进一步验证是否为大肠埃希菌，用以推断饮用水是否为近期粪便污染。但应注意，与肠道病毒和原虫相比，大肠埃希菌以及其他大肠菌群对消毒更加敏感，在未检出大肠埃希菌以及耐热大肠菌群和总大肠菌群的饮用水中，可能存在对正常环境条件或常规处理技术具有较强抵抗力的病原体。

（五）贾第鞭毛虫和隐孢子虫

贾第鞭毛虫和隐孢子虫是可通过饮用水传播而致病的两种水源性病原体，常规消毒剂对其消毒效果较差，受污染的饮用水系统是造成大规模的寄生虫病暴发流行的原因。贾第鞭毛虫以包囊的形态存在于水中，大小为 $8\sim12\mu m$；而隐孢子虫以卵囊的形式存在于水中，大小为 $4\sim6\mu m$，它们都是单细胞寄生虫。贾第鞭毛虫致病剂量为 $10\sim100$ 个活包囊，而隐孢子虫致病剂量仅为 $1\sim10$ 个活卵囊。

贾第鞭毛虫包囊和隐孢子虫卵囊污染饮用水源引起疾病的普遍症状是腹泻、呕吐、腹痛、低热等。贾第鞭毛虫每年感染人数为 2.5 亿，隐孢子虫每年感染人数为2.5~5亿，对免疫功能正常的人来说，症状一般为自限性的，几乎不导致死亡。但对于免疫功能缺陷者会危及生命，目前尚无特效治疗，可见两虫引起的疾病对人类的健康与安全危害较大。世界范围内曾发生过大规模两虫感染暴发流行，如 1993 年美国密尔沃基暴发了大规模的隐孢子虫病，造成 40 万人发病。调查发现污染源是养牛牧场污水、屠宰废物中的隐孢子虫卵囊，随暴雨径流进入水源。可能由于中国热食习惯，至今尚没有大规模暴发两虫疾病的报道。但随着中国饮食习惯的改变，直接食用生鲜食品的比例越来越高，两虫病隐患风险也在不断增加。

二、微生物的检验方法

生活饮用水中微生物检验方法主要有平皿计数法、多管发酵法、滤膜法、酶底物法以及免疫磁分离荧光抗体法。下面将以示例介绍主要的检测方法，具体操作应依据相应标准（如 GB5750.12—2006）进行。

（一）平皿计数法检测菌落总数

1. 原理。
菌落总数是指 1ml 水样在普通营养琼脂上有氧条件下 37℃培养 48h 后所得的细菌菌落数。
2. 检验步骤。
以无菌操作方法用灭菌吸管吸取 1ml 充分混匀的水样，注入灭菌平皿中，倾注约 15ml 已融化并冷却到 45℃左右的营养琼脂培养基，并立即旋摇平皿，使水样与培养基充分混匀。每次检验时应做一平行接种，同时另用一个平皿只倾注营养琼脂培养基作为空白对照。待冷却凝固后，翻转平皿，使底面向上，置于（36±1）℃培养箱内培养 48h，进行菌落计数，即为 1ml 水样中菌落总数。
3. 菌落计数及报告方法。
做平皿菌落计数时，可用眼睛直接观察，必要时用放大镜检查，以防遗漏。在记下各平皿的菌落数后，应求出同稀释度的平均菌落数，供下一步计算时应用。在求同稀释度的平均菌落数时，若其中一个平皿有较大片状菌落生长，则不宜采用，而应以无片状菌落生长的平皿作为该稀释度的平均菌落数。若片状菌落不到平皿的一半，而其余一半中菌落数分布又很均匀，则可将此半皿计数后乘 2 以代表全皿菌落数。然后再求该稀释度的平均菌落数。

（二）多管发酵法测定总大肠菌群

1. 原理。

多管发酵法又称为 MPN（most probable number，最大可能数）法、稀释培养计数法，是一种基于微生物在样本中的随机分布规律符合泊松分布模式，并基于该统计学理论间接估算样本中微生物数量的检测技术。该方法主要用来对在一个混杂的微生物群落中虽不占优势，但具有某种特殊生理功能的微生物类群的测定。

2. 检测步骤。

（1）乳糖发酵试验：①取 1ml 水样接种到 10ml 双料乳糖蛋白胨培养液中；取1ml水样接种到 10ml 单料乳糖蛋白胨培养液中；另取 1ml 水样注入 9ml 灭菌生理盐水中，混匀后吸取 1ml（即 0.1ml 水样）注入 10ml 单料乳糖蛋白胨培养液中，每一稀释度接种 5 管。对已处理过的出厂自来水，需经常检验或每天检验一次的，可直接接种 5 份水样于双料培养基，每份接种 10ml 水样。②检验水源水时，如污染较严重，应加大稀释度，可接种 1ml，0.1ml，0.01ml 甚至 0.001ml，每个稀释度接种 5 管，每个水样共接种 15 管。接种 1ml 以下水样时，必须做 10 倍递增稀释，即取 1ml 接种，每递增稀释一次，换用 1 支 1ml 灭菌刻度吸管。③将接种管置（36±1）℃培养箱内，培养（24±2）h，如所有乳糖蛋白胨培养管都不产气产酸，则可报告为总大肠菌群阴性，如有产酸产气者，则按下列步骤进行。

（2）分离培养：将产酸产气的发酵管分别转种在伊红美蓝琼脂平板上，于（36±1）℃培养箱内培养 18~24h，观察菌落形态，挑取符合下列特征的菌落做革兰染色、镜检和证实实验：深紫黑色、具有金属光泽的菌落；紫黑色、不带或略带金属光泽的菌落；淡紫红色、中心较深的菌落。

（3）证实实验：经上述染色镜检为革兰阴性无芽胞杆菌，同时接种乳糖蛋白胨培养液，置（36±1）℃培养箱中培养（24±2）h，有产酸产气者，即证实有总大肠菌群存在。

（4）结果报告：根据证实为总大肠菌群阳性的管数，查 MPN 检索表，报告每100ml 水样中的总大肠菌群最大可能数值。稀释样品查表后所得结果应乘稀释倍数。如所有乳糖发酵管均阴性时，可报告总大肠菌群未检出。

（三）滤膜法测定总大肠菌群

1. 原理。

滤膜法是指用孔径为 0.45μm 的微孔滤膜过滤水样，将滤膜贴在添加乳糖的选择性培养基上 37℃培养 24h，计数能形成特征性菌落的需氧和兼性厌氧的革兰阴性无芽胞杆菌，以检测水中总大肠菌群的方法。

2. 检测步骤。

（1）准备工作：①储备培养基的制备：先将琼脂加到 500ml 蒸馏水中，煮沸溶解，于另 500ml 蒸馏水中加入磷酸氢二钾、蛋白胨、酵母浸膏和牛肉膏，加热溶解，倒入已溶解的琼脂，补足蒸馏水至 1000ml，混匀后调 pH 值为 7.2～7.4，再加入乳糖，分装，68.95kPa（115℃，10 lb）高压灭菌 20min，储存于冷暗处备用。本培养基也可不加琼脂，制成液体培养基，使用时加 2～3ml 于灭菌吸收垫上，再将滤膜置于培养垫上培养。②平皿培养基的配制：将上法制备的储备培养基加热融化，用灭菌吸管按比例吸取一定量的 50g/L 的碱性品红乙醇溶液置于灭菌空试管中，再按比例称取所需的无水亚硫酸钠置于另一灭菌试管中，加灭菌水少许，使其溶解后，置沸水浴中煮沸 10min以灭菌。用灭菌吸管吸取已灭菌的亚硫酸钠溶液，滴加于碱性品红乙醇溶液至深红色退成淡粉色为止，将此亚硫酸钠与碱性品红的混合液全部加到已融化的储备培养基内，并充分混匀（防止产生气泡），立即将此种培养基 15ml 倾入已灭菌的空平皿内。待冷却凝固后置冰箱内备用。此种已制成的培养基于冰箱内保存不宜超过两周，如培养基已由淡粉色变成深红色，则不能再用。③乳糖蛋白胨培养液：将蛋白胨、牛肉膏、乳糖及氯化钠溶于蒸馏水中，调整 pH 值为 7.2～7.4，再加入 16g/L 的溴甲酚紫乙醇溶液 1ml，充分混匀，分装于装有倒管的试管中，68.95kPa（115℃，10 lb）高压灭菌 20min，贮存于冷暗处备用。④器材准备：滤膜灭菌，将滤膜放入烧杯中，加入蒸馏水，置于沸水浴中煮沸灭菌 3 次，每次 15min。前两次煮沸后需更换水洗涤 2～3 次，以除去残留溶剂。滤器灭菌：用点燃的酒精棉球火焰灭菌，也可用蒸汽灭菌器 103.43kPa（121℃，15 lb）高压灭菌 20min。

（2）样品检测：①过滤水样：用无菌镊子夹取灭菌滤膜边缘部分，将粗糙面向上，贴放在已灭菌的滤床上，固定好滤器，将 100ml 水样（如水样含菌数较多，可减少过滤水样量，或将水样稀释）注入滤器中，打开滤器阀门，在 -5.07×10^4 Pa（负 0.5 大气压）下抽滤。②培养：水样滤完后，再抽气约 5s，关上滤器阀门，取下滤器，用灭菌镊子夹取滤膜边缘部分，将滤膜移放在品红亚硫酸钠培养基上，滤膜截留细菌面向上，滤膜应与培养基完全贴紧，两者间不得留有气泡，然后将平皿倒置，放入 37℃恒温箱内培养（24±2）h。

（3）结果观察与报告：①挑取符合下列特征菌落进行革兰染色、镜检：紫红色、具有金属光泽的菌落；深红色、不带或略带金属光泽的菌落；淡红色、中心色较深的菌落。②凡革兰染色为阴性的无芽胞杆菌，再接种乳糖蛋白胨培养液，于 37℃培养 24h，有产酸产气者，则判定为总大肠菌群阳性。按下式计算滤膜上生长的总大肠菌群数，以每 100ml 水样中的总大肠菌群菌落数（CFU/100ml）报告。

$$C_{tc}=\frac{C_o}{V}\times100$$

式中，C_{tc} 为总大肠菌群菌落数，CFU/100ml；C_o 为数出的总大肠菌落数，CFU；V 为过滤的水样体积，ml。

（四）酶底物法测定大肠埃希菌

1. 原理。

在选择性培养基上能产生 β-半乳糖苷酶（β-D-galactosidase）的细菌群组能分解色原底物释放出色原体，使培养基呈现颜色变化，并能产生 β-葡萄糖醛酸酶（βglucuronidase），分解荧光底物释放出荧光产物，使菌落能够在紫外光下产生特征性荧光，以此技术来检测大肠埃希菌的方法称为酶底物法。

2. 检测步骤。

（1）水样稀释：检测所需水样为 100ml。若水样污染严重，可对水样进行稀释。取10ml 水样加入 90ml 灭菌生理盐水中，必要时可加大稀释度。

（2）定性反应：用 100ml 无菌稀释瓶量取 100ml 水样，加入（2.7±0.5）g MMO　MUG 培养基粉末，混摇，使之完全溶解后，放入（36±1）℃培养箱内培养 24h。

（3）10 管法：①用 100ml 无菌稀释瓶量取 100ml 水样，加入（2.7±0.5）g MMO-MUG 培养基粉末，混摇，使之完全溶解。②准备 10 支 15mm×10cm 或适当大小的灭菌试管，用无菌吸管分别从前述稀释瓶中吸取 10ml 水样至各试管中，放入（36±1）℃的培养箱中培养 24h。

（4）51 孔定量盘法：①用 100ml 无菌稀释瓶量取 100ml 水样，加入（2.7±0.5）g MMO-MUG 培养基粉末，混摇，使之完全溶解。②将前述 100ml 水样全部倒入 51 孔无菌定量盘内，以手抚平定量盘背面以除去孔穴内气泡，然后用程控定量封口机封口。（36±1）℃培养箱中培养 24h。

（5）结果报告：①水样稀释：将水样培养 24h 后进行结果判读，如果结果为可疑阳性，可延长培养时间到 28h 进行结果判读，超过 28h 之后出现的颜色反应不作为阳性结果。②定性反应：水样经 24h 培养之后如果颜色变成黄色，判断为阳性反应，表示水中含有总大肠菌群。水样颜色未发生变化，判断为阴性反应。定性反应结果以总大肠菌群检出或未检出报告。③10 管法：将培养 24h 之后的试管取出观察，如果试管内水样变成黄色则表示该试管中含有总大肠菌群。计算有黄色反应的试管数，对照 10 管法不同阳性结果的最可能数列表，查出其代表的总大肠菌群最可能数。结果以 MPN/100ml 表示。如所有管未产生黄色，则可报告为总大肠菌群未检出。④51 孔定量盘法：将培养24h 之后的定量盘取出观察，如果孔穴内的水样变成黄色则表示该孔穴中含有总大肠菌群。计算有黄色反应的孔穴数，对照 51 孔定量盘法不同阳性结果的最可能数列表，查出其代表的总大肠菌群最可能数。结果以 MPN/100ml 表示。如所有孔穴未产生黄色，则可报告为总大肠菌群未检出。

第三节　消毒剂指标检验

饮用水消毒效果受多种因素的影响，实际应用中需要根据不同的水质状况和处理条件调整消毒剂的用量和投放方式。为保证消毒效果，水体中保持合理的消毒剂浓度是基本条件。由于到目前为止没有一种饮用水消毒剂对人体是完全没有毒性的，消毒剂浓度过高导致的残留除了本身的危害之外，还会产生更多的消毒副产物并带来次生毒性。因此，有必要加强消毒剂有效含量以及水体中消毒剂剂量的检测和监测，以保障饮用水消毒质量。

一、消毒剂检验内容

中国现行《生活饮用水卫生标准》（GB 5749－2006）中，为氯气及游离氯制剂（游离氯）等指标制定了相应的标准，具体见表 26－3－1。

表 26－3－1　生活饮用水中消毒剂常规指标及要求

消毒剂名称	与水接触时间（min）	出厂水中限值（mg/L）	出厂水中余量（mg/L）	管网末梢水中余量（mg/L）
氯气及游离氯制剂（游离氯）	≥30	4	≥0.3	≥0.05
一氯胺（总氯）	≥120	3	≥0.5	≥0.05
臭氧（O_3）	≥12	0.3	—	0.02，如加氯，总氯≥0.05
二氧化氯（ClO_2）	≥30	0.8	≥0.1	≥0.02

二、消毒剂检验方法

《生活饮用水标准检验方法 消毒剂指标》（GB/T5750.11－2006）中，针对消毒剂指标制定了游离余氯、氯消毒剂中有效氯、氯胺、二氧化氯、臭氧、氯酸盐等 6 个项目的 13 个检验方法技术要求，其采用的检测方法见表 26－3－2。

表 26－3－2　消毒剂检测项目

项目名称	检测方法
游离余氯	N，N－二乙基对苯二胺（DPD）分光光度法 3，3′，5，5′－四甲基联苯胺比色法
氯消毒剂中有效氯	碘量法
氯胺	N，N－二乙基对苯二胺（DPD）分光光度法
二氧化氯	N，N－二乙基对苯二胺（DPD）－硫酸亚铁铵滴定法 碘量法 甲酚红分光光度法 现场测定方法〔N，N－二乙基对苯二胺（DPD）比色法〕
臭氧	碘量法 靛蓝比色法 靛蓝现场测定法
氯酸盐	碘量法 离子色谱法

下面，以常用的 N，N－二乙基对苯二胺（DPD）分光光度法为代表检测游离余氯，示例消毒剂常用的光度法检测原理和技术，具体操作参见相应国家标准或规范。

1. 原理。

DPD 与水中游离余氯迅速反应而产生红色物质。在碘化物催化下，一氯胺也能与

DPD 反应显色。在加入 DPD 试剂前加入碘化物时，一部分三氯胺与游离余氯一起显色，通过变换试剂的加入顺序可测得三氯胺的浓度。高浓度的一氯胺对游离余氯的测定有干扰作用，可用亚砷酸盐或硫代乙酰胺控制反应以除去干扰。氧化锰和铬酸盐的干扰可分别通过做水样空白和硫代乙酰胺对照去除。本法可用高锰酸钾溶液配制永久性标准系列。

2. 检测步骤。

(1) 标准曲线绘制：吸取 0ml，0.1ml，0.5ml，2.0ml，4.0ml，8.0ml 氯标准使用溶液置于 6 支 10ml 具塞比色管中，用无氯水稀释至刻度。各加入 0.5ml 磷酸盐缓冲溶液，0.5ml DPD 溶液混匀，于波长 515nm，1cm 比色皿，以纯水为参比，测定吸光度。绘制标准曲线。

(2) 吸取 10ml 水样置于 10ml 比色管中，加入 0.5ml 磷酸盐缓冲溶液、0.5ml DPD 溶液，混匀，立即于波长 515nm，1cm 比色皿，以纯水为参比，测定吸光度，记录读数为 A。同时测量样品空白值，在读数中扣除。

(注：如果样品中一氯胺含量过高，水样可用亚砷酸盐或硫代乙酰胺进行处理。)

(3) 继续向上述试管中加入一小粒碘化钾晶体（约 0.1mg），混匀后，再测定吸光度，记录该数为 B。

(注：如果样品中二氯胺含量过高，可加入 0.1ml 新配制的浓度为 1g/L 碘化钾溶液。)

(4) 再向上述试管加入碘化钾晶体（约 0.1g），混匀，2min 后，测定吸光度，记录读数为 C。

(5) 另取两支 10ml 比色管，取 10ml 水样于其中一支比色管中，然后加入一小粒碘化钾晶体（约 0.1mg），混匀，于第二支比色管中加入缓冲溶液 0.5ml 和 DPD 溶液 0.5ml。然后将此混合液倒入第一管中，混匀。测定吸光度，记录读数为 N。

(6) 计算。

游离余氯和各种氯胺，根据存在的情况计算，见表 26-3-3。

表 26-3-3 游离余氯和各种氯胺计算方式

读数	不含三氯胺的水样	含三氯胺的水样
A	游离余氯	游离余氯
B-A	一氯胺	一氯胺
C-B	二氯胺	二氯胺，50%三氯胺
N		游离余氯+50%三氯胺
2 (N, A)		三氯胺
C-N		二氯胺

根据表 26-3-3 中读数从标准曲线查出水样中游离余氯和各种化合余氯的含量，按下式计算水样中余氯的含量。

$$\rho(Cl_2) = \frac{m}{V}$$

式中，ρ（Cl_2）为水样中余氯的质量浓度，mg/L；m 为从标准曲线查得余氯的质量，μg；V 为水样体积，ml。

第四节　消毒副产物指标检验

饮用水消毒是 20 世纪人类在公共健康领域所取得的伟大进步，其主要目的是控制水中致病菌，使其满足人类的健康要求。但是在饮用水消毒过程中，消毒剂除了起消毒灭菌的作用外，还会与水中的天然有机物、溴化物、碘化物等发生取代或加成反应，生成以卤代有机物为代表的消毒副产物（DBPs），而许多消毒副产物都被证实具有致畸、致突变以及致癌效应。饮用水消毒副产物种类繁多，随着消毒剂、消毒技术以及原水化学组成的变化而不尽相同，至今，600 多种消毒副产物已被相继报道。为保障人类饮用水安全，控制饮用水消毒副产物已成为人们关注的焦点。

一、消毒剂副产物检验内容

氯化消毒方法在饮用水消毒中应用最多，应用历史较久，对其消毒副产物的研究也比较深入。现有的研究资料表明，氯与水中有机物产生的氯化消毒副产物有 300 余种，分为挥发性卤代有机物和非挥发性卤代有机物。前者主要有三卤甲烷、卤代丙烯腈、卤代酮、卤代醛、卤代乙酸、三氯硝基甲烷等，后者主要是氯酸盐、亚氯酸盐等。美国环境保护署（EPA）将三氯甲烷列为致癌物，将一溴二氯甲烷、二氯乙酸、溴酸盐列为可疑致癌物，将二氯甲烷、溴二氯甲烷、二溴氯甲烷、溴仿等列为致突变物，其他大部分卤代有机物也具有一般毒性。三氯硝基甲烷具有神经毒性，氯乙腈和氯溴乙腈能致突变和致癌，卤代酮和卤代醛能致畸，卤代酚致癌且损伤受试动物的免疫系统和生殖系统。酸性氯化呋喃酮是造成氯化消毒饮用水致突变的重要成分，占总致突变的 20％～50％。因此，国外对三卤甲烷制定了严格的控制标准，1982 年美国饮用水标准规定总三卤甲烷的最大浓度为 $100\mu g/L$，1988 年 EPA 将总三卤甲烷的最高污染水平降至 $50\mu g/L$ 以下，许多国家相继提出了类似的标准。

氯胺与液氯相比，三卤甲烷生成量减少 50％左右，其产生的致突变活性（Ames test，艾姆斯试验）也低得多。但氯胺可使血红蛋白氧化成变性血红蛋白，造成溶血性贫血，同时氯胺可使动物细胞染色体畸变。

二氧化氯用于饮用水消毒虽然很少产生三卤甲烷和其他有机卤副产物，不使饮用水有机浓集物具有致突变性，但二氧化氯也可产生其他毒副产物，其毒副作用也不容忽视。二氧化氯在水处理中可部分转化成亚氯酸根（ClO_2^-）和氯酸根（ClO_3^-）。动物实验表明，二氧化氯残留及副产物均可引起变性血红蛋白血症和溶血性贫血。二氧化氯可降低甲状腺激素的浓度和活性，从而影响动物发育，此外还有生殖毒性和诱发心血管疾病的潜在危险。人体试验表明，在常用的饮用水消毒浓度下，二氧化氯及其副产物对正常人体不会产生不良反应，进行以二氧化氯为消毒剂处理饮用水的回顾性调查也没有发现发病率和死亡率的改变。因此，EPA 建议出厂水和管网水中二氧化氯含量不超过 0.8mg/L，二氧化氯、亚氯酸根、氯酸根总量不超过 1.0mg/L。

臭氧虽对人体有害，但其易分解，到达管网时已基本分解，故不存在残余臭氧的毒性问题。臭氧产生的有毒副产物可分为两类：一类是分子态臭氧与有机化合物（腐殖酸等）反应，可产生脂肪醛类和甲醛、乙醛等，这些物质已被证明有急性和慢性毒性，甲醛还被列为可疑致癌物；另一类是水中有溴离子存在的情况下可与臭氧反应形成溴酸盐，在有机物存在时还可形成溴仿等，溴酸盐和溴仿是可疑致癌物。目前，世界卫生组织饮用水水质标准中对臭氧副产物规定，溴酸根应小于$25\mu g/L$，溴仿应小于$100\mu g/L$。

中国《生活饮用水卫生标准》（GB 5749−2006）中，对三氯甲烷等消毒副产物指标提出了限量值要求（表26−4−1）。

表 26−4−1　生活饮用水中消毒副产物检测项目及限值

指标	限值（mg/L）
三氯甲烷	0.06
三溴甲烷	0.1
二氯一溴甲烷	0.06
一氯二溴甲烷	0.1
二氯甲烷	0.02
甲醛（使用臭氧时）	0.9
三氯乙醛	0.01
二氯乙酸	0.05
三氯乙酸	0.1
氯化氰（以 CN^- 计）	0.07
2，4，6−三氯酚	0.2
亚氯酸盐（使用二氧化氯消毒时）	0.7
溴酸盐（使用臭氧时）	0.01
氯酸盐（使用复合二氧化氯消毒时）	0.7
三卤甲烷（三氯甲烷、一氯二溴甲烷、二氯一溴甲烷、三溴甲烷的总和）	该类化合物中各种化合物的实测浓度与其各自限值的比值之和不超过 1

二、消毒剂副产物检验方法

现行标准和规范中，饮用水中消毒副产物主要的检测方法包括分光光度法、色谱法（包括顶空气相色谱法、固相微萃取气相色谱法、衍生气相色谱法和离子色谱法）。由于很多消毒副产物含量都是微量和痕量级水平，近年来逐渐发展了色谱—质谱联用检测技术，不断提高目标物的检出限和精密度，也进一步推动了含量更低的新型消毒副产物的发现和深入研究。下面以消毒副产物检测中最常用的气相色谱法和离子色谱法予以示例。

（一）顶空固相微萃取气相色谱法检测 2，4，6－三氯酚和五氯酚

1. 原理。

将被测水样置于密封的顶空瓶中，在 60℃和 pH 值为 2 条件下经一定时间平衡，水中 2，4，6－三氯酚和五氯酚逸至上部空间，并在气液两相中达到动态平衡。此时，2，4，6－三氯酚和五氯酚在气相中的浓度与它在液相中的浓度成正比。气相中 2，4，6－三氯酚和五氯酚用固相聚丙烯酸酯微萃取头萃取一定时间，在气相色谱进样器中解吸进样。以电子捕获检测器测定，外标法定量。根据气相中 2，4，6－三氯酚和五氯酚浓度可计算出水样中 2，4，6－三氯酚和五氯酚的浓度。

2. 检测步骤。

（1）仪器条件：气相色谱仪需配备电子捕获检测器，HP－5 毛细管柱（30m×0.32mm×0.25μm）或同等极性色谱柱。测试仪器条件：①气化室温度，280℃。②柱温（程序升温），40℃（保持 3min），以 10℃/min 升至 120℃，以 15℃/min 升至 240℃（保持 2min）。③检测器温度，300℃。④载气流速，2.0ml/min。

（2）标准曲线绘制：①标准系列的配制，在空气中不含有 2，4，6－三氯酚和五氯酚或干扰物质的实验室，取 6 个 100ml 容量瓶，分别加入已配制好的混合标准溶液 0.0ml，2.0ml，4.0ml，8.0ml，10.0ml，用 1mmol/L 氢氧化钠溶液定容，配制成标准系列溶液。其中 2，4，6－三氯酚的浓度为 0μg/L，10μg/L，20μg/L，30μg/L，40μg/L，50μg/L，五氯酚的浓度为 0μg/L，2μg/L，4μg/L，6μg/L，8μg/L，10μg/L。②标准曲线绘制：吸取 10ml 配制好的标准系列溶液至预先加入 0.5ml 盐酸溶液和 3.6 g 氯化钠的顶空瓶中，立即封盖，置于固相微萃取取样台上，于（60±1）℃平衡 40min。将聚丙烯酸酯萃取头插入顶空瓶内液上空间吸附 12min。取出萃取头插入气相色谱仪进样器，280℃解吸 2.5min，不分流进样测定。以标准系列溶液的浓度对峰高值绘制标准曲线或计算回归方程（$y = bx + a$）。

（3）样品测定：取 10ml 水样至预先加入 0.5ml 盐酸溶液和 3.6g 氯化钠的顶空瓶中，立即封盖。同标准系列溶液进行平衡和固相微萃取检测。同时做平行样。

（4）结果计算：根据标准色谱图中组分的峰保留时间确定被测试样中组分性质。以峰高直接在标准曲线上查出 2，4，6－三氯酚和五氯酚的浓度，即为水中 2，4，6－三氯酚和五氯酚的浓度。或将峰高值代入为回归方程中的 y 值，计算出的 x 值即为水中 2，4，6－三氯酚和五氯酚的浓度。

（二）离子色谱法测定水中溴酸盐（氢氧根系统）

1. 原理。

水样中的溴酸盐和其他阴离子随氢氧化钾（或氢氧化钠）淋洗液进入阴离子交换分离系统（由保护柱和分析柱组成），根据分析柱对各离子的亲和力不同进行分离，已分离的阴离子流经阴离子抑制系统转化成具有高电导率的强酸，而淋洗液则转化成低电导率的水，由电导检测器测量各种阴离子组分的电导率，以保留时间定性，以峰面积或峰高定量。

2. 检测步骤。

（1）仪器条件：离子色谱仪需配备膜抑制型电导检测器（抑制器电流75mA）。阴离子保护柱：IonPac AG19（50mm×4mm）或相当的保护柱；阴离子分析柱：IonPac AS19（250mm×4mm）或相当的分析柱。淋洗液流速为1ml/min，采用梯度淋洗方式：氢氧化钾水溶液10mmol/min保持10min，然后氢氧化钾水溶液35mmol/min淋洗8min，最后用氢氧化钾水溶液10mmol/min平衡10min。

（2）水样采集与保存：用玻璃或塑料采样瓶采集水样，对于用二氧化氯和臭氧消毒的水样需通入惰性气体（如高纯氮气）5min（1.0L/min）以除去二氧化氯和臭氧等活性气体。加氯消毒的水样则可省略此步骤。水样采集后密封，置4℃冰箱保存，需在一周内完成分析。采集水样后若加入乙二胺储备溶液至水样中，使终浓度为50mg/L，密封，摇匀，可置4℃冰箱保存28天。

（3）标准曲线绘制：取6个100ml容量瓶，分别加入溴酸盐标准使用溶液，并用纯水定容到刻度，制备成终浓度为5μg/L，10μg/L，25μg/L，50μg/L，75μg/L，100μg/L的溴酸盐标准系列溶液。此系列标准溶液须当天新配。将标准系列溶液分别进样500μl，以峰高或峰面积（y）对溶液的浓度（x）绘制校准曲线，或计算回归方程。

（4）水样检测：将水样经0.45μm微孔滤膜过滤器过滤后进样500μl。对含有机物的水先经过C18柱过滤后，再经滤膜过滤进样检测。

（5）结果计算：以色谱图上目标物保留定性，以峰高或峰面积直接在标准曲线上查出标准系列浓度，即为水样中溴酸盐浓度。或将峰高（峰面积）值代入为回归方程中的y值，计算出的x值即为水样中溴酸盐的浓度。

第五节　总体性能试验的检验

生活饮用水消毒处理中，除前述介绍的主要消毒方法如氯化消毒、臭氧消毒等，各种新型消毒技术和消毒设备也在不断发展。其中，在已有成熟消毒方法基础上开发出来的氯化消毒投药设备、臭氧发生消毒设备、紫外发生消毒设备等已在大规模生活饮用水生产中得到广泛应用。各种新型消毒技术和消毒设备也在持续开发出现，如氯化和臭氧组合式消毒设备、等离子体消毒技术和设备、电解水消毒技术及设备、超滤消毒设备，等等。先进消毒技术和设备在开发时首先需要保证饮用水消毒的效果，可能带来新的污染或潜在风险，需要进行相应的科学测试和评估，以保证终端饮用水的质量和安全。

一、总体性能试验检验内容

理想的消毒剂和消毒设备应该能够消除饮用水中危害，达到消毒净化的目的，但又不会带来新的污染物或者增加原水中污染物的危害程度。事实上，新的消毒技术或者设备在实现消毒目的的同时，绝大多数都会产生新的危险因素，包括新型消毒副产物、原料或材质本身污染、长期缓慢化学反应产物或者老化产物的释放等。因此，每种消毒剂或者消毒设备在生产使用前都应经过严格的效能评价和安全性评估。根据中国制定的《生活饮用水消毒剂和消毒设备卫生安全评价规范（试行）》，对生活饮用水消毒剂和消毒设备总体性能试验的检验项目见表 26-5-1，要求检验结果应符合现行《生活饮用水卫生标准》（GB 5749—2006）要求。该检验项目清单针对不同类型消毒剂或消毒设备规定了不同的检验内容，除对已知常规检测项目，如重金属、微生物污染、消毒副产物等进行检验外，总体试验还对可能潜在的重金属污染物、有机污染物，甚至可能存在的其他不明污染物，特别是对所有新产品设置了 ICP 鉴定、色谱/质谱鉴定、耗氧量甚至毒理检测等非针对性筛查检测项目，以保证消毒剂和消毒设备的安全性得到全面评估。

表 26-5-1　总体性能试验的检验项目

项目名称	电解法消毒处理器	紫外线消毒处理器	二氧化氯发生器		臭氧发生器	次氯酸钠发生器	消毒剂	新产品
			氯酸盐法	亚氯酸盐法				
色	√	√	√	√	√	√	√	√
浑浊度	√	√	√	√	√	√	√	√
臭和味	√	√	√	√	√	√	√	√
肉眼可见物	√	√	√	√	√	√	√	√
pH 值	√	√	√	√			√	√
铁	√		√	√		√	√	√
锰	√		√	√		√	√	√
砷	√		√	√		√	√	√
镉	√		√	√		√	√	√
铬（六价）	√		√	√		√	√	√
铅	√		√	√		√	√	√
汞	√		√	√		√	√	√
细菌总数	√	√	√	√	√	√	√	√
总大肠菌群	√	√	√	√	√	√	√	√
粪大肠菌群	√	√	√	√	√	√	√	√
游离氯	√		√	△			△	△
紫外线强度		√						△
水中游离余氯	△		√	△			△	△
氯酸盐	△		√	△			△	△
亚氯酸盐	△		√	△			△	△
二氧化氯	△		√	√			△	△
臭氧					√		△	△
溴酸盐	△				√		△	△
甲醛	△				√		△	△
四氯化碳	△						△	△
三氯甲烷	△						△	△
ICP 鉴定	△		△	△		△	△	√
色谱/质谱鉴定	△		△	△		△	△	√

项目名称	电解法消毒处理器	紫外线消毒处理器	二氧化氯发生器		臭氧发生器	次氯酸钠发生器	消毒剂	新产品
			氯酸盐法	亚氯酸盐法				
耗氧量	△						√	△
毒理								√

注：√为必须测定项目；△为如含有，需测定。

二、总体性能试验检验方法

总体性能试验项目检验方法按照《生活饮用水检验规范》执行。其中，微生物学指标检验方法与前述消毒微生物检验技术类似。其余检验项目主要采用感官检测、理化分析技术（重量法、分光光度法、化学滴定法等）、仪器分析技术（气相色谱法、离子色谱法、原子吸收分光光度法、原子荧光分光光度法、示波极谱法等）。ICP鉴定和色谱/质谱鉴定主要是以先进的分析技术对未知的有害物质进行探索性分析和确认，需要根据待分析目标物，细化研究和确认具体的检验方法。毒理项目以细菌基因突变试验、细胞水平染色体畸变以及动物整体毒性试验等主要检测技术为基础，按照毒理学相关检测规范进行。

小　结

饮用水的消毒处理是保障饮用水安全必不可少的措施之一。目前可规模化对生活饮用水生产过程进行消毒处理的方法主要包括：氯化消毒、氯胺消毒、臭氧消毒、二氧化氯消毒、紫外线消毒等。针对饮用水消毒，除关注其杀灭微生物效果外，还要关注消毒剂本身残留以及在消毒过程中可能产生的次生危害，并且需要加强相关指标的检测，掌握和评估消毒危害水平。本章对生活饮用水消毒技术做了概述，介绍了微生物指标、消毒剂指标、消毒副产物指标和总体性能试验的检验。

思考题

1. 总大肠菌群、耐热大肠菌群和大肠埃希菌之间有什么联系？
2. 多管发酵法检测总大肠菌群的原理是什么？
3. 请简述N，N-二乙基对苯二胺（DPD）分光光度法测定游离氯和氯胺的原理。
4. 消毒副产物常用检验方法有哪些？
5. 对消毒剂或消毒相关产品进行总体性能试验的目的是什么？

（刘　祥）

第二十七章　医疗卫生机构消毒检验

医疗卫生机构消毒是预防医院内感染的重要措施之一，而消毒效果的监测是评价其消毒设备运转是否正常、消毒药剂是否有效、消毒方法是否合理、消毒效果是否达标的唯一手段。因此，消毒效果监测在消毒、灭菌工作中必不可少。医疗卫生机构消毒检验主要关注的检测对象是室内空气、物体表面、医务人员手、医疗器械、消毒液、治疗用水、紫外线灯、消毒器械和医院污水等。下面介绍各检测对象的检测方法和注意事项。

第一节　室内空气消毒效果检验

一、标准

室内空气消毒效果检验遵循《医院消毒卫生标准》（GB 15982－2012）、《医院洁净手术部建筑技术规范》（GB 50333－2013）等要求，其微生物监测指标主要包括细菌菌落总数和致病菌检测。

二、方法

根据室内空气是否经过净化处理，可将医疗机构空气分为两类：①洁净手术部及其他洁净场所室内空气；②非洁净房间室内空气。洁净手术部及其他洁净场所室内空气的监测参照《医院洁净手术部建筑技术规范》（GB 50333－2013），样本采集方法主要包括平板暴露法（自然沉降法）和空气采样器法（浮游菌法）。非洁净房间室内空气监测参照《医院消毒卫生标准》（GB 15982－2012）规定采样方法和结果评价标准进行监测，样本采集方法为沉降法。

（一）洁净手术部及其他洁净场所室内空气监测

1. 平板暴露法。

将直径 90mm 的普通营养琼脂平皿放置于各点采样。采样点可布置在地面上或不高于地面 80cm 的任意高度，无菌操作使平皿暴露规定时间后，盖上盖子及时送实验室，置（36±1）℃培养 24h，计算细菌菌落总数。采样布点如图 27－1－1 所示。监测结果按平均每皿的菌落形成单位数报告，单位为 CFU/皿（30min · φ90min）。必要时检测致病微生物（参考本章第十一节）。

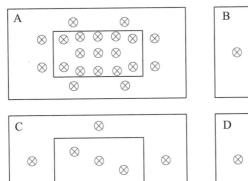
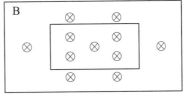
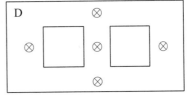

图 27-1-1　洁净手术部空气沉降菌采样布点

A. 特别洁净手术部（Ⅰ级）：局部百级、周围千级，局部百级区布13点（5列，按2、3、3、3、2布置），周围千级区布8点（每边2点）；B. 标准洁净手术部（Ⅱ级）：局部千级、周围万级，局部千级区布5点（双对角布点），周围万级区布6点（长边2点，短边1点）；C. 一般洁净手术部（Ⅲ级）：局部万级、周围十万级，局部万级区布3点（对角布点），周围十万级区布4点（每边1点）；D. 准洁净手术部（Ⅳ）：三十万级洁净环境，布5点（避开送风口，设四角及中央5点）。

2. 空气采样器法。

可采用筛孔撞击式空气微生物采样器（六级）或其他经验证的空气采样器。监测时将空气采样器置于房间中央，离地高度为80~150cm，每次采样时间控制在30min内。室内面积大于10m²者，每增加10m²即增加一个采样点。采样布点如图27-1-2，空气采样器法公式如下：

$$N = \frac{B}{L \times T} \times 1000$$

式中，N 为空气中菌落总数，CFU/m³；B 为采样器各平皿菌落数之和，CFU；L 为采样速率，L/min；T 为采样时间，min。

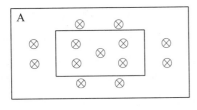
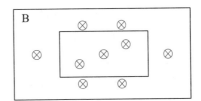
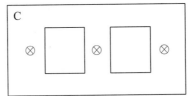

图 27-1-2　洁净手术部浮游菌采样布点

A. 特别洁净手术部（Ⅰ级）：局部百级区布5点（双对角线布点），周围千级区布8点（每边2点）；B. 标准洁净手术部（Ⅱ级）＆一般洁净手术部（Ⅲ级）：手术区布3点（对角线布点），周围区布6点（长边2点，短边1点）；C. 准洁净手术部（Ⅳ）＆分散布置送风口的洁净室：布点数=室内面积平方数$^{0.5}$（避开送风口）。

（二）非洁净房间室内空气监测

1. 沉降法。

将直径90mm的普通营养琼脂平皿放置于各点采样。采样点布置在距地面80~150cm的任意高度，无菌操作使平皿暴露规定时间后，盖上盖子及时送实验室。置（36±1)℃培养48h，计算细菌菌落总数（图27-1-3）。

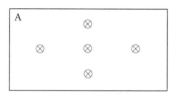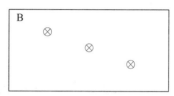

图27-1-3　非洁净房间室内空气沉降菌采样布点

A. 面积超过30m²，设东、西、南、北、中5点（四角布点距墙1m）；B. 面积小于或等于30m²，对角线上布里、中、外3点（里、外两点距墙1m）。

2. 沉降法结果计算依据。

非洁净房间以100cm²的平皿在空气中暴露5min，即相当于10L空气中的细菌数。公式为

$$C_a = \frac{1000}{\dfrac{A}{100} \times T \times \dfrac{10}{5}} \times N = \frac{50000N}{A \times T}$$

式中，C_a为细菌总数，CFU/m³；N为平均菌落数，CFU；A为平板面积，cm²；T为平板暴露时间，min。

三、说明

1. 注意事项。①根据不同情况，采样频率有所不同，详见表27-1-1；②采样在消毒或洁净处理后，进行医疗活动前进行；③监测前关闭门、窗，在无人员走动条件下静止10min后采样；④采样人员需根据现场情况穿戴与洁净区相应的工作服，采样设备在采样前需进行清洁、消毒、干燥并放入待测房自净；⑤实验材料均经过灭菌处理，整个过程无菌操作，设置对照，并做好样本标识和原始记录（应有规范的消毒检验记录或表格，必须记录样本名称、来源、数量、编号、检验指标、方法依据、采样日期、采样者、检验结果、检验者及审核者签字等）；⑥皿盖打开顺序遵循先内后外，头、手不可出现在平皿正上方，要求行走缓慢、放置轻柔，以最大限度降低对空气流动状态的影响；⑦采样量需满足规定的最小采样量要求；⑧采样结束后由外向内合上皿盖，采样前、后平皿均倒扣；⑨自然沉降法不适用于空气中真菌孢子的测定（应使用浮游菌法）。

表27-1-1　空气微生物标本采样情况说明

采样频率	定期采样	随时采样	单次采样
分类	感染高风险部门	怀疑院感暴发与空气污染有关时（同时还需进行目标微生物检测）	①洁净场所新（改）建验收时；②洁净场所更换高效滤膜后

2. 结果判读。根据《医院洁净手术部建筑技术规范》（GB 50333－2013）的规定，洁净手术部及其他洁净场所室内空气的细菌菌落总数等级标准见表27－1－2。非洁净手术部、导管室、非洁净骨髓移植病房、器官移植病房、血液病病区、新生儿室、产房、重症监护病房、烧伤病房空气中细菌菌落总数小于或等于4CFU/皿（15min•Φ90mm）。

表27－1－2　洁净手术部及其他洁净场所室内空气的细菌菌落总数等级标准

等级			I	II	III	IV
洁净手术部等级标准（空态或静态）						
手术室名称			特别洁净手术室	标准洁净手术室	一般洁净手术室	准洁净手术室
细菌最大平均浓度	沉降法 单位：CFU/皿 （30min•φ90mm）	手术区	0.2	0.75	2	6
		周围区	0.4	1.5	4	6
	浮游法 单位：CFU/m³	手术区	5	25	75	—
		周围区	10	50	150	—
空气洁净度级别	手术区		百级	千级	万级	
	周围区		千级	万级	十万级	三十万级
洁净辅助用房等级标准（空态或静态）						
细菌最大平均浓度	沉降法 单位：CFU/皿 （30min•φ90mm）		局部：0.2 周围：0.4	1.5	4	6
	浮游法 单位：CFU/m³		局部：5 周围：10	50	150	—
空气洁净度级别			局部百级 周围千级	万级	十万级	三十万级

注：（1）细菌浓度为直接测定的结果，并非沉降法和浮游法相互换算的结果；（2）I 级的眼科专用手术室周围区可比手术区低2级。

母婴同室、儿科病房、注射室、治疗室、换药室、血液透析室、急诊室、妇产科检查室、各类普通病室、化验室、感染科门诊及其病房的室内空气细菌菌落总数小于或等于4CFU/皿（5min•φ90mm）。

第二节　物体表面消毒效果检验

一、标准

物体表面消毒效果检验遵循《医院消毒卫生标准》（GB 15982－2012）等要求，其微生物监测指标主要包括细菌菌落总数、致病菌检查。

二、方法

将 5.0cm × 5.0cm 无菌采样规格板放在待检物体表面，将 1 支棉拭子在含 0.03mol/L的 PBS 或 0.9%氯化钠溶液（NS）中浸湿，于管壁挤出多余液体，在规格板内横向、纵向各往返涂抹 5 次，并随之均匀转动棉拭子。灭菌剪刀剪去手接触部分，将棉拭子放入装有 10ml 无菌检验用采样液的试管中及时送检。

将采样管漩涡混匀 20s 或于掌心用力振打 80 次，充分振荡采样管，取不同稀释倍数采样液 1.0ml 接种于平皿，设平行样。营养琼脂（体积约 15ml，温度约 45℃）倾注培养，（36±1）℃孵育 48h，菌落计数。菌落计数方法参考 GBT 7918.2－1987，必要时检测致病微生物（参考本章第十一节）。菌落数计算公式如下：

$$C_s = \frac{C_p \times n}{A}$$

式中，C_s 为物体表面菌落数，CFU/cm²；C_p 为平板菌落数，CFU；n 为稀释倍数；A 为采样面积，cm²。

三、说明

1. 注意事项。①根据不同情况，采样频率有所不同，详见表 27－2－1。②采样在消毒处理后，使用前进行。③若被采表面大于或等于 100cm²，连续在不重叠位置采样 4 个规格板面积（100cm²），院感暴发时采样面积不限；若被采表面小于 100cm²，则取全部表面，门把手、热水瓶等不适宜用规格板采样的小型物体表面则采用棉拭子直接涂抹物体表面采样。④采样物体表面有消毒液残留时，采样液应含相应中和剂（参见本章第五节）。⑤样品送检时间小于或等于 6h，若存于 0～4℃，则可延长至 24h 内送检。

表 27－2－1　物体表面微生物标本采样情况说明

采样频率	定期采样	随时采样
分类	感染高风险部门	怀疑院感暴发与物体表面污染有关时 （同时还需进行目标微生物检测）

2. 结果判读。根据《医院消毒卫生标准》（GB 15982－2012）规定，物体表面菌落总数结果判读见表 27－2－2。

表 27－2－2　物体表面菌落总数卫生标准

分类	菌落总数
洁净手术部、其他洁净场所，非洁净手术部（室）、非洁净骨髓移植病房、产房、导管室、新生儿室、器官移植病房、烧伤病房、重症监护病房、血液病病区等Ⅰ、Ⅱ类环境	≤5CFU/cm²
儿科病房、母婴同室、妇产科检查室、人流室、治疗室、注射室、换药室、输血科、消毒供应室、血液透析中心（室）、急诊室、化验室、各类普通病室、感染疾病科门诊及其病房等Ⅲ、Ⅳ类环境	≤10CFU/cm²

第三节 医务人员手消毒效果检验

一、标准

医务人员手消毒效果检验遵循《医院消毒卫生标准》（GB 15982－2012）、《医务人员手卫生规范》（WS/T 313－2009）的要求，其微生物监测指标主要包括细菌菌落总数、致病菌检查。

二、方法

待检者双手五指并拢手心向上，将 1 支棉拭子在无菌采样液（若手上有消毒剂残留，采样液需含有相应中和剂）中浸湿，于管壁挤出多余液体，在双手指曲面从指根到指尖来回擦拭 2 次，擦拭时注意转动棉拭子并防止浸液流失。每只手擦拭面积约为30cm²。采样完毕后，用灭菌剪刀剪去手接触部分，将棉拭子投入原采样液试管中，及时送检。

将采样管漩涡混匀 20s 或于掌心用力振打 80 次，充分振荡采样管，取不同稀释倍数稀释液 1.0ml 接种于平皿，设平行样，营养琼脂（体积约 15ml，温度约 45℃）倾注培养，（36±1）℃孵育 48h，菌落计数。必要时检测致病微生物（参考本章第十一节）。菌落总数计算公式如下：

$$C_h = \frac{C_p \times n}{A}$$

式中，C_h 为手的细菌总数，CFU/cm²；C_p 为平板上菌落平均数，CFU；n 为稀释倍数；A 为采样面积，cm²。

三、说明

1. 注意事项。①根据不同情况，采样频率有所不同，详见表 27－3－1；②采样在卫生手或外科手消毒后与进行诊疗活动、接触患者前进行；③实验材料均经过灭菌处理，整个过程无菌操作，设置对照，并做好标识和原始记录。

表 27－3－1 医务人员手微生物标本采样情况说明

采样频率	定期采样	随时采样
分类	感染高风险部门	怀疑院感暴发与医务人员手卫生有关时（同时还需进行目标微生物检测）

2. 结果判读。根据《医院消毒卫生标准》（GB 15982－2012）规定，医务人员手消毒效果的结果判读见表 27－3－2。

表 27－3－2 医务人员手微生物检验合格标准

分类	细菌菌落总数
卫生手消毒	≤10CFU/cm²

分类	细菌菌落总数
外科手消毒	≤5CFU/cm²

第四节　医疗器材消毒效果检验

一、标准

医疗器材指用于诊断、治疗、护理、支持、替代的器械、器具和物品的总称。依据使用中造成感染的危险程度，分高度危险性医疗器材、中度危险性医疗器材和低度危险性医疗器材（表27-4-1）。医疗器材消毒效果检验主要遵循《医院消毒卫生标准》（GB 15982-2012）的规定，其微生物监测指标主要包括细菌菌落总数、致病菌检查。

表27-4-1　医疗器材分类

医疗器材分类	定义	常见器材
高度危险性医疗器材	进入正常无菌组织、脉管系统或有无菌体液（如血液）流过，一旦被微生物污染将导致极高感染危险的器材	手术器械、穿刺针、腹腔镜、活检钳、牙科手机及其配套器械、心导管、植入物等
中度危险性医疗器材	直接、间接接触黏膜的器材	胃肠道内镜、气管镜、喉镜、体温表（口腔测温表和肛门测温表）、呼吸机管道、麻醉机管道、压舌板、肛门直肠压力测量导管、膈固定环等
低度危险性医疗器材	仅与完整皮肤接触而不与黏膜接触的器材	听诊器、血压计袖带等，病床围栏、床面以及床头柜、被褥，墙面、地面，痰盂（杯）、尿壶和便器等

二、方法

（一）灭菌医疗器材的检查方法

1. 可用破坏性方法取样的医疗器械。诸如一次性输液（血）器、注射器和注射针等可用破坏性方法取样的，按照《中华人民共和国药典》中"无菌检查法"进行。对不能用破坏性方法取样的医疗器材，应在环境洁净度1000级下的局部洁净度100级的单向流空气区域内或隔离系统中，用浸有无菌生理盐水采样液的棉拭子在被检物体表面涂抹，采样取全部表面或不少于100cm²，然后将除去手接触部分的棉拭子进行无菌检查。

2. 牙科手机。需在环境洁净度1000级下的局部洁净度100级的单向流空气区域内或隔离系统中，将每支手机分别置于含20~25ml采样液的无菌大试管（内径25mm）中，液面高度应大于4.0cm，于漩涡混合器上洗涤振荡30s以上，取洗脱液进行无菌检查。

（二）消毒医疗器材的检查方法

1. 可整件放入无菌试管的医疗器械。用洗脱液浸没后振荡 30s 以上，取洗脱液 1.0ml 接种于平皿，将冷至 40~45℃ 的熔化营养琼脂培养基每皿倾注 15~20ml，（36±1）℃恒温箱培养 48h，计算菌落数（CFU/件），必要时分离致病性微生物。

2. 可用破坏性方法取样的医疗器械。在 100 级超净工作台称取 1~10g 样品，放入装有 10ml 采样液的试管内进行洗脱，取洗脱液 1.0ml 接种于平皿，计算菌落数（CFU/g），必要时分离致病性微生物。对不能用破坏性方法取样的医疗器材，在 100 级超净工作台，用浸有无菌生理盐水采样液的棉拭子在被检物体表面涂抹采样，被采表面小于100cm²，取全部表面；被采表面大于或等于100cm²，取100cm²，然后将除去手接触部分的棉拭子进行洗脱，取洗脱液 1.0ml 接种于平皿，将冷至 40~45℃ 的熔化营养琼脂培养基每皿倾注 15～20ml，（36±1）℃ 恒温箱培养 48h，计算菌落数（CFU/cm²），必要时分离致病性微生物。

3. 消毒后内镜。随着侵入性操作增多，内镜成为引起医院感染的主要医疗器材之一。目前，我国主要通过管腔冲洗液对内镜进行微生物监测；而欧盟的内镜微生物监测样本包括管腔冲洗液、内镜外表面、内镜水瓶、终末清洗水。

（1）我国消毒后内镜检查：手消毒后戴上一次性灭菌手套，取清洗消毒后内镜，用注射器抽取 50ml 冲洗液（含相应中和剂，参考本章第五节），从活检口注入冲洗内镜管路，并收集全量冲洗液（可使用蠕动泵），拧紧采样瓶盖，立即送检。将洗脱液充分混匀，取洗脱液 1.0ml 接种于平皿，设平行样，营养琼脂（体积约 15ml，温度约 45℃）倾注培养，（36±1）℃孵育 48h，菌落计数。将剩余洗脱液在无菌条件下采用滤膜（0.45μm）过滤浓缩，将滤膜接种于凝固的营养琼脂平板上（注意不要产生气泡），置（36±1）℃恒温箱培养 48h，计数菌落数。

当滤膜法不可计数时，计算公式如下：

$$C_{pps} = C_m \times 50$$

式中，C_{pps}为每件内镜菌落总数，CFU/件；C_m为两平行平板的平均菌落数，CFU/平皿。

当滤膜法可计数时，计算公式如下：

$$C_{pps} = C_m + C_f$$

式中，C_{pps}为每件内镜菌落总数，CFU/件；C_m为两平行平板的平均菌落数，CFU/平皿；C_f为滤膜上菌落数，CFU/滤膜。

（2）欧盟消毒后内镜检测项目见表 27-4-2。

表 27-4-2　欧盟内镜检测项目

种类	样品采集
管腔冲洗液	包括活检/吸引管道、送水管道、送气管道、附加清洗管道、十二指肠镜升降器线腔。要求每个管腔必须独立监测。冲洗液为 20ml 生理盐水（含或不含相应中和剂）

种类	样品采集
内镜外表面	用生理盐水（含或不含相应中和剂）润湿棉拭子，于管壁挤出多余液体，对内镜远端、阀门、连接升降器分别采样送检
内镜水瓶	分别收集 2×100ml 水样送检
终末清洗水	

三、说明

1. 注意事项。①根据不同情况，采样频率有所不同，详见表 27－4－3。②采样在医疗器材经灭菌或消毒处理后，使用前，存放有效期内采样。③待采样本的表面积小于 100cm² 时，取全部表面；待采样本表面积大于或等于 100cm² 时，取 100cm²。④样品送检时间小于或等于 6 h，若存于 0～4℃，则可延长至 24h 内送检。⑤若消毒因子为化学消毒剂，采样液中应加入相应中和剂。⑥灭菌效果检查应在经洁净度验证的 100 级单向流空气区域（如超净工作台）内进行。⑦实验材料均经过灭菌处理，整个过程无菌操作，设置对照，并做好标识和原始记录。

表 27－4－3　医疗器材微生物标本采样情况说明

采样频率	定期采样	随时采样
分类	一般情况	怀疑院感暴发与医疗器材污染有关时 （同时还需进行目标微生物检测）

2. 结果判读。根据《医院消毒卫生标准》（GB 15982－2012）要求，低、中、高度危险性医疗器材消毒效果结果判读见表 27－4－4，中、欧消毒内镜微生物检验合格标准比较见表 27－4－5。

表 27－4－4　灭菌效果合格标准

分类	细菌菌落总数	致病菌
高度危险性医疗器材	培养期内无菌生长	不得检出
中度危险性医疗器材	≤20CFU/件（CFU/g 或 CFU/100cm²）	不得检出
低度危险性医疗器材	≤200CFU/件（CFU/g 或 CFU/100cm²）	不得检出

表 27－4－5　中、欧消毒内镜微生物检验合格标准

项目分类	细菌菌落总数	致病菌
中国—管腔冲洗液	≤20CFU/件	不得检出
欧盟—管腔冲洗液	<20CFU/件	不得检出
欧盟—内镜外表面	无要求	不得检出
欧盟—内镜水瓶	<20CFU/100ml	不得检出
欧盟—终末清洗水		不得检出

第五节 使用中灭菌剂和消毒剂监测检验

一、标准

使用中灭菌剂和消毒剂监测检验主要遵循《医疗机构消毒技术规范》（GB 15982—2012）的要求，检测指标包括常用消毒液有效成分含量（试纸法）、使用中消毒液染菌量（倾注平板法）等。

二、方法

常用消毒液有效成分含量测定：库存消毒液的有效成分含量依照产品企业标准进行检测；使用中消毒液的有效浓度测定可用上述方法，也可使用经国家卫生行政部门批准的消毒液浓度纸（卡）进行监测。

目前，常用平板倾注法测定使用中消毒液染菌量。步骤如下：手消毒，按六步洗手法规范搓手至干燥。无菌操作取出一次性注射器。用注射器抽取已充分混匀的使用中待检消毒液 1.0ml。消毒试管口，在酒精灯上旋转烧灼试管口。将抽取的消毒剂注入含中和剂的试管中，注意尽量不产生气泡，针头也不要接触试管口。消毒剂注入试管后，再次用酒精灯灼烧试管口及硅胶塞，塞紧，标记后送检。将消毒剂和相应中和剂充分混匀。中和后吸取一定稀释比例的混合液 1.0ml 接种于平皿，设平行样，营养琼脂（体积 15ml，温度 45℃）倾注培养，置（36±1）℃孵育 72h，菌落计数。必要时检测致病微生物（参考本章第十一节），公式为：

$$C_d = C_m \times 10 \times n$$

式中，C_d 为消毒液染菌量，CFU/ml；C_m 为平均菌落数，CFU；n 为稀释倍数。

三、说明

1. 注意事项。①根据不同情况，采样频率有所不同，详见表 27-5-1；②采样时注意消毒液应在有效期内；③正确选择试剂纸条检测浓度；④针对不同消毒液，需选用经中和试验证实有效的中和剂或中和方法（表 27-5-2）；⑤采样后 4h 内进行检测；⑥实验材料均经过灭菌处理，整个过程无菌操作，设置对照，并做好标识和原始记录；⑦菌落计数前，（36±1）℃孵育 72h。

表 27-5-1 消毒液微生物标本采样情况说明

采样频率	定期采样	随时采样
分类	感染高风险部门	怀疑院感暴发与消毒液有关时（同时还需进行目标微生物检测）

表 27-5-2　常用消毒液的相应中和剂

消毒液种类	相应中和剂
醇类、酚类消毒液	普通营养肉汤
含氯消毒液 含碘消毒液 过氧化物消毒液	含 0.1% 硫代硫酸钠中和剂
洗必泰 季铵盐类消毒液	含 0.3% 吐温 80 和 0.3% 卵磷脂中和剂
醛类消毒液	含 0.3% 甘氨酸中和剂
含有表面活性剂的各种复方消毒液	在中和剂中加入吐温 80 至 3% 该消毒液消毒效果检测的中和剂鉴定试验确定的中和剂

2. 结果判读。根据《医院消毒卫生标准》（GB 15982-2012）等要求，使用中消毒液微生物结果判读见表 27-5-3。

表 27-5-3　使用中消毒液微生物检验合格标准

分类	细菌菌落总数（CFU/ml）	致病菌
使用中灭菌消毒液	0	—
使用中皮肤黏膜消毒液	≤10	—
其他使用中消毒液	≤100	不得检出

第六节　治疗用水消毒效果检验

一、标准

治疗用水消毒效果检验遵循《血液透析和相关治疗用水》（YY0572-2015），监测指标主要包括细菌菌落总数、铜绿假单胞菌等嗜温致病菌和内毒素（致热原）的检查。

二、方法

（一）菌落总数测定

用 75% 乙醇对放水口外部和放水口分别进行消毒，每次一根棉拭子。打开采样开关，放水一段时间后，用（无热原）采样瓶直接接水；或采用一次性注射器抽取治疗用水至采样瓶中，拧紧瓶口尽快送检。独立包装治疗用水开封后 24h 内抽取检样，注入采样瓶，盖紧瓶口尽快送检。待检水样应在收集后 30min 内进行检测；或立即置于冷藏条件下，24h 内检测。采用倾注平板法，于（36±1）℃培养 48h 后进行菌落计数，48h 后若为阴性，可继续培养 24h 后再检查。

（二）致病菌测定

致病菌检测参考本章第十一节。

（三）内毒素检查

采用鲎试剂法检查内毒素，方法主要包括凝胶法、动态浊度法、终点浊度法、动态显色法、终点显色法。

1. 凝胶法原理：鲎血液的有核变形细胞含有一种可凝性蛋白，该蛋白可与微量内毒素形成凝胶。凝胶法根据此原理测定血液或其他样品中的微量内毒素。

2. 步骤：取分装有一定浓度 0.1ml 鲎试剂（含可凝性蛋白）溶液的试管 8 支，其中 2 支为阴性对照管，2 支为阳性对照管，2 支为待测样品管，2 支为待测样品阳性对照管。向阴性对照管加入 0.1ml 检查用水；阳性对照管加入 0.1ml 浓度为 2λ 的内毒素溶液；待测样品阳性对照管加入 0.1ml 含 2λ 内毒素的待测样品；待测样品管加入 0.1ml 待测样品。密闭管口，轻柔混匀，试管垂直置于 37℃ 孵育 1h，其间避免任何振动，取出观察结果。

3. 结果判断：将试管缓慢翻转 180°，管内内容物呈凝胶，不变形，且不从管壁滑脱者记为阳性；不呈凝胶或虽生成凝胶但不能保持完整并从管壁滑脱者记为阴性。

4. 对照管的正常结果及异常原因分析：阴性对照管均应为阴性，阳性对照管、待测样品阳性对照管均应为阳性。若阴性对照管为阳性，表明鲎试剂或检查用水或实验器具受到污染；若阳性对照管为阴性，表明鲎试剂或标准内毒素已失效，或鲎试剂的灵敏度及标准内毒素的效价标示不准确，或标准内毒素的稀释有误；若待测样品阳性对照管为阴性，表明反应体系内有抑制反应的干扰因素存在。

三、说明

1. 注意事项。①根据不同情况，采样频率有所不同，详见表 27-6-1；②内毒素采样瓶及实验用品必须确保无外源性内毒素（热源）干扰，常用的方法是在 250℃ 干烤至少 60min，也可采用其他确证不干扰细菌内毒素检查的适宜方法；③内毒素送检过程中一定要保证采样瓶密封；④当使用不同批号的鲎试剂或试验条件发生可能影响检验结果的改变时，应进行鲎试剂灵敏度复核试验，方法参见《中华人民共和国药典》；⑤有些物质可能引起内毒素检查的假阴（阳）性，故首次使用试剂盒时，待测样品需进行干扰实验，方法参见《中华人民共和国药典》。

表 27-6-1 治疗用水微生物标本采样情况说明

采样频率	定期采样	随时采样
分类	各类治疗用水（美国 CDC 推荐每月至少 1 次）	怀疑院感暴发与治疗用水有关时（同时还需进行目标微生物检测）

2. 结果判读。根据《血液透析和相关治疗用水》（YY0572-2015）等要求，治疗用水消毒效果结果判读见表 27-6-2。

表 27-6-2 治疗用水微生物检验合格标准

分类	细菌菌落总数（CFU/ml）	致病菌	内毒素（EU/ml）
口腔治疗用水	≤100	不得检出	—
血液透析反渗水	≤100	不得检出	≤0.25
其他自制治疗用水	根据用途不同分别进行判断		

第七节 紫外线灯消毒效果检验

一、标准

紫外线灯消毒效果检验主要遵循《医院消毒卫生标准》（GB 15982-2012）、《紫外线杀菌灯》（GB 19258-2012）等要求，主要对辐照强度进行检测，方法包括指示卡监测法和辐照计测定法。

二、方法

（一）指示卡监测法

准备指示卡和标尺（标尺测量范围≥1m，一端含紫外线灯挂钩，另一端可安放指示卡）。在待测紫外线灯上挂好标尺，使紫外线灯与指示卡安放点的垂直距离为1m，紫外线灯开启 5min 后，将指示卡置于紫外线灯下垂直距离 1m 处（标尺上），有图案一面朝上，紫外线照射 1min 后，关闭紫外线灯。指示卡正面涂有乳白色光敏色块，色块会根据紫外线照射强度不同而出现不同程度的变紫。将指示卡与标准色块（"灯管强度 $90\mu W/cm^2$" 及 "灯管强度 $70\mu W/cm^2$"）比较，根据指示卡的紫色深浅来判断照射强度。

（二）辐照计测定法

准备辐照计和标尺。标尺准备同前。根据辐照计说明书，准备辐照计，确认显示屏读数为"0"。开启紫外线灯 5min 后，将测定波长为 253.7nm 的紫外线辐照计探头置于待检紫外线灯下垂直距离 1m 的中央处（标尺上），特殊紫外线灯在推荐使用的距离下测定，待辐照计显示数据稳定后，读取所示数值，获得该紫外线灯的辐照度值。

三、说明

1. 注意事项。①测定时需保证电压为（220±5）V，测量房间温度为 20~25℃，相对湿度应小于 60%；②指示卡应获得相关部门的许可批件，并在有效期内使用；③紫外线辐照计应在计量部门检定的有效期内使用；④为避免影响紫外线的照射强度，测试前应先拂去灯管上的灰尘，并用酒精棉球擦拭除去油垢；⑤在紫外线灯下工作时，测试人员勿直视灯管，并穿戴防护眼镜、防护服、手套等，以减少对测试人员的伤害；⑥除了指示卡监测法和辐照计测定法外，还可用"生物监测法"进行紫外线灯消毒效果监测，方法参考"空气消毒效果监测"和"表面消毒效果监测"，此时注意采样液中不加中和剂。

2. 结果判读。根据《医院消毒卫生标准》（GB 15982－2012）、《紫外线杀菌灯》（GB 19258－2012）要求，结果判读见表27-7-1。

表 27-7-1　紫外线灯辐照强度合格标准

分类	辐照强度
30W 普通直管型紫外线灯，新灯管	$\geqslant 70 \mu W/cm^2$
30W 高强度紫外线灯	$\geqslant 180 \mu W/cm^2$
30W 使用中紫外线灯管	$\geqslant 70 \mu W/cm^2$

第八节　消毒器械消毒效果检验

一、标准

消毒器械消毒效果检验遵循《医院消毒卫生标准》（GB 15982－2012）、《消毒技术规范（2002 版）》等，检测项目主要包括杀菌因子强度测定、工作环境有害物浓度（强度）测定。杀菌因子指消毒器械所产生的具有杀菌作用的物理或化学因子。物理因子包括紫外线、微波等。对物理杀菌因子应测定其规定杀菌条件下的强度，如对紫外线杀菌器材测定其辐照度值。化学因子则是由消毒器械产生具有杀菌作用的化学物质，常见有臭氧、环氧己烷等，可测定所产生消毒液中有效成分的浓度。

二、方法

（一）杀菌因子强度或浓度测定

紫外线辐照强度的测定参见本章第七节及《消毒技术规范（2002 版）》相关内容。

其他杀菌因子强度或浓度的测定参照《消毒技术规范（2002 版）》或企业标准规定的方法进行检测。

（二）工作环境有害物浓度（强度）测定

按《消毒技术规范（2002 版）》等相关规定进行检测。

1. 仪器法测定臭氧浓度。操作按仪器使用说明书规定进行。

2. 气相色谱法测环氧己烷浓度。

（1）色谱参考条件与系统适用性试验：色谱柱，2m×4mm 不锈钢柱；固定相，角鲨烷－吐温 80－101 白色硅烷化担体（10：0.5：100）；柱温 60℃；气化室温度 150℃；检测室温度 150℃；载气（N_2）流速 50ml/min。理论塔板数按环氧乙烷峰计算，应不低于 500，环氧乙烷峰与其他杂质峰的分离度应大于 1.5。

（2）标准曲线：用 5ml 注射器取一定量的环氧乙烷纯气（在标准状况下，1.0ml 环氧乙烷气体重 1.965mg），注入 100ml 注射器中，用清洁空气稀释至 100ml，计算环氧乙烷浓度，然后再用 100ml 注射器适当稀释配成环氧乙烷浓度为 0.0025μg/ml、0.005μg/ml、0.01μg/ml、0.05μg/ml 及 0.1μg/ml 的标准气体。分别进样 0.1ml，测量其峰高，以环氧乙烷峰高对其质量（μg）进行线性回归，计算线性回归方程。

（3）样品测定：用大气采样器在现场采集一定量的空气，取 0.1ml 空气样品（记录温度及气压）直接进样，测其峰高，根据线性回归方程计算样品中环氧乙烷含量。

（4）计算公式：

$$X = \frac{m \times 1000}{V_0}$$

$$V_0 = \frac{V \times 273}{273 + t} \times \frac{P}{101.3}$$

式中，X 为样品中环氧乙烷的含量，mg/m³；V 为进样体积，ml；P 为测定样品时的气压，kPa；t 为测定样品时的温度，℃；m 为样品中环氧乙烷的质量，μg；V_0 为换算成标准状况下的样品体积，ml。

三、说明

1. 注意事项。参见本章第七节等相关内容。

2. 结果判读。根据《医院消毒卫生标准》，工作环境中消毒器械产生的有害物浓度（强度）应符合相关规定。产生臭氧的消毒器械工作环境的臭氧浓度应小于 0.16mg/m³；环氧乙烷灭菌器工作环境的环氧乙烷浓度应小于 2 mg/m³。

第九节 污水消毒效果检验

一、标准

污水消毒效果检验遵循《医疗机构水污染物排放标准》（GB 18466－2005），微生物监测指标主要包括粪大肠菌群、沙门菌、志贺菌等。

二、方法

（一）样品采集

准备采样瓶、送样瓶和送检箱，采样人员穿好工作服和防水围裙，戴上一次性手套、帽子。将采样瓶系上长绳，放入污水排出口，取有代表性污水 200ml。将采集到的污水注入送样瓶，防止外溢。将样品瓶放入送检箱尽快送检。在实验室中根据相关标准对粪大肠菌群、沙门菌、志贺菌进行检测。

（二）污水中粪大肠菌群测定

1. 样品处理及初发酵。根据《医疗机构水污染物排放标准》（GB 18466－2005），预计污水样品中粪大肠菌群数估算污水样品接种量。粪大肠菌群数相对较少的接种量一般为10ml、1ml、0.1ml。粪大肠菌群数较多时接种量为1ml、0.1ml、0.01ml或0.1ml、0.01ml、0.001ml等。接种量少于1ml时，水样应制成稀释样品后供发酵试验使用。制作方法：吸取1ml水样，注入盛有9ml灭菌水的试管中，混匀，制成1：10稀释样品。

将样品接种于装有乳糖胆盐培养液的试管（内有小倒管）中，44℃培养24h。污水样品需取三个接种量，每个接种量的样品分别接种于5个试管内，共15个试管。试管内乳糖胆盐培养液的浓度与体积应根据接种量确定。若接种量为10ml，对应的是装有5ml三倍浓度乳糖胆盐培养液的试管；若接种量为1ml，对应的是装有10ml普通浓度乳糖胆盐培养液的试管。

2. 平板分离。初发酵管经24h培养后，将产酸（产气）的试管内培养液分别划线接种于伊红美蓝琼脂（eosin methylene blue agar，EMB）培养基上。置37℃培养18~24h。挑选可疑粪大肠菌群菌落，取半个菌落进行革兰染色和镜检。可疑菌落：①深紫黑色，具有金属光泽的菌落；②紫黑色，不带或略带金属光泽的菌落；③淡紫红色，中心色较深的菌落。

3. 复发酵。挑取的可疑菌落在镜下的形态为革兰阴性无芽胞杆菌，则将另外一半可疑菌落（1~3个）接种于含5ml乳糖蛋白胨培养液（内有小倒管）的试管中，置44℃培养24h。产酸（产气）试管为粪大肠菌群阳性管。根据证实有粪大肠菌群存在的阳性管数，查MPN表获得每升污水中的粪大肠菌群的数量。

（三）致病微生物检测

致病微生物检测参见本章第十一节。

三、说明

1. 注意事项。①根据不同情况，采样频率有所不同，详见表27-9-1；②若样品为经过氯消毒的污水，应在采样后立即用5％硫代硫酸钠溶液充分中和余氯；③实验材料均经过灭菌处理，整个过程无菌操作，设置对照，并做好标识和原始记录。

表 27-9-1　医院污水微生物标本采样情况说明

分类	粪大肠菌群	沙门菌	志贺菌
采样频率	1次/月	1次/3月	1次/6月

2. 结果判读。根据《医疗机构水污染物排放标准》（GB 18466-2005）要求，结果判读见表27-9-2。

表 27-9-2　医院污水微生物检验相关排放标准

分类	总余氯	粪大肠菌群	常见致病微生物
综合性医疗机构接触池出口	3~10mg/L	≤500MPN/L	不得检出
预处理标准	2~8mg/L	≤5000MPN/L	—

第十节　疫点（区）消毒效果检验

一、标准

为保证疫点（区）消毒质量，确保传染病病原体被彻底杀灭，有效阻止其流行传播，采用微生物学指标评价各种消毒措施对疫源地中被污染对象的消毒效果，以作为是否达到消毒合格的依据。

疫点（区）消毒效果检验遵循《疫源地消毒总则》（GB 19193－2015）、《消毒技术规范（2002 版）》，检查对象包括物品表面、排泄物、分泌物、呕吐物、空气、水源水、衣物等。检测项目包括活菌培养计数、相应致病菌与相关指标菌。

二、方法

空气中细菌总数的检测参考本章第二节。

物体表面检测方法参考本章第二节。

医疗机构污水检查参考本章第九节。

致病微生物及其余指标的检测参考本章第十一节及相关标准。

疫源地消毒检验参见本书第三十一章。

三、说明

1. 注意事项。①疫源地消毒效果监测需做好个人防护。严格按照《疫源地消毒总则》及相关制度规范操作，必要时需预防接种；②实验材料均经过灭菌处理，整个过程无菌操作，设置对照，并做好标识和原始记录；③选择经中和试验证实有效的中和剂或中和方法（表 27－5－2）；④消毒前、后样本 4h 内送检；⑤相应致病菌与相关指标菌的分离与鉴定，参见有关传染病诊断、消毒等方面的国家标准和规范，由具备检验能力的专业实验室进行。

2. 结果判读。结果判读见表 27－10－1。

表 27－10－1　疫点（区）消毒效果合格标准

分类	大肠菌群	病原微生物	空气消毒杀菌率
空气消毒后	—	不得检出指示微生物或目标微生物	≥90％
物体表面消毒后	—	—	≥90％
医疗机构污水消毒后	≤500 个/L	不得检出	—
排泄物、分泌物消毒后	—	不得检出病原微生物或目标微生物	—
被病原微生物污染的血液消毒后	—	不得检出指示微生物或目标微生物	—

3. 空气消毒杀菌率计算公式：

$$P_t = \frac{(1-N_t)V_t'}{(1-N_t)V_0'} \times 100\%$$

$$N_t = \frac{V_0 - V_t}{V_0} \times 100\%$$

式中，P_t 为空气消毒杀菌率，%；N_t 为空气中细菌自始至 t 时的洗染消亡（沉降或死亡）率；V_0 为对照组处理前空气含菌量，CFU；V_0' 为试验组处理前空气含菌量，CFU；V_t 为对照组处理后空气含菌量，CFU；V_t' 为试验组处理后空气含菌量，CFU。

第十一节　医疗卫生机构常见微生物检验

一、标准

当怀疑医院感染与某致病菌有关时，需依据具体情况进行相应指标菌的检测。医疗机构常见微生物检验遵循《医院消毒卫生标准》（GB 15982－2012）等标准，检查对象主要包括大肠菌群、沙门菌、乙型溶血性链球菌、铜绿假单胞菌及金黄色葡萄球菌等。检测方法参考相关标准。

二、方法

（一）大肠菌群检验

检测步骤主要参考《食品安全国家标准 食品微生物学检验 大肠菌群计数》（GB4789.3－2010），MPN法实验步骤如下：

1. 样品处理。用生理盐水或磷酸盐缓冲液对 25g（ml）待测样品进行均质化处理，10 倍系列稀释。确保样品 pH 值在 6.5～7.5。

2. 初发酵。选择 3 个连续稀释度，每个稀释度分别接种 3 管月桂基硫酸盐胰蛋白胨（LST）肉汤，每管接种 1.0ml，（36±1）℃孵育（24±2）h，观察发酵管内倒管的气泡产生情况，产气管继续进行复发酵，如未产气则继续培养至（48±2）h，产气管进行复发酵，未产气则为大肠菌群阴性。

3. 复发酵。从产气管中分别取培养物 1 接种环增菌液，接种于煌绿乳糖胆盐肉汤（BGLB）中，（36±1）℃培养（48±2）h，产气管计为大肠菌群阳性管。

4. 结果报告。根据复发酵管数检索 MPN 表，报告每克（毫升）样品中大肠菌群的 MPN 值。

（二）沙门菌检验

检测步骤主要参考《食品安全国家标准 食品微生物学检验 沙门氏菌检验》（GB4789.4－2010）。

1. 直接检查。

（1）显微镜检查：革兰阴性杆菌。

（2）抗原检测：用患者标本或肉汤增菌液（GN、亚硒酸盐增菌肉汤等）进行乳胶凝集实验（商品试剂盒），可快速检出沙门菌和志贺菌。

2. 前增菌。用225ml PBW 对 25g（ml）待测样品进行均质化处理和10倍稀释，振荡均匀。确保样品在中性，或调节 pH 值至 6.8±0.2。需注意冷冻产品解冻时间：45℃以下小于或等于 15min；2～5℃小于或等于 18h。均质样品于 500ml 锥形瓶或均质袋中（36±1）℃孵育8～18h。

3. 增菌。混匀前增菌液，移取 1.0ml 转种于10ml TTB 肉汤，（42±1）℃孵育 18～24h。移取 1.0ml 转种于10ml SC 肉汤，（36±1℃）孵育 18～24h。

4. 分离培养。选择常规肠道鉴别培养基［EMB、麦康凯（MAC）培养基等］、弱选择性培养基［SS、木糖赖氨酸脱氧胆盐（XLD）、HE 培养基等］、强选择性培养基［亚硫酸铋（BS agar）、孔雀绿培养基等］、显色培养基进行分离培养。强选择性培养基仅用于暴发流行时，其中 BS 培养基对伤寒沙门菌有很好的分离效果。孔雀绿培养基对伤寒、副伤寒以外的沙门菌有很好的分离效果。沙门菌在不同培养基上的可疑菌落形态见表 27-11-1。

表 27-11-1　沙门菌在不同培养基上的可疑菌落形态

分类培养基	可疑菌落形态
EMB	无色或不透明琥珀色
MAC	较小，无色透明
SS	不透明或透明、无色或中央为黑色的菌落
XLD	红（多数）色/黄色（少数）菌落，带或不带黑色中心
HE	蓝绿色（多数）/黄色（少数）菌落，菌落中心黑色或几乎全黑色
BS	菌落为黑色有金属光泽、棕褐色或灰色，菌落周围培养基可呈黑色或棕色；少数菌株形成灰绿色的菌落，周围培养基不变
显色培养基	按照沙门氏菌属显色培养基的使用说明进行判定

5. 革兰染色。挑取可疑菌落进行革兰染色，沙门菌镜下为散在排列的革兰阴性无芽胞杆菌。

6. 生化鉴定。挑取可疑菌落进行生化鉴定（表 27-11-2）。沙门菌的基本生化特性为三糖铁琼脂产碱/产酸，或产碱/产酸、产气，H_2S 阳性、动力阳性、鸟氨酸阳性、脲酶阴性、吲哚阴性、VP 阴性。凡临床分离株乳糖阳性、脲酶阳性或吲哚阳性者均排除为沙门菌的可能。

表 27-11-2　伤寒、副伤寒 A 及非伤寒沙门菌生化反应

分类培养基	伤寒	副伤寒	非伤寒
三糖铁	K/A	K/AG	K/AG
H_2S	+W	-/+W	+
吲哚	-	-	-
枸橼酸盐	-	-	+

分类培养基	伤寒	副伤寒	非伤寒
脲酶	−	−	−
赖氨酸	+	−	+
精氨酸	d	(+)	+
鸟氨酸	−	+	+
动力	+	+	+
黏液酸盐	−	−	+
丙二酸盐	−	−	−
酒石酸盐	+	−	+
KCN	−	−	−
葡萄糖	A	AG	AG
乳糖	−	−	−
水杨苷	−	−	−
卫矛醇	−	AG 2d	AG
山梨醇	A	AG	AG
ONPG			

注：K，产碱；A，产酸；AG，产酸产气；＋，90％～100％菌株阳性；（＋），76％～89％菌株阳性；d，26％～75％菌株阳性；＋W，弱阳性；2d，两天后出现阳性；ONPG为邻硝基酚 β−D−半乳糖苷。

7. 血清学分型。按O抗原、Vi抗原、H抗原（第1相和第2相）的顺序进行凝集试验。由于95％以上沙门菌临床分离株属A−F群，故先用多价O抗血清（A−F）进行分群。若待测菌株与多价O抗血清凝集，再用代表每个O血清群的单价因子定群，之后再用H抗血清检查第1相和第2相H抗原。若待测菌株与多价O抗血清不凝集，考虑沙门菌表面可能因表面存在Vi抗原阻碍凝集，可将菌液浓缩后煮沸15～30min以破坏Vi抗原，冷却后重复凝集试验。此时若仍不凝集（O多价不能、Vi抗原阴性）则不考虑为沙门菌。若H抗原仅出现第1相或第2相，需用位相分离法诱导出另一相后再进行凝集试验。最后，综合O、H及Vi抗血清检查结果判断沙门菌血清型。

8. 其他实验。①Vi噬菌体分型：标准的Vi噬菌体可分为33型，主要用于流行病学调查和传染源追踪。②抗体检测（肥达试验）：可辅助诊断伤寒、副伤寒A、B、C引起的感染。

9. 结果报告。初步反应疑似沙门菌的菌株必须经过全面生化反应证实和血清学分型后方可出具结果，报告25g（ml）样品中检出或未检出沙门菌。

（三）乙型溶血性链球菌检验

检测步骤主要参考《食品安全国家标准 食品微生物学检验 β 型溶血性链球菌检验》

（GB4789.11－2014）。

1. 直接检查。标本涂片、革兰染色，显微镜下查见革兰阳性、呈链状排列的球菌，则有重要临床价值，可初步报告"查见类似于链球菌属的革兰阳性球菌"，并进一步分离鉴定予以证实。除此以外，还可通过核酸检测、抗原检测等手段，快速对链球菌进行筛查。

2. 增菌。用 mTSB 对 25g（ml）待测样品进行均质化处理和 10 倍稀释，振荡均匀。稀释样品置（36±1）℃培养 18～24h。

3. 分离培养。选择哥伦比亚 CNA 血平板进行划线分离。（36±1）℃厌氧培养 18～24h，若发现直径 2～3mm 的圆形灰白、半透、表面光滑、中心突起、边缘整齐，并产生 β 型溶血的菌落即为溶血性链球菌在该平板上的典型菌落形态。

4. 纯化培养。取 5 个（若少于 5 个则全选）可疑菌落分别接种于 TSB 增菌液和哥伦比亚 CNA 血平板，（36±1）℃培养 18～24h。

5. 革兰染色。挑取可疑菌落染色镜检，菌落周围出现 β 型溶血性且镜检为短链状排列的革兰阳性球菌即符合目的菌的镜下形态特征。

6. 生化鉴定。取可疑菌落做如下生化试验，如触酶阴性、链激酶试验（选做项目）阳性即为乙型溶血性链球菌。①触酶试验：挑取可疑菌落于洁净的载玻片上，滴加适量 3% 过氧化氢溶液，立即产生气泡者为阳性。β 型溶血性链球菌触酶为阴性。②链激酶试验：吸取草酸钾血浆 0.2ml（0.02g 草酸钾加 5ml 人血浆混匀，经离心沉淀，吸取上清）加入 0.8ml 灭菌生理盐水中混匀，再加入经（36±1）℃培养 18～24h 的可疑菌的 TSB 培养液 0.5ml 和 0.25% 氯化钙溶液 0.25ml，混匀，置于（36±1）℃水浴 10min，血浆混合物自行凝固（凝固程度至试管倒置，内容物不流动）。继续移入原孵箱观察 24h，凝固块重新完全溶解为阳性，24h 不溶解为阴性，β 型溶血性链球菌为阳性。③其他检验：采用生化鉴定试剂盒或生化鉴定卡对可疑菌落进行鉴定。

7. 结果报告。综合以上试验结果，报告每 25g（ml）检样中检出或未检出溶血性链球菌。

（四）铜绿假单胞菌检验

检测步骤主要参考《化妆品微生物标准检验方法绿脓杆菌》（GB/T 7918.4－1987）、《化妆品安全技术规范（2015 版）》。

1. 直接检查。主要包括涂片检查（革兰染色）、抗原检测、核酸检测。

2. 增菌。取 1∶10 样品稀释液 10ml 加入 90ml SCDLP 液体培养基中，置 37℃培养 18～24h，如有绿脓杆菌生长，培养液表面多有一层薄菌膜，在样品底色干扰不大的情况下，培养液常呈黄绿色或蓝绿色。

3. 分离培养。铜绿假单胞菌营养要求不高，普通培养基上长势良好；专属需氧，少量菌株能在兼性厌氧条件下生长；生长温度范围为 25～42℃，4℃不生长（与荧光假单胞菌相区别）。选择强选择性培养基（十六烷三甲基溴化铵平板等）、弱选择性培养基（乙酰胺培养基等）、其他临床常用培养基（血平板、MAC、SS 等）、显色培养基进行分离培养。

十六烷三甲基溴化铵培养基选择性强，大肠埃希菌不能生长，革兰氏阳性菌生长较差。凡绿脓杆菌在此培养基上，其菌落扁平无定型，向周边扩散或略有蔓延（泼水样生长），表面湿润，菌落呈灰白色，菌落周围培养基常扩散有水溶性色素。因铜绿假单胞菌含乙酰胺酶，可在乙酰胺培养基（弱选择性）分解乙酰胺产碱使培养基中的酚红由橙红变红，使菌落周围培养基变红。此外，铜绿假单胞菌在血平板上菌落周围有溶血环；在 MAC 平板上形成中心为棕绿色的无光泽微小半透明菌落；在 SS 琼脂培养基上可形成类似沙门菌的菌落。

4. 革兰染色。挑取可疑的菌落，革兰染色，镜检为革兰阴性杆菌者进行生化鉴定。

5. 生化鉴定。铜绿假单胞菌氧化分解葡萄糖、氧化酶阳性、大部分产绿脓菌素（临床分离株 80％～90％产绿脓菌素或荧光素）、液化明胶、还原硝酸盐产氮气、吲哚阴性等。

6. 结果报告。若上述实验证实样品中所含细菌为革兰阴性杆菌，氧化酶及绿脓菌素试验皆为阳性者，即可报告被检样品中检出绿脓杆菌。如绿脓菌素试验阴性而液化明胶、硝酸盐还原产气和 42℃ 生长试验三者皆为阳性时，仍可报告被检样品中检出绿脓杆菌。

（五）金黄色葡萄球菌检验

检测步骤主要参考《化妆品微生物标准检验方法金黄色葡萄球菌》 （GB/T 7918.5－1987）、《化妆品安全技术规范（2015 版）》。

1. 直接检查。主要包括涂片检查（革兰染色）、抗原检测、核酸检测。脓液等标本可直接在血平板上作划线分离；有污染的标本需在甘露醇高盐平板等选择性强的平板上分离。通过革兰染色观察细菌的染色性、形态、排列。若见革兰阳性球菌呈葡萄样排列则有重要临床价值，可初步报告"查见类似于葡萄球菌属的革兰阳性球菌"，并进一步分离鉴定予以证实。除此以外，还常通过 PCR 等核酸检测手段，以及乳胶凝集试验等抗原检测手段，快速对金黄色葡萄球菌进行筛查。

2. 增菌。取一定量 1∶10 样品稀释液，接种到 90ml SCDLP 液体培养基或 7.5％ 氯化钠肉汤增菌培养基中，于（36±1）℃增菌 24h 分离培养。

3. 分离培养。选择强选择性培养基［贝尔德－帕克琼脂平板（Baird Parker agar plate）等］、弱选择性培养基（甘露醇高盐平板等）、血平板进行分离培养。

贝尔德－帕克琼脂平板选择性强，该平板中的氯化锂可抑制革兰阴性菌生长，丙酮酸钠可刺激金黄色葡萄球菌生长，以提高检出率。金黄色葡萄球菌在 Baird Parker 培养基上，其典型菌落形态为圆形、光滑凸起、湿润，直径为 2～3mm，颜色呈灰色到黑色，边缘为淡色，周围为一浑浊带，在其外层有一透明圈。用接种针接触菌落似有奶油树胶的硬度，偶然会遇到非脂肪溶解的类似菌落，但无浑浊带及透明圈。

因金黄色葡萄球菌含多种毒素，可溶解红细胞在血平板上的菌落周围形成透明溶血环。其典型菌落形态为金黄色，圆形凸起，表面光滑，周围有透明溶血圈。

4. 革兰染色。挑取可疑菌落，作涂片染色，镜下可见革兰阳性、成葡萄状排列的球菌。

5. 生化鉴定。金黄色葡萄球菌在触酶、甘露醇发酵、耐热核酸酶、血浆凝固酶的生化反应中均为阳性。

（1）甘露醇发酵试验：取上述可疑菌落接种于甘露醇培养基，于（36±1）℃培养24h，发酵甘露醇产酸者为阳性。

（2）血浆凝固试验：①玻片法，洁净玻片一端滴一滴灭菌生理盐水，另一端滴一滴血浆，用白金耳接种环挑取菌落分别与生理盐水和血浆混匀，5min内观察有无固体颗粒状物，若血浆出现凝块，生理盐水均匀浑浊为阳性，两者均浑浊为阴性。②试管法，取灭菌 3.8％柠檬酸钠溶液，1 份加兔（人）血浆 4 份，混匀，离心，制备血浆。吸取1∶4 新鲜血浆0.5ml，放在灭菌小试管中，再加入等量待检菌 24h 肉汤培养物，混匀后放入（36±1）℃孵箱中，同时以已知血浆凝固酶阳性和阴性菌肉汤培养物作对照，每30s 观察一次，6h 内出现凝块者为阳性。

6. 肠毒素检测。可通过核酸检测（PCR）、免疫学分析方法（ELISA）、生物学试验（幼猫实验）进行肠毒素测定。

7. 结果报告。凡在上述选择平板上有可疑菌落生长，经染色镜检，观察到呈葡萄状排列的革兰阳性球菌，并能发酵甘露醇产酸，血浆凝固酶试验阳性者，可报告被检样品检出金黄色葡萄球菌。

三、说明

1. 注意事项。①采样在消毒或灭菌处理后，使用前进行。②致病菌检测需根据暴发流行病学特征、疾病类型、病情和病程的不同而采集不同标本，如医院手术室空气，病区物体表面，患者脓液、脑脊液、血液、粪便等。因金黄色葡萄球菌在环境中分布广泛，临床采样时应避免病灶周围正常菌群的污染。③实验材料均经过灭菌处理，整个过程无菌操作，设置对照，并做好标识和原始记录。④采样有消毒液残留时，采样液应含相应中和剂（参见本章第五节）。

2. 结果判读。根据《医院消毒卫生标准》（GB 15982－2012）规定，沙门菌、乙型溶血性链球菌、铜绿假单胞菌、金黄色葡萄球菌等致病菌均不得检出。

上述沙门菌、溶血性链球菌、铜绿假单胞菌、金黄色葡萄球菌等致病菌的检验流程可归纳为图 27－11－1。

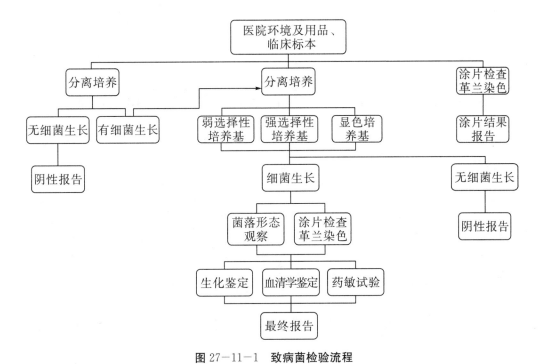

图 27-11-1 致病菌检验流程

小 结

本章对医疗卫生机构消毒检验各对象的检测方法和卫生标准进行归纳。检测对象包括空气、物体表面、医务人员手、医疗器械、消毒液、治疗用水、紫外线灯、消毒器械、医院污水等。采样方法根据样本特点有所不同，主要包括棉拭子涂抹采样、暴露法采样、仪器采样、注射器采样、采样瓶采样等。检测指标主要包括细菌菌落总数、致病菌检查等。

思考题

1. 医疗机构空气微生物污染的监测方法主要有哪些？
2. 简述物体表面微生物检查中对采样面积的要求。
3. 简述医务人员手分类及微生物检验合格标准。
4. 简述常用消毒液的相应中和剂及其在医疗卫生机构消毒检验中的应用。
5. 简述治疗用水内毒素测定试验中对照的设置及意义。
6. 简述在进行紫外线灯辐照强度检测时的注意事项。
7. 用于消毒器械杀菌的常见杀菌因子包括哪些？简述一种杀菌因子的检测方法。
8. 疫点（区）消毒效果检测时，检验人员如何做好自身防护？
9. 医疗机构常见微生物检验项目包括哪些？简述致病微生物检验流程。

（左浩江 叶 倩）

第二十八章 托幼机构和学校消毒检验

托幼机构、中小学校和高等院校等，是不同年龄阶段学生学习和生活的特殊场所，学生在集体生活条件下密切接触，食品、健康相关产品和环境对他们的健康影响很大，如果疏于管理则易引起疾病的传播和流行。所以学校的消毒工作对改善学校卫生环境、确保食品和饮用水安全、预防传染病和学生常见病等具有重要作用，是公共卫生领域的一项重要工作。而消毒检验工作正是监测消毒工作成效的关键。

第一节 托幼机构和学校消毒卫生要求与检验指标

一、托幼机构的消毒卫生要求

依据我国《托幼机构消毒卫生规范》（DB32/T 776-2015）要求：

1. 托幼机构内环境整洁，并有绿化、防尘措施，有一定面积的绿化场地和室外活动场所，应做到无积水、无垃圾、无蚊蝇孳生地和无鼠害。

2. 活动室、教室和寝室等场所应有纱窗和纱门等设施，防止苍蝇、蚊子等有害生物侵入和隐匿。幼儿被褥应单独叠放，不得混杂堆叠在一起。室内保持空气流通，每日至少开窗通风2次，每次10~15分钟，在不适宜开窗通风时，每日应当采取其他方法对室内空气消毒2次。餐桌、床围栏、门把手、水龙头等物体表面每天清水擦拭，地面湿式打扫，保持清洁，并参照《托儿所幼儿园卫生保健工作规范》定期进行预防性消毒，传染病流行季节，每日消毒至少一次。

3. 托幼机构的食堂（营养室、厨房）必须取得国家食品药品监督管理总局发放的食品安全资质。厨房应有完好纱门、纱窗，配有冷藏设备以及消毒、盥洗、污水排放、存放垃圾和封闭废弃物的设施。备餐间不得装有自来水和下水道。砧板每天用完后涮洗干净，再用沸水烫一遍，晾干。生、熟食砧板、刀具分开，必要时用消毒剂浸泡消毒。

4. 餐具、饮具和盛放直接入口食品的容器，使用前必须洗净、消毒，严格执行一洗、二清、三消毒、四保洁制度，符合《食（饮）具消毒卫生标准》（GB 14934-2016）相关要求。

5. 提供的饮用水应符合《食品安全国家标准 消毒餐（饮）具》（GB5749-2006）国家相关标准要求。

6. 卫生间采用水冲式便池，便器每日消毒；接触皮肤部位要及时消毒。突发肠道疾病患儿应及时就诊，及时消毒。

7. 儿童接触的用具、玩具应每周至少进行一次清洗消毒，传染病流行季节每日一次。

8. 建立严格的卫生制度，如晨检检查制度和全日观察制度、儿童健康检查制度和消毒隔离制度，并建立登记制度；体温表、压舌板等每次用完之后清洗消毒。

9. 工作人员应身体健康，每年健康体检一次，取得健康证方可上岗。工作人员应注重个人卫生。做到勤理发、勤洗澡、勤剪指甲、勤换洗衣服。工作服要勤洗勤换，定期消毒。保教人员上岗前应接受卫生防病消毒知识培训，合格后方可上岗，掌握消毒药械的使用方法。

10. 使用的消毒药械必须符合国家相关规定要求，有专人保管，存放安全，标识醒目，并在有效期内正确使用。

11. 出现传染病疫情时，应依据《疫源地消毒总则》（GB 19193）做好随时消毒和终末消毒。消毒的重点应与传染病传播途径相一致。肠道传染病应加强物体表面、手、餐具和饮用水消毒，呼吸道传染病应加强室内空气、手和物体表面等消毒。

二、中小学校及高等院校的消毒卫生要求

1. 我国《学校卫生工作条例》规定：普通高等学校、中等专业学校、技工学校和规模较大的农业中学、职业中学、普通中小学，可以设立卫生管理机构，管理学校的卫生工作。普通高等学校设校医院或者卫生科。校医院应当设保健科（室），负责师生的卫生保健工作。各级卫生行政部门对学校内影响学生健康的学习、生活、劳动、环境、食品等方面的卫生和传染病防治工作实行卫生监督，各级疾病预防控制机构应对学校卫生工作实施监测，以改善学校环境和教学卫生条件。

2. 我国《学校卫生综合评价》规定：学校的卫生监测主要包括学校食品安全（食饮具消毒）、生活饮用水卫生、教室环境卫生、生活环境卫生和公共场所卫生。学校食品安全中餐（饮）具消毒监测，应按照《食品安全国家标准 消毒餐（饮）具》（GB 14934－1994）的规定，对食（饮）具消毒的感官指标、理化指标、细菌指标进行监测；根据《中小学校传染病预防控制工作管理规范》（GB 28932－2012），学校应按照《生活饮用水卫生标准》（GB5749－2006）和《中小学校教室换气卫生标准》（GB/T 17226－1998）等有关标准的规定保障学生的饮食、饮用水安全，提供安全、卫生的环境设施，消除鼠害和蚊、蝇、蟑等病媒生物的危害。

3. 根据中国的《关于开展中小学校卫生监督监测试点工作的通知》，在北京、辽宁、上海等7个省（区、市）开展中小学校卫生监督监测试点工作。根据中国的《学校卫生监督工作规范》和《关于开展中小学校卫生监督监测试点工作的通知》要求，各省（区、市）结合实际情况，开展中小学校教学和生活环境、传染病防控、饮用水等卫生监督工作，监督频次原则上每年不少于2次，生活饮用水等九个监测项目的监测频次每年不少于1次。涉及消毒学检验的内容主要有餐（饮）具、生活饮用水、游泳场馆和浴室等消毒。

三、消毒监测的检验指标

（一）托幼机构的消毒卫生标准

目前，国家尚未出台有关托幼机构和学校消毒方面统一的卫生标准，各省市有各自

的有关托幼机构的消毒质量监测方案。目前，按照江苏省疾病预防控制中心发布的地方标准《托幼机构消毒卫生规范》（DB32/T776－2015），托幼机构的消毒监测指标及卫生标准应符合表28－1－1规定。

表28－1－1　托幼机构的消毒监测指标及卫生标准

对象	项目		指标
室内空气	细菌菌落总数	动态	≤16CFU/（Ⅲ·5min）
		静态	≤4CFU/（Ⅲ·5min）
物体表面	细菌菌落总数（CFU/cm²）		≤10
工作人员手表面	细菌菌落总数（CFU/cm²）		≤10
餐（饮）具	大肠菌群		不得检出
	致病菌		不得检出

（二）中小学校的消毒监测指标

依据卫生部、教育部《中小学校卫生监督监测试点工作方案》，试点学校卫生监测评价表中对于各检测指标的卫生要求：生活饮用水的余氯、细菌总数、总大肠菌群、浊度、pH值、色度、肉眼可见物、嗅味及其他指标等应符合国家相关标准要求；浴池池水浊度小于或等于30度；游泳池水细菌总数小于或等于1000个/ml、大肠菌群小于或等于18CFU/L、浑浊度小于或等于5度、余氯0.3～0.5mg/L、空气细菌总数（撞击法）小于或等于4000CFU/m³等。

1.《生活饮用水卫生标准》（GB/T5749－2006）中生活饮用水水质常规指标及限值应符合表28－1－2中的要求。

表28－1－2　生活饮用水水质常规指标及限值

指标	限值
1. 微生物指标	
总大肠菌群（MPN/100ml 或 CFU/100ml）	不得检出
菌落总数（CFU/ml）	100
2. 感官性状和一般化学指标	
色度（铂钴色度单位）	15
浑浊度（NTU－散射浊度单位）	1
臭和味	无异臭、异味
肉眼可见物	无
pH值	不小于6.5且不大于8.5

2. 集中式供水出厂水中消毒剂限值、出厂水和管网末梢水水中消毒剂余氯量均应符合《生活饮用水卫生标准》（GB/T5749－2006）的具体要求。

第二节　托幼机构消毒检验

采样后应尽快对样品进行相应指标检测，送检时间不得超过 4h，若样品保存于 0～4℃时，送检时间不得超过 24h。

一、室内空气

1. 采样。采样时间分动态或静态。静态选择消毒处理后与进行保教活动前采样；动态即在正常保教活动中采样。若室内面积不超过 30m²，在一条对角线上设里、中、外 3 点，里、外点位置距墙 1m；若室内面积超过 30m²，设东、西、南、北、中 5 点，周围四点距墙 1m。

平板沉降法采样：将营养琼脂平板（直径为 9cm）置于采样点 50～80cm 高度，打开平板盖，使平板在空气中暴露 5min，盖上平板盖。

2. 细菌培养。将采样平板置于 37℃培养 48h，观察结果，计算平板上细菌菌落数。

3. 结果计算。按平均每皿的菌落数报告 CFU（皿·暴露时间）。

二、物体表面

1. 采样。将经灭菌的内径为 5cm×5cm 的无菌规格板放在被检物体表面，用一浸有无菌磷酸盐缓冲液（0.03mol/L，pH=7.2～7.4）的棉拭子在其内涂擦 5 次，并随之转动棉拭子，连续采样 4 个规格板面积，共采集 100cm²，然后剪去手接触部分，将棉拭子放入 10ml 磷酸盐缓冲液采样管内送检。如果物体表面使用消毒剂消毒，采样液中需要加入合适的中和剂。

2. 检验方法。将每支采样管振打 80 次，取 1ml 样液接种于无菌平皿内，如污染严重，可进行适当稀释后接种，每个样本平行接种两个平皿，倾注营养琼脂，摇匀并冷却后置 37℃培养 48h，计算平板上细菌菌落总数。

3. 按下式结果计算。

$$C_s = \frac{C_m \times n}{A}$$

式中，C_s 为物体表面细菌菌落总数，CFU/cm²；C_m 为平板上平均细菌菌落数，CFU；n 为采样液稀释倍数；A 为采样面积，cm²。

三、工作人员手

1. 采样。被检人在从事幼教工作前，双手五指并拢，用一浸有无菌磷酸盐缓冲液的棉拭子在双手指曲面，从指根到指端来回涂擦 2 次（一只手涂擦面积约 30cm²），然后剪去手接触部分，将棉拭子放入含 10ml 无菌磷酸盐缓冲液的采样管内送检。如果手使用消毒剂消毒，采样液中需要加入合适的中和剂。

2. 检验方法。将每支采样管振打 80 次，取 1ml 样液接种于无菌平皿内，如污染严重，可进行适当稀释后接种，每个样本平行接种于两个平皿，倾注营养琼脂，摇匀并冷却后置 37℃培养 48h，计算平板上细菌菌落总数。

3. 结果计算。

$$C_h = \frac{C_m \times n}{2 \times 30}$$

式中，C_h 为每只手表面细菌菌落总数，CFU/cm²；C_m 为平板上平均细菌菌落数，CFU；n 为采样液稀释倍数。

四、餐（饮）具

按《食品安全国家标准 消毒餐（饮）具》（GB 14934—2016）的规定执行。

（一）发酵法

1. 采样。①筷子：以 5 根为一件样品。将 5 根筷子的下段（进口端）5cm 处（长 5cm×周长 2cm×5 根，50cm²），置 10ml 灭菌生理盐水大试管中，充分振荡 20 次后，移出筷子。视具体情况，5 根筷子可分别振荡。或用无菌生理盐水湿润棉拭子，分别在 5 根筷子的下段（进口端）5cm 处表面范围均匀涂抹 3 次后，用灭菌剪刀剪去棉拭子与手接触的部分，将棉拭子置相应的液体培养基内。②其他餐（饮）具：以 1ml 无菌生理盐水湿润 10 张 2.0cm×2.5cm（5cm²）灭菌滤纸片（总面积为 50cm²）。选择餐（饮）具通常与食物接触的内壁表面或与口唇接触处，每件样品分别贴上 10 张湿润的灭菌滤纸片。30s 后取下，置相应的液体培养基内。或用无菌生理盐水湿润棉拭子，在 2 个 25cm²（5cm×5cm）面积范围来回均匀涂抹整个方格 3 次后，用灭菌剪刀剪去棉拭子与手接触的部分，将棉拭子置相应的液体培养基内。4h 内送检。

2. 检测方法。按《食品安全国家标准食品微生物学检验总则》（GB 4789.1~28）执行。

（二）纸片法

食（饮）具消毒采用专用的大肠菌群快速检验纸片。

1. 采样。①筷子：以 5 根筷子为一件样品，用无菌生理盐水湿润大肠菌群快速检验用纸片后，立即将筷子下段（进口端）（约 5cm）涂抹纸片，每件样品涂抹两张快速检验纸片。置无菌塑料袋内。②其他餐（饮）具：用无菌生理盐水湿润大肠菌群快速检验用纸片后，立即贴于餐（饮）具通常与食物或口唇接触的内壁表面或与口唇接触处，每件贴两张快速检验纸片，30s 后取下，置无菌塑料袋内。

2. 检验方法。将已采样的纸片置（36±1）℃培养 16~18h，观察结果。

参见本书食品消毒学检验章。

第三节　中小学校及高等院校消毒检验

一、生活饮用水的消毒监测

（一）水样容器的选择原则

应根据待测组分特性选择合适的容器，不能引起新的玷污；容器壁不应吸收或吸附某些待测组分，不与待测组分发生反应；能严密封口，且易于开启；对于无机物、金属和放射性元素测定水样应使用有机材质的采样容器，如聚乙烯塑料容器等；对于有机物和微生物学指标测定水样应使用玻璃材质的容器，该类材质容易清洗，并可反复使用。

（二）生活饮用水中的细菌总数、总大肠菌群

1. 测定微生物指标采样容器。

经160℃干热灭菌2h的微生物采样容器，必须在两周内使用，否则应重新灭菌。经121℃高压蒸气灭菌15min的微生物采样容器，如不立即使用，应于60℃将瓶内冷凝水烘干，两周内使用。细菌监测项目采样时不能用水样冲洗采样容器，不能采混合水样，应单独采样后2h内送实验室分析。

2. 水样采集。

（1）水源水：①采样点通常应选择在汲水处。②采集自喷的泉水，可在涌口处直接采样；采集不自喷的泉水，应将停滞在抽水管中的水汲出，待新水更替后再进行采样。③采集井水时应在充分抽汲后（存水的2倍以上）进行，以保证水样的代表性。

（2）出厂水：采样点应设在出厂进入输送管道之前，取样时先打开水龙头放水3~5min，新水更替后再进行采样。

（3）末梢水：采样点应设在管网（用户），取样时先打开水龙头放水3~5min，冲洗管道附着物，排除沉积物，待新水更替后采样。

（4）二次供水：包括水箱或蓄水池的进水、出水、供水末梢水。

3. 采集供微生物检测的水样的注意事项。

（1）佩戴手套、口罩，必须无菌操作，先用医用酒精或酒精喷灯对取样口进行消毒，然后将水龙头完全打开，放水5~10min，以放去管道内的储水后再采样；用灭菌瓶直接采集，不得用水样涮洗采样瓶，采样时握住瓶子下部，避免手指和其他物品对瓶口的沾污。

（2）采集供微生物检测加氯消毒的水样时，为了除去余氯，在灭菌前向容器里加入硫代硫酸钠以还原余氯（每125ml水样加10g/L的硫代硫酸钠0.1ml）。

4. 细菌总数、总大肠菌群的检测。参照《生活饮用水卫生标准检验方法》（GB/T5750.12—2006）的具体要求。

（三）生活饮用水中的余氯

1. 采样。采样后现场立即测定。

2. 现场测定。余氯是指水经加氯消毒，接触一定时间后，余留在水中的氯。余氯有三种形式：游离余氯，包括 $HOCl$ 及 OCl^- 等；化合余氯，包括 NH_2Cl，$NHCl_2$，以及其他氯胺类化合物；总余氯，包括 $HOCl$、NH_2Cl、$NHCl_2$ 等。自来水出水余氯指的是游离性余氯，可使用余氯测定仪进行检测。

3. 实验室检测。参照《生活饮用水卫生标准》（GB/T5749.11－2006）的具体要求。

（四）生活饮用水中的浊度、pH 值、色度、肉眼可见物、嗅味及当地规定的其他指标等

参考《生活饮用水卫生标准》（GB/T5749－2006）的具体要求。

二、游泳池水的消毒监测

1. 细菌总数。参考《游泳池水微生物检验方法 细菌总数测定》（GB/T 18204.9－2000）。

2. 大肠菌群。参考《游泳池水微生物检验方法 大肠菌群测定》（GB/T 18204.10－2000）。

3. 浑浊度。参考《生活饮用水卫生标准》（GB/T5749－2006）。

小 结

本章介绍了托幼机构、中小学校及高等院校的消毒卫生要求，托幼机构的消毒卫生标准，中小学校的消毒监测指标。重点介绍了托幼机构的消毒检验，包括室内空气、物体表面、工作人员手和食（饮）具等；对中小学及高等院校的消毒检验，如生活饮用水的消毒监测和游泳池水的消毒监测等也作了简单介绍。

思考题

1. 简述托幼机构的消毒监测指标及卫生标准。
2. 简述托幼机构工作人员的消毒监测方法。
3. 中小学校及高等院校中生活饮用水消毒监测指标有哪些？
4. 简述托幼机构食（饮）具消毒卫生标准及其检验方法。

（陈昭斌 孙华杰 陈 倩）

第二十九章　公共场所消毒检验

第一节　集中空调通风系统清洗、消毒效果概述

一、术语和定义

1. 集中空调通风系统，为使房间或封闭空间空气温度、湿度、洁净度和气流速度等参数达到设定要求，而对空气进行集中处理、输送、分配的所有设备、管道及附件、仪器仪表的总和。

2. 集中空调通风系统清洗，采用某些技术或方法清除空调风管、风口、空气处理单元和其他部件内与输送空气相接触表面以及空调冷却水塔内积聚的颗粒物、微生物。

3. 集中空调通风系统消毒，采用物理或化学方法杀灭空调风管、冷却塔、表冷器、风口、空气处理单元和其他部件内与输送空气相接触表面以及冷却水、冷凝水、积尘中的致病微生物。

4. 专用清洗消毒设备，用于集中空调通风系统的主要清洗设备、工具、器械，风管内定量采样设备和净化消毒装置、消毒剂等的总称。

5. 机械清洗，使用物理清除方式的专用清洗设备、工具对集中空凋系统进行清洗。

6. 专业清洗机构，从事公共场所集中空调通风系统清洗、消毒的专业技术服务单位。

7. 可吸入颗粒，悬浮在空气中，空气动力学当量直径小于或等于 $10\mu m$，能够进入人体喉部以下呼吸道的颗粒状物质，简称 PM_{10}。

8. 风管表面积尘量，集中空调系统风管内表面单位面积灰尘的量，单位为 g/m^2。

9. 细菌总数。集中空调通风系统送风中采集的样品，计算在营养琼脂培养基上经 $35\sim37℃$、48h 培养所生长发育的嗜中温性需氧和兼性厌氧菌落的总数。

10. 真菌总数，集中空调通风系统送风中采集的样品，计算在沙氏琼脂培养基上经 $28℃$、5d 培养所形成的菌落数。

11. 嗜肺军团菌（*Legionella pneumophila*），样品经培养在 GVPC 琼脂平板上生成典型菌落，并在 BCYE 琼脂平板上生长而在 L-半胱氨酸缺失的 BCYE 琼脂平板不生长，进一步经生化实验和血清学实验鉴定确认的菌落。

12. β-溶血性链球菌（β-*hemolytic streptococcus*），集中空调通风系统送风中采集的样品，经 $35\sim37℃$、$24\sim48h$ 培养，在血琼脂平板上形成的典型菌落。

二、公共场所集中空调通风系统的卫生标准

目前中国公共场所集中空调通风系统的卫生标准有《公共场所集中空调通风系统卫生规范》（WS 394－2012）、《公共场所集中空调通风系统卫生学评价规范》（WS/T 395－2012）、《公共场所集中空调通风系统清洗消毒规范》（WS/T 396－2012）。

《公共场所集中空调通风系统卫生规范》（WS 394－2012）规定了公共场所集中空调通风系统的送风卫生指标（表29－1－1）和风管内表面卫生指标（表29－1－2），该标准中也涵盖了各项目的检测方法。

表29－1－1　公共场所集中空调通风系统送风卫生指标

项目	指标
PM$_{10}$	≤0.15mg/m^3
细菌总数	≤500CFU/m^3
真菌总数	≤500CFU/m^3
β－溶血性链球菌	不得检出
嗜肺军团菌	不得检出

表29－1－2　公共场所集中空调通风系统风管内表面卫生指标

项目	指标
积尘量	≤20g/m^3
细菌总数	≤500CFU/m^3
真菌总数	≤500CFU/m^3

《公共场所集中空调通风系统清洗消毒规范》（WS/T 396－2012）是卫生行业推荐标准。要求专业清洗机构需对公共场所集中空调系统的风管（送风管、回风管和新风管）、部件（空气处理机组的内表面、冷凝水盘、加湿和除湿器、盘管组件、风机、过滤器及室内送回风口等）和开放式冷却水塔进行清洗消毒。

三、集中空调通风系统清洗、消毒效果要求

集中空调通风系统清洗、消毒后7日内，由经培训合格的检验人员按照有关卫生要求进行检验，不具备检验能力的可以委托检验。

1. 清洗效果要求。风管清洗后，风管内表面积尘残留量应小于1g/m^2，风管内表面细菌总数、真菌总数均应小于100CFU/m^2。部件清洗后，表面细菌总数、真菌总数均应小于100CFU/m^2。

2. 消毒效果要求。集中空调通风系统消毒后，其自然菌去除率应大于90%，风管内表面细菌总数、真菌总数均应小于100CFU/m^2，且致病微生物不得检出。

冷却水消毒后，其自然菌去除率应大于 90%，且嗜肺军团菌等致病微生物不得检出。

第二节　集中空调通风系统清洗、消毒效果检验

一、集中空调通风系统冷却水、冷凝水中嗜肺军团菌检验

1. 器材。①平皿：直径 90mm；②CO_2 培养箱：35~37℃；③紫外灯：波长（360±2）nm；④滤膜过滤器；⑤滤膜：孔径 0.22~0.45μm；⑥真空泵；⑦离心机；⑧涡旋振荡器；⑨普通光学显微镜、荧光显微镜；⑩水浴锅；⑪广口采样瓶：玻璃或聚乙烯材料，磨口，容积 500ml；⑫GVPC 琼脂平板；⑬BCYE 琼脂平板；⑭BCYE-CYE 琼脂平板；⑮革兰氏染色液；⑯马尿酸盐生化反应管；⑰军团菌分型血清试剂。

2. 集中空调通风系统冷却水、冷凝水采样。①将广口采样瓶用前灭菌，每瓶中加入 $Na_2S_2O_3$ 溶液（c=0.1mol/L）0.3~0.5ml，中和样品中的氧化物。②水样采集位置：冷却水采样点设置在距塔壁 20cm、液面下 10cm 处，冷凝水采样点设置在排水管或冷凝水盘处。③每个采样点以无菌操作取水样约 500ml。④采集的样品 2d 内送达实验室，不必冷冻，但要避光和防止受热，室温下储存不得超过 15d。

3. 检验。①沉淀或离心：如有杂质可静置沉淀或 1000r/min 离心 1min 去除。②将经沉淀或离心的样品通过滤膜过滤，取下滤膜置于 15ml 灭菌水中，充分洗脱，备用。③热处理：取 1ml 洗脱样品，置 50℃ 水浴加热 30min。④酸处理：取 5ml 洗脱样品，调 pH 值至 2.2，轻轻摇匀，放置 5min。⑤接种：取经过滤洗脱样品、热处理样品及酸处理样品各 0.1ml，分别接种于 GVPC 平板。⑥培养：将接种平板静置于 CO_2 培养箱中，温度为 35~37℃，CO_2 浓度为 2.5%。无 CO_2 培养箱可采用烛缸培养法。观察到有培养物生成时，反转平板，孵育 10d，注意保湿。⑦菌落观察：军团菌生长缓慢，易被其他菌掩盖，从孵育第 3 天开始每天在显微镜上观察。军团菌的菌落颜色多样，通常呈白色、灰色、蓝色或紫色，也能显深褐色、灰绿色、深红色；菌落整齐，表面光滑，呈典型毛玻璃状，在紫外灯下，部分菌落有荧光。⑧菌落验证：从平皿上挑取 2 个可疑菌落，接种于 BCYE 琼脂平板和 L-半胱氨酸缺失的 BCYE 琼脂平板，35~37℃培养2d，凡在 BCYE 琼脂平板上生长而在 L-半胱氨酸缺失的 BCYE 琼脂平板不生长的则为军团菌菌落。⑨菌型确定：应进行生化培养与血清学实验确定嗜肺军团菌。⑩生化培养：氧化酶（-/弱+），硝酸盐还原（-），尿素酶（-），明胶液化（+），水解马尿酸。⑪血清学实验：用嗜肺军团菌诊断血清进行分型。

二、集中空调通风系统送风中可吸入颗粒物（PM_{10}）检测方法

用光散射式粉尘仪测定集中空调通风系统送风中可吸入颗粒物 PM_{10} 的质量浓度，测量范围为 0.001~10mg/m³。

1. 仪器性能。①颗粒物捕集性能：捕集效率为 50% 时所对应的颗粒物空气动力学直径 D_{a50} 为（10±0.5）μm，捕集效率曲线的几何标准差 δ_g 为 1.5±0.1。②测量灵敏

度：对于校正粒子，仪器 1 个计数/min＝0.001mg/m³。③测量相对误差：对于校正粒子测量相对误差小于±10％。④测量范围：0.001～10mg/m³ 以上。⑤仪器应内设出厂前已标定的具有光学稳定性的自校装置。

注意：校正粒子为平均粒径 0.6μm，几何标准偏差 δ 小于或等于 1.25 的聚苯乙烯粒子。

2. 测量。

(1) 检测点数量与位置：①每套集中空调通风系统选择 3～5 个送风口进行检测。送风口面积小于 0.1m² 的设置 1 个检测点，送风口面积在 0.1m² 以上的设置 3 个检测点。②风口设置 1 个检测点的在送风口中心布置，设置 3 个检测点的在送风口对角线四等分的 3 个等分点上布点。③检测点位于送风口散流器下风方向 15～20cm 处。

(2) 检测时间与频次：①应在集中空调通风系统正常运转条件下进行检测。②每个检测点检测 3 次。

(3) 仪器操作：①对粉尘仪光学系统进行自校准。②根据送风中 PM$_{10}$ 浓度、仪器灵敏度、仪器测定范围确定仪器测定时间。③按使用说明书操作仪器。

3. 结果计算。

(1) 对于非质量浓度的计数值的数据转换按下式进行。

$$c = R \cdot K$$

式中，c 为可吸入颗粒物 PM$_{10}$ 的质量浓度，mg/m³；R 为仪器每分钟计数值，个/min；K 为质量浓度转换系数。

(2) 送风口 PM$_{10}$ 浓度计算：

$$c_k = \frac{1}{n} \sum_{j=1}^{n} \left(\frac{1}{3} \sum_{i=1}^{3} c_{ij} \right)$$

式中，c_k 第 k 个送风口 PM$_{10}$ 的质量浓度；c_{ij} 为第 j 个测点、第 i 次检测值；n 为测点个数。

(3) 集中空调通风系统送风中 PM$_{10}$ 浓度测定结果：一个系统（a）送风中 PM$_{10}$ 的测定结果（c_a）按该系统全部检测的送风口 PM$_{10}$ 质量浓度（c_k）的算术平均值给出。

三、集中空调通风系统送风中细菌总数检验方法

1. 器械。①六级筛孔撞击式微生物采样器；②高压蒸汽灭菌器；③恒温培养箱；④平皿：直径为 90mm；⑤营养琼脂培养基。

2. 采样。

(1) 采样点：每套集中空调通风系统选择 3～5 个送风口进行检测，每个风口设置 1 个检测点，一般设在送风口下方 15～20cm、水平方向向外 50～100cm 处。

(2) 采样环境条件：采样时集中空调系统必须在正常运转条件下，并关闭门窗15～30min 以上，尽量减少人员活动幅度与频率。记录室内人员数量、温度、湿度与天气状况等。

(3) 采样方法：以无菌操作，使用撞击式微生物采样器对细菌菌落进行采样，流量28.3L/min，采样时间 5～15min。

3. 检验。将采集细菌后的营养琼脂平皿置 35～37℃培养 48h，菌落计数。

4. 结果报告。记录结果并按稀释比与采气体积换算成 CFU/m³。一个空调通风系统送风中细菌总数的测定结果按该系统全部检测的送风口细菌总数测定值中的最大值给出。

四、集中空调通风系统送风中真菌总数检验方法

1. 器械。①六级筛孔撞击式微生物采样器；②高压蒸汽灭菌器；③恒温培养箱；④平皿：直径为 90mm；⑤沙氏琼脂培养基。

2. 采样。

（1）采样点：每套集中空调通风系统选择 3~5 个送风口进行检测，每个风口设置 1 个检测点，一般设在送风口下方 15~20cm、水平方向向外 50~100cm 处。

（2）采样环境条件：采样时集中空调系统必须在正常运转条件下，并关闭门窗15~30min 以上，尽量减少人员活动幅度与频率。记录室内人员数量、温度、湿度与天气状况等。

（3）采样方法：以无菌操作，使用撞击式微生物采样器对真菌菌落进行采样，流量 28.3L/min，采样时间 5~15min。

3. 检验。将采集真菌后的沙氏琼脂培养基平皿置 28℃培养 5d，逐日观察并于第 5 天记录结果。若真菌数量过多可于第 3 天计数结果，并记录培养时间。

4. 结果报告。菌落计数，记录结果并按稀释比与采气体积换算成 CFU/m³。一个空调通风系统送风中真菌菌落总数的测定结果按该系统全部检测的送风口真菌菌落总数测定值中的最大值给出。

五、集中空调通风系统送风中 β-溶血性链球菌检验方法

1. 器械。①六级筛孔撞击式微生物采样器；②高压蒸汽灭菌器；③恒温培养箱；④平皿：直径为 90mm；⑤血琼脂平板。

2. 采样。

（1）采样点：每套集中空调通风系统选择 3~5 个送风口进行检测，每个风口设置 1 个检测点，一般设在送风口下方15~20cm、水平方向向外 50~100cm 处。

（2）采样环境条件：采样时集中空调系统必须在正常运转条件下，并关闭门窗15~30min以上，尽量减少人员活动幅度与频率。记录室内人员数量、温度、湿度与天气状况等。

（3）采样方法：以无菌操作，使用撞击式微生物采样器对 β-溶血性链球菌进行采样，流量 28.3L/min，采样时间 5~15min。

3. 检验。采样后的血琼脂平板在 35~37℃下培养 24~48h。培养后，在血琼脂平板上形成呈灰白色、表面突起、直径 0.5~0.7mm 的细小菌落，菌落透明或半透明，表面光滑有乳光；镜检为革兰阳性无芽胞球菌，圆形或卵圆形，呈链状排列，受培养与操作条件影响链的长度在 4~8 个细胞至几十个细胞之间；菌落周围有明显的2~4mm界限分明、完全透明的无色溶血环。符合上述特征的菌落为 β-溶血性链球菌。

4. 结果报告。菌落计数，记录结果并按稀释比与采气体积换算成 CFU/m³。一个

系统送风中 β-溶血性链球菌的测定结果按该系统全部检测的送风口 β-溶血性链球菌测定值中的最大值给出。

六、集中空调通风系统送风中嗜肺军团菌检验方法

1. 器材。①微生物气溶胶浓缩器：对直径 $3.0\mu m$ 以上的粒子，捕集效率≥80％；②液体冲击式微生物气溶胶采样器：对 $0.5\mu m$ 粒子的捕集效率≥90％；③容积 50ml 离心管；④直径 90mm 平皿；⑤35～37℃ CO_2 培养箱；⑥波长（360±2）nm 紫外灯；⑦涡旋振荡器；⑧普通光学显微镜、荧光显微镜；⑨水浴箱；⑩采样吸收液 1-GVPC 液体培养基；⑪采样吸收液 2-酵母提取液；⑫盐酸氯化钾溶液 $[c(HCl \cdot KCl)=0.01$ mol/L]；⑬GVPC 琼脂平板；⑭BCYE 琼脂平板；⑮BCYE-CYE 琼脂平板；⑯革兰氏染色液；⑰马尿酸盐生化反应管；⑱军团菌分型血清试剂。

2. 采样。

(1) 采样点：每套集中空调通风系统选择 3～5 个送风口进行检测，每个风口设置 1 个检测点，一般设在送风口下方 15～20cm、水平方向向外 50～100cm 处。

(2) 将 20ml 采样吸收液 1 倒入液体冲击式微生物气溶胶采样器中，然后用吸管加入矿物油 1～2 滴。

(3) 将微生物气溶胶浓缩器与液体冲击式微生物气溶胶采样器连接，按照各自的流量要求调整主流量和浓缩流量。

(4) 按浓缩器和采样器说明书操作，每个气溶胶样品采集空气量 1～2m³。

(5) 将 20ml 采样吸收液 2 倒入液体冲击式微生物气溶胶采样器中，然后用吸管加入矿物油 1～2 滴；在相同采样点重复（3）～（4）步骤。

(6) 采集的样品不必冷冻，但要避光和防止受热，4h 内送实验室检验。

3. 检验。

(1) 酸处理：对采样后的吸收液 1 和吸收液 2 原液各取 1ml，分别加入盐酸氯化钾溶液充分混合，调 pH 值至 2.2，静置 15min。

(2) 接种：在酸处理后的 2 种样品中分别加入 1mol/L 氢氧化钾溶液，中和至 pH 值为 6.9，各取悬液 0.2～0.3ml 分别接种于 GVPC 平板。

(3) 培养：将接种平板静置于浓度为 5％、温度为 35～37℃ 的 CO_2 培养箱中，孵育 10d。

(4) 菌落观察：从孵育第 3 天开始观察菌落。军团菌的菌落颜色多样，通常呈白色、灰色、蓝色或紫色，也能显深褐色、灰绿色、深红色；菌落整齐，表面光滑，呈典型毛玻璃状，在紫外灯下，部分菌落有荧光。

(5) 菌落验证：从平皿上挑取 2 个可疑菌落，接种于 BCYE 琼脂平板和 L-半胱氨酸缺失的 BCYE 琼脂平板，35～37℃培养 2d，凡在 BCYE 琼脂平板上生长而在 L-半胱氨酸缺失的 BCYE 琼脂平板不生长的则为军团菌菌落。

(6) 菌型确定：应进行生化培养与血清学实验确定嗜肺军团菌。

(7) 生化培养：氧化酶（-/弱+），硝酸盐还原（-），尿素酶（-），明胶液化（+），水解马尿酸。

（8）血清学实验：用嗜肺军团菌诊断血清进行分型。

4. 结果报告。两种采样吸收液中至少有一种吸收液培养出嗜肺军团菌，即为该采样点嗜肺军团菌阳性。一套系统中任意一个采样点嗜肺军团菌检测阳性，即该集中空调通风系统送风中嗜肺军团菌的测定结果为阳性。

七、集中空调通风系统风管内表面积尘量检验方法

1. 器材。①定量采样机器人或手工擦拭采样规格板；②采样材料；③密封袋；④分析天平；⑤恒温箱；⑥干燥器。

2. 采样。

（1）采样点数量：机器人采样，每套空调通风系统至少选择 3 个采样点；手工擦拭采样，每套空调通风系统至少选择 6 个采样点。

（2）采样点布置：机器人采样，在每套空调通风系统的风管中（如送风管、回风管、新风管）选择 3 个代表性采样断面，每个断面设置 1 个采样点。手工擦拭采样，在每套空调通风系统的风管中选择 2 个代表性采样断面，每个断面在风管的上面、底面和侧面各设置 1 个采样点；如确实无法在风管中采样，可抽取该套系统全部送风口的 3%~5%且不少于 3 个作为采样点。

（3）风管开孔：在风管采样时将维修孔、清洁孔打开或现场开孔，在送风口采样时将风口拆下。

（4）采样：使用定量采样机器人或手工擦拭法在确定的位置、规定的面积内采集风管表面全部积尘。表面积尘较多时，用刮拭法采样；积尘较少不适宜刮拭法时，用擦拭法采样，并将积尘样品完好带出风管。

3. 检验。①将采样材料放在 105℃恒温箱内干燥 2h 后放入干燥器内冷却 4h，或直接放入干燥器中存放 24h 后，放入密封袋用天平称量出初重；②将采样后的积尘样品进行编号，并放回原密封袋中保管，送实验室；③将样品按步骤①处理、称量，得出终重；④各采样点的积尘样品的终重与初重之差为各采样点的积尘重量。

4. 结果计算。根据每个采样点积尘重量和采样面积换算成每平方米风管内表面的积尘量。取各个采样点积尘量的平均值为风管污染程度的测定结果，以 g/m^2 表示。

八、集中空调通风系统风管内表面微生物检验方法

1. 器材。①定量采样机器人或采样规格板；②高压蒸汽灭菌器；③恒温培养箱；④平皿：直径 90mm；⑤营养琼脂培养基；⑥沙氏琼脂培养基；⑦0.01%吐温 80。

2. 采样。

（1）采样点数量：机器人采样，每套空调通风系统至少选择 3 个采样点；手工擦拭采样，每套空调系统至少选择 6 个采样点。

（2）采样点布置：机器人采样，在每套空调通风系统的风管中（如送风管、回风管、新风管）选择 3 个代表性采样断面，每个断面设置 1 个采样点。手工擦拭采样，在每套空调通风系统的风管中选择 2 个代表性采样断面，每个断面在风管的上面、底面和侧面各设置 1 个采样点；如确实无法在风管中采样，可抽取该套系统全部送风口的

3%~5%且不少于 3 个作为采样点。

（3）风管开孔：在管采样时将维修孔、清洁孔打开或现场开孔，在送风口采样时将风口拆下。

（4）采样：使用定量采样机器人或手工擦拭法在确定的位置、规定的面积内采样。表面积尘较多时，用刮拭法采样；积尘较少不适宜刮拭法时，用擦拭法采样。整个采样过程应无菌操作。

3. 检验。

（1）刮拭法采集的样品：将采集的积尘样品无菌操作称取 1g，加入 0.01%吐温 80 水溶液中，做 10 倍梯度稀释，取适宜稀释度 1ml 倾注接种于平皿。

（2）擦拭法采集的样品：将擦拭物无菌操作加入 0.01%吐温－80 水溶液中，做 10 倍梯度稀释，取适宜稀释度 1ml 倾注接种于平皿。

（3）培养与计数。①细菌菌落总数：将采集细菌后的营养琼脂平皿置 35～37℃ 培养 48h，菌落计数；②真菌菌落总数：将采集真菌后的沙氏琼脂培养基平皿置 28℃ 培养 5d，逐日观察并于第 5 天记录结果。若真菌数量过多可于第 3 天记录结果，并记录培养时间。

4. 结果报告。风管表面细菌总数、真菌总数计数，记录结果并按稀释比换算成 CFU/cm^2。一个系统风管表面细菌总数、真菌总数的测定结果分别按该系统全部检测的风管表面细菌总数、真菌总数测定值中的最大值给出。

第三节　公共场所消毒效果常见微生物检验

一、空气细菌总数检验

（一）空气质量监测标准

目前，我国与空气质量监测相关的卫生标准有《公共场所卫生检验方法 第 3 部分：空气微生物》（GB/T 18204.3－2013）、《消毒技术规范》（2002 年版）、《洁净室施工及验收规范》（GB50591－2010）、《洁净厂房设计规范》（GB50073－2013）、《生物安全实验室建筑技术规范》（GB50346－2011）、《医药工业洁净厂房设计规范》（GB50457－2008）、《医药工业洁净室（区）浮游菌的测试方法》（GB/T 16293－2010）、《医药工业洁净室（区）沉降菌的测试方法》（GB/T16294－2010）、《医院洁净手术部建筑技术规范》（GB50333－2013）、《通风与空调工程施工质量验收规范》（GB50243－2002）和《电子工业洁净厂房设计规范》（GB50472－2008）等。

（二）空气细菌总数检验方法

微生物检验方法有空气浮游微生物法和沉降微生物法两种。采样后经 37℃ 培养48h进行菌落计数。浮游微生物法可使用离心式、狭缝式和针孔式等撞击式采样器，采样时间根据空气微生物浓度来定，采样布点根据现场布局和需要来定。沉降微生物法，使用直径为 90mm 的培养皿，在采样布点位置采集 5~30min 后经 37℃培养 48h 进行菌落计数，布点情况根据现场布局和需要来定。

（三）空气消毒效果判定

空气消毒效果一般以消亡率表示，既消毒前、后分别采集到的空气细菌菌落之差与消毒前空气细菌菌落数的百分比。

（四）各标准空气细菌总数检验方法

1.《公共场所卫生检验方法 第 3 部分：空气微生物》（GB/T 18204.3－2013）。

《公共场所卫生检验方法 第 3 部分：空气微生物》规定了公共场所空气中细菌总数、真菌总数、β－溶血性链球菌和嗜肺军团菌的现场采样与实验室培养方法。适用于公共场所空气中细菌总数、真菌总数、β－溶血性链球菌以及嗜肺军团菌的测定。

（1）撞击法采样布点要求：①室内面积不足 50m² 的设置 1 个采样点；50~200m² 的设置 2 个采样点；200m² 以上的设置 3~5 个采样点。②采样点按均匀布点原则分布，室内 1 个采样点的设置在中央；2 个采样点的设置在室内对称点上；3 个采样点的设置在室内对角线四等分的 3 个等分点上；5 个采样点的按梅花布点；其他的按均匀布点原则布置。③采样点距离地面高度 1.2~1.5m，距离墙壁不小于 1m。④采样点应避开通风口、通风道等。

（2）自然沉降法采样布点要求：①室内面积不足 50m² 的设置 3 个采样点；50m² 以上的设置 5 个采样点。②采样点按均匀布点原则分布，3 个采样点的设置，在室内对角线四等分的 3 个等分点上；5 个采样点的按梅花布点；其他的按均匀布点原则布置。③采样点距离地面高度 1.2~1.5m，距离墙壁不小于 1m。④采样点应避开通风口、通风道等。

（3）空气中细菌总数检测方法：①撞击法，采用撞击式空气微生物采样器，它是空气通过狭缝或小孔产生高速气流，从而将悬浮在空气中的微生物采集到营养琼脂平板上，经实验室培养后得到菌落数。具体器械和试验方法参见本章第二节集中空调通风系统送风中细菌总数检测方法。②自然沉降法：将营养琼脂平板暴露在空气中，微生物根据重力作用自然沉降到平板上，经实验室培养后得到菌落数。

2.《消毒技术规范》（2002 年版）（空气现场消毒效果检测方法）。

（1）布点要求：采样器置室内中央 1.0m 高处。房间大于 10m² 者，每增加 10m² 增设一个采样点。

（2）使用撞击法采样，六级筛孔撞击式微生物采样器流量为 28.3L/min，采样时间 5~15min，采样方法参见本章第二节集中空调通风系统送风中细菌总数检测方法。

二、物体表面细菌总数检验

公共场所物体表面细菌总数检验可参照《公共场所卫生检验方法 第 4 部分：公共用品用具微生物》（GB/T 18204.4－2013）进行。随机抽取清洗消毒后准备使用的公共用品用具，以 10ml 灭菌生理盐水为采样液，将无菌棉拭子在采样液中浸湿后在被检物体表面上涂抹采样，再无菌操作将棉拭子采样部分剪入采样液中，4h 内送检。

（一）各类物品采样

1. 杯具。在茶具内、外缘与口唇接触处，即 1～5cm 高处一圈采样，采样总面积为 50cm²。

2. 棉织品。毛巾、枕巾、浴巾：对折后两面的中央 5cm×5cm（25cm²）面积范围内分别均匀涂抹 5 次，每 25cm² 采样面积为 1 份样品，每件用品共采集 2 份样品。床单、被单、睡衣、睡裤按要求进行。

3. 洁具。浴盆、脸（脚）盆、坐便器、按摩床（椅）等按要求进行。

4. 鞋类、物车（筐）、美容美发美甲用品以及其他用品按要求进行。

（二）检验方法

1. 器材。①营养琼脂培养基；②生理盐水采样液和稀释液；③压力蒸汽灭菌器；④恒温培养箱：（36±1）℃；⑤无菌棉拭子。

2. 实验步骤。

（1）稀释：将放有采样后棉拭子的试管振荡 20s 或用力敲打 80 次摇匀，按 10 倍梯度稀释进行。

（2）接种：根据对样品污染状况的估计，选择 1～2 个适宜稀释度进行接种，每个稀释度分别吸取 1ml 接种于 2 个无菌平皿内，同时做阴性对照。

（3）培养：及时倾注 45～50℃液态营养琼脂培养基，每平皿 15～20ml，待琼脂凝固后翻转放置在（36±1）℃恒温培养箱培养（48±2）h。

（4）菌落计数：选取菌落数在 30～300CFU、无蔓延菌落生长的平板计算菌落总数。低于 30CFU 的平板记录具体菌落数，大于 300CFU 的可记录为多不可计。每个稀释度的菌落数应采用两个平板的平均数。

（5）不同稀释度菌落计算规则：若只有一个稀释度平板上的菌落数在适宜计数范围，计算两个平板菌落数的平均值，再将平均值乘以相应的稀释倍数，作为每毫升菌落总数结果。若有两个连续稀释度的平板菌落数在适宜计数范围内时，则菌落总数计算按下式进行：

$$C_s = \frac{\sum C}{(n_1 + 0.1n_2)d}$$

式中，C_s 为一定面积的菌落总数，CFU/cm²；$\sum C$ 为平板（含适宜范围菌落数的平板）菌落数之和，CFU；n_1 为适宜范围菌落数的第一稀释度（低）平板个数；n_2 为适宜范围菌落数的第二稀释度（低）平板个数；d 为稀释因子或第一稀释度。

若所有稀释度的平板上菌落数均大于 300CFU/皿，对稀释度最高的平板进行计数，其他平板可记录为多不可计，结果按平均菌落数乘以最高稀释倍数计算。

若所有系数度的平板菌数均小于 30CFU/皿，应按稀释度最低的平均菌落数乘以稀释倍数计算。

若所有稀释度（包括液体样本原液）的平板均无菌落生长，以小于 1 乘以最低稀释倍数计算。

若所有稀释度的平板菌落数均不在 30～300CFU/皿之间，其中一部分大于300CFU/皿或小于 30CFU/皿时，则以最接近 30CFU/皿或 300CFU/皿的评价菌落数乘以稀释倍数计算。

（6）结果按下式计算后报告：

$$C_s = \frac{C_m b}{k}$$

式中，C_s 为细菌菌落总数测定结果；C_m 为平板平均菌落数，CFU/皿；b 为稀释倍数；k 为根据采样面积、标准限值单位得出的系数。

三、霉菌和酵母菌检验

公共场所霉菌和酵母菌检验可参照《公共场所拖鞋微生物检验方法 霉菌和酵母菌测定》（GB/T 18204.8—2000）进行。

1. 器材。①恒温培养箱：25～28℃；②显微镜；③高压蒸汽灭菌器；④酒精灯；⑤接种针；⑥平皿：直径 90mm，波长（360±2）nm；⑦试管架；⑧玻璃珠；⑨试管；⑩无菌棉拭子；⑪采样液和稀释液；⑫霉菌培养基；⑬虎红（孟加拉红）培养基；⑭马铃薯葡萄糖琼脂培养基（PDA）。

2. 采样。将无菌棉拭子蘸取生理盐水采样液，在每只拖鞋鞋面与脚趾接触处 5cm×5cm 面积上，有顺序地均匀涂抹五次（一双拖鞋为一份样品）后，以无菌操作将棉拭子采样部分剪入原采样液中。

3. 检验方法。①将盛有棉拭子的盐水管在手心用力振荡 100 次，再用无菌吸管反复吹吸 50 次，使霉菌包子充分散开。②按 10 倍梯度稀释，选择适宜的 3 个稀释度，每个稀释度分别接种 2 个平皿，每皿 1ml。③用液态 45℃左右的培养基倾注平皿，待琼脂凝固后，倒置于 25～28℃恒温培养箱中，3d 后开始观察，共培养观察 7d。

4. 计算方法。选择菌落数在 30～100CFU 的平皿进行计数，同稀释度的两个平皿的菌落平均数乘以稀释倍数，即为每毫升检样中所含的真菌数。若有两个稀释度的菌落数均在规定范围之间，或三个稀释度皆不在此范围时，应参照细菌总数的报告方式报告。

5. 结果按下式计算后报告。

$$C_{fungi} = C_{mf} \times n$$

式中，C_{fungi} 为真菌菌落数，CFU/50cm^2；C_{mf} 为每皿的平均真菌菌落数；n 为稀释倍数。

四、其他微生物检验

大肠菌群、沙门菌、乙型溶血性链球菌、铜绿假单胞菌、金黄色葡萄球菌参见本书第二十七章。

小 结

本章介绍了集中空调通风系统清洗、消毒效果要求和检验，公共场所消毒效果检验常用微生物检验。第一节介绍了与集中空调通风系统清洗，消毒有关的定义术语，公共场所集中空气通风系统的卫生标准和清洗、消毒要求。第二节介绍了集中空调通风系统冷却水、冷凝水中嗜肺军团菌检验，集中空调通风系统送风中可吸入颗粒物（PM$_{10}$）、细菌总数、真菌总数、β-溶血性链球菌、嗜肺军团菌检测方法，集中空调风管内表面积尘量、表面微生物检验方法。第三节讲述了公共场所空气细菌总数检验、物体表面细菌总数检验、霉菌和酵母菌检验。

思考题

1. 简述公共场所集中空调通风系统送风卫生指标。
2. 简述公共场所集中空调通风系统风管内表面卫生指标。
3. 简述集中空调通风系统清洗、消毒效果要求。
4. 简述集中空调通风系统冷却水、冷凝水采样方法。

（李子尧）

第三十章　口岸消毒检验

随着经济全球化的进程不断加快，人类交往活动日益频繁，导致各类病原微生物、医学媒介生物极有可能通过各种途径传播到世界各地，造成国际间传染病的暴发和流行。实施必要的和有效的消毒处理，可以防止传染病或污染等疫情疫病的传播与扩散，保护人类健康，促进对外贸易，保障中国国民经济持续、稳定发展。因此，消毒处理是出入境检验检疫工作的重要组成部分，是出入境检验检疫工作的技术保障措施之一。

口岸消毒处理是依据《中华人民共和国国境卫生检疫法》（以下简称《国境卫生检疫法》）及其实施细则、《国际卫生条例》（2005）等法律法规，采用化学、物理等方法，对出入境的染疫或有染疫嫌疑的出入境运载工具、集装箱，可能传播检疫传染病、监测传染病的行李、货物、邮包以及受污染的周围环境等实施消毒、除污等卫生措施的工作过程。

第一节　检疫传染病消毒的历史沿革

人类为了自身的健康、发展同传染病进行着坚持不懈的斗争。消毒是人类同传染病做斗争的重要手段之一。国境口岸及出入境交通工具的消毒处理是国境卫生检疫工作的重要组成部分，是伴随国境卫生检疫的诞生发展而发展起来的。"检疫"（quarantine）一词就是由意大利语"40天"演变而来的，包含隔离、消毒等卫生处理措施。

早在公元前，人们出于对麻风病的恐惧就采取将患者隔离并将其衣物烧毁等消毒处理措施。公元6世纪，埃及鼠疫经船舶传入罗马帝国造成大流行。公元527年，东罗马帝国皇帝耶斯基尼阿奴斯下令建立封锁线，采取了对来自鼠疫疫区的船只不论有无患者一律隔离一定时间，如没发，患者方可进港的卫生处理措施。公元1346年，由于鼠疫（黑死病）大流行，波及整个欧洲、亚洲和非洲北海岸部分国家，仅欧洲就有2500万人死于鼠疫，占当时欧洲人口的四分之一。为防止鼠疫传入，公元1374年意大利威尼斯港成立了世界上第一个检疫站，规定所有来自国外的船舶必须在锚地隔离40天（最长达80天），对货物和物品都必须实施蒸熏消毒、除虫等卫生处理措施后方可卸下，甚至焚毁了一些货物。这一措施有效地阻止了鼠疫的传入，其他国家和地区纷纷效仿，相继在各自国境口岸设立检疫机构，颁布检疫法令，对所有来自国外的船舶、人员和货物实施严格的检疫查验及必要的卫生处理。到16世纪，卫生检疫已十分普遍。卫生检疫工作按照各国法律严格实施，对各国的经济发展和人民健康起到了良好的保护作用。19世纪，随着陆上运输和航空运输的快速发展，卫生检疫也由单纯的海港检疫发展到海港、陆港和空港卫生检疫全面实施的阶段。

19世纪50年代，鼠疫、霍乱、黄热病等烈性传染病仍十分严重。至今霍乱已引起七次全球大流行，死亡惨重，引起社会动荡，经济损失无法估计，严重影响了国际贸易和交通运输的发展。为防止传染病蔓延，又方便贸易运输，众多国家经多次协商，逐步统一了卫生检疫模式，于1851年在巴黎召开了有十二国参加的第一次国际卫生会议，制定了世界上第一个《国际卫生公约》。其实质就是一部卫生检疫的国际法规，后经多次修改成为现在的《国际卫生条例》。经第24届世界卫生大会研究，规定鼠疫、霍乱、黄热病和天花（1981年鉴于全球已消灭天花，删除了有关天花的条款）为国际检疫传染病，斑疹伤寒、回归热、流感、脊髓灰质炎和疟疾为监测传染病，并对国境口岸和交通工具、人员、货物、集装箱等提出了相应的卫生检疫和卫生处理措施规定。该法规历经150余年的不断实践补充和修改，已成为较为完善的国际卫生检疫法规，对防止传染病在国际间传播、促进世界经济发展发挥了重要的作用。

泰国等东南亚国家霍乱流行，并经船舶传入中国沿海地区进而扩散到全国各地，造成严重危害。为防止霍乱传入，1873年，上海港设立了中国第一个卫生检疫所，任命杰尼尔森（Dr. R. Alef Jainilson）为检疫官员，制定了检疫条例，负责港口检疫工作。随后其他港口相继成立了卫生检疫机构，开展检疫工作，对来自疫区的船舶、人员、货物实施卫生检疫和卫生处理。1929年，中国政府任命伍连德博士负责收回卫生检疫主权，从此中国卫生检疫主权才回到中国人手中。1930年成立了全国海港检疫管理处，统管全国卫生检疫事务，颁布检疫章程，1946年设立航空检疫，1949年4月在东北设立了一批陆路卫生检疫机构。

1949年中华人民共和国成立后，党和国家对卫生检疫工作非常重视，相继颁布了《国境卫生检疫条例》等多部卫生检疫法规，使中国的卫生检疫工作得到了全面发展。中国于1979年正式承认《国际卫生条例》，承担其规定的权利义务，并根据《国际卫生条例》，结合中国国情于1986年制定了《中华人民共和国国境卫生检疫法》，其后制定了《中华人民共和国国境卫生实施细则》（以下简称《实施细则》），规定鼠疫、霍乱、黄热病为检疫传染病，流感、疟疾、登革热、脊髓灰质炎、斑疹伤寒、回归热为监测传染病，艾滋病、性病、麻风病、开放性肺结核、精神病为禁止入境疾病，同时对国境口岸和来自国外的交通工具、人员、货物、集装箱、行李、邮包及特殊物品的卫生检疫和消毒处理做出了明确的规定，使中国的国境卫生检疫和消毒处理工作从此全面走上了法制管理的道路。

中国开展国境卫生检疫工作130余年来，特别是中华人民共和国成立后，在党和国家的领导下，无论在战争年代，还是在和平时期，广大国境卫生检疫工作者始终坚持严格执法，依法检疫，严把国门，对国境口岸和交通工具等依法实施卫生检疫和消毒处理，发现疫情及时扑灭，大力改善国境口岸卫生状况，在消灭天花，防止传染病及其传播媒介传入传出等方面做出了突出贡献，为保护中国人民健康，促进改革开放和对外贸易顺利发展发挥了巨大的作用。

第二节　口岸消毒的依据和要求

一、卫生处理的概念

卫生处理是指隔离、留验和就地诊验等医学措施，以及消毒、灭鼠、除虫、除污等卫生措施。由此可见，卫生处理包括了两方面的内容：一方面是指对"人"实施的医学措施，另一方面是指对"物"实施的卫生措施。这里所指的人，仅指出入境染疫人或染疫嫌疑人；而所指的"物"，指有染疫或染疫嫌疑的出入境运载工具（含集装箱），可能传播检疫传染病、监测传染病的行李、货物、邮包以及受污染的周围环境等。从流行病学的角度看，不管是对人实施的医学措施，还是对"物"实施的卫生措施，其目的都在于控制传染源、切断传播途径、最大限度地保护易感人群，以防止传染病的扩散、流行。

《国际卫生条例（2005）》已经于 2007 年 6 月实施，其中新条例对卫生处理注入新的内涵。

1. 用"卫生措施"代替"卫生处理"概念，指为预防疾病或污染传播实施的程序，包括对人员进行医学检查、观察、隔离、治疗等措施；对行李、货物、集装箱、交通工具、物品和邮包进行消毒、除污、灭鼠、杀虫等措施，增加了"除污"措施。

"除污"指采取卫生措施消除在人体或动物身体表面、在消费产品中（上）或在其他无生命物体（包括交通工具）上存在的可以构成公共卫生风险的传染性病原体或有毒物质的程序。

"消毒"指采用卫生措施利用化学或物理因子的直接作用控制或杀灭人体或动物身体表面或行李、货物、集装箱、交通工具、物品和邮包中（上）的传染性病原体的程序。

"卫生措施"指为预防疾病或污染传播实行的程序，卫生措施不包括执行法律或安全措施，即为实施卫生措施而执行法律或安全措施的行为和过程是官方行为。

2. 明确监督卫生处理职责。受到感染或污染或携带感染或污染源以至于构成公共卫生危害的出入境行李、货物、集装箱、交通工具、物品、邮包和骸骨，在入境口岸必须采取灭鼠、消毒、除虫或除污措施，使其保持无感染源或污染源。主管当局应该对其所实施的程序和处理效果进行评价和追踪，以保证卫生处理工作质量达到预定目标，并借此总结经验，查找问题，使卫生处理工作不断改进和创新。

3. 明确事先告知意向职责。如果根据公共卫生危害的事实和证据发现交通工具舱内存在着临床迹象或症状和情况（包括感染和污染源），检验检疫机构可以认为该交通工具受染，并可对交通工具进行适宜的消毒、除污、除虫或灭鼠，或使上述措施在其监督下进行，应尽可能提前告知交通工具运营者将要对该交通工具采取控制措施，并应在有条件的情况下提供书面的有关安全和可靠技术，以保证按《国际卫生条例》的规定充分保证公共卫生，这实际要求世界卫生组织各缔约国在应对公共卫生危害时，要做到公开、透明，即通报制度要透明，采取的具体控制措施亦要体现透明。

二、口岸消毒处理的目的

1. 口岸消毒处理工作是贯彻"预防为主"的重要手段之一。它内容广泛，专业技术性强，操作程序日趋规范，效果与技术标准逐渐统一，安全性、生态与环保要求越来越突出。检验检疫机构所从事或管理的消毒处理工作只是这项社会系统工程的一部分，它是指根据《中华人民共和国国境卫生检疫法》及其实施细则、《国际卫生条例（2005）》等法律法规的规定，为了防止人类传染病由国外传入或由国内传出而采取的消毒、除污措施（隔离、留验、就地诊验等医学措施不在此讲述范围），其目的是保护人体健康，促进对外经济贸易的发展。

2. 口岸消毒处理的工作质量，直接关系到检验检疫机构的执法水平，更关系到能否构筑好安全、卫生、健康、环保的口岸屏障。因此，检验检疫机构必须严格执法，加强对消毒处理工作的监管力度。要通过建立健全消毒处理人员培训上岗制度、消毒处理队伍注册登记制度、消毒处理工作质量规程、消毒处理药械管理规范等一系列综合措施，全面规范和强化消毒处理工作。

3. 口岸处理人员必须牢固树立质量意识、安全意识和大局意识。一方面要掌握消毒处理的工作原则、技术方案与措施、工作程序，熟悉影响消毒处理效果的因素，同时还要掌握安全防护与急救技能，避免不讲科学、不讲专业技术、不讲节约与便利、不讲生态环保等，进一步提高消毒处理工作质量。消毒处理技术正朝着无害化方向发展，一些有害的化学除害处理方法逐步被淘汰，一些新的绿色环保技术被引入口岸消毒处理领域。因此，要深入研究、开发和利用高新技术，特别是光、电、热、辐射等物理处理技术，减少对化学处理技术的依赖，更多地吸收经济学、信息学、医学、生态学和分子生物学知识，科学高效地保护人体健康和生态环境，促进国际贸易健康有序的发展。

三、口岸消毒处理的意义

1. 口岸消毒处理既是一项专业性很强的工作，也是政治性、政策性、执法性很强的工作。消毒处理的工作质量，直接关系到检验检疫机构的执法水平，更关系到能否构筑好安全、卫生、健康、环保的口岸屏障。

2. 口岸消毒处理工作是检验检疫执法把关的重要内容和重要环节。按照国际通行规则，消毒处理作为防止人类传染病在国际间的传播和扩散、保障人体健康而采取的有效手段和措施，是一种政府授权的强制性行为，必须按照进口国家法律法规所规定的范围和技术要求来实施。近年来，我们在消毒处理工作方面，总结、探索了很多行之有效的做法和经验，在防止国外疫病疫情传入和传出、保护环境、保护人民的身体健康等方面发挥了重要作用，做出了重大贡献。但是随着世界传染病疫情变化，一些传染病死灰复燃，还会出现一些新的传染病，这些新型传染病给中国口岸卫生和人民身体健康带来新的威胁。因此，我们必须要强化对消毒处理工作重要意义的认识，研究新情况，丰富新知识，面对新机遇，迎接新挑战，不能把这项工作仅仅看成服务性工作，更不能看成事务性工作，而是要积极主动地把它纳入检验检疫执法把关的重要内容和重要环节来进行监管，确保处理有效、安全，真正起到为检验检疫执法服务的作用。

四、卫生处理的法律依据

在预防医学中，消毒处理是一个系统工程，在防止传染病发生发展过程中直接起着"消灭传染源，切断传播途径"的重要作用，是国境卫生检疫工作的重要组成部分，是《国境卫生检疫法》等有关法律法规赋予的神圣职责。

目前，中国涉及国境口岸消毒处理的法律法规主要有 1986 年 12 月 2 日全国人大常委会通过的《国境卫生检疫法》及 1989 年 2 月 10 日国务院批准的《实施细则》、WHO 的《国际卫生条例》、国家质检总局制定的有关管理规定及其他有关法律规定。这些法律法规的颁布实施标志着中国国境卫生检疫从此走了上正规化、法制化道路，是开展国境口岸消毒处理工作的最重要的法律依据。

（一）《国境卫生检疫法》中有关消毒处理的条款

1. 第十三条：接受入境检疫的交通工具有下列情形之一的应当实施消毒、灭鼠、除虫或者其他卫生处理。

（1）来自检疫传染病疫区的；

（2）被检疫传染病污染的；

（3）发现有与人类健康有关的啮齿动物或者病媒昆虫的。

如果外国交通工具的负责人拒绝接受卫生处理，除有特殊情况外，准许该交通工具在国境卫生检疫的机关监督下，立即离开中华人民共和国国境。

2. 第十四条：国境卫生检疫机关对来自疫区的，被检疫传染病污染的或者可能成为检疫传染病传播媒介的行李、货物、邮包等物品应当进行卫生检查，实施消毒、灭鼠、除虫或者其他卫生处理。

（二）《实施细则》中有关消毒处理的条款

1. 第十条：入境、出境的集装箱、货物、废旧物等物品在到达口岸的时候，承运人、代理人或者货主，必须向卫生检疫机关申报并接受卫生检疫。对来自疫区的、被传染病污染的以及可能传播检疫传染病或者发现与人类健康有关的啮齿动物或病媒昆虫的集装箱、货物、废旧物等物品，应当实施消毒、灭鼠、除虫或者其他必要的卫生处理。

集装箱、货物、废旧物等物品的货主要求在其他地方实施卫生检疫、卫生处理的，卫生检疫机关可以给予方便，并按规定办理。

2. 第五十四条：入境、出境的集装箱、行李、货物、邮包等物品需要卫生处理的，由卫生检疫机关实施。

3. 第五十六条：卫生检疫机关对入境、出境的废旧物品和曾行驶于境外港口的废旧交通工具，根据污染程度，分别实施消毒、灭鼠、除虫，对污染严重的实施销毁。

4. 第五十八条：卫生检疫机关对在到达本口岸前的其他口岸实施卫生处理的交通工具不再重复实施卫生处理。但有下列情形之一的，仍需实施卫生处理：

（1）在原实施卫生处理的口岸或者该交通工具上，发生流行病学上有重要意义的事件，需要进一步实施卫生处理的；

（2）在到达本口岸前的其他口岸实施的卫生处理没有实际效果的。

5. 第五十九条：在国境口岸或者交通工具上发现啮齿动物有反常死亡或者死因不明的，国境口岸有关单位或者交通工具的负责人，必须立即向卫生检疫机关报告，迅速查明原因，实施卫生处理。

（三）其他法律法规

1.《国际卫生条例》有关规定。

（1）第十五条：临时建议。

临时建议可包括遭遇国际关注的突发公共卫生事件的缔约国或其他缔约国对人员、行李、货物、集装箱、交通工具、物品和（或）邮包应该采取的卫生措施，其目的在于防止或减少疾病的国际传播和避免对国际交通的不必要干扰。

（2）第十八条：针对人员、行李、货物、集装箱、交通工具、物品和邮包的建议。

处理行李、货物、集装箱、交通工具、物品、邮包或尸体（骸骨）以消除感染或污染，包括病媒和宿主；

采取具体卫生措施以确保安全处理和运输尸体（骸骨）；

如果现有的一切处理或操作方法均不成功，则在监控的情况下查封和销毁受感染、污染或者嫌疑的行李、货物、集装箱、交通工具、物品或邮包；以及不准离境或入境。

（3）第二十二条：主管当局的作用。

主管当局应该：

①负责监测离开或来自受染地区的行李、货物、集装箱、交通工具、物品、邮包和尸体（骸骨），以便其始终保持无感染源或污染源的状态，包括无媒介和宿主；

②尽量切实可行地确保旅行者在入境口岸使用的设施清洁卫生，保持无感染源或污染源，包括无媒介和宿主；

③按本条例要求负责监督对行李、货物、集装箱、交通工具、物品、邮包和尸体（骸骨）采取的任何灭鼠、消毒、除虫或除污措施或对人员采取的任何卫生措施；

④尽可能事先告知交通工具运营者对交通工具采取控制措施的意向，并应在有条件的情况下提供有关使用方法的书面信息；

⑤负责监督清除和安全处理交通工具中任何受污染的水或食品、人或动物排泄物、废水和任何其他污染物；

⑥采取与本条例相符的一切可行措施，检测和控制船舶排放的可污染港口、河流、运河、海峡、湖泊或其他国际水道的污水、垃圾、压舱水和其他有可能引起疾病的物质。

（4）第二十七条：受染交通工具。

①如果在交通工具上发现有临床体征或症状和基于公共卫生风险事实或证据的信息，包括感染源和污染源，主管当局应该认为该交通工具受染，并可对交通工具进行适宜的消毒、除污、除虫或灭鼠，或使上述措施在其监督下进行。

②国家卫生部发布的有关规定：

国家卫生部发布的卫生管理规程及处理方法，均详细规定了有关卫生处理的管理程序及具体实施办法，为卫生处理工作的开展奠定了强有力的法律依据。

2. 其他相关法律法规的有关规定。

(1)《公共卫生条例》的有关规定。

(2)《传染病防治法》的有关规定。

五、口岸消毒处理对象

根据《国境卫生检疫法》及其《实施细则》，以及《国际卫生条例（2005）》、国家质检总局的有关管理规定以及其他有关法律法规的规定，出入境检验检疫机构所涉及的消毒处理的对象和范围非常广泛，它包括出入境交通工具、集装箱、货物、废旧物、行李、邮包、特殊物品以及公共场所、疫源地等。

（一）出入境交通工具

出入境交通工具的发展，加快了国际旅行的速度，方便了人们的往来，也为世界性贸易创造了有利条件，同时也给远距离传播疾病打开了方便之门。世界上发生的3次鼠疫大流行都与交通工具携带病媒生物有密切关系；全球范围的7次霍乱大流行与人员往来有着直接的联系。这些历史的教训都说明了对出入境交通工具进行消毒处理的重要性，其目的正是防止国际间传染病的传播和蔓延，使其危险性降低到最低程度。

1. 船舶。

船舶运输具有运输量大、方便、运费低廉等优点，现已成为国际货物运输的主要方式。由于船舶载货（客）量大，航程远，沿途寄港多，人员接触频繁，它在航海运输和开展国际贸易的同时，往往将一个地方的病媒生物携带到另一地方而引起传染病传播。此外，国际海员或旅客本人罹患某种传染病，可传染给陆地上的健康人群，引起传染病的远距离传播。因此，船舶运输早已成为传染病传播的重要途径。根据国际卫生检疫传染病历史考证，在已经被消灭的天花，基本得到控制的斑疹伤寒和回归热，以及目前仍需保持高度警惕的鼠疫、霍乱、黄热病等传染病的流行过程中，海上交通工具——船舶，确实起了重要的作用。船舶是国际上最早实施卫生检疫和卫生处理的对象。

2. 飞机。

目前各类航空器，尤其是超大型航空器，其特点是载客、载货多，速度快，航程远，在中途停留时间短，续航时间长，甚至一次不着陆即可跨越洲际，因而深受国际旅行人员的欢迎。但由于机型越来越大，载客越来越多，携带病原体和传播传染病的机会也随之增多；现代航空器航程距离远，新的航线不断延伸和扩展，有的航空器经常往来或停落在传染病流行区，因此病媒昆虫、啮齿动物易于借助航空器传播到其他国家和地区；加上航空器起落的地区人群流动大、身份复杂、易感人多，不典型患者或处于潜伏期的人员携带的病原体，往往通过短时旅行而传播到其所到之处。因此，随之而来的旅行健康问题，是当前国境卫生检疫卫生处理工作中不容忽视的问题。

3. 列车。

列车具有载客、载货量大，乘客集中，旅客上下频繁等特点，为疫病传播提供了一定的条件。历史上曾发生多起传染病在世界范围内沿陆地交通沿线远程传播的事件。

4. 汽车。

出入境车辆来往频繁，在口岸、关口停留时间长短不一；随车出入境的旅客来往地区复杂，有的旅客乘车到达边境，有的来自疫区或经过疫区而未超过传染病潜伏期；车辆载运的货物和旅客携带的行李品种繁多，卫生状况复杂。因此，对其实施消毒处理是陆路卫生检疫、防止疫病从边境传入蔓延的重要措施。

5. 其他陆地边境交通工具。

由于与中国毗邻的周边国家绝大多数是经济比较落后的发展中国家，各国情况比较复杂，传染病疫情频发；陆地口岸出入境人员身份、旅行情况复杂，所使用的交通工具类型多（如拖拉机、马车、牛车等），来往频繁，停留时间短，并且在入境前，往往经停宿主动物和病媒昆虫孳生地或传染病流行区，易直接遭受传播媒介的侵袭，具有传入疫病的较大危险性。

（二）出入境集装箱

集装箱在大大提高货物运输效率的同时，因其存在独立僻静的活动空间，也极易成为病媒生物和医学动物借以进行国际"旅游"的良好栖身之所。有资料显示，集装箱内病媒生物的阳性率高达 47%，集装箱卫生处理已成为当前卫生监管工作的重要内容。

（三）出入境货物

1. 一般货物。

一般货物是指不易携带病媒昆虫、啮齿型动物、病原生物的出入境货物。如部分工业原料及其制品，包括矿砂、钢铁及其制品、建筑材料、电子产品、化肥等。这类货物本身虽然携带病媒生物的可能性不大，由生物体引起的卫生学问题并不十分严重，但其包装物有可能携带病媒生物。

2. 废旧物品。

废旧物品的卫生学问题是指废旧物品本身及其包装物、附着物和运输设备上携带或含有各种危害人体健康的因素，这些因素在废旧物品的产生、运输、存储、加工、拆解、分拣、使用等环节中对人体和环境可能造成危害。其对人体健康的危害因素：一是生物因素，包括各种病媒生物（如病媒昆虫、啮齿动物、人体寄生虫等）、病原微生物（如检疫传染病病原体、人畜共患传染病病原体等）；二是化学因素，包括有毒有害化学物质（如在生产、运输、加工、拆解过程中产生的有毒有害气体、液体和聚结物）；三是物理因素，包括各种能产生有害射线的物质或受到放射性污染的物体。

通过对废旧物品的卫生处理，可以消除其上病原微生物和防止病媒生物扩散，切断传染病传播途径以及消除对人体有害的各种理化因素。

3. 特殊物品。

根据国境卫生检疫法《实施细则》的规定，实施卫生检疫管理的特殊物品是指在其应用于人体过程中可能直接或间接造成某种传染病传播的物品。一般将特殊物品分为三类，一是微生物类，包括菌株和毒株；二是人体组织、器官、血液及其制品（血液制品主要有凝血因子、球蛋白、血小板以及白蛋白、纤维蛋白等）；三是生物制品，包括菌苗、疫苗和各种诊断试剂盒。

特殊物品在传播传染病方面有着特殊的意义，造成病原体传播的情况有以下几方面：一是特殊物品在原料采集、生产制造、包装运输过程中受到病原微生物的污染；二是致病性菌种、毒株的包装和运输方式不适当，造成微生物泄漏污染；三是由于特殊物品的生产工艺等原因无法对其携带的细菌、真菌、病毒灭活。虽然出入境特殊物品的数量与其他货物相比并不大，但由于特殊物品大多直接进入人体或与人体直接接触，因此，加强对特殊物品的卫生监管，特别是对不合格的特殊物品的消毒处理显得十分重要。

（四）口岸公共场所

国境口岸范围内发现传染病流行或有关场所可能被检疫传染病病原体污染时，卫生检疫机关应当根据流行病学调查结果，采取紧急消毒处理措施，防止口岸公共场所传染病暴发流行。

1. 储存室。

储存室是指为出入境旅客提供的存放行李、物品等的场所，因存放物品的复杂性，旅客健康的差异性，应定期做消毒处理。

2. 公共场所。

公共场所是指口岸及口岸内的涉外宾馆、饭店、商店、文化娱乐场所、洗浴美发及其他生活服务单位以及候船、候车、候机厅（室）等。

3. 垃圾。

口岸公共场所垃圾包括在口岸公共场所及出入境交通工具上的生活废弃物。

（五）其他消毒处理对象

1. 行李、邮包。

行李是指交通员工、旅客在旅行中携带的个人物品，有随身行李和通过货运部门发运的行李两种。

邮包是指通过邮政部门邮递的，除邮件以外的所有包裹。邮包可分为生活用品类和生产办公用品类。

行李、邮包多为个人自用，有些物品可能已使用过。也有以个人行李物品的名义携带大批旧服装、旧家具等生活用品入境，在市场交易或转赠亲友。携带或邮寄国家限制入境的物品时有发生。行李、邮包的卫生状况参差不一，有资料显示，不论是发达国家还是发展中国家邮寄的邮包，杂菌污染都十分严重，杂菌菌落数可由$10\sim2860$个/cm^2；大肠埃希菌污染率为18.05％；HBsAg阳性率为1.5％。对行李、邮包实施卫生检疫消毒处理可控制这些物品非法入境，切断传染病的传播途径。

2. 出入境尸体、棺柩、骸骨。

人死亡后的躯体称尸体；盛装尸体的固定形状的容器称棺柩；尸体腐败风化后的遗骨称骸骨。

病原体在尸体内可存活繁殖相当长的时间，如鼠疫杆菌在恶劣环境中可存活3个月，炭疽杆菌形成的芽胞可存活 10 年，霍乱弧菌也可存活 20 天。此外，人死后，细菌在尸体内大量繁殖，机体各组织迅速分解，导致尸体腐败，如不经严格卫生处理，运输过程中将会引起疾病传播和污染。

六、口岸消毒处理程序

（一）准备

1. 人员组织。

根据传染病病原体生物学特征，结合国境口岸及交通工具、运输设备、货物等的特点，选择适当数量，经过专业培训、取得执业资格的人员实施，具体人数根据工作量确定，一般为 2～4 人，在检疫医师的指导下操作。

2. 制定消毒方案。

根据具体消毒对象的种类、数量、染疫或污染情况制定消毒方案。

3. 药品器械及防护用具。

根据消毒方案准备必需的消毒药品器械及防护用具，常用的包括：消毒剂、喷雾器（常量、低容量、超低容量喷雾器）、塑料桶、药勺、漏斗、过滤网、搅棒、量杯、平板秤、工作服、工作帽、口罩、乳胶手套、防护眼镜、长筒胶靴、毛巾、指刷、有柄刷子、洗涤剂、记录表、圆珠笔、耐压塑料袋、污物袋、污物桶、踏脚垫、钢卷尺、手电筒、绳子、夹钳和警示标志等。

4. 采样用品。

根据需要配带采样规格板、试管、无菌棉拭子、采样液、中和剂、无菌平皿或空气浮游菌采样器、酒精灯等。

（二）方法

1. 空气消毒。

（1）使用常用化学消毒剂喷雾或熏蒸消毒时，应将房间密闭，对细菌繁殖体，每立方米用 15％过氧乙酸溶液 7ml（1g/m³ 喷雾）；对细菌芽胞，每立方米用 15％过氧乙酸溶液 20ml（3g/m³），放置在瓷或玻璃器皿中加热蒸发，熏蒸 2h，或用 2％过氧乙酸溶液（8ml/m³）气溶胶喷雾，作用 2h。飞机机舱内空气消毒宜用经中国民航局批准使用的药物气溶胶喷雾，作用 1h，消毒后机舱内设施用温水擦拭，再用清洁干布擦干。消毒完毕后，应开门（窗）通风换气。

（2）用紫外线对空气消毒也是一种效果可靠的方法，用低臭氧紫外线灯间接照射、屏幕式照射消毒或风筒式消毒，照射时间应不少于 30min。

2. 被污染表面消毒。

（1）喷雾法：将 0.5％～1％过氧乙酸溶液、200～500mg/L 二氧化氯（污染明显时可用 1000mg/L）、含 500mg/L 有效氯的含氯消毒剂，用喷雾器喷洒。消毒顺序是先墙壁、门窗，后地面。墙壁、门窗由上到下，从左至右，地面由里向外，从左至右均匀喷洒，每平方米用药液量一般为 200～300ml。

（2）擦拭法：用上述消毒溶液擦拭地面、家具、门窗和 2m 以下的墙面，擦拭顺序同喷洒法。本法常用于随时消毒，每日擦拭 2~3 次。

（3）熏蒸法：先封闭门窗及通向外部的通风道，再向室内投放熏蒸消毒剂。常用环氧乙烷 $35g/m^3$，或 $15~20mg/m^3$，密室熏蒸 10~20h。常用作终末消毒。

此外，也可用紫外线照射或臭氧消毒。

3. 厕所及便具消毒。

厕所和便具是消毒处理的重要对象，常用下列方法进行消毒：

（1）喷洒或擦洗：用 0.5%~1% 的过氧乙酸、含 2000mg/L 有效溴的二溴海因消毒剂喷洒或擦洗，作用 30~60min。

（2）浸泡法：便具可用 1000mg/L 有效氯消毒液浸泡 30min，或 200~500mg/L 的二氧化氯浸泡 1h。

4. 被褥、衣服消毒。

任何传染病患者的可能被其污染的被褥、衣服，特别是床单、被套和内衣都应严格消毒，这些物体应收集在专门的容器里（塑料袋、帆布袋），扎紧袋口，附上标记，在现场或送往专门的场所进行消毒。理想的消毒方法是用环氧乙烷消毒袋、环氧乙烷消毒器或在环氧乙烷消毒室内熏蒸。无此条件时，可根据织物的性质、色泽与污染程度而分别采用煮沸、高压蒸汽消毒，或用含氯制剂澄清液、过氧乙酸、二氧化氯稀释液浸泡或喷洒消毒。

5. 排泄物、分泌物及呕吐物消毒。

含氯消毒剂是最适宜并常用的消毒剂，一般用含氯消毒剂的干粉或乳剂和被消毒物混合搅拌，具体方法参照 GB 19193-2015 疫源地消毒总则相关规定执行。

6. 食具、茶具和剩余食物消毒。

食具、茶具和剩余食物最简便的消毒方法是放于食品消毒柜中进行消毒或煮沸消毒。也可将食具浸泡在含氯消毒液、过氧乙酸或二氧化氯消毒液中，常用方法如下：

（1）煮沸法：放在煮沸器内煮沸消毒 15~30min。

（2）高压蒸汽消毒法：一般要求压力 15~20 lb，持续 10min。

（3）浸泡法：把要消毒的对象放入配好的消毒溶液中，浸泡 10~30min，然后用清洁水冲洗干净。常用的浸泡液有 0.1%~1% 的过氧乙酸溶液、0.2% 的漂白粉上清液、含 2000mg/L 有效溴的二溴海因消毒剂溶液、200~500mg/L 的二氧化氯等。

剩余食物放入含氯制剂澄清液、过氧乙酸、二氧化氯稀释液中。被结核患者污染的食具和剩余食物应提高消毒剂的浓度，延长消毒时间。具体方法参照《疫源地消毒总则》（GB 19193-2015）相关规定执行。

7. 日常用品消毒。

日常用品指交通工具上旅客、员工使用或携带的生活用品。根据物品种类常用以下方法消毒：

（1）耐热耐烫的物品如陶瓷、非仪器性金属制品、棉织品等，用煮沸法消毒。

（2）不耐高温而耐湿的物品如塑料、有机玻璃、玻璃、木质、合成纤维等制品，可用液状消毒剂，如含氯制剂澄清液、过氧乙酸、戊二醛或二氧化氯稀释液浸泡或擦抹或喷洒消毒。

（3）不耐高温也不耐湿的物品，如工艺品、羊毛及其制品、纸张等，可用过氧乙酸、环氧乙烷或甲醛熏蒸消毒。

（4）精密仪器、电子产品等不耐高温、不能受潮、不能受腐蚀的物品，可用环氧乙烷熏蒸消毒。

8. 污水消毒。

交通工具上的污水主要来自旅客、员工的生活和生产过程，为防止污水未经消毒而被排放，应将污水收集在专门的容器内，加入含氯制剂消毒，消毒完毕后再排放。如果污水中已混有患者的呕吐物、分泌物，应加大消毒剂用量和延长作用时间，或按呕吐物、分泌物的要求进行消毒。有关污水消毒的具体方法参照饮用水、压舱水的消毒规程执行。

在飞机、船舶上往往设有收集污水的固定水箱（舱），有的还具有专门的消毒装置，如加温发酵、加臭氧、加消毒剂等进行消毒，当此类装置的消毒效果不佳时应另行消毒，避免遗漏。

第三节　口岸消毒效果检验

口岸消毒效果检验是评价其消毒器械运转是否正常、消毒剂是否有效、消毒方法是否合理、消毒效果是否可靠的唯一有效手段，在消毒工作中至关重要。

消毒效果检验必须遵循以下原则：检验人员必须经过消毒及其相关专业培训，掌握相关的消毒知识，具备熟练的检验技能；选择合理的采样时间；严格遵循无菌操作程序。

在口岸消毒效果检验中，需重点掌握的评价方法主要有空气消毒效果评价、物体表面消毒效果评价和生活饮用水消毒效果评价。

（一）空气消毒效果评价

空气消毒的目的是清除或杀灭存在于空气中的各类病原微生物，以预防或控制由于空气媒介引起的各种呼吸道传染病。口岸卫生处理中空气消毒的对象主要是指染疫交通工具、口岸现场传染病排查室以及公共场所的室内空气，主要采用的方法有紫外照射法、熏蒸法及气溶胶喷雾法。

1. 微生物学指标：评价空气消毒效果微生物学指标包括细菌总数及致病菌（如溶血性链球菌等）。

2. 采样时机：应选择消毒前及消毒后不同时间段进行采样。还可以按计划进行常规检测，定期、定时间对空气进行样品的采集。但要注意，在采样前应关好门窗，在无人走动的情况下，静止 10min 后进行采样。

3. 采样方法。

（1）仪器采样法（空气撞击法）：常用的空气微生物采样器主要有 JWL 型空气采样器、LWC−1 型采样器和 Anderson 采样器。现以 JWL−2B 型空气微生物检测仪为例，介绍空气微生物仪器法采样的具体步骤。

1) 采样皿制作：取该型仪器专用平皿，彻底洗涤干净、晾干、高压蒸汽灭菌后备用，将熔化冷却至 45~50℃，已灭菌的营养琼脂培养基 18~20ml，倒入备用的平皿中，制成营养琼脂培养皿，冷却凝固后倒置于 37℃恒温箱内培养 24h，挑选无菌生长的平皿使用。

2) 采样点选择：室内面积小于 15m² 的房间，只在室中央设一个点；室内面积小于 30m² 的房间，在房间的对角线上选取内、中、外三点；室内面积大于 30m² 的房间内设 5 个点，即房间的四个角和室中央各设一点；面积更大的场所，可在相应的方位上适当增加采样点。

3) 采样高度：一般为 1.2~1.5m，四周各点距墙 0.5~1m。

4) 采样时间：消毒前采样及消毒后不同时间段进行采样。其中消毒前采样的目的是了解消毒前空气中微生物污染水平；消毒后采样的目的是了解消毒后空气中微生物的数量。

5) 采样及培养步骤：打开气罩、去掉端盖、装上采样皿后再拧上端盖；按已选好的采样地点，接通电源，定时 1~2min，开启采样器的开关进行采样；待采样结束后关闭电源，取出采样皿置于 37℃恒温箱内培养 24~48h，观察结果并记录培养皿上的菌落数（CFU/皿）。计算每立方米的菌落数（CFU/m³）：

$$C_a = \frac{C_0 \times 1000}{V \times T}$$

式中，C_a 为每立方米的菌落数，CFU/m³；C_0 为所有平皿菌落数，CFU；V 为流量，ml/min；T 为采样时间，min。

6) 适用场所：仪器法采样适合于各种场所及采集各种微生物。

（2）沉降平板法（自然沉降法）：

1) 采样皿制作：将灭菌后的普通营养琼脂培养基熔化后，冷却至 45~50℃，将 18~20ml 倒入无菌平皿内，盖好；室温下冷却凝固后，倒置于 37℃恒温箱内培养 24h，挑选无菌生长的平皿使用。

2) 采样点选择：参见空气撞击法。

3) 采样时间：同空气撞击法。

4) 采样皿的放置。

5) 采样：普通场所暴露 5~30min，一般多采用 15min；污染较严重的地方暴露 5min 即可。

6) 培养和结果计算：待采样结束后，将平皿盖盖好，反转放于 37℃恒温箱中培养 24~48h 后，观察记录培养皿上菌落数（CFU/皿）。

7) 该方法不适合洁净的室内空气采集，结果偏低，误差大；作为空气消毒方法考核误差也较大。但由于其使用简便、经济，在未配备空气微生物采样器的情况下，其数据可作为空气消毒效果评价的参考。

4. 评价指标。

（1）细菌总数：根据不同场所空气细菌总数的国家卫生标准来判定其消毒是否合格。

（2）杀灭率：

$$KR = \frac{C_0 - C_d}{C_0} \times 100\%$$

式中，KR 为杀灭率，%；C_0 为消毒前菌落数，CFU；C_d 为消毒后菌落数，CFU。

（3）评价标准：若空气中细菌总数消毒后减少至消毒前的 10%（即所采用的空气消毒措施对空气中的微生物杀灭率达 90% 以上），判定为空气消毒合格。

（二）物体表面消毒效果评价

1. 微生物学指标评价：物体表面消毒效果的微生物学指标包括细菌总数及致病菌（如金黄色葡萄球菌、大肠埃希菌和沙门氏菌等）。

2. 采样时机：在物品表面经过消毒之后进行采样，并在消毒前同一物品表面附近采样作为对照样品，计算其杀灭率。

3. 采样及培养方法。

（1）棉拭子法：①消毒前采样：被检物体采样面积小于 100cm² 时，取全部物体表面。当采样面积大于或等于 100cm² 时，连续采集 4 个样品，面积合计 100cm²。用 5cm×5cm 的标准无菌规格板，放在被检物体表面，将无菌棉拭子在含有无菌生理盐水试管中浸湿，并在管壁上挤干，对无菌规格板框定的物体表面涂抹采样，来回均匀涂擦 10 次，并随之转动棉拭子。采样完毕后，将棉拭子放在装有一定量无菌生理盐水的试管管口，剪去与手接触的部位，其余的棉拭子留在试管内，充分振荡混匀后立即送检。对于门把手等不规则物体表面，按实际面积用棉拭子直接涂擦采样。②消毒后采样：在消毒结束后，在消毒前同一物体表面采样的附近类似部位进行。除采样液改用含有与化学消毒剂相对的中和剂以外，其余与消毒前采样一致。将消毒前、后样本尽快送检，进行活菌培养计数以及相应致病菌与相关指标菌的分离与鉴定。

（2）压印法：将营养琼脂倾入无菌平皿并使琼脂培养基高出平皿口 1~2mm，待琼脂冷却后，将平皿上琼脂培养基直接压在被检物体的表面 10~20s，然后盖好平皿，37℃恒温箱中培养 48h。观察结果，计算菌落数。

4. 检验方法：细菌总数检测采用菌落计数法，致病菌的检测主要检测金黄色葡萄球菌、大肠埃希菌和沙门氏菌等。具体的方法请参见相关的细菌检验鉴定手册。

5. 评价指标：

（1）细菌总数：

1）小型物体表面结果计算，用细菌总数（CFU/件）来表示。

$$C_{pps} = C_m \times n$$

式中，C_{pps} 为每件小型物体表面细菌总数，CFU/件；C_m 为平板上菌落平均数，CFU；n 为稀释倍数。

2）采样面积大于 100cm² 物体表面结果计算，用细菌总数（CFU/cm²）表示。

$$C_s = \frac{C_m \times n}{A}$$

式中，C_s 为细菌总数，CFU/cm²；C_m 为平板上菌落平均数，CFU；n 为稀释倍数；A

为采样面积，cm²。

（2）杀灭率：

$$KR = \frac{C_0 - C_d}{C_0} \times 100\%$$

式中，KR 为杀灭率，%；C_0 为消毒前菌落数，CFU；C_d 为消毒后菌落数，CFU。

6．结果判定：

（1）自然菌杀灭率大于等于 90% 为消毒合格。

（2）口岸传染病排查室物体表面的细菌总数小于或等于 10CFU/cm²，且未检出致病菌则判为消毒合格。

（3）交通工具上的用品如毛巾、卧具等表面的细菌总数小于 200CFU/25cm²，且要求清洁无污物，并不得检出包括大肠埃希菌在内任何致病菌则判为消毒合格。

（4）公用茶具要求表面必须光滑、无油渍、无水渍、无异味，其细菌总数小于 5CFU/cm²，并未检出包括大肠埃希菌在内的其他致病菌则判为消毒合格。

（5）饮食餐具，要求外观整洁，表面光滑，细菌总数小于或等于 5CFU/cm²，同时未检出包括大肠埃希菌在内的其他任何致病菌则判为消毒合格。

（6）衣物消毒后要求未检出致病菌，判为消毒合格。

（三）生活饮用水消毒效果评价

1．检测指标评价：生活饮用水消毒效果的微生物学指标包括细菌总数（CFU/ml）、总大肠菌群（CFU/100 ml）、粪大肠菌群（CFU/100 ml）及余氯（mg/L）。

2．采样时机：根据无菌操作原则将水样（500ml）采集入无菌瓶中，其中用于细菌检验的水样瓶中应事先加入中和剂，混匀，作用 10min，中和余氯，阻止其继续灭菌。将水样尽快送往实验室检测。

3．采样及培养方法：

（1）细菌总数：准确量取 1ml 水样，注入灭菌平皿中，再加入 15ml 约 45℃ 的普通营养琼脂，水平旋转平皿，使水样与琼脂充分混匀。待琼脂冷却后，将平皿倒置，于 37℃ 恒温箱培养 24h，计算平皿中的菌落形成数，即菌落数（CFU/皿）。

（2）总大肠菌群：①用无菌镊子夹取无菌的纤维滤膜边缘，将粗糙面向上，贴放在已灭菌滤器的滤床上，稳妥地固定好滤器。取一定量待检水样（稀释或不稀释）注入滤器中，加盖，打开抽气阀门，在负压 0.05MPa 下抽滤。②水样滤完后，再抽气约 5s，关上滤器阀门，取下滤器。用无菌镊子夹取滤膜边缘，移放在品红亚硫酸钠琼脂培养基平板上，滤膜截留细菌面向上。滤膜应与琼脂培养基完全紧贴，当中不得留有气泡，然后将平皿倒置。将大肠菌群培养皿放入 37℃ 恒温培养箱内培养 24h。③对在滤膜上生长的，带有金属光泽的黑紫色大肠埃希菌菌落进行计数，并计算出水样中含有的总大肠埃希菌群数（CFU/100 ml）。

$$CF_t = \frac{C_f \times n}{V}$$

式中，CF_t 为总大肠埃希菌群数，CFU/100 ml；C_f 为滤膜上菌落数，CFU；n 为稀释倍数；V 为被检水样体积，ml。

（3）粪大肠菌群：粪大肠菌群的测定与总大肠菌群基本相同，只是在恒温培养箱内培养的温度有所不同，总大肠菌群的培养温度为 37℃，而粪大肠菌群的培养温度为 44℃，这是由粪大肠菌群主要来源于人和温血动物粪便的特性所决定的。

（4）余氯（需在水样采集后立即进行测定）：取水样 5ml，放入 10ml 试管中，加入邻联甲苯胺（甲土立丁）溶液 3～5 滴，摇匀静置 2～3min。与余氯标准比色管进行对照比色，即可得出余氯的含量（其中水温最好在 15～20℃）。

4. 评价要求：卫生计生委颁布的中国《生活饮用水卫生规范》中规定：每 1ml 水中细菌菌落数不得超过 100CFU，在 100ml 水中总大肠菌群不得检出；每 100ml 水中粪大肠菌群同样不得检出；余氯在接触 30min 后，应不低于 0.3mg/L，集中式给水，除出厂水应符合上述要求外，管网末梢水中的余氯不低于 0.05mg/L。

（1）细菌总数：水样中细菌总数虽不能直接说明水样中是否有病原微生物存在，但细菌总数的测定还是有意义的。因为细菌总数的多少常与水的污染程度相平行，细菌总数越多说明水体中有机物及分解产物的含量越多，从而可判定病原微生物污染的情况。

（2）总大肠菌群：大肠菌群是一群需氧或兼性厌氧的革兰阴性无芽胞杆菌。将带菌滤膜置于含有品红亚硫酸钠琼脂培养基上，经 37℃ 培养 24h 后，呈现出金属光泽的黑紫色菌落。它不仅来自人和动物的粪便，也可来自植物和土壤。生活在自然环境中的大肠菌群，已适应了较低的环境温度，在 37℃ 的条件下可以生长，但将培养温度升高至 44℃，则不能生长。将在 37℃ 培养生长的大肠菌群，包括粪便内生长的大肠菌群在内，统称为总大肠菌群。总大肠菌群不仅可作为水质污染的指标，也是判断饮用水消毒效果的重要指标。这是因为大肠菌群对各种消毒剂的耐受力，一般都比肠道致病菌高，例如霍乱弧菌、伤寒杆菌、痢疾杆菌等，都比大肠菌群容易被杀灭。

（3）粪大肠菌群：在中国《生活饮用水卫生规范》中特别新增加有关粪大肠菌群的卫生指标。由于粪大肠菌群来源于人和温血动物的粪便，所以，粪大肠菌群是判断水质是否受到粪便污染的一个重要指标。参照 1993 年 WHO 颁布的《饮用水水质标准》，中国规定生活饮用水中每 100ml 水样中不得检出粪大肠菌群。为了与植物和土壤等自然环境本身存在的大肠菌群相区别，将培养温度提高到 44℃，仍能生长出带有金属光泽的黑紫色大肠埃希菌菌落称为粪大肠菌群，由此可判断出污染物的来源。在人类粪便中，粪大肠菌群占总大肠菌群的 96.4%。所以，粪大肠菌群在卫生学上具有更大的意义。

（4）余氯：中国当前饮用水消毒绝大多数采用氯化消毒，要求氯和水接触 30min 后，游离性余氯不应低于 0.3mg/L（指集中式给水的出厂水）。余氯对防止水的二次污染作用不大，但在输水管网内出现二次污染时，余氯易被耗尽，因此余氯可作为有无二次污染的指示信号。同时中国还规定输水管网末梢水中游离余氯不应低于 0.05mg/L。

上述四项指标必须全部符合标准要求，才能判定水样消毒合格。如有任何一项超标，则说明处理运转中出现了问题，或者处理后的水受到了二次污染，或者水中营养性有机物含量过高。

世界卫生组织（WHO）在《饮用水水质标准》中还规定，饮用水中基本不应含有人类肠道传染病病毒。但是现有资料尚不能提出定量要求的推荐值。另外，由于寄生虫对人类的危害，同时还规定饮用水中不得有病原性原虫、蠕虫和其他寄生虫存在。

小 结

自意大利威尼斯成立了世界上第一个检疫站开始，经过数百年的发展，世界各国均已形成了规范的口岸检疫系统。口岸消毒工作的质量，直接关系到检验检疫机构的执法水平和口岸安全保障水平。本章明确了口岸消毒的相关概念、目的和意义，并且列举了国内外相关的法律法规。中国规定的口岸消毒对象和范围非常广泛，包括出入境交通工具、集装箱、行李、邮包等，均需按照口岸消毒的程序对它们进行处理。为了评价消毒器械运转是否正常、消毒剂是否有效、消毒方法是否合理、消毒效果是否可靠，需要进行口岸消毒效果检验。

思考题

1. 什么是口岸消毒处理？
2. 什么是卫生措施？
3. 目前中国涉及国境口岸消毒处理的法律法规主要有哪些？
4. 口岸消毒处理的对象有哪些？
5. 简述口岸消毒处理的程序。
6. 口岸消毒效果检验遵循的原则是什么？

（廖如燕）

第三十一章　疫源地消毒检验

第一节　疫源地消毒标准

一、术语和定义

（一）疫源地（infectious focus）

疫源地指现存或曾经存在传染源的场所和传染源可能播散病原体的范围，亦即易感者可能受到感染的范围。

（二）疫源地消毒（disinfection for infectious focus）

疫源地消毒指对存在着或曾经存在着传染源的场所进行的消毒。其目的是杀灭或去除传染源所排出的病原体。疫源地消毒包括随时消毒和终末消毒。

（三）随时消毒（concurrent disinfection）

随时消毒指疫源地内有传染源存在时进行的消毒，其目的是及时杀灭或去除传染源所排出的病原微生物。

（四）终末消毒（terminal disinfection）

终末消毒指传染源离开疫源地后，对疫源地进行的一次彻底的消毒。如传染病病人住院、转移或死亡后，对其住所及污染的物品进行的消毒；医院内传染病病人出院、转院或死亡后，对病室进行的最后一次消毒。

二、中国疫源地消毒标准

目前中国用于疫源地消毒的标准主要包括：《疫源地消毒总则》（GB 19193－2015）、《医院消毒卫生标准》（GB 15982－2012），《医疗机构消毒技术规范》（WS/T 367－2012）、《消毒与灭菌效果的评价方法与标准》（GB 15981－1995）、《生活饮用水卫生标准》（GB5749－2006）、《食品安全国家标准消毒剂》（GB 14930.2－2012）、《食品卫生微生物学检验》（GB/T4789）、《化妆品微生物标准检验方法》（GB/T 7918－1987）、《污水综合排放标准》（GB 8978－2002）等。

三、疫源地消毒剂的卫生要求

《疫源地消毒剂卫生要求》（GB 27953－2011）规定了疫源地消毒剂的技术要求、检验方法、常用的消毒剂、使用方法和注意事项等，适用于对人类传染病的疫源地或对已知有传染病病原体污染场所消毒的消毒剂。该标准的附录 A 中涵盖了疫源地消毒常用的含氯消毒剂、含溴消毒剂、过氧化物消毒剂、含碘消毒剂、季铵盐类消毒剂、胍类消毒剂、醇类消毒剂和醛类消毒剂的使用方法。

（一）疫源地常用的消毒剂（强制性）

1. 根据污染病原体的种类与抗力确定的常用消毒剂。
（1）芽胞污染物（如炭疽杆菌芽胞、破伤风杆菌芽胞污染物等）：选择含氯类、过氧化物类、含溴类和醛类等消毒剂。
（2）分枝杆菌及亲水病毒污染物（如结核杆菌、脊髓灰质炎病毒、甲型肝炎病毒、戊型肝炎病毒等病原体的污染物等）：选择含氯类、含溴类、过氧化物类、醛类和含碘类等消毒剂。
（3）细菌繁殖体及亲脂病毒污染物（如霍乱弧菌、痢疾杆菌、白喉棒状杆菌、伤寒沙门菌和副伤寒沙门菌、布鲁氏菌、淋病奈瑟菌、麻风杆菌、流感病毒、乙型肝炎病毒、丙型肝炎病毒、丁型肝炎病毒、麻疹病毒、汉坦病毒等病原体的污染物）：选择含氯类、含溴类、过氧化物类、醛类、含碘类、双胍类、季铵盐类、醇类等消毒剂。
（4）未查明病原体的污染物或可引起严重传染病的病原体污染物（如 SARS－冠状病毒、高致病性禽流感病毒、鼠疫耶尔森菌和狂犬病病毒等）：应按照芽胞污染物的标准确定适用的消毒剂。
2. 根据病原体污染的消毒对象确定的常用消毒剂。
（1）常用的物体表面消毒剂：含氯类、含溴类和过氧化物类等消毒剂。
（2）常用的空气消毒剂：过氧化物类消毒剂（如过氧乙酸、二氧化氯、过氧化氢、臭氧等）。
（3）常用的生活饮用水和污水消毒剂：含氯类、含溴类和过氧化物类消毒剂。
（4）常用的餐饮具和果蔬消毒剂：含氯类、含溴类和过氧化物类消毒剂。
（5）常用的排泄物、分泌物及尸体消毒剂：含氯类和过氧化物类消毒剂。
（6）常用的手和皮肤消毒剂：含碘类、双胍类、季铵盐类和醇类消毒剂。

（二）各类消毒剂适用对象、剂量及使用方法

各类消毒剂适用对象、剂量及使用方法见 GB 27953－2011 附录 A（推荐性）。

四、疫源地消毒效果评价标准

（一）随时消毒卫生标准（强制性）

1. 医院随时消毒：按《医院消毒卫生标准》（GB 15982－2012）第四部分及附录 A

执行。

2. 传染病家随时消毒：需在卫生防疫人员指导下进行，必要时要进行消毒效果检查。判定标准：经消毒后不得检出病原微生物，呼吸道传染病经消毒后不得检出病原微生物或溶血性链球菌（间接污染指标）。消毒后自然菌杀灭率须大于或等于 90.00%，不能用病原微生物或间接指示菌作杀灭效果评价的病种，可参考消毒后与消毒前的自然菌杀灭率，以大于或等于 90.00% 为标准（若出现消毒后比消毒前菌落数增多的异常现象并超过全部样品的半数以上时，应将全部样品作废并重新采样）。随时消毒应每天进行 1 或 2 次。检查方法按 GB 15982－2012 中附录 A 执行。

（二）终末消毒卫生标准（强制性）

1. 物体表面：消毒后对自然菌的杀灭率大于或等于 90.00%，不得检出该疫源地传染病病原微生物。

2. 排泄物、分泌物：消毒后不得检出病原微生物。

3. 被病原微生物污染的血液等：消毒后不得检出病原微生物，乙型病毒性肝炎患者的血液等不得检出乙型肝炎病毒的代表物。

4. 空气：消毒后不得检出乙型溶血性链球菌和其他病原微生物；对自然菌的杀灭率大于或等于 90.00%。

5. 污物处理：无论是回收再使用的物品，或是废弃的物品，必须进行无害化处理。不得检出致病性微生物。在可疑污染情况下，进行相应指标的检测。

6. 污水排放标准：按 GB 8978－1996 执行。

第二节　各类传染病疫源地消毒处理原则

一、甲类传染病患者的隔离要求

隔离病区应与其他病区和房屋隔离，有单独出入的门户，远离地面水源，有专门的厕所和便器，有专人看守，严禁无关人员出入。入口处放置浸有消毒药液的脚垫和洗手消毒液或可供洗手用的水、肥皂，任何人离开隔离室时均应洗手及消毒，换衣和鞋。

确诊和疑似病人要分室收治。

看守和医务人员等要做好自身防护（参加鼠疫防治工作的人员必须穿着防鼠疫服），严格遵守操作规程和消毒制度，以防受染。必要时，可口服抗生素预防。

病人污染的一切用具（包括医疗、护理用品）及环境均应做好随时消毒和终末消毒处理。死亡病人尸体处理和丧葬应根据《中华人民共和国传染病防治法》有关规定进行。

（一）鼠疫患者的隔离

凡确诊为鼠疫的患者或疑似患者均应迅速就地严格隔离，隔离室应选择在居民区外或边缘的孤立房屋，并做到无鼠、无蚤。患者送到隔离室后，先进行卫生处理，脱下的衣服在含有效氯 2500～5000mg/L 溶液中浸泡 2h 后清洗。隔离室应严格执行消毒隔离制度，确诊患者、不同病型的患者及疑似患者均应分开隔离，最好是单间隔离。严格控制患者与外界接触，对患者进行及时有效的治疗，直至卫生防疫机构证明其不具传染性时，方可解除隔离。

（二）霍乱患者的隔离

凡确诊为霍乱的患者或疑似患者必须立即就地隔离，或送附近传染病院隔离，严禁长途运送，以免扩大传播。隔离室应严格执行消毒隔离制度，确诊患者应与疑似患者分开隔离。严禁患者与外界接触，对患者就地及时治疗，直至卫生防疫机构证明其确实无传染性时，方可解除隔离。

二、甲类传染病的消毒要求

（一）鼠疫疫点和疫区消毒

1. 房屋及空气消毒：腺鼠疫可用含有效氯 5000mg/L 的消毒液或 0.5％过氧乙酸，按 300ml/m² 药量对病人居室内进行喷雾消毒；肺鼠疫可用上述消毒药物浓度及剂量，对小隔离圈内房屋进行全面喷雾消毒后，对室内空气用 3g/m³ 过氧乙酸（相当于 20％过氧乙酸 15ml）熏蒸消毒 2h。

2. 污染用具消毒：对污染的一般耐热耐湿物品，如被罩、食具、茶具、玩具等可采取煮沸、蒸汽或压力蒸汽消毒，或用含有效氯 2500～5000mg/L 的消毒液浸泡消毒 1～2h；对那些怕热或怕湿的物品，如棉絮、棉衣裤、皮张、毛制品等可选用过氧乙酸 3g/m³ 熏蒸消毒 2h（药物熏蒸消毒或灭菌必须在密闭条件下进行）；对污染的精密器具，用环氧乙烷熏蒸消毒。

3. 排泄物、分泌物的消毒：患者的排泄物、分泌物、呕吐物等应有专门容器收集，用含有效氯 20000mg/L 的消毒液，按粪、药 1∶2 的比例浸泡消毒 2h；若有大量稀释排泄物，可用含有效氯 80％漂白粉精干粉，按粪、药 20∶1 的比例加药后充分搅匀，消毒 2h。

4. 其他污染物品消毒：对污染的含水分高的食物，应加热消毒后废弃；对污染的干燥食物或粮食，可将明显污染部分取出消毒弃去，余者可通过蒸、煮、炒或太阳曝晒等消毒。污染的垃圾、生活废物，猫、狗等窝垫草等应焚烧杀灭病原体。

5. 死亡病人尸体消毒：因患鼠疫、霍乱死亡的病人尸体，由治疗病人的医疗单位或当地卫生防疫机构负责消毒处理，首先用 0.5％过氧乙酸或含有效氯 5000mg/L 的消毒液浸泡过的棉花堵塞口、耳、鼻、肛门、阴道等自然孔穴，再用上述消毒液喷洒全尸，然后用浸泡过上述消毒液的被单或其他布单严密包裹尸体，立即就近火化；不具备火化条件的农村、边远地区，可选择远离居民点 500m 以外，远离饮用水源 50m 以外的地方，将尸体在距地面 2m 以下深埋，坑底及尸体周围垫撒 3～5cm 漂白粉。

（二）霍乱疫点和疫区消毒

1. 患者排泄物、分泌物等消毒：霍乱患者粪便及呕吐物不但含大量病原体，而且还含大量有机物，对病原体起保护作用，同时影响消毒效果。必须选用高效、快速及价廉的化学消毒药物，如漂白粉、漂白粉精、次氯酸钠、二氯异氰尿酸钠等进行消毒。

稀便与呕吐物消毒按稀便及呕吐物与药以 10∶1 的比例加入漂白粉干粉；成型粪便按粪、药 1∶2 的比例加入含有效氯 20000mg/L 的消毒液，经充分搅拌后，作用 2h。干燥排泄物处理前应适量加水稀释浸泡化开后，再按上法消毒。

2. 污染地面消毒：患者污染的房间、厕所、走廊地面等，首先要清除明显的排泄物等。若是泥土地面还应刮去 10~15cm 污染表土（另行消毒）后，再行消毒。常用含有效氯 10000mg/L 的消毒液或 0.5% 过氧乙酸等消毒；其用量按地面性质不同而异，一般最低用量为 100~200ml/m²，最高可用至 1000ml/m²，以喷洒均匀、透湿、不流水为限。

3. 污染用具消毒：对耐热耐湿物品，如棉织物、金属、陶瓷、玻璃类物品，用加热煮沸 15~30min 或压力蒸汽灭菌，121℃，30min；亦可用 0.2%~0.5% 过氧乙酸浸泡 1~2h。

对怕热怕湿物品，如书籍、文件、字画、污染的棉絮、皮毛制品、羽绒制品等，可用 600mg/L 环氧乙烷消毒 6h，或 1000mg/L 环氧乙烷消毒 3h。

注：熏蒸消毒应在密闭环境中进行，室内湿度应在 80% 以上，温度在 30~40℃ 为宜。

对不怕湿物品，如各种塑料制品、用具、容器、人造纤维织物等，可用含有效氯 5000mg/L 的消毒液或 0.5% 过氧乙酸浸泡 30min 或擦拭表面消毒。

对污染的精密仪器、家电设备等物品可用 2.0% 戊二醛溶液擦拭消毒。作用 2h 后再用洁净水擦净。

4. 餐、饮具消毒：患者用后的餐、饮具用 80℃ 左右热水清洗 2~5min，或用含有效氯 500mg/L 的消毒液浸泡 30min；严重污染者应煮沸消毒 30min 或在含有效氯 1000mg/L 的消毒溶液中浸泡 30min 以上。

5. 饮用水源消毒：集中式供水水源，如各自来水厂、疫区供水余氯量（管网处）不得低于 0.5mg/L；分散式供水水源，包括直接从江、河、渠、塘、井取用水者，均应采用在家庭水缸内加氯的消毒方法，在家庭水缸内加含有效氯 5000mg/L 的消毒液，每批水（40~50kg）加入 20~100ml，或用漂白粉精片或二氯异氰尿酸钠片剂，每升水加入有效氯 1~5mg，作用 30min 后，余氯量达 0.5~1.0mg/L 者，即可饮用。

6. 污水消毒：可采用次氯酸钠或液氯消毒污水。出口污水按 GB 8978 执行；若污染污水已排放出去，应对污水沟进行分段截流、加氯消毒，常用药物及浓度同稀排泄物处理；生活污水加 1.5g/10L 漂白粉精作用 1h。

三、乙、丙类传染病疫源地消毒要求

（一）患者居室的地面和墙壁的消毒

1. 用 0.5% 过氧乙酸、含有效氯 10000mg/L 的消毒液依次做喷雾消毒，药量为 200~300ml/m²，连续消毒三次，每次间隔 1h。

2. 经呼吸道途径传播的白喉、肺结核等传染病病原污染的地面、墙壁按霍乱疫区相应条目进行消毒。

3. 经皮肤、黏膜接触传播的艾滋病、梅毒、淋病等患者的血液、体液、排泄物和分泌物污染的地面，墙壁用次氯酸钠或二氯异氰尿酸钠等含氯制剂进行喷洒、浸泡、擦拭消毒，药液有效氯含量按污染轻重和性质可用2500~5000mg/L；污染的血液和排泄物消毒用最终含量为5000~10000mg/L的有效氯消毒剂，作用20~60min后及时冲洗。

4. 被HBV污染的地面和墙壁，消毒方法按鼠疫疫区相应条目进行，但作用时间应延长1倍。

（二）饮食用具消毒

1. 用1.0%碳酸钠溶液煮沸1h，或用0.5%过氧乙酸浸泡30~60min。

2. 经呼吸道途径传播的白喉、肺结核等传染病病原污染的按鼠疫疫区相应条目进行。

（三）剩余食物消毒

患者的剩余食物煮沸1h或焚烧，可疑食物不得饲养家畜。

（四）衣物消毒

1. 耐热的衣服、被褥、床单等用2.0%碳酸氢钠溶液煮沸1h。

2. 经皮肤、黏膜接触传播的艾滋病、梅毒、淋病等传染病病原体污染的衣物按鼠疫疫区相应条目进行消毒处理。

（五）皮毛等消毒

1. 可能污染炭疽的皮毛、毛衣、人造纤维、皮鞋和书报等的消毒，最好选用环氧乙烷熏蒸，药量为0.6kg/m³，30~40℃，相对湿度大于或等于60%，消毒48h。畜毛可用20%硝酸或10%硫酸溶液浸泡2h，皮毛也可用2.5%盐酸溶液加入15%氯化钠使溶液保持在30℃以上浸泡40h后取出（每千克皮张用10L溶液），再放入1%氢氧化钠溶液中浸泡2h以中和盐酸，然后用清水冲洗，晒干。

2. 经皮肤、黏膜接触传播的艾滋病、梅毒、淋病等传染病病原体污染的皮毛按鼠疫疫区相应条目进行消毒处理。

（六）排泄物、分泌物及盛装容器消毒

参照鼠疫疫区相应条目进行，消毒后必须达到无害化；但对肝炎患者粪便等的消毒用含有效氯10000mg/L的消毒液按粪、药1：2的比例加入，搅拌作用6h；对稀便可按粪药5：0.5的比例直接加入漂白粉精。

（七）空气消毒

1. 肺炭疽病家的空气可采用过氧乙酸熏蒸，药量3g/m³（即20%的过氧乙酸

15ml，15％的过氧乙酸 20ml），置于搪瓷或玻璃器皿中加热熏蒸 2h，熏蒸前应关闭门窗，封好缝隙，消毒完毕后开启门窗通风；亦可采用气溶胶喷雾消毒法，用 2％过氧乙酸 8ml/m³，消毒 1h。

2. 经呼吸道途径传播的白喉、肺结核等传染病病原体污染的室内空气消毒按鼠疫疫区相应条目进行。

（八）炭疽病人用过的治疗废弃物和有机垃圾处理

炭疽病人用过的治疗废弃物和有机垃圾应全部焚烧。

（九）生活污水消毒

1. 炭疽病人污染的水，先挖坑存储，按每 10L 污水加 10％次氯酸钠 5ml，使余氯达 8~10mg/L，作用 2h 后排放。

2. 被伤寒、副伤寒、细菌性痢疾、甲型和戊型病毒性肝炎、脊髓灰质炎等肠道传染病的病原体污染的水，经消毒处理后达到 GB 8978 标准的要求后排放。消毒方法按加入 0.02％漂白粉精或 0.01％液氯，消毒 90min，使其余氯量达到：肝炎污水 10mg/L，其他传染病污水 6.5mg/L。

（十）运输工具消毒

运送病人、病畜、死畜或皮毛时严禁污染地面或路面，运输工具应铺上或覆盖塑料布，运送完毕后，污染的塑料布立即焚烧处理。

（十一）病人尸体处理

1. 炭疽病人尸体处理参照鼠疫疫区相应条目进行。

2. 伤寒、副伤寒、细菌性痢疾、甲型和戊型病毒性肝炎、脊髓灰质炎等肠道传染病的病人尸体消毒后应火化或深埋。

（十二）病畜圈舍消毒

病畜或死畜停留过的地面、墙面用 0.5％过氧乙酸或含有效氯 10000mg/L 的消毒液，按 100~300ml/m² 药量，连续喷洒三次，间隔 1h。若畜圈地面为泥土，应将地面 10~15cm 的表层泥土挖起，然后按土、药 5∶1 的比例拌加漂白粉，深埋于地面 2 m 以下。

（十三）病畜污染的饲料、杂草和垃圾处理

病畜污染的饲料、杂草和垃圾要焚烧处理。

（十四）病畜粪尿消毒

病畜的粪尿按 5∶1 的比例加入漂白粉，消毒 2h 后，深埋地面 2m 以下，不得用作肥料。根据情况，亦可选用其他含氯消毒剂干粉或溶液处理，但其最终有效氯含量应不少于 40000mg/L。

（十五）死畜尸体处理

确诊为炭疽的家畜应严禁解剖，必须整体焚烧。一头 200~500kg 的死畜焚烧时需要汽油或柴油 100~120kg，先在地下挖一条宽 1~1.5m，长 3~3.5m，深 1m 的长沟，用铁条架于沟上，然后在铁条上加木柴 100kg，同时准备长条形钢钎，将死畜置木柴上，然后点燃，当畜体腹部胀大时，用钢钎将畜皮刺破，以防内脏等物四溅，陆续添加汽油或柴油，直到烧成骨灰为止。

（十六）接种炭疽疫苗

与病人接触的人员必须接种炭疽疫苗，曾与病畜、死畜接触过的人员应进行 12 天的医学观察。

（十七）污染的饮用水源消毒

被伤寒、副伤寒、细菌性痢疾、甲型和戊型病毒性肝炎、脊髓灰质炎等肠道传染病的病原体污染的饮用水源，消毒后要达到 GB5749 要求。消毒方法按霍乱疫区相应条目进行。

（十八）污染物品、用具消毒

1. 被伤寒、副伤寒、细菌性痢疾、甲型和戊型病毒性肝炎、脊髓灰质炎等肠道传染病病原体污染的物品、用具等应进行严格消毒或焚烧处理。消毒方法按鼠疫疫区污染用具消毒进行，但对甲型和戊型病毒性肝炎污染物品应延长 1 倍消毒时间。

2. 经皮肤、黏膜接触传播的艾滋病、梅毒、淋病等传染病病原体污染的物品必须进行严格消毒处理，特别是艾滋病病毒污染的物品用具应按甲类传染病消毒要求进行消毒处理。被患者血液、体液、排泄物和分泌物污染的桌椅、床、柜、车辆等均应采取有效的消毒措施。用次氯酸钠或二氯异氰尿酸钠等含氯制剂进行喷洒、浸泡、擦拭消毒，药液有效氯含量按污染轻重和性质可为 2500~5000mg/L；污染的血液和排泄物所用消毒液，最终含有效氯量应为 5000~10000mg/L，作用 20~60min 后及时冲洗；污染的废弃物，包括一次性使用医疗用品装入双层防水污物袋内，密封并贴上"危险"等特殊标记后送指定地点，专人负责焚烧处理。

3. 被乙型肝炎病毒（HBV）污染的物品用具，消毒方法按鼠疫疫区相应条目进行，但作用时间应延长 1 倍。

（十九）医疗器械及用品消毒

1. 各级各类医疗、卫生、保健机构，对于进入人体组织或无菌器官的医疗卫生用品必须达到灭菌，各种注射（包括预防接种）、穿刺、采血器具必须一人一用一灭菌；凡接触完整皮肤、黏膜的器械和用品必须消毒。

2. 经皮肤、黏膜接触传播的艾滋病、梅毒、淋病等传染病病原体污染的医疗器械以热力消毒最为理想，效果可靠，可先煮沸 30min，然后彻底清洗，再用压力蒸汽灭菌。用化学法消毒，被血液污染的器械可浸入含 2500～5000mg/L 有效氯的含氯消毒液中消毒 30～60min，然后立即清洗干净；也可用 10％过氧化氢溶液浸泡 60min，怕腐蚀的器械可用 2％戊二醛浸泡 30～60min。

3. 经皮肤、黏膜接触传播的艾滋病、梅毒、淋病等患者使用过的内镜若无血液、组织等污染者，用 2％戊二醛浸泡 45min；做活检取样的内镜洗净后活检前用 2％戊二醛浸泡 10h，用无菌水冲净后使用。

（二十）手及皮肤、黏膜消毒

1. 污染的手用含 0.5％洗必泰的 70％乙醇溶液 3ml 搓擦双手，或用含有效碘 5000mg/L 碘伏洗刷 3min，或用 0.2％过氧化酸浸泡 3min；黏膜、皮肤可用 0.5％碘伏擦拭消毒。

2. 与经皮肤、黏膜接触传播的艾滋病、梅毒、淋病患者日常接触，用 0.2％～0.4％过氧乙酸做手和皮肤消毒，0.05％～0.1％过氧乙酸做黏膜消毒。皮肤污染含 HIV 的血液、体液及分泌物等用含有效氯 500～1000mg/L 的次氯酸钠溶液冲洗血迹。

（二十一）血液或血液制品

血站（库）、生物制品生产单位，必须严格执行国务院卫生行政部门的有关规定，保证血液、血液制品的质量，严防因输入血液或血液制品引起经血及血液制品途径传播的乙型、丙型、丁型病毒性肝炎，艾滋病等传染病的发生，任何单位和个人不准使用国务院卫生行政部门禁止进口的血液制品。

（二十二）美容、整容等单位和个人

凡从事可能导致经血液传播疾病的美容、整容等工作的单位和个人，必须执行国务院卫生行政部门的有关规定进行有效的消毒灭菌处理。

第三节　疫源地消毒效果评价

疫源地消毒效果评价的目的是保证消毒质量，确保传染病病原体被彻底杀灭，有效阻止其传播流行。消毒效果评价最有效的方法是直接检查被消毒物品上还有无病原体存在。但由于有些病原体很难分离，所以通常采用对指示微生物进行检查的间接方法。

进行消毒效果检验时，应有消毒检验记录或表格，必须记录样本名称、来源、数量、编号、检验指标、采样日期、采样者、检验结果、检验者及审核者签字等。消毒效果检查的对象有物品表面、衣物类、排泄物、分泌物、呕吐物、空气等。消毒效果评价必须针对不同消毒药剂选用经中和试验证实有效的中和剂或中和方法。

一、目标微生物

传染病病原体。

二、指示微生物

1. 细菌：（1）细菌繁殖体：金黄色葡萄球菌（ATCC 6538）、大肠埃希菌（8099 或 ATCC 25922）。（2）细菌芽胞：枯草杆菌黑色变种（ATCC 9732）芽胞。

2. 真菌：白假丝酵母（ATCC 10231）。

3. 乙型病毒性肝炎表面抗原：纯化抗原（1.0mg/ml）。

4. 自然菌：消毒对象中自然存在的各种细菌。

三、材料

1. 中和剂采样液。

（1）含氯消毒剂、含溴消毒剂、过氧化物类消毒剂、含碘消毒剂：可使用含 0.1%～1%硫代硫酸钠的 PBS 中和剂采样液。

（2）季铵盐类消毒剂：可使用含 0.5%～2%卵磷脂和 0.5%～3%吐温 80 的 PBS 中和剂采样液。

（3）胍类消毒剂：可使用含 0.5%～2%卵磷脂、0.1%～1%硫代硫酸钠、0.5%～1.0%皂基和 0.5%～3%吐温 80 的 PBS 中和剂采样液。

（4）醛类消毒剂：可使用含 1%甘氨酸、0.5%～2%卵磷脂和 0.5%～3%吐温 80 的 PBS 中和剂采样液。

2. 六级筛孔空气撞击式空气采样器等。

四、消毒检测方法

（一）物体表面消毒效果检验

1. 采样。

以病人经常接触的物品作为检测重点，如食（饮）具、门把手、床头柜、便器等。在被检区点燃酒精灯，将 4 个无菌规格板布于被检物体表面，用无菌棉签在酒精灯无菌区内按无菌操作蘸取采样管中采样液，随后在规格板内涂抹采样，每区块棉棒旋转横竖往返 8 次涂抹，再沿规格板内沿涂抹一圈，采样面积共为 100cm^2，以无菌操作方式将棉拭子采样端剪入原中和剂采样液中，摇匀，中和 10min 后，用力振打 80 次或用混匀器混匀备用。

物体表面为不规则或表面积不足 100cm^2 的（如门把手等），可选择按件按实际面积采样。

2. 定量检测方法。

（1）将消毒前、后样本 4h 内送实验室进行活菌培养计数以及相应致病菌与相关指标菌的分离与鉴定。

（2）检测方法：把采样管充分振荡后，取不同稀释倍数的洗脱液 1.0ml 接种于平皿，将冷却至 40～45℃的液态营养琼脂培养基按每平皿 10～15ml 倾注，充分混匀，放至（36±1）℃恒温培养箱内培养 48h，计算菌落数。

（3）结果计算：

$$C_s = \frac{C_m \times n}{A}$$

式中，C_s 为物体表面菌落数，CFU/cm^2；C_m 为平均每皿菌落数，CFU；n 为采样液稀释倍数；A 为采样面积，cm^2。

3. 致病微生物和指示微生物检测。

对致病微生物与指示微生物的采样、分离与鉴定，参见有关传染病诊断、消毒效果评价和卫生检验等方面的国家标准和规范。

（二）排泄物、分泌物、呕吐物等消毒效果检验

1. 采样。

取消毒前、后样品 10g 或 10ml，加到 90ml 无菌生理盐水中，振打 80 次或混匀器混匀，于中和肉汤管中培养。

2. 定量检测方法。

（1）将样品在 4h 内送实验室进行活菌培养计数以及相应致病菌与相关指标菌的分离与鉴定。

（2）取不同稀释倍数的洗脱液 1.0ml 接种于平皿，将冷却至 40～45℃的液态营养琼脂培养基按每平皿 10～15ml 倾注，充分混匀，放至（36±1）℃恒温培养箱内培养 48h，计算菌落数。

（3）结果计算：按下式计算排泄物、分泌物、呕吐物中的含菌量。

$$C_V = \frac{C_m \times n}{W \text{ 或 } V}$$

式中，C_v 为排泄物呕吐物含菌量，CFU/g 或 cm^2；C_m 为平均每皿菌落数，CFU；n 为稀释倍数；W 为样本重量，g；V 为体积，ml。

3. 致病微生物和指示微生物检测。

对致病微生物与指示微生物的采样、分离与鉴定，参见有关传染病诊断、消毒效果评价和卫生检验等方面的国家标准和规范。

（三）空气消毒效果检验

1. 平板沉降法。

（1）采样：将拟消毒房间的门窗关好，在无人的条件下经 10min 后设置采样平皿。室内面积不超过 30m^2，在对角线上设内、中、外三点，内、外点位置距墙 1m；室内面积超过 30m^2，设东、西、南、北、中 5 点，周围 4 点距墙 1m。采样时，将含营养琼脂的平皿（直径 9cm）置采样点（高度约 80cm），打开平皿盖，使平皿在空气中暴露 5min。对各平皿应做好标记。同时取 2 个未经采样的普通营养琼脂平板作为阴性对照。

（2）定量检测：将消毒前、后的样本和阴性对照样本，尽快送实验室，于 37℃培养箱中培养 48h。计算菌落数。

（3）结果计算：按下式计算空气中的菌落数。

$$C_a = \frac{5000 \times C_m}{A \times T}$$

式中，C_a 为空气中菌数，CFU/m³；C_m 为平均菌落数，CFU；A 为平板面积，cm²；T 为平板暴露时间，min。

（4）定性检测：对各种致病菌与相关指标微生物的采样、分离与鉴定，参见有关传染病诊断、消毒等方面的国家标准和规范，由具备检验能力的专业实验室进行。

2．浮游法。

（1）将拟消毒房间的门窗关好，在无人的条件下经 10min 后，将六级筛孔空气撞击式空气采样器置室内中央 1.0m 高处，房间面积大于 10m² 者，每增加 10m² 增设一个采样点，每点采样 5～15min。

（2）定量检测：将消毒前、后的样本和阴性对照样本，尽快送实验室，于 37℃ 培养箱中培养 48h。计算菌落数。

（3）结果计算：按下式计算空气中的菌落数。

$$C_a = \frac{C_0}{28.3 \text{L/min} \times T}$$

式中，C_a 为空气中菌数，CFU/m³；C_0 为六级采样平板上总菌数，CFU；T 为采样时间，min。

3．致病微生物和指示微生物检测。

对致病微生物与指示微生物的采样、分离与鉴定，参见有关传染病诊断、消毒效果评价和卫生检验等方面的国家标准和规范。

（四）水消毒效果检验

1．采样。

（1）消毒前采样：取拟消毒水源水样于 2 个无菌采样瓶中，每瓶 100ml。污水需在排污单位排放口采样。

（2）消毒后采样：消毒至规定作用时间后，分别将消毒后水样采入 2 个装有与消毒剂相应中和剂的无菌采样瓶中，每瓶 100ml，混匀，作用 10min。

2．大肠菌群检测方法。

（1）将消毒前、后的水样 4h 内送实验室进行检测。将水样注入滤器中，加盖，在负压为 0.05 MPa 的条件下抽滤。滤完后，再抽气 5s，关闭滤器阀门，取下滤器。用无菌镊子夹取滤膜边缘，移放在品红亚硫酸钠琼脂培养基平板上。滤膜的细菌截留面朝上，滤膜与培养基完全紧贴。将平皿倒置，放于 37℃ 恒温箱内，培养 22～24h，观察结果。计数滤膜上生长的带有金属光泽的黑紫色大肠埃希菌菌落。

（2）结果计算：按下式计算水中含菌量。

$$\text{水中含菌量(CFU/ml)} = \frac{\text{平板上菌落数(CFU)} \times \text{稀释量(ml)}}{\text{水样本体积(ml)} \times \text{接种量(ml)}}$$

（3）评价：饮用水以消毒后水样中大肠菌群下降至 0/100ml 为消毒合格。污水消毒后，大肠菌群小于或等于 500/L，连续 3 次采样未检出相应致病菌为消毒合格。

3. 致病微生物和指示微生物检测。

对致病微生物与指示微生物的采样、分离与鉴定，参见有关传染病诊断、消毒效果评价和卫生检验等方面的国家标准和规范。

五、致病微生物检验方法

（一）溶血性链球菌

1. 增菌。

取样液 5ml 加入 50ml 葡萄糖浸肉汤，或直接划线接种于血平板。如样本污染严重，可同时按上述量加入匹克氏肉汤，经（36±1）℃培养 24h。

2. 分离。

将培养物划线接种于血琼脂平板，（36±1）℃培养 24h 观察菌落特征。溶血性链球菌在血平板上为灰白色，半透明或不透明，表面光滑，有乳光，边缘整齐，直径0.5～0.75mm，为圆形针尖状突起的细小菌落，乙型溶血链球菌周围有 2～4mm 界限分明、无色透明的溶血圈。

3. 染色镜检。

挑取典型菌落做涂片革兰染色镜检，应为革兰阳性，呈球形或卵圆形，直径 0.5～1μm，链状排列，链长短不一，短者由 4～8 个细菌组成，长者由 20～30 个组成，链的长短常与细菌的种类及生长环境有关，液体培养中易呈长链，在固体培养基中常呈短链，不形成芽胞，无鞭毛，不能运动。

4. 链激酶试验。

吸取草酸钾血浆 0.2ml（0.01 g 草酸钾加 5 ml 兔血浆混匀，经离心沉淀，吸取上清液），加入 0.8ml 无菌生理盐水，混匀后再加入待检菌 24h 肉汤培养物 0.5ml 和 0.25％氯化钙溶液 0.25ml，振荡摇匀，放（36±1）℃水浴中，2 min 观察一次（一般 10min 内可凝固），待血浆凝固后继续观察并记录溶化时间。如 2h 内不溶化，继续放置 24h 后观察，如凝块全部溶化为阳性，24h 仍不溶化为阴性。

5. 杆菌肽敏感试验。

将被检菌菌液涂于血平板上，用灭菌镊子取每片含 0.04 单位杆菌肽的纸片放在平板表面上，同时以已知阳性菌株做对照，在（36±1）℃下放置 18～24h，有抑菌带者为阳性。

（二）金黄色葡萄球菌

1. 增菌。

取 1：10 稀释的样品稀释液 10ml 接种到 90ml SCDLP 液体培养基或 7.5％氯化钠肉汤中，置 37℃培养 24h。

2. 分离。

自上述增菌液中，取 1～2 接种环，划线接种在 BairdParker 氏培养基或血琼脂平板，置 37℃培养 24～48h。在 Baird Parker 氏培养基上菌落形态为光滑、凸起、湿润的圆形，直径 2～3 mm，颜色呈灰色到黑色，边缘为淡色，周围为一浑浊带，在其外层有一透明带。在血琼脂平板上菌落呈金黄色，大而凸起，圆形，不透明，表面光滑，周围有溶血圈。挑去单个菌落分纯在血琼脂平板上，置37℃培养24h。

3. 染色镜检。

挑取分纯菌落，涂片，进行革兰染色，镜检。金黄色葡萄球菌为革兰阳性菌，排列呈葡萄状，无芽胞，无荚膜，致病性葡萄球菌，菌体较小，直径为$0.5\sim1\mu m$。

4. 甘露醇发酵试验。

取上述分纯菌落接种到甘露醇发酵培养基中，置37℃培养24h，金黄色葡萄球菌应能发酵甘露醇产酸。

5. 血浆凝固酶试验。

(1) 玻片法：取清洁干燥载玻片，一端滴加一滴无菌生理盐水，另一端滴加一滴血浆，用接种环挑取待检菌落，分别在生理盐水及血浆中充分研磨混合。血浆与菌苔混悬液在5min内出现团块或颗粒状凝块时，而盐水滴仍呈均匀浑浊无凝固现象者为阳性，如两者均无凝固现象则为阴性。凡玻片试验呈阴性反应或盐水滴与血浆滴均有凝固现象，再进行试管凝固酶试验。

(2) 试管法：吸取1∶4新鲜血浆0.5ml，放入灭菌小试管中，再加入待检菌24h肉汤培养物0.5ml，混匀，置37℃恒温箱或水浴中，每半小时观察一次，24h之内如呈现凝块即为阳性。同时将已知血浆凝固酶阳性和阴性菌株肉汤培养物及肉汤培养基各0.5ml，分别加入灭菌小试管内0.5ml，以1∶4新鲜血浆混匀，作为对照。

(三) 沙门菌

1. 预增菌。

无菌操作称取25 g (ml) 样品（若为固体样品，则需进行均质处理），将样品转至500ml锥形瓶或其他合适容器内，如使用均质袋，可直接进行培养，于(36±1)℃培养8~18h。如为冷冻产品，应在45℃以下不超过15min，或2~5℃不超过18h解冻。

2. 增菌。

轻轻摇动培养过的样品混合物，移取1mL，转种于10ml TTB内，于(42±1)℃培养18~24h。

3. 分离。

分别用直径3mm的接种环取增菌液1环，划线接种于一个BS琼脂平板和一个XLD琼脂平板［或赫克通琼脂（Hektoen Enteric Agar, HE）平板或沙门氏菌属显色培养基平板］，于(36±1)℃分别培养40~48h（BS琼脂平板）或18~24h（XLD琼脂平板、HE琼脂平板、沙门氏菌属显色培养基平板），观察各个平板上生长的菌落，各个平板上的菌落特征见表31-3-1。

表31-3-1 沙门氏菌属在不同选择性琼脂平板上的菌落特征

选择性琼脂平板	沙门氏菌
BS琼脂	菌落为黑色有金属光泽、棕褐色或灰色，菌落周围培养基可呈黑色或棕色；有些菌株形成灰绿色的菌落，周围培养基不变

选择性琼脂平板	沙门氏菌
HE 琼脂	蓝绿色或蓝色，多数菌落中心黑色或几乎全黑色；有些菌株为黄色，中心黑色或几乎全黑色
XLD 琼脂	菌落呈粉红色，带或不带黑色中心，有些菌株可呈现大的带光泽的黑色中心，或呈现全部黑色的菌落；有些菌株为黄色菌落，带或不带黑色中心
沙门氏菌属显色培养基	按照显色培养基的说明进行判定

4. 生化试验。

（1）自选择性琼脂平板上分别挑取 2 个以上典型或可疑菌落，接种三糖铁琼脂，先在斜面划线，再于底层穿刺；接种针不要灭菌，直接接种赖氨酸脱羧酶试验培养基和营养琼脂平板，于（36±1）℃培养 18~24h，必要时可延长至 48h。在三糖铁琼脂和赖氨酸脱羧酶试验培养基内，沙门氏菌属的反应结果见表 31-3-2。

表 31-3-2　沙门氏菌属在三糖铁琼脂和赖氨酸脱羧酶试验培养基内的反应结果

三糖铁琼脂				赖氨酸脱羧酶试验培养基	初步判断
斜面	底层	产气	硫化氢		
K	A	+（-）	+（-）	+	可疑沙门氏菌属
K	A	+（-）	+（-）	-	可疑沙门氏菌属
A	A	+（-）	+（-）	+	可疑沙门氏菌属
A	A	+/-	+/-	-	非沙门氏菌属
K	K	+/-	+/-	+/-	非沙门氏菌属

注："K"为产碱，"A"为产酸；"+"为阳性，"-"为阴性；"+（-）"为多数阳性，少数阴性；"+/-"为阳性或阴性。

表 31-3-2 说明在三糖铁琼脂内只有斜面产酸并同时硫化氢（H_2S）阴性的菌株可以排除，其他的反应结果均有沙门菌的可能，同时也均有不是沙门菌的可能。

（2）在接种于三糖铁琼脂和赖氨酸脱羧酶试验培养基的同时，可直接接种蛋白胨水（供做靛基质试验）、尿素琼脂（pH 值 7.2）、氰化钾（KCN）培养基，也可在初步判断结果后从营养琼脂平板上挑取可疑菌落接种。（36±1）℃培养 18~24h，必要时可延长至 48h，按表 31-3-3 判定结果。将已挑菌落的平板储存于 2~5℃或室温至少保留24h，以备必要时复查。反应序号 A1 为典型反应，判定为沙门氏菌属，反应序号 A2、A3 应补做相应生化试验再进行判断。

表 31-3-3　沙门菌属生化反应初步鉴别表

反应序号	硫化氢（H_2S）	靛基质	pH 值 7.2 尿素	氰化钾（KCN）	赖氨酸脱羧酶
A1	+	-	-	-	+
A2	+	+	-	-	+
A3	-	-	-	-	+/-

注："+"为阳性；"-"为阴性；"+/-"为阳性或阴性。

（四）志贺菌

1. 增菌。

无菌操作取样本 25g（ml）加入装有 225ml GN 增菌液的广口瓶内，置 36℃培养 6~8 h。培养时间视细菌生长情况而定，当培养液出现轻微浑浊时即应终止培养。

2. 分离。

（1）取增菌液 1 环，划线接种于 HE 琼脂平板或 SS 琼脂平板一个；另取 1 环划线接种于麦康凯琼脂平板或伊红美兰琼脂平板一个，置 36℃培养 18~24h，志贺菌在这些培养基上呈现无色透明、不发酵乳糖的菌落。

（2）挑取平板上的可疑菌落，接种于三糖铁琼脂和葡萄糖半固体各一管。一般应多挑几个菌落，以防遗漏，置 36℃培养 18~24h，分别观察结果。

（3）弃去下述培养物：①在三糖铁琼脂斜面上呈蔓延生长的培养物；②在 18~24h 内发酵乳糖、蔗糖的培养物；③不分解葡萄糖和只生长在半固体表面的培养物；④产气的培养物；⑤有动力的培养物；⑥产生硫化氢的培养物。

（4）凡是乳糖、蔗糖不发酵，葡萄糖产酸不产气（福氏志贺氏菌 6 型可产生少量气体），无动力的菌株，可做血清学分型和进一步行生化试验。

（五）铜绿假单胞菌

1. 增菌。

取 1∶10 稀释的样品稀释液 10ml 接种到 90ml SCDLP 液体培养基或葡萄肉汤培养基中，置 37℃培养 18~24h。如有铜绿假单胞菌生长，培养液表面多有一层薄菌膜，培养液常呈黄绿色或蓝绿色。

2. 分离。

从培养液的薄菌膜处挑取培养物，划线接种在十六烷三甲基溴化铵琼脂平板上，置 37℃培养 18~24h。凡铜绿假单胞菌在此培养基上，其菌落扁平无定型，向周边扩散或略有蔓延，表面湿润，菌落呈灰白色，菌落周围培养基常扩散有水溶性色素，此培养基选择性强，大肠埃希菌不能生长，革兰阳性菌生长较差。

在缺乏十六烷三甲基溴化铵琼脂时，也可用乙酰胺培养基进行分离，将菌液划线接种于平皿中，置 37℃培养 24h，铜绿假单胞菌在此培养基上生长良好，菌群扁平，边缘不整，菌落周围培养基略带粉红色，其他菌不生长。

3. 染色镜检。

挑取可疑菌落，涂片，革兰染色，镜检为革兰阴性者应进行氧化酶试验。

4. 氧化酶试验

取一小块洁净的白色滤纸片放在灭菌平皿内，用无菌玻璃棒挑取铜绿假单胞菌可疑菌落涂在滤纸片上，然后在其上滴加一滴新配制的 1‰二甲基对苯二胺试液，在 15~30s 出现粉红色或紫红色时，为氧化酶试验阳性；若培养物不变色，氧化酶试验阴性。

5. 绿脓菌素试液。

取可疑菌落 2~3 个，分别接种在绿脓菌素测定用培养基上，置 37℃培养 24h，加入氯仿 3~5ml，充分振荡使培养物中的绿脓菌素溶解于氯仿液内，待氯仿提取液呈蓝色时，用吸管将氯仿移到另一试管中，并加入 1mol/L 的盐酸 1ml 左右，振荡后，静置片刻。如上层盐酸液内出现粉红色到紫红色为阳性，表示被检物种有绿脓菌素存在。

6. 硝酸盐还原产气试验。

挑取被检的纯培养物，接种在硝酸盐胨水培养基中，置 37℃ 培养 24h，观察结果。凡在硝酸盐胨水培养基内的小倒管中产气体者，即为阳性，表明该菌能还原硝酸盐，并将亚硝酸盐分解产生氮气。

7. 明胶液化试验。

取铜绿假单胞菌可疑菌落的纯培养物，穿刺接种在明胶培养基内，置 37℃ 培养 24h，取出放冰箱 10~30min，如仍呈溶解状即为明胶液化试验阳性，如凝固不溶者为阴性。

8. 42℃生长试验。

挑取纯培养物，接种在普通琼脂斜面培养基上，放在 41~42℃ 培养箱中，培养24~48 h，铜绿假单胞菌能生长，为阳性，而近似的荧光假单胞菌则不能生长。

（六）大肠埃希菌

1. 增菌。

取样液的上清液接种于乳糖胆盐发酵管。共接种 3 管，每管接种 1ml 样液，置 37℃ 培养 24h。如不产酸也不产气，则为大肠菌群阴性。

2. 分离。

如产酸产气，则划线接种于伊红美蓝琼脂平板，置 37℃ 培养 18~24h，观察平板上菌落形态。典型的大肠菌落为黑紫色或红紫色，圆形，边缘整齐，表面光滑湿润，常具有金属光泽；也有的呈紫黑色，不带或略带金属光泽；或呈粉紫色，中心较深。

3. 染色镜检。

挑取可疑大肠菌落 1~2 个进行革兰染色镜检，同时接种于乳糖发酵管，37℃ 培养 24h，观察产气情况。大肠菌落革兰染色为阴性无芽胞杆菌。

（七）乙型肝炎表面抗原

1. 固相放射免疫分析法（SPRIA）。
2. 酶联免疫吸附法（ELISA）。

小 结

本章主要介绍了疫源地、随时消毒、终末消毒等有关术语及中国目前与疫源地消毒效果评价相关的主要国家标准，还介绍了甲、乙、丙类传染病的隔离要求和消毒要求，以及重点阐述了疫源地消毒效果的评价标准和定性、定量检验方法。

思考题

1. 什么是疫源地？随时消毒？终末消毒？
2. 疫源地消毒的目标微生物是什么？
3. 简述中国法定传染病病原体的种类和数量。
4. 简述疫源地消毒效果评价标准。

（李子尧）

附　录

附录一　消毒相关法规

1. 中华人民共和国全国人大常委会.《中华人民共和国传染病防治法》(2013)
2. 中华人民共和国全国人大常委会.《中华人民共和国食品安全法》(2015)
3. 中华人民共和国卫生部.《消毒管理办法》(2002)
4. 中华人民共和国国家卫生和计划生育委员会.《消毒产品卫生监督工作规范》(2014)
5. 中华人民共和国卫生部.《消毒产品标签说明书管理规范》(2005)
6. 中华人民共和国卫生部.《消毒技术规范》(2002)
7. 中华人民共和国国家卫生和计划生育委员会.《消毒产品卫生安全评价规定》(2014)
8. 中华人民共和国卫生部国家药典委员会.《中华人民共和国药典》(2015)
9. 中华人民共和国卫生部、教育部.《关于开展中小学校卫生监督监测试点工作的通知》(2012)
10. 中华人民共和国卫生部办公厅、教育部办公厅.《中小学校卫生监督监测试点工作方案》(2012)
11. 中华人民共和国卫生部.《次氯酸钠类消毒剂卫生质量技术规范》(2007)
12. 中华人民共和国卫生部.《戊二醛类消毒剂卫生质量技术规范》(2007)
13. 中华人民共和国卫生部.《消毒产品分类目录》(2002)
14. 中华人民共和国卫生部.《消毒产品生产企业卫生规范》(2009)
15. 中华人民共和国卫生部.《学校卫生综合评价》(2012)
16. 中华人民共和国卫生部.《中小学校传染病预防控制工作管理规范》(2012)
17. 中华人民共和国国家教育委员会,中华人民共和国卫生部.《学校卫生工作条例》(1990)
18. 中华人民共和国国家食品药品监督管理总局.《化妆品安全技术规范》(2015)
19. 中华人民共和国国家卫生和计划生育委员会.《学校卫生监督工作规范》(2012)
20. 全国人民代表大会常务委员会.《中华人民共和国药品管理法》(2015)

附录二　消毒相关标准

1. The Cosmetics Directive of the Council European Communities，76/768/EEC，and amendments until 21 November 2005.

2. BS. EN 1275 − 2006，Chemical disinfectants and antiseptics − Basic fungicidal activity−Test method and requirements (phase 1).

3. EN1650−1998，Chemical disinfectants and antiseptics−quantitative suspension test for the evaluation of fungicidal activity of chemical disinfectants and antiseptics used in food，industrial，domestic and institutional areas−test method and requirements (Phase2，step 1).

4. AOAC International. Official methods of analysis of AOAC International. 16th ed. Arlinton，Va，Chapt. 6，Disinfectants，1995.

5. ASTM International. E1174−2013，Standard Test Method for Evaluation of the Effectiveness of Health Care Personnel Handwash Formulations.

6. EN 13610 − 2002，Chemical disinfectants − Quantitative suspension test for the evaluation of virucidal activity against bacteriophages of chemical disinfectants used in food and industrial areas − Test method and requirements (phase 2，step 1).

7. EN1040 − 1997，Chemical disinfectants and antispetics − Quantitative suspension test for the evaluation of basic bactericidal activity of chemical disinfectants and antiseptics − Test method and requirements (phase 1).

8. ISO 10705 − 1：1995，Water Quality − Detection and Enumeration of Bacteriophages. Part 1：Enumeration of F − specific RNA Bacteriophages. International Organization for Standardization，Geneva. 15pp.

9. ISO 21348，Definitions of Solar Irradiance Spectral Categories.

10. IUPAC Recommendations. 2002 Measurement of pH. Definition，Standards，and Procedures.

11. United States Environmental Protection Agency. Method 1601，Male−specific (F＋) and Somatic Coliphage in Water by Two−step Enrichment Procedure.

12. The European Parliament And Of The Council. Regulation (EC) No 1223/2009 of 30 November 2009，on cosmetic products (recast) (Text with EEA relevance).

13. Japanese Ministry of Health. Labour and Welfare. Standards for Cosmetics (Ministry of Health and Welfare Notification No. 331 of 2000).

14. CJ/T 3028.2 臭氧发生器臭氧浓度、产量、电耗的测量

15. DB32/T 776 托幼机构消毒卫生规范

16. GB 14930.1 食品安全国家标准洗涤剂

17. GB 14930.2 食品安全国家标准消毒剂

18. GB 15979 一次性使用卫生用品卫生标准

19. GB 15981 消毒与灭菌效果的评价方法与标准
20. GB 15982 医院消毒卫生标准
21. GB 18466 医疗机构水污染物排放标准
22. GB 19193 疫源地消毒总则
23. GB/T 19258 紫外线杀菌灯
24. GB 26366 二氧化氯消毒剂卫生标准
25. GB 26367 胍类消毒剂卫生标准
26. GB 26368 含碘消毒剂卫生标准
27. GB 26369 季铵盐类消毒剂卫生标准
28. GB 26370 含溴消毒剂卫生标准
29. GB 26371 过氧化物类消毒剂卫生标准
30. GB 26372 戊二醛消毒剂卫生标准
31. GB 26373 乙醇消毒剂卫生标准
32. GB 27947 酚类消毒剂卫生要求
33. GB 27953 疫源地消毒剂卫生要求
34. GB 28234 酸性氧化电位水生成器安全与卫生标准
35. GB 28235 紫外线空气消毒器安全与卫生标准
36. GB 4789.11 食品安全国家标准食品微生物学检验 β 型溶血性链球菌检验
37. GB 4789.3 食品安全国家标准食品微生物学检验大肠菌群计数
38. GB 4789.4 食品安全国家标准食品微生物学检验沙门氏菌检验
39. GB 50073 洁净厂房设计规范
40. GB 50243 通风与空调工程施工质量验收规范
41. GB 50346 生物安全实验室建筑技术规范
42. GB 50457 医药工业洁净厂房设计规范
43. GB 50472 电子工业洁净厂房设计规范
44. GB 50591 洁净室施工及验收规范
45. GB 5749 生活饮用水卫生标准
46. GB 8978 污水综合排放标准
47. GB/T 16293 医药工业洁净室（区）浮游菌的测试方法
48. GB/T 16294 医药工业洁净室（区）沉降菌的测试方法
49. GB/T 16886.7 医疗器械生物学评价第 7 部分：环氧乙烷灭菌残留量
50. GB/T 18204.3 公共场所卫生检验方法空气微生物
51. GB/T 18204.4 公共场所卫生检验方法公共用品用具微生物
52. GB/T 19291/ISO 11845 金属和合金的腐蚀腐蚀试验一般原则
53. GB/T 20783 稳定性二氧化氯溶液
54. GB/T 25879 鸡蛋蛋清中溶菌酶的测定分光光度法
55. GB/T 26517 化妆品中二十四种防腐剂的测定高效液相色谱法
56. GB/T 4789 食品卫生微生物学检验

57. GB/T 7918 化妆品微生物标准检验方法

58. GB/T191 包装储运图示标志

59. GB/T24800.11 化妆品中防腐剂苯甲醇的测定气相色谱法

60. GB/T 15982 医疗机构消毒技术规范

61. GB/T 26366 二氧化氯消毒剂卫生标准

62. GB/T 26368 含碘消毒剂卫生标准

63. GB/T 26370 含溴消毒剂卫生标准

64. GB/T 26371 过氧化物类消毒剂卫生标准

65. GB/T 27950 手消毒剂卫生要求

66. GB/T 27951 皮肤消毒剂卫生要求

67. GB/T 27954 黏膜消毒剂通用要求

68. GB/T 5009.60 食品包装用聚乙烯、聚苯乙烯、聚丙烯成型品卫生标准的分析方法

69. GB/T 5009.76 食品安全国家标准食品添加剂中砷的测定

70. GB/T 5296.3 消费品使用说明化妆品通用标签

71. GB/T 7916 化妆品卫生标准

72. GB/T 9985 手洗餐具用洗涤剂

73. HJ/T 590 环境空气臭氧的测定紫外光度法

74. ISO 6588−2 纸、纸板和纸浆. 水提物 pH 值的测定. 第 2 部分：热萃取

75. JB/T 7901 金属材料实验室均匀腐蚀全浸试验方法

76. QB/T 4078 发用产品中吡硫翁锌（ZPT）的测定自动滴定仪法

77. QB/T 4127 化妆品中吡罗克酮乙醇胺盐（OCT）的测定高效液相色谱法

78. QB/T 4128 化妆品中氯咪巴唑（甘宝素）的测定高效液相色谱法

79. WS/T 396 公共场所集中空调通风系统清洗消毒规范

80. SN/T 3528 进出口化妆品中亚硫酸盐和亚硫酸氢盐类的测定离子色谱法

81. WS 394 公共场所集中空调通风系统卫生规范

82. WS/T 327 消毒剂杀灭分枝杆菌实验评价要求

83. WS/T 367 医疗机构消毒技术规范

84. WS/T 395 公共场所集中空调通风系统卫生学评价规范

85. WS/T313 医务人员手卫生规范

86. WS/T368 医院空气净化管理规范

87. WS/T466 消毒专业名词术语

88. YY 0572 血液透析及相关治疗用水

附录三 消毒相关产品卫生安全评价规定用附件
（引自中国《消毒产品卫生安全评价规定》）

附件1 配方的书写格式和要求

原材料名称	CAS号	原材料商品名称	原材料纯度	原材料级别	原材料投加量	原材料投加百分比（%）

注：①单一化学原材料应填写原材料的化学名称、CAS号和商品名称。单一的植物原材料应填写拉丁文名称。②复合原材料只填写复合原材料的商品名，但应另行列明复合原材料的组分构成，包括各组分的原材料化学名称（或植物拉丁文名称）、CAS号以及原材料投加百分比。③以植物提取物为原材料的只填写原料商品名，但应另行列明提取物所使用的植物拉丁文名称及其用量、提取工艺和提取液的质量规格。

附件2　检验项目及要求

表1　消毒剂检验项目及要求

检测项目	消毒对象													
	皮肤	黏膜	手	餐饮具	瓜果蔬菜	生活饮用水	游泳池水	医院污水	空气	医疗器械和用品			一般物体表面和织物	其他
										灭菌与高水平消毒	中水平消毒	低水平消毒		
外观	＋	＋	＋	＋	＋	＋	＋	＋	＋	＋	＋	＋	＋	＋
有效成分含量测定	＋	＋	＋	＋	＋	＋	＋	＋	＋	＋	＋	＋	＋	＋
pH 值测定①	＋	＋	＋	＋	＋	＋	＋	＋	＋	＋	＋	＋	＋	＋
稳定性试验	＋	＋	＋	＋	＋	＋	＋	＋	＋	＋	＋	＋	＋	＋
连续使用稳定性试验	－	－	－	±	±	－	－	－	－	－	－	－	－	±
铅、砷、汞的测定②	＋	＋	＋	＋	＋	＋	＋	＋	＋	＋	＋	＋	＋	＋
金属腐蚀性试验	－	－	－	±	±	－	－	±	－	＋	＋	＋	±	±
实验室对微生物杀灭效果测定③④⑤	＋	＋	＋	＋	＋	＋	＋	＋	＋	＋	＋	＋	＋	＋
模拟现场试验或现场试验⑥	＋	＋	＋	＋	＋	＋	＋	＋	＋	＋	＋	＋	＋	＋
毒理学安全性检测⑦	＋	＋	＋	＋	＋	＋	＋	－	－	±	＋	＋	＋	＋
总体性能试验	－	－	－	－	－	－	－	－	－	－	－	－	－	－

注："＋"为必须做项目，"－"为不做项目，"±"为选做项目。

①戊二醛类消毒剂进行加 pH 值调节剂前、后的 pH 值测定，如产品为固体应做最高使用浓度溶液。

②餐饮具、瓜果蔬菜、生活饮用水仅做铅、砷。

③根据标签、说明书标注的杀灭微生物类别和使用范围进行相应的指示微生物试验。

④乙醇消毒液、戊二醛类消毒剂、次氯酸钠类消毒剂、漂白粉和漂粉精类消毒剂使用范围中，用于一般物体表面和织物消毒的应做金黄色葡萄球菌定量杀菌试验；用于洁具表面消毒的应做白假丝酵母定量杀菌试验；用于生活饮用水、游泳池水、医院污水和瓜果蔬菜的应做大肠埃希菌定量杀菌试验；用于餐饮具消毒的应做脊髓灰质炎病毒灭活试验；用于体液污染物品和排泄物等消毒的应做细菌芽胞定量杀菌试验；用于手、皮肤、黏膜消毒的应做白假丝酵母定量杀菌试验；用于医疗器械、用品灭菌和高水平消毒的应做细菌芽胞定性杀菌试验，中水平消毒应做龟分枝杆菌定量杀菌试验；用于空气消毒的应做白色葡萄球菌定量杀菌实验；其他用途的按照标签、说明书杀灭微生物类别和使用范围确定一项抗力最强微生物的杀灭试验。

⑤次氯酸钠类消毒剂以及清洁后消毒的消毒剂杀菌试验用有机干扰物质浓度为 0.3%。

⑥用于医疗器械、用品的消毒剂（含无纺布为载体消毒剂）及灭菌剂的模拟现场试验，所用指示微生物应按适用范围选择抗力最强指示微生物进行试验。

⑦除乙醇消毒液、戊二醛类消毒剂、次氯酸钠类消毒剂、漂白粉和漂粉精类消毒剂外均应做急性经口毒性或急性吸入毒性试验及一项致突变试验；标签、说明书中标明用于手、皮肤消毒的应做多次皮肤刺激性试验，标明用于黏膜或破损皮肤的消毒剂应做眼刺激性试验，标明用于阴道黏膜的消毒剂应做阴道黏膜刺激性试验。

表2 消毒器械检验项目及要求

检测项目	消毒对象													
	皮肤	黏膜	手	餐饮具	瓜果蔬菜	生活饮用水	游泳池水	医院污水	空气	灭菌与高水平消毒	中水平消毒	低水平消毒	一般物体表面和织物	其他
										医疗器械和用品				
主要杀菌因子强度测定（含变化曲线）①	+	+	+	+	+	+	+	+	+	+	+	+	+	±
铅、砷、汞的测定（限产生化学杀微生物因子的器械）②	+	+	+	+	+	+	—	—	—	—	—	—	—	±
金属腐蚀性试验（限产生化学杀微生物因子的器械）③	—	—	—	±	±	—	—	—	±	+	+	+	±	±
实验室对微生物杀灭效果测定④	+	+	+	+	+	+	+	+	+	+	+	+	+	+
模拟现场试验或现场试验⑤	+	+	+	+	+	+	+	+	+	+	+	+	+	+
毒理学安全性检测⑥	+	+	+	+	+	+	+	+	+	+	+	+	+	+
总体性能试验	—	—	—	—	—	+	—	—	—	—	—	—	—	—

注："+"为必须做项目，"—"为不做项目，"±"为选做项目。

①氧乙烷消毒（灭菌）柜、等离子体低温灭菌装置、低温蒸汽甲醛灭菌柜等可不测定，其他消毒器械均应进行该项试验。②餐饮具、瓜果蔬菜、生活饮用水仅做铅、砷。③铭牌、使用说明书中未注明不得用于金属物品消毒的产生化学因子的消毒器械，必须进行该项试验。④紫外线杀菌灯不做杀菌试验，其他消毒器械根据使用说明书标注的杀灭微生物类别和使用范围进行相应的指示微生物试验。一星级食具消毒柜应对大肠埃希菌杀灭效果进行测定，二星级食具消毒柜对脊髓灰质炎病毒杀灭效果进行测定；压力蒸汽灭菌器应对嗜热脂肪杆菌芽胞杀灭效果进行测定。⑤模拟现场试验所用指示微生物应按使用范围选择抗力最强指示微生物进行。⑥生成化学消毒液（除次氯酸钠类）的消毒器械应做急性经口毒性或急性吸入毒性试验及一项致突变试验；铭牌、使用说明书中标明用于手、皮肤消毒的应做多次皮肤刺激性试验，标明用于黏膜的应做眼刺激性试验。

表3 指示物检验项目

检测项目	紫外线灯辐射强度指示卡	消毒剂浓度试纸	生物指示物	灭菌化学指示物③
生物指示物含菌量	—	—	+	—
存活时间和杀灭时间	—	—	+	—
D 值	—	—	+	—
测定相应消毒灭菌因子条件下的化学指示物颜色变化情况①	—	—	—	+
影响因素试验	—	—	—	+

检测项目	紫外线灯辐射强度指示卡	消毒剂浓度试纸	生物指示物	灭菌化学指示物③
测定相应消毒灭菌因子条件下指示微生物存活情况②	－	－	－	＋
紫外线强度比较测定	＋	－	－	－
消毒剂浓度比较测定	－	＋	－	－
稳定性试验	＋	＋	＋	＋
卫生标准规定的其他指标测定	－	－	±	±

注："＋"为必须做项目，"－"为不做项目，"±"为选做项目。

①包括成功试验和一项失败试验。②湿热、过氧化氢低温等离子体、低温蒸汽甲醛灭菌应当选择嗜热脂肪杆菌芽孢，其他消毒灭菌因子应当选择枯草杆菌黑色变种芽胞。③包括灭菌效果化学指示物和灭菌过程化学指示物。

表4　带有灭菌标识的灭菌物品包装物检验项目

检测项目	包装材料材质		
	纸质	非纸质	
		透气材料	不透气材料
包装材料一般检查	＋	＋	＋
包装材料无菌有效期试验	＋	＋	＋
包装材料质量测定	＋	－	－
灭菌因子穿透性能测定	＋	＋	＋
灭菌对包装标识的影响试验	＋	＋	＋
包装材料不透气性试验	＋	－	＋
透气性材料微生物屏障试验	＋	＋	＋
微生物通透性试验	－	±	±
包装材料有效期试验	＋	＋	＋

注："＋"为必须做项目，"－"为不做项目，"±"为选做项目。

表5　抗（抑）菌制剂检验项目及要求

检验项目	抗菌制剂	抑菌制剂
有效成分含量测定①	＋	＋
稳定性试验	＋	＋
pH值测定②	＋	＋
微生物指标：		
细菌菌落总数	＋	＋

检验项目	抗菌制剂	抑菌制剂
大肠菌群	+	+
真菌菌落总数	+	+
致病性化脓菌	+	+
杀灭微生物指标：		
大肠杆菌杀灭试验	+	—
金黄色葡萄球菌杀灭试验	+	—
白假丝酵母杀灭试验③	±	—
其他微生物杀灭试验	±	—
抑制微生物指标：		
大肠杆菌抑菌试验	—	+
金黄色葡萄球菌抑菌试验	—	+
白假丝酵母抑菌试验③	—	±
其他微生物抑制试验④	—	±
毒理学指标检测⑤	+	+

注："＋"为必须做项目，"－"为不做项目，"±"为选做项目。

①限于化学成分。②膏、霜剂产品除外。③标签、使用说明中标明对真菌有作用或用于外阴部的产品进行该项试验。④标签、使用说明中标明对某一特定微生物有杀灭或抑制作用的，应当进行该项试验。⑤标签、说明书中标明用于皮肤的抗（抑）菌制剂应进行多次皮肤刺激性试验，标明使用后及时清洗，只进行暴露时间2小时的急性皮肤刺激试验；标明用于黏膜的抗（抑）菌制剂应当进行眼刺激性试验；标明用于阴道黏膜的抗（抑）菌制剂应当进行阴道黏膜刺激性试验。

附件3　消毒产品卫生安全评价报告

产品名称：

剂型/型号：

产品责任单位名称（盖章）：

评价日期：

一、基本情况

产品责任单位名称		产品责任单位地址		
法定代表人/责任人		电话		邮编	
实际生产单位名称		实际生产单位地址		
实际生产企业卫生许可证号		法定代表人/责任人		
进口产品报关单号				
该产品属于哪类产品			第一类（　）第二类（　）	
该产品名称是否符合《健康相关产品命名规定》和《消毒产品标签说明书管理规范》的要求			是（　）否（　）	
标签（铭牌）、说明书是否符合《消毒产品标签说明书管理规范》及相关标准、规范的要求			是（　）否（　）	
检验项目是否齐全			是（　）否（　）	
检验结果是否符合要求			是（　）否（　）	
产品企业标准（质量标准）是否符合要求			是（　）否（　）	
该产品的类别是否与企业卫生许可的类别相适应			是（　）否（　）	
产品配方是否添加了禁止使用的原材料			是（　）否（　）	
产品配方是否与实际生产产品配方一致			是（　）否（　）	
消毒器械结构图是否与产品实际结构一致			是（　）否（　）	
所用原材料是否合格			是（　）否（　）	
原材料所用量是否符合相关法定要求			是（　）否（　）	
评价结论：消毒产品是否符合相关法规、规范、标准等法定要求			是（　）否（　）	
承诺：本单位对消毒产品的卫生安全评价结论负责，保证所提供标签（铭牌）、说明书、检验报告（含结论）、企业标准或质量标准、产品配方、消毒器械元器件、结构图真实、有效，与所生产销售的产品相符，并承担相应的法律责任。				

二、评价资料

1. 标签（铭牌）、说明书。

2. 检验报告（含结论）。

3. 企业标准或质量标准。

4. 国产产品生产企业卫生许可证。

5. 进口产品生产国（地区）允许生产销售的证明文件及报关单。

6. 产品配方。

7. 消毒器械元器件、结构图。

备注：

1. 经营使用单位索证时，产品责任单位提供的卫生安全评价报告资料包括标签（铭牌）、说明书、检验报告结论、国产产品生产企业卫生许可证、进口产品生产国（地区）允许生产销售的证明文件及报关单。

2. 卫生安全评价报告备案时，产品责任单位需提供一式两份，一份为卫生计生行政部门存档，一份为企业存档。

3. 1、2、3 和 5 为原件或复印件，2、6 和 7 为原件。复印件应由产品责任单位加盖公章。

4. 本表应使用 A4 规格纸张打印，资料按顺序排列，逐页加盖产品责任单位公章，并装订成册。

附件4 消毒产品卫生安全评价报告备案登记表

产品名称	中文			
	英文			
剂型/型号			产品类别	
生产企业	中文名称			
	英文名称			
	地址		生产国（地区）	
	联系电话		联系人	
在华责任单位	名称			
	地址			
	联系电话		联系人	
	传真		邮编	

保证书

　　本报告中内容和所附资料均真实、合法、有效，复印件和原件一致，与生产销售产品相符。如有不实之处，我单位愿负相应法律责任，并承担由此造成的一切后果。

产品责任单位（签章）法定代表人（签字）

　　　　　　　　　　　　　　　　　　　　　　　　　　　　年　　月　　日

申请人：	申请日期：

　　注：①进口产品须填写产品英文名称。②产品类别填写"第一类产品"或"第二类产品"。

附件5 消毒产品卫生安全评价报告备案凭证

某某企业：

收到你单位销售的《消毒产品卫生安全评价报告》。

产品剂型/型号：

产品类别：第一类（   ）第二类（   ）

产品执行标准号（国产产品为备案企业标准号）：

生产企业名称：

生产企业地址：

生产国（地区）：

在华责任单位名称：

单位地址及联系电话：

法定代表人：

国产消毒产品生产企业卫生许可证号：

工商营业执照号（限进口产品）：

进口产品报关单号：

（省级卫生计生行政部门仅对该产品的卫生安全评价报告进行形式审查，备案凭证不是产品质量的证明文件。第一类产品卫生安全评价报告有效期为四年）

（盖章）

年　　月　　日

（陈昭斌　谭昊　陈倩）

参考文献

［1］ SALVADOR A，CHISVERT A． Analysis of Cosmetic Products ［M］． B．V．：Elsevier Science，2007

［2］ DAVID STERBERG． 2010 Frequency of preservative use ［J］． Cosmetics & Toieltries Magazine，2010，125（11）：46－51

［3］ FRAISE AP，MAILLARD JY，SATTAR S A． Russell，Hugo & Ayliffe's principles and practice of disinfection ［M］． Preservation and Sterilization． 5th ed． UK：Chichester，West Sussex，Wiley－Blackwell，2013

［4］ KLAASSEN，CURTIS D． Casarett and doull's toxicology：the basic science of poisons ［M］． New York：McGraw－Hill/Medical，2013

［5］ SCHAECHTER M． The desk encyclopedia of microbiology ［M］． 北京：科学出版社，2006

［6］ RUTALA WA，WEBER DJ，HICPAC． Guideline for disinfection and sterilization in healthcare facilities ［S］． Chapel Hill：HHS/CDC，2008

［7］ SILLANKORVA SM，OLIVEIRA H，AZEREDO． Bacteriophages and their role in food safety ［J］． Int J Microbiol． 2012：863945

［8］ BLOCK SS． Disinfection，sterilization，and preservation ［M］． 5th ed． Philadephia：Lippincott Williams & Wilkins，2001

［9］ WILLEY JM，SHERWOOD LM，WOOLVERTON CJ． Prescott，Harley，and Klein's microbiology ［M］． 7th ed． New York：Mc Graw-Hill，2008

［10］陈瑜． 临床常见细菌、真菌鉴定手册 ［M］． 北京：人民卫生出版社，2009

［11］陈超，张晓健，何文杰，等． 顺序氯化对微生物、副产物和生物稳定性的综合控制 ［J］． 环境科学，2006，27（1）：74－79

［12］陈金龙，帖金凤，王长德． 两种仪器分析方法测定复方邻苯二甲醛含量的比较研究 ［J］． 中国消毒学杂志，2014，31（4）：396－397

［13］陈昭斌，张朝武． 脊髓灰质炎病毒在消毒学研究与评价中的应用 ［J］． 现代预防医学，2008，35（4）：614－616

［14］陈昭斌，刘晓娟． 醛类消毒剂分析技术及其注意事项 ［J］． 中国消毒学杂志，2014，31（9）：973－977

［15］陈昭斌． 噬菌体作用指示病毒用于消毒效果评价的研究 ［D］． 成都：四川大学，2006

[16] 崔福义，左金龙，赵志伟，等. 饮用水中贾第鞭毛虫和隐孢子虫研究进展 [J]. 哈尔滨工业大学学报，2006，38（9）：1487－1491

[17] 戴维·麦克斯万，南希 R. 鲁，理查德·林顿. 食品安全与卫生基础 [M]. 吴永宁，张磊，李志军，译. 北京：化学工业出版社，2006

[18] 杜达安，谢剑锋，胡静，等. 消毒剂中有效成分对氯间二甲苯酚、三氯羟基二苯醚的高效液相色谱测定法 [J]. 环境与健康杂志，2004，21（6）：408－409

[19] 高瑞英. 化妆品质量检验技术 [M]. 北京：化学工业出版社，2011

[20] 郭雄彬，赵敏，陈祖良，等. 辐照电子直线加速器辐射剂量测定的技术研究 [J]. 核电子学与探测技术，2011，31（9）：1035－1037

[21] 胡必杰，刘荣辉，陈文森. SIFIC 医院感染预防与控制临床实践指导临床分子生物学检验技术（2013 年）[M]. 上海：上海科学技术出版社，2013

[22] 胡必杰，刘荣辉，刘滨，等. SIFIC 医院感染预防与控制操作图解 [M]. 上海：上海科学技术出版社，2015

[23] 黄鸿新，徐红蕾，胡昌明，等. 超声功率仪设计与制造 [J]. 实验技术与管理，2014（7）：79－80.

[24] 黄辉萍，许能锋. 消毒剂灭活病毒效果的评价方法及其研究进展 [J]. 国外医学：病毒学分册，2005，12（2）：59－64

[25] 黄敏. 医学微生物学与寄生虫学 [M]. 3 版. 人民卫生出版社，2012

[26] 霍彦明，周月侠，王鹏程，等. 宽功率范围超声功率计的设计研究 [J]. 声学技术，2004，23（1）：33－35

[27] 金银龙. GB 5749－2006《生活饮用水卫生标准》释义 [M]. 北京：中国标准出版社，2007

[28] 雷质文. 肉及肉制品微生物监测应用手册 [M]. 北京：中国标准出版社，2008

[29] 黎源倩. 食品理化检验 [M]. 2 版. 北京：人民卫生出版社，2015

[30] 李必富，王晓佳，杨金福，等. 1 株犬源致病性黑曲霉菌的分子鉴定及生物学特性研究 [J]. 河南农业大学学报，2011，45（2）：188－191

[31] 李凡. 医学微生物学 [M]. 7 版. 北京：人民卫生出版社，2008

[32] 李凡，徐志凯. 医学微生物学 [M]. 8 版. 北京：人民卫生出版社，2002

[33] 李洁，田佩瑶，张晓鸣，等. 日化杀菌产品中醋酸氯己定含量测定方法的研究 [J]. 中国消毒学杂志，2005，22（1）：66－68

[34] 李娟. 化妆品检验与安全性评价 [M]. 北京：人民卫生出版社，2015

[35] 李泰然. 食品安全监督管理知识读本 [M]. 北京：中国法制出版社，2012

[36] 李彤，庄辉. 医学微生物教学中病毒分类学更新要点分析 [J]. 中国医学教育杂志，2013，33（1）：37－39

[37] 刘波，李红，姚粟，等. 枯草芽胞杆菌黑色变种 ATCC 9372 的特性及其应用 [J]. 中国消毒学杂志，2009，26（2）：236－237、240

[38] 刘克洲. 人类病毒性疾病 [M]. 2 版. 北京：人民卫生出版社，2010

[39] 刘勇. 食品工业清洗、消毒现状及发展趋势 [J]. 工业与公共设施清洁，2013

（7）：18−19

［40］卢素格，刘红丽，杨瑞春．高效液相色谱测定皮肤消毒液中醋酸氯己定含量［J］．中国消毒学杂志，20011，28（3）：317−319

［41］马春香，边喜龙．实用水质检验技术［M］．北京：化学工业出版社，2009

［42］倪语星，尚红．临床微生物学检验［M］．5版．北京：人民卫生出版社，2013

［43］齐祖同．第五卷：曲霉及相关有性型［M］//中国真菌志．北京：科学出版社，1997

［44］钱万红．消毒杀虫灭鼠技术［M］．北京：人民卫生出版社，2008

［45］钱万红，王忠灿，吴光华．实用消毒技术［M］．北京：人民卫生出版社，2010

［46］秦惠，吴清平，邓金花，等．消毒副产物亚氯酸盐残留量检测方法的研究进展［J］．中国消毒学杂志，2014，31（9）：977−981

［47］任河山，刘勇．食品工业 CIP 清洗消毒解决方案［J］．工业与公共设施清洁，2013（11）：35−37

［48］任宏伟，崔涛，徐胜鹤，等．常见超声功率计的原理及应用［J］．中国计量，2011（12）：110−111.

［49］Rick Parker．食品科学导论［M］．江波，译．北京：中国轻工业出版社，2007

［50］沈继龙．临床寄生虫学与检验［M］．3版．北京：．人民卫生出版社，2008

［51］Strauss．病毒与人类疾病［M］．北京：科学出版社，2006：279−302

［52］宋金武，阙绍辉，蔡建华，等．消毒剂中邻苯二甲醛含量测定方法比较［J］．中国卫生检验杂志，2014，24（5）：630−632

［53］唐非，黄升海．细菌学检验［M］．2版．北京：人民卫生出版社，2015

［54］孙俊．消毒技术与应用［M］．北京：化学工业出版社，2003

［55］陶天申，杨瑞馥，东秀珠．原核生物系统学［M］．化学工业出版社，2007

［56］王秀茹．预防医学微生物学及检验技术［M］．北京：人民卫生出版社，2002

［57］熊大莲，朱岩，寿文德，等．辐射压力法与声光法测定超声功率［J］．计量技术，1989（4）：16−17

［58］徐军，沈德林，王太星．真菌消毒效果评价方法的研究进展［J］．中国消毒学杂志，2002，19（1）：31−35

［59］薛广波．灭菌·消毒·防腐·保藏［M］．2版．北京：人民卫生出版社，2008

［60］薛广波．传染病消毒技术规范［M］．北京：人民标准出版社，2013

［61］薛广波．实用消毒学［M］．北京：人民军医出版社，1985

［62］薛广波．现代消毒学［M］．北京：人民军医出版社，2002

［63］严煦世，范瑾初．给水工程［M］．4版．北京：中国建筑工业出版社，1999

［64］颜金良，施家威，周凯，等．离子色谱法快速测定饮用水中毒副产物亚氯酸盐、氯酸盐和溴酸盐［J］．中国卫生检验杂志，2005，15（6）：675−676

［65］杨华明，易滨．现代医院消毒学［M］．北京：人民军医出版社，2002

［66］杨华明，易滨．现代医院消毒学［M］．3版．北京：人民军医出版社，2013

［67］杨华明．现代医院消毒学［M］．3版．北京：军事医学科学出版社，2013

[68] 杨宁，胡顺铁，吴乐. 两种方法检测抗菌地板的抗菌效果的比较［J］. 中国消毒学杂志，2003，20（1）：57-58

[69] 殷国荣. 医学寄生虫学［M］. 2版. 北京：科学出版社，2007

[70] 殷国荣. 医学寄生虫学［M］. 3版. 北京：科学出版社，2011

[71] 于守洋. 现代预防医学词典［M］. 北京：人民卫生出版社，1998

[72] 俞太尉，李怀林. 欧盟化妆品管理法规及检测方法与指南［M］. 2版. 北京：中国轻工业出版社，2010

[73] 岳荣喜，冯继贞. 医院消毒技术与应用［M］. 北京：人民军医出版社，2013.

[74] 张朝武，周宜开. 现代卫生检验［M］. 北京：人民卫生出版社，2005

[75] 张朝武. 卫生微生物学［M］. 4版. 北京：人民卫生出版社，2007

[76] 张朝武. 卫生微生物学［M］. 5版. 北京：人民卫生出版社，2012

[77] 张华，纵伟，李昌文. 酸性氧化电位水在食品工业中的应用进展［J］. 食品研究与开发，2010，31（8）：207-209

[78] 张文福. 现代消毒学新技术与应用［M］. 北京：军事医学科学出版社，2013

[79] 张文福. 医学消毒学［M］. 北京：军事医学科学出版社，2002

[80] 张向兵，梁瑞玲，刘吉起. 复方消毒液中双癸基二甲基氯化铵的高效液相色谱测定法［J］. 环境与健康杂志，2011，28（11）：1004-1006

[81] 张中社，祝玲. 药品微生物检测技术［M］. 西安：第四军医大学出版社，2011

[82] 张卓然，倪语星，尚红. 病毒性疾病诊断与治疗［M］. 北京：科学出版社，2009

[83] 赵文英，张青，武智强，等. 苯扎溴铵和苯扎氯铵的液相色谱分析［J］. 分析试验室，2015，34（4）：471-474

[84] 周德庆，徐士菊. 微生物学词典［M］. 天津：天津科学技术出版社，2005

[85] 周立法. 食品安全生产中的灭菌及消毒的区别［J］. 农产品加工，2011（4）：336

[86] 宗淑杰，吴明江，秦银河，等. 医家金鉴：检验医学卷（下）［M］. 北京：军事医学科学出版社，2007

[87] 欧阳灵莉. 药物制剂防腐剂概述［J］. 数理医药学杂志，2015，28（8）：1189-1190

[88] 成海平. 药品研发中防腐剂的应用及质控［J］. 中国新药杂志，2005，14（8）：954-956

[89] 张文福. 医学消毒学［M］. 北京：军事医学科学出版社，2002

（陈昭斌　谭昊　陈倩）

中英文名词对照索引

残留体　residual

测试病毒　test virus

产气荚膜梭菌　*Clostridium perfringens*

肠产毒素性大肠埃希菌　Entero—toxigenic *E. coli*，ETEC

肠出血性大肠埃希菌　Entero—hemorrhagic *E. coli*，EHEC

肠聚集性黏附性大肠埃希菌　Entero—aggregative *E. coli*，EAEC

肠侵袭性大肠埃希菌　Entero—invasive *E. coli*，EIEC

肠致病性大肠埃希菌　Entero—pathogenic *E. coli*，EPEC

超声波　ultrasonic wave

臭氧　ozone

醇类　alcohols

次氯酸钠　sodium hypochloriate

刺突　spike

存活曲线　survivor curve

存活时间　survival time；ST

大肠埃希菌　*Escherichia coli*

大肠菌群　coliform organisms

单链 DNA 病毒　Single Strand，SS DNA

单增李斯特菌　*Listeria monocytogenes*

登革病毒　dengue virus，DENV

登革热　DF

等离子体　plasma

低度危险性物品　non—critical items

低水平消毒法　low level disinfection

低水平消毒剂　low—level disinfectant

抵抗力　resistance

碘　iodine

碘酊　iodine tincture

碘伏　iodophor

电离辐射　ionizing radiation

丁达尔　John Tyndall

丁达尔灭菌法　Tyndallization

丁型肝炎病毒　hepatitis D virus，HDV

定量杀菌试验　quantitative test of bactericidal activity

动物提取物　animal extracts

杜氏利什曼原虫　*Leishmania donovani*

对数减少值 $\log_{10}$　reduction value，LRV

恶性疟原虫　*Plasmodium falciparum*

二溴海因　DBDMH

二氧化氯　chlorine dioxide

防保法（又称防腐保存法、防腐法、保存法、保藏法）　preservation

防保剂（又称防腐保存剂、防腐剂、保存剂、保藏剂）　preservative

非离子表面活性剂　non-ionic surfactants，or non-ionic surface-active agents

酚类　phenols

粪链球菌　*Streptococcus faecalis*

腐蚀速率　corrosion rate

副溶血性弧菌　*Vibrio parahemolyticu*

感官检验　sensory test

干灰化法　dry ashing

干热　dry heat

刚地弓形虫　*Toxoplasma gondi*；*Toxoplasma gondii Nicolle* & *Manceaux*

高度危险性物品　critical items

高水平消毒法　high level disinfection

高水平消毒剂　high-level disinfectant

公共场所的消毒　disinfection of public places

汞　hydrargyrum，Hg

胍类　guanidine

过滤介质　filtration media

过氧化氢　hydrogen peroxide

过氧化物类消毒剂　peroxide distinctants

过氧戊二酸　perglutaric acid

过氧乙酸　peroxyacetic acid

含碘消毒剂　disinfectants containing iodine

含氯消毒剂　chlorine-containing disinfectant

含溴消毒剂　disinfectant with bromine

黑曲霉菌　*Aspergillus niger*

化学消毒法　chemical disinfection

环氧乙烷　ethylene oxide，EO

获得性免疫缺陷综合征　acquired immunodeficiency syndrome，AIDS

霍乱弧菌　*Vibrio cholera*

基因组　genome

集中空调系统消毒　central air conditioning system disinfection

脊髓灰质炎病毒-Ⅰ型疫苗株　Poliovirus-Ⅰ

季铵盐类消毒剂　quaternary ammonium disinfectant

荚膜　capsule

甲醛　formaldehyde

甲型肝炎病毒　hepatitis A virus，HAV

贾第虫病　giardiasis

间日疟原虫　*Plasmodium vivax*

酵母菌　yeasts

结核分枝杆菌　*Mycobacterium tuberculosis*

金黄色葡萄球菌　*Staphylococcus aureus*

菌落形成单位　colony－forming unit，CFU

抗毒法　antisepsis

抗毒剂　antiseptic

抗菌法　antibacteria

抗菌剂　antibacteria

抗菌肽　antimicrobial peptides；Perinerin

空白对照　blank control

空化作用　action of cavitation

空气消毒　air disinfection

枯草杆菌黑色变种芽胞　*Bacillus subtilis* var. *niger*

狂犬病病毒　rabies virus

蜡样芽胞杆菌　*Bacillus cereus*

蓝氏贾第鞭毛虫　*Giardia lamblia*

李斯特　Sir Joseph Lister

立克次体　Rickettsia

列文虎克　Antony van Leeuwenhoek

烈性噬菌体　virulent phage

裂解酶　lytic enzyme

磷壁酸　teichoic acid

流式细胞仪技术　flow cytometry

卵形疟原虫　*Plasmodium ovale*

轮状病毒　rotavirus，RV

螺旋体　Spirochetes

氯胺　Tchloramine T

氯己定　chlorhexidine

霉菌　molds

美国材料试验学会国际　ASTM International

美国官方分析化学家协会国际　AOAC International

灭活　inactivation

灭活对数值 $\log_{10}$　inactivation value，LIV；

灭活曲线　inactivation curve

灭菌法　sterilization

灭菌剂　sterilant

模型病毒　model for virus

目标微生物　target microorganism

耐热大肠菌群　thermo-tolerant coliform group

耐热大肠菌群或粪大肠菌群　faecal coliforms，FC

内毒素　endotoxin

能力试验（能量试验）　capacity test

浓时积，C·t值　C·t value, concentration × time product value

诺如病毒　norovirus，NV

疱疹病毒　herpes virus

漂白粉　calcium hypochlorite mixtures

普通级动物　conventional animal

铅　lead

青霉属　*Penicillium*

清洁法　cleaning

清洁级动物　gnotobiotic animal

清洁剂　detergent

曲霉　*Aspergillus*

醛类　aldehydes

热不稳定肠毒素　heat-labile enterotoxin，LT

热稳定肠毒素　heat-stable enterotoxin，ST

人类免疫缺陷病毒　human immunodeficiency virus，HIV

溶菌酶　lysozyme

溶血素　haemolysin，HL

溶组织内阿米巴　*Entamoeba histolytica*

肉毒梭菌　*Clostridium botulinum*

朊病毒　prion

三日疟原虫　*Plasmodium malariae*

杀灭对数值　killing log value，KLV

杀灭率　killing rate，KR

杀灭曲线　killing curve

杀灭时间　killing time，KT

杀灭指数　killing index，KI

沙门菌　*Salmonella*

砷　arsenic，As

神经氨酸酶　neuraminidase，NA

生物碱　alkaloids

生物酶　enzyme

生物消毒法　biological disinfection

湿热　moist heat

湿消化　wet digestion

实验室间质量控制　inter laboratorial quality control

实验室内部质量控制　intra laboratorial quality control

嗜肺军团菌　*Legionella pneumophila*

嗜热脂肪杆菌芽胞　Bacillus stearothermophilus

噬菌斑形成单位数　plaque forming unit，PFU

噬菌体　bacteriophage

手足口病　hand－foot and mouth disease，HFMD

双链 DNA 病毒　double strand（DS）DNA virus

随时消毒　concurrent disinfection

肽聚糖　peptidoglycan

炭疽芽胞杆菌　*Bacillus anthracis*

特定菌　specified microorganisms 或 special microorganisms

替代病毒　surrogate for virus，surrogate virus，virus surrogate，viral surrogates

铜绿假单胞菌　*Pseudomonas aeruginosa*

突变株　mutant

外科手消毒　surgical hand antisepsis

外膜　outer membrane

微波　microwave

微波消解法　microwave－assisted digestion

卫生手消毒　antiseptic hand rubbing

卫星病毒　satellie viruses

温和噬菌体　temperate phage

温时积（θ·t 值）　temperature × time product value（θ·t value）

无菌保证水平　sterility assurance level，SAL

无菌动物　germ free animal

无菌试验　test of sterility

无特定病原体动物　specific pathogen free animal

戊二醛　glutaraldehyde

戊型肝炎病毒　hepatitis E virus，HEV

物理消毒法　physical disinfection

细菌定量杀灭试验　quantitative suspension test of bacteria

先天性风疹综合征　congenital rubella syndrome，CRS

消毒　disinfection

消毒包装品　disinfection packaging material product

消毒法　disinfection

消毒副产物　disinfection by-products，DBPs

消毒后产品　product of after disinfection

消毒机制　disinfection mechanism

消毒剂　disinfectant

消毒检验学　science of disinfection testing

消毒目标微生物　disinfection target microorganism

消毒品　disinfection product

消毒相关产品　disinfection related product

消毒学　science of disinfection

消毒学检验　disinfection testing

消毒因子　disinfection agents

消毒指示品　disinfection indicator product

消毒指示微生物　disinfection indicator microorganism

消亡率　decay rate

血凝素　hemagglutinin，HA

压力蒸汽灭菌法　autoclaving

芽胞　spore

亚里士多德　Aristotle

阳离子表面活性剂　cationic surfactants，or cationic surface-active agents

样品的保存　preservation of sample

样品的制备　preparation of sample

样品前处理　pretreatment of sample

一次性使用卫生用品　disposable sanitary product

衣壳　capsid

衣原体　Chlamydia

医疗机构水污染物　water pollutants in medical institution

医疗器材消毒　disinfection of medical device

医务人员手卫生　hand hygiene of medical personnel

医院环境表面消毒　disinfection for surface of hospital environment

医院空气消毒　disinfection for the air of hospital

医院消毒　disinfection in hospital

乙型肝炎病毒　hepatitis B virus，HBV

抑菌法　bacteriostasis

抑菌环试验　test of bacteriostatic ring

疫源地消毒　disinfection for infectious focus

阴道毛滴虫　*Trichomonas vaginalis*

阴离子表面活性剂　anionic surfactants，or anionic surface-active agents

饮水消毒　drinking water disinfection

游泳池水消毒　swimming pool disinfection

有效溴　available bromine

张伯伦　Chamberland

照时积（I·t值）　I·t value, intensive × time product value

真核生物　eukaryotes

真菌　fungus

支原体　Mycoplasma

脂多糖　lipopolysaccharide

植物提取物　plant extracts, botanical extracts

指示病毒　indicator virus

指示噬菌体　indicator bacteriophage

指示细菌　indicator bacteria

指示真菌　indicator fungus

志贺菌　*Shigella*

致病菌　pathogenic bacterium

中东呼吸综合征　middle east respiratory syndrome, MERS

中度危险性物品　semi−critical items

中和　neutralization

中和剂　neutralizer

中和剂鉴定试验　qualification test of neutralizer

中水平消毒法　middle level disinfection

中水平消毒剂　intermediate−level disinfectant

终末消毒　terminal disinfection

重组体　recombinant

紫外光线　ultraviolet light, UV

紫外线照射　ultraviolet irradiation

自身对照　self−control

总大肠菌群　total coliforms

最可能数　most probable number, MPN

最小杀菌浓度　minimum bactericide concentration, MBC

最小抑菌浓度　minimum inhibitory concentration, MIC

最小抑菌浓度测定试验　test of minimal inhibitory concentration

（陈昭斌　陈　倩　谭　昊）